中国科学技术协会　主编

中国解剖学科史

中国学科史研究报告系列

中国解剖学会／编著

中国科学技术出版社
·北　京·

图书在版编目（CIP）数据

中国解剖学科史 / 中国科学技术协会主编；中国
解剖学会编著 . —北京：中国科学技术出版社，
2021.10

（中国学科史研究报告系列）

ISBN 978-7-5046-8907-8

Ⅰ. ①中… Ⅱ. ①中… ②中… Ⅲ. ①人体解剖学—
医学史—中国 Ⅳ. ①R322-092

中国版本图书馆 CIP 数据核字（2020）第 216531 号

策划编辑	秦德继 许 慧
责任编辑	杨 丽
装帧设计	中文天地
责任校对	焦 宁 吕传新 张晓莉 邓雪梅
责任印制	李晓霖

出 版	中国科学技术出版社
发 行	中国科学技术出版社有限公司发行部
地 址	北京市海淀区中关村南大街 16 号
邮 编	100081
发行电话	010-62173865
传 真	010-62179148
网 址	http://www.cspbooks.com.cn

开 本	787mm×1092mm 1/16
字 数	868 千字
印 张	35
版 次	2021 年 10 月第 1 版
印 次	2021 年 10 月第 1 次印刷
印 刷	北京顶佳世纪印刷有限公司
书 号	ISBN 978-7-5046-8907-8 / R・2722
定 价	180.00 元

中国解剖学会全国会员代表大会合影照
（1920—2020）

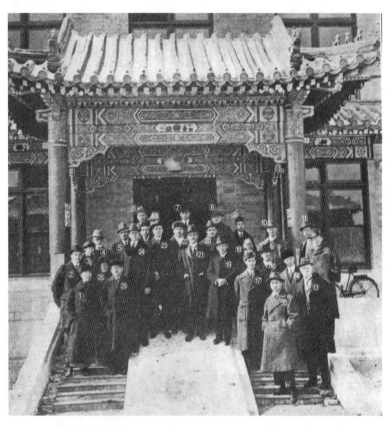

中国解剖学与人类学会首届会员代表会议（1920 年 2 月 26 日，北京。周国民标注）

① 汤尔和　② 罗伊斯（C. K. Roys）　③ 博爱理（A. M. Boring）　④ 考德瑞（N. H. Cowdry，老考德瑞，理事长考德瑞的父亲）　⑤ 欧尔（H. G. Earle）　⑥ 郝智思（P. C. Hodges）　⑦ 谢恩增
⑧ 伊博恩（B. E. Read）　⑨ 刘瑞华　⑩ 霍尔德（H. J. Howard）　⑪ 小野俊一（Ono Shun Ichi）
⑫ 步达生（D. Black）　⑬ 安特生（J. G. Andersson）　⑭ 周维廉　⑮ 丁文江　⑯ 陈祀邦
⑰ 维尔纳（E. T. C. Werner）　⑱ 井上（M. Inouye）　⑲ 全绍清　⑳ 福斯脱（E. C. Faust）
㉑ 赫尔德利卡（Hrdlička Aleš）　㉒ 坦尼（C. D. Tenney）　㉓ 马士敦（J. P. Maxwell）
㉔ 考德瑞（E. V. Cowdry）　㉕ 派卡尔德（C. Packard）　㉖ 盈亨利（J. H. Ingram）

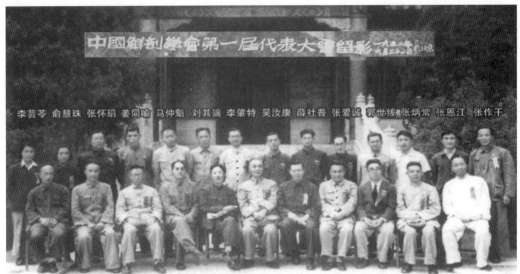

中国解剖学会第一次全国会员代表会议（1952年9月21—23日，北京。周国民标注部分人名）

前排：王有琪　魏恩澍　叶鹿鸣　张岩　潘铭紫　马文昭　张之强　卢于道　臧玉淦　蓝瑚　纽博迎

后排：李芸苓　俞慧珠　张怀瑶　姜同喻　马仲魁　刘其端　李肇特　吴汝康　薛社普　张爱诚　郭世绥　张炳常

张恩江　张作干

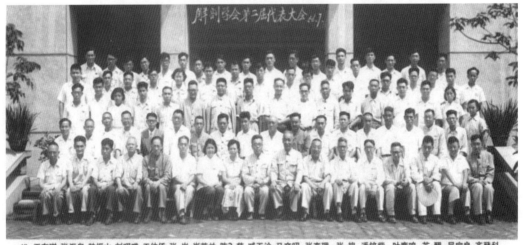

中国解剖学会第二次全国会员代表会议（1956年7月23—29日，北京）

一排：王有琪　张汇泉　陆振山　刘曜曦　王仲侨　张岩　崔芝兰　陈？慈　臧玉淦　马文昭　张查理　张鋆　潘铭紫

叶鹿鸣　苏醒　吴定良　齐登科

二排：张作干　俞寿民　杜卓民　李肇特　郑国章　马仲魁　沈尚德　荣鑑去　曾司鲁　宋玉五　方昭　赵敏学　蔡覃

魏恩澍　王志仓　姜同喻　张怀瑶　薛社普

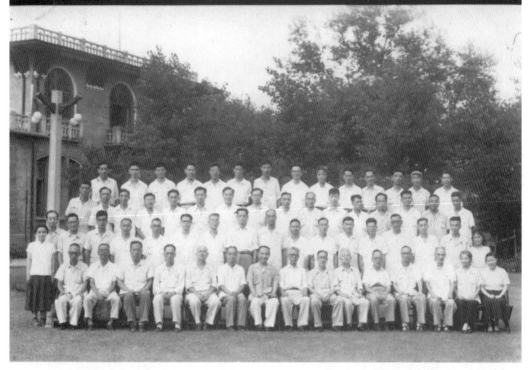

中国解剖学会第三次全国会员代表会议（1962年8月28日—9月2日，上海）

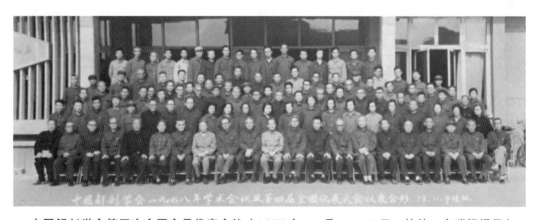

中国解剖学会第四次全国会员代表会议（1978年11月6—13日，桂林。李瑞锡提供）

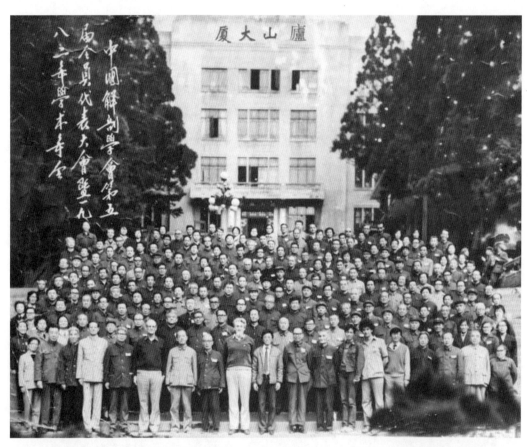

中国解剖学会第五次全国会员代表会议（1982 年 9 月 16 — 23 日，庐山。李瑞锡提供）

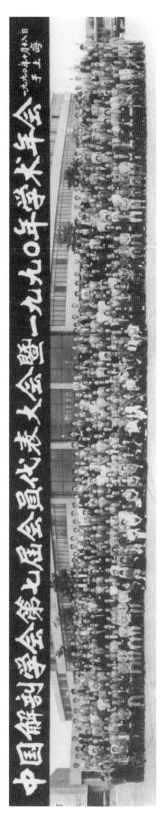

中国解剖学会第七次全国会员代表会议（1990 年 10 月 18—21 日，上海）

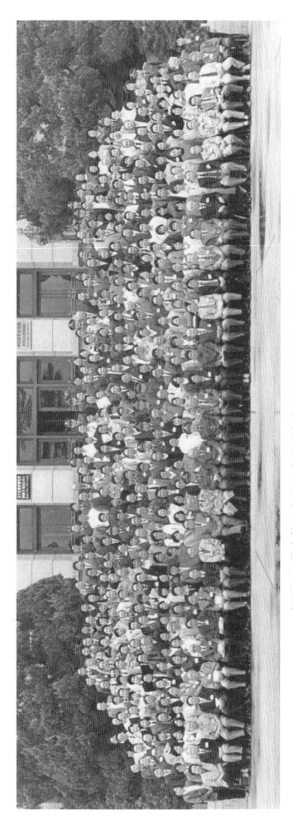

中国解剖学会第八次全国会员代表会议（1994 年 9 月 25—28 日，西安）

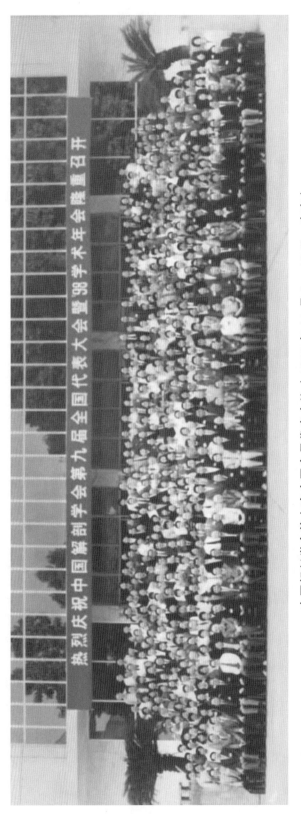

中国解剖学会第九次全国会员代表会议（1998年11月8—12日，南宁）

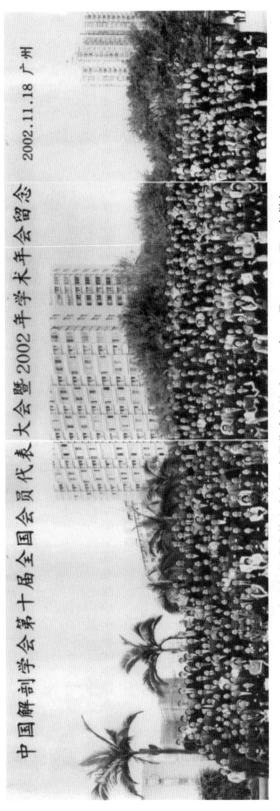

中国解剖学会第十次全国会员代表会议（2002年11月18—19日，广州）

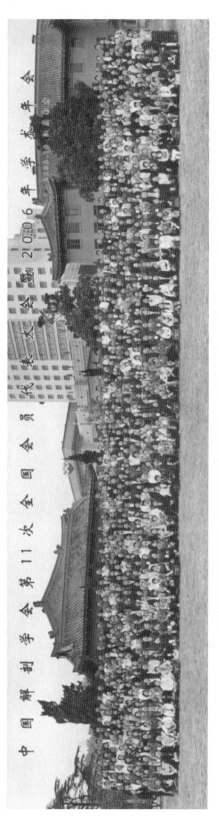

中国解剖学会第十一次全国会员代表会议（2006年10月28—29日，南京）

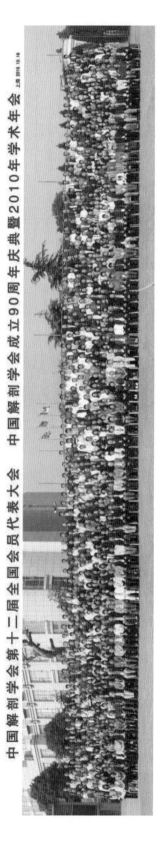

中国解剖学会第十二届全国会员代表大会　中国解剖学会成立90周年庆典暨2010年学术年会

中国解剖学会第十二次全国会员代表会议（2010年10月16—19日，上海）

（以上照片除标注外均由房桂珍提供）

《中国学科史研究报告系列》

总 主 编　沈爱民

副总主编　宋　军　刘兴平

项目策划　杨书宣　黄　珏

本书编委会

首席科学家兼主编　席焕久　张绍祥　李云庆

副　　主　　编　李瑞锡　周德山　任　甫　邵水金　郭顺根
　　　　　　　　高　晞　唐军民

编　　　　　委　（按姓名拼音排序）

柏树令	陈活彝	崔慧先	丁　斐	丁文龙
房桂珍	高福禄	高　晞	高　艳	郭顺根
黄菊芳	姜　平	蒋田仔	李　和	李　辉
李建华	李瑞锡	李云庆	李志军	刘厚奇
刘树伟	刘学政	罗国容	罗学港	马　超
欧阳钧	齐建国	钱亦华	任　甫	邵水金
邵淑娟	隋鸿锦	司银楚	苏炳银	唐军民
王怀经	温有锋	席焕久	肖　岚	徐达传
许家军	易西南	曾园山	张宏权	张　慧
张绍祥	张卫光	张晓明	张雅芳	赵春华
钟　铧	周长满	周德山	周国民	

执　笔　人（按姓名拼音排序）

白　石　柏树令　贲长恩　蔡金杏　曹承刚

陈活彝　陈立基　陈天华　崔慧先　丁文龙

段妍君　樊令仲　房桂珍　高　晞　郭顺根

黄　河　黄菊芳　蒋田仔　李　和　李　辉

李建波　李瑞锡　李文慧　李筱贺　李云庆

李志军　林和风　刘鸿宇　刘树伟　刘　永

刘咏思　罗国容　吕　捷　马　超　欧阳钧

钱亦华　任　甫　邵水金　邵淑娟　隋鸿锦

司银楚　唐军民　唐　勇　汪华侨　王　广

王靖宇　王云祥　温有锋　沃　雁　徐达传

许家军　曾园山　张富兴　张　慧　张励才

张绍祥　张晓明　张雅芳　赵春华　钟世镇

席焕久　袁向山　周长满　周德山　周国民

编　务　主　任　温有锋　房桂珍

　　　成　员　李文慧　王靖宇　阎文柱　祁　栋　霍爱民

　　　　　　　于　婷

顾　问　委　员　会　吴新智院士：中国科学院古脊椎动物与古人类研究所

钟世镇院士：南方医科大学

苏国辉院士：香港大学

鞠　躬院士：空军军医大学

顾晓松院士：南通大学

贲长恩教授：北京中医药大学

徐群渊教授：首都医科大学

陈克铨教授：北京协和医学院

刘　斌教授：北京大学

蔡文琴教授：陆军军医大学

宗书东教授：国家人口计生委研究所

朱长庚教授：华中科技大学

高英茂教授：山东大学

丁士海教授：青岛大学

王云祥教授：哈尔滨医科大学

张朝佑教授：河北医科大学

张为龙教授：安徽医科大学

特　聘　顾　问　张大庆教授：北京大学

张　藜教授：中国科学院大学

陈丽云教授：上海中医药大学

杜　靖教授：青岛大学

高　晞教授：复旦大学

丛书序

学科史研究是科学技术史研究的一个重要领域，研究学科史会让我们对科学技术发展的认识更加深入。著名的科学史家乔治·萨顿曾经说过，科学技术史研究兼有科学与人文相互交叉、相互渗透的性质，可以在科学与人文之间起到重要的桥梁作用。尽管学科史研究有别于科学研究，但它对科学研究的裨益却是显而易见的。

通过学科史研究，不仅可以全面了解自然科学学科发展的历史进程，增强对学科的性质、历史定位、社会文化价值以及作用模式的认识，了解其发展规律或趋势，而且对于科技工作者开拓科研视野、增强创新能力、把握学科发展趋势、建设创新文化都有着十分重要的意义。同时，也将为从整体上拓展我国学科史研究的格局，进一步建立健全我国的现代科学技术制度提供全方位的历史参考依据。

中国科协于 2008 年首批启动了学科史研究试点，开展了中国地质学学科史研究、中国通信学学科史研究、中国中西医结合学科史研究、中国化学学科史研究、中国力学学科史研究、中国地球物理学学科史研究、中国古生物学学科史研究、中国光学工程学学科史研究、中国海洋学学科史研究、中国图书馆学学科史研究、中国药学学科史研究和中国中医药学科史研究 12 个研究课题，分别由中国地质学会、中国通信学会、中国中西医结合学会与中华医学会、中国科学技术史学会、中国力学学会、中国地球物理学会、中国古生物学会、中国光学学会、中国海洋学会、中国图书馆学会、中国药学会和中华中医药学会承担。六年来，圆满完成了《中国地质学学科史》《中国通信学科史》《中国中西医结合学科史》《中国化学学科史》《中国力学学科史》《中国地球物理学学科史》《中国古生物学学科史》《中国光学工程学学科史》《中国海洋学学科史》《中国图书馆学学科史》《中国药学学科史》和《中国中医药学学科史》12卷学科史的编撰工作。

上述学科史以考察本学科的确立和知识的发展进步为重点，同时研究本学科的发生、发展、变化及社会文化作用，与其他学科之间的关系，现代学科制度在社会、文化背景中发生、发展的过程。研究报告集中了有关史学家以及相关学科的一线专家学者的智慧，有较高的权威性和史料性，有助于科技工作者、有关决策部门领导和社会公众了解、把握这些学科的发展历史、演变过程、进展趋势以及成败得失。

研究科学史，学术团体具有很大的优势，这也是增强学会实力的重要方面。为此，我由衷地希望中国科协及其所属全国学会坚持不懈地开展学科史研究，持之以恒地出版学科史，充分发挥中国科协和全国学会在增强自主创新能力中的独特作用。

前 言

《中国解剖学科史》一书，在中国科学技术协会的支持下，在各位作者和编委们的努力下，在全国解剖学工作者和史学专家的帮助下，终于问世了。本书内容丰富，涉及范围广，时空跨度大，是一个非常宽泛而复杂的课题——从人的概念、人类起源进化落笔，一直写到现代解剖学科的发展；除大陆各省（自治区、直辖市）外，还有港澳台地区学者参加；不仅涉及几代解剖学家，还有西方医学和中国传统医学的影响。

本书从解剖知识的出现、解剖行为的产生、解剖学的形成的描述到解剖学科的创建、发展和分化，涵盖了解剖学科的科学史、技术史、思想史和组织史，是迄今为止解剖学领域最有广度和深度的自身成长史。本书对于研究我国医学的历史和文化，推动解剖学科的创新和发展，提高解剖学科教学、科研和社会服务质量，更好地为医学发展、为人民健康乃至为国民经济建设服务都具有重要的理论和现实意义。特别是老一辈解剖学家的爱国情怀、艰苦创业、科学精神在百年的传承和发展中已成为学会的光荣传统和学会精神，这些物质和精神成果将永远激励和鼓舞解剖学工作者砥砺前行，改革创新，奋斗进取。

本书是一部集解剖学、组织学与胚胎学和（体质）人类学于一体的史学研究报告，是中国解剖学工作者集体智慧的结晶，可以作为解剖学科史、医学史、教育史和文化史研究的重要参考用书，也是帮助广大读者了解解剖学不可或缺的基本读物。

本书分为六个部分：人类学、解剖学、组织学与胚胎学、民族医学与港台解剖学、学科中的教学、科研、实验技术以及学会组织。全书结构为三篇16章，第一篇为学科前史（第1至3章），第二篇为学科创建史（第4至7章），第三篇为学科发展史（第8至16章）。

本书的编写人员具有广泛的代表性，所有的部属院校、军队院校和北京中医药大学、上海中医药大学，以及各地区有影响的省属院校，基本上都有代表参加。学会召开了海峡两岸解剖学科史研讨会，港台地区医学院校的专家参与编写，真实全面地反映了学科的整体概貌。编写组与各省（自治区、直辖市）解剖学会、各院校互动，通过平台交流信息，不仅有利于书稿的形成，而且有利于推动各省（自治区、直辖市）、各院校的学科建设。编写工作与调研、专访、媒体报道、查阅文献和档案相结合，促进了学科的信息交流。解剖学科顾问与史学顾问相结合，既保证了专业内容的准确性和科学性，也保证了史学叙述的真实性与规范性。学会大部分常务理事都参与了学科史的编写，钟世镇院士和贲长恩、王云祥等资深教授亲自主笔，给编写工作树立了榜样。

编写组得到了中国科学技术协会、学科内外顾问组，以及各省（自治区、直辖市）解剖学会、各院校解剖学、组织学与胚胎学教研室，院校图书馆和档案室，以及一些企业的大力支持与帮助，在此一并表示感谢。尽管编写组采取了不少有利于提高书稿质量的措施，但由于时间短暂，执笔人大多不是史学专家，写作水平有限，加之掌握的文献资料又不是很充分，唯因解剖学科史内容广泛，时空维度大，信息疏漏，史实考证不精，代表人物遴选不当，归纳分析不到位等均在所难免。书中肯定存在这样那样的缺点乃至错误，望读者诸君不吝赐教！

中国解剖学会
2019 年 10 月

目　录

绪　论

解剖学是随着医学学校教育的开始正式进入高等学校课程体系的，它的创建与发展奠定了医学中生物医学模式的基础，是学习生理学、病理学等课程的基础，更是学习临床课的基础，因而它是医学的基石。没有解剖学，医学就成为无源之水，无本之木。

解剖学与医学的发展是互相促进的。19世纪以来，人体解剖学的研究进入了全盛时期，对医学的进步起了巨大的推动作用；反过来，医学的发展也促进了解剖学的发展，特别是现代医学的发展，不断引入新的技术和手段，推动着解剖学的前进，使其经历了由正常结构到异常结构的分化，由宏观水平向微观水平的深入，由个体水平向群体水平乃至生态水平的发展，成为一门重要的不可或缺的医学主干课程。

一、学科概貌

解剖学（anatomy）是研究人体的正常形态、结构及其发生发展规律的科学，属于自然科学，生物学科中的形态学范畴。解剖学的概念可有狭义与广义之分：从狭义上说，解剖学就是大体解剖学（gross anatomy）或人体解剖学（human anatomy）；从广义上说，解剖学代表解剖学科，包括三大分支或亚学科：（体质）人类学，解剖学（大体解剖学或人体解剖学），组织学与胚胎学，解剖学是它们的根和干。（体质）人类学与解剖学历史上就在一起，相互提供理论基础，早期有的学者还把人类学归入到解剖学中，以后两者分化。随着显微镜的问世，显微结构进入了解剖学。到18世纪末，出现了组织学，19世纪，胚胎学成为一门明确的学科，它们形成组织学与胚胎学，从解剖学中分化出来，学者们把用显微镜或电子显微镜观察与研究人体的各种细胞、组织的形态结构的解剖学（即组织学与胚胎学）称为微视解剖学（microanatomy），而把通过器械切割用肉眼观察研究描述人体的解剖学称为巨视解剖学（macroanatomy）。解剖学的具体含义视语境和上下文而定。本书以《中国解剖学科史》为题而不用《中国解剖学学科史》，目的是避免误解为大体解剖学或人体解剖学。

20世纪以来，由于透射电镜和扫描电镜等新的设备和技术不断涌现，特别是分子生物学技术的出现，大大扩展了形态学的研究领域，使解剖学的微观和宏观层面不断延伸。临床影像技术和腔镜技术、分子生物学技术等的发展，使影像解剖学空前发展，形态学已突破了形态与功能分离的界面，产生了机能解剖学（functional anatomy）和解剖生理学（anatomy and physiology）以及由静态发展到活体形态变化的动态解剖学（dynamic anatomy）等新的分支。在宏观层面，解剖学不断分化，出现神经解剖学、临床解剖学、断层解剖学、数字解剖学等，同时还出现很多应用解剖学，如外科解剖学、X线解剖学等。

纵观解剖学科的发展，可以看出，学科的各个分支大致可分为宏观解剖学（含体质人类学）、显微解剖学和超微解剖学三个不同的层次。在当今这个新的时代，这门古老学科正随着科学技术的发展、研究方法的改进、现代科学技术在医学上的应用而不断前进，逐渐形成从微观到宏观的解剖学科体系。

1. 细胞学

世界是由物质构成的。构成物质的亚原子粒子是质子、中子和电子，它们组成原子，原子又组成分子。人体中有些分子较大，称大分子，如蛋白质、脂肪、糖和 DNA 等，它们组成细胞。细胞是组成有机体的形态、结构与功能的基本单位。研究细胞的化学组成、形态、结构及功能的科学就是细胞学（cytology），它是生物学的分支学科。

2. 组织学

结构相似的细胞与细胞外基质（细胞间质）结合在一起具有一定的生理功能称为组织（tissue）。研究机体微细结构及相关功能的科学称为组织学（histology）。

3. 胚胎学

胚胎学（embryology）研究生殖细胞的发生、受精、胚胎发育、胚胎与母体关系、先天畸形等，主要研究从受精卵发育为新生个体的过程及其机理。

人体组织学与胚胎学都研究人体微细结构与功能的关系及其发生发展规律，所以也称为人体组织学与胚胎学（human histology and embryology）。

4. 大体解剖学

不同的组织组合在一起，形成一定形态结构并具有某一特定功能就组成器官，如心、肝、脾、肺、肾等。这些器官连接起来行使一定的生理功能就组成系统，如运动系统、消化系统、呼吸系统、泌尿系统、生殖系统、脉管系统、感觉器、神经系统和内分泌系统。

在肉眼水平，借助切割分离等方法，观察研究人体各器官、系统形态结构、毗邻关系的学问，称为大体解剖学（gross anatomy）。按功能体系阐述正常人体形态结构及其基本功能的科学为系统解剖学（systematic anatomy）。适应临床应用需要，以局部为中心阐述局部的层次、各器官的配布与位置关系等，称为局部解剖学（regional or topographic anatomy）。随着医学的发展，形成临床上的各种应用解剖学（applied anatomy）或临床解剖学（clinic anatomy）等。

此外，解剖学还与一些学科交叉，如适用于运动的运动解剖学（sport anatomy）和适用于艺术的艺术解剖学（art anatomy）等。运用信息科学技术手段研究人体形态结构的分支学科就是数字解剖学（digital anatomy）。解剖学还应用于生物力学（biomechanics）、人类工程学（human engineering）、仿生学（bionics）等学科中。

5. 体质人类学或生物人类学

体质人类学（physical anthropology），又称生物人类学（biological anthropology），研究群体体质特征、人的差异、人类起源、人类进化、人类适应等，不仅研究现生人，也研究化石人、墓葬人，还研究灵长类动物，包括比较解剖学、法医人类学、古病理学（paleopathology）、人类生物学（human biology）、医学人类学（medical anthropology）等内容。体质人类学既是人类学的分支，也是解剖学科的分支，解剖学科中提到人类学往往多指体质人类学，世界上的体质人类学没有一致的内容，非常庞杂与混乱，但唯一的共同点是都与人的体质有关。[①] 正因为如此，

---

① 吴汝康. 今人类学［M］. 合肥：安徽科学技术出版社，1991.

它一直与解剖学在一起，作为解剖学科的组成部分。人类学还在活体上进行研究，向宏观乃至生态水平发展，研究地域、民族／种族、性别、年龄等方面在人的形态、功能、代谢、免疫、疾病易感性方面及体能方面的差异及其原因，并探讨研究这些差异与社会、自然环境之间的关系，更好地为个性化医疗（personal medicine）、精准医疗（precision medicine）服务，为人民健康乃至国民经济建设服务[①]。

二、学科史定位

人类的活动产生经验，经验的积累和消化形成认识，认识经过思考、归纳、理解、抽象而上升为知识。知识再经过运用并得到验证进一步发展到科学层面，形成知识体系。根据其共性特征划分为学科。

不同历史时期，学科的内涵有所不同。古代社会，由于技术手段落后，人们把客观世界作为整体研究；到了近代社会，知识的增加、技术的发展，以分化研究为主；到了现代社会，科技高度发达，往往以整合研究为主。由于知识量的剧增，学科越来越细，门类越来越多，学科之间联系越来越密切[②]。

在原始社会，科学还存在于技术之中，或者说仅仅是萌芽，谈不上科学，只能是解剖知识的不断积累。有了文字，解剖知识才被记录下来，脱离口传身授阶段，促进了科学逐渐从实践经验和技术中分化出来。

解剖学科史就是经历了解剖知识的出现到解剖行为的产生，形成解剖学，最后创建解剖学科这个过程。

学科史是学科的科学史、技术史、思想史以及学科共同体（包括研究与教学机构、学术团体、学术期刊等）发展史。其重点是考查学科的确立、知识的发展进步，研究学科发展的科技社会环境，学科的认识结构、学术建制的发展、学科特征、学科的科技与社会功能，学科演化的判据、进程、特点、规律，学科发展的里程碑式的事件，学科的主要奠基者和杰出贡献者及学科发展大事记。学科史的研究运用科学思想史和科学社会史的理论与方法，借鉴科学、哲学、科学社会学理论与方法进行研究。

解剖学是医学教育的重要基础课，因而研究解剖学科史既涉及医学史，也涉及教育史，特别是高等教育史。

中国的解剖学科从无到有，从无序到有序，经历了漫长而艰苦的历程。以大学学科建制为组织基础，学科的发展从知识传播、创新到应用，逐渐完善了人才培养、科学研究和社会服务功能。研究学科史就是研究这一发展历程演变的过程。

根据中国科协的要求，结合学会的实际，在深入理解这些概念的基础上，本书将从解剖学的三大分支学科（人类学、大体解剖学、组织学与胚胎学）的萌芽、诞生、创建和发展几个方面，重点回答和说明以下几个问题：

（1）学科发展进程中的国内外社会经济、政治和文化对解剖学的影响。国外影响包括英国、美国、德国等西方国家以及苏联和日本的影响。就国内来说，从红军创建时期到抗日战

① 席焕久. 生物医学人类学［M］. 北京：科学出版社，2018.
② 顾明远. 教育大辞典［M］. 上海：上海教育出版社，1998.

争、解放战争、国内的几次重大事件以及民族医学对解剖学发展的影响。

（2）学科发展中的哲学问题。发展变化的观点、个性与共性的关系、连续性与阶段性、功能与形态、人与环境的对立统一、量变与质变规律，这些哲学观点始终贯穿在解剖学科发展过程中，成为思想史的重要组成内容。

（3）勾画学科发展规律与发展脉络。中国的医学不同于西方医学，中国解剖学也不是单纯的西方解剖学，它受到古代医学、民族医学的影响，有西方外来思想的传入，也有本土医学的影响，因此中国解剖学科发展规律有其独自的特点。揭示中国解剖学发展规律有利于构建具有中国特色的解剖学科体系。

（4）学科发展中的重大事件与有贡献的人物。在中国解剖学几千年的历史发展过程中，出现了一些重大事件和有贡献的人物，把这些事件和代表人物记录下来，无论是对学科的发展，还是对学科的创新；无论对弘扬解剖学科先辈们的创业精神、科学奉献精神以及爱国情怀，还是学习他们严谨的科学作风都有重要意义。

三、学科的历史性贡献

解剖学为医学的发展做出了巨大的贡献。医学的出现从解剖学开始，医学史的介绍也是从解剖学史开始的，无论西医还是中医等传统医学都是如此。现代医学的发展也是从解剖学开始，如数字医学就是从数字解剖学开始。解剖学既保留着原有学科的特色，又体现了新的现代医学发展。它始终独立于医学科学之中，无论科学如何发展，任何其他科学都无法取代解剖学。

解剖学的发展为生物医学模式提供了重要的理论支撑。本着形态与功能相结合的思想，以逻辑推理、实验验证为手段，对人体的疾病进行研究。人们认为，每一种疾病都可以找到特定的部位（器官、细胞、生物大分子和基因等）与原因，可以通过杀毒灭虫、免疫接种、手术切除等方法防治。17世纪以来，随着哈维（W. Harvey，1578—1657）的实验生理学和魏尔啸（R. Virchow，1821—1902）的细胞病理学的出现以及解剖学、生理学、微生物学和免疫学等生物科学体系的形成，加上外科消毒和麻醉技术的出现，在经典的西方医学的基础上，尤其是在细菌学的基础上诞生了生物医学模式，其基本特征就是把人看成是单纯的生物体或是一种生物机体，认为任何疾病（包括精神病）都可以从器官、组织、细胞和生物大分子上找到形态、结构和生物指标的变化。

这一模式直至今天还在应用，尽管医学模式已经发生转变，但临床上对疾病的诊断与治疗仍从形态结构上寻找相应的系统、器官、组织、细胞和生物大分子乃至基因的变化。

解剖学的发展为疾病的诊断与治疗提供了形态学基础，有了解剖学才有医学的诊断与治疗。

1916年5月7日，医学名词审定委员会召开的第一次会议的第一个议题就是确定"Anatomy"的标准译名，在医学名词中1/3的名词源于解剖学。

被后世西方医学界奉为"医学之父"的希腊医生希波克拉底（Hippocrates，前460—前377）曾说过"解剖学是通往医学圣殿的基石"这句著名格言[①]。在谈到关于对人的认识时，毛泽东曾指出，"恩格斯在说到医学的时候，也非常重视解剖学，医学是建筑在解剖学基础上

---

① 高晞. 承载历史的解剖学教科书［N］. 中华读书报，2018-06-06.

的"①。可以说，没有解剖学，就没有医学。

解剖学是基础医学的基础，只有学好解剖学（大体）才能学习组织学与胚胎学，也才能学好生理学。特别是没有解剖学，就不可能有病理解剖学，就不知道什么是异常。18 世纪意大利的莫尔加尼（G. B. Morgagni，1682—1771）在解剖学研究的基础上才建立了病理学研究。他 79 岁高龄时根据 640 个解剖病例发表了不朽的《论疾病的位置与原因》，成为病理解剖学的创始人。在这个时期，法国的居维叶（G. Cuvier，1779—1832）从 1801 年起连续发表了关于脊椎动物与无脊椎动物的比较解剖学的论述。

解剖学也是临床医学的基础，没有解剖学，不可能有外科学等临床医学的发展，特别是影像学科的发展更是以解剖学为基础。

此外，解剖学对仿生学、人类工效学、艺术、体育、人的生长发育研究等都提供了理论基础。

四、学科的未来

解剖学是医学研究中最早的一个领域，是医学科学的重要基础和支柱学科，与医学的其他各学科之间具有非常密切的联系。医学和生命科学相关学科的发展离不开人体解剖学，相关学科的进步也促进了解剖学科的发展。

随着近现代生物学、基础医学和临床医学的迅速发展，人体解剖学、人体组织学与胚胎学这些历史悠久的古老学科绽放出了新的光芒，在每年的诺贝尔生理学或医学奖中几乎都能看到解剖学的踪迹（附录 1）。特别是当今，人类社会已经进入了"智能化""信息化"和"数字化"的知识经济时代，解剖学的研究也随之进入了纳米、分子和基因水平，数字解剖学（digital anatomy）、分子解剖学（molecular anatomy）和基因解剖学（gene anatomy）应运而生，解剖学领域不断涌现出新的学科增长点和发展方向，并与医学其他各学科互相渗透、互相推动、相互促进。近 20 年来，生物力学、免疫学、组织化学、分子生物学等学科向解剖学渗透，一些新兴技术如示踪技术、免疫组织化学技术、细胞培养技术、原位分子杂交技术和光遗传学技术等在形态学研究中被广泛采用，特别是临床影像学，如计算机断层扫描（CT）、磁共振成像（MRI）和功能磁共振成像（fMRI）以及数字化人体解剖学和数字医学的发展，其研究内容已经远远超过了传统学科的范围，并取得了长足的进步。解剖学与时俱进地焕发出勃勃生机，为医学发展不断贡献力量。

随着科技的进步，解剖学科高度分化又高度综合，机能与形态更加密切结合；学科既进一步向微观深入，又向宏观发展；既表现出古老学科的特点，又体现出新学科的魅力。不仅为临床医学服务，还为其他领域（如人类工效学、仿生学等）服务。有关各分支的未来将在第十四章详述，这里只想提出几个问题供大家思考。

1. 继续深入研究基础理论

无论是在人类的起源与进化方面，还是在数字化的虚拟人体、组织器官再生和分子病等的理论与实践方面都有极大的研究空间，无论是人类学、大体解剖学还是组织学与胚胎学都有做不完的工作。中医经络研究、筋膜的出现以及数字化人体研究都需要解剖学提供理论基础。

2. 更加注重应用

社会在进步、人类在发展、环境在改变、疾病在进化，加之寿命的延长，疾病表现出新

---

① 关于人的认识问题［M］// 中共中央文献研究室. 毛泽东文集：第八卷. 北京：人民出版社，1996：393.

的特点，特别是个性化医疗和精准医疗给形态学研究提出了新课题。深入地研究人的宏观和微观差异，为医学提供治疗各种疾病的基因谱需要做更多的工作。临床新技术、新方法、新设备、新材料的不断出现和应用，迫切需要解剖学为新的诊断、治疗方法（如微创手术的解剖、颅脑等手术入路，器官的结构特征、中医的穴位经络等）提供理论基础。

这就要求解剖学工作者为医学提供新的宏观和微观的形态学基础，满足医学及相关学科日益增长的对形态学的需要。解剖学只有紧密结合临床医学实际，结合人民健康需求，才会有更大的发展空间，只有为社会的安全、国家的安全提供服务，为生产、生活环境的舒适提供服务才会有光明的前景。

3. 广泛开展多学科合作，促进学科交叉

在科技的发展史上，科技前沿的很多重大突破产生于不同学科之间的交叉与融合。有人统计，近百年来获得诺贝尔自然科学奖的 334 项中，近半数是学科交叉的结果。正如《中国科学报》的文章指出，分化是小学科时期科学发展的主要动力，交叉是大科学时代科学发展的主要特征[①]。现在，解剖学只有与其他学科合作、交叉，才会迸发出创新火花，才会大有作为。

4. 充分利用新技术、新方法、新设备、新材料

20 世纪 50 年代，中国采用了大体解剖学和组织学与胚胎学相分离的设置模式，对解剖学的研究以大体解剖学为主，造成了选题狭窄、研究萧条的困境。解剖学必须紧跟科学技术的发展，充分利用云计算、大数据和人工智能等这些现代科学技术手段，只有这样，学科才能不断发展和进步。

5. 发展多种教学手段，深入进行教学改革，努力提高学生创新能力

解剖学极具实践性，内容繁杂，名词众多，形象思维多于逻辑思维，记忆多于理解。因此，解剖学的教学需要大量的标本（切片、尸体）、挂图、模型、照片、多媒体课件等，开展大课、小课、微课、慕课等不同形式的教学。不仅利用刀剪进行剖割，还要在计算机上进行三维重建，模拟手术。运用文本、图像、动画、图示、CD 盘、网络等新型教学手段和塑化技术，改善教学条件。要紧密联系临床等实际，进行教学改革，努力提高教学质量，培养学生创新能力，为学科发展建设提供更优质的人员储备。

6. 大力开展科普工作

教育是学校的重要功能，教育工作者的责任不仅包括对学生的教育，也包括对社会传播科学知识，提高全民素质。解剖学工作者应充分利用高等院校的人才优势、知识优势和设备优势，发出权威声音普及科学知识，让民众正确认识人体，自觉增进健康。通过科学家进课堂、进校园，培养青少年讲科学、爱科学、学科学、用科学的良好习惯，让青少年感受科学魅力，激发创意灵感，培养科学兴趣。在这方面，解剖学科是大有作为的。

当前，在解剖学的发展中，困难、挑战、机遇并存。古老的形态学科正在摆脱以传统的形态描述为主的研究模式，建立起密切联系实际，以解决临床发展需要，促进人民健康为主的综合性的现代形态学科。"柳暗花明""古树开花"的美丽画面就在前方。

（席焕久）

---

① 吴新智. 多学科交叉研究和科研的生长点［M］// 席焕久，刘武，陈昭. 21 世纪中国人类学的发展. 北京：知识产权出版社，2015.

第一篇　中国解剖学科前史
——人类诞生与解剖学科的孕育
（古代至 19 世纪中叶）

第一章　追寻人类起源

研究解剖学科史，很自然就会想到人，因为有人才会有解剖知识，才会出现解剖行为，产生解剖学，最后形成解剖学科。那么，什么是人？人是怎么来的？如何变成今天这个样子？从民间神话故事、传说到科学的解释经历了漫长的岁月，直至今天还在争论，还在探索。这个问题不仅是体质人类学研究的课题，也是解剖学科史研究探讨的起点。

第一节　引　　言

什么是人？自古以来，人们下过各种定义。制作工具曾经被视为人类独有的行为能力。本杰明·富兰克林（B. Franklin，1706—1790）曾认为"人是一种会制作工具的动物"（Man is a tool-making animal）。恩格斯在《自然辩证法》中提出"劳动创造了人类""劳动是制作工具开始的"。《新华词典》和《现代汉语词典》也都把制造工具作为"人"的定义。

然而，人并非是工具的唯一制作者，鱼类、鸟类和灵长类，尤其是非人灵长类动物都具有使用工具及制作简单工具的能力。最著名的例子是英国人类学家古道尔（J. Goodall，1934—　）发现的黑猩猩用草棍去钓白蚁吃[1]。这些现象表明，人类不再是能够制作工具和使用工具的唯一动物。于是，两足直立行走便成为人类最根本的体质特征和行为特征[2]。古希腊最著名的哲学家柏拉图（Plato，前427—前347）曾说，人是没有羽毛的两足动物，他的一位同事从市场买了一只去毛的鹅，拿到学院里说，这是柏拉图的"人"[3]。看来这个定义又不太准确。后来对人的两足直立行走的表述又加了一些条件，限定在灵长类动物范畴内（因为鸡、鸭、鹅、袋鼠也可以是两足行走或跳行），并且直立行走是常规的行为方式，而不是偶尔为之（因为猩猩等也会短时间直立行走）。

人类作为自然界中的物种是怎么起源的？英国博物学家达尔文（Charles Robert Darwin，1809—1882）在经过对世界各大洲动植物考察后，于1859年出版了《物种起源》，阐明了生物从低级到高级、从简单到复杂的发展规律。1871年，他又出版了《人类起源和性的选择》，

---

① Goodall J.Tool-using and Aimed Throwing in a Community of Free-living Chimpaniees [J]. Nature，1964（201）：1264-1266.

② 高星. 制作工具在人类演化中的地位与作用 [J]. 人类学学报，2018，37（3）：331-344.

③ 吴汝康. 今人类学 [M]. 合肥：安徽科学技术出版社，1991.

列举许多证据证明人类是由已经灭绝的古猿演化而来。

恩格斯于 1876 年发表《劳动在从猿到人转变过程中的作用》，提出人类从低级生物发展成高级动物的根本原因是劳动，从而主张劳动是人和动物的本质区别。但人类到底起源于何时？如何起源和进化的？在 5000 多年的人类文明历史中，无论中国还是外国，"关于人类起源"的传说都带有神话、传奇色彩，是各民族 / 种族先民们长期的集体创造、幻化地概括了他们对自然和社会的认识，是随着人类文明的起源而发展的。由于生产力水平低下和认识能力的不足，人类对自身的起源更多来自不同的神话。在这些神话、传说和传奇故事中，西方人认为上帝创造了世界，也创造了人；中国有盘古开天辟地、女娲造人的神话传说。①

尽管这些神话、传说具体内容不同，但有两个共同点：①人是由神造的，只不过神的内容、名称不同而已；②最初的人与现在的人一模一样，从古至今没有变化。

人类文明出现后，很多人类起源的神话故事，一直流传到今天，成为人类进化中文化的一部分。那么人类到底怎么起源的，如何科学认识这个问题？只好从人的发生谈起。人的发生分种系发生和个体发生。

人的种系发生（phylogeny）也称系统发生，是指人从古猿开始分化出来进入人的系统成为最原始的人，直到现代人的整个发展过程。与其相对的是个体发生（ontogeny），指人的胚胎发生，由受精卵演变成人的整个过程。种系发生与个体发生可以更明确地揭示人由低级到高级、由简单到复杂的演变过程，更深刻地认识人的由来及其发展规律，更清楚地理解人是由动物进化而来，因而常带有动物的痕迹。

（席焕久）

第二节　人类的起源与进化

人的进化受到多种因素的影响，人作为一个有机整体，存在着整体与局部、机能与形态的对立统一。人不仅在形态构造，而且在机能代谢、免疫、疾病易感性和体能上存在着差异；人的这些特征还随着时间、地域、民族 / 种族、性别的不同而异②。各部之间具有相关性，整体是有序的，是动态的。这些对人体解剖学科、对医学都有重要意义。

一、人是动物界的一员

18 世纪末，科学界开始提出统一动物和植物为生物科学的概念。1820 年，德国的博物学家特雷维拉努斯（G. R. Treviranus，1776—1837）与法国的博物学家拉马克（J. B. de Monet Larmark，1744—1829）分别提出了"生物学"德文和法文名词，而首先使用英文"生物学"（biology）一词的是 1819 年英国的外科医生劳伦斯（W. Lawrence，1783—1867）。

根据当时积累的大量的动植物的实际资料，瑞典的博物学家林耐（C. Linnaeus，1707—

---

① 吴新智. 人类进化足迹 [M]. 北京：北京教育出版社，北京少年儿童出版社，2002.
② 席焕久. 生物医学人类学 [M]. 北京：科学出版社，2018.

1778）对动植物进行分类，排成完整的体系。在 18 世纪中叶，提出了生物分类的基本法则和系统，创立了双名制（Binominal nomenclature），每一种生物都用拉丁文斜体表示，前为属名（名词），后为种名（形容词）。采用种、属、科、目、纲、门、界的等级制。如现代人的学名是 *Homo sapiens*，中文译为智人，虽然当时还没有提出进化论，但是林耐看到了人与猿猴间的密切关系。1758 年，他在书中把人与猿猴同归入灵长类（Order Primates Linnaeus，1759），正确地反映了人与猿猴的系统关系。

按照林耐的分类，人属于动物界，脊索动物门，脊椎动物亚门，哺乳纲，灵长目，人科，人属，智人种[①]。人是有生命的，是生物的一种，是动物的一种，是高等哺乳动物中灵长类中的一种，但人有其他动物没有的特征和独特的行为。达尔文与其同事根据大量科学观察提出，人是由远古的猿猴演变的。1863 年，英国生物学家赫胥黎（Thomas Henry Huxley，1825—1895）出版了《人类在自然界中的位置》一书，系统地说明了人与动物的关系。在十年"文化大革命"中，吴汝康等重新翻译了这本书，成为解禁生命科学书籍出版的第一本生命科学的书籍。

1871 年，达尔文继《物种起源》之后发表了《人类起源和性的选择》，书中以人和动物胚胎上和构造上的相似作为证据，论证人与动物的关系，列举一些在动物身上发达而人体上退化的事例，如阑尾和尾骨的退化。极少数人体上还有小小的尾巴、可动的耳肌，耳郭上后侧有达尔文结节，"毛孩儿"的报道也是一种"返祖"现象，运用比较解剖学与比较胚胎学的方法，得出了人类起源于古代猿类的结论。

赫胥黎还在《人类在自然界中的位置》中对人与灵长类身体构造、卵的发育做了详细的比较，发现人类与猿类之间的差异小于猿类与猴类的差异，可见人是猿类的近亲。人是由古代类人猿演化而来，或者人和猿从同一个祖先分支而来，因此提出"人猿同祖论"。近年来，分子生物学研究发现人和猿的差异比过去多年从比较解剖学和比较胚胎学能看到的还要小得多[②][③]。分子生物学研究发现，人与黑猩猩的基因组间的差异，只有大约 1.23%。人与其他脊椎动物都具有脊柱，是两侧对称的体型。从人体上可以找到低等动物特有的分节现象，如单独的椎骨、肋骨、肋间肌、躯干的血管和神经的排列，骨骼的形式与构造的相似性，人与动物都有成对的四肢，位于背侧的中枢神经系统，内脏器官形式和排列，人体表上毛的残迹，发达的乳腺等，使人与某些动物同属于哺乳动物中最高级的一类，即灵长类。这些都反映了人的生物学特点，人与动物的这些相似特点说明人类与动物具有共同祖先。人类利用这些相似性，用动物实验研究人、推定人，进行如脑的思维、语言、认知、人的行为和一些药物的研究[④]。

但人与动物又有本质的不同。人能制造工具，当然某些非人灵长类也能制造简单的工具，但与人类有根本不同[⑤]。可直立行走，有拱形的足底，制造工具的手更加轻巧，脑高度发展，有语言和思维，生理上有第二信号系统，这些都反映了人的文化，是人的社会性，人生活在一定的环境中，不仅能适应环境，受社会、自然环境的影响，又可以改造和破坏环境。正如

① 吴汝康. 古人类学［M］. 北京：文物出版社，1989.

② 吴汝康. 今人类学［M］. 合肥：安徽科学技术出版社，1991.

③ 吴新智. 人类进化足迹［M］. 北京：北京教育出版社，北京少年儿童出版社，2002.

④ 吴汝康. 人类在动物界中的地位［J］. 生物学通报. 1956（7）：30-31.

⑤ 高星. 制作工具在人类演化中的地位与作用［J］. 人类学学报，2018，17（3）：331-340.

恩格斯指出，起初是劳动，而后是语言和它一起形成了最主要的推动力，猿的脑就逐渐演变成人的脑。后者和前者虽十分相似，但从大小和完善程度来说远远超过前者①。人除与动物存在物种上的差别之外，由于人生活的地域不同、时代不同、人的民族/种族不同、性别不同、年龄不同，人与人之间在形态结构、机能代谢、免疫、疾病易感性与体能上也有不同。这些差异的存在，主要是基因与环境相互作用的结果。由于自然环境、社会生态环境的不同，生活方式的差异，影响人的形态与机能②。有什么样的形态就有什么样的功能，反过来功能又影响人的形态。人是一个复杂的有机整体，成为一个完整的系统，这个系统具有整体性、相关性、有序性和动态性，既与外界交换能量，又和外界交换物质③。从生物学上看，人处于食物链的顶端，既是草食动物又是肉食动物，属于杂食动物，从这个意义上讲，人也是动物中的一员④。

二、人类进化的历程

人类由古猿进化而来，又从原始的最早期人类发展到早期现代人和近代人，历程漫长。真正用科学的方法探索和提出人类起源于古猿是从达尔文开始的。

20世纪前半叶，发现的人类化石较少，人类学家将人类进化历程分为猿人、古人和新人三个阶段。20世纪60年代以后，中国学者将进化历程分为早期猿人、晚期猿人、早期智人和晚期智人四个阶段。随着发现的人类化石增加，各地各阶段人类化石的异同和相互关系越来越复杂，学者们的意见也不一致。吴新智将人类进化历程粗略分为五个阶段，即最早期人类、南方古猿、人属早期成员、人属中期成员和人属晚期成员（图1-1）。

（一）最早期人类

最早期人类包括撒海尔人、土根原初人和地猿。

1. 撒海尔人

迄今为止报道的最早期人类是生存于700万—600万年前的乍得撒海尔人（*Sahelanthropus tchadensis*）。在乍得发现的乍得撒海尔人的化石包括已变形的头骨和牙齿，其眉脊比大猩猩粗厚，脑量只有350 ml，猿的特征和人的特征结合在一起。这种形态符合人和猿共同祖先的估计。

2. 土根原初人

土根原初人（*Orrorin tugenensis*）出现在600多万年前，肯尼亚的土根原初人化石包括几段大腿骨，具有较长的股骨颈，其形态与人相似但不同于猿。

3. 地猿

撒海尔人和土根原初人之后是地猿（*Ardipithecus*），出现在埃塞俄比亚阿法盆地阿瓦什地区。地猿族祖种生活在580万—520万年前，牙齿化石的犬齿类似后来的人。而地猿始祖种（*Ardipithecus ramidus*）生活在440万年前，包括35个个体的109件化石，其中的骨架估计属

① 吴汝康. 人类在动物界中的地位［J］. 生物学通报，1956（7）：30–31.
② 席焕久. 生物医学人类学［M］. 北京：科学出版社，2018.
③ 吴汝康. 今人学［M］. 合肥：安徽科学技术出版社，1991.
④ 周鸿. 人类生态学［M］. 北京：高等教育出版社，2002.

于一个高 1.23 m、体重 50 kg 的成人女性，脑量 300—350 ml①。

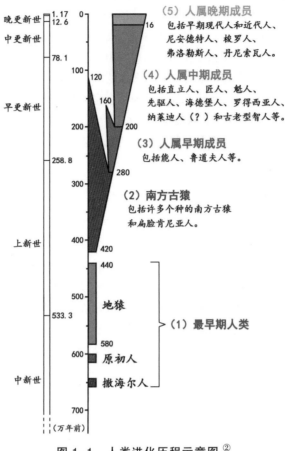

图 1-1　人类进化历程示意图②

（二）南方古猿

南方古猿属有多种南方古猿和肯尼亚扁脸人。

1. 南方古猿

1924 年，达特（R. A. Dart）在南非的汤恩发现了南方古猿（*Australopithecus*）化石。此后，非洲发现了 8 种或 9 种南方古猿化石，年代约为 420 万—120 万年前，而其他地方则没有发现。

南方古猿可大致分为纤巧型和粗壮型两类。前者包括阿法种、非洲种、惊奇种和源泉种；后者包括埃塞俄比亚种、包氏种和粗壮种。南方古猿一些形态特征变化趋势是：犬齿由大变小，齿列呈抛物线形，类似现代猿的 U 形；手指骨由弯变直，脑量由小变大。

从南方古猿开始，人类进化的模式已呈灌木丛状，即某物种分化出两种或多种后代一段时间以后，除一种繁衍外，其余全部消亡。南方古猿大多没留下后代，可能只有纤巧型中的

①　吴新智，徐欣. 探秘远古人类［M］. 北京：外语教学与研究出版社，2015.

②　同①。

一种，其后代形成了现在的人类。

在南方古猿阿法种中有个著名的女性骨架——露西（Lucy），身高约 0.92 m，体重 27 kg。而男性身高 1.5—1.7 m，比女性高，也壮，估计体重约为女性的 1.7—2 倍。他们上下肢几乎一样长，上下肢比例介于现代人与现代猿之间。手指长而弯，肩胛骨略像大猩猩，两腿的自由度比现代人大，稳定性差。

南方古猿可折断树枝，用其做武器与工具，但多数南方古猿还不会制造石器。

2. 肯尼亚扁脸人

扁脸种很特殊，脸面比其他南方古猿扁平得多，甚至比更晚的人还扁平。最初扁脸种曾被命名为"肯尼亚扁脸人"，以区别南方古猿，近来有学者主张将扁脸种归入南方古猿属。

（三）人属早期成员

人属早期成员包括能人、鲁道夫人等。

1. 能人

南方古猿可能会使用手中简陋的工具，长期经常地使用石器，终于使埃塞俄比亚的一群原始人懂得用石头制造工具，这样就出现了"能人"（Homo habilis），被归入早期猿人阶段。一般认为，从南方古猿到能人的飞跃发生在 360 万—250 万年前，能人的消失约在 180 万年前，也有人认为是 160 万年前。南方古猿阿法种和非洲种的平均体重约 30 kg，脑量平均分别为375 ml 和 442 ml，生活在 200 万年前的能人身体大小没有重要变化，身高只有 1.1 m 左右，但平均脑量达 636 ml。

能人的化石分布在坦桑尼亚、肯尼亚、埃塞俄比亚、马拉维和南非，与南方古猿的分布相同。尽管发现了不少能人头骨和牙齿化石，但直至 20 世纪 80 年代，才在奥杜威峡谷（Olduvi Gorge）发现其身体骨骼，身高只有 1.1 m，腿与上肢的比例小于后来人，但能人会制造石器。

2. 鲁道夫人

有学者主张把在肯尼亚特卡纳湖以东发现的 1470 号头骨归属于鲁道夫人，实际上它与其他能人标本整体形态相同，它们与同时生存的南方古猿具有相同之处，即脑较大，脸面和牙齿较小。一般认为，能人代表人类祖先开始向现代人迈进的第一步，所以被归入人属。

（四）人属中期成员

人属中期成员包括直立人、匠人、魁人、先驱人、海德堡人、罗得西亚人和古老型智人等。在能人消失之前或随后，出现了更进步的直立人（Homo erectus）。最初可能出现在非洲肯尼亚的纳里奥科托姆，也有学者认为是亚洲西南的高加索地区格鲁吉亚的德马尼西，很快扩散到东亚与东南亚。

1. 非洲

在肯尼亚纳里奥科托姆发现的直立人骨架是一个男孩，时间约 160 万年前。这些化石与亚洲典型的直立人化石有显著区别，有学者建议称为"匠人"（Homo ergaster）。在特卡纳湖以东的伊莱雷特也发现了一些属于匠人的化石，形态不如纳里奥科托姆男孩粗壮，可能属于女性。在该地区还发现许多脚印，显示与现代人一样的足弓。在坦桑尼亚的奥杜威峡谷、南非阿尔及利亚和摩洛哥也发现一些直立人化石，其形态比匠人更接近亚洲的典型直立人。

非洲还出现了古老型或者早期智人。埃塞俄比亚博多出土的 60 万年前的头骨是全球最早的早期智人标本，眉脊特别粗大。最完整的非洲早期智人标本是赞比亚布罗肯山铅矿出土的，眉脊粗大，面骨和头骨后部的肌肉附着比非洲直立人小，脑量 1300 ml。这里出土的化石称罗得西亚人（*Homo rhodesiensis*）。此外，还有坦桑尼亚的恩杜图、恩加罗巴，南非的萨尔达尼亚，北非的捷拜尔依尔和头骨等。关于这些头骨的分类，学者们众说纷纭。

2. 亚洲

（1）在格鲁吉亚的德马尼西，1991 年及随后的 1999 年相继发现了不少完整程度不同的人类头骨、下颌骨等。这些化石兼有直立人、能人的特点，脑量只有 650 ml。有学者称这些人为乔治亚人（Georgian）。其地质年代为晚于 177 万年前（古地磁法）。

（2）中国发现了不少的直立人化石，其中最早的直立人化石是云南元谋出土的两颗门齿——元谋猿人（Yuanmou *Homo erectus*）。牙形态为铲形齿，大约距今 170 万年（古地磁法）。第二早的人类化石或最早的人类头骨是陕西蓝田县公王岭的一个女性猿人头盖骨和面颅的几块碎片，估计脑量约为 780 ml。用古地磁法测定，距今约 163 万年前（2014 年）或 115 万年前（1989 年）。

另外两个相当完整，但在地层中被挤压严重的人类头骨化石出土于湖北郧县的曲远河口。其形态与北京猿人接近，但又像早期智人，呈现直立人与早期智人镶嵌的特点，地质年代为 87 万—83 万年前（古地磁法）或 56.5 万年前（中子自旋共振法）。

中国直立人中材料最丰富的是北京周口店发现的北京猿人（Peking Man），共 100 多件化石，代表约 40 个猿人。其中有 6 个头盖骨最引人注目，推断平均脑重为 1088 g，颞鳞比现代人低，上缘呈直线形，乳突小，有角圆枕，6 个头盖骨中有 4 个有印加骨。从这些特征看出，虽然北京猿人出现的时间与古猿相距几百万年，但其头骨仍保持不少类似猿的特征，因而有些人仍称他们为北京猿人。北京猿人头骨还有一些与现代黄种人相似而与其他人种明显不同的特征——脸面较扁，颧骨突出，铲形门齿。

在南京城以东 26 km 的汤山镇的两个溶洞出土了几件人类头骨化石。鼻背（梁）比所有中国化石人和现代人都高得多，而与欧洲同时代人及更晚的人接近，这或许反映了从西方来的基因的影响。

在安徽和县龙潭洞出土了猿人头盖骨化石，其形态像直立人，又像智人，较原始的和较进步的特征同时出现在一件化石上，反映镶嵌特点。

此外，中国直立人化石地点还有陕西省蓝田县陈家窝子、辽宁省本溪县庙后山等多处。

（3）中国的古老型或早期智人。比较完整的头骨化石有陕西省大荔县和辽宁省大石桥市金牛山出土的。大荔头骨距今 20 万—30 万年。脑颅最宽处的位置介于猿人和现代人之间。粗大的眉脊最厚处接近中央，眶与鼻前口间骨面隆起，这两项特征与欧洲、非洲的早期智人相似，而在中国其他化石上看不到。金牛山的化石的地质年代与大荔相近，形态也相近，但略有差异。

在山西省阳高县许家窑村与河北省阳原县侯家窑村之间的旧石器遗址发现的早期智人化石，地质年代约为 12.5 万—10.4 万年前，与陕西公王岭、安徽和县和广西柳江的化石不同，却与尼安德特人（*Homo neanderthalensis*）相同，可能意味着其间有基因交流。

广东曲江马坝镇附近狮子岩出土了一个头盖骨，年代为 13.5 万—12.9 万年前，某些特征与中国其他化石不同，却与尼安德特人一致，其眶后缩狭程度比智人明显，而与直立人一致。

此外，安徽巢县、湖北长阳、山西丁村等也发现了一些化石。

（4）印度尼西亚的魁人和直立人。在印度尼西亚爪哇岛有大量的直立人化石，这就是爪哇直立人（*Pithecanthropus erectus*）。在早更新世的这些直立人化石中，最早可能达180万年前，有些特别粗大，故称魁人（*Meganthropus*）。

此外，印度、西亚巴勒斯坦和以色列地区都出土过一些古老型智人化石。

3. 欧洲

（1）先驱人。在西班牙北部阿塔普埃尔卡山（Atapuerca）的格兰多利纳山洞的入口处发现了95万—90万年前的人类和动物化石及大量石器。学者把这些化石人称为先驱人（*Homo autecessor*）。有一块上颌骨破块具有似现代人的犬齿窝。现代人的这一特征如此早地出现在非洲以外地方，说明非洲不是现代人特征的唯一起源地。

（2）欧洲的直立人。意大利切普拉诺出土了一件90万—80万年前的头盖骨。其形态狭长，眉脊和枕骨圆枕粗壮，枕部弯折，角圆枕显著，骨壁厚，脑膜中动脉后支比前支粗，许多学者认为其属于直立人。

（3）欧洲的古老型或早期智人。在英国斯旺斯库姆和德国施泰因海姆发现的头骨是较早被归入早期智人化石的。后来又在希腊的佩特拉洛纳发现了一个很完整的头骨，在法国的阿拉戈也发现了一些。1976年起，在西班牙阿塔普埃尔卡山胡瑟裂谷的山洞发现了许多40万—30万年前的人类头骨，一些学者提议将其归入海德堡人（*Homo heidelbergensis*）。

（五）人属晚期成员

人属晚期成员包括早期现代人和近代人、尼安德特人、梭罗人（Solo Man）、弗洛勒斯人（*Homo floresiensis*）和丹尼索瓦人（Denisovans）。

1. 早期现代人

（1）非洲。2003年，在非洲埃塞俄比亚赫托村附近发现了几件16万年前的头骨化石，其形态反映了现代人的最基本特征，但仍旧保留着比较原始的形态。南非克拉西斯河口洞穴出土的至少9万年前的下颌骨也显示了解剖学上现代智人所特有的颏隆凸锥形。

（2）中国。2008年，在广西的崇左市发现了下颌骨化石，距今约10万年。其颏隆凸显示其处于从北京猿人向现代人发展的过渡状态，表明不仅在非洲，在东亚也曾发生过由古老型智人向解剖学上现代智人转变的过程。

20世纪30年代，在北京周口店还出土了山顶洞人的化石，距今3万年左右。在距离山顶洞西南6千米处有个田园洞，那里出土了包括下颌骨和四肢骨在内的许多人骨化石，距今约4万年（放射性碳测年），与近代人形态基本接近，但有些古老，田园洞人基因组与近代人比较发现，田园洞人与汉族接近，与非洲人较远。

广西柳江的人类化石头骨形态与南方近代人基本一致，枕骨有发髻状隆起，可能是与尼人基因交流所致。四川的资阳等地也发现过早期的近代人化石。

在巴勒斯坦和以色列地区的斯虎尔和卡夫泽出土的人类化石是迄今为止在亚洲发现的最早的解剖学上的现代智人头骨，距今大约9万年。

（3）欧洲。法国克鲁马农人（Cro-Magnon Man）是欧洲早期现代人化石的代表，出现在约3.5万年前。

（4）澳大利亚。迄今为止澳大利亚发现的最早的化石是蒙戈湖地区出土的4万年前的人类化石。

（5）美洲。美洲土著的祖先可能来自东亚。当哥伦布等到达美洲时，以为到了印度，就把当地土著称作"印度人"，后来发现美洲不是印度，于是把美洲土著改称美洲印度人或红印度人（因习惯上把身体涂成红色），中文译为印第安人。由于欧洲人大量涌入美洲，印第安人成了少数民族。DNA 的分析表明，田园洞人的祖先成为美洲印第安人祖先的一部分，在美洲印第安人祖先的基因组中有 14%—38% 来自西伯利亚南部麻尔塔。近年来，学者根据 DNA 分析主张，美洲印第安人还有一部分祖先来自欧洲。

2. 智人的近代成员

距今 1 万年前开始，人类进入新石器时代，这时期及更晚时期的人骨与现在活着的人的形态差异很小。

（1）尼人。1908 年，在法国圣沙拜尔村附近发现了一副老人骨架，身长约 1.6 m，这是尼人的典型代表，脑颅最宽处位置的头骨厚度介于直立人和现代人之间。

亚洲西部巴勒斯坦和以色列出土的尼人化石，称非典型尼人，非典型尼人比较接近现代人。在伊拉克和中亚及南西伯利亚阿尔泰地区也发现过尼人的头骨化石。欧洲典型尼人生存于 10 万—3 万年前。

（2）梭罗人。在印度尼西亚爪哇岛梭罗河畔的昂栋村附近发现过许多人头盖骨，既有与直立人相似的特征，也有与早期智人接近的特征。

（3）弗洛勒斯人。这是 2004 年命名的，是 2003 年在印度尼西亚弗洛勒斯岛的良巴洞中发现的特别矮小的人类头骨，脑量约 400 ml，距今约 1.8 万年，但学者对此骨仍有争论。

（4）丹尼索瓦人。对俄罗斯阿尔泰地区丹尼索瓦山洞出土的人类指骨和臼齿化石（丹尼索瓦人）的 DNA 分析表明，其基因组与尼人、智人都不同。

在西南太平洋的美拉尼西亚人（Melanesians）的基因组中，有 5% 的基因来自丹尼索瓦人，生活在青藏高原的西藏藏族人的基因可能来自丹尼索瓦人。

总之，人类在 700 万—600 万年前出现在非洲，在约 420 万年前发展出南方古猿，到大约 120 万年前遭到灭绝。在南方古猿繁盛时期，人属的早期成员——能人出现在约 250 万年前，在 180 万年前或 160 万年前消失，约 180 万年前直立人出现在亚洲西南部或非洲东北部。此后人类走出非洲，很快达到东亚和东南亚，在约 95 万—90 万年前到达欧洲西南部。在大约 16 万年前出现形态与当今大体相同的人类——解剖学上的现代智人 [1]。

从人的起源与进化（人的系统发生）可以看出，人类是由古猿逐渐进化而来的。尽管现在仍存在一些争论，但随着化石的不断发现，新的科学技术手段的应用，这个结论的基础将会越来越牢固。

（席焕久）

三、人类起源的争论

人类起源问题是一个基本的科学问题，也涉及哲学的根本问题，长期存在着两种截然相反的观点，一种是神创论（创世论），另一种是达尔文的生物进化论。这两种观点的斗争一直

---

[1] 吴新智，徐欣. 探秘远古人类 [M]. 北京：外语教学与研究出版社，2015.

没有停止。早在 1925 年，美国就发生了著名的猿猴诉讼案。美国田纳西州的教师斯科普斯（John T. Scopes）等因讲授进化论而被判罪。直至 1967 年，禁止在公立学校讲授进化论的法律才被废止，但不久美国各州相应终止了这项法律，创世论又复活。1969 年，美国加州中学的生物学教科书中增加“东非人”等化石的一些新发现的内容，又引起了一场风波。一些人认为这不符合创世论。1970 年，加州管理部门采取了折中措施，规定中学生物学教科书可同时讲进化论和创世论。20 世纪 70 年代以来，美国出版了不少人类化石方面的书。总之，这种争论还在继续，核心是唯物主义和唯心主义，科学与宗教的斗争[①]。解剖学、人类学科学地回答了这些问题，体现了辩证唯物主义的观点。吴汝康早在大连医学院教授解剖学时就发表过这方面的文章（图 1-2）。

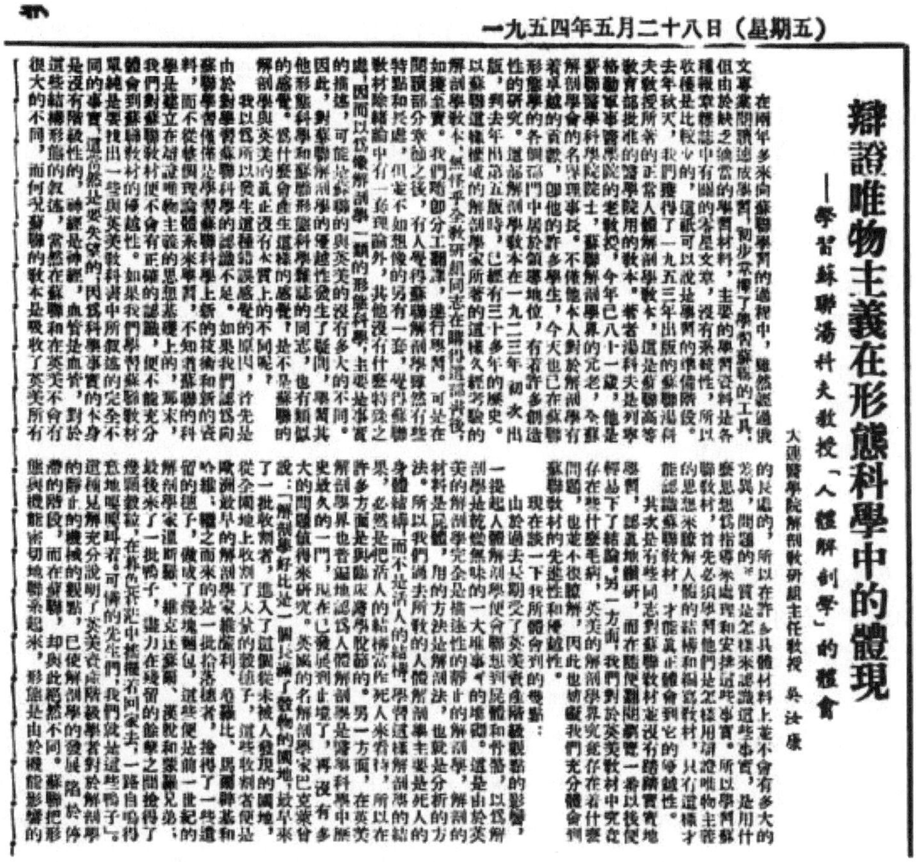
一九五四年五月二十八日（星期五）

辯證唯物主義在形態科學中的體現

——學習蘇聯湯科夫教授「人體解剖學」的體會

大連醫學院解剖教研組主任教授 吳汝康

图 1-2 吴汝康发表的《辩证唯物主义在形态科学中的体现》（源自张藜报告）

（一）神创论与进化论

18 世纪之前，神创论一直占有至高无上的地位，认为地球及其生物都是上帝按照一定的计划和目的创造出来的，并且一经创造不再改变，人也是上帝创造出来的。西方流行上帝造

① 吴汝康 . 古人类学［M］. 北京：文物出版社，1989.

人和中国的女娲造人都是属于神创论。既然人是神造的，当然人的一切早已由神做了安排，人应该而且只能听天由命了，"上帝造人"说成为禁锢人们思想的天经地义的教条。

16世纪开始，文艺复兴、宗教改革和启蒙运动摧毁了基督教会的精神独裁，使资产阶级"人文主义"和"理性主义"深入人心。资产阶级革命和工业革命对进化论的诞生起了巨大的推动作用。19世纪初期生物学本身的发展，细胞学说的建立，为生物进化论的创立奠定了基础。

最初，法国博物学家拉马克提到了"进化论"这个名词，后来英国著名的博物学家达尔文为其奠定了科学基础，正式提出了生物进化论。他曾随英国海军做环球旅行，经过大量的考察和仔细深入的研究，于1859年出版了《物种起源》(Origin of Species)一书，提出了以自然选择为基础的生物进化学说。在《物种起源》中，达尔文列举了大量的科学事实，指出动物和植物都不是一成不变的，各种生物都有个体差异，都通过外界的影响产生变异。不同的个体通过生存竞争、自然选择，适者生存，不适者被淘汰，实现由低级向高级的进化。书中，达尔文推翻了那种把各种动植物看作彼此毫无联系的、神造的、一成不变的观点，顺理成章地让读者相信人也不可能例外——人应该也是在同一规律下形成和出现的。但是当时基督教在欧洲势力很大，达尔文不敢触犯宗教的教义，所以他在《物种起源》里只谈动物和植物，没有讨论人类起源的问题，而他又不愿意掩盖自己的想法，于是在书的结尾部分捎带写了一句："放眼遥远的未来，我看到了涵括更为重要的研究领域的广阔天地。心理学将会建立在新的基础上，即每一智力与智能，都必然是由逐级过渡而获得的。人类的起源及其历史，也将从中得到启迪。"① 这不可避免地使人联想到，人的来源和形成的历史也遵循着与各种生物同样的规律，从而对基督教上帝造人的说教产生怀疑。

（二）神创论与进化论的斗争

1. 捍卫达尔文主义——牛津论战

尽管达尔文小心翼翼地怕触怒宗教的权威，但《物种起源》一书还是遭到了学术界落后势力和基督教会的强烈反对。

1859年，达尔文出版的《物种起源》，提出了生物进化的"自然选择学说"，引起了广泛的关注。宗教界不能接受这种"人不是由上帝创造而是由猴子变来"的观点，于是展开了关于达尔文进化论的论战，开始是在报刊上进行争论，最后导致短兵相接，并于1860年6月30日在保守派的大本营——牛津大学引发了一场大辩论。1860年，生物学家赫胥黎和牛津教区主教威尔伯福斯(S. Wilberforce，1805—1873)围绕进化论和神创论进行了一场著名的大辩论，史称"牛津论战"(1860 Oxford evolution debate)。达尔文没有出席这次会议，他的好友、坚决捍卫达尔文学说的赫胥黎参加会议。赫胥黎是一位杰出的英国博物学家，优秀的科学家、科普作家、演说家，在动物学、比较解剖学、生理学和生物学的许多领域有很深造诣。辩论的对方是学术界和宗教界的两巨头——大名鼎鼎的比较解剖学家欧文(R. Owen，1804—1892)和牛津大主教威尔伯福斯。"达尔文的斗犬"（赫胥黎自称）——赫胥黎不仅是达尔文主义的忠实卫士，还为进化论的传播立下了汗马功劳。到场的700多名观众大多数都对达尔文的

---

① Darwin C. 物种起源［M］. 苗德岁译. 南京：译林出版社，2013. 转引自吴新智，徐欣. 探秘远古人类［M］. 北京：外语教学与研究出版社，2015.

进化思想怀有敌意，他们想亲耳听听两大巨头是如何将"达尔文的斗犬"撕成碎片的。

一个半世纪以来，这场论战几乎成为宗教与科学相冲突的代名词，它甚至被称为除滑铁卢战役以外 19 世纪欧洲最著名的一次战争。可以说，这次论战是 18 世纪以来基督宗教与科学紧张关系的一次集中爆发，论题之尖锐，论辩之激烈，不亚于 1521 年针对马丁·路德的沃尔姆斯的宗教审判。它的意义在于反映了科学与宗教在世界观和价值观上的严重冲突，冲突的焦点在于是主张神创论还是进化论。

赫胥黎不畏强手，单刀赴会。首先，关于物种起源问题，是人猿相别还是人猿同祖？"人从哪里来？"这是个永恒的话题。无论宗教还是科学对于人和世界的起源皆怀有极大的兴趣。在达尔文的时代，神创论及其变种特创论仍是为人普遍接受的物种起源观念，其主要观点是，认为一切物种皆由天主创造，万物有类有别，每一物种都具有恒定不变的本质属性。

牛津论战中主教根本不懂生物学，依仗宗教的权威，纠合科学界落后势力攻击进化论，基于宗教的信仰与神学前提，在演讲中他向反对者揶揄道：菜园里的芜菁怎能变成人呢？按照达尔文的观点，一切生物都起源于某种原始的菌类，那么人类就跟蘑菇有血缘关系了。他又转向赫胥黎：请问赫胥黎教授，按照人是从猴子传下来的信念，请问，跟猴子发生关系的究竟是你祖父一方还是你祖母一方？结果哄堂大笑，主教以胜利者的姿态结束了演讲。赫胥黎接着用大量科学事实批驳主教的发言，庄严地回答主教提出的问题。"我重复说一遍，一个人没有理由因为猴子做其祖先而感到羞耻，让我羞耻的是，不满足于自己的活动范围，用尽心机来过问自己并不真正了解的问题，想用花言巧语和宗教情绪把真理掩盖起来。我宁愿让一只猴子而不是一个主教做祖先。"对主教的"污蔑"引起会场的混乱。进步的科学工作者、大学生和许多听众报以热烈掌声。会议以进化论战胜神创论而告终 [1]。

赫胥黎等进化论者主张所有物种都是进化的结果，人与其他生物具有血缘关系，拥有共同祖先，他后来在其著作《人类在自然界中的位置》中直接抛出"人猿同祖"的论点。这实际上是对基督宗教神创论的否定。正如另一位达尔文进化论的坚决捍卫者海克尔（E. H. Haeckel，1834—1919）所言：没有神迹，没有创造，没有创造者。在此，进化论者没有意识到关于物种，尤其是人的起源问题，不是一个单纯的生物学问题，更是一个哲学和神学问题。因为它必须要去解决起源探讨中的无穷倒退之问题，哲学和自然神论者将之归为"第一因"或"第一推动力"，神学则认为天主才是人类创造的真正作者。

其次，关于人在自然中的地位及人的本质问题，人是天主肖像的摹拟还是自然进化的结果？这一问题与人类起源问题属于孪生姊妹。同样是由神创论出发，基督宗教坚信人是天主创世的最高峰，人在本质上是依照天主肖像而造的特殊受造物。天主的受造物存在等级差别，人居于受造物的顶端，为自然的中心，依照天主的旨意统帅照管世界万物。

赫胥黎等进化论者则认为人的出现只是诸多偶然因素连环反应的结果，人和其他生物一样不过是生命进化树上的诸多分支之一，并不是远离自然或自然之上的物种，人是自然的一部分，并非是来自天主有目的的仁慈创造。神创论反对进化论的理由在于，后者将人贬低为动物，这有违人的本质。在神创论看来，人区别于动物的本质在于人是有灵魂的存在，人拥有动物所不具备的理性、良知、情感、审美等禀赋，而这一切的根源都在于天主。人与天主

---

① 吴新智，徐欣. 探秘远古人类 [M]. 北京：外语教学与研究出版社，2015.

的独特性关系，决定了人的特殊本质及在自然中的优先地位。

最后，关于自然秩序的机制问题，自然是受神意的照抚还是自然选择的宰制？对于自然的发生和运行机制问题，进化论者与神创论者的认识有本质的区别。19 世纪神创论最典型的一种形态就是自然神论，自然神论认为自然是天主除圣经之外的另一部大书，是合乎天主设计的有目的存在，和谐、完美、有秩序的自然来自有智慧天主的精巧设计，而且这一切是根本不会发生任何改变的。进化论者则以自然界存在的血腥生存斗争，生物进化过程中的随机性和破坏性的生物学事实来否定自然神论者所持的天主完美设计的思想。他们进而提出其最具有革命性的自然进化机制说——自然选择说。自然选择，简言之，即"物竞天择，适者生存"。可以说，进化论给予自然神论以毁灭性打击。赫胥黎把威尔伯福斯驳得哑口无言，威尔伯福斯当时就退出会场。这场精彩的大辩论以赫胥黎的胜利而载入史册。

经历这次论战，西方宗教与科学的关系开始逐渐进入一个新常态的发展阶段。论战推动了进化论的传播与发展，而自然科学也借此减轻了来自宗教神学的压力，得以发展进步。

2. 发展达尔文主义——人猿同祖论

牛津论战之后，赫胥黎在伦敦多次向群众宣传达尔文的进化论。1863 年，他将演讲稿结集成书，出版了《人类在自然界中的位置》。在这本书中，他对任何灵长类的身体构造，包括躯干和四肢的比例，头骨、脊椎、骨盆、手足、牙齿、脑的构造，还有卵的发育，做了详细的比较。在普通人看来，猿和猴都是动物，与人是不可同日而语的。但是赫胥黎所做的比较清楚地表明，人类和猿类之间的差异比猿类和猴类之间的差异还小。由此可见，猿类是人的近亲，人是由古代的类人猿逐渐变化来的，或许人和猿是从同一个祖先分支来的。这样他便第一个提出了"人猿同祖论"。他认为在生物分类上，把人和猿分别归入各自的"科"是合适的。近年的分子生物学研究发现，人和猿的差异比过去多年从比较解剖学和比较胚胎学能看到的还要小得多，因此提出把大的猿类与人合在一个科内，这种看法也得到古生物界的认可，在生物分类上废除了猿科，将黑猩猩、大猩猩和猩猩都放在人科中①。

3. 达尔文的新书《人类起源和性的选择》

在达尔文出版《物种起源》的时候，他已经隐隐约约地想到过人类起源的问题，接着他继续收集了许多新的资料，在 1871 年出版了新书——《人类起源和性的选择》，以人和动物在胚胎和身体构造上的相似作为证据，来论证人与动物的关系。他在书中还举出一些结构，有的器官或结构在动物身上很发达，而在人的身上由于不再应用或用处减小而退化。如阑尾和尾骨，人虽然没有尾巴，但是个别人还有一条小小的尾巴；有使耳朵活动的肌肉，耳郭上后侧的一个小的结节，这个结节后来被称为达尔文结节。用此来论证人类起源于动物。在这本书中，达尔文主要用大量篇幅论述了性的选择在动物生存和发展中所起的作用，得出了人类起源于古代猿类的结论。

总之，达尔文的进化论提出的生物是由简单到复杂、从低级到高级、逐步进化发展的思想在欧洲反响巨大。恩格斯对达尔文的《物种起源》评价很高，他在该书出版后的第 18 天，即当年的 12 月 12 日致马克思的信中写道："我现在正在读达尔文的著作，写得简直好极了。目的论过去有一个方面还没有被驳倒，而现在被驳倒了。"马克思在 1861 年 1 月 16 日致斐·拉

---

① 吴新智，徐欣. 探秘远古人类 [M]. 北京：外语教学与研究出版社，2015.

萨尔（Ferdinand Lassalle，1825—1864）的信中写道：“达尔文的著作非常有意义，这本书我可以用来当作历史上的阶级斗争的自然科学根据。”[1] 恩格斯在总结 19 世纪自然科学成就时指出，“达尔文的进化论是 19 世纪三大发现之一”。达尔文和赫胥黎关于人类起源的论据主要来自比较解剖学和比较胚胎学，但这些都是间接证据，而直接证据是埋藏在地下的化石。

进化论思想于 19 世纪上半叶在各个知识领域所取得的辉煌胜利，渗透到研究人类社会及其文化的学科中来，因此对人类学也产生了巨大的影响，也由此形成了人类学第一个学派——进化论学派。可以说，18 世纪启蒙运动，19 世纪自然科学的起步、生物进化学说、社会进化观均是 19 世纪人类学进化论学派文化、社会进化思想产生的基础。著名人类学家吴汝康曾写过一篇文章——《生物进化论的发展丰富了自然辩证法》[2]。当今，进化论的思想不仅成为人们认识世界、认识人类的重要的世界观和方法论，而且也是解剖学科发展、学习解剖学的重要理论基础和方法。

然而，围绕人类起源问题上的争论和斗争并没有停止，特别是在美国。随着人类遗传学领域的发展，对进化论也提出了一些质疑，但目前还动摇不了达尔文进化论的基本理论。

（张慧　任甫）

第三节　人的个体发生

人的个体发生（human ontogenesis）是指受精卵经过细胞分裂演变为复杂的多细胞胚胎的形态形成、组织器官的分化和生理功能的建立过程。在历史上，人类对自身的发生问题一直抱有浓厚的兴趣。19 世纪以前，在人的个体发生方面有着各种各样的观点，其中最具代表性的有先成说和后成说两种。19 世纪细胞学说的建立、达尔文进化论的问世和受精过程的发现，使科学的个体发生理论得以建立。

一、先成说

先成说或预成论（preformationism）认为卵细胞或精子中存在生物体发育的雏形，即生物体的各种组织和器官。预成论思想出现于 17 世纪。当时意大利显微解剖学家和医生马尔皮基（M. Marcello Malpighi，1628—1694）（图 1-3）在从事未孵化卵中的观察时，发现在鸡卵中已经出现了定形的异质物质，因此认为在孵育刚开始时，某些部分就已存在于鸡卵之中。马尔皮基的观点得到了瑞士解剖学和生理学家阿尔布雷希特·冯·哈勒（Albrecht von Haller，1708—1777）的支持。

荷兰显微解剖学家施旺麦丹（J. Swammerdam，1637—1680）通过对昆虫变态的观察，认为在昆虫的整个生命周期（幼虫、蛹和成虫）中，成形的昆虫早就以某种形式存在了。以后通过对蝌蚪的研究，又认为蛙的成体早已存在于蝌蚪体中。他主张，处于不同发育阶段的昆虫

---

① 吴新智. 人类进化足迹 [M]. 北京：北京教育出版社，北京少年儿童出版社，2002.
② 吴汝康. 生物进化论的发展丰富了自然辩证法 [J]. 哲学研究，1988（2）：35-36，74.

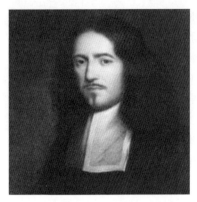

图 1-3　马尔皮基
（张雷、王立轩帮助收集图片）

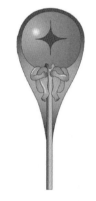

图 1-4　哈特索尔绘制的含微型小人的精子

可以像盒子中还有一套盒子那样相互区分开来，在昆虫的变态过程中，并没有形成新的部分。因此，施旺麦丹坚信预成论。法国神学家和哲学家马勒伯朗士（N. Malebranche，1638—1715）也信奉预成论，认为胚胎是一个无穷的系列，它像一套大小不同的盒子一样，这个胚胎中还含有更小的胚胎。荷兰天文学家和显微学家哈特索尔（N. Hartsoeker，1656—1725）甚至描绘了一张有名的自称是用显微镜看到的微型小精子里面包含微型小人的草图，在一个精子里面卷缩着一个小人，头、躯干和四肢俱全（图 1-4）。

到 17 世纪末，预成论以两种形式出现：一种是施旺麦丹、马尔皮基等主张的卵源论，认为生物雏形存在于卵子中；另一种是列文虎克（A. P. van Leeuwenhoek，1632—1723）、哈特索尔等主张的精源论，认为生物雏形存在于精子中。

在 17 世纪至 18 世纪，预成论的观点在生物学家中占据统治地位。预成论者不相信理化因素能塑造出像胚胎这样完整的生命个体，反而相信所有胚胎在世界鸿蒙之初就已经存在，而一个物种的第一个胚胎包含该物种所有后来的胚胎。预成论迎合了中世纪的神学理念，根植于上帝的创造之中，因此认为一切是由上帝预先决定的。实验胚胎学、细胞学和细胞遗传学的发展，证明这种预成论是没有科学依据的。

二、后成说

后成说或渐成论（epigenesis）认为无论卵细胞还是精子中都不存在生物体发育的雏形，生物体的各种组织和器官都是在个体发育过程中逐渐形成的。

古希腊哲学家亚里士多德认为胚胎的形成有两种可能性，一种是胚胎中的一切都是从一开始就先成的，仅仅是在发育过程中逐渐长大；另一种是胚胎中新的结构是逐渐形成的，他称这一过程为"后成"。亚里士多德倾向于后成论，他在《论动物生成》中说，"即使整个动物或植物由精液或种子生成，其任何一部分也不可能一开始就已经存在于精液或种子之中了……存在着某种创造胚胎各部分的东西，但这种东西不是作为个体存在的，也不是作为完善的部分最初存在于精液之中"。可见，早在 2000 多年前，亚里士多德就提出了正确的发育观念。

英国医生威廉·哈维（William Harvey，1578—1657）（图 1-5）通过对鸡卵发育的观察确信发生过程符合渐成论的观点，即认为身体的各个部分是逐渐形成的，他把关于发生的概念概括为"一切动物都来自卵"。哈维几乎是 17 世纪后期至大半个 18 世纪中唯一的渐成论支持者。

德国胚胎学家沃尔夫（C. F. Wolff，1733—1794）（图 1-6）于 1759 年在其学位论文《发育论》中驳斥了预成论，而主张渐成论。他研究了鸡胚的发育后批评道："那些采用预成论体

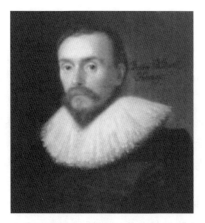

图 1-5　威廉·哈维

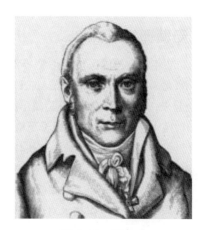

图 1-6　沃尔夫

系的人，解释不了有机体的生长发育，根据他们的看法，只能得出结论：有机体是根本不发育的。"他认为，肢体和器官在胚胎发育过程中不是一个预成的小人（或动物）的机械性扩大，而是从一片简单的组织发展起来的；所有生物个体发育中，有一个由简单到复杂的演化过程。但肢体和器官是通过什么途径由简单的组织发育而成的，当时还不能做出科学的解释，在人类发育问题上仍笼罩着一层神秘的面纱。

　　1828 年，德国科学家卡尔·恩斯特·冯·贝尔（Karl Ernst von Baer, 1792—1876）（图 1-7）出版了《论动物的进化》一书，报告了多种哺乳动物及人卵的发现；他观察到人和各种脊椎动物的早期胚胎极为相似，随着发育的进行才逐渐出现纲、目、科、属、种的特征（Baer 定律）。他认为，不同动物胚胎的比较比成体的比较能更清晰地证明动物间的亲缘关系。贝尔的研究成果彻底否定了"预成论"。

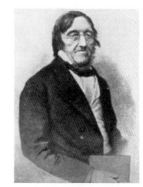

图 1-7　卡尔·恩斯特·冯·贝尔

　　1859 年，英国学者达尔文在《物种起源》中指出，不同动物胚胎早期的相似表明物种起源的共同性，后期的相异则是由于各种动物所处外界环境的不同所引起。至 19 世纪 60 年代，德国学者米勒（J. F. T. Müller, 1821—1897）与黑克尔（Ernst Heinrich Philipp August Haeckel, 1834—1919）进一步提出"个体发生是种系发生的重演"的学说，简称为"重演律"。

　　渐成论的发育观符合古希腊的朴素辩证唯物主义思想，即任何事物都存在于运动、变化与发展的过程之中。从预成论到渐成论是人类对生殖认识的一大飞跃，是胚胎学发展史上的一个里程碑，但渐成论存在太多的理论推导和想象，对个体发生的过程仍然缺乏深刻的认识。

三、受精卵增殖分化

19世纪50年代，德国医生罗伯特·雷马克（Robert Remark，1815—1865）和瑞士生物学家与科学家尤·克里克尔（Rudolf Abert von Kolliker，1817—1905）等将细胞学说和胚胎学的研究结合起来，证明卵和精子只是简单的细胞，在个体发生过程中细胞本身可以通过分裂进行复制（增殖），个体发生过程始于受精卵，是由单细胞的受精卵通过分裂分化逐步发育演变成由多种组织、器官和系统构成的有机体的复杂过程。

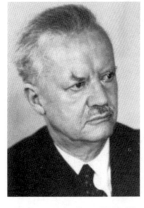

图1-8 汉斯·斯佩曼

自19世纪末，人们开始探讨胚胎发育的机理。德国学者汉斯·斯佩曼（Hans Spemann，1869—1941）（图1-8）应用显微操作技术对两栖动物胚胎进行分离、切割、移植、重组等实验，提出了诱导学说，认为胚胎的某些组织（诱导者）能对邻近的组织（反应者）的分化起诱导作用。其他著名学说还有细胞分化决定、胚区定位、胚胎场与梯度等。为了探索诱导物的性质，一些学者应用化学与生物化学技术研究胚胎发育过程中细胞与组织内的化学物质变化、新陈代谢特点、能量消长变化等以及它们与胚胎形态演变的关系。

20世纪50年代，随着DNA结构的阐明和中心法则的确立，诞生了分子生物学。人们开始用分子生物学的观点和方法研究胚胎发生过程中遗传基因表达的时空顺序和调控机理，遂形成分子胚胎学。分子胚胎学与实验胚胎学、细胞生物学、分子遗传学等学科互相渗透，发展建立了发育生物学（developmental biology），主要研究胚胎发育的遗传物质基础、胚胎细胞和组织的分子构成和生理生化及形态表型如何以遗传为基础进行演变，来源于亲代的基因库如何在发育过程中按一定时空顺序予以表达，基因型和表型间的因果关系等。

（李和 周德山 唐军民）

第二章　解剖学知识在中国的早期记载

在历史的长河中寻找解剖学发展的线索，试图归纳总结这门学科在华夏大地上的形成与发展。实际上，解剖生理知识是从动物身上开始的，可以上溯到渔猎经济时期，最初，这些知识是从鱼身上获取的。从远古狩猎动物时的解剖萌芽，到克服恐惧和宗教礼法的人体解剖探索，再到有目的的医学解剖诊疗，都与当时人们的生存环境、政治经济、社会文化、医疗主流有着密切联系，并相互影响。

第一节　远古至西周

从史学角度来考量，远古时期人类的社会生活实践并无记载，被称为史前文化，这一时期解剖学的萌芽只能从考古学中得到佐证。殷商年代（商代盘庚迁殷）出现甲骨文，自此开始找到有关解剖文献记载。

一、史前文化的考古发现

按照考古年代，史前文化可分为旧石器时代和新石器时代。

旧石器时代，获取食物是人类主要的社会活动。猎人围捕宰割动物，为的是分辨出哪部分可以作为食物，哪部分可以用来祭祀。考古发现，在原始洞穴的壁画上有野牛图案，其心脏部位大都有显著的记号。这表明当时的人们已经认识到这个部位在狩猎时的重要性，并将其解剖位置特别标记，用于练习和传承，从而可以广泛实践，在狩猎中瞄准心脏一击致命。

新石器时代，人体结构的秘密吸引着原始人类，疾病的困扰有效地推动了人类对自身结构的认识，并在直观思维的指导下，开始探索最早的医疗方式。他们在日常生活中，用石刀、石斧剖开动物的体腔，或部落间征战的发生而造成残肢断体、开肠剖肚的呈现，使当时的人们初步了解动物和人体内部的构造。尽管他们无从理解各种生理现象和病理不适，但这并不妨碍他们探索让自己舒适的方法。考古学资料显示：距今18000年前的山顶洞人已经发明了钻孔技术与小型骨针，将化脓的疖痈挑破排脓以缩短病程。距今6000—5000年前，河姆渡人已经可以用"刺痈""刺破"的语言传授经验，并用清水洗涤伤口，促进愈合。最早的开颅手术可以追溯到距今5000年前的山东广饶傅家大汶口文化遗址出土的人类颅骨M392，其右侧顶骨有一直径约3 cm人工钻入圆孔，孔缘上下骨板已经包绕板障，可判断为自然愈合①。考古医学证实，该颅骨在开颅手术后仍存活2个月以上。

二、甲骨文中的解剖名词

殷商时期，狩猎、祭祀、战争活动频繁，宰杀动物为古人认识人体的结构打下了基础，对奴隶和战俘的解剖，加深了古人对人体的认识，开始用文字描述人体的形态和结构，被认为是人体解剖学的萌芽时期。

甲骨文，又称"契文"、殷墟文字或"龟甲兽骨文"，被称为"最早的汉字"。甲骨文记载人体解剖部位有首、天、面、鼻、耳、口、舌、齿、颈、项、腋、腹、乳房、肩、臂、肘、手、指、臀、膝、腿、趾、足等，人体外部组织有须、髭、鬓、发等，人体内部结构有心、骨、血、脊骨等，并描述了目、耳、口、鼻、舌、手、足等的生理功能。按《甲骨文中的人体知识》②摘录举例如下：

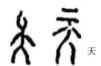

天

天，头顶，《说文解字》："天，颠也。""颠，人之顶也。"天（颠）在人体之上，有至高无上之意，故"天"翻译为"颠"，有头顶之义。

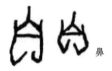

鼻

鼻，《说文解字》："自，鼻也。"象鼻形，古"自""鼻"字通。

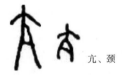

亢、颈

亢，《说文解字》："亢，人颈也，象颈脉形。"

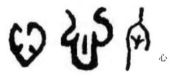

心

心，《说文解字》："心，人心在身之中，象形。"甲骨文的心字，象人及动物心脏之形。

① 韩康信，谭婧泽，何传坤. 中国远古开颅术［M］. 上海：复旦大学出版社，2007.
② 张宝昌. 甲骨文中的人体知识［J］. 中华医史杂志，1981，11（4）：235.

　　这些甲骨文中的解剖名词（部分）阐释和论证，表明中国在原始社会时期就具备了解剖知识。不仅如此，早期的解剖学与医学已经密切相关。甲骨文殷墟卜辞中，涉及病名者323片、415辞，疾病名称34种，大部分按人体解剖学部位进行区分命名，如疾首（头病）、疾目（眼病）、疾耳（耳病）、疾自（鼻病）、疾齿（牙病）、疾腹（腹病）、疾心（心病）等。

　　这一时期古人对于内脏也开始关注。于省吾的《甲骨文字释林·释心》中记载了"心"字在甲骨文中6种不同的写法，这6个"心"字都是当时造字者通过对奴隶和战俘的尸体进行解剖，将心从胸腔中取出仿照描绘而成的，并在其中描绘出心内瓣膜以及心的4条大血管，其形状与实体心脏的外形十分接近。这几个"心"字之所以有不同的形态，那是由于造字者所观察的位置不同造成的。

三、祭祀活动中的解剖

　　祭祀，是一种信仰活动，源于天地和谐共生的信仰理念。现代人类学、考古学的研究成果表明，人类最原始的信仰有两种：一是天地信仰，二是祖先信仰。它们均产生于人类初期对自然界和祖先的崇拜，由此产生了各种崇拜祭祀活动。拜天地、祭神明，如天、地、日、月、风、雨、雷、电等神灵，如祖先、圣贤等，祈求神明和祖先保佑风调雨顺，避免灾害。

　　人类早期祭祀活动的祭品是与当时社会物品相一致的，原始社会以狩猎为主，动物的肉成祭品势所必然。《说文解字》曰："祭，祀也，从示，以手持肉。"夏、商、周时的祭祀活动已是国家、地方、群落的规定项目，逐步形成中国的祭祀文化，且延续至今。

　　夏、商、周所用祭品系牛、羊、猪，统称"牺牲"，三牲全备为"太牢"，系太子所用；只有羊、猪，无牛者称"少牢"，系诸侯所用。在远古尚有"人祭"，人是最受神欢迎的祭品，在战国时期的西门豹破除"河伯娶妻"之事即人祭的遗风。《礼记·明堂位》曰："有虞氏祭首，夏后氏祭心，殷祭肝，周祭肺。"在《礼记·祭义》中有描述宰牛祭祀的过程："……祭之日，君牵牲，穆答君，卿大夫序从，既入庙门，丽（系、绑也）于碑，卿大夫袒，而毛牛尚耳，鸾刀以刲，取膟（牲血）膋（牛肠大网膜），乃退。"

　　由此可知，中国在上古时期的祭祀活动中已开始出现解剖，解剖对象有人和动物，当然以动物为主，因此可以说中国的解剖学是从上古的动物解剖开始的。

四、解剖学之祖——俞跗

　　俞跗，又名俞柑、俞拊，臾跗，上古医家，黄帝臣，相传擅长外科手术。西汉时期三位文史学家都记述了秦越人所论之上古医生俞跗的事迹。韩婴，曾任文帝时博士，约生于公元前2世纪中，他在《韩诗外传》卷十写道："中蔗子曰：吾闻中古之为医者，曰俞跗，俞跗之为医也，榚木为脑。芷草为躯，吹窍定脑，死者更生。"史学家司马迁在《史记·扁鹊仓公列传》[①]中指出："医有俞跗，治病不以汤液醴酒，镵石桥引，案扤毒熨，一拨见病之应，因五脏之输，乃割皮解肌，诀脉结筋，搦髓脑，揲荒爪幕，湔浣肠胃，漱涤五脏，练精易形。"这里对俞跗的手术过程做了详细的阐述，即先割皮解肌（剖开皮肤肌肉），然后诀脉结筋（结扎血管和处理韧带），最后则是揲荒爪幕（拉开胸膜和腹膜），与现代外科胸腹部手术的程序基本

---

① 　司马迁. 史记［M］. 北京：中华书局，1959.

吻合，说明在汉代以前中国的解剖已经达到了相当高的水平，令后人惊叹。稍晚于二人的文学家刘向，在其所撰的《说苑·辨物》中记述，则与韩氏基本一致。

五、心脏解剖发现有七孔窍

殷商最后君主纣，荒淫无度，其叔父比干，官少师，为人忠耿正直，因屡次劝谏纣王，最后比干遭剖心，验证心有七孔窍。此事《史记·殷本纪第三》记载："纣愈淫乱不止，微子数谏不听，乃与大师、少师谋，遂去。比干曰：'为人臣者，不得不以死争。'乃强谏纣。纣怒曰：'吾闻圣人心有七窍。'剖比干，观其心。"

应该说在商纣之前，中国就有解剖心脏之事，并发现心有七窍。现代解剖学称之为"口"，口、孔、窍乃同义。现代解剖学心脏有：右房室口，左房室口，上腔静脉口，下腔静脉口，肺动脉口，肺静脉口，主动脉口。由此证明，中国在殷商时期的心脏解剖知识是正确的，无可非议。

第二节　春秋战国至秦汉

一、中医解剖的奠基之作——《黄帝内经》

《黄帝内经》，简称《内经》，是中国现存医书中最早的论述中医理论的经典著作。它的成书是以古代的解剖知识为基础，古代的哲学思想为指导，通过对生命现象的长期观察以及医疗实践的反复验证，由感性到理性，由片断到综合，逐渐发展而成的。它的问世，开创了中医学独特的理论体系，为中医学的发展奠定了坚实的基础，对中医临床各科的治疗有指导意义。

《黄帝内经》包括《素问》八十一篇和《灵枢》八十一篇，在其一百六十二篇中，每篇均有解剖学内容，多则有60个，少则也有6个。从其量可知，《黄帝内经》是中医解剖的奠基之作，对其解剖方面的内容可归纳为：体表解剖学、骨学、骨度学、内脏学、五官学、经络学等六部分，均有长度、重量、体积、容量等详细记载。书中一些解剖名称，特别是主要脏腑的命名，至今一直为中国现代解剖学和医学所沿用。有些名称与现代解剖学不同，为便于了解，特在附录2中做了对比。

"解剖"一词最早出自《黄帝内经》。《灵枢·经水》曰："若夫八尺之士，皮肉在此，外可度量切循而得之，其死可解剖而视之。其藏之坚脆，府之大小，谷之多少，脉之长短，血之清浊，气之多少……皆有大数。"本篇提出了对人体形态结构了解的方法有两种，对外通过度量切循而得知，对内则通过解剖来观察。2000多年前的古人就能采取这种科学的方法来认识人体结构实在是难能可贵。

《灵枢·肠胃》记载："唇至齿，长九分，广二寸半；齿以后至会厌，深三寸半，大容五合；舌重十两，长七寸，广二寸半；咽门重十两，广一寸半；至胃，长一尺六寸；胃纡曲屈，伸之，长二尺六寸，大一尺五寸，径五寸，大容二斗五升；小肠，后附脊，左环回周叠积，其注于回肠者，外附于脐上，回运环十六曲，大二寸半，径八分分之少半，长三丈三尺；回肠当脐，左环回周叶积而下，回运环反十六曲，大四寸，径一寸寸之少半，长二丈一尺；广肠传脊，以受回肠，左环，叶脊上下辟，大八寸，径二寸寸之大半，长二尺八寸；肠胃所入至所出，长六尺四寸四分，回曲环反三十二曲也。"这里描述的消化道各个器官的大小和数值与现代解剖学的描述基本一致，若不是经过解剖观察，很难做到如此精确。

二、《难经》中的解剖知识

《黄帝八十一难经》，简称《难经》，相传为战国时秦越人（扁鹊）所撰，书名最早见于东汉张仲景《伤寒杂病论》序。该书以问答形式解释 81 个疑难问题，发展和提高了《内经》的理论，就其解剖学而言，较《内经》有所发挥和补充。

对五脏形态、大小、重量的认识：《难经·四十二难》曰："心重十二两，中有七孔三毛，盛精汁三合"；其中，"七孔"指 4 个心腔和主动脉口、肺动脉口、上下腔静脉口等，"三毛"指乳头肌和瓣膜间的腱索，"盛精汁三合"为心腔中的血容量。又曰："肝重二斤四两，左三叶，右四叶，凡七叶"；此处与现代解剖学的描述不尽相符。然《难经·四十一难》中又提出"肝独有两叶"，却与现代医学观点基本相同。《难经·四十二难》对脾亦有详细描述，曰："脾重二斤三两，扁广三寸，长五寸，有散膏半斤，主裹血，温五脏，主藏意"；指出脾的重量及长宽比例为 5 : 3，这与今日解剖之所见基本符合。尤其是首次记载了"散膏"，即现代医学中的胰腺，说明中医的脾应包括现代医学中的脾和胰腺。《难经·四十二难》曰："肺重三斤三两""凡八叶"；指出肺的重量，并说明肺为分叶器官。且《难经·三十三难》中的"肺得水而浮"，是对肺比重的解剖观察。《难经·四十二难》曰："肾有两枚，重一斤一两"；指明肾是成对器官，并记录其重量。

关于脏腑重量《内经》中没有记载，但《难经》却对每个脏腑的重量均有记述，而且补充了喉咙、胆、膀胱、肛门的形态和重量以及后三者之所盛。

《难经·四十四难》曰："唇为飞门，齿为户门，会厌为吸门，胃为贲门，太仓下口为幽门，大肠小肠会为阑门，下极为魄门，故曰七冲门也。"提出了食物从进入人体到排出体外要经过"七冲门"，其中贲门、幽门的名称与部位与现代解剖学完全相同。可见，《难经》时代解剖的水平已经达到一个很高的层次。

三、王莽解剖发现血液循环

王莽（公元前 45—公元 23），字巨君，魏郡元城（今河北省大名县）人，汉元帝皇后王政君之侄。公元 8 年，自称皇帝，改国号为"新"，史称"王莽篡位"。王莽在位期间复古改制，加深民众苦难，爆发赤眉、绿林等农民起义，最终于公元 23 年"新"王朝崩溃。

《汉书·王莽传》[①] 中记载："莽诛翟义之徒，使太医尚方与巧屠共刳剥之。度量五脏，以竹筵导其脉，知所始终，云可以治病。"这次解剖活动不仅度量了脏腑的大小，还探查了血管的走行方向。

四、马王堆医书对解剖的贡献

1972—1974 年，考古工作者陆续对长沙市东郊的马王堆一、二、三号汉墓进行了挖掘，出土大量文物和稀有文献。一号墓主人为西汉初期长沙国相轪侯利苍的夫人，二号墓是利苍本人，三号墓是利苍的儿子。马王堆三号墓出土了大批的帛书和简书，其中与医学相关的

---

① 汉书：王莽传 [M]. 北京：中华书局，1996.

有 14 种，后经学者马继兴整理，考释成《马王堆古医书考释》[①] 出版，从该书中可获知中国汉代的解剖学知识，在继承秦前的基础上又有发展。

马王堆医书中片段地提到脏腑的名称[②]，如：在《五十二病方》中"心"字出现在第47、第48条祝由文的"贯而心"中；"肾"字出现在第140、第143、第164条中，但实际指阴囊和睾丸；"膀胱"在第101条中被称作"脬"；"胆"字则仅见于"犬胆"（第203、第266）和"黄牛胆"（第143条）的药名中；"肝"字出现于《养生方》第34条和《杂疗方》第8条；"肺"和"肠"字出现在《养生方》第34条。医书中解剖资料最为丰富的是《足臂十一脉灸经》和《阴阳十一脉灸经》，这两本灸经中的体表解剖名词极为丰富，许多重要的体表部位都有命名，用以描述经脉的循行路线。解剖方位术语已臻完备，并可推论出当时的人体解剖学知识应与现今相差无几。

五、《说文解字》中的解剖（身体）名词

《说字解字》是中国第一部系统分析字形和考究字源的字书，也是世界最古的字书之一。该书的作者虽是东汉许慎，但字体以小篆为主，而小篆也称"秦篆"，是秦始皇统一中国后，采纳李斯的建议，推行统一文字的政策，以小篆为正文。由此可以通过《说文解字》中的小篆来论证秦前的解剖名词之出现，也就是说，通过造字的演变及其历史，同样亦可论证人体解剖的演变历史。

现将《说文解字》[③] 解剖学名词列举如下：面、首、须、颊、颌、目、眼、眦、鼻、齿、舌、肌、胃、脾、髋、髁、骼、剖、割、劈、手、掌、指、跟、踝、跖、乳、心等，共 167 字。从这些名词中可分析，古代造字中有关解剖学字词可分为六大类。其一，页部，页，头也，含有 28 字。其二，肉部，象形字，含 67 字；"筋"字，肉之力也，从肉，从力，从竹，竹物之多筋者，"筋"属肉部，非属"竹"部，今字典属竹部，非也。其三，骨部，肉之覈也，从凸有肉，共 16 字。其四，刀部，象形字，兵也，共 10 字，皆解剖术之动作，都为动词。其五，手部和足部：手，象形字；足，人之足也，在下，从止，从口，共 10 字。其六，其他 36 字。《说文解字》是字书、字典，因此缺失一些复合、组合字组的解剖学名词，如大肠、小肠、三焦及诸骨学名词等。

第三节　魏晋至隋唐五代

一、名医华佗熟谙解剖

三国时期名医华佗（约 145—208），名旉，字元化，沛国谯县（今安徽省亳州市）人，"华佗"之名系当时民间因他医术精湛，比附印度佛教梵文中"阿伽陀"的后两个音节"伽陀"（药神）给他起的别称。

陈寿的《三国志》[④] 中记载："华佗……若病结积在内，针药所不能及，当须刳割者，便饮其麻沸散，须臾便如醉死，无所知，因破取。病若在肠中，便断肠清洗，缝腹膏摩，四五日瘥，不痛，

① 马继兴. 马王堆古医书考释［M］. 长沙：湖南科学技术出版社，1992.
② 杨仕哲. 马王堆医书的解剖知识［J］. 中华医史杂志，2010，40（1）：25-28.
③ 许慎. 说文解字［M］. 北京：中华书局，1963.
④ 陈寿. 三国志［M］. 北京：大众文艺出版社，1999.

人亦不自寤，一月，即平复矣。"此文描述了华佗施行腹部外科的高超手术，即治病时先给患者饮用他创制的"麻沸散"（麻醉剂，今已失传），饮用后患者就像醉死一样毫无知觉不省人事，然后切腹进行治疗。倘若病变在肠部，便切割肠的病变部位，再清洗其余部位，然后缝合腹部肌肉皮肤，并敷上膏药，病人四五天就会好转，没有疼痛，病人自己也无其他异样感觉，一个月左右就会痊愈康复。由此可获知华佗精通腹部的局部解剖学知识，否则不可能行肠切除术。

二、民间解剖医生张秀姑

南北朝时期的《南史·顾恺之传》[①]中记载："沛郡相县唐赐往比村彭家饮酒还，因得病，吐蛊二十余物。赐妻张从赐临终言，死后亲剖腹，五脏悉糜碎。郡县以张忍行剖，赐子副又不禁止，论妻伤夫，五藏刑，子不孝父母，子弃市。并非科例。"本文意思是说民间医生唐赐夫妇行医于沛郡相县，一日行医后至邻村彭家饮酒，归家后突发急腹症，"吐蛊二十余物"（蛔虫），腹痛难忍，临终前，立下遗嘱，令妻子张秀姑医生对其遗体进行医学病理解剖，查清病因。唐赐死后，张秀姑偕儿子唐副遵其遗嘱，怀着悲痛的心情，亲自对唐赐遗体进行解剖切腹，解剖所见"五脏悉糜碎"，查明了唐赐致死的病因及病理，并翔实记录了病理解剖过程。这是中国有史料记载的最早的一则遗体病理解剖实例，开人体病理解剖之先河，它比14世纪欧洲著名解剖学家巴托罗密欧·瓦利那那（Bartolomeo da Varignana）于1302年在波罗那对1例中毒死亡者的尸体进行病理解剖实例早几百年。

三、巢元方的《诸病源候论》

隋代医学家巢元方，大业中（605—616）任太医博士、太医令，大业六年（610），奉诏主持编撰《诸病源候论》。该书是中国第一部专论疾病病因和证候的专著，内容丰富，包括内、外、妇、儿、五官、口齿、骨伤等多科证候。对一些传染病、寄生虫病、外科手术等方面，有不少精辟论述，对后世医学影响较大。书中关于肠吻合术、人工流产、拔牙等手术的记载，都是世界外科史上的首创，充分反映了当时的外科手术已经达到一定的水平。《诸病源候论》[②]中首载肠吻合术，即"肠两头见者，可速续之。先以针缕如法，连续断肠，便取鸡血，涂其际，勿令气泄，即推内之。肠但出不断者，当作大麦粥，取其汁持洗肠，以水渍内之。当作研米粥饮之。二十余日稍强糜食之，百日后乃可进食耳"。这段话对术后处理、预后、并发症的预防与治疗都做了具体的交代，这样科学的处理方法足以显示出当时中国解剖技术的发展水平。

四、最早的人体解剖图——《内境图》

烟萝子，又名燕真人，王屋人，信奉道教，五代时期著名的内外丹兼修的道士，卒于五代后晋天福年间（936—944）。烟萝子著《服内元气诀》和《内真通玄诀》，后者已佚亡。烟萝子绘制6幅人体解剖图：烟萝子首部图、烟萝子朝真图、内境左侧之图、内境右侧之图、内境正面之图、内境背面之图。其图收录在《道藏·修真十书·杂著捷径》卷十八中，前2幅图均署名"烟萝子"，后4幅图未署名，据祝亚平[③]考证认为："后4幅内境图也应出自烟萝子之手。"

① 南史·顾恺之传［M］. 北京：中华书局，1975.
② 巢元方. 诸病源候论［M］. 北京：人民卫生出版社，1983.
③ 祝亚平. 中国最早的人体解剖图——烟萝子《内镜图》［J］. 中国科技史料，1992，13（2）：61.

烟萝子《内境图》6 幅图中的"烟萝子首部图"与"烟萝子朝真图"是关于头部九宫及脑中元神的示意图，表明道家的炼养体系中，大脑处于最重要的地位（图 2-1 ①、②）。在"内境左侧之图"与"内境右侧之图"中，脊柱有 24 节，与实际解剖相合；脊柱内侧的髓道相当于椎管，身体中部黑色的月牙形为横膈膜，肝、胆均在横膈膜之上（图 2-1 ③、④）。"内境正面之图"与"内境背面之图"则纯为解剖示意图，正面之图的人咽喉部有两孔，表示食管和气管，肺为四叶，心在肺叶之下居中；心下为胃，贲门在胃左，幽门在胃左下；肝在左上，其下为胆；脾在右上；腹部有小肠、大肠、膀胱等（图 2-1 ⑤）。背面之图中肾的形态较准确；左为肾，右为命门（图 2-1 ⑥）。与现代解剖相比，内境图中最大的错误是肝在左、脾在右；其次是肝、胆位于横膈膜之上。

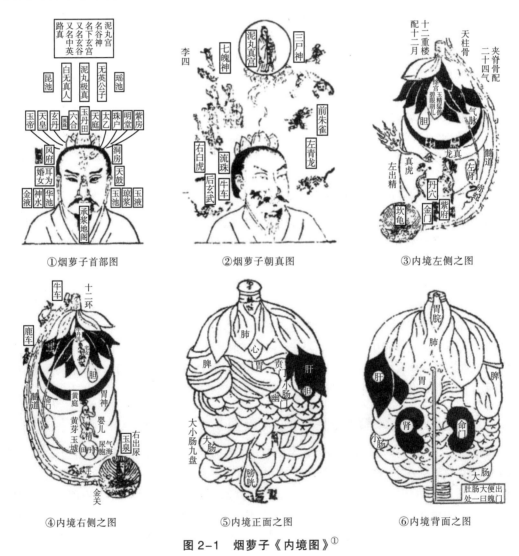

①烟萝子首部图　　　　②烟萝子朝真图　　　　③内境左侧之图

④内境右侧之图　　　　⑤内境正面之图　　　　⑥内境背面之图

图 2-1　烟萝子《内境图》①

---

① 李顺保. 中医正常人体解剖学［M］. 北京：学苑出版社，2016：30-31.

烟萝子《内境图》是中国最早也是世界最早的解剖图，是后世解剖图的蓝本，如宋代《欧希范五脏图》和《存真图》等，开创了绘制解剖图之先河，结束了五代前有说无图之解剖学时代。

第四节　宋辽金元至明清

宋辽金元时期是中医学发展的第二个鼎盛时期，医学界呈现了"百家争鸣"的盛况，出现了史称"金元四大家"，在解剖方面亦不例外，首次绘制了人体解剖图谱和穴位图谱。明清时期解剖学发展的趋势已由解剖总图向脏腑分图发展，经络图和穴位图较明前明显增多，解剖学专著《医林改错》的出现，是中国古代解剖学发展的又一里程碑。

一、最早的人体解剖图谱——《欧希范五脏图》

北宋庆历年间（1041—1048），广西宜州欧希范等人起义，后被杜杞骗降，欧希范、蒙干等56人被处死，"皆剖腹，刳其肾肠，因使医与画人一一检索，绘以为图"（郑景壁《剧谈录》），这就是后来所称之为《欧希范五脏图》，当时解剖了两天，由宜州推官吴简主持其事。原图虽早已亡佚，但在明清时期严振的《循经考穴编》书中图旁标注"欧希范五脏图"（图2-2）。在后来的《存真图》中，对这次解剖活动记载甚详。当时，吴简还做了文字记录："喉中有窍三，一食、一水、一气，互令人吹之各不相戾。肺之下，则有心、肝、胆、脾。胃之下有小肠。小肠下有大肠。小肠皆莹洁无物，大肠则为滓秽，大肠之傍有膀胱。若心有大者、小者、方者、长者、斜者、直者、有窍者、无窍者，了无相类。唯希范之心，则红而椎，如所绘焉。肝则有独片者，有二片者，有三片者。肾则有一在肝之右微下，一在脾之左微上。脾则有在心之左。至若蒙干多病嗽，则肺且胆黑。欧诠少得目疾，肝有白点。此又别内外之应。其中黄漫者脂也。"从这段记录的文献来看，吴简对胸腹内脏器官的位置与相互关系的描述，还是较为准确的，也较前人有很大进步。如他已经注意到右肾比左肾的位置略低，这是一个了不起的发现；还明确指出脾在心之左，从形态学上纠正了《内经》中左肝右脾的错误认识；还注意到"多病嗽，则肺且胆黑""少得目疾，肝有白点"等病理解剖现象。不过，由于历史条件所限，吴简的论述中还存在一些错误。如：认为"喉中有窍三，一食、一水、一气"，心脏有的无窍，肝脏片数不同等，这些可能是观察上有所偏差所致。可以说，这是历史上一次大规模的解剖活动，《欧希范五脏图》是已知最早的人体解剖图谱。

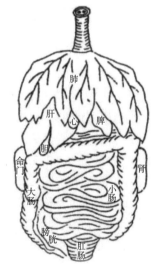

图2-2　《欧希范五脏图》[①]

① 李鼎，兰凤利，李恒. 藏府经穴指掌图十四经合参评注［M］. 上海：上海科学技术出版社，2007：3.

二、第一具人体针灸解剖模型——针灸铜人

北宋医家王惟一（987—1067）曾任翰林医官、殿中省尚药奉御等职，并在太医局教授医学。王惟一精于针灸，《宋史·艺文志》载有王氏《明堂经》3 卷，惜未传世。天圣四年（1026），宋政府再次征集、校订医书。王惟一奉诏竭心考订针灸著作。仁宗以为"古经训庆至精，学者执封多失，传心岂如会目，著辞不若案形，复令创铸铜人为式"。于是王惟一负责设计，政府组织工匠，于天圣五年（1027）以精铜铸成人体模型两具，王氏新撰针灸著作，遂名为《铜人腧穴针灸图经》。铜人系青年裸体式，长短大小与真人同，体内装配五脏六腑，与真人生理结构一致，四肢及内脏均可拼拆。外表刻有 354 个穴位（据王惟一专著《铜人腧穴针灸图经》[①]），旁用金字标明穴位名称。同时以黄蜡封涂铜人外表的孔穴，其内注水。如取穴准确，针入而水流出；取穴不准，针不能刺入。奉宋仁宗旨令，一个针灸铜人置宫中，供鉴赏；一个送医官院，作为针灸教学模型和测试医学生针灸能力的工具。针灸铜人的设计和制造，是医学史上的一大创举。两具铜人作为最早的人体解剖模型和针灸直观教具，在医学史上具有重要意义。

宋代针灸铜人自铸成之后，其命运坎坷，历经沧桑。早在 12 世纪中叶，宋金战争宋朝失利，在宋金议和时，金人即以索取针灸铜人作为议和的条件之一。可见金朝统治者是很看重针灸铜人的。元代至元年间（1264—1294），由于元朝定都北京，将宋针灸铜人从河南开封移至北京。此时宋铜人已经历二百来个寒暑，其形象已经昏暗，穴名或已不清，并有缺损者，至公元 1265 年，曾请尼泊尔匠人阿尼哥对针灸铜人进行修整。经此修复的宋针灸铜人，又经近 200 年至明代正统八年（1443），明英宗朱祁镇见铜人之孔穴经络已昏暗难辨，组织金工范铜仿作。此后，北宋铜人原件遂被遗弃，下落不明。

三、杨介的《存真图》

北宋崇宁年间（1102—1106），由医家杨介根据泗州处死的犯人尸体解剖材料绘成《存真图》[②]，又名《存真环中图》。《存真图》在明代仍见，清代已失，但其部分内容却在元代孙焕《玄门脉诀内照图》、明代高武《针灸聚英》、明代杨继洲《针灸大成》、明代施沛《脏腑指掌图书》等医书而得以保存下来。该图绘制十分精细具体，它不仅有人体胸腹内脏的正面、背面和侧面全图（图 2-3 ①—④），而且还有分系统、分部位的分图（图 2-3 ⑤—⑦）。图中描绘的人体脏腑在胸腔、腹腔中的位置和形态基本符合人体的真实情况，同时还增添血管、消化、泌尿、生殖等系统的图，并且所绘诸图后均附有描述性的文字说明，具有极高的研究与应用价值。《存真图》的出现较《欧希范五脏图》有了长足的进步，且纠正了《欧希范五脏图》中的很多错误。如从左、右侧面图看，《存真图》明确显示喉中只有两窍，纠正了《欧希范五脏图》三窍之误。而"心气图"中则绘出了心脏与肺、脾、肝、肾等内脏的血管联系，这是古代生理解剖史上的重大发现。但是，由于时代的局限性，《存真图》也不可避免地存在着一些错误之处。例如：图中认为肾脏有一管道直通前阴，以泄精之用；小肠与膀胱相连等；

---

① 王惟一. 铜人腧穴针灸图经 [M]. 影印版. 北京：中国书店，1987.
② 宋大仁. 宋代医学家杨介对于解剖学的贡献 [J]. 中医杂志，1958（4）：283-286.

另外，图中忽略了胰脏，这也是一大疏漏。尽管如此，《存真图》仍不失为中国医学史上一部最有价值、最有成就的人体解剖图谱。

《存真图》问世以后，很快便取代了《欧希范五脏图》在解剖学领域的地位，成为当时及后世人体解剖图谱的范本。宋以后医籍中所描述的人体脏腑图形及其文字说明，基本上都取之于《存真图》。

在 16 世纪以前，人体解剖在欧洲极少见到，《欧希范五脏图》和《存真图》的出现及其影响，说明当时中国人体解剖学的水平，早在 11 世纪曾处于当时世界的重要地位。

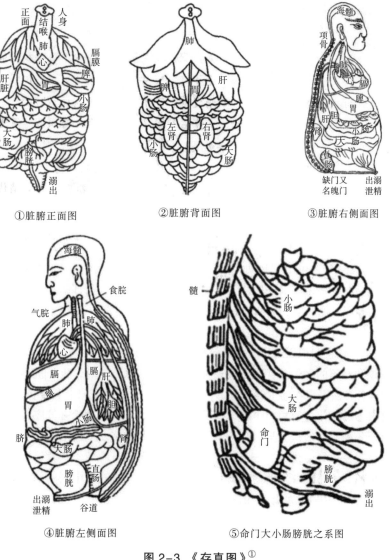

①脏腑正面图　　②脏腑背面图　　③脏腑右侧面图

④脏腑左侧面图　　⑤命门大小肠膀胱之系图

图 2-3　《存真图》①

① 李顺保. 中医正常人体解剖学［M］. 北京：学苑出版社，2016：30-31.

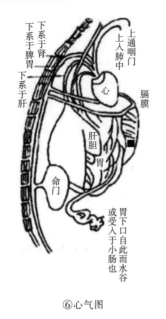

⑥心气图 ⑦膈下脏腑图

续图 2-3

四、最早的法医学专著——《洗冤集录》

中外法医界普遍认为是宋慈（图 2-4）于公元 1235 年开创了"法医鉴定学"，被尊为"世界法医学奠基人"。

南宋宋慈（1186—1249），字惠父，汉族，建阳（今属福建南平）人，祖籍河北邢台市南和县，唐相宋璟后人。南宋著名法医学家，先后担任赣州主簿、长汀知县、邵武军和南剑州通判、湖南提刑等职。他一生从事刑狱和法医工作，积累了丰富的经验，于淳祐七年（1247）撰成《洗冤集录》（又名《宋提刑洗冤集录》）[1]，简称《洗冤录》。

《洗冤录》是古代长期积累的病理、解剖和药理学等方面知识的大总结，是宋以前封建官府刑官检验知识和经验的大汇总，是中国现存的第一部法医学专著，也是世界上最早的法医学专著，是后世各种法医著作的主要参考书，流传甚广，曾被译成日、朝、英、德、法、荷、俄等国文字。该书的具体内容相当丰富，大致可分为三个方面：检验官员应有的态度和应遵循的原则、对于各种尸伤的检验与区分方法、保护及急救措施。叙述范围几乎涉及现代法医学的所有分支科目及内科、外科、妇科、儿科、骨科、解剖、病理、急救等，具有重要的科学价值和应用价值。该书在解剖上的成就主要体现在"检验法式"中列出的人体表面解剖学名词、图谱和"验骨"中列出的骨学知识。

五、滑伯仁的《十四经发挥》

元代滑伯仁的《十四经发挥·十四经脉气所发》[2]记载："心形如未敷莲花，居肺下膈上，

① 宋慈. 宋提刑洗冤集录［M］. 上海：商务印书店，1937.
② 茹古香. 十四经发挥校注［M］. 上海：上海科学技术出版社，1986.

附着于脊之第五椎"，"心包络在心下横膜之上，竖膜之下。与横膜相粘，而黄脂裹者心也。其漫脂之外，有细筋膜如丝，与心肺相连者，心包也"，"脾……掩乎太仓，附着于脊之第十一椎"，"肾有两枚，状如石卵，色黑紫，当胃下两旁，入脊膂附脊之第十四椎，前后与脐平直"，"肝之为脏……其脏在右胁右肾之前，并胃着脊之第九椎"。这些内容更加形象细致地描述了五脏的形态及具体位置，而且不同于《素问·刺禁论》"肝生于左"的说法，明确了肝脏的部位。该书中还载有人体骨度图谱 2 幅和经络穴位图 14 幅。

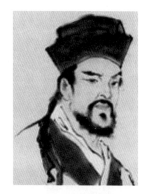

图 2-4　宋慈

六、李中梓的《医宗必读》

明代李中梓的《医宗必读·行方智圆心小胆大论》[1]载有"新改正内景脏腑图"和其他的脏腑解剖图，曰："肝居膈下，上着脊之九椎下。心象尖圆，形如莲蕊。心外有赤黄裹脂，是为心包络。"这里对肝的位置、心的外形及心外组织的描述，较《内经》《难经》的描述更加精确，说明对人体解剖结构的认识在不断进步。

七、赵献可的《医贯》

明代赵献可的《医贯·玄元肤论·内经十二官论》[2]曰："咽喉二窍。同出一脘，异途施化，喉在前主出，咽在后主吞。喉系坚空，连接肺本，为气息之路，呼吸出入。……咽系柔空，下接胃本，为饮食之路，水谷同下。……气口有一会厌，当饮食方咽，会厌即垂，厥口乃闭，故水谷下咽，了不犯喉。言语呼吸，则会厌开张，当食言语，则水谷乘气，送入喉脘，遂呛而咳矣。"此文不仅记载了咽喉、会厌、食道、呼吸道的位置和结构，还说明了咽喉与食道、呼吸道相通，食管与呼吸道并列而不相通，其中会厌起到了协调呼吸与进食的作用。书中还记载脏腑解剖学知识，如："喉下为肺，两叶白莹，谓之华盖……吸之则满，呼之则虚，一吸一呼，本之有源……心，……其象尖长而圆，其色赤……心之下有心包络，即膻中也，象如仰盂，心即居于其中。……膈膜之下有肝，肝有独叶者，有二三叶者。……肝短叶中，有胆附焉。……咽至胃，长一尺六寸。……膈膜之下有胃，盛受饮食而腐熟之。其左有脾，与胃同膜……胃之左有小肠，后附脊膂……广肠附脊，以受回肠……广肠左侧为膀胱……膀胱赤白莹净，上无所入之窍……肾有二，……形如豇豆，相并而曲附于脊外，有黄脂包裹，里白外黑……"这些内容生动形象地描述了各脏腑的形态、位置，但膀胱无上口，恐因输尿管细长，故未识之。

八、张景岳的《类经图翼》

明代张景岳的《类经图翼》[3]曰："肺叶百莹，谓之华盖，以覆诸脏，虚如蜂窝，下无透窍，吸之则满，呼之则虚。"此文详细描述了肺的形态、组织结构"虚如蜂窝"，进一步解释了"肺得水而浮"的原因，说明了肺为内含腔隙的疏松组织，并记录了其一呼一吸式的形态

① 包来发. 李中梓医学全书［M］. 北京：中国中医药出版社，1999.
② 赵献可. 医贯［M］. 北京：人民卫生出版社，1959.
③ 李志庸. 张景岳医学全书［M］. 北京：中国中医药出版社，1999.

变化。对于脾的记载："形如刀镰，与胃同膜，而附其上之左，俞当十一椎下。"对大肠的记载："回肠者，以其回叠也。广肠者，即回肠之更大者。直肠者，又名广肠之末节也。下连肛门，是为谷道后阴，一名魄门，总皆大肠也。"该书中的"周身骨部名目"更为详细地计量了全身的骨度分寸，为中医理论及针灸推拿的发展提供了宝贵的度量资料。

九、吴谦的《医宗金鉴》

清代吴谦等人编撰的《医宗金鉴·刺灸心法要诀》[①] 也有大量解剖学记录，并对前人的研究成果进行了注释及补充。如：发挥了张介宾对大肠解剖的叙述，注释"大肠下接直肠，直肠下为肛门谷道，即后阴"；发挥了《内经》"膀胱当十九椎，居肾之下，大肠之前，有下口，无上口"对膀胱的叙述，注为"下联前阴，溺之所出"，进一步描述了膀胱的解剖形象位置及功能。《医宗金鉴·正骨心法要旨》对人体各部位、各骨节的解剖位置和名称用各种不同的图示进行了标注，内容详细、图示清晰。尤其是对全身骨度的尺寸做了较为精确的计算和注解，为针灸和整骨的实际操作提供了较为规范的解剖基础。书中载有 15 幅解剖图，来描述人体解剖位置。如人身正面全图、人身背面全图、骨度正面全图、骨度背面全图、骨度侧面全图、骨度正面尺寸全图、骨度背面尺寸全图、骨度侧面尺寸全图、正面骨度部位全图、背面骨度部位全图等。

十、最早的解剖学专著——《医林改错》

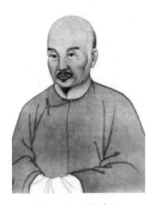

图 2-5　王清任

在中国古代解剖史上值得大书特书的，当推清代医学家王清任（图 2-5），其思想的可贵之处在于他把医学上的问题与人体解剖生理联合起来，其理论是建立在人体解剖学的基础上。

王清任（1768—1831），又名全任，字勋臣，直隶（今属河北）玉田人。清代著名医学家、解剖学家。他精于医术，在行医的过程中，深感解剖知识的重要，"业医诊病，当先明脏腑"，否则"本源一错，万虑皆失"。他在研究了古代的一些脏腑书籍和图形后，发现里面存在着不少矛盾，于是感慨地说："著书不明脏腑，岂非痴人说梦；治病不明脏腑，何异盲子夜行。"于是他致力于人体脏腑的研究长达 42 年。

据王清任自述，他在 30 岁那年，在河北滦州稻地镇行医，当时小儿温疫流行，每天有病孩被夺去生命，可是他始终没有见到横膈膜。以后在奉天和北京，他又三次去刑场察看尸体。在没有尸体供解剖研究用时，他就饲养家畜做比较解剖实验。然而，他还是没有看到人的横膈膜形态、位置，很不甘心。有一次，他出诊看病，偶然遇见一个亲眼见过横膈膜的人，王清任大喜过望，虚心求教，终于弄清了横膈膜的位置。1830 年，王清任根据临床心得编写并绘有脏腑图谱的《医林改错》[②] 一书刊行于世。

嘉庆二年（1797）河北滦州稻地镇小儿传染病"温疹痢症"流行，很多病死童尸浅埋于

① 吴谦. 医宗金鉴［M］. 北京：人民卫生出版社，1963.
② 王清任. 医林改错［M］. 上海：上海卫生出版社，1956.

义冢荒野，破腹露脏，臭气熏天。王清任不顾环境恶劣，冒个人染病之险，研究观察了童尸几十具。虽然因野狗啃咬，内脏多破损不全，经多尸比对观察，使他的实地人体结构解剖观察收获巨大，认识到古书中的人体记载有很多错误，《医林改错》的基础大多都源于此次观察，给解剖学带来明显的转机①。他被认为是中国人体解剖学史上，富有革新精神的解剖学家与医学家。

《医林改错》中共有 25 幅图谱，其中古人脏腑图 12 幅，亲见改正脏腑图 13 幅，作了对照。通过观察证明肺为两叶，否定了《内经》的肺为"六叶两耳"的说法。其描述的"肺管下分两杈，入肺两叶，每杈分九中杈，每中杈又分九小杈，每小杈长数小杈，杈之尽头处，并无孔窍。其形仿佛麒麟菜，肺外皮亦无孔窍，其内所存皆轻浮白沫，肺下实无透窍，亦无行气之二十四孔"，将肺泡称为麒麟菜，并对肺脏、气管进行深入的解剖，进而发现了肺内支气管的解剖形态及走行，修正了前人认识的一些错误。同时他还发现了许多以前医书上从来没有提到过的重要器官，如主动脉（王称其为卫总管）、上下腔静脉（荣总管）、颈总动脉（左、右气门）、输尿管（珑管）、大网膜（气府）、幽门括约肌（遮食）、肝总管、胆总管（津管）、胰（总提）等。此外，在《气血合脉说》中阐明了动脉、静脉的区别，指出"卫总管（动脉）体厚形粗，长在脊骨之前，与脊骨相连，散布头面四肢，近筋骨长，即周身气管；荣总管（静脉）体薄形细，长在卫总管之前，与卫总管相连，散布头面四肢，近皮肉长，即周身血管"，这些描述与现代解剖学相差无几。

《医林改错·脑髓说》中还明确指出："灵机记性在脑，因饮食生气血，长肌肉，精汁之清者，化而为髓，由脊骨上行入脑，名曰脑髓。盛脑髓者，名曰髓海。……两耳通脑，所听之声归于脑……脑气与耳窍之气不接，故耳虚聋；耳窍通脑之道路中若有阻滞，故耳实聋。两目即脑汁所生，两目系如线，长于脑，所见之物归于脑……鼻通于脑，所闻香臭归于脑……"这段话不但说明了脊髓、脑神经和脑在解剖、功能上的关系，特别是特殊感觉器官和第Ⅰ、第Ⅱ、第Ⅷ对脑神经与脑的关系，而且观察到脑病时有功能性障碍和器质性病变之分。当然，由于历史条件的限制，《医林改错》中不可避免地存在着一些错误，但瑕不掩瑜。这些都无损于王清任敢于创新和大胆实践的精神。

总之，中国古代解剖知识是人们通过对人体结构的长期观察和反复实践而逐渐发展起来的。三国时期华佗精湛的腹部外科手术，五代时期烟萝子绘制的人体解剖图，北宋王惟一负责铸成的人体针灸解剖模型"针灸铜人"，再到南宋宋慈撰写的《洗冤集录》和清代王清任撰写的《医林改错》的出现，可以说是中国古代解剖学发展的大致脉络。

通过上述解剖学知识在中国的早期记载不难发现，中医学最早也是起源于解剖，且对人体结构的认识和描述遥遥领先于其他医学体系。它为中医经典著作《黄帝内经》的问世做出了巨大的贡献，为中医藏象学说、经络学说的创立奠定了坚实的基础，至今还一直为中医基础理论和中医临床各科服务。尽管古今解剖学名词有些不同（见附录2），但中国古代解剖知识中许多解剖名词，特别是脏腑、骨、五官的命名，至今一直为中国现代解剖学和医学所沿用。中医解剖带动了对器官、组织功能及病理的研究，使医学对一些重大基础问题的认识更为深刻。可以说，古代解剖对中医理论的形成，对现代解剖学的发展乃至医学的发展所做出

---

① 陕西省中医研究所革委会《医林改错》三结合评注小组.《医林改错》评注［M］. 北京：人民卫生出版社，1972.

的贡献是不可磨灭的。虽然中医对人体生命活动规律的认识更注重对活着的人体生理、病理现象的观察和反复的医疗实践，但假如没有实地解剖对人体内脏形态的观察，是不可能得出那么精确、可靠、科学的理论的[①]。如：心主血脉、肺朝百脉、脾主运化、肝藏血、肾主水等。在中国漫长的封建时代，受儒家思想、封建伦理道德以及封建制度的制约，是中国解剖学发展受阻的一个重要原因。另一个重要原因则与中医理论遵循的"朴素系统论的方法论"有关[②]，这是古代医家在漫长的探索中发现的另外一条有利于中医理论发展的途径，即《内经》所奠定的"取类比象"和"由表知里"的方法论。中医学整体观念和阴阳五行学说的提出，极大地丰富和发展了中医基础理论，使中医对解剖学的依赖程度大大降低。且不得不承认，古代医家具有较强的保守意识，奉行"述而不作"的理念，他们的解剖活动大多是为了验证前人的理论成果，一达目的即终止研究。此外，中国古代知识分子大多重"道"轻"器"，认为技术活动是一般匠人的工作，往往忽视甚至轻视实际操作，这使得古代医家对解剖产生了回避的心理[③]。此外，各医家之间的门户之见是古代解剖学衰落的重要原因之一。自满和保守思想也是影响古代人体解剖学发展的因素[④]。随着时代的发展，人们对人体解剖的认识越来越深入，越来越细致，将使人们对人体生命活动规律的认识越来越清楚，越来越科学，使中医理论越来越完善。相信随着中医解剖学研究的不断深入，中医药对人类健康会做出更大的贡献。

（邵水金　段妍君）

---

① 李珊珊，何晶，陈婷婷，等．中医解剖学研究的历史沿革［J］．北京中医，2007，26（10）：655-657.

② 马伯英．试论祖国医学基础理论奠定时期的认识与方法论特征［J］．中华医史杂志，1982，12（4）：196.

③ 傅延龄．中国古代解剖学衰落之原因给人的启示［J］．医学与哲学，1987（12）：39-40.

④ 余璇，陈凤国，赵国平．试论古代中医解剖学史［J］．山东中医药大学学报，2015，39（6）：502-504.

第三章　外国解剖学史

解剖学是门古老的学问。在史前时期，人类对动物与人的身体结构就已有了基本的认知。古代文明时期的两河流域、古埃及、古印度、中国以及犹太民族在构建各自医学文化时形成了不同的身体观，每一个文明圈或民族有自成体系的身体认知体系。19世纪出土的古埃及《史密斯纸草文》（*Edwin Smith Surgical Papyrus*）显示，公元前1600年的埃及人已知晓心脏和血管、肝、脾、肾、下丘脑、子宫和膀胱，了解血管由心脏输出。《埃伯纸草文》（*Ebers Papyrus*）记录了公元前1500年埃及人治疗"心脏"的方术。印度医学经典《阇罗迦本集》和《八支心要方本集》中均有"身体论"，《阇罗迦本集》和《妙闻本集》中对"脉管"系统有一定的认识，《八支心要方本集》介绍了古代印度的生命发生学理论。在印度阿输吠陀医学的观点中，生命由身体、感觉、精神和灵魂构成。骨相学在《阿闼婆吠陀》时期就已相当发达。

早期人类对身体结构的认识并非完全建立在人体甚至动物的解剖基础上，有些民族是在对自然界未知现象的探索与哲学思辨过程中形成对身体和生命活动的认知，某些解剖活动则是出自宗教仪规的需要而施行的，譬如埃及人在制作木乃伊的过程中逐步完善几项解剖技术，并积累了基本的解剖学知识。

第一节　古代西方世界的身体知识与解剖学

现代解剖学的源头可由"解剖学"这个术语论起。"解剖学"（anatomy）一词是由解剖行为或动作（dissect）而来。公元前4世纪，古希腊哲学家和博物学家泰奥弗拉斯托斯（Theóphrastos，前371—前287）将解剖（dissection）行为学名化为"anatomē"，意为举起（ana），割（trmnein）。从公元2世纪罗马帝国至中世纪，西方通行的语言是拉丁语，解剖学的拉丁语为"anatomia"，古法语为"anatomie"，正式确定使用"anantomy"的人则是泰奥弗拉斯托斯的老师亚里士多德[①]，14世纪由拉丁语或古法语演化为英文词汇"anatomy"，意为研究人类身体结构、功能的知识。

早在中世纪，欧洲学者就发现，古希腊哲学家和医学理论家阿尔克迈翁（Alcmaeon，前5世纪）积极提倡解剖学，他是第一个进行动物解剖并观察到了动脉与静脉的不同，他确定了

---

① Grant. Method of Anatomy [M]. 1952.

咽鼓管（Eustachian tubes），研究了视神经，这些成果在解剖学领域中都是开创性的发现。但他的科学知识是否是真正通过解剖动物或人体获得，学界还有争议。另一位古希腊哲人医生恩培多克勒（Empedocles，前494—前434）对当时盛行的心脏是血管系统和灵气的中枢提出质疑。此外，古希腊还有一些哲学家和博物学家做了解剖学探究。

一、希波克拉底医学体系中的解剖学和解剖活动

公元前5世纪，被后世西方医学界奉为"医学之父"的古希腊医生希波克拉底（Hippocrates，前460—前377），在希腊自然哲学思想和临床实践的基础上，建立了"四体液"的医学体系，以自然哲学方式理性地解释人体健康、分析疾病的原因以及采取的治疗手段。尽管希波克拉底曾留下"解剖学是医学话语的基础"的格言，但传统的西方医学史家认为古希腊医学不重视解剖学，希波克拉底的四体液学说不包含解剖学思想，他本人也未做过解剖。1998年，英国学者克雷克（E. M. Craik）翻译并研究了分别收藏在法国和德国的希波克拉底手稿——《论解剖学》[①]。这部手稿是《希波克拉底文集》中最短的一篇论文，由12小节两个部分构成，它描绘了躯体的内部结构，对人体内脏器官、血管运行有初步认识。该文通过两个步骤清晰描绘了器官及其血管走向，第一步即第一部分，从气管到肺，描述了肺、心脏的位置，描述了心脏、肾到膀胱，描述了膀胱、膀胱到生殖器，总结；第二步即第二部分，由食管至胃，膈膜、脾、胃的位置与描述（靠近肝），胃至肠/结肠、结肠到直肠和肛门，总结。重新发现的这部手稿对人体器官和血液运行做了基本的局部解剖学描述，研究了不同区域器官之间的相互关系，准确地描绘了肺和肝及其他器官的特征。古希腊的解剖学知识是以大量的动物解剖、实验室标本观察为基础的。当然，可能也有人体解剖，比如流产的婴儿、战场上受伤的士兵和事故中的受害者，解剖学家利用因受伤而裸露在外的身体部位窥探人体的内部结构。希波克拉底学派成员是在此基础上完成解剖学知识的积累和解剖学词汇的创造的。

二、解剖学之父希罗菲卢斯及其同道者

希罗菲卢斯（Herophilus，前335—前255）是古希腊亚历山大时期的医生，他被认为是第一个系统地实施人体解剖的解剖学家。他的研究使人们认识到脑、眼、肝、生殖器官和神经系统，他最早确认动脉比静脉厚，心房是心脏一部分。他是最早意识到神经与血管和肌腱的不同的解剖学家。在消化系统方面，他第一个精确地描述了唾液腺、肝，观察了胰腺。在生殖系统，他描绘了卵巢和子宫，通过试验认识到精液的生殖作用，第一个确定了前列腺。在眼科方面，他描述了角膜、视网膜、虹膜。此外，他采用人体解剖方式展开解剖学的教学。[②]

因为希罗菲卢斯的解剖活动中有活体解剖，不为当时的医学家所接受，被认为是犯罪行为，他甚至被指控为屠夫，致使他在解剖学史上的地位和影响远不如盖伦和维萨里，不为后人所知。现代的解剖学史研究者认为，从解剖学史发展的角度评判，希罗菲卢斯应被称为"解剖学之父"。

在希罗菲卢斯生活的时代，社会上一度允许并接受解剖，当时还有4位希腊解剖学家，

---

① Craik E M. The Hippocratic Treatise On Anatomy [J]. Classical Quarterly, 1998, 48（1）: 135-167.

② Bay N S Y, Bay B H. Greek Anatomist Herophilus: The Father of Anatomy [J]. Anatomy & Cell Biology, 2010.

狄奥克勒斯（Diocles，前400）、普拉克萨戈拉斯（Praxagoras，前340）、埃拉西斯特拉图斯（Erasisitratus，前304—前250）以及在土耳其以弗所的希腊医生卢福斯（Rufus of Ephesus，80—150）。

狄奥克勒斯是第一个采纳"anatomy"一词描述解剖学研究的，他写了第一本动物解剖学的著作。

普拉克萨戈拉斯接受亚里士多德关于动脉与静脉的观察，认为动脉是空气管，与气管和支气管相似，是承载"灵气"的。他是第一个将切脉术用于诊断的医生。

埃拉西斯特拉图斯被称作是希罗菲卢斯同道者，他在亚历山大城创建了解剖学校，与希罗菲卢斯在该校从事解剖学研究。他的成就在于对动脉与静脉的描述，并指出心脏不是感觉的中心，而是有泵的功能。他认为动脉充满了气，他称之为"动物灵"，是首位对大脑与小脑进行研究的解剖学家，著述丰富。

卢福斯有多部医学著作，最重要的是《人体部位的名称》（*On the Names of Human Anatomy*），该书包含了有价值的解剖学知识。他在书中提到了刚发现的返神经，他说："古人将颈部的动脉称为颈动脉（carotid），因为他们用力压迫动物的颈部动脉时，动物就嗜睡并失声。但现在发现他们压迫的不是颈动脉，而是相邻的神经。"他指出神经发生于脑，他将神经分为运动性和情感性两部分。此外，卢福斯认为心脏是生命的中枢，并注意到左心室比右心室小而厚，而脾是完全没有用的。

亚里士多德是古希腊哲学与自然科学的集大成者，他的贡献集中在生物学领域，他的研究方法和成果是在动物解剖的基础上展开的，著有《动物志》《动物分类学》《动物的起源》以及探讨感觉、记忆、睡和醒、梦、长寿和短命、生与死的《自然短论》等著作。他创建了比较解剖学的方法。受亚里士多德的影响，狄奥克勒斯和普拉克萨戈拉斯都坚信心脏是智慧器官，是思想的中心。

三、盖伦的解剖活动与解剖学思想

在西方医学史上，罗马医生盖伦（Claudius Galenus，129—220/216）是希波克拉底之后最伟大的医生，也是古典医学最高成就的代表。他建立的医学体系，尤其是解剖学知识影响西方医学发展近1500年。

盖伦出生于珀加孟。15岁时学习哲学，17岁学习医学，追随罗马各学派医生学医，学习解剖术、外科学、放血疗法、临床医学和药理学。理论上盖伦曾学习罗马当时流行的一种学派——灵气学。盖伦论著有《论希波克拉的身体本质论》《论希波克拉底与柏拉图之解剖》和《论解剖》等专著，并主张医学生"不只要认真努力地从书本获得人体骨骼的知识，还要用自己的双眼刻苦观察真实的人体骨骼"。盖伦在解剖学上的贡献表现在下列几个方面。

（一）解剖研究与实验

盖伦信奉希波克拉底的"四体液"学说，但与希波克拉底学派不同之处是他重视解剖学，非常赞赏解剖学对于外科的价值。公元157年，盖伦结束学业回到家乡成为一名角斗士医生，使他有机会观察到人体与动物暴露在外的骨头和肌腱，甚至有可能观察或接触到人体内部器官，增长了他对人体的认识。当时，罗马法律不允许人体解剖和尸体检查，因而盖伦从没有机会系统地解剖人体，法律不禁止用动物做活体解剖，盖伦便借助动物解剖来猜测人体的样貌。他通过对猴子与猪的解剖，成功证明了血管内只有血液，并确认了输尿管位置。他对血液活动有自己独特的解释，他认为是两心室间存在看不见的细孔导致血液运动。血液穿流过这些小孔，从心脏右侧到心脏左侧，再流经肺部，造成血液在血管中如潮汐般地往复循环。盖伦相信肝脏是血液系统的中心，消化后的食物先进入肝脏，由肝脏制造血液，同时将活动能量加了进去。血液在人体中经过动脉与静脉，仿佛就像潮汐涨落一样进退，动脉血液由心脏的一侧涌出，经过极细的微血管与由心脏另一侧流出的静脉血液相混合。他的"潮汐说"观点在1500年之后被证实是错误的，但在当时的条件下，他的部分发现还是极有价值的。

盖伦认为解剖实验对于认识事物本质有很大帮助，他曾公开演示过猪和羊羔的解剖，演示身体中哪一部分结构和神经是控制发声的实验。他解释了脑运动神经与感觉神经的不同，认出了12对脑神经中的7对；讨论了肌肉的概念，分析了主缩肌与对抗肌的不同。盖伦一生解剖过各种各样的动物，在动物解剖的基础上编著了一部人体解剖学专著《论解剖规程》。

（二）身体知识与"灵气说"

盖伦将疾病植基于解剖的概念引介给知识界，要求对身体精细构造有充分的认识，以此作为认识疾病的基础。他将疾病分为两类：一是简单或初级疾病；二是器官司性疾病。通常医生研究人的身体，哲学家关注人的灵魂，盖伦对身体和灵魂都非常重视，他将柏拉图和亚里士多德的"灵魂"观点注入其医学思想。

在《论身体各部分的功能》一书中，盖伦对手、足、脑等各部位的功能的考察，都是在将其视为灵魂的器官或工具的框架下展开的。无论在生理学还是病理学著作中，盖伦所进行的讨论都涉及身体和灵魂两个方面。但强调解剖学的盖伦医生，对灵魂的阐释与分析，除了哲学的思辨，还有采用解剖学的方法，比如他通过解剖论证灵魂是在"脑"还是在"心脏"这一问题时，他的观点是所有神经起源于脑与骨髓，骨髓的起源也在脑，所有动脉的起源在心，静脉的起源在肝，因而神经有灵魂力、动脉有脉动力、静脉有生长力，此为盖伦的灵魂有三种能力的"灵气说"。

（三）盖伦的医学遗产及其影响

盖伦是罗马名医，有自己的诊疗场所和药房，采用植物炼制药丸，史称"盖伦制剂"。他曾担任过皇帝御医、做解剖实验、公开演讲、辩论、讲课，不倦地写作，他的一生可能撰写了700篇论著，但只有不到1/3的内容留存下来。葡萄牙里斯本的库亨（Karl Gottlob Kühn，1754—1840）在1821年至1831年收集整理了122篇盖伦的论著，均以希腊文和拉丁文为主。库亨编辑出版了22卷《盖伦文集》。1972年，法国国家图书馆医学图书编目在此基础重编《盖伦文集》，分为论著介绍、生理学与解剖学、卫生学、病因学、症状学、药物学、临床外科器械、治疗学等部分。内容包括:《论理想的医生》《论希波克拉底的元质》《论静脉与动脉之解剖》《论病的位置》《论解剖标本》《论人体各部之功用》等。[①]

盖伦受亚里士多德"目的论"思想的影响，认为身体只不过是灵魂的工具，是"神的完美工作"，相信"大自然不制造无用之物"，身体上的任何构造都有其特殊功能，这也是这些构造存在的理由。这些掺杂了强烈的宗教思想的盖伦学术体系正与刚刚兴起的基督教理念相符合，而为基督教经院哲学所采纳。

---

① 程之范. 程之范医史文选 [M]. 北京：北京大学医学出版社，2004：114.

　　盖伦的医学思想不仅影响了他生活的罗马时代，而且对后世知识世界的影响可与柏拉图和亚里士多德相媲美。在中世纪早期，他的医学著作经阿拉伯和叙利亚学者们的翻译与阐释而被保留并传承下来，构成阿拉伯传统医学的基础之一。中世纪后期，叙利亚犹太教徒将他的医学作品译成拉丁文，作为教科书进入意大利和西班牙的医学院，奠定了中世纪医学理论的基础。自公元初至公元 15 世纪，无论是在伊斯兰教统治的阿拉伯语世界，还是在基督教教会统辖的拉丁语学术圈内，盖伦的医学体系和哲学思想都是医学界的最高权威。欧洲文艺复兴时期，医学革命首先是在解剖学领域获得突破，盖伦的解剖学著作首当其冲地成为当时医生模仿与批判的对象，为人类医学和身体知识的进步做出贡献。

第二节　中世纪的解剖学

一、阿拉伯医学中保留的古代解剖学

　　阿拉伯人对世界医学的重大贡献是他们在一个混乱时代保存、继承并发展了希波克拉底和盖伦的思想。在翻译整理希腊和罗马著作的过程中，阿拉伯人掌握了西方自然科学的传统，兼收并蓄希腊科学的思想和方法论，并对西方科学的传统框架进行修正、拓展、阐释和应用。

　　阿拉伯人继承并保存古希腊的医药和科学是由翻译做起的。当时巴格达有所集图书馆、科学院和翻译局为一体的学术机构——智慧馆。智慧馆中阿拉伯宫廷医生胡纳因·伊本·伊沙克（Hunayn ibn Ishaq，808—873），翻译了 15 部希波克拉底的著作，将约 90 部盖伦著作从希腊文译为古叙利亚语，40 部译为阿拉伯文；至公元 1000 年，希腊医学、自然哲学及数学科学著作几乎都被译成阿拉伯文。一些原本已在希腊本土消失的医学著作、解剖思想和身体知识最终被阿拉伯人保留下来。

　　阿拉伯医生学习解剖学出于两个目的，一是阿拉伯外科医生意识到外科手术或放血术需要掌握解剖学，否则可能导致更多的伤害；二是阿拉伯科学家们认为通过动植物解剖，可以更好地理解上帝创造自然和生物的原理。阿拉伯人一方面是通过阅读希腊和罗马的解剖学书籍获得知识，另一方面由解剖动物来观察躯体的内部结构。公元 836 年，阿拉伯基督徒医生伊本·穆萨维（Ibn Masawayh，777—857）曾解剖过一头猩猩，并将其观察记录下来。他的著作在阿拉伯医学作品中是研究解剖学的重要参考书，阿拉伯医生以此为据保证外科手术的安全。[①]阿拉伯著名医学家拉齐（Abu Bakr Muḥammad ibn Zakariya al-Razi，865—925）所著之《曼苏尔医书》中有医学理论和治疗两个部分，涉及饮食、卫生、解剖学、生理学、病理学和外科学等理论知识，疾病和诊断病理学以及实用外科学。该书第 9 章详细探讨了人体各部分的医学病理。

　　阿拉伯医学中没有人体解剖的记录，中世纪阿拉伯的解剖图案呈现圆形、三角形的几何图案，圆形用于表现眼睛，并将器官置于同心圆的层面。三角形用于描述非三角形结构，如脑和肌肉。14 世纪，受欧洲解剖学发展趋势的影响，阿拉伯的人体解剖图形中的人体呈蹲姿，各个系统，如骨骼、肌肉、神经、动脉和静脉分而述之，之前圆形与三角形的几何式论述开

---

① Coxe J R. The Writings of Hippocrates and Galen. Epitomised from the original Latin translations ［M］. Philadelphia：Lindsay and Blakiston，1846.

始变得更可辨认而自然。①

阿拉伯解剖学史上一部重要的著作是波斯医生曼苏尔·伊本·伊利亚斯（Mansur ibn Ilyas，1380—1422）的《曼苏尔解剖学》（*Mansur's Anatomy*，*The Anatomy of the Human Body*）（图3-1），该手稿完成于1450年之前，由7个部分组成：引言、骨、神经、肌肉、静脉和动脉系统，以及附录，即胎儿和复合器官（如心脏）的形成。《曼苏尔解剖学》的内容涉及生命器官、呼吸器官、营养器官、感知器官和生殖器官的解剖，最后一部分探讨了心脏、大脑和胎儿的形成。②

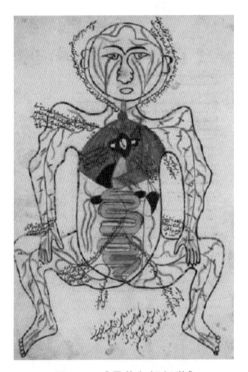

图 3-1 《曼苏尔解剖学》

（引自：http://muslimheritage.com/sites/default/files/salerno_constantine_02.jpg）

关于胎儿形成过程中，心脏和大脑的出现孰先孰后，一直是医生和哲学家探讨的主题。《曼苏尔解剖学》手稿重点讨论了此问题，曼苏尔认为心脏是第一个形成的器官。他的理由是精液由空气和强热量组成，会在心脏内创造一个类似"灵魂"的物质，由此创造了身体，并使心脏成为身体热量来源。他认为心脏也是形成其他器官的动力，心脏的热量能够为身体提供营养，形成肝脏。而大脑是由感觉器官组成，并赋予身体生命力。如果先形成大脑，就没有热量和没有生命力。《曼苏尔解剖学》中有5幅人体解剖图，其中有一幅是孕妇解剖图，解释胎儿形成的过程。这是有史以来第一部彩色人体图谱，也是第一部有孕妇解剖图的著作。

① Savage-Smith E. Anatomical Illustration in Arabic Manuscripts［M］//Contadini A. Arab Painting：Text and Image in Illustrated Arabic Manuscripts. Leiden，2007：147-59.

② 参见：Dream Anatomy，https://www.nlm.nih.gov/dreamanatomy/da_timeline_anatomy.html/2019/01/30。

伊本·西那（Ibn Sina，英文名为 Avicenna，980—1037），波斯医生，是塔吉克的一位自然科学家和医学家。在他的名著《医典》中，对解剖学、生理学、病理学以及治疗学均记述十分详细，是当时医学的一部百科全书。他被誉为世界医学三圣之一，他的代表作《医典》中涉及相关的解剖学知识，他对人体结构描绘和身体知识的了解在当时是相当独特的，《医典》第 1 卷谈到基本解剖知识，第 3 卷讨论器官疾病的诊断与治疗，在他解释器官疾病前，每个章节都详细地描绘了器官的解剖。解剖学在伊本·西那的教学中占有重要地位，他在临床上使用解剖学。他描述了心血管解剖，包括：心包、冠状动脉、心耳、心室、心脏瓣膜、心肌、动脉和静脉。阿拉伯学者由此认为，这证实了伊本·西那对解剖学的重视。

中世纪后期，印度被波斯占领，印度医学与波斯医学融为一体。公元 7—8 世纪，随着印度的医学教育标准体系的确立，解剖学在医学教育中占有一席地位，解剖学因此蓬勃发展。同样是出于宗教禁忌，印度不施行人体解剖，但印度医学生通过教育掌握解剖的技巧，促进了印度解剖学的发展。中世纪印度的解剖学教学外传至世界其他地区，16 世纪波斯人入侵印度建立莫卧儿帝国，阿拉伯医学取而代之，印度的医学和解剖术就此中断。

二、中世纪后期欧洲的解剖学

自公元前 3 世纪到 12 世纪，解剖学的知识来源于两个途径，一是学习古人的书本，二是动物解剖。受中古时期封建制度与基督教教义的钳制，欧洲医生不重视甚至是反对人体解剖，认为只要认真研读古人的著作就可学习解剖学。中世纪后期，因为持续的、大规模流行的瘟疫导致欧洲社会死亡人口上升，造成社会极大的恐慌和信仰危机，教会逐渐允许进行尸体解剖以便探究疾病的原因。当时，同样是出于宗教的原因，国王和贵族死后要取其心脏安放在教堂中，其余的骨骼则安葬在另一场所，这势必要进行尸体解剖。因遵循教规或施行宗教仪式而进行的尸体解剖为欧洲医学科学的兴起打下基础。

13 世纪末的意大利法律允许尸体解剖，14 世纪开始，人体解剖被引入医学院，医学生必须定期学习解剖。同时，随着犹太籍阿拉伯医生将盖伦著作以及阿拉伯医生的著作以拉丁文回译到欧洲，欧洲医学界重新开始解剖学研究。

（一）萨勒诺医学校的解剖学课程

9 世纪，意大利西海岸那不勒斯南部建立的医学校——萨勒诺医学校（Schola Medica Salernitana），是一所由僧侣设立的诊所发展起来的，该校虽然靠近修道院，但没有受到教会任何的恩惠和影响，完全是一个世俗机构。12 世纪是萨勒诺医学校发展的黄金期，成为地中海医学思想传播中心。

萨勒诺医学校的课程首先是了解身体的结构、系统构成及其数量，医学校每 5 年有一具尸体解剖。解剖学教授以猪为解剖对象开展教学，指导学生学习人体解剖学，亦通过猪解剖改进对人体器官的认识。12—13 世纪，该校出版了诸多解剖学的教材，其中以解剖教师考芬（Copho）的《猪解剖学》（*Anatomia Porci* 或 *Anatomia Cophonis*，英文名为 *Anatomy of the Pig*）最为有名，这是萨勒诺医学校第一部解剖学教科书，考芬认为与人体内部结构最相像的是猪。该教科书采用古代罗马医生盖伦和塞尔萨斯（A. Celsus，前 25—50）的解剖学模式，在解剖观察猪的基础上撰写完成。1235 年，意大利萨勒诺医学校首次公开人体解剖。

萨勒诺医学校中最富盛名的教师是康斯坦丁纳斯（Constantine the African，? —1098/1099），他曾远行于印度、叙利亚、埃塞俄比亚和埃及。他热爱学术，精通东方语言，翻译了阿伯拉诺多医学家的著作，他编译的著作名为《医学艺术》（*The Liber Pantegni*），该书的主要内容译自波斯医生哈里·埃巴斯（Ali ibn al-Abbas al-Majusi，英文名为 Haly Abbas，982—994）的著作《医学艺术全书》（*The Complete Book of the Medical Art* 或 *The Royal Book*），原书出版于 10 世纪，全书共有 20 册，其中 10 篇是理论医学，10 篇为治疗医学，治疗医学中第 9 篇是外科学，收集了 110 种不同类型的外科疾病，其中有动脉瘤，这一部分引起东西方医生的关注。1086 年《医学艺术》出版，以拉丁文编撰，该书中的解剖篇章改变了中世纪没有解剖学文本的状态。此书成为中世纪的教科书，流行甚广，多次出版，一直使用到 17 世纪，他的译本至今保存在德国、法国、意大利、比利时和英国等国图书馆。

（二）蒙迪诺与第一例公开尸体解剖

真正的人体解剖学研究是在意大利博洛尼亚大学（University of Bologna）开始的。博洛尼亚大学创建于 1088 年，是现存最古老的学校，是意大利乃至欧洲最好的学术机构之一。1315 年 1 月，该校医学院的医生蒙迪诺（Mondino de'Liuzzi 或 Mundinus，1275—1326）公开解剖一具女性罪犯的尸体，此时距希腊医生希罗菲卢斯施行人体解剖教学已过去 1500 年。

蒙迪诺是欧洲的解剖学权威，出生于医学世家。他是第一个将人体系统解剖学运用到医学课程教学中的教师，他利用被处以绞刑或砍头罪犯的尸体做解剖实验，研究尸体，并结合自身经验进行教学。他的解剖方式是三部曲，分为头盖骨、喉部和腹部。一场解剖通常需要 3 天时间。解剖时，蒙迪诺坐在高椅上，朗读着拉丁文的教材，指导助手指出身体上相应的器官部位。蒙迪诺参照盖伦的 5 部解剖学著作，并在其尸体解剖观察的基础上，于 1316 年撰写了《人体解剖学》（*Anatomia Corporis Humani*），这是医学史上第一部近代解剖指导手册和解剖学教科书。该书第一版于 1478 年在帕多瓦出版，由于蒙迪诺提供了清晰的解剖步骤，并对各个过程做出技术说明，该书流行甚广，发行 40 版，一直沿用到 17 世纪。

《人体解剖学》开宗明义地提出人拥有智慧、理性、制造工具的能力和高挑的身材等诸多高尚的品质，远超其他物种，因此人体值得研究。接着蒙迪诺在书中按解剖顺序描述器官，通过从胸肌到胃的垂直切口和脐上方的水平切口开始腹腔解剖。首先详细描述肠道的肌肉组织，然后广泛讨论胃的形态、功能和位置。按《人体解剖学》描述，胃是球形的，胃壁有一个内衬，这是"感觉的位置"，胃还有一个参与消化的外部肉质外套。蒙迪诺描述了盲肠，但没有提到蠕虫状阑尾。虽然《人体解剖学》只是模糊地描述了胰腺，但更详细地讨论了胰管。他还对女性月经和怀孕期间膀胱和子宫的扩大进行了解剖观察。

蒙迪诺发现右心室有一个大的开口，对此进行了详细的描述，心脏通过这个开口吸纳来自肝脏的血液，还有通向肺部的动脉静脉；左心室有一个具有三个瓣膜的孔和静脉动脉的双瓣膜开口，它可让烟状蒸汽从肺部通过。尽管他的描述在解剖学上还有些问题，但他准确地论述了 vena chili（蒙迪诺对腔静脉的称呼）。接着他描述了肺，解释了动脉静脉（肺动脉）和静脉动脉（肺静脉）的过程。他还描述了胸膜，并指出区分肺疾病的重要性，包括真胸膜炎、假胸膜炎和肺炎。他对喉和会厌的描述相当简略。根据盖伦的《人体部位的用处》描述了头盖骨神经，蒙迪诺将大脑分为三个囊泡，前囊泡是感官的交汇处，中囊泡是想象的场所，后囊泡是记忆的场所。脉络膜丛的运动是由通过心室之间的通道的开和关来控制的。

在蒙迪诺的影响下，博洛尼亚大学成为中世纪欧洲解剖学教学与研究的重镇，学校老师参与解剖尸体，精准地描绘器官及其功能。1491年，第一部配有解剖图谱的解剖学著作《医药之书》（*Fasciculus Medicinae*）在威尼斯出版，自此，带图谱的解剖学专著逐渐问世。博洛尼亚大学的另一位解剖学教师苏费（Galeazzo di Santa Sofia，？—1427），同时在帕多瓦大学和维也纳大学教授解剖学，1404年他在维也纳公开解剖了一具猩猩尸体。

　　中世纪欧洲大学医学院设有解剖课，最初的课程就是阅读与阐述盖伦的《论解剖学》，教师不敢违背盖伦的观点。中世纪后期，人体解剖已逐步被允许，但通常的教学是遵照蒙迪诺创建的方式，解剖学讲师（lector）坐在一个高高的讲台上，阅读拉丁文教科书并做讲解，由外科医生或技士（sector）在台上施行解剖，助教（ostensor）在尸体指示解剖点（图3-2）。解剖课内容并不敢违逆盖伦手稿中已知的部分，并在符合基督教教义的基础上解释盖伦的观点，即使发现身体上部位与器官知识与盖伦解释不同，也不能贸然提出质疑。

　　随着文艺复兴的人文主义影响，医学院解剖学家开始对统治欧洲千年的盖伦动物解剖学的知识体系提出质疑，创建以人体解剖为基础的新解剖学体系，近代医学的帷幕即将拉开，带领欧洲医学走进了一个新时代。

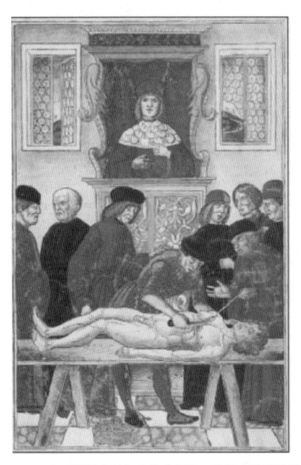

图3-2　1491年《医药之书》中的木刻图，演示中世纪的解剖课程

（引自：https://openi.nlm.nih.gov/detailedresult.php?img=PMC4582158_acb-48-153-g001&req=4）

第三节　文艺复兴与解剖学革命

一、文艺复兴与人文主义兴起

15世纪以后，以意大利为中心形成一股文艺复兴风潮。为了寻找并解读更多的人文经典，学习希腊文，搜购古希腊和古罗马书籍，成为新兴商人与知识阶级的嗜好。新兴知识分子的兴趣逐渐从早期的历史与文学领域，进展到科学及医学领域。

文艺复兴时期可以说是近代西方文明的一个转折点。首先，欧洲知识分子不再独尊基督教的观点来诠释世界，思考的焦点从"天上"转到"人间"。这些人文学者受古典希腊科学的影响，强调由人的感知与理性思考去理解自然万物；社会上形成一种质疑、探讨的精神，不再盲目迷信过去的权威。在此思潮的推动下，地理学、天文学、化学、物理学、数学、工程制造以及解剖学上，都有着令人惊喜的发展。其次，印刷术传入欧洲后，随着书籍的流通，各地的学者可以相互切磋研究心得，加速知识的交流，推进科学的发展。随着数学与工程技术的发达，精密科学仪器制造技术出现长足进步，又为科学研究提供方便又进步的工具。特别是一些重要的观察与测量工具的发明，如望远镜、显微镜、气压计、温度计、钟摆、天平等，方便科学的研究。历史学家比特·德尔（Peter Dear）因此认为：15—16世纪的文艺复兴运动正因为人文主义"以人为本"的核心价值，得以让古希腊和古罗马的自然科学重见天日，并为17世纪以后的现代科学发展与科技创新打下划时代的基础。

二、文艺复兴时期艺术家的人体解剖学探索

解剖学的发展与绘画技术的突破有着密切的联系。

15世纪欧洲文艺复兴的主角是作者与艺术家，在"人文主义"思潮的主导下，"人的尊严"的表述成为人文学者热衷的主题。艺术家们为了能真实描绘人的自然形态，改善自己的技法，发明了表现透视和明暗关系的透视法，为了能达到逼真描摹人体形态的目的，艺术家还借助人体解剖甚至科学实验探究人体内部结构、肌肉走向和器官构造。解剖的经验与知识成为他们掌握透视法的关键。当时纯粹的解剖学虽然进展缓慢，但艺术家却在人文主义精神的刺激下，不再依循中古时期单调的画风，力求重现古典希腊和罗马时代的拟真手法，企图展现人体真实的面貌。

15世纪佛罗伦萨的安东尼奥·波拉约洛（Antonio Pollaiuolo，1432—1498），是第一个以人体骨骼与肌肉为绘画基础的艺术家，他的《裸体男子之战》（*Battle of Naked Men*）因此被视为此期绘画与解剖学结合的开端。米开朗基罗（Michelangelo Buonarroti，1475—1564）将解剖学方法运用在绘画和雕塑的艺术创作中，为人体绘画确立了新标杆。除了因为人文主义而产生的解剖自觉意识，画家为了满足赞助者的虚荣或流行风气而强调其解剖知识也是原因之一。例如，雕塑家巴乔·班迪内利（Baccio Bandinelli，1493—1560）就为赢得佛罗伦萨公爵的赞助，宣称他的艺术性来自人脑的死体甚至是活体解剖。文艺复兴时期最为人熟知的艺术家，也是医学史上常被引为解剖学发展的例子，则非达·芬奇（Leonardo da Vinci，1452—1519）莫属。

达·芬奇①（图3-3）是文艺复兴时期人文主义的代表人物，最著名的画家之一，与米开朗基罗和拉斐尔并称"文艺复兴三杰"。达·芬奇一生解剖了30具不同性别和年龄的人体，除人体外，达·芬奇也解剖了牛、禽鸟、猴、熊、蛙以作为解剖结构比较。1680年，达·芬奇的《绘画论》收集了他绘制的200余篇解剖学绘画作品。

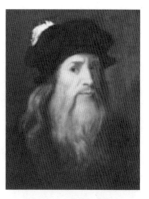

图3-3　达·芬奇

达·芬奇最初研究人体是为了让绘画作品中的人物尽可能贴近真实。他的导师要求所有的门徒都必须学解剖学，达·芬奇曾获得佛罗伦萨与米兰医院人体解剖的许可，解剖学研究就成为他生命的一部分。大约在1489年，达·芬奇根据其解剖观察，绘制了一系列头骨素描图，他甚至将各式解剖刀也绘入笔记中。1510—1511年，他与意大利帕多瓦大学的解剖学教授马贝坎托尼奥·德拉·托雷（Marcantonio della Torre，1481—1512）合作解剖了30具不同性别和年龄的尸体，他还解剖了牛、禽鸟、猴、熊、蛙以作为解剖结构比较。达·芬奇一生留下大量极为精致的人体解剖素描图，并写下数百页研究笔记详尽记录他的发现，他的笔记和素描包括了人体所有的骨头及众多重要的肌肉群。达·芬奇的贡献并不只在艺术世界，他对生理解剖学发展亦做出巨大贡献，因此也有医学史家尊称其为"现代生理解剖学之父"。

从艺术的观点来说，达·芬奇著名的素描《维特鲁威人》（*Uomo Vitruviano*）有着完美比例（PHI，1∶1.618），展现的是人体构成的美感，一个完全符合人文主义精神的假设，这是一幅以解剖学展示美感的经典之作（图3-4）。从现代生理解剖学的角度来看，达·芬奇是第一个具体描绘脊柱"双S形"的人，他研究骨盆和骶骨的倾斜度，素描画逼真地表现了人类颅骨的形态以及不同脑部的交叉截面图，如横断面、纵切面、正切面。

他还绘制了肺、肠系膜、泌尿道、性器官。他不仅是第一个素描身体横断剖面器官的人，更因为他相信骨骼和肌肉是人体结构的基础，而对关节和肌腱结构做过详尽的描绘与叙述。达·芬奇还是第一个画出子宫中胎儿和阑尾的人，他从子宫内的胎儿与母体的血液的关系中，首先提出血液具有输送养分的功能的假

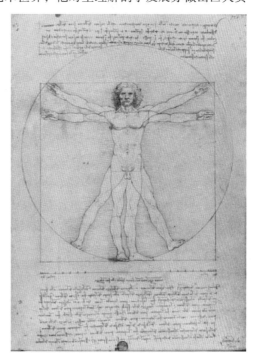

图3-4　维特鲁威人

（引自：https://www.vanillamagazine.it/il-significato-e-la-storia-delluomo-vitruviano-di-leonardo-da-vinci/）

① 达·芬奇，意大利文艺复兴时期的博学家，在绘画、音乐、建筑、数学、几何学、解剖学、生理学、动物学、植物学、天文学、气象学、地质学、地理学、物理学、光学、力学、发明、土木工程等领域都有显著的成就。

设。他曾将蜡注入心脏观察心房和心室的形状，以此研究心脏与血管的结构，发现心脏的四个腔室与心脏瓣膜的位置。作为一个工程师与雕塑家，达·芬奇率先采用蜡来复制人脑内部结构，也曾试图利用玻璃和陶瓷制作心脏和眼睛模型。

达·芬奇绘制的神经系统图至今依然被保存着，他的人体素描图于 1680 年出版。此外，尽管受限于教会强大的压力，达·芬奇在解剖学上的成果未能在生前发表，但其绘制解剖图的技法与透视角度，似乎相当程度地影响了与他同时代的艺术家们。

三、维萨里的解剖学革命:《人体之构造》

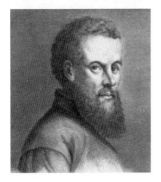

图 3-5　维萨里

西方医学的革命和科学进步首先是从解剖学和生理学开始，相对于达·芬奇等人为了表现艺术而进行解剖，而安德雷亚斯·维萨里（Andreas Vesalius, 1514—1564）[1]（图 3-5）却是一位专业解剖学家。编写的《人体之构造》（*De Humani Corporis Fabrica*）被视为近代人体解剖学的权威著作之一（图 3-6），维萨里因此被认为是近代人体解剖学的创始人。

当时欧洲医学界还在盖伦的知识体系统治下，维萨里发现盖伦所有知识都是基于动物解剖而非人体解剖，维萨里对这一错误知识体系发起批评，但遭到同时代医生和解剖学家的攻击。从 16 世纪 30 年代末起，维萨里就开始解剖并累积相关的图谱和教学资料；1538 年，他出版了《解剖学图谱》（*Tabulae Anatomicae*），这是一本供医学院医生使用的大型人体解剖图。1543 年，维萨里在帕多瓦主持了一场公开的解剖，对象是一个罪犯。在外科医生和学生的协助下，维萨里收集了所有的骨骼，并连接成一副系统骨架，维萨里将此捐献给瑞士巴塞尔大学。这是维萨里唯一留存至今的标本，也是世界上最古老的解剖学标本，目前依然保存在巴塞尔大学的解剖学博物馆。

1543 年，维萨里出版了《人体之构造》，该书奠定了维萨里在近代解剖学中的领导地位。《人体之构造》共分 7 册：第 1 册，骨骼和软骨；第 2 册，韧带和肌肉；第 3 册，动脉和静脉；第 4 册，神经；第 5 册，营养和生殖器官（营养系统、泌尿系统和生殖系统）；第 6 册，心脏和辅助器官（心脏的结构与功能、呼吸系统）；第 7 册，大脑和眼。该书是维萨里在人体解剖基础上完成的，记录他的十几例尸体解剖报告，其中不乏多例女性尸体，有应家属要求解剖以确定死亡原因，有从坟墓偷掘出来的死尸，还有被处绞刑后的罪犯。

书中人体插图由画家扬·凡·喀尔卡尔（Jan van Kalcar, 1499—1545）绘制。插图采用当时艺术家常见的画法，即是达·芬奇以来一脉相承的技法，表现身体各部位保持在动态或某种姿势下的状态，并经常以乡村景色作为背景。以通俗绘画的方式表现专业的医学解剖，

---

① 安德雷亚斯·维萨里，比利时布鲁塞尔人。文艺复兴时期的解剖学家、医生，帕多瓦大学外科医生。他最初学美术，1533 年去巴黎大学接受人文主义医学教育，遂对解剖学感兴趣，时常至巴黎的圣婴公墓研究骨骼，之后转到意大利帕多瓦大学，1537 年获医学博士学位，留校担任内科医师，但他主要的角色是外科手术和解剖学讲师。他改变了中世纪盛行的解剖学方法，使用解剖工具亲自演示操作，让学生围在桌子周围观察学习。1543 年，他主持了一场公开的人体解剖，编写的《人体之构造》详细地介绍和研究人体解剖学，其中附有他亲手绘画的有关人体骨骼和神经的插图，是人体解剖学的权威著作之一。修订了罗马医生盖伦的错误知识。

除满足当时医学人文主义的价值观外，同时也提升了大众对解剖学的接受度。

《人体之构造》确立了人体解剖的原则，将人体的内部机能看作一个充满各种器官的三维的物质结构。这一观点与以往以解剖学模型为对象的人体结构认识形成明显对比，过去的那些模型都带有强烈的盖伦或亚里士多德的色彩，更带有占星学的成分。

《人体之构造》还确立了解剖学术语标准。维萨里撰写《解剖学图谱》采用拉丁语、希伯来语、希腊语和阿拉伯语标记身体部位与器官，明显受到盖伦著作的阿拉伯译文影响，在《人体之构造》写作中，维萨里则以拉丁语和希腊语规范了解剖学部位与器官的术语。

维萨里正确地描述了蝶骨，指出胸骨由三部分组成，骶骨由五块或六块骨构成；正确地描述了前庭位于颞骨的内部，描述了奇静脉，发现了胎儿在脐静脉和腔静脉之间的管道，并命名为静脉导管。他观察了男性阑尾的尺寸，正确记述了胸膜和大脑解剖，第一次描述人工呼吸。透过详细的观察与绘测，《人体之构造》揭露出

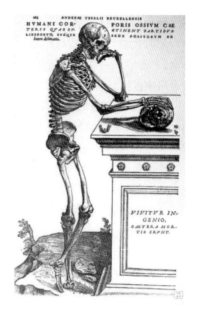

图 3-6 《人体之构造》，1543 年
（引自：https：//commons.wikimedia.org/wiki/ Category：De_humani_corporis_fabrica#/ media/File：Squelette_Vésale.jpg）

不少盖伦解剖学和生理学上的谬误。例如：人的心脏有四个腔室，而非盖伦宣称的，且两个心室之间无孔洞让血液往复流动。维萨里发现了室间隔，此发现为后来的血液循环理论的研究打下了基础。例如：肝有两叶；血管是起源于心脏而不是肝。当然，维萨里也有不明白的地方，他不理解下隐窝，他所做的神经的描述是模糊不清的。

16 世纪，生理学尚未从解剖学中独立出来形成专门的学科，维萨里的《人体之构造》还涉及生理学与病理学的探索。在生理学方面，维萨里追随盖伦的学说，比如"肺静脉携灵气从肺至左心房"以及关于"颈动脉"的运行等。维萨里还将解剖学知识用于临床诊断与治疗。

维萨里并不是第一个进行人体解剖的欧洲人，他的作品价值在于通过逼真、详细和精细的版画，生动地描绘了人体的内部结构，充分展示了人体的美，即使是现在仍然被认为是经典的作品，《人体之构造》共计出了 3 版。维萨里的著作证明了盖伦解剖学知识并非建立在人体解剖基础上，因而存在着诸多错误，由此遭到那些奉盖伦文本为圭臬的解剖学家和医师的批评。随着该书内容被反复印证且广为流传，维萨里的专业地位日趋上升，其强调临床观察而非遵循权威的态度，也逐渐成为现代解剖学发展之核心原则。维萨里透过《人体之构造》一书所建构起来，反对权威、重视观察的态度，成为近代解剖学发展的关键态度。

维萨里的教学一改过去教师手持经典高高在上指挥解剖的做法，他把陈放尸体解剖台的教室，打造成如同圆形剧场般，并在护栏上安置了各类骨骼与器官的标本，满足医学生专业观察的需要。他走下高椅，站在解剖台中央，亲手施行解剖与讲解，他既是解剖课程的教授、助教，亦是手执解剖刀的解剖者，集中世纪传统解剖教学老师三位一体，表达了他"解剖知识当以人体为中心"的思想。他还向一般大众收费开放参观，满足一般社会大众猎奇的娱乐心理，这使得原本冷门且卑微的解剖学变成一门引人入胜的学科。

同年，哥白尼《天体运行论》出版。《人体之构造》和《天体运行论》被认为是科学史上具有划时代意义的里程碑作品。哥白尼提出"日心说"，推翻了"地心说"，开启了"哥白尼革命"，对欧洲科学革命起到了推动作用。维萨里创新的《人体之构造》出版，意味着欧洲医学走出中世纪，迈进科学的近代医学时代，那年维萨里只有 29 岁。

较早将维萨里的解剖学知识应用于外科学的是法国医生帕累（Ambroise Paré，1510—1590），欧洲著名的外科医生，曾随军参战，专攻普通外科与军事外科。他将《人体之构造》解剖学知识运用于他的专著《外科治疗》（*Treatise on Surgery*，1564）中。

维萨里对人体的功能性解剖研究启发了同时代的其他医生，意大利解剖学家巴尔托洛梅奥·欧斯塔基（Bartolomeo Eustachi，1500—1574）描述了连接咽到中耳的耳咽管（Eustachian tubes）；帕多瓦大学的加布里埃尔·法洛皮奥（Gabriele Fallopio，1523—1562）发现子宫与输卵管（Fallopian tubes）、胎儿发育和分娩的机制，传说法洛皮奥是采取活体解剖法的。[①]

16—17 世纪，许多对解剖学感兴趣的欧洲人都会到意大利的解剖中心参观学习，因为那里还可有女性尸体解剖。

第四节　近代人体解剖学的进步与发展

随着解剖知识与记录的累积，越来越多与圣经教义或盖伦医学不符的地方被发掘出来。17 世纪，伽利略将实验方法引入了科学研究，这导致了解剖学的创新和改变。

一、发现"血液循环"

解剖学发展对循环系统的理解有着显著的影响，纠正了盖伦关于心脏有中间孔的描述和静脉系统双向潮汐运动的错误观点。维萨里对人体的功能性解剖研究启发了同时代的其他医生，西班牙医生塞尔维特（Michael Servetus，1511—1553）论证了血液由心进入肺，再返回到肺的肺循环现象。他将自己的发现写进《基督的复兴》（*De Institia Regni Christi*）一书中。这是一部宗教性质的书，而其中的部分见解与当时盛行的卡尔文教派的观点相左，塞尔维特因此获罪，被教会定为异教徒，最终被判死刑。《基督的复兴》在其生前并未公开出版，只留下三个复制本，他的肺循环观念也未传播到社会和医学界。

差不多同时，帕多瓦大学的解剖学家科隆博（Realdo Colombo，1515—1559）也发现了肺循环。通过狗的活体解剖，他发现在肺血管中只有血液而没有气，他还发现了静脉血是从心脏流向含气的肺再返回到心脏的，在此基础上做出肺循环模型。在维萨里之前甚至包括在维萨里的著作里都将血管与器官分而述之，科隆博打破了这一传统，将器官与血管联在一起考察阐述。此外，他创建"胎盘"（placenta）一词。科隆博坚信没有证据的解剖发现是不能接受的，他由此质疑盖伦著作中解剖内容的准确性，指出盖伦虽然使用动物解剖材料，但他没有提供确凿的证据。维萨里书中的某些内容上采用盖伦的学说，也没有提供证据，同样受到科

---

① Sabbatini A. Memorie del Decimo sesto secolo 1600：sino al principio del Decimo settimo 1700［M］.（8vols., unpaginatred），iii，Jan-Feb.1638.

隆博的批评。1559 年科隆博去世，他儿子出版了他唯一的著作——《解剖学》（De Re Anatomica），共计 15 册。

继维萨里之后，意大利帕多瓦大学的希罗尼穆斯·法布里修斯·阿夸彭登泰（Hieronymus Fabricius ab Acquapendente，1533—1619）发现了静脉瓣膜的存在，法布里修斯是 17 世纪伟大的解剖学家。他的学生，英国医生维廉·哈维[①]（图 1-4）在他的老师及其他先驱者的研究基础上，提出"血液循环"的理论，他的研究方法和发现给人体解剖学研究带来了一场革命。哈维求学于剑桥大学和意大利帕多瓦大学，1607 年当选为英国皇家医师学院（Royal Coliege of Physicians of London）会员。早在 1603 年他就想到："由于心脏受到的撞击，血液可能是以循环方式持续地运行。"这一观点是与盖伦的血液运动理论——静脉系统双向潮汐运动的理论不符的。为了证实自己的想法，哈维对 40 余种动物进行了活体心脏解剖、结扎、灌注等实验，他也采用人体解剖，其中包括他的父亲和姐姐。哈维仔细地研究了心脏的结构和功能，发现心脏的左右两边各分为两个腔，上下腔之间有一个瓣膜相隔，它只允许上腔的血液流到下腔，而不允许倒流。他接着研究静脉与动脉的区别，发现动脉壁较厚，具有收缩和扩张的功能；而静脉壁较薄，里面的瓣膜使得血液只能单向流向心脏。结合心脏的结构特征，这意味着生物体内的血液是单向流动的。为了证实这一点，哈维做了一个活体结扎实验。当他用绷带扎紧人手臂上的静脉时，心脏变得又空又小；而当扎紧手臂上的动脉时，心脏明显胀大（图 3-7）。这表明静脉里的血确实是心脏血液的来源，而动脉则是心脏向外供血的通道。

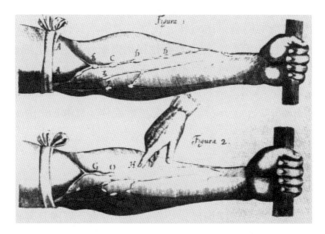

图 3-7　《心血运行论》，1628 年

［引自：https：//en.wikipedia.org/wiki/William_Harvey#/media/File：William_Harvey_（1578-1657）_Venenbild.jpg］

体内血液的单向流动实验，虽然证明了盖伦学说的静脉系统双向潮汐运动的观点是错误的，但还不足以全面推翻盖伦理论，哈维采用物理学的方式，通过实验否定了盖伦的理论。他进行心脏解剖时，以每分钟心脏搏动 72 次计算，每小时由左心室注入主动脉的血液流量相当于普通人体重的 4 倍。他认为这么大量的血不可能马上由摄入体内的食物供给，肝脏在这样短的时间内也绝不可能造出这么多的血液来。唯一的解释就是体内血液是循环流动的。哈维

---

① Gregory A. Harvey's Hear: The Discovery of Blood Circulation［M］. Cambridge: Icon Books, 2001.

的血液循环理论简述如下：血液从左心室流出，经过主动脉流经全身各处，然后由腔静脉流入右心室，经肺循环再回到左心室。人体内的血液是循环不息地流动着的，这就是心脏搏动所产生的作用①。

1616年起，哈维开始在英国皇家医师学院讲授血液循环的理论。1628年，他的授课讲义和实验报告《心血运行论》（*An Anatomical Exercise on the Motion of the Heart and Blood in Living Beings*）出版，书中系统地总结了他所发现的血液循环运动的规律及其实验依据。这部只有72页的小书是生理学史上的划时代著作，他将实验方法引入解剖学，正如恩格斯所评价的："哈维由于发现了血液循环而把生理学确立为科学。"哈维将人体设定为一架机器，以物理学的方式研究生理学，从而创建了解剖－生理学的研究框架，这一理论为欧洲启蒙运动时期的唯物主义科学的研究奠定了基础，使解剖学家在医学物理学和医学化学领域继续身体知识的探索。

哈维的血液循环理论中曾假设人的肢体中还存在着毛细血管，是它们最终完成了动脉到静脉的血液输送。但哈维本人并没有在实验中发现毛细血管，因而哈维假设的血液循环的"环"始终圆不起来，一直停留在假想中。

40年后，荷兰科学家列文虎克（Antonie van Leeuwenhoek，1632—1723）利用新发明的高倍显微镜观察、研究并描述微生物，他称之为"细小动物"（tiny animal），他的研究打开身体探索的一个新境界——肉眼看不见的生物世界。受其研究的启发，意大利医生马尔皮基（Marcello Malpighi，1628—1694）用高倍显微镜对狗肺、青蛙和蝙蝠进行观察实验，证明血液在肺里的流动经过了复杂的网络。1666年，他在显微镜下获得重大发现，看见了蝙蝠翅膀内的微型血管（后来称为毛细血管）。正是这些细得用肉眼看不见的毛细血管，可将微细的动脉和最细的静脉连接起来，终使哈维的"血液循环"理论得以成立。马尔皮基因此被认为是"显微解剖学之父"。之后，马尔皮基利用显微镜研究植物解剖学和动植物发育解剖学，创造了马尔皮基小体（Malpighi corpuscles）、马尔皮基肾锥体（Malpighi pyramids of the kidneys）等词汇。

二、解剖剧场

解剖剧场（Anatomical Theatre 或 Operating Theatre）是专为解剖学教学而设计的特殊教室，通常有一高耸圆顶，室内呈现剧场形式，舞台位于中央，周围是环形的阶梯座位，舞台上安放着一张桌子，用于摆放被解剖的人或动物尸体，学生和观察者通常都围坐在阶梯座位上，剧场周围自上而下悬挂着人体和动物的骨架以及解剖示意图。在剧场中上课成为16世纪欧洲解剖学教学的一种流行形式，解剖剧场则成为医学院的经典教室。

《人体之构造》出版后，解剖学逐渐受到重视，良好的解剖学训练被视为医学教育的基础，成为医学中的重要专业。16世纪末期，尸体解剖开始进入课堂教学与人体解剖学研究中，但只有拥有执照的解剖师才有资格施行解剖。当时，欧洲最先进入近代化的城市，如阿姆斯特丹、伦敦、哥本哈根、帕多瓦和巴黎，都有属于本城的皇家解剖师。1594年，帕多瓦大学

---

① Ferrari G.Public Anatomy Lessons and the Carnival：The Anatomy Threatre of Bologna［J］．Past & Present，1987（117）：50-106.

解剖学教授法布里修斯（静脉瓣的发现者）创建了世界上第一所永久性对外开放的解剖剧场，由此引导了解剖学教学的革命，该剧场至今依然保留着，1988 年重建。16—17 世纪是帕多瓦大学的解剖学发展的黄金时代，在这个解剖剧场的解剖中，法布里修斯发现了开启血液循环大门的"静脉瓣"，并培养出两位杰出的解剖学家——哈维和凯撒（Iulius Casserius，1552—1616）。凯撒著有《解剖学》（*Tabulae Anatomicae*，1627），该书内有许多幅铜雕版图谱，是 17 世纪最有影响力的解剖学著作。

世界上最著名的解剖剧场是在荷兰莱顿大学（图 3-8），初建于 1596 年。此外，有代表性的解剖剧场有 1639 年建的意大利博洛尼亚大学解剖剧场，1663 年建造的瑞典乌普萨拉大学解剖剧场，1827 年美国《独立宣言》起草人、美国第三任总统杰斐逊在其创办的弗吉尼亚大学建立的解剖剧场。

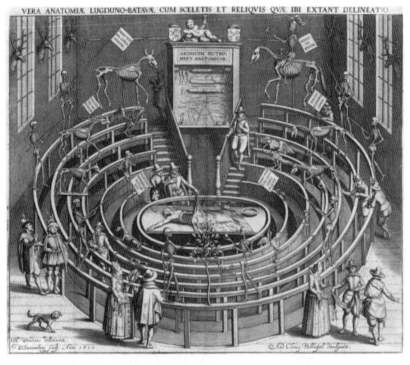

图 3-8 莱顿大学解剖剧场

（引自：https://en.wikipedia.org/wiki/Anatomical_theatre#/media/File：Anatomical_theatre_Leiden.jpg）

16 世纪后期，意大利成为欧洲人体解剖的中心。医学生、外科医师和其他科医师在新建的解剖剧场中聚集一堂，观察人体解剖的过程。因被现场展示的身体和解剖学的奇观所吸引，从四面八方赶来观看的普通市民和学生一起被安排在圆形的、像体育场一样的舞台上，围坐在桌子周围，聆听教授讲解各种解剖部位。大多数教授自己不做解剖；相反，他们坐在尸体台上方的座位上，由雇工切割。据博洛尼亚大学档案记载："医学教授对人尸体（通常是男性）进行解剖，尸体会在剧场中央的桌子上放上许多天，解剖师在桌子周围做实验。教授先在观众中展开讨论，然后在课堂上走近尸体，指出展出的部分。在为期 15 天的研讨会上，有医学、哲学和解剖学的讲师，也有学者。"

解剖剧场的教学越来越受欢迎，然而学生对教授讲解的解剖哲学不感兴趣，吸引他们的是解剖技术，学生们不仅是急于参与现场解剖，而且开始偷窃和破坏尸体。因此，教学课程进行调整，要求学生们安静坐着，甚至会因扰乱解剖而受到惩罚。解剖演示分为解剖和讲座两部分，教授会为解剖学课程设计 16—20 个主题，最多可达 30 个主题，第一次时间通常在 10—15 天，并设置预科讲座介绍解剖学的后续考察。解剖集中在解剖 / 活体解剖的技巧，而讲座则集中讲解解剖学的哲学问题。值得一提的是，在当时的解剖学讲义里都强调解剖学家必须以客观且无感情的态度面对尸体，若是想赞叹上帝造物之精妙，也要从科学家的角度出发。那时，解剖学家认为解剖学的研究有助于扩展自然哲学的边界，解剖学不仅被视为结构的研究，而且被视为"身体是灵魂的延伸"的研究。

17 世纪，在解剖剧场举行尸体解剖课是一项公开的社会活动，对外售票，一年一度，参加者除学生和同事，还有买票进来观赏的市民。1632 年 1 月，荷兰著名画家伦勃朗（Rembrandt van Rijn，1606—1669）受阿姆斯特丹《外科医生指南》之邀，为阿姆斯特丹市长、解剖学家蒂尔普（Nicolaes Tulp，1593—1647）绘制《尼古拉斯·蒂尔普博士的解剖课》（*The Anatomy Lesson of Dr. Nicolaes Tulp*）（图 3-9），该堂课就是在解剖剧场进行的公开解剖。荷兰《外科医生指南》有个惯例，每隔 5—10 年要请著名画家绘制当时最杰出的外科医生肖像，1632 年的人物就是蒂尔普，主题是"解剖课"，该作品是伦勃朗早期的代表作，这幅艺术与医学结合的精品之作，既见证了文艺复兴时期艺术家对解剖学的热情，又因其记录了一桩重要的历史事件而成为艺术史上的名作。

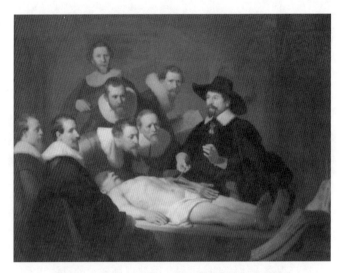

图 3-9　《尼古拉斯·蒂尔普博士的解剖课》

（引自：https://upload.wikimedia.org/wikipedia/commons/4/4d/Rembrandt_-_The_Anatomy_Lesson_of_Dr_Nicolaes_Tulp.jpg）

三、亨特兄弟的解剖与外科教室

17 世纪晚期至 18 世纪早期，由于缺乏可供解剖的尸体以及围绕着解剖学所产生的争议，解剖学发展一度停滞。英国亨特兄弟是解剖学和外科学史上的重要人物、英国顶尖解剖学家，他们为推进解剖学科的发展做出了重要贡献。威廉·亨特（W. Hunter，1718—1783），英国解剖学和妇产科学家，英国皇家学会解剖学教授。1748年，他在伦敦开设解剖学校，定期出钱购置尸体用来讲授解剖学、外科学、生理学和助产学。1768年，他在伦敦创办了解剖剧场和博物馆，在他的解剖学校，培养出了诸多英国著名的解剖学家和外科医生。1774年，他的代表作《人体妊娠子宫的解剖图》（*Anatomia Uteri Umani Gravidi*）出版。1762年，威廉·亨特首次描述了动静脉瘤。

弟弟约翰·亨特（J. Hunter，1728—1793），初在哥哥的学校学习解剖，1764年创建了自己的解剖学校。约翰·亨特是生理学家和解剖学家，致力于比较解剖学和外科学研究，发明了结扎血管治疗动脉瘤的技术，将实验方法引入外科学，被学生称为"会思考的外科医生"。他被认为是"近代外科学之父"，为外科学提供了实证和实验方法，通过外科实验来确定事实的真相，他的实验与研究以高质量而闻名于欧洲。

亨特兄弟既是近代解剖学创始人，也是著名的外科医生，威廉是助产师。他们开创了外科学与实验相结合的新途径。他们开创的私人解剖学校形式，使众多无法进入医学校学习的外科医生获得解剖学实验和学习的机会，私人解剖工作室一时风行。

亨特兄弟两人又是艺术和科学的收藏家，约翰收集了近14000份人体器官、骨骼以及各种标本，包括从低等的植物到动物、高等动物和人类，用于教学与研究，并供世人观赏，激发人们对自然科学史的兴趣。1799年，英国政府收购了他的所有收藏，创建亨特博物馆——自然科学博物馆。威廉的收集更广泛，有医学手稿，动物、植物和矿物标本以及艺术品，他的收藏现陈列在格拉斯哥大学的亨特博物馆。

四、"盗尸"与解剖学法

17世纪和18世纪，解剖的观念已经演变成另一种死刑。解剖被认为是一种耻辱，因为被肢解过的尸体，是不适合举行葬礼的。18世纪上半叶，英国医学院迅速发展，随着解剖学教育的普及，医学院和社会上的私人解剖工作室对尸体的需求量在持续增长，但是，自愿捐献尸体用于解剖的人很少。1752年，英国通过《谋杀罪法案》（Murder Act），这项旨在防止谋杀发生的法令规定，在执行死刑之后，罪犯会被解剖。为此，英国皇家颁布特许状，允许著名大学可以使用被处绞刑的罪犯的尸体进行解剖，于是，英国的医学院可以合法地解剖被处决的杀人犯的尸体，进行解剖教育和研究。为了增加尸体的供应量，英国政府甚至增加了以绞刑作为惩罚的犯罪数量，即便如此，仍不能满足日益增多的医学校和医学生的需要。1752—1832年，英国只有皇家医师学院和理发匠外科医生学会两家单位可以获准解剖尸体，每年尸体数量只有12具，而当时社会的实际需求将近500具/年。于是一种新的社会犯罪行为应运而生——"盗尸"（body snatching）。一群以偷盗尸体为生的"掘尸人"溜进墓地挖出尸体，然后售卖给解剖学校，作为教学用具。穷人及贫困工人的尸体是盗尸者的猎取对象。也有医学院的学生，为了学习人体解剖学，从殓房、民居、墓地等地方盗取尸体。

但是，尸体依然不敷使用，社会上甚至出现谋杀将尸体出售给解剖学家的城市犯罪活动，其最著名的便是"伯克和赫尔谋杀案"（Burke and Hare murders）。1827—1828年，英国爱丁堡地区发生16起杀人案，伯克（William Burke）和赫尔（William Hare）两人将谋杀的尸体出售给解剖学家用作解剖教学。该案到1829年1月才告破，伯克被逮捕并被处以绞刑，2月1日，他的尸体在爱丁堡大学旧学院的解剖剧场被公开解剖。除了医学院的学生，还向社会出售少量的观察票，当时，因人群拥挤，不得不动用警察维护秩序，整个解剖过程持续两个小时，最后解剖学家用羽毛沾了伯克的血写下："这是用伯克的血写的，他被吊死在爱丁堡，这血取自他的头部。"伯克的骨架现保存在爱丁堡医学院的解剖学博物馆。赫尔成功出逃，不知所踪。受"伯克和赫尔谋杀案"事件的影响，1831年伦敦也出现类似的犯罪团伙，人称"伦敦伯克"（London Burkers），他们将谋杀后的尸体出售给伦敦大学国王学院。

这两起事件直接催生了英国相关律法的颁布。1832年，英国议会通过了《解剖法》（Anatomy Act），该法案规定，任何想从事解剖学的人必须获得内政大臣的执照。通常每个机构都有一到两名教师领取这一执照，他们被称为"持牌教师"。他们只能在许可证规定的建筑物内解剖尸体，并对其处理的尸体负责。法案规定全国共4名解剖检查官，在伦敦、英格兰其余地区、威尔士、苏格兰和爱尔兰4个区域各有一名。持执照的教师要定期向他们报告，再通过他们向内政大臣报告，明确每一具被解剖的尸体的下落。

《解剖法》为医生、外科医生和学生的需求提供了法律的保障，允许学校将在街头被谋杀的流浪汉尸体用于教学与人体研究，使他们能够合法地获得死后无人认领的尸体，特别是那些死在医院、监狱或济贫院的人的尸体。此外，个人可以将近亲的尸体捐赠给解剖学校，以换取埋葬。也有科学家或学者，以科学进步的名义，捐献自己身体用于解剖。该法案终结了"盗尸"的行为，降低了城市的犯罪率。然而，当时解剖学家的观点与刽子手的观点很相似，"如果你偷了一头猪，你就会被绞死。如果你杀了人，你就会被吊死然后解剖"。

18世纪末期，欧洲许多国家通过类似英国的犯罪法允许尸体解剖，允许利用无名尸体、罪犯及慈善机构和医院的尸体作解剖教学与研究。

五、解剖标本和教科书

随着解剖学和解剖的普及，人们对解剖标本的保存越来越感兴趣。在17世纪，许多解剖标本被晒干并储存在柜子里。在荷兰，人们试图仿制埃及木乃伊的方式保存软组织。17世纪60年代，荷兰人试图通过注射蜡来保存器官的形状。他们在蜡中加入染料和汞，以便更好地鉴别和观察各种解剖结构，供学术研究解剖之用。17世纪末，意大利雕塑家尊博（Gaetano Zumbo，1656—1701）发展了解剖蜡模型技术。1790年，美国籍英国医生托马斯·波尔（Thomas Pole，1753—1829）出版了《解剖学教程》（Anatomical Instructor），详细介绍了干燥和保存标本及软组织的不同方法。

古代解剖学教材的经典之作是盖伦在动物解剖基础上撰写的作品。自1543年至1627年，维萨里的《人体之构造》多次再版，受其影响，相类似的解剖学著作相继出版。1627年，意大利医生阿塞利（Gaspare Aselli，1581—1625）发现乳糜管，在研究血管结构时，第一次尝试用彩色标识身体不同部位（图3-10）。18世纪，荷兰莱顿大学的解剖学家阿尔比努斯（Bernhard Siegfried Albinus，1697—1770）开创了新解剖图谱的绘制，他坚持人体图谱一定要在精确的解剖观察基础上完成，聘请当时著名的画家在他的指导下绘制，他的方法很快传遍欧洲，英国解剖学家威廉·亨特受其影响亦聘请名画家为之绘制《人体妊娠子宫的解剖图》。此时彩色绘图全面进入解剖学著作中。

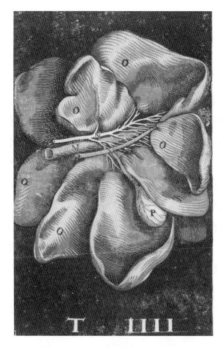

图 3-10　用颜色标识血管

（引自：https：//www.abaa.org/book/1026846629）

英国解剖学教师和外科医生切泽尔顿（William Cheselden，1688—1752）是第一个定期举办解剖讲座和演示的人。1711 年，他编撰了解剖学教学手册《解剖学大纲》。1733 年，他出版《骨学》，这是第一部准确描绘人体骨骼系统的著作。1750 年，他出版的《人体解剖学》，在 1851 年由英国传教士合信译成中文——《全体新论》，从根本上改变了中国人对身体知识的认识，直至 19 世纪 80 年代，《全体新论》是中国教会医院和医学校的唯一解剖学教科书；该书又传至日本和朝鲜，对两国的解剖学发展产生一定的影响。

19 世纪初，随着外科技术的进步和病理学研究成为临床医学发展的主要方法，解剖学在医学发展中的重要性日益显现出来，它走出理论医学的框架，对临床医学有直接指导的实践意义。解剖学发展反过来又推动解剖教学的进步，要求解剖教学向学生提供真正的人体知识，学以致用，当学生走上手术台时，能正确运用手中的手术刀，而不只给学生一些肤浅的、一知半解的理论知识。[1][2] 当时医学院普遍使用的是 2 部三卷本袖珍式教科书：威尔逊（Erasmus Wilson，1809—1884）的《解剖学袖珍指南》（*Anatomist's Vade Mecum*）和约翰·奎因（John Quain，1796—1865）的《解剖学基础》（*Elements of Anatomy*），这种口袋式的书本携带方便，经济实惠，但作阅读和教学之用实在有局限，窄小的书本密集了太多的文字，人体解剖图就更小了。1855 年 11 月，在圣乔治医院任外科医生的格雷与同事卡特（Henry Vandyke Carter，1831—1897）谈起编写一部新的解剖学教科书。两人决定由格雷负责内容编写，卡特承担解

①　Ghosh S K.Human Cadaveric Dissection：A Historical Account from Ancient Greece to the Modern Era［J］. Anatomy & Cell Biology，2015（48）：153-169.

②　Behbahani F A. The Importance of Anatomy on Viewpoint of Avicenna［J］. International Journal of Cardiology，2017（247）：46.

剖图的绘制。他们计划编写一部精准的、让在校学生负担得起的解剖学教科书，旨在为即将奔赴战场救助伤病员的医学生提供实践指导。该书的定位是能激发医学生学习解剖学的兴趣、应对考试，为成为一名外科学家作充分的准备。19 世纪解剖学教学发展使解剖学教科书得以改进，其代表著作是 1858 年在伦敦出版的《格氏解剖学》（*Gray's Anatomy*）。

1848 年，亨利·格雷（Henry Gray，1827—1861）在伦敦圣乔治医院医学院获医学博士学位，获得皇家外科学院三年一度的奖项。25 岁当选英国皇家学会会员。

1858 年 8 月，《人体解剖学：描述与外科》（*Anatomy of the Human Body：Descriptive and Surgical*）由英国 John W. Parker & Son 公司出版，一卷本，750 页，396 幅解剖图。这部以系统解剖学为主、外科应用解剖学为辅的教科书，即刻获得社会的好评，学生踊跃购买，趋之若鹜，《英国医学杂志》和《柳叶刀》及时刊出书评，高度赞扬他们的成就，"我们不得不恭喜圣乔治医院出版了他们自己的两位学生编写的一部描绘与外科学相关的解剖学著作，该书一定会取代《解剖学手册》"[1]。2000 册图书很快售罄。1859 年，美国 Blanchard and Lea 公司购买其美国版权，在费城出版。1860 年，格雷完成第 2 版修订，12 月出版，再次销售一空。不幸的是，格雷因染天花去世。

1887 年第 11 版采用彩版，一直沿用到第 20 版。1938 年第 27 版正式更名为《格氏解剖学》（*Gray's Anatomy：Descriptive and Surgical*），此名沿用至今。

自 1864 年第 3 版刊行，以后差不多每隔三年，英国和美国医学界就会出一次修订版。美国解剖学界组成了一个编辑委员会，专门负责修订增补美国版。"《格氏解剖学》是 100 年来科学教科书领域中唯一还在使用的著作"[2]，很少有一部科学著作达到如此非凡的成就，这点连西方学者都惊叹不已。1958 年出了百年纪念的第 32 版，1989 年出了第 37 版。该书还有稍迟于英国版的美国版，第一版出版于 1859 年，1959 年出版了百年纪念的第 27 版，1985 年出了第 30 版。该书曾被译成意大利语、荷兰语、葡萄牙语、西班牙语等文字出版。日本的岛井和世根据美国的第 29 版译成 8 卷，于 1982 年出了日文版。据统计，1958 年其英国版销售量已超过 50 万册，在太平洋的另一端还有 50 万的读者。1881 年《格氏解剖学》的中译本《全体阐微》在福建出版；1886 年，官方的中译本《全体通考》在北京出版。《全体阐微》成为 19 世纪中国医学院的解剖学教科书。1922 年，济南共合医道学堂医生施尔德（R. T. Shields）以美国 1918 年第 20 版的《格氏解剖学》为底本，在中国学者陈佐庭的辅助下重译，"书中所用名词悉遵科学名词审查委员会，根据巴赛尔万国解剖学会议本所定"。译本定名为《格氏系统解剖学》，卷末有英汉对照索引，之后一直为中国医学院指定教科书。

2004 年后，英国伦敦国王学院解剖学与人类科学系主任苏珊（Susan Standring）任主编，她率领的国际团队人数已超百人，她将计算机三维（3D）技术运用到新版的修订中，从新视角探视生命结构，为读者创造更多的可能和想象空间。2008 年 11 月面市的第 40 版《格氏解剖学》在欧美两地隆重推出，以此纪念《格氏解剖学》出版 150 周年。新编解剖学不仅增添诸多新的知识和图谱，还将细胞生物学、分子遗传学、生物信息学、影像解剖学等新学科纳入其中。更是一改传统的印刷方式，随书附赠 3D 解剖图谱光盘一张，立体形象动态地演示人体

---

① Asyon J N. Book Reviews [J]. The Journal of Bone and Joint Surgery, 1958: 845.

② 同①。

的构造，阐释生命。2015 年《格氏解剖学》第 41 版英文版出版，2017 年第 41 版中文版出版。

六、近现代解剖学的代表人物与成果

17 世纪末至 18 世纪，解剖目的倾向为外科学和病理学服务，偏向于实用。19 世纪，病理解剖学家通过解剖，更详尽探究器官可能导致疾病的原因，并将此项研究与医学理论和医学实践相结合，从而理解和解释健康与疾病。

（一）莫尔加尼的病理解剖学

毛细血管发现者马尔皮基的学生安东尼奥·瓦尔萨瓦（Antonio Maria Valsalva，1666—1723），博洛尼亚大学的解剖学教授，是耳部解剖学和生理学的奠基人，是 17 世纪最伟大的解剖学家之一。他的学生将病理解剖发展成为一门精确的科学，他就是乔瓦尼·巴蒂什·莫尔加尼（也称莫干尼，Giovanni Battista Morgagni，1682—1771），意大利解剖学家和病理学家。

莫尔加尼出生于意大利北部的弗利，1701 年获得博洛尼亚大学病理学和医学学位后，留校担任其导师瓦尔萨瓦的解剖员，1704 年协助瓦尔萨瓦完成《论人耳》（De Aure Humana），1710 年成为医学教授，1715 年晋升为解剖学主席。18 世纪，尸解的目的是获得正常人体的知识，已为大家所接受。莫尔加尼是第一个认识到解剖学实验还可以观察尸体的病理现象，他认为疾病的诊断、预后和治疗必须建立在准确的和比较的解剖学基础上。1761 年，莫尔加尼在解剖了 646 具尸体的基础上，出版了 5 卷本的《疾病的位置与病因》（On the Seats and Causes of Disease Investigated through Anatomy），该书确立了疾病诊断的基本原则，他认为大多数疾病位于器官或肌肉的特定部位，提出了"病灶"（symptoms）的概念。在科学实验时，莫尔加尼坚持精准、详尽和没有偏见的信念，这是他科学质量的基本保证，亦使他的研究完全领先于当时医学思想与实践。莫尔加尼一生带教过上千名来自世界各地的学生，被誉为"近代病理解剖学之父"。

（二）细胞的发现与细胞学建立

17 世纪末，英国博物学家、发明家，英国皇家学会实验室总监胡克（Robert Hooke，1635—1703）在显微镜的帮助下发现并命名了组织中的"细胞"（cell）。胡克根据英国皇家学会一位院士的资料设计了一台复杂的复合显微镜。1665 年，胡克应用自己研制的简陋显微镜观察软木塞薄片时，观察到了植物细胞，尽管这些细胞早已死去，只留下细胞壁，胡克在其中发现了许多蜂窝状小室，形状类似教士们所住的单人房间，于是他想到用单人房间的"cell"一词命名植物细胞为"cellua"，该词来源于拉丁文。这是历史上第一次成功地观察到细胞。同年，胡克出版《显微术》（Micrographia），该书首次描述了在显微镜下看到的细胞形态，并将这种结构称为"细胞"（图 3-11）。

细胞学说的建立经历了从结构到功能、从简单到复杂的一个漫长的探索过程。19 世纪初，光学显微镜技术得到了稳步发展。意大利学者亚米齐（G. Amici，1786—1863）成功地制造出复合透镜，使各种不同透镜产生的误差大体互补，他又把实物浸泡在液体中，从而大大改善了影像。光学显微镜技术的日臻完善，使人们有机会更细致地观察细胞。1831 年，英国植物学家布朗（R. Brown，1773—1858）对动物的一系列脏器和组织进行了观察，发现了动物细胞的内部构造。

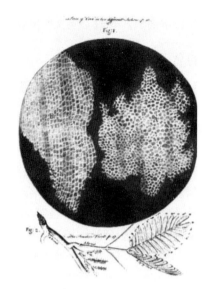

图 3-11　胡克《显微术》中的细胞图，1665 年
（引自：https://en.wikipedia.org/wiki/Micrographia#/media/File：RobertHookeMicrographia1665.jpg）

19 世纪 30 年代，人们对细胞的结构及其在生物体中的地位已有了相当的认识。德国植物学家施莱登（M. Sehlieden，1804—1881）是细胞学说的建立者之一。他出生于德国汉堡，大学时原本研读法律，但后来兴趣转向植物学。他喜欢使用显微镜来观察植物的结构，他在担任耶拿大学教授时，记录了植物不同部位是由细胞所构成的现象。之后他辨识出布朗所发现的细胞核。1838 年，施莱登出版《论植物发生》（*On the Development of the Organization in Plant's Phaenogamius*），提出细胞是组成一切植物的基本单位。他明确指出："在每个单独的细胞中都存在着生命，建立起这样的概念是必要的，应以此作为研究生物整体的基本原则。"

德国动物学家施旺（T. Schwann，1810—1882）在生物领域贡献巨大，以他名字命名的"施旺细胞"（Schwann cell）发展了细胞学说，他对胃蛋白酶的发现与研究也做出了贡献。1839 年，他发表《关于动植物结构和生长相似性的显微镜研究》（*Microscopic investigations on the Similarity of struct and growth of animals and plants*），把施莱登的观点扩大到动物界。施莱登和施旺两人都认为，植物和动物的所有组织、器官都是由细胞组成。动植物的外部形态千差万别，但其内部构造却是统一的。细胞是独立的，自己能生成、生长的单位。

细胞学说揭示了动植物之间、高等生物与低等生物之间的联系，指出了生物体的发育过程是通过细胞的形成、生长来实现的，为生物学各学科的进一步发展奠定了基础。施莱登和施旺提出了细胞在所有组织中都是普遍存在的且在所有组织中都扮演着重要的角色，这一理论成为现代组织学、胚胎学和病理学概念的基础。

（三）解剖学家名字命名的解剖学与医学术语

随着时间的推移，许多著名的科学家、医生和学者都试图完善现有的解剖学知识。他们的名字经常被用来描述解剖结构或疾病。

1. 威利斯环（Circle of Willis）

托马斯·威利斯（Thomas Willis，1621—1675），英国医生，在解剖学、神经学和精神病学的历史上发挥了重要作用。威利斯是研究大脑、神经系统和肌肉解剖学的先驱。他最著名的发现是"威利斯环"，即大脑底部的动脉环。1664 年，威利斯出版了《大脑与神经解剖》（*Cerebri Anatome*）一书，对大脑和神经的描述细致入微。在英国天文学家克里斯托弗·雷恩爵士（Sir Christopher Wren，1632—1723）、英国医生托马斯·米灵顿（Thomas Millington，1628—1703）和他的解剖学同行理查德·洛尔（Richard Lower，1631—1691）的支持与帮助下，威利斯创造了"神经学"这一术语。1667 年，威利斯发表《大脑病理及神经属标本》（*Pathologicae Cerebri，et Nervosi Generis Specimen*），这是一部关于大脑病理学和神经生理学的重要著作。他提出了一种关于癫痫和其他惊厥疾病病因的新理论，并为精神病学的发展做出了贡献。1672 年，他发表了英国最早的医学心理学著作《关于兽类灵魂的两篇论述》（*Oe anime Brutorum Commentaria*）。威利斯是当今神经精神病学和精神哲学中精神 – 大脑并存的研究先驱。

威利斯是第一个按解剖学系统对脑神经进行编号的人，这个顺序现在依然通用。他注意到胼胝体的平行线，法国著名比较解剖学家菲利克斯·维克 – 达吉尔（Felix Vicq-d'Azyr，1748—1795）详细地描述了这些平行线。威利斯似乎识别出大脑弯曲表面和穹隆下侧腔之间的交通，描述了纹状体和视丘脑，在小脑中，注意到白质和灰质的树状排列，并准确地描述了颈内动脉，它们与基底动脉分支之间的联系。

威利斯的著作和观点在法国广为流传。英国哲学家理查德·坎伯兰（Richard Cumberland，1731—1811）很快就把这些发现应用到大脑解剖学上，以反驳英国哲学家、政治哲学创始人之一托马斯·霍布斯（Thomas Hobbes，1588—1679）关于激情至上的观点。

2. 斯滕森管（Stensen's duct）

尼古拉斯·斯泰诺（Nicolaus Steno，1638—1686），丹麦解剖学家和地质学家，他早期的地质考察成果推动了地质学的发展，被认为是"地质学与地层学之父"。1660 年，他前往阿姆斯特丹学习人体解剖，在此期间他出版了《腺的解剖学发现》，发现从腮腺到口腔的管道，即腮腺管，也被称为"斯滕森管"，还研究了淋巴结和唾液腺的解剖。

3. 门罗孔（Foramen of Monro）

亚历山大·门罗（Alexander Monro，1733—1817）是苏格兰解剖学家、医生和医学教育家，他将临床医学引入医学课程。在解剖学上的主要成就是描述了淋巴系统，详细地阐述了肌肉骨骼系统。以关于颅内压的门罗 – 凯利学说（Monro-Kellie doctrine）而闻名。乔治·凯利（George Kellie，1770—1829）是门罗的学生，这是他们两人合作提出的一种假说。所谓"门罗孔"是指大脑中的室间孔。

4. 马让迪孔（Foramen of Magendie）

弗朗索瓦·马让迪（Francois Magendie，1783—1855），法国生理学家，法国实验生理学的先驱。他以描述"马让迪孔"（即第四脑室正中孔）而闻名。马让迪对神经系统进行了一系列实验，特别是验证了脊髓中感觉神经和运动神经的分化，即所谓的贝尔 – 马让迪定律（Bell-Magendie Law）。英国认为是查尔斯·贝尔爵士（Sir Charles Bell）首先发表了他的发现，而马让迪偷走了他的实验。这种科学竞争的激烈程度可与当年牛顿和胡克之间的竞争相提并论。马让迪还因施行活体解剖研究而遭受非议。

5. 斯卡帕筋膜和斯卡帕液（Scarpa's fascia, Scarpa's fluid）

安托尼·斯卡帕（Antonio Scarpa, 1752—1832）是意大利帕维亚大学的解剖学教授、莫尔加尼的学生，1791 年他因对神经节、听觉和嗅觉器官的结构，以及解剖学和生理学的其他方面的独到见解当选为英国皇家学会会员，1821 年他当选为瑞典皇家学会会员，1832 年去世。他的学生对他进行了尸检，作为当时最伟大的解剖学家和科学家，他的头颅放在解剖学会展览，如今他的头颅置放在帕维亚大学解剖博物馆。解剖学中有诸多术语以他的名字命名，计有：斯卡帕管（Scarpa's canals，即鼻腭神经和血管的分离管）、斯卡帕筋膜［Scarpa's fascia，即腹浅筋膜的深层（膜层）］、斯卡帕液（Scarpa's fluid，即内淋巴，包含在内耳膜迷路中的液体）、斯卡帕神经节（Scarpa's ganglion，即前庭神经节）、斯卡帕裂孔（Scarpa's hiatus，即蜗孔）、斯卡帕髓鞘（Scarpa's sheath，即睾提肌的筋膜）、斯卡帕眼葡萄肿（Scarpa's staphyloma，即后葡萄肿，近视眼由于退行性变化而引起的眼球后极附近的突起）、斯卡帕三角（Scarpa's triangle，即股三角，分布在股三角内的股神经的分支）。

6. 内侧丘系（Reil's ribbon）

约翰·克里斯蒂安·赖尔（Johann Christian Reil, 1759—1813），德国物理学家、生理学家、解剖学家和精神病学家。1808 年，他创造了德文的"精神病学"术语。1809 年，他第一个描述了大脑半球内部的白色纤维束，现在被称为"弓形束"。以他的名字命名的解剖学名词有雷氏指（Reil's finger，后称雷诺综合征）及内侧丘系（Reil's ribbon）和脑岛（islands of Reil）。

7. 雷丘斯间隙（Retzius' space）

安德斯·雷丘斯（Anders Retzius, 1796—1860），瑞典解剖学家。雷丘斯研究了来自不同种族的许多不同的头骨类型，因为每个种族的头骨都有所不同，所以他相信每一个种族都有自己独立的起源，以他名字命名的术语是雷丘斯间隙（即耻骨后间隙，又称为 cave of Retzius）。

8. 帕奇尼小体（Pacinian corpuscles）

菲利波·帕奇尼（Filippo Pacini, 1812—1883），意大利解剖学家。1831 年，在上解剖课时，帕奇尼发现了可以探测压力和振动的神经系统中的小感觉器官。从 1833 年起，他对这些问题进行了深入的研究，1835 年在佛罗伦萨的社会医学联合会上首次介绍了他的研究。1840 年，他发表了其研究成果，几年之内，帕奇尼小体（即环层小体）在欧洲广为人知。帕奇尼之后在比萨大学任解剖学教授。

9. 布罗卡区（Broca's area）

皮埃尔·保罗·布罗卡（Pierre Paul Broca, 1824—1880），法国医生、解剖学家和人类学家。他最为人知的是对布罗卡区的研究。布罗卡区是额叶的一个区域，以他的名字命名。布罗卡的研究领域与语言有关，研究表明，失语症患者的大脑在左额叶皮层的一个特定区域有损伤。这是大脑功能定位的第一个解剖学证据。布罗卡还提出了一个公式（一个成长完全的成人，其理想体重的千克数应等于身长超过 1 m 的厘米数）和视平面（Broca's plane），他的工作促进了体质人类学和人体测量学的发展。

10. 迈斯纳丛，迈斯纳小体（Meissner's plexus, Meissner's corpuseles）

乔治·迈斯纳（Georg Meissner, 1829—1905）是德国哥廷根大学解剖学家和生理学家，他与德国著名解剖学家鲁道夫·瓦格纳（Rudolf Wagner, 1806—1864）有密切合作。1851 年，他陪同瓦格纳等人去的里雅斯特探险，在那里他对鱼雷鱼进行了科学研究。1852 年，他在哥廷根获得博士学位，后来在巴塞尔（1855）、弗莱堡（1857）和哥廷根（1860—1901）担任大学教授。他的名字和迈斯纳小体（即触觉小体）有关，迈斯纳小体是一种机械感受器。1852 年，迈斯纳首次描述了迈斯纳小体，但瓦格纳认为是他先发现了这些微粒。两人之间发生了争议，导致了持续数年的紧张关系。

以迈斯纳名字命名的还有迈斯纳丛，即消化道黏膜下神经丛。此外，迈斯纳对消化系统中蛋白质的性质和分解进行了研究。

11. 埃 – 韦二氏核（Edinger–Westphal nucleus）

埃 – 韦二氏核，即动眼神经副核。1885 年，德国神经学家路德维希·埃丁格（Ludwig Edinger，1855—1918）在他的《人类胎儿大脑》（*Human Fetal Brain*）中对该核进行了描述；1887 年，德国精神病学家卡尔·弗里德里西·韦斯特法尔（Carl Friedrich Otto Westphal，1833—1890）在其《成人大脑》（*The Adult Brain*）中对其进行了描述。

12. 贝茨细胞（Betz cell）

弗拉基米尔·阿列克谢耶维奇·贝茨（Vladimir Alekseyevich Betz，1834—1894），苏联乌克兰解剖学家、基辅大学杰出解剖学教授，贝茨细胞的发现者。贝茨制作的脑组织制品曾两次获奖（1870 年全俄制造展和 1873 年维也纳世界博览会）。1874 年，贝茨描述了初级运动皮层中巨大的锥体神经元，这些神经元后来被命名为贝茨细胞（Betz cell）。他著有《肝脏血液循环》（*On the Hepatic Blood Circulation*，1863）、《人体中枢神经系统探索新方法》（*A New Method of Human CNS Exploration*，1870）、《人大脑回的分组》（*On the Grouping of the Convolutions of Human Brain*，1871）、《人大脑皮层的两个中心》（*Two Centers in the Human Brain Cortex*，1875）、《人脑的表面解剖》（*An Anatomy of the Human Brain Surface*，with an Atlas and 86 Tables，1883）。

13. 利绍尔束，利绍尔麻痹（Tract of Lissauer，Lissauer's paralysis）

海因里希·利绍尔（Heinrich Lissauer，1861—1891），德国神经学家，以他名字命名的有利绍尔束和利绍尔麻痹。1885 年，他描述了背外侧束，这是一束位于脊髓后角顶端和脊髓表面之间的纤维，后来被称为"利绍尔束"。另一个术语利绍尔麻痹，是一种中风型全身麻痹。

上述只是一部分在医学实践中经常使用的术语（更多的可参考相关文献 [1]），这些让人们联想到解剖学家在医学知识进步方面所做的巨大努力。这些名词在现代教科书中有的已不复存在了，甚至有可能年轻的医学院医学生视为讨厌的东西。但那些献身于医学科学和艺术的先驱者的名字应该永垂不朽。要获得诸如此类的伟大成就并非轻而易举，他们是在宗教或政治偏见、压迫、迷信、迫害，有时甚至是处决的情况下展开研究，不畏艰难，最后取得了对人类有益的成果。

（高晞）

[1] 席焕久，高晞，周国民，等. 以人名命名的解剖学名同 [J]. 解剖学杂志，2020，43（3）：263-274.

第二篇　中国解剖学科创建史
（19 世纪中叶至 1949 年）

第四章　中国近代解剖学产生的时代背景

第一节　明清西学东渐

学术界大致认可"西学东渐"肇始于 16 世纪明万历年间，它是一项由欧洲耶稣会传教士开创的宗教文化和科学传播事业。这项跨文化传播活动分为两个阶段，第一阶段为晚明至清雍正元年，以耶稣会士和法国天主教传教士为主体，翻译介绍西方宗教、政治、科技和文化思想；第二阶段为清嘉庆年间，由基督新教在广州重新开展的西学传播，直到民国初。这两次文化传播活动构成了中国近现代史上重要的一个环节，给中国知识界带来前所未有的刺激，对明清学术界产生深远的影响。作为西学东渐中一项重要内容的"西医传入"，不仅在中国创造了一个新的医学体系，改变了中国人的医疗方式和卫生思维，而且影响到中国医学的知识转型。

一、明末清初的西学东渐

16 世纪的欧洲处在对外扩张的早期阶段，为开辟海外市场，列强各国将触角延伸到大洋洲、美洲、非洲和亚洲国家。一方面，通过武力直接掠夺那些地区的资源，建立殖民统治；另一方面，派遣传教士通过"福音传教"，归化当地人的信仰，达到进行思想和文化渗透，全面统治被殖民民族的目的。在此背景下，基督教各修会和传教会的海外传教士便应运而生。1543 年，西班牙人依格纳西奥·德洛约拉（Ignacio de Loyola，1491—1556）在巴黎创设耶稣会，该会的主要任务是教育与传教。

1582 年，意大利耶稣会传教士利玛窦（Matteo Ricci，1552—1610）抵华，揭开了"西学东渐"的帷幕。28 年的传教经历，利玛窦确立了基督教在华传教以西学入门知识替代西教要理，开创了"学术传教"的道路。据统计，在 1552—1800 年，来华耶稣会士共计 975 人，他们受过良好的教育，具有神学、人文和自然诸学科的较高素养。通过翻译著书和教学等方式，将西方的天文历法、数学、物理、生物、医学、农学、历史、地理、音乐、美术、建筑、文字和教育等欧洲自然科学、人文观念和宗教意识传入中国。

第一部以"西"字命名的科学著作，是 1595 年利玛窦的《西国记法》。"西学"一词最早见于意大利耶稣会传教士艾儒略（Giulio Aleni，1582—1649）介绍欧洲大学的《西学凡》。此外，还有以"泰西"为名称的科学和医学译著，比如德国耶稣会士邓玉函（Johann Schreck，也称 Joannes Terronz、Joannes Terentius，1576—1630）的《泰西人身说概》、意大利耶稣会传教士罗雅谷（Giacomo Rho，也称 Jacques Rho，1593—1638）的《人身图说》和意大利耶稣会士熊三拔（Sabbatino de Ursis，1575—1620）的《泰西水法》。西学东渐涉及历学、算学和地理学。

1. 天文历法

1605 年，利玛窦与明万历进士李之藻（1575—1630）合译《乾坤体义》和《浑盖通宪图说》，介绍日月食、星球大小距离等天文学知识，称为"西法入中国之始[①]"。罗雅谷等所译的《五纬历指》介绍了伽利略在观测天体方面的成就。1629 年设立研究西洋历法历局，延请耶稣会士执掌钦天监。历局编成《崇祯历书》，清初以此作基础，编成《时宪历》而行于世。

2. 数学

利玛窦与徐光启（1562—1633）合译欧几里得的《几何原本》，是第一部西方数学译著。耶稣会士还介绍代数、几何、三角等常识。在西洋数学的影响下，国人自撰的数学书不断涌现，有徐光启的《勾股义》，清代数学家杜知耕的《几何论约》和清代天文学家、数学家梅文鼎（1633—1721）的《历算全书》等。

3. 地理学

1593 年《无极天主正教真传实录》介绍地圆说。1602 年，利玛窦绘制的《坤舆万国全图》，有南北极、赤道、经纬度和各国地名，他提出亚、欧、非、美及南极洲五大洲的观念。艾儒略的《职方外纪》推广世界地理知识，使中国士大夫的世界观为之一新。

4. 西洋火器制造

明代政府为对付边患，曾命耶稣会士翻译兵书，指导制造西洋铳炮——"佛郎机"。德国耶稣会士汤若望（Johann Adam Schall von Bell，1592—1666）曾编撰《火攻挈要》，论述铳、鸟枪、火箭和地雷等各种火兵器的制造、装置及火攻、守城和炮战等原则。

此外，西方物理学随传教士所译介的机械等相关知识传入，邓玉函的《远西奇器图说》讲述力学原理和应用，明末清初的物理学家方以智（1611—1671）的《物理小识》吸收西方物理学知识。建筑、绘画、音乐和文字研究等知识亦一并传入中土。

曾有学者指出："尝考西士所著之书，在我国学术界上，其影响不限于局部而为整个者也……西士所讲之学、所立之说，有起衰振敝之功、回生扶死之效……西士所施于吾国学术界之影响，不在某种学问而在于汉学之精神，即以科学之方法研究学问，故其所讨论者皆切实用之学。"[②]

二、明末清初的西医传入

1569 年，耶稣会传教士神父在澳门设两所西式医院。16 世纪中叶，澳门再设一医院，名为圣拉斐尔医院。医院本是从教会的济贫院、疗养院等基础上发展起来，最初的场所均设在修道院或教堂周围，教会还设有麻风院，收留被社会抛弃的麻风病患者。16 世纪的欧洲医院，与其说是医疗场所，不如说是教会为慈善服务而设立的济贫救养院。澳门的这几所医院无疑是澳门教区的基本配置，其功能是慈善救助，目的展示基督教的福音精神。1579 年前后，澳

①　四库全书总目：卷一百六：子部十六［M］．清乾隆武英殿刻本．中国基本古籍库藏：1740．

②　徐宗泽．明清间耶稣会士译著提要［M］．上海：上海书店出版社，2006：3．

门建有麻风院一所，专门收治麻风病患者。

邓玉函的《泰西人身说概》（图4-1）、罗雅谷的《人身图说》中皆涉略到西方的疾病知识，比如脑出血、胃下垂、梅毒等。熊三拔的《泰西水法》记有西方国家的温泉疗法的药商管理法，"西国市肆中所鬻药物，大半是诸露水，每味用器盛置，医官止主方，持方诣肆，和药付之。"[①]艾儒略在《职方外纪》和《西方问答》中介绍欧洲病院，大西诸国济院有五等，一为养病院，病院分而三，有可以医之病，有不可医而易传染，有不可医又不传染，此三类各分其所，以医养之。艾儒略的《西学凡》描述医学教育及医师制度。比利时耶稣会士南怀仁（Ferdinand Verbiest，1623—1688）的《吸毒石原由用法》是最早的西方药物学著作，他还将温度计引荐给中国。法国传教士白晋（Joachim Bouvet，1656—1730）与张诚（Gerbillon Jean Franois，1654—1707）曾以满文编写《西洋药书》，介绍西方流行的40余种药品，分析论述瘟疫、痢疾、水痘等30余种疾病症状、病因、病理及医疗护理方法。1697年，法兰西方济会士石铎琭（Petro de la Piuuela，1650—1704）撰《本草补》，载有药物13种，介绍药物的产地、形态、主治疾病及用药法，兼及西洋医理和治疗技术。该书收录在赵学敏的《本草纲目拾遗》。

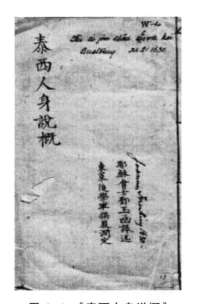

图 4-1 《泰西人身说概》

明末西洋药露炼制法传入中国，是传教士对中国药学技术发展的一项贡献。熊三拔在其《泰西水法》中对药露的功效、制法和提炼设备有详细的介绍。白晋和张诚曾按康熙帝的要求在宫廷中配制过西药，康熙专辟一房供传教士做药物实验，此为"中国最先开办的西药制造作坊"，并成功试制出金鸡纳药霜。宫中专设露房，有专职制露医生从事药露。

晚明传教士的医疗活动大多局限于澳门地区。清初至18世纪，传教士医疗活动集中在京畿地区，康熙宫廷中传教士医生甚为活跃。据统计，清宫廷中的西医生和药剂师共有25人，与医疗相关的传教士有5人。

---

① 熊三拔. 泰西水法：第一温泉：第二药露［M］// 钦定四库全书总目：子部卷四. 浙江大学图书馆藏书.

第二节　清末民初的西医传入

18 世纪中晚期，天主教在华活动因雍正禁教而戛然而止，但近年研究显示，禁教之后的北京地区乃至清宫廷中依然有西方医生活动的记录，澳门西医院从未间断其医疗活动。尽管如此，自 19 世纪初期，西医在华传播还是进入了一个新阶段，表现在两个方面，一是基督教新传教士和医生替代耶稣会士和天主教传教士传播医学知识；二是传播的规模、内容、方法和成就远远超越了前次。一般将此次传播活动称作第二次西医传入。

一、医学传教和医学传播

1805 年，东印度公司船医皮尔逊（Alexander Pierson）在澳门和广州地区为中国人施种牛痘，编写《英吉利国新出种痘奇书》以介绍种痘的方法。同时，他培训华人学习种痘技术，"由此学其术者日众。最精斯术者，莫如南海邱熺"[①]。1817 年，邱熺著《引痘略》，按中国传统文化观念、习俗甚至中医理论对牛痘接种术进行阐释，在华人中打开了通路。1850 年前，牛痘术传入江西、湖南、湖北、北京、浙江和江南等地，各地都设有种痘局。

1834 年，美国公理会派传教士伯驾（Peter Parker，1804—1888）抵达广州，目的是要在中国设医院以助传教。1835 年 11 月 7 日设眼科医馆，时称"新豆栏医局"，主治眼科。最初 3 个月诊治患者 1061 例，其中 96.1% 是眼科患者。"两年之间，医痊三千余例，肉瘤烂脚与各样症候皆来就医。"[②] 该医馆被誉为中国近代第一所西式医院。伯驾是第一位以医生身份来华的传教士。新豆栏医局的成功效应，使一直难以在华展开宗教传播的传教士看到希望，他们相信可以借助医疗手段来进行基督教和西方文化的传播。1835 年，英国医生郭雷枢（Thomas Colledge，1797—1879）在广州的《中国丛报》上发表《任用医生为传教士商榷书》，提出"医学传教"的建议。1838 年 2 月 21 日，在伯驾、郭雷枢及美国公理会传教士裨治文（Elijah Coleman Bridgman，1801—1861）商议下，"在华医务传道会"（The Medical Missionary Society in China）在广州正式成立，目的在于募集资金，协调来华的医学传教士事宜，传播医学，利用一切机会提供基督教的慈善和社会服务；投资医院、图书馆，培养和教育中国学生，从而开启中国医学近代化进程中的一个重要历史章节，医学传教士在西医传入和中国科学医学建立的过程担当了重要角色，承担基督教和西方医学科学传播的双重任务。

自此，欧美各国的各宗教团体不断派遣医学传教士来东方，设诊所与医院从事医疗传教活动。早期代表人物有英国伦敦会医学传教士雒魏林（William Lockhart，1811—1896）、合信（Benjamin Hobson，1816—1873）、美国北长老会医学传教士嘉约翰（John Glasgow Kerr，

---

① 番禺县志：卷五十四：杂记：二［M］.
② 澳门新闻纸［M］.道光二十年六月初四日（1840 年 7 月 2 日）.转引自鸦片战争：第二册［M］.上海：上海新知识出版社，1955：491—492.

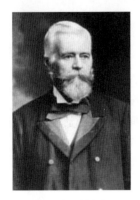

图 4-2　德贞

1824—1901）和 德贞 ①（John Dudgeon，1837—1901）（图 4-2）。1844 年 2 月，雒魏林在上海建一诊所，为上海开埠后第一所西医院，即上海仁济医院前身。1861 年，雒魏林进入北京，9 月，基督教新教的第一家京施医院在英领馆建立。1864 年，在继任者英国医学传教士德贞的主持下，京施医院迁至北京哈德门大街火神庙内，俗称"双旗杆医院"。

利用两次鸦片战争之后签订的各项条约，欧美传教士和医学传教士开设的西式诊所和医院逐步由南向北，一路拓展到北京，又沿着长江由通商口岸深入中国腹地和偏远城市，有广州金利埠惠爱医馆、广州博济医院、天津伦敦会施医院、苏州博习医院和沈阳盛京施医院等。1893 年，英国医学传教士梅藤更（David Duncan Main，1856—1934）在杭州建麻风病院，嘉约翰在广州设中国第一所疯人院。据 1890 年统计，全国约有教会医院 61 家和诊所 44 所 ②。19 世纪 90 年代以后，有南京鼓楼医院、保定思罗医院、湖北德安普爱医院、成都存仁医院、合肥基督医院、夏葛妇孺医院等。还有美国长老会 1898 年建的常德广济医院、1902 年建的湘潭惠景医院，英国基督教 1901 年建的衡阳仁济医院，美国复初会 1902 年建在沅陵的宏恩医院、1905 年建在岳阳的普济医院，挪威信会 1905 年建在益阳的信义医院，英国循道会 1905 年建在零陵的普爱医院及建在邵阳的普爱医院，美国雅礼协会 1906 年建在长沙的雅礼医院。19 世纪 70 年代开始有女性医学传教士来华，至 1890 年至少有 38 名女医生在天津、烟台、汕头等设女医馆和妇孺医馆 ③。

大量进出教会医院的中国患者及其所患之疾病，为西方医生展开疾病学和中医文化研究提供了充分的实例，医院成为科学研究和中外医学文化交流与碰撞的重要场所。据 1887 年统计，在中国境内活动的医学传教士多达 164 名。1887 年，在美国传教士文恒理（Henry William Boone，1839—1925）、嘉约翰和美国传教士柏乐文（William Hector Park，1858—1927）等资深医学传教士的倡导下，中国教会医学会（The China Medical Missionary Association，中文简称博医会或中国博医会）④ 在上海成立，同时创办学术刊物《博医会报》。宗旨是：①沟通医疗信息，探讨治疗方法；②将西医传输到偏僻地区，使众人受益；③以医传道；④探讨西医未曾见识过的疑难杂症，共同推进医学进步。博医会的成立标志着西医在华传播进入一个新时代，由医学传教进入医学传播和建立中国科学医学的时代。

这里需要指出的是，西方传教士来华一方面传入了西方的科学与文化，另一方面也把中国的科学文化（如解剖学）介绍到西方。传教士写的报告、书信、专著和他们带回的民间典籍，对西方社会和科学的发展起了一定的推动作用。

---

① 德贞，英国医学传教士。1862 年毕业于英国格拉斯哥大学，1863 年来华，在北京开设双旗杆医院（即北京协和医院前身）。1869 年，他被京师同文馆聘为解剖和生理教习，成为第一位中国官方的解剖教授。1886 年，他翻译的《全体通考》在北京出版，此为《格氏解剖学》第一部中文全译本，也是中国官方的第一部解剖学教科书，在此书中德贞首次确立了 "anatomy" 为 "解剖学" 的中文译名。

② Records of the General Conference of the Protestant Missionaries of China［C］. Shanghai，1890：735.

③ Records of the General Conference of the Protestant Missionaries of China［C］. Shanghai，1890：733.

④ 刘远明. 中国近代医学社团——博医会［J］. 中华医史杂志，2011，41（4）：221-226.

二、医学专业化与职业化

19 世纪是欧洲医院蓬勃发展进入近代医学的革命性时代，特征是由"科学"的方法和体系取代传统医学，表现在三个方面：医学向职业化和专业化方向发展；在实验物理和化学基础上，科学思想主导医学理论和医疗实践；卫生学和公共卫生概念兴起。这些先进的科学思想在 19 世纪末随西医传入一并进入中国。

（一）医学教育

1843 年 11 月，在宁波的商业区，美国浸礼会的玛高温医生（Daniel Jerome Macgowan，1814—1893）利用中国商人提供的房屋开办了主要治疗眼病的诊所。不久，他感到教会医院不应只限于对疾病的治疗，还应该传播现代医学知识。于是在 1845 年，他募集了 2000 卢比的资金，购置解剖图谱、教具和模型，开办了医学班，招收学员和当地医生，教授解剖学、生理学等课程，[①] 并举办了一次题为"解剖学和治疗艺术的科学"的讲座，虽然此次讲座的听众很少，而且影响不大，但是这却是现代解剖学在中国的第一次授课。

早期教会医院都收有生徒，教授基本西医内外科知识。合信和玛高温曾给学生讲解剖学。19 世纪 60 年代，医学传教士认识到医学教育的重要性，1866 年，嘉约翰与黄宽在博济医院授徒的基础上，建立"博济医校"。1879 年，博济医院正式设"博济医科"，定名为"南华医学校"，学制 3 年，招收女学生。博济医校是中国第一所西式医学校。19 世纪 80 年代，一些教会医院逐步发展医学教育。1880 年，文恒理在上海同仁医院建立医学校，是为圣约翰大学医科前身。1880 年，梅威令（William Wykeham Myers，1846—1920）在高雄建立"慕德医院"，内设医学课程，是为台湾现代医学教育之滥觞。1883 年，苏州博习医院开办医科，1884 年，杭州广济医院办广济医校。1887 年，香港爱丽思纪念医院设西医书院，校长为世界著名的"热带病学之父"——美国医生万巴德（Patrick Manson，1844—1922）。20 世纪以前，有南京斯密斯纪念医院医校、济南华美医院医校、苏州福音医院医校及广东女子医学院（后更名为夏葛女子医学校）等医学校。

1896 年博医会向全国教会医院发放了 140 份调查问卷，收到 39 份反馈，其中 24 所医院有医学教育和医学培训的记录，共计培训医学生 268 名，已毕业学生约 300 名，肄业生 250—300 名，受训年限有三四年，或是五六年不等。[②] 19 世纪末，医学校教学设备（校舍、经费、教学仪器）、教科书、师资队伍、生员人数、教学质量都积累到一定程度，医学教育渐成规模。部分医校还开展护理教育，这些成果虽为中国医学教育发展奠定了基础，但要形成规模发展尚有一定距离。

1905 年，医学传教士提议联合办学以提高中国医学教育水平[③]，1906 年，由英国伦敦会、美国长老会等各国传教团联合创办北京协和医学堂。1914 年，湖南育群学会与美国耶鲁大学部分校友联谊会——"雅礼协会"（Yale-in-China）合作建立"湘雅医学专门学校"，以欧美

---

① 张大庆. 中国近代解剖学史略 [J]. 中国科技史料，1994，15（4）：21-31.

② James Boyed Neal. Medical Teaching in China [J]. China Medical Missionary Journal，1897，11（2）：92.

③ Records of the General Conference of the Protestant Missionaries of China [C]. Shanghai，1890：710-711.

甲种医科大学的模式为样板办学，教学活动全用英语。中国医学教育从此步入一个新时期，其重要特征为：① 专业化和职业化程度提高，基本替代医学传教的色彩；② 中国医生和教师进入教育领域，并担当重要的角色，承担起西医科学传播的重任，湘雅创始人之一兼校长、后来中华医学会的创始人颜福庆就是代表。1915 年，北京协和医学堂被美国洛克菲勒基金会收购后，在重金资助和约翰·霍布金斯医学模式的打造下，协和医学院成为中国乃至亚洲地区最有影响力的医学校，医学教育专业化、科学化和本土化成为中国医学教育的主要发展方向。

（二）医学教科书和汉译医学著作出版

近代西医之所以能很快在中国立足，引起医学革命，在很大程度依赖于医学教科书和汉译西医书籍的出版。作为科学知识传播的重要载体，清末民初出版的系列西医学书不仅提升了中国医学教育质量，而且向中国知识精英和普通大众普及了现代医学科学和公共卫生知识。近代第一部西方解剖学与生理学书，是 1851 年合信翻译的《全体新论》（图 4-3）。合信行医中发现，中国医学生缺乏基础医学教育。他试图翻译阐明医学的一个基本道理："夫医学一道，功夫甚钜，关系非轻。不知部位者，即不知病源，不知病源者，即不明治法，不明治法而用平常之药，犹属不致大害，若捕风捉影以药试病，将有不忍言者矣。"[1] 这体现了合信编译出版《全体新论》的初衷。合信另译有《博物新编》《西医略论》《妇婴新说》《内科新说》和《医学英华字释》（图 4-4）。合信译作在 19 世纪 80 年代以前，是教会医院和医学校专用教科书。

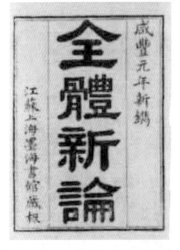

图 4-3 《全体新论》（高晞提供）

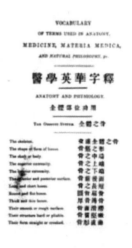

图 4-4 《医学英华字释》

最早出版汉译医学书籍的是嘉约翰主持的博济医局。此外，江南制造局翻译馆、京师同文馆、美华书馆以及帝国海关总税务署都相继出版医学著作。1877 年成立的益智书会，是在华基督教传教士自行组织的编辑、出版教科书的机构，其最具规模、最有影响的是英国教士傅兰雅（John Fryer，1839—1928）编写的《格致须知》和《格物图说》两套丛书，其中有《全体须知》（图 4-5）和《全体图说》。博医会成立之后，接替益智书会承担医学教科书的翻

---

① 合信. 全体新论：序［M］. 江苏上海墨海书馆藏版，1851（清咸丰元年）.

译及英文教科书的出版事宜。同时，博医会成员提出医学名词翻译的标准化问题。1894年出版《疾病名词词汇》，1898年出版《眼科名词》，1908年出版《英汉医学词典》，皆为后来科学名词统一奠定了基础。

近代汉译医书及主要教科书有：

解剖生理类：美国医学传教士柯为良（Dauphin Willim Osgood，1845—1880）的《全体阐微》（图4-6）、嘉约翰的《体用十章》、德贞的《全体通考》（图4-7）、美国医学传教士惠亨通（Henry Thomas Whifney，1849—1924）的《体学新编》（图4-8）、高士兰（Philip B. Cousland，1860—1930）的《体功学》和博恒理（Henry Dwight Porter，1845—1916）的《省身指掌》（图4-9）等。

临床类：嘉约翰的《裹扎新法》《割症全书》《花柳指迷》《皮肤新编》《西医内科全书》《内科阐微》《眼科撮要》《炎症全书》《热症全书》《妇科精蕴图说》，梅藤更的《西医外科理法》和美国医学传教士聂会东（James Boyd Neal，1855—1925）的《眼科证》等。

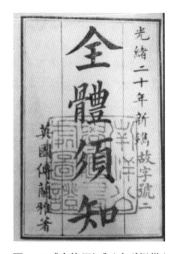

图4-5　《全体须知》（高晞提供）

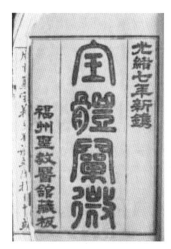

图4-6　《全体阐微》（高晞提供）

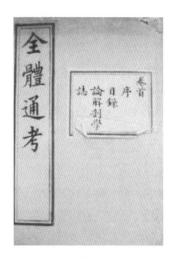

图4-7　《全体通考》（高晞提供）

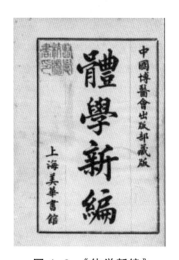

图4-8　《体学新编》
（高晞提供）

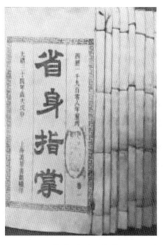

图4-9　《省身指掌》9册装
（李瑞锡提供）

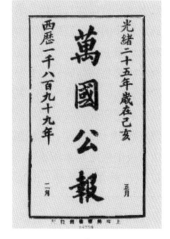

图4-10　《万国公报》
（高晞提供）

药学类：嘉约翰的《西药略释》，洪士提反（S. A. Hunter）的《万国药方》。

卫生护理类：傅兰雅的《化学卫生论》《居宅卫生论》《初级卫生编》《孩童卫生编》，嘉约翰的《卫生要旨》等著作。

除上述汉译医学著作外，值得一提的是传教士创办的中文杂志，这些媒体同样担当西医知识传播与普及的职责。1857 年，伦敦会（The London Mission Society）在上海刊行《六合丛谈》，便分节连载《全体新论》及其图谱，其影响超越出教会医院而进入更广泛的社会领域。此外，《教会新报》《中西闻见录》《格致汇编》和《万国公报》（图 4-10）都无一例外有医学专栏、医院医学报告和西方医学最新成就的报道。

（三）医疗技术与科学研究

1858 年，陆以湉（1802—1865）在《精校冷庐医话》里谈道："西国医士合信氏《西医略论》略论内症，而详外症，其割肉锯骨等法皆中国人所不敢用者。内治之法亦与中国异，如治疟用信石酒、霍乱用鸦片膏、樟脑滚酒和服，使中国医人用之悖矣。其诊脉至数验以时表，取其旋运有准。谓华人用鼻息呼吸，恐有迟速长短，不如时表之准也。"王韬（1828—1897）早就认识到，"西人治病，大半乞灵于器，精妙奇辟，不仅如华医之用针灸已也"。1846 年，美国波士顿麻省总医院首次使用乙醚麻醉手术，翌年，伯驾便将此技术传入中国运用于外科手术。1847 年，苏格兰医生辛普森（James Young Simpson，1811—1870）成功用氯仿完成麻醉手术；1866 年，德贞在北京施医院采用此技术已使患者达到"用刀不知痛法"的境界。1895 年，X 光机发明后即运用于医学诊断。《点石斋画报》曾图文并茂地报道苏州博习医院引进 X 光机的新闻——《美国新出一种宝镜，可以照人脏腑》。

风靡一时的《自西徂东》①介绍："西医之器皿件件精良，用时辰表以验脉息，寒暑表以试血热。闻症筒以听心肺之病，化学验纸以试溺，银针探伤口，显微镜以观脓血。至若眼、喉、溺道、子宫、肛门皆有器以探阅。"②此外，"如电器箱能治风湿、瘫痪，电器线结除赘肉，盖光以线紧扎之，借电器以除之也"。《泰西新史揽要》③中有"听肺筒者，测喉镜者，验目镜治目疾者，显微镜，蒙汗药等"。

正如列强海外殖民（1878—1940）一样，现代医疗器械也是近代工业革命的产物，西医在欧洲之外传播亦与近代科学革命思想产生着不可分割的关联。其中，18 世纪在欧洲兴起的疾病地理学的概念鼓励着科学探险者和医学家在全世界寻找新的疾病，19 世纪"热带病学"概念和研究就是西方医生在东方所开创的一个新的研究领域。博医会组织中国疾病地理学的考察、资料收集整理与研究。参照国际医学界的研究热点，选取考察中国的热带病和亚热带病状况为研究方向，并最终落实以寄生虫病为个案研究的方面。1910 年之后，《博医会报》几乎每期都有该疾病的研究报告。此外，斑疹伤寒、麻风病、脚气病和象皮肿等区域性疾病，都进入他们的调查视野。1892 年，英国医生礼敦根（Duncan Reid）作"人与微生物争战论"讲演，谈到疾病由"极细微之生物所成"，是近代微生物学由西方传入中国的最早文字记载。同时，《博医会报》刊载多篇科赫（Robert Koch，1843—1910）和巴斯德（Louis Pasteur，1822—1895）

① 《点石斋画报》六集刊之，德国传教士花之安（Ernst Faber，1839—1899）所著，1879 年 10 月至 1883 年刊发在《万国公报》上。
② 花之安. 自西徂东［M］. 上海：上海出版社，2002：20.
③ 李提摩太. 泰西新史揽要［M］. 上海：上海出版社，2020：160.

研究的最新发明。20世纪初，西方学者开始在中国的一些研究所从事医学微生物学研究。1910—1921年，伍连德（1879—1960）用近代微生物学知识对鼠疫和霍乱病原进行探索和防治。医科学校都陆续开设了细菌学课程，成立细菌学研究部。国人自编或翻译了一些微生物学书籍，有丁福保 ① 的《病原细菌学》和汤尔和 ② 译《近世病原微生物学及免疫学》等。

第三节　中国医学的知识转型

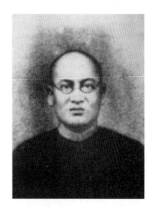

在西医传入过程中有一股力量始终在起作用，那便是中国士大夫和知识精英，正是在他们的支持与合作下，西医科学传入才能顺利展开，推进中国医学知识的转型进程，完成近代史上的这场重要的跨文化活动。一是由教会资助和清政府派遣出国的医学留学生。早期归国的学生中，黄宽（图4-11）是一个标志性的人物。他的医疗人生与教会和教会医院有着密不可分的联系，他通过医疗技术与中国患者和士大夫沟通，展示西医学优势。19世纪末至20世纪初，大批留日学生归国，一度兴起由日文转译西医学的热潮。二是由清政府派遣出国的外交官和主管总理衙门的大臣们，他们目睹或亲身感受到中西医学在技术与思维上的差异，了解了西医医学教育和医师管理体系，间接地推进了西医传入的进程。

图4-11　黄宽

黄宽（1829—1878），名杰臣，号绰卿，广东香山人。清代医学家、教育家。清末中国第一位留英医学博士，1857年在英国爱丁堡大学获博士学位。同年回国在香港伦敦会医院工作，第二年到广州惠爱医馆。1866年受聘于博济医院的华南医学校教授人体解剖学、生理学等课程。1867年任博济医院代理院长。同年，他亲自执刀首次进行尸体解剖，成为中国医学近代史中，第一位真正意义上的人体解剖学教师，进行了以医学教学与解剖学教学研究为目的的实地人体解剖。也是一位真正为国人医疗服务的中国西医医生。（丁文龙　沃雁）

一、同文馆和格致书院的官办医学教育

1862年创建的京师同文馆是中国政府官办的外语人才学校，一所以教授西语为主，兼及自然科学和法律知识的官办教育机构，是近代官办第一所新式教育机构。1865年同文馆设立医学科。1871年，同文馆聘请德贞任医学教习，向中国士大夫教授医学、生理学和解剖学，是为中国官方西医教育的开端。同文馆的医学教育长达30余年，直到1903年并入京师大学堂，成立医学部。1873年，上海格致书院成立，这所半官方的学堂，开创近代中西文化汇通的先例，在医学教育方面首创中西医学知识并存的局面。学校既规定学生阅读西医书籍，同时也列出大量中医经典供学生参考，如:《钦定医宗金鉴》《慎疾刍言》《神农本草经》《兰台轨

---

① 丁福保（1874—1952），江苏无锡人，字仲祜，别号畴隐居士。

② 汤尔和（1879—1940），解剖学家、医学教育家。1910年毕业于日本金泽医学专门学校。1912年在北京建立起中国第一所国立医学校——北京医学专门学校（北京医科大学前身）。曾于1912年、1916年两次出任北京医学专门学校校长。

范》《伤寒略例》《千金方》《外台秘要》《临症指南》《本草摘要》等。中西医学教学并进的目的是探讨中西医学的差异，比如："昔扁鹊为两人互易心，仲景穿胸纳赤饼，华佗刳股去积聚，在肠胃则湔洗之。今其法华人不得，惟西医颇用其法，而不尽得手，究竟中西医理孰长？"又如，学生以为"中医失之庸，西医失之霸。中正和平，中医得之，体验详确，西医得之。中西之医学，得亦半失亦半也"。在学习了解西医知识的同时，思考中西医学的差异和优劣，中西汇通的思想已初露端倪。

二、丁福保与日文医学译作

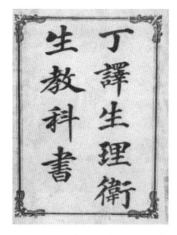

图 4-12　《丁译生理卫生教科书》（高晞提供）

如果探究近代中国西医译著的影响和演变，丁福保的功绩不容忽视。他幼年多病，"甚瘦弱"，特别留意卫生之事，他对于体操、深呼吸、日光浴和冷水摩擦等有心尝试实践，曾随医学翻译家赵元益（1840—1902）习医。1901 年，他来到上海就读南洋公学东文学堂，他是清末第一代由国内东文学堂培养出来的学生，早年的日文训练和编译日文读本经验，为他后来翻译医书奠定了语言基础。丁福保不仅开启国人翻译西医文献的先河，改变汉译西医著作由外国人独擅的局面，而且将西医知识由西文翻译转向借鉴日文译本，树立与英美体系相对的日派医学体系。1899 年，丁福保编译通俗医学书《卫生学问答》。1903 年，丁福保入京师大学堂译学馆担任算学和生理学教习。1906 年，他在无锡租借刘抚院，与同人组织译书公会，拟刊印医书。他从日文西医书中选择河内龙岩《内科全书》、安藤重次郎等著《内科学纲要》，译成中文。另外，他还编了《医学提要》《医学补习讲义》《医学纲要》《医学指南》。1908 年，他编辑出版"丁氏医学丛书"，其中包括解剖生理卫生学（图 4-11）、病理学及诊断学、内科及外科学、传染病及免疫学、肺痨病学、妇产科及儿科学、药物学及处方学、细菌学、法医学、身心医学[①]。1910 年，丁福保发表《说解剖学》一文，回顾了近代以来西方解剖学知识传入的历程，以比较研究法分析中西医学中对解剖学知识的不同解释，以其亲身经历介绍了日本解剖学教学的方法、教材和解剖学陈列馆。丁福保还编了《解剖学生理学译名异同表》，著有《解剖学讲义杂议》《丁氏医学丛书》，创建了用通俗性小册子向大众普及疾病与卫生知识的形式。

三、近代医学新格局

1881 年，李鸿章创立天津西医医学堂，聘请英国医学传教士马根济（John Kenneth Mackenzie，1850—1888）主持。1894 年，李鸿章创办第一所中国人主持的西医医院——天津储药施医总医院，总医院附设西医学堂。医学课程按西方医学院的标准来设置，费用都从海防经费中拨付，目的在于专门为清政府培养军医人才。1902 年，袁世凯在天津创立北洋军医学堂，专门培养北洋陆军军医，聘请日本军医正平贺精次郎为总教习。尽管这两所医学堂是为满足军事发展

---

① 根据邹振环《丁福保与"丁氏医学丛书"》（《东方翻译》，2011 年第 6 期）一文统计。

的需求而建立，但标志着按西医体系培养医学人才的观点开始渗透到晚清官方的意识中。

20 世纪初，有官员提出设医学馆的倡议，"中学堂应附设医学实业学堂"。1907 年，清学部拟设京师专门医学堂，"中西医术各有独到之处，奏定医科大学章程于中西医学必令兼修"。1912 年，民国教育部公布医学和药学专门学校规程，确定官方学制和课程，德语为第一外语，课程包括化学、物理学、系统解剖学、局部解剖学、组织学、胎生学、生理学、医化学、卫生学、微生物学、病理学、病理解剖学、内科、诊断学、矫形学、妇产科、五官科、精神病学、皮肤科和裁判医学（法医学）等 48 门学科。官办及私人开办的西学堂，大多聘请日本教习或留日归来的医生负责医学教育，在教会医院和医学校主导的医学传播领域，开拓出一个新局面，并逐步形成一定势力。代表学校为北京医学专门学校、北洋军医学堂、江苏省立医学专门学校、浙江医药专门学校、广东光华医学校等。

官方医学教育章程颁布，通过立法从正统层面确定西医体系在中国的主导地位，中国医学原有格局被打破，新的医学知识体系逐渐形成。从而构成中国近代医学的新格局，在医学传播方面，由英美主导的教会医学，日本和以德国医学为主的日本人主持的私人医院和医学校，以及中国官方和民办的中国式西医学校或中西医并重的新式中医学堂均已形成规模；在医疗技术方面，西医、中医和中西医汇通的三足鼎立局面正在成型。

（高晞）

第四节　解剖学科初创

一、早期解剖学的传播与翻译

解剖学是近代传入中国最重要的西方科学知识之一，最早可追溯到 1643 年刊行的《泰西人身说概》，译者邓玉函。邓玉函 14 岁起开始学医，1603 年在意大利帕多瓦大学与伽利略相识。1611 年，邓玉函加入耶稣会，1619 年抵澳门。他曾在当地做过尸体解剖，"迨将胸部剖视，则肺干如海绵，其上蓝点甚多"。此为西方医生在华施行剖验尸体的最早记录[①]。1622—1623 年，邓玉函在杭州太仆寺少卿李之藻家，口译《人身说》一书。

1634 年，山东进士毕拱辰（？—1644）从汤若望手中获得《人身说》遗稿，"为之通其隔碍，理其纷乱"。易名《泰西人身说概》（以下简称《说概》），"遂急授之梓"。《说概》计二卷，首次向中国士大夫展示西学思维中的人体构造、身体语言及分类范式。上卷：骨部、脆骨部、肯筋部、肉块部、皮部、亚特诺斯部（Adenos，淋巴腺）、膏油部、肉细筋部、络部、脉部、细筋部、外面皮部、肉部、肉块部、血部。下卷：总觉司、附录《利西泰记法五则》、目司、耳司、鼻司、舌司、四体觉司、行动、言语。该书以罗马解剖学家盖伦的经典解剖学为主要内容，汲取了维萨里著作中部分近代解剖学知识。若按现代系统解剖学原则对《说概》作分类分析，邓玉函的译著涉及运动系统、神经系统、循环系统和感觉系统，对运动和神经系统论述较为详尽。该书收录了利玛窦所译《西国记法》的部分内容，叙述人脑与记忆之间的关

[①]　范行准. 明季西洋传入之医学［M］. 上海：上海出版社，2020：158.

系，记忆在脑之说是为早期"西学东渐"中广为中国士大夫接受的西医学知识。

《人身图说》是邓玉函参与翻译的另一部解剖学著作。《人身图说》前半部论述胸腔和腹腔的解剖生理，后半部为 21 幅配有文字说明的人体解剖图。后人将《人身说》和《人身图说》两书合二为一，成为一部完整的西医解剖学著作。

1689 年前，耶稣会传教士白晋和张诚向康熙介绍哈维的血液循环知识。1698 年，法国传教士巴多明（Dominique Parrenin，1663—1741）继续将法国解剖学译为满文，康熙将此命名为《钦定格体全录》。但康熙以为"此乃特异之书，故不可与普通文籍等量观之，亦不可任一般不学无术之辈滥读此书也"。不容许该抄本付梓流传，因而此译本绝少有人阅读。

耶稣会士和法国传教士所译之西学中，身体知识占有一定的比重，但这部分知识并不能完全纳入医学科学领域，其中大多属于神学内容，目的是论证造物主的伟大和灵魂的存在。汤若望的《主制群征》、艾儒略的《性学觕述》、高一志（A. Vagnone，1568—1640）的《空际格致》、毕方济（F. Sambiasi，1582—1649）的《灵言蠡勺》、匡卫国（Martino Martini，1614—1661）的《真主灵性至理》、穆尼阁（J. M. Smognleck，1610—1656）的《天步真原》和龙华民（N. Longobardo，1559—1654）的《灵魂道体说》等神学作品中均涉及人体骨骼、心脏、动静脉和血液循环、感觉器官和神经系统的内容，以及希波克拉底和盖伦的四体液学说。《性学觕述》源于亚里士多德的《灵魂论》，详细地介绍了人体的感觉器及其功能，目的是讨论生物之魂，以"性学"解释"灵魂"，传输中世纪的神学思想。在此，身体知识化为灵魂追踪的载体。

清初学者毕拱辰、刘献廷（1648—1695），清中叶医学家王学权（1728—1810）、王升（1722—1821）、王士雄（1808—1868）以及学者俞理初（1775—1840）、姚衡（1801—1850）、郑复光（1780—1853），都曾阅读并引用过《泰西人身说概》。方以智（1611—1671）、王宏翰（1648—1700）和金声（1587—1645）在自己的著作中也对西方解剖学有所介绍。不过，解剖学在华传播并产生革命性影响则始于合信翻译的《全体新论》，时间在 1851年。据言，"合信始著《全体新论》时，远近翕然称之，购者不惮重价"，该书影响中国知识界整整半个世纪。1904 年，鲁迅去日本留学，选择攻读医科多少受此影响。

《全体新论》共发行 3 个版本，第 1 版刊行于 1851 年，由广州惠爱医馆出版，内有 36 张解剖图；第 2 版刊行于 1853 年，同样由广州惠爱医馆出版，此时书中的解剖图增加至 271 张；第 3 版刊行于 1853—1855 年，改为由上海墨海书馆出版，并收录在《西医五种》[①] 当中，内有 212 张解剖图。《全体新论》概述了当时西方医学最新的解剖学与生理学知识，并按照人体骨骼、肌肉、脑与神经、五官、韧带、内脏（包括消化、呼吸、泌尿、生殖等脏腑器官）的框架详细介绍了解剖的形态结构、生理功能。书中还进行了比较解剖学和组织学与胚胎学的描述，对不同人种、人与某些脊椎动物的解剖形态做了对比，最后描绘了人体胚胎的形成和发育过程。相较于早期医学传教士编纂的西方医学书籍，《全体新论》内容更加全面详尽，结合了传统中医知识，面向的社会阶层更加广泛，涉及的宗教内容也大幅减少。这些特征使得《全体新论》在近代西学的书目中占有重要的地位。

《全体新论》作为医学著作，问世后即被一些医学院校选作基础教材。例如广州的博济医

---

① 《西医五种》由合信所著的《全体新论》《西医略论》《妇婴新说》《内科新疫》和《博物新编》五册合成，1858 年在上海出版。

院（前文已经提到），孙中山先生于博济医院学习西医，那时的解剖学教材便是《全体新论》。著名医学家张山雷（1872—1934）认为：《全体新论》撰文通俗易懂，是学医者的必读之书。故在其主持浙江兰溪中医专门学校时，将《全体新论》作为学生读物。

当年，合信决定翻译《全体新书》的理由是："每见中土医书所载骨肉脏腑经络，多不知其体用，辄为掩卷叹惜。然以中华大国能者固不乏人，而庸医碌碌唯利是图者亦指不胜屈，深为惜之。"这样的认识普遍存在于 19 世纪在华传教士的意识中，丁韪良（W. A. P. Mortin，1827—1916）就说中国的医学和医生："他们从不解剖人体，根本就不知道内脏的位置所在，然而在治疗某些疾病时，他们会毫不犹豫地将银针刺进人体，这样针尖很容易触及那些性命攸关的重要器官。即使病人死去，亦可因全尸而亡聊以自慰。"

19 世纪 80 年代前后，由传教士翻译的解剖学书籍相继出版，其中有影响力的是 1881 年福州传教医生柯为良的《全体阐微》，1886 年北京同文馆出版、德贞所译的《全体通考》，1889 年江南制造局出版、傅兰雅所译的《全体须知》和 1889 年美国传教士博恒理的《省身指掌》。据贾乃真在为该书所作的序中说："每与中国医士辄与谈医，询及人之经脏百骸，所言皆出臆度。又详考中国医书，愈知所言经络脏腑，诸多舛讹，因概时医之未精。不忍坐视，故于宣道医病之暇，著成一书，签曰《省身指掌》。此非批驳华医，实欲泰西医学，流传中土故也。"[①] 其他传教士翻译介绍解剖学大致也是上述理由。一些西方人认定中国医学缺乏解剖学知识。

此外，还有一些著述，详见表 4-1、图 4-13、图 4-14。

表 4-1　中国早期解剖著述部分著述

著作	作者（译者）	出版社（单位）	出版时间	备注
全体图说	（英）稻惟德（译）	益智书会本	不详	图 8 幅
	德贞	北京施医局	光绪元年（1875）	中纸木版。有彩图，间有《洗冤集录》图比较
体骨考略	德贞	北京京师同文馆	光绪十一年（1885）	为解剖图书
身体骨骼部位脏腑血脉全图	德贞	北京京施医院	光绪元年（1875）	
体学易知	（美）贾德美	上海美华书馆	光绪二十年（1894）	8 章，插图 46 幅，彩图 7 幅。实为初级中学生理卫生衍生
体学要领	施尔德	上海美华书馆		
中西骨骼辩证		上海痨学会	光绪三十三年（1906）	
解剖学	陈滋	上海新学会社	宣统元年（1909）	内容大半源自日本今田东之解剖学
体学全旨	施尔德（编）	博医会	宣统二年（1910）	
组织学总论	二村领次郎（著）晋陵下工（译）	上海医学书局	民国二年（1913）	丁氏丛书之一
人体解剖实习法	石川喜直（著）万钧、徐云、孙祖列（译）	上海医学书局	民国四年（1915）	丁氏丛书之一
骨学讲义	谢恩增（译）	北京协和医学校	民国三年（1914）	

① 博恒理.省身指掌：序［M］.京都灯市口美华书院印镌，1885（清光绪十一年）.

著作名	作者（译者）	出版社（单位）	出版时间	备注
人体解剖学	石川喜直（著）钱稻孙（译）	日本吐凤堂	民国四年（1915）	仅第一、二两册
全体撮要	中国护理学会（译）	上海广学会	民国六年（1917）	
胎生学	汤尔和（译）	国立北京医学专门学校	民国八年（1919）	
人体标志	莫尔思等译	上海美华书馆	民国十五年（1926）	
解剖学	西成甫（著）张保庆（译）	日本同仁会	民国十八年（1929）	
解剖生理学	Bundy（著）Lyan Fultan（译）		民国四年（1915），民国十八年（1929）再版	
省身初学	（美）惠亨通（著）	福州闽北圣书会	光绪二十二年（1891）	系福州语问答体
身理启蒙	（英）艾约瑟		光绪十一年（1885）	系解剖生理卫生学，共10章，图18幅
	博恒理	总税务司署	光绪丙戌（1886）	
胎产举要	（美）阿庶顿（缉）尹端模（译）	羊城博医局	光绪十九年（1893）	上下册，图75幅，首卷详记胎儿发生
体功学	高士兰	上海美华书馆	光绪三十一年（1905）	解剖生理合一
科学名词审查本——解剖学	教育部审定委员会	上海商务印书馆	民国五年（1916）	共4册
科学名词审查本——组织学胎生学	教育部审定委员会	上海商务印书馆	民国十一年（1922）	
解剖组织胎生学新定名汇	施尔德、鲁德馨	博医会	民国十年（1921）	
男女性原论	段道光（译）			
解剖生理衍生学		上海商务印书馆		
护用解剖学	姜丹书	上海商务印书馆	民国十九年（1930）	
活动人体解剖全图	汪予罔	上海生理学会	民国十九年（1930）	

注：李文慧根据鲍鉴清《我国新医之解部学史》（1931）整理。

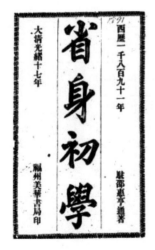

图4-13 《省身初学》（高晞提供）

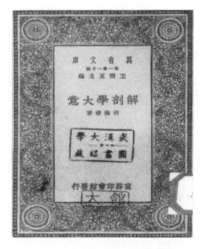

图4-14 《解剖学大意》（高晞提供）

二、"解剖学"术语汉译的演变与确定

现代汉语中"解剖学"对应于英语中"anatomy",该术语的译文于 1927 年经民国政府教育部审定,由科学名词审查委员会确定。委员会决定:英文"anatomy",拉丁文"anatomia"译为"解剖学"。[①] 中文"解剖"可对应于两个英文单词:"anatomy"和"dissection",dissection 为"解剖,解剖术"。[②]1908 年,博医会出版的《高氏医学辞汇》是第一部标准的医学英汉辞典。科学名词审查委员会成立后,《高氏医学辞汇》由科学名词审查委员会负责,1949 年第 10 版中将"anatomy"和"dissection"两词并列解释为"解剖,解剖术"。《英汉大词典》中"anatomy"和"dissection"是分别解释的:"anatomy"为名词,意为解剖、解剖学;"dissection"为名词,意为切开、解剖,或解剖体、解剖标本。"dissection"的动词原型是"dissect",意为解剖、剖割,类似中医和法医学中的"剖""剥""解""解肌""割""剐""刳"等词,"dissection"意为"解剖"的这个动作或从事的医学行为,即"解剖术"。英文"anatomy"(解剖与解剖学)最早源于希腊文,意思就是"dissection",这意味着"解剖"在西方古代医学中并不是一门学问,而是一门技巧与技术,是一门剖割术、解剖术。[③] 这与中医文献中"解剖"的意思完全一致。

中文"解剖"一词早已存在,《黄帝内经》有一段黄帝与岐伯关于身体知识的对话,见《灵枢·经水第十二》:"黄帝问于岐伯曰:经脉十二者,外合于十二经水,而内属于五脏六腑。夫十二经水者,其有大小、深浅、广狭、远近各不同,五脏六腑之高下、小大、受谷之多少亦不等,相应奈何?……岐伯答曰:善哉问也。天至高不可度,地至广不可量,此之谓也。且夫人生于天地之间,六合之内,此天地之高,地之广也,非人力之所能度量而至也。若夫八尺之士,皮肉在此,外可度量切循而得之,其死可解剖而视之。"(详见第二章)

人体中的十二经脉与五脏六腑在器质容量、尺寸和高低位置各不相等,如何能使十二经脉在内与五脏六腑对应,在外与十二经水相配合,黄帝疑惑了。岐伯回答:活人可在外度量,人死之后,可"解剖而视之"。古代医家显然明白,可以通过体表测量和尸体解剖来观察人体。古典文献中最早出现的医学"解剖"是作动词用,其含义基本等同于现代意义的"解剖",至少与古代西方医学中的"dissection"所表达的意思别无二致。正如《辞源》以现代语言所解释:"解剖,在医学或生物学研究中,用特制的刀、剪把人体或动物植物体剖开。"

当西方解剖学开始传入中国时,最早用"人身"解释"解剖学",如《泰西人身说概》和《人身图说》,亦有用"格体",如满文版的《钦定格体全录》,而没有从古籍中借用"解剖"这个词,以演绎出"解剖学"这个学科。

至 19 世纪 40 年代,合信在行医过程中发现有必要对中国助手和学生进行适当的医学基础知识教育,于是,"复将铰连骨格及纸塑人形,与之商确,定论删繁,撮要译述成书,颜曰全体新论。形真理,确庶几,补医学之未备"。

---

① 民国政府教育部审定. 解剖学名词汇编 [M]. 科学名词审查委员会编印,1927:2.
② 民国政府教育部审定. 解剖学名词汇编 [M]. 科学名词审查委员会编印,1927:52.
③ Clemente C D.Gray's Anatomy: Descriptive and Surgical [M]. 30th American Edition. Philadelphia: Lea & Febiger, 1985:1.

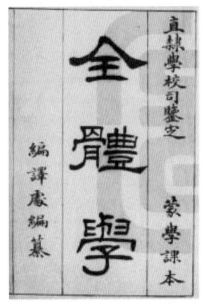

图 4-15 《全体学》

《全体新论》的出版首次出现"全体学"这个术语，西方解剖学以"全体学"的名词出现在中国读者面前，这个名词存在了近半个世纪之久（图 4-15）。"全体学"的说法应当是传教医生与中国合作者共同确定下来，并为传教士和西洋医生所接受。傅兰雅的《全体须知·序》中写道："近年来西医考求全体，极见精详，所出诸书，亦甚赅备。惟恐初学展阅，未尽了然，兹特删繁摘要，辑成六章，以便初学。第一章略论全身诸骨，第二章略论全体诸肌，第三章略论养生诸部，第四章略论全身血脉，第五章略论脑髓脑筋，第六章略论觉悟诸具。凡此皆全体切要，人所须知，故条分缕析，连类并及。学者由此浅习，复览深书，于人身全体不难豁然贯通焉。"[①]"全体"之于"解剖学"的意思在此表达得相当清晰了。之后的解剖学译作多以"全体"命名。

为了解决医学翻译中的名词和术语问题，1858 年合信曾编写过一本《医学英华字释词汇》，将"anatomy and physiology"译为"全体部位功用"。从 1850 年到 1900 年前后，以"全体"命名的解剖学译著有：《全体新论》，合信氏撰，番禺潘氏刻本，咸丰元年（1851）；《全体图说》，德贞译，北京施医局版，光绪元年（1875）；《全体学》，直隶学校编译处纂，北洋学校司编，光绪元年；《全体阐微》，柯为良译，福州圣教医院藏版，光绪七年（1881）；《全体图说》，稻惟德（A. W. Douthwaite，1848—1899）译，益智书会版，光绪十年（1884）；《全体通考》，德贞译，同文馆聚珍版，光绪十二年（1886）；《全体须知》，傅兰雅译，上海格致书馆版，光绪十五年（1889）；《全体入门》，贺路绥译，上海美华书馆出版，光绪二十八年（1902）；《全体解剖图》，塚本岩三郎绘，出版机构与时间不详；《全体学问答》，苏州崇辩学堂，便蒙汇编，出版时间不详（？—1934）。

"全体"似乎是晚清西医译著中"解剖学"约定俗成的译名，但又好像不确切。《全体阐微》附有柯为良编写的解剖学词汇对照表，名为"Anatomic Vocabulary in English and Chinese"（中英解剖学词汇表），收录了将近 2000 多个解剖学中英文词汇。但唯有标题没有译成中文，是由于柯为良以为"anatomy"已为读者熟知不需翻译，而且书名已以"全体"命名，还是他犹豫不定，难以定下准确的翻译名词，尚待进一步考证。但这却反映了一个基本事实，"全体"译名还有商榷的余地，因为当时并不是所有传教士和医生一致采纳"全体"说，尤其是一些早先进入西学翻译领域的传教士汉学家，比如英国汉学家艾约瑟（Joseph Edkins，1823—1905）就以"身体学"解释"anatomy"，将"physiology"译作"身理学"，"泰西考究身体学分二大类，一曰阿那多米（anatomy），译言剖截乃割裂死物肢体，详察其内外筋骨皮肉脏腑经络并脑气筋等质之形状，一曰非西由罗机（physiology），言生物之学，乃论呼吸出入气血周流

① 傅兰雅. 全体须知：序 [M]. 江南制造局，1889.

并饮食辅养之所"①。

　　"全体学"被确立为学科分支，已是世纪之交了。1896年梁启超编辑《西学书目表》时，在"学"类下首次列出"全体学"，将其从"医学"中分出，成为并列的两大学科：关于身体知识的基础医学（全体学）和与治疗相关的临床医学（医学）。《西学书目表》的分类法开创了中国近代书目的新分类法，对以后书目分类影响很大，1897—1909年出版的新书目录体均仿照梁启超的方法，所收录的书目亦大同小异。19世纪翻译出版的解剖著作都收集在"全体学"的目录之下。梁启超根据西译书籍的内容将解剖学与心灵学划为"全体学"类，生理学归划入"医学"类，后来出版的书目著作均遵其原则编目分类，唯一例外的是《广学会译著新书总目》的分类，该书没有设"全体学"类，而是将解剖学、生理学、医学、药学和卫生学一并归入"医学"类，这是由于广学会收录的是传教士汉学家翻译的书籍。从学科知识分类的不同以及医学书籍不同的归类，可以看出当时中国知识分子与西方知识分子对西学知识和学科体系的不同理解，而阅读理解上的差异更显示出阅读者的知识背景和对知识需求的差异。中国的知识结构中没有"人体解剖学"学科，对于中国知识界来说，这是门崭新的学科和知识，是一门关于身体和生命的新学科。20世纪初期前，中国士大夫和梁启超等新型知识分子，认识到"解剖"在了解生命科学和身体知识过程的学术意义，所以需要设立"全体学"。

　　进入20世纪，"解剖"与"全体"，分别与"dissection"和"anatomy"相对应，中文中除"全体学"之外，还有"体学""人体学"和"解剖学"的不同解释。1908年《高氏医学辞汇》的出版，标志着医学名词标准化工作迈出了实质性一步。其中"anatomy"译为"体学"，"anatomist"译为体学士和解剖士，"human anatomy"译为"人体学"，"dissection"译为解剖学。②1917年第2版与第1版内容相同。最晚在1906年前，"anatomy"这个名词还徘徊在"全体"和"解剖学"之间，没有标准说法。随着留洋医学生从英、美、日、德逐渐学成归国，他们开始承担起西医学传播责任，尤其是中华医学会的成立，医学话语权转向由中国人掌握，以传教士医生和外国医生为主体的博医会在中国医学界的影响日渐式微，他们设定的名词标准也就失去优势。1908年，京师大学堂生理学教习丁福保以博医会核定译名、新近出版解剖学书和日本最新解剖学书为参照，编写《解剖学生理学译名异同表》，在《医学世界》连载。1915年，教育部、中华医学会、中国博医会、中华民国医药学会和江苏省教育会五方各推代表，以专业学者与官方机构结合，组成联合医学名词审查委员会，期望完成医学名词统一事业。

　　1916年8月7日，医学名词审查委员会召开第一次会议，第一个议题就是要确定"anatomy"的标准译名，在确定译名的争论中，是《全体通考》起到了最后决定性的作用。

　　当时争论的焦点是发生在选择"体学"还是"解剖"之间，江苏省教育会代表余日章（1882—1936）和中华医学会的俞凤宾（1884—1930）都主张采用"体学"，理由是"体学"说法已30多年，合信《全体新论》和《全体阐微》就是讲"人体学"，而教育部代表

① 艾约瑟:《西学略述》，光绪丙戌仲夏，总税务司署印，上海图书馆藏。
② 哈佛燕京学社图书馆收有1917年第2版，感谢黄洋教授代为复制1917年版的内容，沈国威先生由日本传来1908年第1版的相关内容。特此致谢。

汤尔和建议用"解剖",这位著名的亲日派代表列举的理由是:"《全体通考》亦以称之为解剖学,若再更改,永无统一之日。"最后,余日章提出名词统一标准:一有根据;二顺习惯。当天,医学名词审查委员会第一次开会记录如下:余日章说:"体学虽已有三十余年,然限于医界,一方面仅限于西医,一方面甚不通行,与习惯不顺,未必正确,至此主张徒增纷挠,尤觉不必。"余日章宣布同意"解剖学"者举手,结果半数以上同意"解剖学"为标准译法。

1927年,由教育部审定、科学名词审查委员会编辑的《解剖学名词汇编》出版,官方正式确定"解剖学"的译名。

现代意义的"解剖学"名词的成型,是中、英、日三种语言和科学思想互动的结果,语言是表达思维的方式,是新思想传播的工具,对"解剖"和"解剖学"名词再创造过程的解读,可以还原历史的真实面目。"解剖学"译名形成过程中所经历的学科建设、思想解放、学术规范和意识创新的意义远远大于术语本身的影响,形成了中国现代医学学科建设和医学术语构成的自身特点,它是中、英、日三国学者思想交流彼此影响的互动产物,经历了将近半个世纪的探索与实践,而绝不是留日归国学生的一项创举。

(高晞)

第五章　学科体系形成

第一节　医学学校教育的开端

19世纪中叶至1949年正处于中国的晚清和民国时期，社会动荡不安，政权频繁更替，战乱不断，当权者无暇顾及医学教育，偶有教育改革政令，政府的不作为，却也给了医学教育自由发展的空间，各种教育思想、流派、实验异彩纷呈。医学学校的教育与解剖教学组织密不可分，学校教育的开始标志着学科的诞生，学科教育组织的出现意味着学科的出现。1894年中国第一所官办的具有大学属性的西医院校——北洋医学堂诞生，解剖学便作为一门重要的基础课程便在大学中展开。

一、学科教育组织的启蒙期（1805—1866）

解剖学科的确立涉及两方面内容：一是解剖学教学体系的确立；二是解剖学会的创立。后者在第七章介绍，本处略去。

中国的解剖学教育始于教会医院。1805年，英国船医皮尔逊在澳门开设医药局；1827年和1828年，英国传教士、医生郭雷枢分别在澳门、广州开设医院；1834年，美国公理会传教士伯驾在广州新豆栏开设眼科医局，该医院于1859年1月由嘉约翰在广州南郊觅新址重建，即为"博济医院"。1866年，博济医院成立"博济医学堂"。一般把它视为近代西医学校在我国的开始。这类学校在19世纪末20世纪初设立的较多，比较著名的有广州夏葛医学校（1901）、上海震旦医学校（1903）、北京协和医学校（1906）、上海德文医学堂（1908）、四川华西协和大学医学院、沈阳南满医学堂（1911）等。1835年，伯驾在广州设博济医院曾招收一名学徒关韬，对其开展系统的医学教育，其中是否有专业的解剖学习无专门记载，但关韬后来能非常熟练地施行眼科的外科手术，应当是掌握了眼部的解剖知识。1838年，"在华医务传道会"成立，医学传教士指出中国医学缺乏解剖学知识，并且考虑建立一所解剖学博物馆，展示正常与病态的人体解剖图谱，以传播解剖学。1841年前后，合信招收了几位中国学徒传授医学知识，1844年，其中一位学徒在香港进行医学考试，考题涉及眼部的解剖学和生理学内容。合信在医院里备有人体模型、骨架、人体图谱和解剖学书，1848年前后，合信开始编译为教学用的解剖生理学教材。1850年，合信记录道："我们每个星期上三堂课，每堂两个小时，已经上完了生理学与一般解剖学的课程。"1851 年出版的《全体新论》便是他上课用的教材。与合信差不多同时，在鸦片战争后被迫开放的宁波城内，1845 年美国传教士玛高温（O. J. Maegowan，1814—1893）从法国购置了解剖图谱和模型、医学书籍和其他教器具，设医学班教授解剖与生理学。1859 年，华人医生黄宽在广州博济医院教授解剖学；1867 年，黄宽执刀在博济医院进行首例尸体解剖。

这一阶段的解剖教学多为西医教育的最初形态，即师带徒，解剖学教学还没有形成正规的、完善的体系，主要是由于教会医院为了医疗需求而招收中国学徒。与此同时教授一些简单的解剖学知识。

二、学科教育组织的形成期（1866—1912）

教会医院自 19 世纪 50 年代陆续设医学班教授解剖学、生理学和治疗学。但医学教育面临的最大的困境，一是语言问题，华人学生首先要学会英文才能学习西方医学；二是没有可供教学用的尸体；三是中文教科书匮乏。传教士医生采取的方式是利用医院尸体检验的机会给学生讲解解剖学，更多是从欧洲购置人体挂图和人体模型。1879 年，台湾慕德医院设医学校（David Mansion Memorial Hospital Medical School），该院医生梅威令招收了两名当地学生，定下三至四年的教育合同。鉴于当时不可能进行尸体解剖教学，梅威令购置了用于解剖学课程所需要的人体解剖模型，并计划当他在医院验尸时，带学生现场观摩。第一届学生因英文不过关，结果半途而废。1883 年，梅威令又招收了三位学生进行医学教育，1884—1888 年，梅威令分别以季考、中考与终考的方式对学生进行解剖学等相关医学课程的考试。

中国自办西医教育始于 1865 年同文馆中设立医学科。1881 年天津设立医学馆，1891 年改为北洋医学堂。1902 年，天津创办北洋军医学堂。1903 年，京师大学堂设立医学馆，1906 年改为京师专门医学堂。辛亥革命以后，北京、杭州、江苏、江西、湖北、河北、山西等地也都成立了医学专门学校。这些学校都开设解剖学。

此外，教会机构和医院开设解剖学博物馆展示人体骨骼。1881 年，英国医学传教士怀恩光（John Sutherland Whitewright，1858—1926）在山东青州设博物堂展示人体与动物骨骼。1892 年，上海报纸报道一外籍医生在上海设解剖学博物馆。解剖学和人体知识通过这些方式与途径在社会上传播，起到普及身体知识的作用。1911 年，湖南教育展览会展示学生所绘之骨骼图。1916 年 6 月 24 日下午，上海仁济医院举办开放参观活动，最吸引参观者的是实验室各种仪器和人体器官标本。

至 20 世纪初期，由教会医院医学班发展成长的医学校都设有解剖学课，但依然缺乏解剖教学所必需的尸体。1906 年，天津军医学堂日本教习用一具全蜡人体模型指导学生一一拆卸复原。1912 年，教育部颁布医学专门学校规程，规定学生所修 48 门课程中包括系统解剖学、局部解剖学、组织学、胎生学、病理解剖学、解剖学实习、组织学实习和病理（解剖学、组织学）实习。但中国允许尸体解剖的立法在一年之后才确立。1913 年 11 月 13 日，江苏省立医学专门学校经当地政府允许公开进行一例尸体解剖，是为中国第一例公开之解剖。9 天之后，1913 年 11 月 22 日，北洋政府内政部正式颁布《解剖规则五条》，允许各医学校医师可从事人体之解剖。1915 年，汉口医生呈请为研究起见要求解剖尸体而获批准，华西大学医学院莫尔思教授（W. R. Morse，1874—1939）开始进行人体解剖教学。同年，北京医学专门学校利用司法部监狱死去男囚的尸体，在学校解剖室由日本解剖学教授指导学生进行解剖。之后，北京协和医学院也开始进行尸体解剖。但尸体来源极不稳定，通常是与警察厅商定，将执行枪毙的罪犯尸体无人领葬者，拨归医校教学之用；又将医院住院部患者死后无家属亲友领葬者，报请司法部门同意，作为尸体解剖的研究。

这一阶段的解剖学教育逐渐正规起来。随着在华教会医院的增多，这些教会医院逐渐形成了医疗中心，使得生徒的培训方式相对规范化、规模化，培训的质量也得到了进一步发展，这期间，许多教会医院开办医学校[①]。开始培养西医人才，解剖学的教学组织也逐渐正规起来，值得一提的还有1866年建立的中国最早的西医教会医科学校——博济医学堂，1879年正式更名为"南华医学校"[②]，专门从事医学教学工作，黄宽作为教员开展了解剖学的教学。1894年，中国第一所官办的医学院校——北洋医学堂成立，学堂开设了较为完整的解剖教学体系，宣告解剖学在中国正式成为一门独立学科。

从1866年博济医学堂建立到1912年中华民国建立，解剖学教学得到了长足的发展。这一阶段其他主要的教学组织有：1883年伯乐之与美国监理会传教士蓝华德（Walter Russell Lambuth，1854—1921）创办的苏州博习医院医学堂，1883年梅藤更在杭州创建的广济医校，1884年苏格兰联合自由教会司督阁（Dugald Christie，1855—1936）在沈阳设立的盛京医学堂，1886年南京的斯密斯纪念医院医学堂，1887年美国长老会的聂会东（James Bovd Neal，1855—1925）在山东登州创办的医学堂，1887年何启（1859—1914，广州）在香港创办的香港西医书院，1891年美国监理会创办的苏州女子医学堂；1896年1月，上海同仁医院医学堂的文恒理与上海圣约翰书院达成协议，将该校并入圣约翰书院，成为新的圣约翰书院医科；1902年创办的陆军医学堂，1903年法国罗马天主教在上海创办的震旦大学；1906年成立的协和医学堂（图5-1），是当时唯一为中国政府正式承认的外国教会办的医学堂[③]；1908年广州成立光华医学专门学校，1910年创办南京华东协和医学堂和成都华西协和大学医科，1911年沈阳南满铁路创办日文满洲医学堂。

1900年，八国联军进攻北京，慈禧下令停办京师大学堂。1902年，朝廷下令恢复办学，任吏部尚书张百熙为官学大使，主持制定《京师大学堂章程》。将京师大学堂分为预科、大学专门学科与大学院三级。预科又分为政、艺两科，艺科包括农、工、医等，大学专门学科相当于后来的大学，分科相当于学院。1903年，清政府颁布《奏定学堂章程》，将人种学列入国史及西洋史两门课程内，是年，清廷命洋务派首领张之洞会同张百熙改定学制，修改《京师大学堂章程》。

① 慕景强. 民国时期西医高等教育史分期问题探析［J］. 中华医学教育杂志，2012.
② 张钰. 中国近代教会大学医学教育研究（1866—1936）［D］. 河北大学，2014.
③ 金干. 西方医学教育的传入发展及历史经验（上）［J］. 中国高等医学教育，1993.

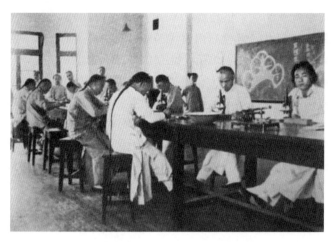

图 5-1　1906—1919 年，协和医学堂学生在组织学课堂（北京协和医科大学提供）

三、学科教育组织的发展期（1912—1926）

　　这一时期，最重要的特征便是国人自办的医学教育势力比较弱，医学教育依然受外国势力控制，但是国人自主办学意识开始觉醒，各方面的条件趋向成熟，其中最显著的标志是 1912 年诞生的国立北京医学专门学校，它是中国自主创办的第一所国立的医学校，是辛亥革命后，中国知识分子向西方学习的产物（图 5-2）。[1] 当然还有另一个标志，就是国人逐渐开始从外国势力手中回收医学院校，典型的代表就是国立同济大学医学院（图 5-3），这所学校在 1907 年由德国医生埃里希·宝隆（Erich Paulun，1862—1909）在上海创办，当时名为"德文医学堂"，1927 年 8 月，由南京国民政府教育部正式接管。[2]

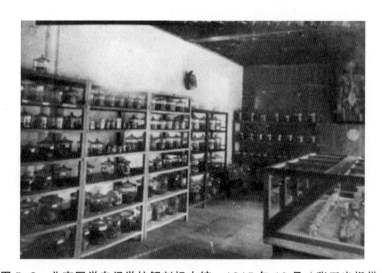

图 5-2　北京医学专门学校解剖标本馆，1915 年 10 月（张卫光提供）

① 慕景强 . 民国西医高等教育研究（1912—1949）[D]. 华东师范大学，2005.

② 慕景强 . 民国时期西医高等教育史分期问题探析 [J]. 中华医学教育杂志，2012，32（1）：142–146.

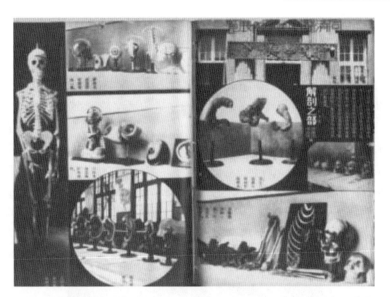

图5-3　国立同济大学解剖学标本模型展览会，1941—1946年，李庄（同济医科大学校史馆提供）

　　这一阶段其他主要的教学组织还有：1912年，由韩清泉、张謇分别创办的公立浙江医学专门学校和私立南通医学专门学校；1918年，在上海成立的同德医学专门学校；1921年，在南昌成立的江西公立医学专门学校；1926年，在广州成立的国立中山大学医学院，以及哈尔滨医学专门学校和在上海成立的私立东南医科大学。[①]

　　在这期间，对解剖教学产生重大影响的还有1912—1913年及1922年的两次学制改革，1913年11月22日由民国政府颁布准许尸体解剖的总统文告和内务部令等事件，以及1915年中华医学会等医学团体的成立，使得这个时期的解剖学组织得到了长足的发展。

四、学科教育组织的本土化时期（1927—1937）

　　这十年是西医学教育的大发展时期，基本实现了本土化。对医学校的投入以及管理都在加强，医学教育理论的研究也在不断深入，这在1927年之前是不敢想象的。这一时期西医教育建立的教学组织有：1927年创立的国立第四中山大学医学院（复旦大学上海医学院前身），1928年在开封成立的河南大学医科（河南医学院前身），1929年复办的湘雅医科大学（1927—1928年停办，前身为湘雅医学专门学校），1932年在兰州成立的甘肃学院医学专修科（兰州医学院前身）以及在济南成立的山东医学专门学校（山东医学院前身），1933年在昆明成立的云南大学医学专修科（昆明医学院前身），1934年在镇江成立的江苏医政学院（南京医学院前身）及在南宁成立的广西大学医学院（广西医学院前身），1935年在南京国立中央大学内增设医学院，1936年在西安成立的陕西省立医药专门学校，1937年在福州成立的福建省立医学专科学校（福建医学院前身）及在南昌兴建的国立中正医学院。[②]

① 金干. 西方医学教育的传入发展及历史经验（下）[J]. 中国高等医学教育，1993.
② 同①。

五、学科教育组织的低谷期（1937—1949）

由于持续的战争，医学校的发展很慢，各院校损失巨大，正常教学受到严重干扰，很多院校停办，还没停办的学校也只是勉强维持。这一时期的教学组织有：1938年，因避战火西迁贵阳办学的湘雅医学院，新建的国立贵阳医学院；1939年内迁至云南昆明、1940年辗转至四川重庆的上海医学院；1940年由私立改国立、1944年再迁重庆的湘雅医学院；1943年成立的省立湖北医学院。1944年，贵阳医学院被迫西迁至重庆。同济医学院在四川宜宾的李庄办学（图5-4—图5-6）。1945年，抗战胜利，翌年，国立浙江大学医学院成立。1947年，国立武汉大学医学院及青岛山东大学医学院成立。1949年，中华人民共和国成立。据1950年6月调查统计，当时全国（不含港澳台）共有医学院校44所（其中含药科学校3所），其中，国立的院校有24所，省立的院校有7所，私立的为13所[①]。

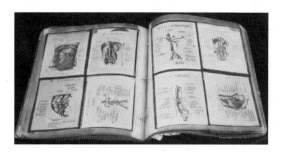

图5-4　手绘解剖图谱，1941—1946年，李庄

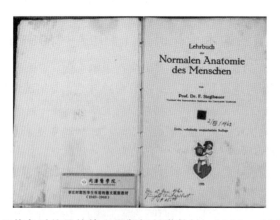

图5-5　抗日战争时使用的德文原版解剖学教材，1941—1946年，李庄

① 金干. 西方医学教育的传入发展及历史经验（下）[J]. 中国高等医学教育，1993.

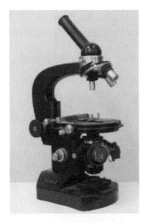

图 5-6 美制斯宾塞布法罗双筒显微镜，1943 年，李庄（图 5-4—图 5-6 由同济医科大学校史馆提供）

第二节 大学中的解剖学科

回顾这段高等医学教育，大致可分四种类型：教会办的，如圣约翰大学；国民政府办的国立与省立大学，如北京医学专门学校和上海医学院；外国政府与财团办的，如同济大学和协和医学院；国内私人办学，如郑豪（1872—1942）创办的广东光华医学专门学校，顾南群（1892—1964）办的南洋医学院和张謇（1853—1926）办的私立南通医学专门学校[①]。这四类医科院校均开设了解剖课程，进行解剖教学。

据协和医学院解剖学教授考德瑞（E. V. Cowdry，1888—1975）调查，至 1920 年，国内设有解剖学讲座和实验室的医学校有：天津军医学堂、浙江省医学专门学校、直隶医学专门学校、夏葛医学校、杭州医院和医学专门学校、湘雅专门医学校、满洲日本医学堂、江苏省立医学专门学校、光华医学堂、震旦医学院以及圣约翰医学校等。

一、北洋医学堂

北洋医学堂是近代中国第一所官办的、有大学属性的西医院校，奠定了解剖学科在中国大学中发展基础。

第一个有明确记载的解剖学实验场所，开始于北洋医学堂。1880 年，由北洋大臣李鸿章集资，于天津紫竹林开设了一所小型的新式医院，即养病院。1881 年在施医养病院（图 5-7）的基础上开办医学馆[②]，1893 年 12 月 8 日以"北洋医学堂"为名开馆试办。1894 年 6 月 26 日，李鸿章呈《医院创立学堂折》，奏请光绪帝，经同意后正式设立北洋医学堂[③]（图 5-8）。同年，校舍落成，正式招生开学。据天津地方教育史家回忆，学校分三道院。前院略小，系平房，有行政科室，如院长室、学监室、总务室、财会室等。门口有一宽大板凳，有一人由早到晚

---

① 慕景强. 民国时期西医高等教育研究（1912—1949）[D]. 华东师范大学，2005，32（1）：142-146.
② 李运红，姚锡昊. 德高医粹 尚新至善——记天津市肿瘤医院 150 年发展历程 [J]. 中国医院，2012.
③ 邓铁涛. 中国医学通史 [M]. 北京：人民卫生出版社，2000.

在此值班，很像是现在的传达室。中院较大，东有教学楼，上为课室，下为礼堂。宿舍楼在西南两侧。北楼上有图书馆、标本室和储藏室，下有 X 光室和健身房。后院较大，有学生厨房和网球场、篮球场等。医院是旧时平房，有走廊相通，分三道院。前院为门诊部，设内、外、妇产、五官、药房等科室。中院与学校相通，有病房数间（床位 50—60 张）、手术室、高压消毒室、验光室和调剂、制剂室等。后院有化验所（巴斯德化验所，法人教师卢梭管理，不属于医院）、动物室、解剖室、足球场、太平间和后门等。

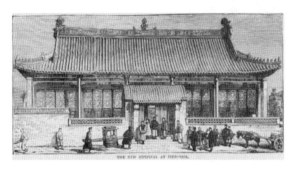

图 5-7　北洋医学堂前身——施医养病院医学馆，
1881 年（张藜提供）

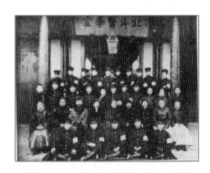

图 5-8　北洋医学堂师生合影
（河北医科大学提供）

　　北洋医学堂建校即有完整的医学教育培养体系，并设有解剖室，明确第二学年和第三学年分别设置系统解剖学和局部解剖学，并安排有解剖学的实习，使解剖教学活动、科研活动系统化、正规化。

　　北洋医学堂承袭"医学馆"的课程设置，课程设置按照西方医学校的标准，主要有解剖、生理、内外科、妇产、皮肤花柳、公共卫生、眼科、耳科、鼻科、治疗化学、细菌学及动植物学等。学校的教习有爱尔兰人杜宾（Dubbin）、英国派来的军医和美、法等国的军医。[1] 教学内容以实用性为主，主要为解剖、生理、化学、外科和药物学，以当时流行且中医较难医治的疾病为教学重点，临床教学集中在皮肤科、眼科及儿科。[2] 据档案资料记载，李鸿章在创建这所学校之时，只要是西方医学堂教授的课程，北洋医学堂都要尽力讲授，以培养最为先进的西医人才。而解剖课在当时西方医学发展过程中已被人们接受。学校配备有供解剖教学用的人体骨架及人体模型（法国制作）。当时的解剖还只能偷偷地进行，可以想象，北洋医学堂开设人体解剖课程所需要的勇气以及承担的压力，这也是众多医学史研究者赞叹北洋医学堂的原因之一。中华民国成立后不久，北洋医学堂得到人体解剖特许权。直到 1913 年才公开进行解剖，有大约 60 张实习床位。

　　1912 年以后，教育部《医学专门学校规程》公布，规定了医学的修业年限及必修科目，内含有解剖学的教学。同时还规定设置医科的私立大学，需开具临床实习的医院的平面图以及临床实习患者数量，用于解剖教学的尸体之数量，呈请教育总长认可后方可执行。从这时

① 王桂生．试论我国近代中西医学教育的相互渗透与影响［J］．石河子医学院学报，1988（2）．
② 秦永杰．中国高等西医学教育的发轫（1840—1919）［D］．第三军医大学，2007．

起，中国大学中解剖学科步入正轨。①

1913 年，北洋医学堂更名为"直隶公立医学专门学校"。1914 年，学校专门增建了楼房及解剖室。

1916 年 7 月 25 日，海军部公布了《海军医学校规则》，规定了北洋医学堂的课程设置。②

预科课程有：

第一学年：国文、外国文、化学、物理学、解剖学、生理学、理化实习、体操。

本科课程：

第二学年：国文、外国文、附医电学、系统解剖学、组织学、生理学、医用化学（附毒药学）、药物药性学、小儿外科。实习科学有：药物标本、绷带学、医化学、组织学、解剖学、生理学、体操。③

二、德文医学堂

1907 年，由埃里希·宝隆创办的德文医学堂在上海成立，当时设置有德文和医学两科，1912 年增设工科。德文科是为医科附设的预备科，而医科又分为预科和正科。起初，学习德文科三年，医预科二年，正科三年，总共为八年，培养目标为可以进行施诊的医生。从 1913 年起，德文科学习改为四年。德文科第一学年学习德文，继而基础数学；第二、三学年学习德文、代数、几何、物理、化学、动物学、植物学、世界历史、世界地理、拉丁文。医预科的两年，学习普通自然科学和一些医学的理论课程，如解剖学、生理学、物理学及化学等。医正科学习各门科室临床的医学课程，如病理学、病理解剖学、外科手术学、折骨及脱臼、药物学、浴学、听诊及打诊、助产学及普通外科、特别外科、妇科、产科、皮肤花柳科、眼科、鼻科等各科临床课程。

医预科第一学年每周均需要安排解剖学课程 6 学时，解剖实习 10 学时。第二学年，除安排解剖实习外，还配合每周 6 小时的生理学课程，安排生理实习 4 小时，组织学课程 2 小时。从 1917 年 3 月起，学校由中国人接办，加大了对解剖等基础课的重视程度，学时明显增加。医预科的课程和实习安排见表 5-1④。

表 5-1　医预科的课程和实习学时安排

课程及实习	一年级		二年级	
	第一学期	第二学期	第一学期	第二学期
解剖学	6	6	6	6
解剖实习	10		10	
生理学	6	6	6	6

① 陈雁，朱汉国.探析西医教育在近代中国的初成［J］.高等教育研究，2007（4）：18-20.
② 白金艳.清末直隶西医教育研究［D］.河北大学，2010.
③ 张大庆.中国近代解剖学史略［J］.中国科技史料，1994.
④ 慕景强.民国西医高等教育研究（1912—1949）［J］.华东师范大学，2005.

续表

课程及实习	一年级		二年级	
	第一学期	第二学期	第一学期	第二学期
生理学实习			4	4
组织学	2	2	2	2
显微镜实习	2	2	2	2
胎生学	2	2	2	2
生理问答	1		1	1
化学	2	2	2	2
化学实习			3	3
物理	2	2	2	2

　　1927年，德文医学堂仿德国大学医科制度，学制改为五年，前两个学年学习医科的基本知识，相当于德国大学的医预科，后三个学年，相当于医正科，学习各种临床科目并结合临床实习。按1930年的课程纲要规定，前两个学年需要学习课程及实习见表5-2。

表5-2　1930年课程纲要规定学习课程及实习学时

课程及实习	第一学年		第二学年	
	第一学期	第二学期	第一学期	第二学期
化学	4	4		
分析化学实习			3	3
物理	4	4	4	4
生理学			7	7
生理实习			4	4
系统解剖学	6	6	6	6
尸体解剖实习	8		8	
组织学	1		1	
组织学实习	2	2	2	2
显微镜标本实习		2		2
进化史及胎生学		1		1

　　从课程设置上明显看出，前期对基础理论课程与实习是十分重视的，系统解剖学和尸体解剖实习等课占学时比重很大。[①]

---

① 慕景强. 民国西医高等教育研究（1912—1949）［D］. 华东师范大学，2005.

三、其他医学校课程设置

至 20 世纪 30 年代，解剖学教育在国内诸多医学院校初具规模，以 1934 年国立同济大学医学院解剖学研究馆和中美合办湘雅医学专门学校为例，一窥民国时期中国医学院解剖学教育之实景（图 5-9）。

教室：第一层楼是讲堂，地下室是实习教室，每间可容 100 人。正好够两个年级的学生共同使用并正在计划筹建一间可容 250 人的新讲堂。

教学方法：注重实习，不只以书本知识而应当教以观察，不只是知，而且要行。系统解剖学每学期都是每周六个半小时，两学期内学完。每个学生都有机会将整个材料听两遍。

讲授：注重引导式，在讲授中首先引证出形态与作用间的重要关系，以引起思想的发展。特异的发育史与器官组织学则于讲述各个器官时讲授之，在讲授发育史时，更可推论到器官的形态，在讲授器官组织学时，又可短短地谈及生理学。除系统解剖学，在第一学期与第二学期间再讲一小时至两小时的细胞学与组织学和一般发育史。

教材分类如下：①运动器系统；②内脏；③五官与神经系统。

活体解剖教学：1933—1934 年冬季第一次在讲授运动系统时，尝试进行活体的解剖学教学，以此激发学生的学习兴趣，采取小范围问答形式展开。

教学用尸体：此时期的同济医学院，有两个比较大的尸体，其余的部分在标本上进行研究。冬季第一学期，学生已有可能进行内脏位置的观察，对学生的知识与解剖能力考察是分期进行的，经过两学期有效的学习，学生可以较好地掌握人体具体的概念。第三、四学期进行局部解剖学的示教问答。

研究馆有专门的房间，供学生们用显微镜与肉眼观看标本。讲堂中有变暗装置和一架可作反射与透射用的投射器，200 余幅教课用挂图。

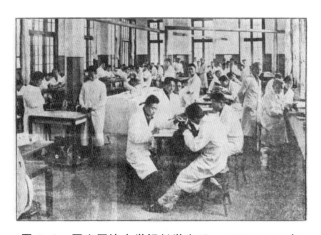

图 5-9　国立同济大学解剖学实习，1933/1934 年

中美合办的湘雅医学专门学校自 1914 年开医学预科，1916 年开医学本科。在 1916—1918 学年本科一年级的上、下两学期和本科二年级的上学期开设人体学课程，内容包括胚学、组织学、全体解剖三部分。当年，湘雅在长沙潮宗街的医本科人数是 18 人，设有较大的全体解剖室一处，另有解剖室四间，每间置解剖桌一张，可供 4 名学生同时解剖（图 5-10）。五年制医学本科总学时为 4800 学时，人体解剖学的总学时为 912 小时，占医学本科总学时的 19%。首批用于教学的大体标本是从上海水运到长沙的，关税单上标明为实验材料。前后共运了两次，每次一箱，每箱为一具全尸标本。据记载，那天，任解剖学教学的医学博士 T. O. 刘，把全班学生集合到实验室，站在他的周围。做好教学准备后，刘老师一字一句地说："先生们，湖南第一堂人体解剖教学课开始了。"首先，大家向尸体标本鞠躬，因为他为大家提供了学习机会。

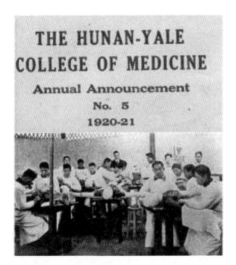

图 5-10   湘雅医学专门学校尸体解剖现场，1916 年（中南大学湘雅医学院提供）

1916—1917 年湘雅医学专门学校第二次报告书中记载[1]：体学各支部之顺序教授，于本科第一、二年级与预科时学习。生物学有至密切之关系，该校设有光线富足、仪器周备之实习室，为教授胚学、组织学、比较动物学诸科之用，每一位学生都有显微镜、解剖器等件，全体解剖另有解剖室四间，每间能容一张解剖桌，4 位学生可同时解剖。

胚学：讲解及实习。练习人体发育之大意，人与其他动物胚胞之显微镜实习，尤注重于鸡豕胚层之发育，二学期每周六小时。

组织学：讲解及实习。练习用镜解剖局部组织之大意。组织学技术，二学期每周九小时。

全体解剖：讲演指示说明解剖窥察，每位学生均给以研究人体构造之材料，而于人体构造之关系，于内外科医学尤为注重，本学年第二学期始业，每周六小时，第二学年继续教授。[2]

这个时期，各地医学院的解剖学教育层次不一、教学条件参差不齐。1935 年，南京医学教育委员会拟定医学课程大纲，规定解剖部由胚胎学、解剖学、组织学和神经解剖学四个部分组成，教学时间分别为：讲演 155 小时（胚胎学 16、解剖学 93、组织学 30、神经解剖学

---

[1] 中华民国五年至六年。湖南省档案馆藏。全宗 67 目录 1 卷号 8。中南大学档案馆复制 2Xz 16—97。

[2] 据 1916—1917 年《湘雅医学专门学校第二次报告书》记载。黄菊芳提供，2009 年。

16）；实验 417 小时（胚胎学 48、解剖学 231、组织学 90、神经解剖学 48），共计 572 个小时。至此，中国解剖学教学体系基本确立。

1916 年，颜福庆任校长的湘雅医学专门学校开五年制医本科，基础课程设置有体学（包括胚学、组织学、全身体学、脑学、体势学）、比较生物学、有机化学与定量分析化学、医学物理、病理学、体功化学及生理学、卫生学讲授与实习、医学的验体诊断法与临症法、显微镜使用法、毒药学与制药学、全体病理学与剖验尸体法和临症病理讨论、动物学、寄生学等 13 门。[1]

1920 年，广州夏葛女医学校的课程设置有 28 门专业课程，涵盖解剖学、内科学、外科学、产科学、妇科学、儿科学和法医学等，许多课程都兼有实验。[2]

1924 年，南通医学院被允许可以解剖监犯尸体，组织学、病理解剖学等课除教员口授外，开始进行尸体教学，学生开始用显微镜和标本实习。[3]

1927 年 7 月，颜福庆创建第四中山大学医学院，开设学制为七年（两年预科）的医学教育，招收一、二两个年级学生共 29 人，开办时即设解剖学、生理学、生物化学、细菌学、病理学、药理学学科。

根据 1937 年医学教育委员会所做的调查统计显示，全国当时还有公立、私立大学医学院及医药牙医专科学校与专修科共 33 校。其中，国立 8 校，省立 8 校，已立案的私立院校有 14 所，未立案的 3 所。[4]

北京医学专门学校的组织学实习室（图 5-11），建立于 1913 年 12 月。1914 年 1 月，化学实习室设立，2 月解剖学实习室设立。

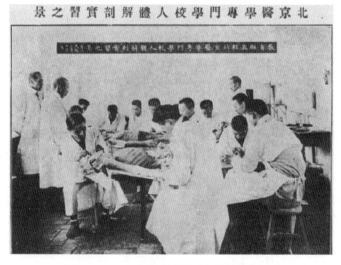

图 5-11　人体解剖学实习（张藜提供）

① 湘雅医学院编制教学计划的档案资料记载。2019 年校档案馆提供。
② 陈国钦. 二十世纪二十年代广东教会高等教育研究［D］. 华南师范大学，2003.
③ 慕景强. 民国西医高等教育研究（1912—1949）［D］. 华东师范大学，2005.
④ 同③。

据李涛《民国21年度医学教育》一文显示，当时医学院设置的课程，虽然各校差别很大（表5-3），但均设有解剖课程。

表5-3　民国二十一年（1932）医学院校课程学时设置

院校	解剖	生理	生物化学	病理学	药理	卫生学	内科	小儿科	妇产科	皮肤花柳科	外科	眼科	耳鼻咽喉科
北平大学医学院	644	38	204	510	221	136	544	102	170	170	442	170	102
上海医学院	578	255	204	544	204	127.5	663	255	255	93.5	629	102	85
中山大学医学院	636	408	102	527	272	102	612	136	187	136	459	136	136
江西医科专门学校	765	272	204	510	136	68	408	68	204	174	47	102	102
河南大学医学院	816	442		340	374	102	646	136	323	408	714	136	204
上海女子医学院	782	306		476	374	102	663	170	306	102	442	17次	17次
夏葛医学院	1080	252	324	432	360	90	1080	252	674	36	630	81	81
协和医学院	561	218	225	462	176	185	808	187	386	121	572	60	39
齐鲁大学医学院	744	300	204	546	192	126	100	140	96	80	570	100	54
华西协和大学	840	308	246	633	225	75	810	99	246	54	621	45	54
圣约翰医学院	768	288	144	528	224	96	688	33	96	32	512	16	16
湘雅医学院	724	252	160	496	144	46	912	64	144	16	848		64
南通医学院	782	306	255	561	170	170	578	102	288	170	595	119	68

20世纪20年代中期，圣约翰大学医学院入学新生量逐年增加，这样，其附属教学的同仁医院已容纳不了四个年级的学生同时上课，于是就把临床前期两年的课程安排在大学的科学馆内上课，陆续建立了人体解剖、组胚、生理、生化、微生物、药理、病理的课堂及实验室，教学设施也得到了进一步的改善。[1]

晚清民初的解剖教学只限于用图表和模型教学，不准进行人体解剖。直到辛亥革命后（1913），在中国的医学教育制度中，才规定人体解剖学与组织学等教学的必修时数，至此解剖学开始成为一门必修课程。此时也公布了尸体解剖规定，进行正常和病理解剖才逐渐取得合法地位，但当时得到的尸体标本很少，工作进度不大。此期解剖学工作者主要做了两件大事：一是编译解剖学教本；二是翻译与审定解剖学名词。

解剖学实习开始于辛亥革命以后，分用动物实习和人体实习两类。前者主要用于组织学与胚胎学和比较解剖学，后者用于大体解剖学和体质测量。

---

① 慕景强. 民国西医高等教育研究（1912—1949）[D]. 华东师范大学，2005.

总之，学校的设立、教学场所的开辟、教学体系的形成、教育法规的出现，加之科学研究的进行、学会组织的诞生，解剖学科最后确立。

（崔慧先）

第三节　中国近代解剖法规

解剖学的发展与法律法规的制定有着极其密切的关系。古代中国，虽有过官方认可医生或巧屠与画工参与的人体解剖活动，但无允许解剖人体的法规。相反，确有保护遗体的律规。

解剖尸体对医学的作用被人们逐步接受，但并不能从根本上保证尸体解剖的合法性。从另一角度讲，存在随意乱解剖的可能。因此，由国家制订人体解剖规则或法令是必要的。特别是辛亥革命后，随着人体解剖法的修订和完善，近代中国的医学解剖学翻开了新的一页。

1912年（民国元年）11月24日，中华民国政府颁布了《刑事诉讼律》（实际上延续清末《1911年刑事诉讼律草案》）。其中，第120条规定："遇有横死人或疑为横死之尸体应速行检验"；第121条规定："检验得发掘坟墓，解剖尸体，并实验其余必要部分"。这是中国最早以法律方式规定的尸体解剖许可，是中国医学、法医学以及解剖学史上的重要飞跃。但该诉讼律也规定："解剖究属非常处分，非遇不得已情形，不宜草率从事也。"

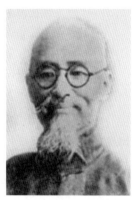

图 5-12　汤尔和

这是中国法律上第一次规定可以进行解剖尸体。它冲破了封建思想的束缚，奠定了法医解剖的法理基础，同时也为中国近代的解剖学发展创造了条件。[1]

同样是在1912年，北京医学专门学校成立，校长汤尔和（图5-12）先后两次向政府提出应开展解剖教学的实习。

由于封建势力的禁锢，解剖在当时尚无先例。《刑事诉讼律》中允许解剖尸体的律条主要针对法医，对正常人体解剖则意义不足。因而，时任北京医学专门学校校长汤尔和教授，于1912年11月24日向教育部呈文指出："医学基础，以人体解剖为不二之根据，在医术修明诸国行之七百年，久无讨论之余地""方今民国肇兴，万端更始，大部有鉴于医道之式微，未流之放肆，毅然决然设学造士解剖科目，首列规程，是诚斯道之纪元，医家之鼎革矣，惟事在轫始，无例可援，图始不慎，或不免局外之批评，路途之阻梗，谨将泰西各国解剖学沿革情形以及搜罗死体之方法撮要举凡，藉供采择"。要求政府颁布条令，实行尸体解剖。他根据国外通行做法，选择与中国国情相近的范例，拟订了《解剖条例》7则，请教育部向国务院或参议院采纳，并予公布施行。内容为：

---

① 李天莉. 中国人体解剖法史略［J］. 中华医史杂志，1997，27（3）：160-164.

一、凡中华民国国立医学专门学校或公立私立医学专门学校，经教育部认可者皆得执行尸体解剖。

二、尸体搜集计分六项如左（下）：

甲、刑尸。

乙、犯人在监狱死亡无遗产办葬而又无亲戚及关系人收领埋葬者。

以上二项由死刑执行官或监狱官以文书或公函通知各该地医学专门学校前往领取。

丙、氏名不详之死亡者确系贫穷又无人担负掩埋之义务者。

以上一项由警察或地方官吏以文书或公函通知各该地医学专门学校前往领取。

丁、各地国立病院住院施医病内之死亡者。

以上一项如死者之家族或关系人缴还死者住院医药费并愿自行掩埋时即不得解剖。

戊、贫穷者。

以上一项指家族实系无力埋葬又无关系人代负埋葬之义务者而言，但解剖之先必须死者之家族以书函请愿于学校解剖后，由学校以十元至二十元之奠仪赠与死者家族。

己、志在供学术研究而以遗言付解剖者。

但解剖后仍以尸体归还遗族，不赠奠仪。

三、解剖时得以学校名义用文书或公函请求当地警察或官吏莅场监视。

四、尸体解剖后除留取标本外由学校择相当之葬地妥慎掩埋。

五、每年由学校校长率领教职员学生祭奠一次，以昭郑重。

六、非条文规定者一概不得解剖。

七、此项条例自公布日施行。

1913年（民国二年）1月16日，汤尔和又催询解剖提出法案，在他的推动下，中华民国政府内务部于1913年11月22日，以第51号部令正式颁布了《解剖条例》（图5-13），有实质意义的为四项：

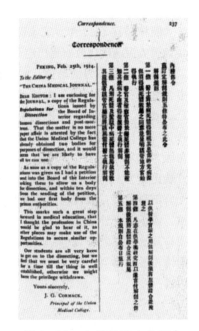

第一条　医士对于病死体，得剖视其患部，研究病源。但须得该死体亲属之同意，并呈明该管地方官，始得执行。

第二条　警官及检察官，对于变死体，非解剖不能确知其致命之由者，得指派医士执行解剖。

第三条　凡刑死体及监狱中病死体者，无亲属故旧收其遗骸者，该管官厅得将尸体付医士进行解剖，以供医学实验之用，但解剖后，须将原体缝合，并掩埋之。

图5-13　中华民国内务部令

第四条　凡志在供学术研究，而以遗言付解剖之尸体，得由其亲属呈明该管官厅，得其许可后，送交医士解剖之，但解剖后，须将原体缝合，还其亲属。

第五条　本规则自公布日施行。

从此，中国有了第一部解剖法令。条例虽简单，确是解剖学史上的重要里程碑，被誉"殊为我国医界前途喜也"。

鲍鉴清在《我国新医之解剖学史》中[①]这样描述："清社既屋，民国肇兴，于兵戎初定之时，即于北京创立国立北京医学专门学校。盖有鉴于国民健康之必要，故毅然为之。且聘汤尔和先生为校长。汤先生于中华民国元年十月二十六日到校筹备。当时经费，每月不及千元，开办费仅八百元。而汤尔和先生任事后，即于同年十一月二十四日上书政府，力陈医学有解剖尸体之必要。诚以医生不明人身脏腑百体，终不知病源之所在，以之诊治病人，无异盲人瞎马。政府虽亦明其立论之正大，终以旧念过深，不敢轻于允许。而汤先生一再陈请，力述世界各国解剖之经过与夫有允许之必要。经种种困难，始于中华民国二年十一月二十二日由政府正式公布解剖条例。然条例中仍有不妥之处，俟经再三商酌，始得适用之条例，于是教育受者，皆有实物可凭，不徒恃图画模像而已，汤尔和先生竟以一人之志，历阅岁之久，卒得革数千年之厉禁，辟医界之新纪元，其有功于医学不可谓之巨。惜后继者不察，以为解剖条例之颁布，为政府之意，甚或以为外人之力。故不得不将陈请尸体解剖之经过，与修正解剖条例之修正，汇集于下，以供同志得详知革除数千年严禁之难，与夫输入科学医学之不易也。"

《解剖条例》设定的内容过于简单，规定不明确，可操作性不强，特别是未考虑到医学校实习解剖的特殊性，故各医校纷纷呈请解释。随后汤尔和先生又拟定细则，内务部根据汤先生的建议，于1914年4月22日颁布了《解剖规则施行细则》。

兹订定解剖规则施行细则公布之，此令。

第一条　凡国立公立及教育部认可各医校暨地方病院，经行政官厅认为组织完全，确著成效者，其医士皆得在该校该院内执行解剖。

第二条　依本规则第一第四条规定之死体，医士得该亲属之同意执行解剖者，应按照原则办理。

但在炎暑时，得一面共同呈报该官厅，一面执行解剖。

第三条　依本规则第三条所规定应由官厅付医士解剖者，凡本细则第一条指定之医校得向该管官厅请领。请领时除依原条办理外，须依左（下）列之手续行之：

一、刑死体或监狱病死体，由官厅付与医校解剖者，于领取时双方均须用正式函件钤盖印章。其在私立医校，经教育部认可者始得承领。

二、司法官厅于发给尸体时应特制凭照，随同发给各医校领到尸体，于执

①　鲍鉴清. 我国新医之解剖学史［J］. 自然科学季刊，1931. 转引自陈小卡. 近代西方医学传入中国史略［M］. 广州中山大学出版社，2017：211.

行解剖后即将凭照保存，月终汇送地方行政官厅存案，毋庸缴回各监狱。

三、司法官厅当交付尸体时，须在凭照上填明该尸体之姓名、年岁、籍贯及具数，并盖印章。该医校于领到尸体后并应将凭照上所载该尸体之姓名、年岁、籍贯及领到日期记入簿册备查。

第四条 依本规则第四条应行解剖之尸体，如非死于病院，须将医士诊断书呈送官厅验明，始得送付医士解剖之。惟医士于解剖尸体后，应即时呈报官厅备查。

第五条 凡既经解剖之尸体，除第一、第四两条所载者，须得该亲属之同意，始得酌留标本外，余如第三条所载之尸体在医术上认为必要时，得酌留该尸体之数部或一部以作标本。

第六条 凡尸体既经解剖，除所留作标本之一部或数部外，能缝合者应按照规则第三、第四两条所订为之缝合。

但规则第三条所载之死体，即系供医学实验之用解剖后，如因事实上实碍难以缝合，除留作标本者外，应将余体凑集一处，以便装置掩埋。

第七条 尸体既经缝合后，有亲属者还该亲属掩埋；无亲属者应由执行解剖之医校掩埋，并须于掩埋处记以标识。

但规则第三条所载无亲属收领遗骸之死体，于建有火葬场处，该医校得因事实之便利，酌量变通，付之火化。火化后仍将遗灰装置掩埋，记以标识并呈报该管地方行政官厅。

第八条 每届年终，该医校等应将解剖尸体具数及一切情形，在京用正式公函汇报警察官厅，在外汇报各地方行政官厅转行呈报备案。

第九条 本细则有未尽事宜，得随时修正，以臻完善。

第十条 本细则自公布日施行。

《解剖规则施行细则》第一条严格明确了可开展解剖的医学院范围。第二条制定了医生进行尸体解剖的流程，需要同时呈报官厅，执行解剖；同时，还注意到了四时气候变化有可能对尸体造成影响。第三条规定了领取尸体标本的手续，弥补了前次规定的缺漏。第四条规定确保尸体解剖的目标及任务的完成。其他各条则主要规定了对解剖过的尸体的处理办法。[1]

1928年，南京政府颁布了新的《刑事诉讼律》，规定医师可以兼行尸体解剖。1928年5月15日颁布了《国民政府新订解剖尸体规则》，规则中的大部分内容与先前的解剖规定相一致，但第三条规定："为研究病源和以遗嘱付解剖之尸体，得其亲属之同意并呈该地方行政官署后，地方官须于12小时内处理之。"这是有所进步的。另外的不同点是：第十条规定了，解剖后要埋葬之尸体，如为传染病尸体，其附近地方设有火葬场者得付之火化，火化后进行埋葬并加以标识。因为变化不大，因此公布不久，即有相关执行要求重新修订，故1933年，国民政府内政部便颁布了《修正解剖尸体规则》，使解剖规则流程更周密、规定更合理。其内容

---

① 李天莉. 中国人体解剖法史略 [J]. 中华医史杂志，1997，27（3）：160-164.

如下：第一条规定了可行解剖的医学院校范围；第二条明确提出了解剖分普通解剖及病理剖验两种，而且规定前者仅限于在医学院校执行，后者在所规定的医学院校及医院均可开展；第三条规定了可以用于开展解剖的尸体的范围；第四条规定尸体付解剖前，除由官署交付者外，均须填具呈报书，呈报该管地方官署；第五条规定凡尸体须呈报该管地方官署后，经过六小时方可执行解剖，如该地方官署认为必要时，在据报后六小时内可以以书面形式停止解剖；第六至十条主要规定了尸体解剖的具体手续和善后事宜。[①]

（崔慧先　李瑞锡）

第四节　中国近代解剖学的重要成就

一、教材的著译

1851年，合信著写的《全体新论》出版（见上文）。1875年，在同文馆任教习的英国人德贞出版了《身体骨骼部位脏腑血脉全图》（*Anatomical Atlas*，20页）。1886年，他又出版了系统的解剖学书，即《全体通考》（共16卷），[②]该书由中国政府出资，同文馆印刷，内容由四部分组成：第一部分为解剖学历史，该部分摘译于《大英百科全书》；第二部分为骨骼学，译自荷尔敦（Luther Holden，1815—1905）；第三部分为大体解剖学，译自《格氏解剖学》；最后是约600余幅图的解剖图集，该图集由中国艺术家木刻印出，并可以单购。1878年，柯为良翻译了《格氏解剖学》，该书共6卷，印行了80册。1889年，经惠特尼修订后出第2版，1905年出第3版。《格氏解剖学》这部教科书，被多数医学校采用，对中国解剖教育影响深远。[③]

20世纪初期，国内本土的学者开始陆续编译解剖学、组织学、胚胎学的教本。1915年，汤尔和译制的《组织学》在东京吐凤堂书店出版，译制的《解剖学提纲》在中国博医会出版；1924年，他编译的《精撰解剖学》及《解剖学提纲》出版。1919年，施尔德译制的《路氏组织学》由中国博医会出版。1920年，丁立成译制的《胚胎学引论》出版。1929年，张方庆（1904—　）译制的《解剖学》在东京同仁会出版。

早期西方医学传入中国，还有一条途径便是传入的由中国留日学者翻译的医学著作。早期影响较大的是1900年丁福保编译的《新撰人体解剖学》及《组织学总论》[④]，1902年编译的《胎生学》；此外，还有徐云、万钧和孙祖烈翻译的《人体解剖学实习法》。[⑤]

值得称道的是20世纪30年代以后，中国的解剖学工作者编著的中文版解剖学教材逐渐增多。例如：1931年，蔡堡、蒋天鹤编著的《动物胚胎学》由世界书局出版；鲍鉴清编著的《显微镜的动物学实验》由中国科学社出版；1933年，鲍鉴清编著的《组织学纲要》在北平文

① 彭浩晟. 民国医事法与医事诉讼研究（1927—1937）［D］. 西南政法大学，2012.
② 孔令伟. 西方人体知识在中国的传播与转换——视觉艺术的视角［J］. 北京服装学院学报（艺术版），2009.
③ 张大庆. 中国近代解剖学史略［J］. 中国科技史料，1994.
④ 张大庆. 中国近代解剖学史略［J］. 中国科技史料，1994.
⑤ 王淼，罗见今. 晚清生物学医学近代化述要［J］. 哈尔滨工业大学学报（社会科学版），2008.

化学社出版，^①吴元涤编的《普通胚胎学》由世界书局出版；1935年，薛德清编著的"动物解剖丛书"由上海新亚书店出版，鲁德馨译的《孔氏实地解剖学》由中华医学会出版，汤肇虞、李定编的《局部解剖学》在商务印书馆出版；1940年，王志清编著的《脊椎动物比较解剖学实验图谱》由公非同出版社出版；1945年，贾兰坡编著的《骨骼人类学纲要》由商务印书馆出版；1947年，张岩编著的《人体系统解剖学》由沈阳医学院出版。

随着解剖学教材译著的增多，解剖学名词的翻译混乱、不统一等问题突显，为解决这一问题，许多译者在出版的书后会专门列出词汇表，以便查对。这样便出现了许多词汇手册。如1858年，合信便将所翻译的医学名词，辑成了《英汉医学词汇》。1878年，柯为良译《格氏解剖学》的同时，专门编辑了一册解剖学词汇。1884—1887年，德贞编辑了《医学词汇》（共6卷）。德贞在《医学词汇》中详细地列出了所用的解剖名词，并将这些名词与日本名词、合信和柯为良所翻译的名词做了对照；这本词汇中还收录了中国本土医书中的解剖名词，还有《康熙字典》中介绍人体的词汇。此外，还有1889年汤姆逊编写的《中英医学词汇》，1890年惠特尼编写的《中英解剖生理词汇》^②。

为了统一医学教科书中的医学名词，中国博医会于1890年专门成立了医学名词委员会。1927年出版了《解剖学名词汇编》，该书收录有4822则名词。1935年，由国民政府教育部编译馆出版了《发生学名词》，1937年，该委员会完成了《比较解剖学名词》，1943年出版了《人体解剖学名词》^③。鲍鉴清曾总结了中国早期解剖著述（表4-1）。

此外，还编写了不少参考书，如李涛的《关于医学教科书》（1932），郭绍周的《解剖学之新范围》（1935），张鋆、徐承德和李慎微各自写的《怎样教解剖学》（都为1935年发表），孟廷秀的《关于组织学之基本设备》（1937）。

二、科学研究

秉志在比较解剖学，马文昭和鲍鉴清在组织学和细胞学，张鋆和刘曜曦在人体解剖学，卢于道和臧玉洤在神经解剖学，贝时璋、朱洗和童第周在实验胚胎学，吴定良在体质人类学等方面都做出了成绩。19世纪末解剖学还没有自己的杂志，科研论文主要发表在《中华医学杂志》《中国生理学杂志》《北京博物学杂志》《科学》和中央研究院主办的刊物中，也有许多论文发表在国外的刊物上。

（一）大体解剖

20世纪初，在西方已经发展得相当完备的大体解剖学，在国内刚刚起步，对国人的解剖学相关研究（含体质人类学）甚少。1910—1925年，国内的体质人类学研究逐渐开展，但多为外籍学者完成（详见第六章）。1925年以后，本土学者的工作陆续增多。在人体测量学方面，吴定良完成了国人骨骼的测量，并在杂志上发表了关于头骨、锁骨、膝等研究成果，他也开展一定的活体测量，获得了丰富的资料；刘曜曦则完成了中国人的骨盆和肌肉的测量；王仲侨等完成了中国人的胸肌和脏器表面积的测量；王有琪完成了中国人的脑上沟纹深度和面积

---

① 张大庆. 中国近代解剖学史略［J］. 中国科技史料，1994.

② 同①.

③ 同①.

的测量；李涛完成了中国新生儿的体重和头颅直径的测量；冯培林、许烺光（Hsu Kang Liang，1909—1999）和梁一文（Liang I-Wen）等学者在中国婴幼儿的生长发育研究方面做了大量的工作。除了体质人类学方面的工作，国内解剖学家主要开展的科研工作是研究国人的解剖结构以及变异情况。如1930年，潘铭紫（图5-14）报告了中国人心脏冠状动脉的结构、四肢动脉的分支、手足皮神经的分布等；[①] 刘曜曦报告了足背动脉的结构，为后来开展足背皮瓣游离移植提供了解剖学基础；齐登科主要研究了人体内脏的结构。除此之外，也有一些报道是针对国人脑沟类型、脑胼胝体结构、肩部肌肉以及舌下神经变异的。

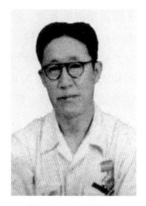

图 5-14 潘铭紫

潘铭紫（1896—1982），解剖学家。空军军医大学（原第四军医大学）一级教授。1925年毕业于协和医学院，获医学博士学位。1930年入美国明尼苏达大学研究院学习。1932年回国。曾任协和医学院讲师、中央大学医学院教授。新中国成立后，历任第四军医大学解剖学教研室主任、中国解剖学会理事、陕西省解剖学会理事长。是第三届全国人大代表。长期从事人体解剖学的教学与科研工作，在软体人类学方面有较深的研究。是我国体质人类学研究的开拓者之一。（丁文龙 沃雁）

（二）神经解剖学

神经解剖学形成于19世纪中期，中国的神经形态学研究起始于20世纪20年代。主要表现在以下几个方面。

1. 大体解剖方面

主要是回应"中国人脑不如白种人"的说法。齐登科、张鋆、欧阳翥、吴定良等根据大量的研究批驳了这些谬论（详见第六章）。闻亦传（1896—1939）研究了70个胎儿脑、50个成人脑，表明月状沟在胎儿的出现率为48.9%，在成人的出现率为42%，[②] 对博克－费尔克坦普（Bork-Felktamp）提出的71.1%的结论进行了批判。

通过这样一系列的研究，驳斥了西方某些学者仅通过神经系统内某些结构的异同来评判人类智慧的粗鲁不科学行为。

2. 组织学方面

20世纪20年代初，秉志[③] 曾开展了对白鼠和挪威鼠上交感神经节内大细胞生长过程的研究。闻亦传（1896—1939）对人胎儿做过相关的解剖观察，并且描述了前脑、中脑和后脑的发育情况。陶烈（1900—1930）研究了中枢神经系统的细胞数量和分布，他计算了脑干中105个神经核内约有2.5亿个细胞，小脑总面积可达107500 mm²，浦肯野细胞有1800多万个，大脑皮质的总面积为220000 mm²，推算人大脑皮层中有神经细胞169.1亿个；他同时还讨论

① 张大庆. 中国近代解剖学史略［J］. 中国科技史料，1994.

② 同①。

③ 秉志（1886—1965），满族，原名翟秉志、翟际潜，字农山，河南开封人，中国现代动物学的奠基人，解剖学等现代生物学教育的启蒙者、开拓者。1918年在美国获博士学位，1915年与任鸿隽、邹秉文、胡明复等组织"中国科学社"，创办《科学》杂志。1920年回国后，历任东南大学、厦门大学、中央大学和复旦大学教授。1921年创建中国第一个大学生物系，1948年当选学部委员。第一至第三届全国人大代表，第一次政协特邀代表。

了胶质细胞的分布，并将脑干各神经核进行了"局部解剖"，绘制了表现各核相应位置关系的图谱；他认为中枢神经系统中四种胶质细胞（原生质性星状胶质细胞、纤维性星状胶质细胞、少突胶质细胞和小胶质细胞）在脑干中的分布是不同的。欧阳翥（1898—1954）对动物脊髓运动细胞的发育情况进行了研究；他对人大脑皮质的构筑做了大量组织学观察后得到结论：额叶可分为4大区，即无颗粒区、颗粒不良区、颗粒区和边缘区；他对灵长类大脑视区结构的变异情况进行过研究。蔡翘（1897—1990）详细地分析了负鼠丘脑和中脑的下行通道。朱鹤年（1906—1993）详细研究了负鼠丘脑的神经核和其纤维的联系。卢于道（1906—1985）对哺乳动物外膝体的腹核和内膝体开展了研究；他用多种动物的端脑开展了较详尽的组织学研究。张香桐（1907—2007）对蛛猴的脊丘通道进行了研究，弄清了丘脑腹核在丘脑的分布，又进一步追溯了丘脑腹后侧核外侧的投射纤维，这是前人研究所不涉及的。林可胜（1897—1969）等利用生理学实验方法测定了脑干中的各种活动中枢后，发现增压区在第四脑室的外侧面、髓纹及下凹之间，在前庭核、网状核和迷走核的部位，它的下行通道不交叉，直接经脊髓的腹侧终止于胸部脊髓的侧面。

在神经组织化学方面，卢于道对神经细胞中的核酸和尼氏体中是否有核蛋白这一问题，以及动物大脑皮质细胞内的磺酸分布情况开展了研究。马文昭对患脚气病的鸟类进行了研究，发现其脊神经节内细胞线粒体发生了变化；他还研究了营养不良的白鼠和豚鼠，其脊神经节内细胞线粒体 – 高尔基复合体变化，以及吗啡成瘾和X线照射白鼠的脊神经节细胞内尼氏体的变化等。吴功贤对不同年龄段鼹鼠大脑皮质中神经细胞的高尔基复合体的形态进行了研究，发现切除单侧部分的大脑皮质，对对侧大脑中锥体细胞内的高尔基体也会产生影响。

在神经系统发育的研究上，卢于道研究了个体发育形成时人大脑皮质各层的机能，同时他对动物大脑皮质的发育过程也做过较详细的观察。此外，有的学者还对鼠类交感神经节内巨大神经细胞的生长、白鼠视神经生后的发育及中国胎儿大脑枕部与顶颞部结构与机能等开展了一定的研究工作。[①]

（崔慧先）

三、解剖学科史的书写

在中国解剖学科建立过程中，有一重要内容是无法忽略的，就是中国第一代解剖学家都非常关注东西方解剖学的发展史。1886年德贞在翻译《全体通考》时，专门撰写了一篇《解剖学志》，从《大英百科全书》中摘译了"世界解剖学史"，德贞回顾了西方解剖学的发展史，指出西方医学的进步与发展是与16—17世纪西方解剖学和生理学的发明与发现密切相关，他认为西方医学曾和中国医学一样停滞不前，自从维萨里所著《人体之构造》和哈维发现"血液循环"后，西方医学科学进入实验科学阶段，才推动西方医学的发展。因此他提出建议，中国医学要改变思想，开展解剖和解剖学研究，这样才推动医学进步。这是目前可见第一篇关于西方解剖学史的专论。

① 张大庆. 中国近代解剖学史略［J］. 中国科技史料，1994.

　　1900 年之后，中国解剖学家在进行解剖学教育、解剖学教科书编辑的同时，有意识地从解剖学发展史的角度分析东西方身体知识的不同，以另一种方法介绍解剖学知识，同时以科学方法对中国传统文献中的解剖学内容进行梳理与研究，考察中国医学体系中身体知识的准确性。1907 年，汪行恕在《医药学报》发表《解剖学之沿革》，提出"现今各科学为长足之进步，医其一也，而医之进步之速，则以解剖学为导，故解剖学可遗医学独立，医学不能离解剖独立。换言之，则世界无解剖学是直无医学，非过论也"。1910 年，陈垣（1880—1971）发表了《中国解剖学史料》，介绍了解剖学史。在学习西方解剖学的道路上，日本医家是走在中国医生前面的，在这个问题上，中国医学界还是有清醒的认识，并且希望以此为鉴，推进中国解剖学发展的进程。1913 年，《中西医学报》刊发《日本解剖学之历史》，名义上是介绍日本学习西方解剖学的历史，其目的是批评中国医学著作中不仅缺乏解剖学知识，更乏如日本积极学习西方医学知识的医家，"回顾我国则医界之黑暗如故，无一人焉为山胁东洋、前野良泽、杉田玄白者"。1916 年俞凤宾（1884—1930）发表《中西医学的沿革》、1920 年陈邦贤（1889—1976）发表《中国医学史》、1920 年 E. T. Hsien 发表《黄帝时期的中国解剖学回顾》[*A Review of Chinese Anatomy from the Period of* Hungti（Yellow Emperior，*2697 BC*）]、1937 年刘咸（1982—1990）发表《中国科学 20 年》、1940 年齐鲁大学解剖学教授侯宝璋（1893—1967）发表《中国解剖学史之检讨》，全面梳理中国古代文献中所有关于身体知识的内容，并分析其中所记录的几项人体解剖事件。侯宝璋以科学标准，按比较学研究手段就中西医学知识体系中的解剖学内容进行全方位的对比研究。首先他认为中国古代存在解剖活动，并指出中国古人对人身脏腑的认知虽比较粗浅，但也不尽然全错。侯宝璋指出："世尝谓中国医学实含有迷信思想，此固无可否认者，然须知迷信思想中，实亦有科学成分存乎其间。试观中国历代之解剖，未尝不亲事观察，法虽粗疏，精神则是，未可摒弃而不谈也。前人习惯，往往是古非今，而今人谈说，又往往是今薄古，要皆失之于一偏，是正旧说，推原本始，是乃学人之责任也。"[1] 作为一名现代解剖学家，侯宝璋以科学的态度分析中国传统医学的解剖学知识，并对此做出客观公正的评价，体现了中国科学家难能可贵的科学精神。

　　1936 年，李赋京（图 5–15）发表《西洋解剖学源流》和《中国解剖学源流论》的连载文章，对东西方解剖学发展史做了详细而全面的介绍。1940 年，王有琪发表《近代解剖学在欧洲之初期发展》。1942 年《国立中央大学周刊》刊发《解剖学简史》，在回溯西方解剖学发展史的同时，探讨了近代以来，日本与中国对待接受解剖学所表现出的不同态度，作者提出："解剖学经过数千年万学者之真诚探讨，遂将一根一根之神经，由起端直至末梢，完全明瞭其真相，且血管、大动脉皆起自动脉。在吾人之眼光中认为此为当然之事实，然吾人对于发现之学者之苦心，不可不表敬意，由于发见后之再发见。解剖学之荒芜田地，遂逐渐开发而成美丽之田园，处现代情况下，除解剖学可作人体地图外，此外更

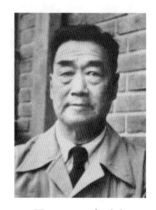

图 5–15　李赋京

① 侯宝璋.中国解剖学之检讨［J］.齐鲁大学国学季刊，1940，1（1）:17.

无其他更好之学科。"①1946年卢于道发表《三十年来国内的解剖学》，1947年何光篪发表《解剖学史略》，1951年李赋京发表《普通解剖生理学》介绍了解剖生理的发达史。1956年，王有琪发表《现代中国解剖学的发展》。

李赋京（1900—1988），曾用英文名Fu-ching Li，陕西蒲城人。解剖学家。华中科技大学同济医学院（原同济医科大学）一级教授。1916年就读于上海德文医工学堂，1920年留学德国哥廷根大学，1928年获医学博士学位，当年回国。历任中央卫生实验研究所病理科主任、东南医科大学教授，河南大学医学院解剖学教授，陕西医学专科学校解剖学教授兼校长，台湾大学热带病研究所教授，同济大学医学院教授兼同济大学校务委员会委员，中南同济医学院解剖学馆主任、教授兼教务长和武汉医学院组织学与胚胎教研室主任。50年代初，作为同济大学医学院迁校委员会的主要成员之一，参与了同济大学医学院内迁武汉和在武汉建校的艰苦工作。长期讲授人体解剖学和组织胚胎学，他还是著名钉螺研究专家。（丁文龙　沃雁）

西医传入中国，由晚明至民国初近300年的历史，这是一项将西方医学科学、方法和思想通过医院、学校和媒体等多种渠道展开的长久、复杂的跨文化传播活动，最终在中国创建一个全新的知识系统和科学体系。进入20世纪，随着西医科学在中国影响的深入，"解剖学"成为区分中国医学和西方医学的关键词，辨别中西医学的知识分界线。清末民初民主革命家、思想家章太炎（1869—1936）指出："西医与中医治疗上结果之比较，彼西医重在解剖实验，故治脏腑病见长；吾中医讲求岁时节令，故治时感病见长。"② 又曰："乃若求其利病，则中医之忽略解剖，不精生理，或不免绌于西医也。"③

中国解剖学会在20世纪90年代中期就设立解剖学史组，收集国内解剖学的资料，陆续发表一些文章，但偏重中医学方面内容，西医方面很少。过去，没有解剖学科史的专门研究，都是在医学史中提到解剖学，因为只要提到医学史就绕不开解剖学。从事这方面研究的有陈

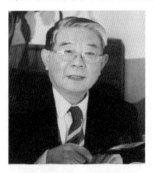

垣、陈邦贤、邓铁涛、程之范、侯宝璋、李赋京、张友元、甄志亚、李天莉、王晓春、陈小卡、宇旋。做解剖史学研究的是张大庆，还有台湾学者哈鸿潜、高田，高晞在这方面的工作更深入、更有成效，特别是近年来，深入解剖学专家中专访与调查，与解剖学专家合作专做解剖学研究，取得了不少成果，写出来一些专著，如《德贞传》。

学会第一届理事长卢于道和王有琪很重视学科史研究，特别是后来的学会秘书长贲长恩④（图5-16）做得比较多，在学会任职期间，注意积累材料，收集文献。他很早就认识到史学研究的

图5-16　贲长恩

① 柿木爱文博士主讲，中大医学研究会记录. 解剖学简史 [J]. 国立中央大学周刊，1942（83）：7.
② 章太炎. 伤寒论讲词（一）[M]// 章太炎全集（八）. 上海：上海人民出版社，1994：152.
③ 章太炎. 中国医药问题序（一）[M]// 章太炎全集（八）上海：上海人民出版社，1994：348.
④ 贲长恩（1929— ），吉林德惠人，教授，博士生导师，国务院学位委员会评议委员。1948年3月参军，1957年11月调入北京中医学院，创建组织学与胚胎学教研室，担任教研室主任40年，1997年11月离休。贲长恩自1982年参加中国解剖学会工作以来，担任多年秘书长、副理事长、名誉理事长，并兼任多个分支机构的工作，尤其在创办《学会会讯》、研究学会创建年代和发展历史、组织工作和科普工作方面更为突出，是"中国科协第二届代表大会代表"和1997年首批"全国优秀科技工作者"。

重要性，不顾一些人的冷言，克服困难，在学会成立八十年时，把他多年的研究成果凝聚成三篇文章：《中国古代解剖学史简介》《中国近代解剖学史简介》《中国解剖学会发展史简介》介绍了中国古代解剖学史、中国近代解剖学史和中国解剖学会发展史。离休之后，又参与席焕久编写的《中国解剖学会与人类学会诞生史实》，对学会史学研究做出了贡献。

（高晞）

第五节　日俄对局部地区学科发展的影响

日本对中国解剖学科发展影响比较大的地区主要是在东北和台湾。与整个关内地区一样，东北地区的西医教育也是由外国人带来的，但东北地区的西医教育大都经历比较坎坷，首先是沙俄占领，接着是"英美派"的天下，然后是日本人带来的"德日派"占主导地位，抗战结束则被国民党政府接管，最后归共产党领导。正是复杂的经历，才带来了多元的办学模式[①]。民国时期，东北地区的西医教育大部分时间是在日本军国主义统治下的西医教育，因而，解剖学科发展主要受日本影响。

一、日本对东北的影响

清末，特别是甲午战争失败后，中国人开始向日本学习医学教育，而实际上日本的医学教育是从西方学来的。

明治时期的日本政府，打破德川幕府推行了百年的闭关自守政策，实行富国强兵政策。同时在倾向于西洋文化的社会大背景下，转向西洋医学，大力提倡西医，培养西医师。近代日本的医学教育组织一是按照大学制度组织的大学和学院；二是按照专门制度组织的专门学校。19世纪末20世纪初，日本近代的医学教育系统模式以日本东京帝国大学的医学系为样板，移植到全日本各医学院校。

由于明治维新后，日本已由弱变强，在医学上，也成功地将西方医学移植到日本，因而通过日本学习和吸收西方医学就被中国人视为快捷方式。20世纪初，许多中国学子东渡日本学习西医学。当时，日本有人认为日本和中国应该齐心协力，共同抵抗西方强国；有些人企图利用这个机会，向中国派遣教师和顾问作为向中国渗透的长远战略，这个战略后来成为事实。据吉野造作统计，一年间，在中国从事医学教育的日本人有约50人。日本外务省的年度调查也显示，晚清医学堂中有日本教师18名，而教授医学课程的人数是8人。

1904年，俄国在日俄战争中战败，旅大和南满铁路转让日本。1906年，日本南满铁道株式会社在大连和沈阳建设了规模宏大的满铁医院。

民国时期，日本为了培养在南满铁路工作的医师，于1911年在沈阳建立南满医学堂。这是中国东北最早出现的高等医学校，学制四年，教师全部是日本人，用日语授课，日本人完全控制。1922年改为南满医科大学，学制七年。于1926年增设四年制医学专门部，专招中国学生，并许可中国女子入学。

---

① 慕景强. 民国时期西医高等教育研究（1912—1949）[D]. 华东师范大学，2005.

伪满时期，日本人为完成其移民计划，开设开拓卫生技术学院及开拓医师养成所等，从事医疗及研究。规模较大的有北安开拓医学院、龙井村开拓医学院、齐齐哈尔开拓医学院。

九一八事变后，日寇为达到其侵略野心和并吞东北的目的，在教育行政上实施"奴化"与"怀柔"政策。其新学制的公布与务实教育的实施，都是为达成此政策的手段。所谓"新学制"，实质就是缩短中学的修业年限；所谓"务实教育"，就是令学生趋向于技术方面，而逐渐消减其民族思想。

医学教育有其特殊性，并非仅仅作为务实教育的一种，还为了顺应当时因工业发达、人口集中而产生的公共卫生问题的需要。因此，在伪满洲国康德元年（1934）颁布医学教育令及公立医院令等，"设立的南满医科大学，与沈阳教会所设的盛京医科大学相对，共为伪满医学教育。前者为日本式，富于政治作用，后者为欧美式，富于宗教作用而已"。

二、其他国家对东北的影响

东北的医学事业，最早应追溯到 1876 年，在辽阳的苏格兰教会的医师 Westwater、在沈阳的 Dugald Christie、在长春的 Gordon 及 Margaret MacNill、在吉林的 Greiy、在呼兰的 Brown 等到东北各地设立医院和教授医学生。东北地区的西医以日本和俄国医生为主，哈尔滨地区以俄国医生为主，沈阳地区以日本医生为主。

最初，哈尔滨地区只有萨满（北方民族中流行的跳神）及少数流动的中医，后来陆续有外国医师行医。随着哈尔滨的开放，德国、奥地利、波兰、日本医师相继来到哈尔滨。1900年铁路中央医院建成时，医务人员全为俄国人，中国平民求医诊病基本是中医。1903 年东清铁路建成后，由于哈尔滨人口的激增，居民医疗与城市卫生问题便随之提到日程。

英国教会在长春、吉林、海龙等地陆续开办施医院。沙俄经营的东清铁路，在沿线城市长春、哈尔滨等地修建了铁路医院，外侨也开设了一些医院、诊所与药房。1911 年，俄国红十字新月协会创办了红十字医院。

因鼠疫的流行，1912 年东三省防疫事务总处成立，同时开办了滨江医院。中国人西医多由广州、上海、北京邀聘来哈，这一时期，英美派的医师在哈尔滨占据主要位置。20 世纪 30年代末，日本帝国主义觊觎东北的野心愈加明显，英美派医师纷纷离职南返。

盛京医科大学原为沈阳教会所设，于九一八事变前即闻名于东北，其医学部分分别来自日本、德国、英国三国医学系。第二次世界大战前，该校为欧美文化的代表，与南满医科大学对峙。等到后来欧美教授相继撤退，学生多为不通日文之中国人，遂渐衰落。

作为总医官的伍连德[①]和助手林家瑞为解决黑龙江省的医疗和传染病防治问题，在东三省防疫处的实验医院、滨江医院的临床设备和技术力量的基础上，于 1926 年 9 月创立了滨江医学专门学校。第二年，学校改名为哈尔滨医学专门学校。

1911 年，还在哈尔滨成立了最早的牙医培养机构——俄侨第一齿科专门学校，这是中国最早的口腔医学教育机构。1928 年成立俄侨第二齿科专门学校，校长为著名德国外科医师林德尔。两所学校早期主要培养俄侨学生，每班 15—20 名，其中中国学生仅 1—2 名（以后逐

---

① 伍连德（1879—1960），字星联，祖籍广东。生于马来西亚，剑桥大学博士，中国卫生检疫行业创始人，中华医学会首任会长，北京协和医院、医学院主要筹办者。

渐增加），用俄语教学，学制两年半，包括两年讲课，半年实习。1938 年初，两校被哈尔滨市接收，合并改编成哈尔滨齿科医学院，当时有两班学生共百余人，其中俄侨学生 38 人。日本入侵后，中、俄教师退出学校，全部为日本教师更替，用日语授课。1939 年 1 月，齿科医学院合并入哈尔滨医科大学（1938 年，哈尔滨医学专门学校升格为哈尔滨医科大学），成立齿科医学部，学制三年。

东北地区存在的医学院校解放后为人民政府接管，进行合并或改组。原哈尔滨医科大学早在 1946 年即由东北行政委员会卫生部接管，合并到兴山中国医科大学，1949 年又在中国医科大学二分校的基础上重新成立哈尔滨医科大学。原满州医科大学 1946 年改为沈阳医学院，1949 年沈阳解放后由东北人民政府卫生部接管，与辽阳医学院、锦州医学院统一并入中国医科大学，原满州医科大学药学专门部独立发展为沈阳药学院。原新京医科大学 1946 年改为长春医学院，1948 年改为长春医科大学，1950 年由第一军医大学接管，1958 年学校交地方改为长春医学院，1959 年改为吉林医科大学，1978 年改为白求恩医科大学。旅顺医专及佳木斯医大皆于 1945 年停办。从此以后，东北地区的高等医学教育进入了新的历史时期。

新中国成立前后，因东北的地位和地域关系，日本和苏联在中国解剖学科发展过程中产生了一定的影响。新中国成立初期，留用的日籍教师在教师队伍中仍占有一定比例，解剖学科的主任大都由他们担任，组织翻译和编写教材及参考书，学科的课程设置也受他们的影响，因语言交流问题，授课不多，但在培养、提高助教和研究生方面发挥了作用。

20 世纪 50 年代，中国在东北医学院校也大力贯彻、推行"向苏联老大哥学习"，学习俄语，学习苏联教育理论、医学思想、医学教育模式。翻译使用苏联教材，更新教学内容、吸收新观点，进行教学组织和教学方法的改革，培训和提高师资队伍，全面"苏联化"。如组织学与胚胎学吸收了苏联勒别辛斯卡娅关于细胞的形成和起源的学说，解剖科改称为"解剖教研室"等；教学中注重培养学生独立学习、分析和解决问题的能力，实行课堂讨论和以口试为主的计分制考核。但在教学上，存在偏重于发生发展等理论，不注重形态结构讲授，不进行尸体解剖，理论不能密切联系实际等问题。此期间的关内医学院校的解剖学科工作受日本和苏联的影响不如东北地区那么大。

三、日本对台湾的影响

台湾的解剖学科在创建与发展中，受日本的影响较大。1899—1945 年是日据时期，1899年，台湾总督府医学校在设立之初即有解剖学教学，但缺乏解剖学教师，都由日本人兼任，是病理教授兼授。最早期的解剖学和病理学都由台北病院外科医长川端正道兼授，其后才有专任解剖学教授。1914 年学生毕业证书上解剖学的认证也是由日本教授署名。这一时期，先后任教总督府医学专门学校、台北医学专门学校、台北帝国大学附属专门部的日籍解剖学者有安达岛次、津琦孝道、杉山九一、今井倭武、森於菟、金关丈夫、中山知雄、忽那将爱等 8位教授。1936 年，台北帝国大学设立医学部，解剖学设立两个讲座。

在军国主义笼罩下，教学与研究都是配合日本侵略者的扩张政策。1937 年以后，一些日本调查团陆续赴海南岛、满蒙、华北等地进行农林业、人类学的调查，为占领区的统治和产业开发提供意见。

1940 年，在台北召开了日本四十八回解剖学总会，森於菟担任会长。解剖学当时开两个讲座，组织学与胚胎学由森教授讲授，实习时每人一架单筒显微镜，无聚光镜。两个人一组，每次领几张切片标本，用完交回。解剖学大部分由金关丈夫教授讲授，尸体解剖每 8 名学生用一具尸体，分头颈部、上肢、胸腹部和下肢四组同时进行，两周后更换。

1945 年以后，日籍教师大部遣返回国，少数日本教授继续留任，当时台北帝国大学的解剖学科有森於菟和金关丈夫，他们分别于 1947 年、1949 年返回日本。光复当时只有余锦泉为台北帝国大学医学部解剖学教室第二讲座（金关）的助手，后来为人体解剖学科主任。光复后不久，大陆学者汤肇虞到台大任教，后又返回大陆，另一位大陆学者汤器教授（汤尔和之子，后改名为汤不器）从北京到台大解剖科任教，后来教组织学，可讲日语。

随着时间的推移，中国学者逐渐成长起来，担负起解剖学科的教学与科研工作[①]。

（席焕久　王云祥）

---

① 哈鸿潜，高田. 台湾解剖学百年史（1899—2003）[M]. 台北：合记图书出版社，2003.

第六章　分支学科创建史

第一节　解剖学与体质人类学的关系

在生产力水平低下和科学技术不发达的时代，解剖学涵盖的内容较广。解剖学与人类学有着密切的联系，特别是与体质人类学（或称生物人类学）的分支——古人类学、考古学、法医人类学、灵长类学、人类生物学、骨生物学、人类骨学、古病理学和医学人类学关系更为密切[1]，人体解剖学成为这些学科的重要的理论基础。人类学主要分为文化人类学与体质人类学，解剖学科中的人类学，一般多指体质人类学。用肉眼观察的大体解剖学（gross anatomy）和体质人类学（physical anthropology）从学科产生到学会的建立乃至今天，虽各自有独立的学术组织，但二者一直在一起，密不可分，形成解剖学与体质人类学互为基础的共生关系。凡涉及体质人类学的研究，无论是古人类学中对化石的研究还是考古学中对墓葬尸体的研究，无论是法医学中的个体识别（活体与尸体）还是灵长类的比较解剖学研究，都离不开解剖学；反过来，体质人类学也为解剖学的研究提供了重要的指导思想，而且大大丰富了解剖学的内容与方法，体质人类学在解剖学中具有特殊的重要地位。早在 1946 年，卢于道在《三十年来国内的解剖学》一文中曾写道："谈到关于各人种差别，这方面的发展已成为今日所谓体质人类学和人体测量学，这是大体解剖学的新发展。"他把体质人类学看成大体解剖学的一部分。1956 年，王有琪在《现代中国解剖学发展》一书中谈到研究成绩的类别时提到：（甲）人体解剖学；（乙）组织细胞学；（丙）胚胎学；（丁）神经解剖学；（戊）体质人类学。他把体质人类学放在与人体解剖学同等位置。可见，两者关系是何等密切。然而，两者又有区别。大体解剖学或解剖学着眼于人的个体或人体的某一方面或某一部分，而体质人类学着眼于人的群体[2][3]，是从群体水平乃至生态水平上研究人的形态结构的差异、变化与适应。

一、起源与历史

最早"人类学"一词被用于说明人的体质构造。人类学研究范围比解剖学更为广泛，除

① Stanford C B, Allen J S, Anton S C.Biological Anthropology：The Natural History of Humankind［M］. 4th ed. Boston：Prentice Pearson，2017.

② 吴汝康. 今人类学［M］. 合肥：安徽科学技术出版社，1991.

③ 张朝佑. 人体解剖学［M］. 3 版. 北京：人民卫生出版社，2009.

人的形态结构外，还研究人的机能代谢、免疫与疾病易感性、体能、体成分等，而解剖学仅限于人体的形态结构。中国正式使用"人类学"一词是 1916 年。在研究人的形态结构、人的差异方面，这两个学科是相同的或是相近的，所不同的是人类学研究的范围更加广泛。

大体解剖学与人类学都是人类在与自然界作斗争中产生和发展起来的，有共同的起源和发展历史。世界解剖学发展史是从古希腊名医希波克拉底开始的。他在医学著作中对头骨做了正确的描述，而对人体其他器官是参照动物描述的。古希腊的另一位学者亚里士多德进行过动物解剖，但他把动物解剖用于人体，因而错误较多；而人类学也见于他对人的道德和行为的描述中。可见解剖学与人类学的起源是相同或相近的。

到 20 世纪，人类学与解剖学仍保持着密切的关系。1920 年，中国解剖学会诞生时的名字就叫"中国解剖学与人类学会"，早期中国解剖学的研究多为体质调查。从 19 世纪到 20 世纪，大体解剖学的研究大部分都是人类学方面的内容，就是在 1978—1998 年 20 年间学术论文汇编中，体质调查、人类学方面的摘要还高达 48.17%。1947 年以前，美国体质人类学会和美国解剖学会举行学术年会也是在一起的。卢于道、吴定良、欧阳翥和刘咸等 1950 年 5 月在杭州还发起并组织了中国人类学学会[①]。很多解剖学家从事人类学研究，同样，很多人类学家也是解剖学家。德国犹太人魏敦瑞就是知名的解剖学家和古人类学家。吴汝康院士也是解剖学家兼人类学家。吴新智院士从上海医学院（现在的复旦大学上海医学院）毕业后到当时的大连医学院解剖学教研室任教，后来成为解剖学家和人类学家。首届中国解剖学与人类学会专辑刊登的 32 篇论文有 10 篇为人类学。有些文章难以区分是属于解剖学还是人类学。

二、研究内容与方法

人类学与解剖学的研究对象与方法基本相同，都研究人（活体、尸体等），研究人的体质特征，特别是形态特征，都应用人体测量方法，其标本多为人的标本，都为医学、国防和国民经济做出重要贡献。有些内容是两者共有的，如人体形态学、人体测量学、年龄解剖学和比较解剖学等。中国解剖学会体质调查委员会，从 1986 年第一次开展中国人体质调查，先后出版了 3 集中国人解剖学数据。这既是解剖学的工作也是人类学的内容，说明它们关系密不可分，但它们又有区别。人类学的研究更加宽泛，不仅应用活体和尸体（含墓葬）研究现代人，还用化石研究古人。此外还研究灵长类动物，着眼于人的群体和整体，如人在自然界中的位置，人与动物，特别是与灵长类动物的联系和区别，人群的特征与分类，人体的生物学差异，身体各部形式、比例大小等，人体与疾病和环境之间的关系等。解剖学侧重于个体，注重共性。这都说明人类学和解剖学是有区别又有联系的两个学科。

人类学传统的研究方法有测量技术、形态观察与田野调查等。近年来，随着科技的进步，影像技术、三维图像和分子生物学等现代科学手段不断引入人类学的研究中。这两门学科都用人体测量方法，包括传统方法和现代方法，无论是活体测量还是尸体测量、化石人测量都如此。人类学研究人在时空上的差异，这些差异是多维度、多视角、多层面的，从分子水平的差异到细胞、组织、器官、系统水平；从个体、群体水平到生态水平的差异，每个层面都涉及人的形态结构，只是角度不同。从时空维度上看，有不同民族与种族、不同地域、不同

① 吴定良著．吴小庄编．吴定良院士文集［M］．北京：知识产权出版社，2014：671.

时代、不同年龄，乃至一天中的不同时刻的差异。

　　不同群体中的不同个体，不仅在形态结构上存在差异，还在功能代谢、体能、免疫与疾病易感性上存在差异。这些形态结构和体能上的差异都与解剖学有着密切的关系。例如：在四大人种中，肤色、发色、眼色、毛发卷曲程度、胡须、体毛、眼睑皱褶、唇型及厚度、口宽、门齿形态、肢体比例、头型等存在明显差异；各民族间的面部、下肢长、骨盆倾斜度、椎骨数目、颅容量、下颌骨、颅盖高度、肤纹、指长比等都有差异；黑种人体脂少，骨与肌比其他人种重，皮下脂肪薄，身体密度大，浮力小，难漂浮，限制了他们在游泳[①]方面的发挥，但他们有更多的快肌（ⅡA 型）纤维而缺少慢肌（Ⅰ型）纤维且肌中氧化酶活性好，因而在速度、耐力和爆发力方面表现出惊人的天赋；白种人在水中肌比重为 1.5 g/cm^3，黑种人则为 11.3g/cm^3，黄种人介于二者之间，白种人在游泳中占有优势。总之，人群体间所表现出的解剖学差异等都成为人类学中的重要内容。图 6-1 是国立同济大学将其学校教授收集的标本陈列在校生理馆进行人种陈列的说明，公开展出以引起国人的注意。

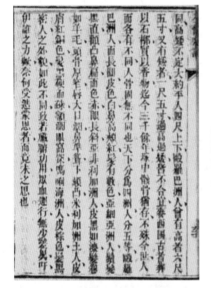 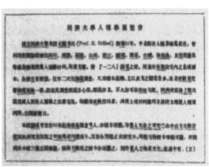

图 6-1　国立同济大学的人种学展览说明，1936 年

三、人类学对解剖学的贡献

（一）人类学的发展为解剖学提供新的解释

　　一切生物都发生变异，解释人的变异往往涉及人类学。毛孩、多乳症、耳朵可动等这些返祖现象都说明，人具有脊椎动物的某些原始的形态特征，如：人的眼睛有瞬膜（两栖类、爬行类及鸟类共同有的结构），五指（趾）（两栖类、爬行类的特征），尾椎及尾肌（退化的残留物），人类有耳肌的痕迹、有发达的锁骨、有盲肠的残余——阑尾。人保留着树栖生活方式的解剖学形态结构：颈椎多、腰椎少、肢体较长（相对于躯干），婴儿期前肢（上肢）比后肢

――――――――――――――

[①]　因浮力小，难漂浮，很难游泳。

（下肢）长（树栖灵长类动物的典型特征），手抓握力强（树栖灵长类动物的典型特征），婴儿手抓握力尤为明显；双目前视，有立体视觉，树栖时能准确目测距离，人的手指甲扁平，适应于剥、刻、抓、摘果实。人类学提供人的进化过程，更好地解释了解剖学中的这些现象。脊柱的四个弯曲、上下肢的不同分化特点、颅骨脑量变化等也都能从进化论中找到变化的理由，得到完满的解释。世界上一些医科大学为医学本科生开设人类学课程，一些英文原版解剖学教科书在全书开头讲解进化内容，让学生了解系统发生，从而深刻理解人体解剖学，为学习医学打下基础。

（二）提供认识人体的基本观点和方法

人类学研究的重要问题之一是人是从哪里来的，这不仅是一个生物学问题，也是一个哲学问题，是唯物主义和唯心主义争论的焦点，也是解剖学必然遇到的问题。"人从哪里来"涉及人的个体发生和种系发生，涉及两个最重要的理论——细胞学理论和进化适应理论。要对人体形态结构有正确认识，就必须了解人体的发展过程，从个体发生和系统发生上来考察人体。微视解剖学中的胚胎学已经回答了人从受精卵开始直到发育成人，而系统发生就显得不那么明确（详见第一章）。

达尔文的《物种起源》和赫胥黎的《人类在自然界中的位置》提出了进化论和人猿同祖论，回答了"人从哪里来"这个重要的哲学问题，已成为认识人体的世界观和方法论，与人类的起源和发展有着密切的关系，对解剖学的发展也有重要的影响。1871 年，达尔文另一部名著《人类起源和性的选择》，论述了人类由动物起源的根据，得出了人类起源于古代大猿的论点，奠定了唯物主义的人类起源理论基础。

这种发展进化的观点一直作为学习解剖学的基本观点而写入解剖学教科书。苏联解剖学也强调进化观点的重要性，在讲述器官或结构前有比较解剖学的内容，再联系人体结构，最后是胚胎发生。在苏联解剖学家童可夫的解剖学著作中专有一节叙述人在自然界中的位置，包括人类起源和重要的人类化石的基础知识。国外有的大学还专为学生开设进化论作为解剖学教学内容的补充。个体发生和系统发生从不同视角回答了人从哪里来，相辅相成地说明了同一个问题，两者缺一不可。解剖学若离开进化论就难以解释和回答很多形态学方面的问题。

（三）丰富了解剖学的学科内容

作为生物人类学研究范畴的人在时空上的差异（包括年龄、民族／种族、地域、性别等），不仅对医疗实践和医学研究具有重要意义（如为病因学、某些疾病的发病率及危险因素等提供重要的信息），而且为解剖学提供了新鲜内容。解剖学的很多数据、某些结构的名词术语来自人类学的研究。尤其是在信息化时代，随着国际交往的日益频繁，与疾病和健康相关的人的差异问题日益突出，更需要把人的差异内容纳入解剖学，以适应全球医学发展和个性化医疗的需要。

由于生态环境和生活方式的变化，人类不断进化，由于地域不同而展示出不同族群的不同体质特点，如：中国人牙多为铲形齿，现代人牙总数在减少，由 32—30—28 枚；足小趾有减少一节的倾向；人最下一对肋骨有消失的趋势。这些进化趋势的描述都在解剖学中逐渐出现。人类学上的新进化不断地丰富解剖学内容。人类食物变化和食物加工能力的改善导致牙齿变小，不仅牙冠变小，咬合面上的花纹变得简单，而且牙尖也变小，牙髓腔变小，牙根变细，形状也有变化。直立人常有齿扣（因釉质增生牙冠下部形成的环形腰带状结构），从直立人到解剖学上的现代智人，牙根由上下等粗的柱样结构逐渐发展到近末梢处变细，牙根细弱。1 万年前，欧洲、亚洲和北非人的牙齿平均比现代人大 10%。牙的变化使上下颌骨变弱变小，不再前突。脑变大使脑颅也变大，其最宽处升高达顶骨下部或颞骨上部，颞鳞变高，额部随额叶增大而由扁塌变得丰满，这些变化会引起脑颅与面颅的比例和相对位置的变化。从猿人到现代人，脑颅骨壁变薄，眉嵴、枕骨圆枕和矢状嵴等变弱直至消失。枕骨圆枕消失导致颅顶后部从以角状转折的形状与颅底相接变为圆隆状过渡，顶骨后下角的角圆枕在解剖学上的现代智人中消失，在颅顶后下部出现以前没有过的枕外隆凸。早期人类手指略弯曲，后来变直。从直立人到解剖学上的现代智人，四肢骨的骨髓腔变大，骨壁逐渐变薄，骨密度降低，以下肢为著[①]。上述这些内容都是人类学研究提供的新信息。

（四）推动解剖学乃至医学的发展

人是有生命的，是动物的一种，是高等哺乳动物中灵长类的一种。人与高等动物，特别是与猿猴有很多相似的地方，人们从远古时代的狩猎或者对人、兽的医疗实践或解剖中就知道人与猿猴的相似性。古希腊盖伦著的《解剖纲要》16 卷，影响了 1000 多年，虽然是猴解剖学，有很多错误，但对人体的认识还是具有重要意义的。

1863 年，赫胥黎根据进化论，首次提出了人猿同祖论，确定了人在动物界中的位置。人是由古猿进化而来。人与动物的区别是直立行走与制造工具，既有生物属性又有社会属性。作为自然的人，无论肉眼观察的宏观器官、组织，还是微观的细胞乃至分子都在某种程度上反映种系发生上的类同关系。

人具有生物属性和社会属性。作为自然的人，其形态结构仍保留脊椎动物的基本特征，说明人经历了从低级到高级、由简单到复杂的演化过程。有些类同关系在个体发生中也有所反映。在进化过程中，古代选择性压力塑造了人的解剖学、生理学和行为。对人以外的灵长类（如猴、猿等）的研究有助于理解人类进化和人的形态结构，更深刻地认识人体。由于鼠、猴等动物的脑与人脑的相似性，现在很多脑的研究依赖于动物，特别是灵长类动物。灵长类行为的多样性及不同种类动物的神经生物学的多态性有助于研究人的行为、人的认知和脑的发育、语言、工具的使用等。在南非召开的全球解剖学大会（2009）上，英国、澳大利亚和美国一些教授提出要教育医学生学习人的差异，这不仅有助于学习解剖学知识，而且有利于临床技艺的培养。有的大学曾评价，在解剖学中教授人的差异，这些微小的课程变化产生了明显的教学效果[②]。不仅如此，在选择动物做实验时，人与其他动物的进化关系也是非常重要的。医学中很多实验都用动物，科研人员通过比较解剖学了解相关动物的形态结构、功能代谢，为研究人体的形态结构提供实验基础。临床上有些紊乱和疾病从进化的观点得到更好的理解。很多神经学家正是从人类学提供的复杂的进化概念得到益处。尽管 CT、MRI、fMRI、PET、脑网络、神经标记等为神经科学的研究提供了新的方法，但若不了解脑的进化，不知道对选择性压力如何反应，就不可能对认知、行为、语言、工具的使用、脑的发育、脑结构等有深刻的理解。

四、解剖学对人类学的贡献

解剖学对人类学最重要的贡献是为人类学研究提供了理论基础和研究方法。无论解剖学

① 吴新智. 人类进化足迹 [M]. 北京：北京儿童出版社，北京教育出版社，2002.

② Straklj G. Teaching Human Variation：Issues，Trends and Challenges [M]. New York：Nova Science Publishers，2010.

还是人类学都把人体测量学作为自己的研究方法之一。解剖学是人体测量学的基础,没有解剖学就不可能有人体测量学,当然也不会有人类学的发展。

(一)解剖学为人体测量学提供理论基础

人体测量学主要涉及古人类学、考古学、法医人类学、人类工效学和生长发育。这些学科的研究都从人体测量开始,通过对发掘出来的化石、墓葬残存物及发现的白化骨、烧骨、海水浸泡骨等确定人与非人、年代、种族/民族等,这些都以形态学、解剖学为理论基础,特别是古病理学的研究,没有解剖学更无从谈起。早在2000多年前,中国的骨骼测量就已经开始了。

在中世纪,埃及的艺术家用方格子的方法和标准比例描绘出人的外形,甚至确定了男、女不同的尺寸比例。德国的解剖学家埃尔索尔茨(J. S. Elsholtz)还对活体测量形成科学的定式。国外的人体测量最早可追溯到公元前2000年古代苏美尔人(Sumerian)和闪族人对人怀孕期的各阶段的记载。然而,系统的人体测量方法是18世纪末由西欧一些国家的科学家创立的。到18世纪末,医学领域已确定了人从出生到死亡的重要统计数据以及身体测量标准,特别是胎儿与新生儿。1806年,苏格兰解剖学家与外科医生查尔斯·贝尔爵士(Sir Charles Bell,1774—1842)出版了《解剖学和哲学表达》(*Anatomy and Philosophy of Expression*),书中详细地记载了从出生到成年的面部和头部比例的变化。当时这是卓越非凡的工作,突破了权威的面部比例[1]。法国博物学家布丰(Georges-Louis Leclerc de Buffon,1707—1788)在1749—1788年著写法文版《自然史》(*Histoire Naturelle,Générale et Particulière*),1812年由苏格兰博物学家威廉·斯梅利(William Smellie,1740—1795)翻译并更新了布丰的《自然史》(*Natural History:Gerneral and Particular*),对从出生到成熟的人的生长速度首次进行了全面研究和完整论述。在19世纪和20世纪初,该书出版了几百版并作为现代人体测量学开始的标志。1833年,比利时统计学家、数学家和天文学家凯特尔(Lambert Adolphe Quetelet,1796—1874)出版了带有插图的文章,认为当时生长与发育的速度与古希腊和罗马雕塑家的身体比例不符。凯特尔也考虑,人的生长速度可能在世界范围内存在差异,某些疾病(如侏儒症)生长速度可能不同。1835年,凯特尔出版了其具有里程碑意义的著作——《论人》(*Sur l'homme et le développement de ses facultés,ou essai de physiquesociale*),它标志着系统和定量地评价人生长发育速度的开始。凯特尔还创立了Quetelet指数。

(二)解剖学为人类学提供理论基础

达尔文在讲人类祖先,谈到人类进化问题,揭示人与其他动物的关系时,特别强调解剖学和行为的特点。他从解剖学和行为科学上说明人类的进化。不深刻了解人体形态和机能就不可能理解人类的进化史。有机体在选择性压力反应中,应对环境挑战会发生解剖学、生理学和行为的变化。所有进化的证据都离不开解剖学的描述。不从进化视角来了解人体,也就不可能真正认识人的本质。

除"人从哪里来"这个问题外,"什么是人"是另一个问题。从生物分类系统看人在动物界中的位置,人属于脊索动物门(脊索动物有脊索,背侧有脊髓、鳃囊、肛后尾。在人类无尾巴,可尾骨还在),脊椎动物亚门(脊椎动物为内骨骼,组成脊柱,脑和感官发展,颅保护脑),哺乳纲(哺乳动物有乳腺,营养幼崽,有毛,为内温动物,异齿,有一个下颌骨、3块

---

① Boyd E .Origins of the Study of Human Growth [M]. Eugene:University of Oregon Health Sciences Center Foundation,1980.

听小骨），灵长目（有 4 个上下切牙、一对肋骨、两个乳腺，阴茎下垂在基部，眼面向前有立体视野，爪处有扁指甲，拇指相对），人科（双足直立行走），人属，智人种。从这个分类系统就可以看出人区别于其他动物的解剖学标志是什么。

古人类学家、法医学家、考古学家、生物考古学家、骨学家、古病理学家、体质人类学家在人类学研究过程中，经常遇到人的残存物，需要根据牙、颅、耻骨联合、骨盆、上下颌骨和长骨等形态学的不同进行年龄估计、性别鉴定，有时还要进行面部再造、疾病诊断，这些残存物的辨认、鉴定、解释都依靠解剖学。儿少卫生学家、儿科医生、老年学家和体质人类学家进行活体测量时也要根据骨的形态位置和体表标志测量一些项目，评价生长发育和健康水平，没有解剖学知识，这些工作寸步难行。人体测量学是人类学的重要工具，用测量技术就必然用到解剖学。在几何学中，两点可确定一条直线，两条直线可确定一个平面。人体测量的参数主要包括高、宽、长、深等线性度及角度、弧度、曲度、周长、面积、体积、容积等，这些指标都离不开测点，测点需要解剖学知识来准确定位。测量过程中用到的线、角度、弧度也都以解剖学知识为基础。在比较不同个体器官位置时，描述个体内器官相对位置关系时也离不开标准姿势、轴和面。所以从测量的姿势、方位到测点定位，从形态到机能，从理论到应用都离不开解剖学知识。

不仅如此，测量结果也为人类学补充新内容。骨或活体上人的差异和体质调查所发现的变化为人的演变和起源研究提供新的信息，为进化新观点提供基础数据。此外，解剖学的手段不断深化（如脑网络、X 线解剖、微观发展）丰富了人类学内容，为人类学研究开辟了新的领域。

传统形态测量方法的特点是应用多变量统计程序对收集到的数据，如距离、弧度、角度等进行处理。如果不记录这种"几何图形"，就不能完全评价形状变量或差异，就不可能揭示出各结构间的几何关系，其结果很难研究样本的真实图像。1985 年，布茨坦（Fred L. Bookstein）等人就设计了真实地利用解剖标志的几何学测定方法，成为欧几里得距离矩阵分析（Euclidean Distance Matrix Analysis，EDMA）的基础。近年来，随着数字摄影及图像分析技术的发展，以二维及三维形状分析为基础的形态测量学（morphometrics）或人体测量学（anthropometry）以及几何形态测量学（geometric morphometrics）应运而生，在人类学中起到广泛应用，使一些难以量化的非线性测量指标等都可以被精确测量。如不规则形状的测量与分析、人体角度、曲度分析、面积与体积测量、质量、空间关系及各种成分状态，包括静态测量和动态测量（static and dynamic anthropometry）及局部三维立体形状通过 CT 和影像三维重建，三维光学扫描法（3-dimentional photonicscanner，3-DPS）使人体测量技术大大前进一步。

在人类学领域，人类学家起初通过对不同进化阶段的古人类化石进行测量与观察，从而找出人类进化的规律，后来对不同种族、不同人群进行人体测量和分析比较，找出人类的差异及变异规律；在儿少卫生学领域，引入了人类学的方法，开展生长发育方面的研究，揭示人体生长发育的规律；在体育科学中，应用人体测量方法挑选运动员、指导训练；在艺术领域，运用人体测量技术指导雕塑与绘画；在颌面外科，应用面部活体测量进行矫形与美容手术；在法医学中，通过人体测量进行个体识别，应用颅骨测量进行容貌复原；在人类工效学方面，应用更加广泛，如机器制造、家具设计、武器装备、座舱、房屋、宇航服等都应用人体测量技术提供的基本数据；在医学领域，借助人体测量学方法研究某些疾病的危险倾向、评价健康等。这些测量都与解剖学有着千丝万缕的联系。

总之，三个分支学科随着科技进步逐步分化，分化以后研究界限也不能截然分开，很多学者都是多面手，如张鋆是我国解剖学开拓者之一，在组织学与胚胎学方面也很有建树，很多学者都如此。

（席焕久）

第二节　人类学创建史

一、人类学学科形成与概念

（一）人类学的形成

"anthropology"（人类学）一词，来源于希腊语"anthropos"（人）和"logos"（科学），字面意思是关于人的科学。最先使用这个名词的是亚里士多德，用以描述人的道德与行为。"人类学"被用来说明人的体质构造，首先见于德国学者玛格努斯·亨德（Magnus Hundt，1449—1519）写的《人类学——关于人的优点、本质、特征和人体的成分、部位及要素》一书（1501年刊印于莱比锡），这是一部纯粹的解剖学著作。亨德把这本研究人体解剖学和生理学的书命名为"人类学"。1533年，意大利学者加莱亚佐·卡佩尔（Galeazzo Flavio Capella，1487—1537）所著的《人类学》（L' Antropologia Ovvero Ragionamento Della）一书中，包含了有关人类个体变异的资料，把它泛指为人体解剖与人体生物学。由此可以看出，"人类学"一词在西方文献中很早就具有了双重含义，既是关于人类体质的科学，也是关于人类精神的科学。

人类学真正形成独立的学科是19世纪中叶，英国博物学家达尔文的《物种起源》和赫胥黎的《人类在自然界中的位置》对人类学的发展产生了深远的影响，这两本书分别于1903年和1893年译成中文。过去，人们一直把人类学只当作人类自然史，直到1863年英国创立伦敦人类学会，人类学才包括了文化研究。1871年又把专门研究体质的那部分称为"体质人类学"。1879年，美国创立华盛顿人类学会。在1901年美国国立博物院报告中，霍姆斯（W. H. Holmes，1861—1896）开始把人类学分为体质人类学与文化人类学两个部分。[1]

（二）人类学的概念

由于人类学语源上的缘故，它通常具有"人的科学"或"人的科学研究"的含义。实际上，人类学的研究范围比较广泛，从古到今，没有什么处于人类学的研究范围之外，只有人类学才试图在时间和空间的整体上理解、描述人类状况的全貌。

美国人类学家克拉克·威斯勒（Clark Wissler，1870—1947）提出："人类学是研究人的科学，包括所有把人类当作社会的动物而加以讨论的问题。"他又在另一篇文章中说："人类学是一些由探索人类起源而生的问题之总""我们可以给人类学定义为'人类自然史'"，或是"一种科学，这种科学应努力于历史所不及的地方，着眼于重新发现人类的起源及其史前的一切巨变"。英国人类学家马雷特（R. R. Marett，1866—1945）认为，从演进的观念来看，人类学就是一部人类史。它以演进中的人类为主题，研究不同时代、不同地域的人类的躯体与灵

---

[1]　Holmes W H. Report of the United State of National Museum [R]. Washington, DC, 1901.

魂。伦敦大学人类学家马林诺夫斯基[1]提出，人类学是研究人类及其在各发展阶段中文化的科学，包括研究人类的躯体、种族的差异，文明、社会构造以及对于环境之心灵反应等问题。《美国百科全书》（1995）中记载："人类学是从生物学和文化的观点来研究人类。涉及把人类当作动物的那部分人类学称为体质人类学，涉及人类所创造出来的生活方式的那部分称为文化人类学。"法国百科全书派赋予"人类学"以更加广泛的含义，把它理解为关于人类的全部知识的总和。18—19世纪初的德国哲学家，尤其是康德，把心理学也纳入了人类学的范畴，从19世纪起，英国、美国、法国把人类学理解为关于人体组织的学说以及关于过去、现在各民族、各部落的文化与习俗的学说。《日本中文大辞典》（1962）中的定义为："人类学，为人类而研究一切事项之科学也。内容有：人类之特征；人类之地位；人类之由来；人类之系统；人类之地理分布；各种族性质之异同及其原因；人类之文化；人类之改良。"中国台湾出版的《王云五社会科学大辞典》（1971），将人类学研究的中心确定为八个方面："①人类在体质上为什么有许多变化？②人类虽然是同一来源，为什么有许多不同类型？③若人类文化和语言的殊异不是生物遗传的结果，则许多不同的文化和语言应如何解释？④文化的本质是什么？⑤文化如何变迁？⑥人类的社会和文化行为之间存在着什么关系？⑦每个人如何应付由他们的文化所规定的理想和目标？⑧文化和人格之间存在着什么关系？"《国际社会科学大百科全书》（1979）将人类学界定为："人类学，它的名称从词源上说是'人的研究'——它是关于人类研究最全面的学科群。全面性在于它与整个人类社会的、地理学的和年代学的范围相关联。事实上，它是人类科学中唯一研究其体质和社会文化两个方面的学科。"

人类学这门学科，在不同的国家有着不同的含义。日本、苏联和欧洲大陆的许多国家（如德国与法国等），认为人类学是专指研究人类体质的学问，也包括灵长类学，它属于自然科学的范畴；研究人类的社会、文化等各方面问题的学科则是社会学、民族学、考古学、语言学等。《苏联大百科全书》中说"人类学是关于人类起源和演变、人类种族的形成和人类体质结构的正常变异的科学"，也包括灵长类学，因此把它归类于狭义的人类学。而在英、美等国家，则不仅包括人类体质的内容，还包括人类的社会和文化（社会人类学或文化人类学）等方面的内容以及民族学、考古学、语言学等，认为"人类学是从生物学的观点和文化的观点来研究人类的"。为此，称它为广义的人类学。所以，日本、苏联以及欧洲大陆等国家的人类学的范围相当于英、美等国的体质人类学[2]。

人类学是一门世界性的独立学科，它横跨于自然科学和人文社会科学之间，专门以研究人类自身及其所创造的社会文化的发生、发展和变化规律为重点，包括人类本身起源与发展以及人类所创造的物质文化与精神文化的起源和发展规律的科学，并应用人类学的理论与方法去研究和解决现代社会问题。

恩格斯（Friedrich Engels，1820—1895）在《自然辩证法》中指出："每一种科学都是分析单个的运动形态或一系列互相关联和互相转变的运动形态的。"[3]人类学作为一门科学，它的研究对象是人类的产生与发展。而人类的产生与发展又是由物质的、精神的以及与之相关联

① 马林诺夫斯基（Bronislow Malinowski，1884—1942），英籍波兰人，著名人类学家，1908年获博士学位。曾先后在英国博物馆、伦敦大学人类学系、波兰科学院工作，1939年任美国耶鲁大学人类学系教授直至去世。
② 吴汝康. 今人类学［M］. 合肥：安徽科学技术出版社，1991.
③ 恩格斯. 自然辩证法［M］. 曹葆华，于光远，谢宁译. 北京：人民出版社，1955：209.

事物的运动所表现出来的若干形态。在整体上，人类是自然界的一部分，有自然属性；同时，人类又具有支配自己行为的思想、思维和行为习俗，并真实地生活在一定的社会关系之中，这些都是人类的文化属性和社会属性。也就是说，科学的人类学，不仅应该包括人类的自然属性，即体质人类学研究的领域，也应该包括人类的文化属性和社会属性，即文化人类学的研究领域。恩格斯在归纳人类学的学科属性时指出，"所谓人类学（这个名称很拙劣），它是从人和人种的形态学和生理学过渡到历史的桥梁"[1]，这个论述精辟地阐明了人类学的学科性质和学科定位：它是一门自然科学和社会科学相过渡的学科。所以它既有自然科学的成分，又有社会科学的内容，是研究人类体质和文化形成（起源）、发展规律的科学。

世界各国的体质人类学非常庞杂与混乱，没有完全一致的内容，但有一点是共同的，就是都与人的体质有关。1949 年以前，中国是采用英、美等国的广义人类学定义；1949 年以后是采用苏联等国的狭义人类学定义；近年来则两种人类学的含义都有人采用。随着科技的进步和社会的发展，体质人类学与文化人类学的结合越来越密切，对人体质上的变化与特点上的解释离不开社会与文化，而文化人类学也需要人的体质特征，两者很难分开。总之，人类学是从生物和文化角度对人类进行全面研究的学科，集中研究人的相似性与差异性以及不同时空下的人的生物与文化特征。

二、中国人类学的雏形

中国人类学的形成可追溯到 2500 年前春秋战国时期。古代医籍《黄帝内经》中就有关于人的面貌、骨骼和内脏测量的记载。北宋时期（960—1127），王惟一著有《铜人腧穴针灸图经》，其铸造的"针灸铜人"标有经络针灸点，是世界上最早、最精致的人体模型。南宋刘昉等著的《幼幼新书》，记载着儿童的异常发育与畸形，这也是史无前例的。南宋后期的宋慈撰写的《洗冤集录》就包括体质人类学的萌芽。明朝王圻（1530—1615）、王思义父子编写的《三才图会》是一部百科式图录类书，包括了很多解剖上的观察，特别是颜面部分，把五官的配布归纳为不同类别的形态，包括 39 种眼型，24 种鼻型，16 种耳型和口型。有些分型现代仍在沿用。虽然这些还不是真正意义的人类学，但却是人类学的雏形[2]。

三、人类学的传入

中国人类学的历史究竟从何时开始，一种观点认为应从 19 世纪与 20 世纪之交算起，另一种观点认为是 20 世纪 20 年代以后，但人类学真正形成独立学科是在 19 世纪中叶至 20 世纪初从西方传入中国的。人类学主要通过人类学论著的翻译和出版、留学生出国学习、外国人类学家在中国的考察研究三条途径传入我国。

（一）人类学论著的翻译和出版

1898 年，严复（1854—1921）翻译的《天演论》问世，标志着人类学传入中国。1902 年，王树枏撰写的关于欧洲种族及体质人类学的专著《欧洲族类源流略》出版。1903 年，由林纾和魏易翻译的德国哈伯兰的《民种学》在京师大学堂出版，这是在中国出版的第一部现代人

---

[1] 恩格斯. 自然辩证法 [M]//. 马克思恩格斯选集：第四卷. 北京：人民出版社，1955：281.

[2] Wu Rukang et al, 1997.

类学著作，其中就有关于体质人类学的内容。1916 年，孙学悟（1888—1952）在中国科学社《科学》杂志上发表了《人类学之概略》一文，简要介绍西方人类学，在中国正式使用"人类学"一词。1918 年，陈映璜①的《人类学》出版，书中侧重于体质人类学，介绍了人类的特征、分类、分布、起源、进化及生物文化史。此书被一些学者称为"中国第一本真正的人类学著作"。1924 年，顾寿白（1893—1982）的《人类学大意》出版，讲述了人类概况、性质、人种分类法和差别、古代居民等。实际上，早期传入中国的人类学著作中，体质人类学的主题占据了主导地位。

（二）留学生出国学习

1907 年，蔡元培（1868—1940）留学德国莱比锡大学，期间他编著了《中国伦理学史》等一批学术书籍。1911 年归国，任北京大学校长期间开设人类学讲座；1928 年他任中央研究院院长时，设立人类学组，添设人类学科目，成为中国人类学创立的重要奠基者，对中国人类学的创立具有重要的影响。

1918 年，李济②赴美国留学，随著名体质人类学教授迪克森（R. B. Dixon）和胡顿（B. A. Hocton）学习人类学和考古知识。1925 年归国，博士论文由雷宝华节译为中文，题为《中国民族之构成》③。

1922 年，吴泽霖（1898—1990）赴美国，在威斯康辛大学、密苏里大学、俄亥俄州立大学学习社会学和人类学知识，1923 年回国在厦门大学任教。

1922 年，黄文山（1895—1982）到美国哥伦比亚大学研究院随博厄斯（Franz Boas，1858—1942）等人学习人类学知识，1927 年获得硕士学位后，回国创办中山大学社会学系。

1923 年，吴文藻（1901—1985）留学美国，在研究生阶段上过历史学派创始人博厄斯与其女学生本尼迪克特（Ruth Benedict）开设的人类学课程，又在纽约社会研究新学院听人类学家戈登卫塞的课程。1929 年，他在燕京大学社会学系任教，开设人类学课程。

1925 年，杨堃（1901—1998）进入里昂大学文学院哲学系，在古恒教授指导下，攻读文科博士；1928 年下半年，在巴黎民族学研究所，师从莫斯和葛兰言（Marcel Granet，1884—1940）教授进修民族学。随后又到巴黎大学进修，师从著名汉学家、社会学家、神话专家葛兰言教授，在民族学学院攻读民族学、体质人类学、语言学和史前考古等课程。

1927 年，吴定良④（图 6-2）留学英国，在伦敦大学师从皮尔森（Karl Pearson）教授学习达 8 年，获得统计学和人类学博士学位，他与莫兰特（Geoffrey M. Morant，1899—1964）合作研究人头

---

① 陈映璜（1887—?），字仲骧，湖北黄陂人。早年留学日本，回国后先后在北京大学、北平女子师范大学、北京高等师范大学任教，是最早在中国讲台上讲授人类学课程（特别是体质人类学）的学者之一。

② 李济（1896—1979），湖北钟祥人，1910 年考入清华学堂，1920 年获美国马萨诸塞州克拉克大学社会学硕士学位，是年夏转入哈佛大学攻读人类学，是中国第一位学习人类学的留学生。回国后先后在南开大学、清华大学、台湾大学任教，中央研究院院士，是中国现代第一位人类学家，也是中国第一位科学考古工作者。

③ 载于《科学》杂志 1925 年第 9 卷第 11 期。

④ 吴定良（1893—1969），字均一，曾用名吴士华，江苏金坛人。中国著名的人类学家、生物统计学家和教育家，中国体质人类学主要创始人和奠基者。1926 年 8 月赴美国纽约哥伦比亚大学，在心理学系攻读统计学。次年，转学到英国伦敦大学文学院继续攻读统计学，成为中国第一个学习人类学的留学生。1928 年获英国伦敦大学统计学博士学位，后又获得人类学博士学位。1930 年成为国际统计学社第一个中国社员，1934 年加入国际人类学社，1948 年当选为中央研究院学部委员。

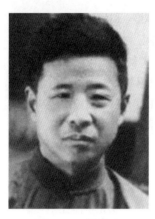

图 6-2　吴定良

骨的差异，由此他引入很多颅骨测量方法。1934 年 4 月任中央研究院历史语言研究所人类学组主任。

1927 年，林惠祥[①]到菲律宾大学研究院人类学系，并跟从美国教授拜耶（H. O. Beyer）做人类学的研究工作，1928 年毕业，获人类学硕士学位。

1937 年，林耀华[②]去哈佛大学攻读人类学，1940 年获哲学博士学位，1941 年回国任教。

（三）外国人类学家在中国的考察研究

中国古代人受"身体发肤，受之父母，不敢毁伤，孝之始也"文化礼教束缚，尸体解剖与毁尸行为一样，被视为大逆不道。这一方面反映了中国人敬畏生命尊重逝者的积极的人文思想，另一方面则严重地阻梗了人们认知自身的渠道，进而阻碍了解剖学乃至整个医学的进步与发展。尽管如此，仍有不少文献记载了数个人体实地解剖的实例。

最早的人体实地解剖，见于《汉书·王莽传》的记载（见第二章）。虽这次事件难以判定是否真正以医学和认知人体为主要目的，而且当初记录的数据并没保留下来，事件本身则可认定是中国最早的实地人体解剖，是有主观意愿地对人体结构的直接观察，可以推测当时医书关于人体解剖结构记载，有一定解剖基础。

北宋崇宁年间（1102—1106）同样发生过人体现场解剖。据《医籍考》载僧幻云《史记标注》："崇宁间，泗州刑贼于市，郡守李夷行遣医并画工往，亲决（断裂）膜，摘膏肓，曲折图之，尽得纤悉。介校以古书，自咽喉而下，心、肺、肝、脾、胆、胃之系属，小肠、大肠、腰肾、膀胱之营叠其中，经络联附，水谷泌别，精血运输，源委流达，悉如古书，无少异者，比《欧希范五脏图》过之远矣，实有益医家也。"由此可以看出，当时不仅对解剖的人体结构做了详细观察，而且与已有医书的人体结构图相对照，取去伪存真之意，著成《存真图》，可谓名副其实，目的是"有益医家也"。

中国的体质人类学像欧洲一样，一开始就集中到头骨学。布鲁门巴赫（J. F. Blumenbach，1752—1840）是第一个描述中国人颅骨的各项指标的。此后，正如 1928 年李济指出，冯德·霍文（Von der Hoeven）、德库宁（De Kuning）、胡勒（Hudler）等都做过观察。1879 年，赫尔曼（Herman Schafiausen，1816—1893）在一本德国文学收藏品目录中叙述了 90 个颅骨。类似的研究还有：弗劳尔斯（W. H. Flower，1831—1899）、扎博罗夫斯基（S. Zaborowski Moindron，1851—1928）和布罗卡（Paul Broca，1824—1880）。然而，凯特（Herman E. C. ten Kate，1858—1931）是第一个对蒙古人种的体质特征进行研究的。在他的博士论文中描述了 10 个蒙古人种的颅骨。根据刘咸（Liu Changshee Hian）的说法，1902 年以前，只有 15 位

[①] 林惠祥（1901—1958），又名圣瞵、石仁、淡墨，福建晋江人。中国著名人类学家、考古学家、民俗学家、民间文艺理论家。1922 年考入厦门大学预科，1927 年秋考入菲律宾大学研究院人类学系。1928 年底回国被蔡元培任用。

[②] 林耀华（1910—2000），笔名述真、志贡，福建古田人。人类学家、民族学家、社会学家。1928 年进入燕京大学，随后师从吴文藻攻读硕士，获硕士学位后去哈佛大学并获博士学位。1941 年回国到燕京大学任教，院系调整后到中央民族大学任教。任国家民族事务委员会委员、中国人类学会主席团成员、国务院学位委员会法学评议组成员等兼职。

外籍学者研究了 174 个中国人的颅骨。20 世纪前半叶，其他的一些学者（如英国人类学家莫兰特做了类似的研究，但样本不大，应用的分析技术也并不复杂。

1949 年以前，第一个研究中国人活体的是美国体质人类学家爱利斯·赫尔德利卡（Ales Hrdlicka，1869—1943），1920 年在北京大学做短暂的访问，检查并测量了 700 个中国学生，研究结果合并到铲形门齿的研究中。1924 年，莫兰特观察了大量东方人的颅骨，包括很多中国人的标本，得出结论，中国人构成了蒙古人种或黄种人的大部分，尽管头骨有不同的形态，但汉族、藏族、羌族、朝鲜族组成了完全的族群。

19 世纪末，西方解剖学学科体系走向成熟之时，中国却刚刚起步，而对国人的体质调查基本空白。早期中国人体质调查相关研究大都为外国学者所为，最早的报道可追溯到 1866 年，由布里格姆（W. T. Brighm）发表在《波士顿自然历史学会会刊》（*Proceedings of the Boston Society of Natural History*）上的《300 名中国人之观测》，这是一次在客船上针对 300 名中国成年乘客（没记载年龄与性别）身高、体重、胸部尺寸的测量[①]。1910 年以后，国内中国人体质调查研究逐步开展起来，但大多数工作仍是外籍学者所做。文献记载，最早发生在中国本土的国人体质调查工作，是 1910 年梅润思（E. M. Merrins）对武昌 11—22 岁学生（男：219人；女：69 人）身高、体重等指标的测量[②]。1918 年，怀特（G. D. Whyte）测量 10—19 岁（男性：1683 人；女性：438 人）中国人的身高、体重和胸围，分性别绘制了身高－年龄曲线图[③]。1920 年，许文生（P. H. Stevenson）先后测量了大量中国华北、华中和华南地区的居民的身高、体重，发现华北地区居民较高且较重，华中地区次之，华南又次之。1922 年，卡德伯里（Cadbury）测量报道了 121 名 20—30 岁男生的身高、体重与胸围值。1924 年，史禄国[④]与阿泼雷顿（V. B. Appleton）发表了 873 名 3—20 岁男孩和 266 名 3—18 岁女孩的生长指数研究报告。1925 年，阿泼雷顿发表了 345 名在夏威夷（Hawaii）的中国福建省籍（Fukien）男生的身高－体重指数[⑤]。卢于道曾评价此期，对中国人体质测量调查最为全面的报告，当数阿泼雷顿，1925 年这篇《中国人的生长》（*Growth of Chinese*）发表于《美国儿童疾病杂志》上。还对浙江省两所学校的 224 名 6—22 岁女生全面观测，其项目涵盖了全身体表的几乎各项指标。

卢于道在《三十年来国内的解剖学》中提道："1925 年以后，我国学者的工作陆续增多。吴定良测量了骨骼，在国内外杂志上发表了关于国人颅骨、锁骨、膝等研究论文，还开展了活体测量工作并获得了丰富资料。"

日本民族学家、人类学家鸟居龙藏[⑥]也是较早在中国开展体质人类学调查的外国人类学家。1895 年，他就到辽东半岛进行考察；1895—1900 年，先后 4 次对台湾高山族进行调查；

① Brighm W T. Measurements of 300 Chinese [J]. Proc Boston Soc Nat Hist, 1866（11）：98.
② Merrins E M. Anthropometry of Chinese Students [J]. China ed J, 1910（24）：324–381.
③ Whyte G D. Height, Weight and Chest Measurements of Healthy Chinese [J]. China M J, 1918（32）：210–216, 322–328.
④ 史禄国［Sergei M. Shirokogoroff, 1887（1889?）—1939］，出生在帝俄世家，在法国巴黎大学接受人类学训练。俄罗斯科学院院士，十月革命后来中国从事研究和教学。
⑤ Appleton V B .Growth of Chinese [J]. Am J Disea Chil, 1925：43–50.
⑥ 鸟居龙藏（Torii Ryuzo, 1870—1953），日本人类学创始人之一。1886 年在东京加入人类学学会组织，1939 年到燕京大学任教，一直工作到 1951 年，1953 年在东京去世。

1902—1903 年，到湘、黔、滇、蜀对苗族、瑶族、彝族进行调查，出版了《中国西南部人类学问题》一书，被视为"黔省民族正式作人类学调查者首人"；1906—1908 年对蒙古进行调查；1919 年、1920 年、1928 年三度对中国东北人体质进行调查。

1910—1925 年，人体测量皆为外籍学者所为，最突出的是许文生，测量的人数最多，达万余人。其次有史禄国、阿波雷顿等[1]。1912—1918 年，史禄国多次对中国东北的通古斯人和满族进行人类学调查；还在华北、华南和华东收集了大量体质人类学资料，1923 年和 1925 年出版了《中国北方人类学》《华东和广东人类学》两本关于中国体质人类学研究的专著。1925 年以后，国人做此研究的学者多了起来，如刘咸、陶云达、吴定良、潘铭紫，尤以吴定良的工作最多。1928 年 7 月，他在昆明对近 2000 名学生、士兵和罪犯进行体质调查；1928 年 10 月对广州驻军进行了体质测量；1929 年写成《中国人体发育论》《中国南方人类学》。

此外，1918—1923 年，美国社会学家葛学溥（Daniel Harrison Kulp Ⅱ，1888—1980）对广东潮州凤凰村进行体质人类学调查。

古人类学的研究基本从 20 世纪 20 年代早期开始。1921 年，北洋政府农矿部顾问、考古学和古生物学家安特生与美国古生物学家古兰阶（W. Granger）、奥地利古生物学家师丹斯基（O. Zdansky）一起在北京周口店考察发现这个遗址，1921 年和 1923 年，师丹斯基两次在遗址短期发掘，发现人牙化石。然而，直到 1926 年，安特生才在北京协和医学院报告了这些发现。他大胆提出，发现的两颗牙齿属于早期的原始人类，并命名为"北京猿人"。然而，这种鲁莽的认定被 1929 年裴文中发现的完整头盖骨充分证明。

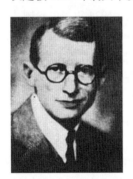

图 6-3　步达生

1921 年，安特生[2]等人发掘了河南渑池县仰韶村等遗址。1919 年，加拿大解剖学家步达生（图 6-3）来到中国任北京协和医学院教授，进行了大量的现代体质人类学研究工作；1927 年，他根据北京周口店遗址中发现的一枚下白齿，给北京人定名为中国猿人北京种；1927—1934 年，他是周口店考古工作的负责人之一，发表过多篇有关北京人和中国新石器时代人骨的论著。1934 年，步达生病故后，德国解剖学和人类学家弗兰茨·魏敦瑞[3]负责继续研究北京人化石，在《中国古生物志》上发表了《中国猿人头骨》《中国猿人下颌骨》等一系列专著。1929 年，在协和医学院解剖科工作的许文生在《生物问题统计研究杂志》上发表了《从长骨预测身高公式的人种差异》（图 6-4）。

步达生（Davidson Black，1884—1934），加拿大人，解剖学家与古人类学家。1906 年毕

---

① 王有琪. 现代中国解剖学的发展 [M]. 上海：科学技术出版社，1956.

② 安特生（J. G. Andersson，1874—1960），毕业于瑞典乌普萨拉大学，1902 年获博士学位。瑞典著名地质学家和考古学家。1906 年，任瑞典地质调查所所长。1914—1924 年受聘于中国北洋政府，担任农商部矿政司顾问，他虽为地质学家，但对考古学非常感兴趣，曾建议成立周口店遗址考察组织，由美国洛克菲勒基金会提供资金，中国地理测绘研究所承担发掘工作，协和医学院的教授负责化石检测。1925 年回瑞典，1926—1939 年在斯德哥尔摩任远东古物博物馆馆长。

③ 魏敦瑞（1873—1948），生于德国，知名的解剖学家、古人类学家，1899 年在斯特拉斯堡大学获医学博士学位，此后一直从事解剖学教学与科研。因是犹太人而受到迫害。1935 年受聘为北京协和医学院解剖学教授，并接替病故的步达生任地质调查所新生代研究室名誉主任，研究北京猿人化石。1941 年去美国，在纽约美国自然历史博物馆继续研究直到去世。

业于加拿大多伦多大学，取得医学学位，但兴趣在生物学，后又返回学校进修比较解剖学。1914 年夏前往英国曼彻斯特国际著名神经解剖学家和古人类学家史密斯（Elliot Smith）的实验室。1919 年来华任协和医学院教授，[①] 承担了最初的北京周口店的古人类学研究并于 1921 年接任解剖系主任（1921—1934）。1929 年任中国地质调查所新生代研究室名誉主任。1927 年在周口店发现人类臼齿，提出新的生物学属和种名——中国猿人北京种（*Sinanthropus pekinnensis*）。1934 年 3 月的一个早晨，被发现手捧猿人头盖骨端坐在研究室的座位上因心脏病猝死[②]。（丁文龙 沃雁）

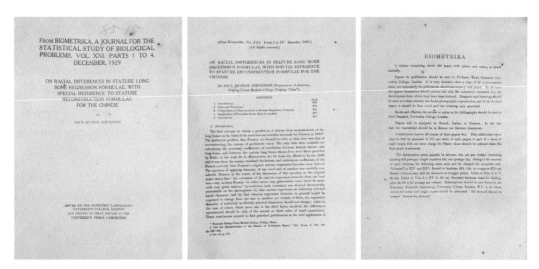

图 6-4 1929 年许文生发表的文章

四、中国早期的人类学教学和研究

（一）抗日战争之前

1903 年，清政府学部所颁的《奏定大学堂章程》将人种学列入国史及西洋史两门随意课程中，这些课程中就包括了人类学的内容。20 世纪早期，北京大学、厦门大学、浙江大学、沪江大学、燕京大学、南开大学和清华大学等相继开设人类学课。从 20 世纪 20 年代至 30 年代初，全国各地高等院校很多都设有人类学的课程，如金陵大学、燕京大学、厦门大学、华西医科大学、中央大学、岭南大学、中山大学、复旦大学、东吴大学、广西大学、华中大学等。1923 年，南开大学建立了第一个人类学系。此外还建立了一些博物馆，如厦门大学，收集了大量的人类学标本。1929 年，辅仁大学成立经济学系，史禄国从 1932 年起到这里开设学术讲座，讲授体质人类学、人类学等课程，以后杨堃等少数中国人任教。

---

① 中国大百科全书编委会. 中国大百科全书：考古学卷 [M]. 北京：中国大百科全书出版社，2002：18，56.

② 许织云. 我记忆中的协和医学院 [C]// 中国解剖学会编. 中国解剖学会八十年. 北京：中国科学技术出版社，2000：72-73.

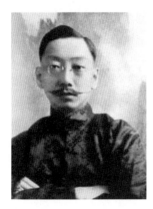

图 6-5 丁文江

在此期间，一批人类学先驱者先后从国外归来，如吴文藻、李济、凌纯生 [①]、吴定良、刘咸 [②] 和林惠祥开始了人类学的早期教学和研究。中国人体测量主要包括骨骼测量，身高、体重测量，还有脏器、脑沟等测量。在中国，最早开展体质人类学研究的中国人是丁文江 [③]（图 6-5）。1914 年，他对云南和四川少数民族1100 余人进行调查和体质测量，撰写发表了《云南的土著人种》和《四川会理的土著人种》等论著。1919 年，全绍清（S. H. Chuan）测量了中国学生 860 人的身高、体重和胸围，测量了 300套国人骨骼。1925 年，李济到湖北黄陂、黄冈等地进行体质测量，从身高、鼻阔和颅圆等方面发现鄂西北与鄂东南居民体质构造差别颇大，其成果《湖北人种测量之结果》在中国科学社年会上发表；1926 年，他又到山西介休进行了体质人类学测量。1927—1929 年，吴金鼎 [④] 对山东各地人群进行测量，其调查结果《山东人体质之研究》由国立中央研究院历史语言研究所编辑，1931 年出版。1928 年，辛树帜等对广西瑶人进行调查，杨成志 [⑤] 对云南罗罗（彝族）进行调查。1929 年，凌纯声对东北赫哲族进行了体质调查。

较大规模的官方体质调查，见于 1932 年上海市卫生局许世瑾、吴利国对上海市学龄儿童身长、体重之初步研究的报道。历时四年，对 20 余所市立学校 9426名 4—15 岁儿童的发育状况做了详细观测 [⑥]。

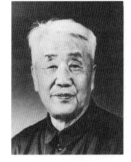

图 6-6 裴文中

1929 年下半年，洛克菲勒基金会不再资助周口店的发掘工作，主持发掘的考古学家纷纷离去，只剩下北京大学地质学系毕业不久的年轻助手裴文中（图 6-6）。11 月 30 日，他接到停止工作的命令，决定作最后的尝试。1929 年 12 月 2 日，裴文中在离开北京周口店龙骨山洞口时，首次发现了完整的、距今 50 万年的北京人头盖骨。下午 4点多钟，发掘小组发现了一个十分完整的头盖骨，一半在松土中，一半在硬土中，当时光线不足，只好点上蜡烛继续工作，但到下班时

① 凌纯声（1902—1981），字民复，苏州武进人。曾在中央大学学习，后从巴黎大学获博士学位。1929 年回国，受聘于中央研究院社会科学研究所，任民族学研究员，曾于中央大学、台湾大学、台湾"中央研究院"任职。

② 刘咸（1902—1990），字重熙，笔名观化、汉士学，江西都昌人。1925 年毕业于东京大学生物学专业，1928 年在牛津大学获人类学硕士学位。回国后，历任山东大学生物学教授兼主任，上海中国科学社编辑部部长兼明复图书馆馆长，曾在上海临时大学、暨南大学、复旦大学等任职。

③ 丁文江（1887—1936），江苏泰兴人。中国地质事业奠基人之一，著名人类学家、地质学家。1911 年取得格拉斯哥大学动物学和地质学双学士，毕业后接替章鸿钊出任北洋政府工商部地质科长。1913 年 9 月 4 日正式就任地质调查所所长兼地质研究所所长并开始培养地质人才，教授古生物学、土地文学等。1914 年，丁文江赴云南和四川对少数民族进行调查和体质测量，成为最早开展体质人类学研究的中国人。1922 年任《中国古生物志》主编，1929 年 2月 8 日在中国地质调查所新生代研究室任名誉主持人。

④ 吴金鼎（1901—1948），字禹铭，山东安邱人。早年毕业于齐鲁大学，1926 年考入清华学校研究院，师从李济，1937年获伦敦大学博士学位。

⑤ 杨成志（1902—1991），广东海丰人。1923 年入岭南大学历史系。1930 年赴法国留学，曾在中山大学、中央民族大学任教。

⑥ 许世瑾，吴利国. 上海市学龄儿童身长体重之初步研究 [J]. 中华医学杂志，1932，18（6）：977-987.

间还没有挖出来。为安全起见，裴文中决定继续挖，最后用撬棍撬，结果一部分破碎了。这虽然令裴文中很惋惜，但使他看到了竟有十多毫米厚的猿人头骨，明显比现代人的厚。他像抱着"婴儿"似的把这块头骨抱到办公室，给北京发出了一封考古史上最为著名的电报："倾得一头骨，极完整，颇似人。"这便是轰动世界的北京猿人[1]。这标志着中国人自己研究旧石器文化的开始。

裴文中（1904—1982），字明华，河北丰南人。史前考古学家、古生物学家、第四纪地质学家。中国科学院古脊椎动物与古人类研究所研究员。九三学社领导人之一。1927 年毕业于北京大学地质系，1928 年参加周口店发掘工作，1929 年 12 月 2 日，发现第一个完整的北京猿人头盖骨，成为古人类学中划时代的事件。1935 年 7 月赴法国留学，师从著名考古学家步日耶（Henri Breuil）专攻旧石器时代考古学，1937 年获巴黎大学博士学位。1937 年底他回到北平后，负责新生代研究室工作并在燕京大学等高等学校讲授史前考古学，培养了一批人才。他是中国史前考古学和第四纪哺乳动物学奠基人、中国古人类学的主要创始人。新中国成立后，他先后担任文化部文物局博物馆处处长、北京大学历史系教授、中国科学院古脊椎动物与古人类研究所研究室主任、中国考古学会副理事长、北京自然博物馆馆长、中国自然博物馆协会理事长等职务。1955 年被选为中国科学院学部委员、1957 年被英国皇家人类学会授予名誉会员称号；1979 年被联合国教科文组织所属的史前学和原史学协会推举为名誉委员；1982 年被国际第四纪联合会推选为名誉理事。（任甫）

后来又发现了 4 块头盖骨及其破片，下颌骨、锁骨、肱骨、股骨、月骨、牙等。此外，还有大量的石制品，代表 100 多种哺乳动物椎骨化石及鸟类、爬行类、两栖类化石。这些化石的研究主要是魏敦瑞。[2] 日本的入侵，中断了发掘。

这阶段，刘咸、陶云达、吴定良和潘铭紫也做了不少工作。

在此期间，建立了早期的中国人类学学术研究机构。1920 年，中国解剖学与人类学会成立。 1927 年，中山大学历史语言研究所、国立中央研究院社会科学研究所民族学组、中央研究院历史语言研究所等研究机构相继成立并开展人类学研究工作。1929 年，中国地质调查所新生代研究室成立，这是第一个从事新生代地质古生物和人类学研究的专门机构。

（二）抗日战争期间

抗日战争爆发后，中国的人类学研究机构和学者向西部转移，这种情况也影响到体质人类学的探究布局，战时体质人类学的调查开始转向并集中于西南地区。

1938—1939 年，国民政府教育部把人类学作为必修课。20 世纪 30 年代中期，国立中央研究院社会科学研究所是中国最主要的人类学研究机构。1931 年，蒋湘青编写了《人体测量学》（勤奋书局出版）。1933 年，凌纯声对湘西苗人进行调查；1934 年，陶云逵（1904—1944）对云南傈僳族的文化和傣族的体质、生育婚丧等方面进行了研究；1935 年，费孝通（1910—2005）对瑶族进行了调查；1936 年，杨成志等对广东北江瑶人进行了调查；1937 年，王兴瑞等对海南岛黎族进行了调查，江应樑对云南摆夷进行了调查。这些调查主要关注文化人类学方面的内容，但也兼顾到了体质人类学调查，把体质调查和文化调查结合起来进行，

---

① 夏军. 裴文中与北京人头盖骨化石［J］. 民国人物，2014（5）：76–77.

② 刘武，吴秀杰，邢松，等. 中国古人类化石［M］. 北京：科学出版社，2014.

目的想搞清中国境内各民族的体质特点，发现他们体质的同构性和差异性。

1934 年，社会科学研究所民族学组改为历史语言研究所第四组（即民族学组），1935 年吴定良回国后，民族学组更名人类学组。改称后的人类学组在吴定良领导下，特别加强了体质人类学的研究，使得体质与文化并重。在科学研究方法上，除田野调查外，还注意了多种研究方法的运用，包括人种体形的量度、血液化验与分析、智力测验与地理测量等。

1926 年，香港大学解剖学系主任、澳大利亚籍教授谢尔希尔（J. L. Shellsear, 1885—1958）在英国《解剖学杂志》上发表论文，声称中国人脑的枕月沟（月状沟）处于原始状态，接近类人猿的型式。1934 年，他在第二届国际人类学会上做了题为《中国人脑与澳洲人脑的比较》的论文汇报，再次称中国人的脑和猿的脑相近。当时，出席第二届国际人类学会的欧阳翥[①]、吴定良依据研究的大量资料，对谢尔希尔的谬说"中国人脑有猴沟，曲如弯月，与猩猩相近，进化不如白人高等"的错误观点予以有力的驳斥。

20 世纪 30 年代，在中央研究院工作的卢于道获悉国外有人利用大脑皮层沟回的民族差异，污蔑说"黄种人是次等人种，中国人尤为低劣"，他无比气愤，于 1934 年发表《中国脑皮质》（*The Cerebral Cortex of a Chinese Brain*），利用他的研究和收集到的大量科学数据对这一谬论严加驳斥。[②]

欧阳翥回国后，在中央大学生物系继续从事神经解剖学的研究，先后发表了《人脑直回细胞之区分》《人脑岛回新特种细胞》《关于叉形细胞之新发现》《灵长类视觉皮层构造之变异》等 20 余篇论文，分别在国内以及德、英、美、法、瑞士等国发表。1936 年，欧阳翥在德国发表《人脑之种族问题》[③]一文，从外形大小、重量到内部结构、显微解剖等诸多方面，论证了黄种人和白种人的大脑并无显著差异，雄辩地驳斥了西方种族主义学者诋毁黄种人脑结构和功能不如白种人的谬论。王有琪（1899—1995）则专门对中国人脑的岛叶进行了研究，他研究了 30 例人脑的资料，包括脑沟的形式、长度和深度，得到的结论是中国人与白人、黑人脑的结构无本质差异。除人脑沟型研究外，新中国成立以前，解剖学最值得记录的科研工作是齐登科[④]与张鋆关于中国人脑沟回的研究。1931 年起，齐登科（图 6-7）从事中国人体质调查。他与同行在抗日战争最艰难的时期，亲自动手解剖了 50 例中国人尸体的 100 侧脑沟回，证明中国人的脑沟回与白人没有本质区别。1941 年，他们在《美国体质人类学杂志》（*American Journal of Physical Anthropology*）上，发表了反响强烈的论文《中国人脑的沟型》（*The Sulcal Pattern of*

① 欧阳翥（1898—1954），字铁翘，号天骄，湖南望城人。中国生物学家、神经解剖学家、诗人和书法家。1924 年毕业于东南大学，1929 年在法国巴黎大学研究神经解剖，后到德国柏林大学攻读动物学、神经解剖学和人类学。1933 年获柏林大学博士学位，1934 年秋回国，任中央大学生物系教授。

② 戴鸿佐. 深切怀念卢于道教授［Z］. 会讯，1987（3）.

③ Uber Racsengehirne Zeitsch Ressen Kunde Bd. Ⅲ S, 1936: 26.

④ 齐登科（1904—1971），河北行唐人。1931 年河北大学医学系毕业后，赴北京协和医学院随著名解剖学专家谭戛黎（Tandler）教授专攻局部解剖学。1933 年执教于国立上海医学院。翌年，国外学者以少数中国人和混血儿的脑为依据，著文断言中国人脑更接近于类人猿，恣意贬低中华民族，齐氏与张鋆教授合作撰文《中国人脑的沟型》发表于《美国体质人类学杂志》予以驳斥。抗日战争初期，筹建贵阳医学院，任解剖学科主任。后在昆明、重庆任教。新中国成立后，任上海第一医学院教授、人体解剖学教研室主任。他是中国解剖学会发起人之一，民国三十六年在上海筹建解剖学会，任常务理事。新中国成立后任中国解剖学会理事、上海解剖学会副理事长、《解剖学通报》主编、《辞海》人体解剖学编委，还被聘为卫生部医学科学委员会人体解剖学及神经解剖学专题委员会委员。曾任贵阳医学院、中正医学院副教授，上海医学院教授。九三学社社员。

the Chinese Brain），指出中国人脑中央沟有一半以上都是从脑内侧面起始的，回击了库尔格（Kurg）只有 15% 的说法；指出横基沟出现率并不高，驳斥了博克 – 费尔克坦普（Bork–Feltakmp）认为此沟是中国人脑的特征等错误说法。这成为中国人体解剖学史中具有重大科学贡献的研究论文，脍炙人口[1]。

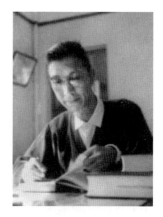

图 6-7　齐登科

1936 年，在中国考古学家贾兰坡[2]的主持下，另外三个完整的北京人头盖骨和一个完整的人类下颌骨又相继在周口店被挖掘出来。1937 年日本侵入中国以后，周口店的发掘工作被迫中断。

1937 年，刘咸力图以长江、黄河、珠江为界把中国人分成三类，即北方人（黄河型）、南方人（珠江型）和中部人（长江型）。唯一的根据就是体质人类学的特征。很明显，这种分类过于简单。他还对海南岛做了广泛研究，测量了 300 个个体。另外有价值的研究还有"中国人的形成"（1928）和 1931 年对山东人的研究。

1938 年 12 月，《人类学集刊》第 1 卷第 1 期由国立中央研究院历史语言研究所编辑、商务印书馆出版，这是当时中国人类学，特别是体质人类学最重要的刊物之一。

1939 年，教育部颁布了大学共同必修科目及大学必修和选修科目表，人类学与民族学被列入其中，体质人类学为第四学年的选修科目。

1940 年，北京大学在日军占领期间开设人类学方面的课程。这一年，王仲侨（图 6-8）在经费十分困难的情况下，自费建立人体体质调查组，发动师生进行了 4000 余名国人体质调查，较早地提供了国人体质常数。

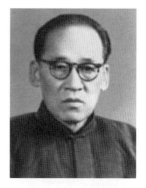

图 6-8　王仲侨

王仲侨（1905—1976），山东黄县人。解剖学家。浙江大学医学院一级教授。1931 年毕业于北京大学医学院，同年赴德国留学，在柏林大学和耶纳大学进修人体解剖学。1934 年回国，在江苏医学院（现南京医科大学）任解剖学教授、教务主任。1946 年任广州中山大学医学院解剖学教授。1948 年到浙江大学医学院任解剖学教授。1953 年任浙江医学院教务长及浙江医学院院长。主要专著与论文有《人体解剖学》《解剖法 100 条》《中国人体体质调查》《脏器表面积测度方法》《人体肺胸膜血管和毛细血管的研究》等。曾任中国解剖学会理事、卫生部医学委员会人体解剖学及神经解剖学专题委员会委员、卫生部卫生教材编审委员会特约编审委员。1954 年当选为浙江省第一届人民代表大会代表、政协浙江省第一届委员会常委。（丁文龙　沃雁）

1941 年 8 月，吴定良、吴汝康对贵州少数民族进行体质测量，得到体质测量材料 2000 余份，指纹与血型材料 1000 余份。同年，吴汝康在国立中央研究院《人类学集刊》上发表了第一篇文章——《中国人的寰椎与枢椎》。1942 年，吴定良又与张洪禊到贵州大定（今大方）等地把体质

① 王有琪. 现代中国解剖学的发展［M］. 上海：科学技术出版社，1956.

② 贾兰坡（1908—2001），河北玉田人。旧石器考古学家、古人类学家，中国科学院古脊椎动物与古人类研究所研究员，中国科学院院士，是一位没有大学文凭却攀登上科学殿堂顶端的人物。1936 年 11 月主持考古队在周口店接连发现 3 块北京人头盖骨。

调查、测量和文化调查结合起来进行。1943 年，吴定良还与历史学家和优生学家等通力合作进行国民素质研究，包括生物基础、营养环境、文化和地理环境四方面题目，以体质人类学为基本任务。以吴定良为首的人类学组把生物遗传、血缘与人才关系等分为细目进行调查。

1943 年，林耀华（1910—2000）率领边区考察团到大、小凉山倮倮聚居区进行考察，进行文化和体质方面的研究，之后又进行了大凉山彝人考察，日后撰写了《凉山彝家》。这改变了早年只重视社会、文化的研究路径。不过，体质方面的内容并没有放入该书。可惜，今散失而不知下落。马长寿（1907—1971）也对川康民族进行体质调查。当年暑期，同济大学医学院方超带领两名学生到雷波测量彝人体质。

在此期间，发表出版了大量的人类学研究成果。1938 年和 1940 年分别出版了 2 期《人类学集刊》，刊载的文章有吴定良的《汉族锁骨的研究》（英文）、《人类头骨眉间崤突度的研究》（英文）、《殷代与近代颅骨容量之计算公式》《中国人额骨中缝及与颅骨测量之关系》及《测定颏孔前后位置之指数》（与颜訚合著），吴汝康的《发旋之研究》、拉斯克（G. W. Lasker）的《论中国人体质生长之程序》、颜訚的《中国人鼻骨之初步研究》。历史语言研究所编的《民族学研究集刊》里边也登载一部分体质人类学文章，如 1940 年出版的第 2 期《民族学研究集刊》就刊载了吴定良的《人类面骨平度之研究》。中国解剖学与人类学会出版的《博医会报》也发表了一些人类学文章，如 300 名中国人颅骨测量数据和 388 例中国人的身高、体重、胸围等指标。1940 年，吴定良作为总编辑出版了《中国人类学杂志》第二册（图 6-9），刊载了《华北平原中国人之体质测量》。1944 年 4 月 1 日，中央研究院成立体质人类学研究所筹备处，吴定良任主任，出版了《人类学志》《人类学年报》以及继续出版《人类学集刊》《人类学杂志》《古生物志》。

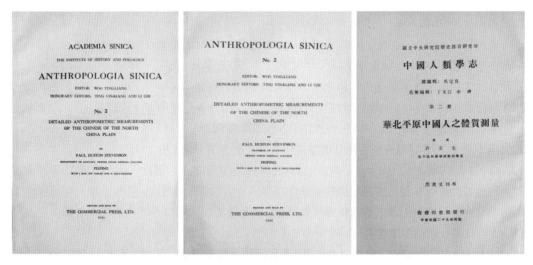

图 6-9 《中国人类学杂志》第二册

（三）解放战争期间

抗战结束以后，一些东部大学陆续撤回内地，相应地也改变了体质人类学研究的区域格局。这一时期的体质人类学学术实践主要集中在东南地区和华南地区。

1946 年秋天，吴定良应浙江大学校长竺可桢之邀，前往浙江大学工作。1947 年春天，浙江大学史地研究所增设人类学组，吴定良任组长。同年秋天，奉国民政府教育部命令，浙江大学人类学系创立，吴定良担任系主任，于当年秋季开始招生。吴定良开设了体质人类学课程。这一段时间先后在浙江大学人类学系任教的还有田汝康（1916—2006）、张宗汉、金祖同等著名学者。1948年秋季，该系的研究课题有吴定良主持的"浙东成人体质研究""杭州市儿童体质发育程序""近代华族颅骨研究"、张宗汉主持的"浙江人血型研究"、金祖同主持的"台湾高山族原始文化"研究和田汝康主持的"婆罗洲土著人类学研究"等。为了能够开展研究工作，吴定良等人设法多方筹集资金，1947年4月国民政府教育部拨给吴定良500万元，以资助"浙江畲族生活与体质调查"项目，之后又给予1000万元。由于筹集到多笔款子，浙江大学的体质人类学研究项目得以开展，成为这一时期成绩最为卓著者。1949年夏天，杭州解放，浙江大学人类学系在新的形势下提出改制问题，其中就有申明要训练有关实用之体质检验人员的教学目标。

1947年秋天，中山大学在数十年积累的基础上建立人类学系，其目的之一在于，根据体质人类学测量的结果，促进民众健康；将民族学和体质人类学结合起来进行研究，以人类学促进民族学成为当时一些学者试图重振民族学研究的路径之一。杨成志主理该系，他在学术理念和课程体系上向美国学术体系靠拢。该校人类学系创建时，设立必修课20门，包括古人类学、体质人类学、世界人种志等必修课程；选修课20门，包括种族学、遗传或优生学、人体测量法等。

1947年6月，暨南大学建立人类学系，刘咸任系主任，吴定良到该系兼课。此外，一些大陆人类学家迁到台湾，于1949年秋建立了台湾大学文学院考古人类学系，李济担任主任。该系建立前，即1949年7月，以台湾大学历史系教授陈绍馨为团长，李济、董作宾等为团员，组成调查团，到台中县调查瑞岩高山族泰雅人的体质与文化。1948年3月，中央研究院选出81名院士，其中包括吴定良、李济等。

1949年以前，人类学研究比较突出的是吴定良，他潜心于统计学与人类学的学习与研究，创制"相关率显著性查表"，对当时统计学上相关分析的发展起了一定的推动作用，并为各学术领域的学者在用相关率来分析事物间的相关程度时提供了方便。他采用弦矢指数的方法对北京猿人的眉间凸度进行了数量分析，对确定北京猿人在人类进化史上的地位具有重要的意义。

吴定良对头骨的形态学特点、人种学特征、测量方法等做了详尽的阐述，特别是在面骨扁平度的测量方法上有新的创造，被各国人类学家所采用，一直沿用，并被列为人类学学生的参考书目和有关论文的参考文献。在中央研究院工作期间，吴定良对中国殷墟的遗骸进行了深入的研究，创立了颅容量的计算公式、测定颏孔位置的指数，并论述了中国人额中缝的出现率及其与颅骨其他测量值的关系。20世纪50年代，他着重研究了现代人下颌骨和颏孔的类型，论述了它们在演化上的意义，并对体骨如肩胛骨、锁骨、胸骨等的形态做了许多研究。他还研究了骨骼定位器、三脚平行规、测骨盆仪和描绘器等人体测量仪器的结构，并加以改进，按他的设计加工制造的仪器不但提高了测量与描绘的精确度，也提高了使用的方便度。1956年，他受有关方面委托，运用自己在骨骼测量学方面的理论知识与实践经验，对方志敏烈士的遗骸进行了鉴定[1]。

在活体测量学方面，吴定良在任中央研究院人类学组主任时，长期深入贵州、云南山区

---

① 《中国科学家辞典》编委会. 中国科学家辞典 现代第2分册 [M]. 济南：山东科学技术出版社，1983：118—121.

的少数民族地区做体质调查，发表了《贵州坝苗人的体质》等论文，是中国体质人类学和人种学研究的开创者。20世纪50年代在复旦大学任人类学教研组主任时，他带领组内同事，对南京、丹阳等地少年儿童的身体形态、机能、素质的现状、特点和生长发育的规律性进行了调查研究，并与20年前的资料进行对比分析，从而证明，由于中华人民共和国成立后生活条件的改善，儿童的体质状况普遍得到提高。这一时期他还对上海市新生儿的色素斑从形态学和组织学方面做了深入研究，并与世界各种族的资料加以对比分析，阐明它在人种学与遗传学上的意义。他与教研组的人员一起，调查与收集汉族、壮族、蒙古族、回族、维吾尔族等的血型资料，为阐明中国各民族的起源、迁徙及相互关系积累了数据。

在应用人类学方面，20世纪50年代中后期，吴定良接受了为解放军防化部队举办人体测量培训班的任务，并对防毒面具的设计作技术指导。他主持并参加测量上海各钢铁厂炼钢工人的体型，为设计钢铁工人的劳动防护服收集体质资料；他重新设计了足部测量工具，到各种类型的工厂去测量工人的足型，为60年代中国足型测量和鞋型尺寸系列的制定打下了基础。

（四）台湾体质人类学研究

台湾的首笔体质记录，可追溯到17世纪荷兰传教士对台南地区拉雅族进行的身高与肤色的粗浅观察，无实质性测量。蔡锡圭、卢国贤提到，17世纪初，荷兰入侵台湾，其军医曾对台湾原住民进行测量。清朝时无专门研究，继而却留下首笔因凶案致死者的身高、胸高、胸宽、膀宽记录。

科学的体质人类学研究始于19世纪末，1884年人类学之友会于东京发起，是亚洲第一个人类学会。1893年，日本人类学家伊能嘉矩（1867—1925）入会，与鸟居龙藏成立人类学讲习会，研究日本周边民族。日本学者陆续来台，其中知名的是鸟居龙藏，1896—1900年他先后四次来台。1895年10月，伊能嘉矩抵台，一个月后与川代安定筹建台湾人类学会，下设生物学、心理学等六个部门，生物学部门研究体质人类学。当时的东京人类学会以参与台湾番族旧惯调查为名，派人类学者到台进行体质人类学调查，主要目的是殖民统治，辨别种族，因此头型测量与头骨成为当时研究的主要领域。伊能嘉矩一生从事台湾原住民的人类学研究，以及日本在远东地区的民族史研究。

1920年，随着台湾教育与医疗机构的建立，日本许多医学院教师来台授解剖学，体质人类学教学与研究开始转向医学系统，当时进行台湾体质人类学研究的单位依次有：东京帝国大学人类学教室与解剖学教室、东北帝国大学解剖学教室、名古屋医科大学外科学教室、京都帝国大学解剖学教室、金泽医大法医学教室、九州帝国大学解剖学教室及台北帝国大学附属医学专门病理学教室和解剖学教室、卫生学教室、医学部、热带医学研究所等。1919—1945年，在台湾从事解剖学教育及研究的日籍学者有8位，如安达岛次（1891—1972）、森于菟（1890—1967）、金关丈夫（1897—1983）等，专业包括体质人类学、比较解剖学、组织学、发生学、考古学等各领域。为配合日本侵略，体质人类学越来越受到重视，活体观察项目包括发型、发色、肤色、头部与体部测量、血型等。

1949年金关返日后，台湾大学医学院的解剖学研究工作由余锦泉（1914—？）和蔡滋浬（1916—1981）领导并成立体质人类学研究中心。

很多日籍教师来台授课，因而台湾的教育受到日本的影响。大陆的传统也传到台湾，李济曾撰写瑞岩泰雅人体质报告。台湾学者宋文薰、何传坤、张菁芳、陈尧峰等都有文章发表。

2000 年以后，厉以壮进行东南亚古人类牙齿磨耗研究，邱鸿霖致力于人骨、牙形态研究，林秀嫚进行人骨形态与病理 DNA 研究，陈叔倬探讨台湾族群的遗传组成、起源与扩散研究[①]。

20 世纪下半叶，台湾民族学与人类学发展迅速。主要研究机构有"中央研究院"民族学研究所。"中央研究院"是台湾民族学、人类学的重要研究基地。1955 年 8 月 1 日，在时任"中央研究院"院长朱家骅的支持下，成立了民族学研究所筹备处，凌纯声任主任。

此外还有"中央研究院"历史语言研究所人类学组、台湾"清华大学"人类学研究所、台湾东华大学族群关系与文化研究所。

开设民族学、人类学教学的机构只有台湾大学人类学系、政治大学民族学系。台湾地区各大学主要培养本科生，而研究所培养研究生。

1949 年 6—9 月，时任台湾大学校长傅斯年呈请国民政府教育部在该校增设考古人类学系，李济任主任，教学人员多来自大陆。

五、比较解剖学与人才培养

（一）比较解剖学的起步

1555 年，法国人贝郎（Pierre Belon，1517—1564）开创了比较解剖学。

19 世纪，动物和人体的肉眼解剖学并没有太大的进步，但是比较解剖学作为学科开始起步了，出现了一些有名的比较解剖学研究者。如法国居维叶（曲维尔）（G. Cuvier，1769—1832）的研究不但影响法国，而且波及英国、德国和美国等，使这些国家先后涌现了一批比较解剖学家。如英国的欧文（R. Owen，1804—1897），虽然没有直接受到居维叶的教诲，但受居维叶的影响颇大。居维叶阐明异体同源是功能上的相似，如蝴蝶的翅膀与蝙蝠的翼；异源同体是构造上和发育上的相似，如蝙蝠的翼和狗的前肢，这种区别在比较各种动物时是很重要的。自 1801 年起，他连续发表了关于脊椎动物与无脊椎动物比较解剖学的论述。1812 年，他对化石骨骼做了论述，奠定了脊椎动物化石学的基础。他还是一位生物学史工作者，曾写过一本自然科学史，深得拿破仑的推崇。此外，居维叶在医学教育上也有所建树。英国著名的生物学家、比较解剖学者赫胥黎，具有敏锐的观察力和深邃的判断力，他的名著《人类在自然界中的位置》广为人知。海得堡大学教授贝肯包尔（C. Begenbaur，1826—1903），也是一位比较解剖学家，培养出大批解剖学者[②]。

在国人中，秉志也是著名的比较解剖学家，做出不少贡献。

一些学者也开展比较解剖学的教学，臧玉洤为青年教师开设鼠脑、嗅脑及脊椎动物脑的比较解剖学课程。崔之兰[③]留学德国，回国后开展比较解剖学的教学与研究。郑思竞早年主要

① 陈叔倬. 百年体质人类学与台湾社会的交会［M］// 林淑蓉，陈中民，陈玛玲. 重读台湾：人类学的视野——百年人类学回顾与前瞻. 新竹："清华大学出版社"，2014：91-125.

② 张友元. 简明中外医学史［M］. 文州：广东高等教育出版社，2008.

③ 崔之兰（1902—1971），字友松，安徽芜湖人。北京大学生物系教授，动物形态学家，教育家。中国现代动物组织学、胚胎学研究的开拓者之一。1935 年获柏林大学博士学位。20 世纪 40 年代对无尾两栖类嗅器官的胚胎发育进行系统的观察和实验研究。20 世纪 50 年代后对蝌蚪尾的再生和萎缩进行了大量开创性的基础工作，先后在北京大学、云南大学、清华大学、燕京大学任教。她曾翻译赫特纳尔（A. F. Huettner）著的《脊椎动物比较胚胎学基础》（人民教育出版社，1963），编写《脊椎动物比较解剖学、胚胎学》。

从事脊椎动物学和比较解剖学研究，运用辩证唯物主义观点和比较解剖学知识，从种系发生角度，阐述人体形态特点及其变异的规律性。1935年，步氏巨猿（*Gigantopithecus blacki*）的第一个标本是荷兰学者孔尼华（Ralph von Koenigswald，1902—1982）在香港药店中发现的，后来魏敦瑞做了报道（1934）。

（二）人才培养

1925年，李济回国，在国学研究院担任人类学、考古学讲师，招收人类学专业"中国人种考"的研究生，吴金鼎随李济学习人类学，以体质人类学、考古学为主要课程。1926年，清华大学建立社会学系；1928年，清华大学改社会学系为"社会学和人类学系"，在人类学组中开设比较解剖学和体质人类学的课程。1933年，吴文藻把费孝通推荐给史禄国，史禄国把费孝通安排在研究人类学所需要的生物学实验室进行学习。1936年，经吴文藻推荐，林耀华获哈佛大学燕京学社（Harvard Yenching Instituts）奖学金，前往哈佛大学研究院攻读人类学博士学位。1947年，浙江大学史地研究所增设人类学组，吴定良任组长。同年秋天，奉国民政府教育部命令，浙江大学人类学系创立，吴定良担任系主任，并于当年秋季开始招生。吴定良开设了体质人类学课程。1947年秋天，中山大学人类学系创建时，设立必修课20门，包括古人类学、体质人类学、世界人种志等必修课程；选修课20门，包括种族学、遗传或优生学、人体测量法等。1936年以后，台北帝国大学医学部成立后，台湾的体质人类学研究才得以有系统、有计划地进行。当时开两个讲座，森於菟讲台湾各种族之皮肤色调及蒙古斑，金关丈夫讲人体测量与观察。1949年，一批中国大陆人类学家迁到台湾，于1949年秋建立了台湾大学文学院考古人类学系，李济担任主任。

（温有锋）

第三节　大体解剖学创建史

一、大体解剖学的诞生

（一）概念、地位与使命

公元前1600多年前的甲骨文逼真地记载了人体结构名词。2000多年前的《黄帝内经》出现了今天应用的"解剖"一词。尽管这还不是真正意义上的解剖学，但对中国解剖学科的创建做出了重要贡献。

西方2300年前亚里士多德确立了"anatomy"一词，1888年开始，西方第一次使用大体解剖学（gross anatomy）这个名词[①]，但是这个名词何时从西方传到中国还没找到考究。

19世纪中叶，随着西方帝国主义的入侵，特别是鸦片战争以后，西方教会在中国开办了医院和学校，才逐渐出现了解剖学。20世纪20年代以前，人体解剖学课程，不是今人熟称的"人体解剖学"，而是称之为"体学"，内容包括胚学、组织学、全身体学、脑学、体势学、全体解剖。1912年"湘雅医学专门学校本科课程表"才将"体学"改称"解剖学"。

---

① Gross anatomy：https://www.merrian-webster.com/dictionary。

从发展史上看，早期的解剖学就是"大体解剖学"（gross anatomy 或 macroanatomy），记述正常人体宏观与微观形态结构及其基本功能，也包含着体质人类学，代表着解剖学的根和干。显微镜发明后，人们将人体或动物材料制成切片，经化学染色后，用显微镜观察描述细胞、组织和器官的微细结构，便形成了显微解剖学（microanatomy）或组织学（histology），从大体解剖学分离出去形成新的学科。

从研究方法和手段上看，传统用解剖刀、剪、镊等器械剖切、肉眼观察描述人体形态结构的学问称为"大体解剖学"，这是宏观的；借助于显微镜或电子显微镜观察的形态结构，称谓"显微解剖学"，这是微观的。

虽然"大体解剖学"一词含义明确，且被业内广泛认可，卢于道（1948）和王有琪（1956）在其论著中都有表述，更有叶鹿鸣（1943）和上海医学院（1953）以"大体解剖学"为书名的著作，但现在解剖学界仍然用"人体解剖学"作为正式名称表达宏观的形态结构的内容，而不使用"大体解剖学"一词，只在有比较意义的情况下才使用这个名词。同样，"显微解剖学"也不作为常规名称表述微观形态结构，而统一使用"组织学"一词。

人体解剖学主要通过两大学科体系认知人体，一是"系统解剖学"，又称叙述解剖学，即以描述、叙述的方法，按功能体系认知人体结构。其代表性著作，国际上有 1995 年以前的第 1—38 版《格氏解剖学》（*Gray's Anatomy*），国内有张岩著的《人体系统解剖学》，1945 年至 1954 年共 4 个版次。二是"实地解剖学"，即通过实地解剖人体标本而认知人体结构。其国际性代表作为《孔氏实地解剖学》（*Cunningham's Manual of Practical Anatomy*）。中国现行解剖学教学就是沿用了这一体系，教授系统解剖学和局部解剖学两门课程，其中局部解剖学中各局部以单独章节记述"解剖操作"。20 世纪 60 年代，在教学改革过程中，有的院校打破系统解剖学与局部解剖学学科界限，把两者有机融合在一起，侧重于临床应用，编写出新的解剖学进行教学。本书此处单独立项"大体解剖学史"，仅就与"大体解剖学"密切相关事宜做细化记述。

"大体解剖学"主要拥有三大学科使命。第一、"大体解剖学"研究叙述正常人体的形态、结构及其基本功能，承载与传递人体结构及其基本功能的知识体系，是医学各学科最具特色的基础学科之一；是大众认知人体的基本工具书。第二、"大体解剖学"，又是一部"名词学"，它为各医学基础学科和临床学科提供统一而规范的人体结构名称、名词。由此派生出"人体解剖学名词"，为医学教学、科研、法医、生物制品、新闻、出版等所有相关行业部门提供标准人体名词与名称。第三、"大体解剖学"记载正常人体各部位的正常数值，由此派生出了"人体解剖学数值"，或称"解剖学体质调查"，为基于国人大数据的研究、教学、医疗、生物产业、人工仿生、体育训练、衣食住行各领域的产品研制等，提供数据资源。

由此可见，人体解剖学或"大体解剖学"是重要的基础学科。其重要性，如同著名解剖学家、中国解剖学会第一届理事长卢于道所述："解剖学基础有如建筑大厦，吾人只赏大厦之美，可能大家看不到基础，其实基础不固，大厦就不立，即勉强立起，也会倾倒。"现在，解剖学已发展成为多学科的科学——解剖科学（Anatomical Science）了，然而大体解剖学的变化并不很多，从而有人怀疑她是否有必要存在了。国外的确有人试图忘记甚至消除大体解剖学，结果都失败了。无可置疑，失去了大体解剖学，就动摇了医学科学的基础。因为"医学是建筑在解剖学基础上的"。

（二）分支

大体解剖学或人体解剖学，分为系统解剖学和局部解剖学两大主干分支。基于人体知识体系，按应用目的不同，解剖学又分为若干门类和分支，分化衍生出神经解剖学、临床解剖学、断层解剖学、数字解剖学以及外科解剖学、X 线及影像解剖学、艺术解剖学、运动解剖学、年龄解剖学等（详见第十、十一章）。

二、近代人体实地解剖的开展

随西方医学的传入和中国留学生的回国，人们对人体实地解剖不再过分忌讳。1867 年黄宽进行的尸体解剖，被认为是中国医学与解剖学史上，首次以讲授人体结构为目的的解剖活动。从此人体实地解剖活动逐渐被人们所接受。但直到 1913 年（民国二年）11 月 13 日江苏省立医学专门学校进行一例尸体解剖[①]（图 6-10），才算是经当地政府允许公开进行的解剖活动。当时，邀请了地方军政官员、社会人士及中外籍医生百余人参加，成为中国解剖学史上的里程碑。王扬宗还专门撰文报道了此次解剖[②]。随后政府颁布了尸体解剖法规，由此拉开了中国进行人体实地解剖的大幕。

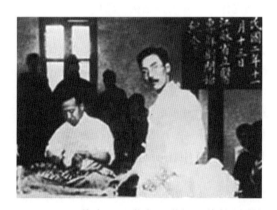

图 6-10　江苏省立医学专门学校尸体解剖现场

1916 年湖南湘雅医学专门学校开始医学本科教育，人体解剖学被列为本科一年级必修课程。在教学用的两具人体标本经水路从上海运抵。同年下半年朱恒璧宣布："湖南第一堂人体解剖教学课开始了。"随后，学校收集了数量可观的人体标本，1920 年《湘雅医学院年度公告》第五期第 4 页，刊登了两人解剖人体标本的繁荣场面（图 5-10）。1920 年颜福庆还亲自指导了湘雅医科学校公开尸体解剖，朱恒璧作了现场解说[③]。

1924 年，华西协和大学医学院莫尔斯在解剖课时常告诫学生，"学用尸体都是你们的同胞，为你们学医所用，须珍惜爱护，切不可任意切割……"。

虽然人们观念上对尸体解剖有了很大转变，也有了政府的法令法规保障。然而，医学院

---

① 曹丽娟. 人体解剖在近代中国的实施 [J]. 中华医史杂志, 1994, 24（3）: 154-158.

② 王扬宗. 民国初年一次"破天荒"的公开尸体解剖 [J]. 中国科技史料, 2001, 22（2）: 109-112.

③ 潘爱华、黄珊琦提供.

校仍然很难获得尸体，实施尸体解剖仍然困难重重，阻力巨大。地方官及当事者，为避免世俗攻击，多不愿送遗体供解剖。全国大部分地区的医科学校人体标本收集数量不尽如人意。据统计，江苏省立医学专门学校第一次实地解剖后的十几年，仅收得人体标本 3—4 具；浙江省立医药专门学校，多年中也同样仅收得 3—4 具；而北京国立医学专门学校，每年不过一两具；北京协和医学堂几乎得不到标本；上海同济医工学堂、震旦学院，两校每学期各得不到 1—2 具，后来分别获准从中国监狱和法租界狱室中收集病囚毙尸，标本数量有所增加；圣约翰医科根本就没有尸体解剖标本，主要依靠教科书和挂图授课。上海的同德医学院，自 1918 年开办后 6 年，仅获得 1 具尸体解剖。南通大学医科，开办后近 20 年，先后获得尸体不过 3—4 具[①]。

　　这些数据反映了 20 世纪初北京、上海、江苏、浙江等地有名西医医科学校尸源的不景气状况。这种情况下，"可叹中国医校学生，学习解剖学，当狂走郊野坟中，觅取暴露之骨骸，为实习材料"。但也有例外，1916 年开医学本科教育的湘雅医学专门学校，一开始就有两具教学用的人体标本经水路从上海运抵。1917—1918 年，南北军阀战争在湖南成胶着状态，胡美、颜福庆及时指挥湘雅学生收集战场上遗留的尸体，筹建了数量可观的人体标本池与解剖室。

三、国外经典著作

　　西方医学传入中国以前，《黄帝内经》《难经》等经典医著是人体相关知识传播的主要载体，并没形成记述人体结构的专门学问，更没有真正意义的解剖学。因为，中医学界授业，从不专门讲授人体解剖。欧美教会医院及其附设医校在中国的广泛建立，推动了西方医学和西医教育在中国的发展，西医教育的需求，促进了解剖学的发展（详见第四章）。

　　19 世纪中期以来，以《格氏解剖学》（*Gray's Anatomy*，1858）和《孔氏实地解剖学》（*Cunningham's Manual of Practical Anatomy*，1879）为代表的两部英国经典解剖学著作的先后问世，标志着西方解剖学科体系的成熟。而中国却处于起步阶段。解剖学作为专门学问在中国兴起，大概可分三个阶段：第一阶段，约 1643—1900 年，中文解剖学主要来自外国来华传教士所翻译的西文解剖学著作，以中文木刻竖版印刷；第二阶段，约 1900—1945 年，主要由留学回国的中国人自己翻译西文或日文解剖学著作，竖版或横版印刷；第三阶段，1945 年至 1949 年新中国成立及之后，解剖学教科书多以中国人自己编著为主。此章节简述代表性经典解剖学著作及其作者。

　　（一）外国的解剖学经典著作

　　1.《格氏解剖学》

　　曾 6 次译成中文，多次再版，1951 年曾将其列为大学丛书之一，由东北卫生部出版（图 6-11）。

　　该书素有"解剖学的圣经"（The Bible of Anatomy）之称，

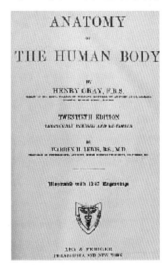

图 6-11　《格氏解剖学》
（李瑞锡提供）

① 史志元.人体解剖学状况及尸体解剖方法［J］.医药评论，1931（56）：13.

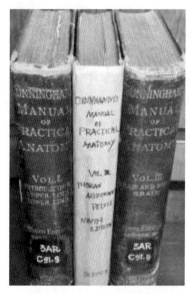

图 6-12 《孔氏实地解剖学》
第 9 版，1935 年（李瑞锡提供）

一般的疑难问题，均可在其中找到解答。除有按系统描述的解剖学内容之外，还有细胞学、组织学、胚胎学和表面解剖学等详尽内容。有相当多的参考文献和索引，详见第三章。

2.《孔氏实地解剖学》（图 6-12）

作者为英国爱丁堡大学孔宁涵（Daniel John Cunningham，1850—1909），于 1879 年出版了该书的第 1 版，书名为《解剖操作指导》（*Dissector's Guide*）。1889 年第 2 版书名改为《实地解剖学指南》（*Manual of Practical Anatomy*）。1986 年出了第 15 版。1921 年曾由鲁德馨根据其第 7 版译成中文，由博医会出版，1934 年又根据其第 8 版译成中文的第 2 版，由中华医学会出版。该书分为 3 卷，按局部内容详细地描述了操作方法和步骤，当年曾作为医学生的解剖学实习操作手册，为医学院校普遍采用。

3.《孔氏解剖学》（*Cunningham's Textbook of Anatomy*）

著者为孔宁涵，第 1 版出于 1902 年，1981 年出了第 12 版。该书按系统描述，与前书互为补充。

4.《莫氏解剖学》（*Morris' Human Anatomy*）

作者为亨利·莫里斯（Henry Morris，1844—1926），于 1893 年出了该书的第 1 版，1966 年出了第 12 版。

5.《解剖学方法》（*Grant's Method of Anatomy*）

作者为加拿大多伦多大学解剖学教授约翰·格兰特（John Charles Boileau Grant，1886—1973），于 1937 年出了该书的第 1 版，1980 年出了第 10 版。书中有其独特的线条图而受到解剖学者的称赞。该书有日文译本。中国于 1966 年由陆振山、王永贵、高贤华等根据其 1958 年的第 8 版译成中文出版，书名为《解剖学方法》。

6.《解剖学图谱》（*Grant's Atlas of Anatomy*）

著者为约翰·格兰特。第 1 版于 1943 年分两卷出版，翌年重印即合成一卷。40 年后的 1983 年，出了第 8 版，平均每 5 年即再版一次，每次都有所增订。该书有意大利文、日文、葡萄牙文、土耳其文等文字的外文版。该书与《解剖学方法》为姊妹篇，配合学习则收效更大，两书都是按局部描述的。

格兰特的另一部著作为《解剖学操作指南》（*Grant's Dissector*），三部著作构成格兰特解剖学"三部曲"。

7.《解剖学图谱》（*Handatlas der Anatomie des Menschen*）

作者为德国解剖学家卡尔·施帕尔特霍尔茨（Carl Werner Spalteholz，1861—1940），于 1896 年出了第 1 版，分 8 卷，1900 年出齐。所用名词为 1895 年制定的巴塞尔版解剖学名词（BNA）。图是根据特制的标本绘制而成，正文既是对图的解释，又是有系统的教科书。该书曾被译成英文、意大利文、俄文、西班牙文等文字出版。1967 年出了第 16 版。

8.《人体解剖学教科书》（*Lehrbuch der Anatomie des Menschen*）

作者为阿尔弗雷德·本宁霍夫（Alfred Benninghoff，1890—1953），于 1939 年出了第 1 版，

1985 年出了第 14 版,为两卷集。该书被推荐为研究生用教材。内容文多图少。

9.《人体解剖学教科书与图谱》(*Lehrbuch and Atlas der Anatomie des Menschen*)

作者为奥古斯特·劳贝尔(August Antinous Rauber,1841—1917),于 1872 年出了第 1 版,1968 年出了第 20 版。日本小川鼎三等人根据其 1955 年的第 19 版两卷集译成日文,于 1958 年出了一卷集的日文版(无图谱)。

10.《人体解剖学图谱》(*Atlas der Deskriptiven Anatomie des Menschen*)

作者为约翰内斯·索博塔(Johannes Sobotta,1869—1945),于 1906 年出了第 1 版,1962 年出了第 16 版。其英文版于 1974 年出了第 9 版,均为三卷集。日本冈本道雄将其译成日文,分成两卷集,于 1985 年出版。该书以其独特的解剖图而著称。

11.《人体解剖学》(*Anatomie des Menschen*)

作者为赫尔曼·布劳斯(Hermann Braus,1867—1924),于 1920 年出了第 1 版,1954 年出了第 3 版。为学生及医师用的教科书,内容较深。

12.《正常人体解剖学》(*Учебник Нормальной Анатомии Человека*)

作者为苏联解剖学教授童可夫(В. Н. Тонков,1872—1954),于 1923 年出了该书的第 1 版,1962 年出了第 6 版。该书曾被译成朝鲜文、波兰文等文字出版。1955 年由王之烈、邱树华、李墨林根据其 1953 年的第 5 版译成中文出版。该书有个体发生和比较解剖学的内容。

13.《人体解剖学》(*Анатомия Человека*)

作者为雷先科夫(Н. К. Лысенков,1865—1941),于 1932 年出了该书的第 1 版,后有布希科温(В. И. Бушкович)和普雷韦斯(М. Г. Привес)相继参加该书的增订工作。1985 年出了第 9 版,一版就印行了 11 万册。该书的 1974 年第 8 版,于 1981 年被苏联卫生部授予全国一级教科书的奖状。该书还有西班牙文和英文的译本出版。

14.《人体解剖学》(*Anatomie Humaine*)

作者为鲁维埃(H. Rouviére,1876—1952),于 1932 年出了该书的第 8 版,1962 年出了第 9 版。第 1 版的出版年代不详,估计在 20 世纪 20 年代初期。该书为三卷集,按局部的系统安排。

15.《解剖学》

作者为冈岛敬治(1882—1936),于 1933 年出了该书的第 1 版,为两卷集,日德双语对照,在东京和柏林同时出版。以后增为四卷集、五卷集,内容包括细胞学和组织学。该书以日本人体解剖标本为根据制图,故其德文原名为《日本人体解剖学教科书与图谱》(*Lehrbuch and Atlas der Anatomie der Japaner*)。该书图文并茂,颇受学者们欢迎,几乎每 2—8 年即再版一次。冈岛敬治逝世以后,即更名为《冈岛解剖学》,一直出到第 17 版。1986 年,为纪念冈岛逝世 50 周年,由三井但夫等人改订出版了新版的《冈岛解剖学》。新版的名词为拉丁文、日文、英文并记。新版将原著的四卷集合为一卷,去掉了德文。

16.《人体解剖学手册》(*Handbuch der Anatomie des Menschen*)

这是由卡尔·冯·巴德勒本(Karl von Bardeleben,1849—1918)主编,20 多位当代著名解剖学家分头编写的八卷集的大型手册,1896 年出第 1 个分册,1934 年出第 32 个分册。该书内容详尽,有很多的参考文献可供查找,对器官变异的描述特别详细,为该书的一大特点,堪称解剖学百科全书,该书为解剖学者科研工作的参考书。

第 1—8 卷分别为"骨学""韧带、关节和肌肉""脉管系统""神经系统""感觉器""消化、呼吸系统和内分泌腺""泌尿生殖器"和"细胞"。以上总计出 32 个分册，9471 页。

（二）外国人译著

1.《泰西人身说概》

《泰西人身说概》约成书于 17 世纪前叶，1621—1630 年间，明崇祯十六年（1643）刊行。是随西方医学传入中国最早的解剖生理学著作。是德国传教士邓玉函（约翰·施雷克，Johann Schreck）以巴塞尔大学加斯帕德·鲍欣教授（Caspar Bauhin，1560—1624）所著《人体解剖》（Theatrum Anatomicum）为蓝本翻译的（图 6-13）。随后，作者又与龙华民（Nicola Longobardo，1565—1655）合译，罗雅谷续译，完成出版了《人身图说》。二书构成一部完整的西方解剖学专著，是中国医学界接受人体解剖学教育的启蒙之作[1][2]。然而，笔者浏览了该著作中的部分内容，感到对人体结构的文字记述生涩，准确性较差；人体结构插图，几无可信之处。与宋代的《欧希范五脏图》和《存真图》相去无几（详见第二章）。

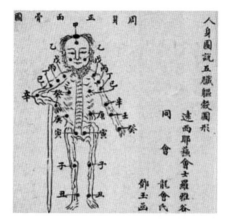

图 6-13　邓玉函译著插图（17 世纪前叶）

2.《全体新论》

1851 年，番禺潘氏刻本由广州惠爱医馆出版。原名为《解剖学和生理学大纲》（An Outline of Anatomy and Physiology），著者为英国传教士合信，译者陈修堂（图 4-3）。全书共三十九论 / 经。第一，身体各论；第二，全身骨体论；第三，面骨论；第四，脊柱协骨等论；第五，手骨论；第六，尻骨盘及足骨论；第七，肌肉功用论；第八，脑为全体之主论；第九，眼官部位论；第十，眼官妙用论；第十一，耳官妙用论；第十二，手鼻口官论；十三；脏腑功用论；第十四，胃经；第十五，小肠经；第十六，大肠经；第十七，肝经；第十八，胆论；第十九，甜肉经；第二十，脾经；第二十一，心经；第二十二，血脉管廻血管论；第二十三，血脉运行论；第二十四，血论；第二十五，肺经；第二十六，肺经呼吸论；第二十七，人身真火论；第二十八，内肾经；第二十九，膀胱论；第三十，溺论；第三十一，全体脂液论；第三十二，外肾经；第三十三，阳精论；第三十四，阴经；第三十五，胎论；第三十六，胎

① 慕景强. 民国西医高等教育研究（1912—1949）[D]. 华东师范大学，2005.

② 参见世界数字图书馆网站：https://www.wdl.org/zh/。

盘论；第三十七，乳论；第三十八，月水论；第三十九，灵魂妙用论。当时中国的教会医院授业，普遍使用该译著作教科书。但该书内容杂繁，兼及人体生理、卫生比较解剖学、临床医治乃至宗教观点，所以，并非严格意义上的解剖学专业教科书。然而，该著作对中国的医学教育意义不应小觑，据信：《全体新论》刊行后"远近翕然称之，购者不惮重价"，旋告售罄，很快又出现多种翻刻本。

3.《全体阐微》

该书由在中国福州圣教医院行医的美国医师柯为良历时五年翻译而成，1881年（光绪七年）在上海出版，福州圣教医藏版（图4-6）。该书原版为世界著名著作《格氏解剖学》第2版，这是对中国解剖学影响深远的西方教科书的第一次汉译，成为中国教会医院和医科学校授业普遍使用的解剖学专业教科书，为当时中国的医学教育发挥了一定的作用。该书有不同版本，光绪十五年（1889）重镌本，已有大量插图使用了套红印刷术，反映了印刷术的进步。然而书的纸张欠佳，现存版本大都模糊不清。

4.《全体通考》（图4-7）

1886年（光绪十二年）出版，同文馆聚珍版。译者为京城总理衙门下的同文馆内的德贞。此前的1875年（光绪元年），德贞在北京施医局已出版了另一译著《全体图说》。《全体通考》同样译自《格式解剖学》，比《全体阐微》稍晚。然而，同文馆是清政府官办学堂，译者德贞受政府资助和支持，天时地利，条件优越，故而译著精准。与《全体阐微》明显不同，所用纸张极其优良，刻印精细，彰显了清代造纸业和科技文献印刷术的最高水平。全书共16册，其中图谱2册。《全体通考》的官方资助翻译与印刷发行，是中国解剖学、"大体解剖学"近代发展史中的里程碑。

笔者收藏的12册线装版《全体通考》，书内隶书体书名"全体通考"由清大学士户部尚书董恂题写。全书首卷1册，图谱3册，正文8册。首册为全书目录和解剖学志（西医解剖学史，笔者注）。首册卷首由清廷重臣荣禄作跋；由国史馆正总裁广寿、驻美公使礼部侍郎及会试阅卷大臣陈兰彬等6位清宫大臣或要员作序。全书目录：卷一、卷二，论骨；卷三，论骨节；卷四，论肌及夹膜；卷五，论脉管；卷六，论回管；卷七，论津液管；卷八，论脑；卷九，论脊髓脑筋；卷十，论五官具；卷十一，论消化之具；卷十二，论胸；卷十三，论声音呼吸之具；卷十四，论溺具；卷十五，论阳生具；卷十六，论女子生子之具；卷十七，折窝疝气外科之解剖；卷十八，会阴与坐直肠部外科之解剖。

5.《省身指掌》

1889年（光绪十五年）出版。译者为美国传教士博恒理。笔者藏本为1908年（光绪三十四年），上海美华书馆摆印的9册卷版本，32开版（图4-9）。吴凤仪、贾乃真、曹珍夏三名士作序。其中曹乃真序载："恒理博牧师，美国传教士也，亦经考试之名医也，来我华varth……于光绪八年在庞庄设立医院，每遇中国医士，辄与谈医，询及人之经脏百骸，所言皆出臆度。又详考中国医书，愈知所言经络脏腑，诸多舛讹，因慨时医之未精。不忍坐视，故于宣道医病之暇，著成一书，签曰《省身指掌》。此非批驳华医，实欲泰西医学，流传中土故也。……光绪乙酉巧月上澣博陵贾乃真于山左恩属之庞庄耶稣堂。"说出了博恒理牧师编译该书的原因。《省身指掌》全书撰9卷：第一卷，全身骨论；第二卷，节与肌论；第三卷，消化养育论；第四卷，络部论；第五卷，呼吸与声论；第六卷，肾与皮论；第七卷，脑系部论；第八卷，五官知觉论；第九卷，脑与灵魂篇。更细分为36章259节。卷首有"小引"，简介了人体之基本构成，介绍了显微镜下的"脬"（细胞，笔者注）的形态与功能，还特别图解了人与猿的骨骼形态。

四、中国人译著及著作

（一）译著

1.《格氏解剖学》

《格氏解剖学》是一部影响世界、引领了中国解剖教育和学科发展的经典名著。复旦大学历史系教授高晞称其为"一部承载历史的解剖学教科书"，对该书给予全方位的评述[1]：格雷（Gray）说服同院医生亨利·卡特（Henry Carter）合作编撰一部可以指导学生学习外科和临床手术的解剖学书，格雷负责文字，卡特绘制人体图谱。两位不满30岁的青年外科医生花了4年时间编制800页大开本的《人体解剖学：描述与外科》，书中配有图谱396幅。该书在中国7次被译成中文（图6-14）。①（美）柯为良编译《全体阐微》（上海，1881）；②（英）德贞编译《全体通考》（北京同文馆，1886）；③施尔德、陈佐庭翻译《格氏系统解剖学》第20版（博医会，1923）；④英格尔、陈传庭译《格氏系统解剖学》第23版（博医会，1923）；⑤杨琳、高英茂等翻译《格氏解剖学》第38版（辽宁教育出版社，1999）；⑥徐群渊翻译《格氏解剖学》第39版（北京大学出版社，2008）；⑦丁自海、刘树伟等翻译《格氏解剖学》第41版（山东科学技术出版社，2017）。此外，1928年，应乐仁（L. M. Ingle）翻译《格氏解剖学》[2]。详见第三章。

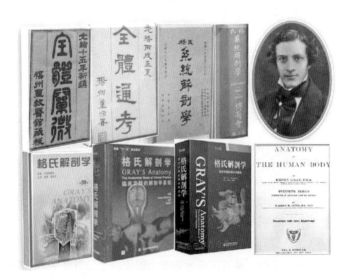

图6-14 《格氏解剖学》作者及汉译本

2.《孔氏实地解剖学》（图6-15）

与《格氏解剖学》一样，《孔氏实地解剖学》是另一部对中国解剖学教育和学科发展发挥过巨大作用的巨著（图6-15）。《格氏解剖学》以系统性叙述法记述和传递人体解剖学知识，

---

① 高晞.《格氏解剖学》：承载历史的解剖学教科书［N］. 中华读书报，2018-06-06（14）.

② 山东解剖学会.山东解剖学会60年发展［Z］. 2013：69.

而《孔氏实地解剖学》则以指导实地解剖获得解剖学知识，是典型的理论与实践相结合的解剖学著作。《孔氏实地解剖学》于 1879 年出版，共 3 卷：第 1 卷，上肢下肢；第 2 卷，胸部腹部；第 3 卷，头部颈部。先后两次汉译，第一次为 1921 年，基于该著作的第 6 版和第 7 版，由鲁德馨翻译；第二次为 1934 年，由鲁德馨、纪立生（英国）和赵齐巽翻译校阅。孔宁涵的另一巨著是《解剖学教科书》（*A Text-Book of Anatomy*）。1911 年（宣统三年）由高士兰，即《高氏医学辞汇》的作者，提取著作中的 432 幅插图（其中 240 幅为彩图），取名《体学图谱》，将插图的英文图注保留并译成汉语，形成一部英汉双语解剖学图谱，由中国博医会出版。由于国内印刷技术的限制，该图谱由日本横滨福音印刷有限公司印制，图片精美（图 6-16）。

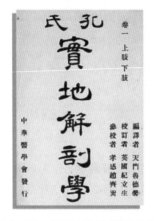

图 6-15　《孔氏实地解剖学》

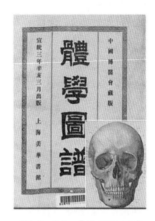

图 6-16　《体学图谱》

孔宁涵的学生约翰·格兰特，为多伦多大学医学院国际著名解剖学教授，承传孔宁涵的解剖学思想精髓与灵魂，创新性地编著了《格兰特解剖学方法》《格兰特解剖学图谱》和《解剖学操作指南》，分别由王永贵（1966）、左焕琛（2011）和欧阳钧（2016）译成中文，成为与《孔氏实地解剖学》一脉相承的经典局部与实地解剖学著作。2019 年中国解剖学会恢复解剖学师资培训机制，同年 5 月在复旦大学基础医学院举办的首届高师班，就是采用了《孔氏实地解剖学》和《格兰特解剖学操作指南》的解剖方法。

3.《新撰人体解剖学讲义》

《新撰人体解剖学讲义》为丁福保的译著之一（图 6-17）。丁福保是中国 20 世纪初著名的医学家、藏书家与书目专家，在上海行医逾 30 年。1903 年任京师大学译学馆生理学教授，编撰与收藏了海量中外医学书籍及其他书籍，为中国的医学和解剖学事业做出了巨大贡献。

4.《局部解剖学》（1915）、《解剖学提纲》（1924）、《精选解剖学》（1937）

《解剖学提纲》为留日学者汤尔和先生

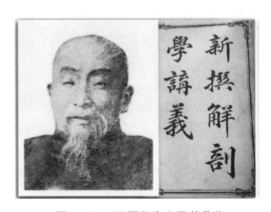

图 6-17　丁福保先生及其著作

的部分译著。他是当代人体解剖学译著最多的医学教育家。1915年创立中华民国医药学会，任会长。1916年受教育部委托，联合中华民国医药学会、博医会、江苏省教育会等共同审定医学名词（详见第七章）。

（二）中国人的著作

1.《局部解剖学》

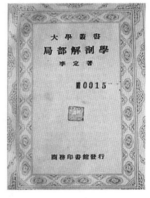

图6-18 《局部解剖学》

本书由李定著，1937年出版，是中国最早的国家统一规划医科教科书"大学丛书"（共7册）之一（图6-18）。李定（1885—1939），留日学者，1913年回国后，筹建了浙江公立医药专门学校，任校长，福建省立传染病院兼院长，兼省红十字会会长。1922年李定赴德国、法国、英国、意大利四国考察高等教育和医药卫生事业，在法国结识周恩来、陈毅等。1928年后，任上海南洋医学院教务长、河北省医学院（今河北医科大学）特约教授、河北省留学生考试委员会委员。1938年，任浙江省政府及财政厅医学顾问。"大学丛书"委员会委员中，有人们耳熟能详的胡适、马寅初、李四光、梅贻琦、蔡元培、颜福庆等各学科巨匠51位。

2.《大体解剖学》

本书由叶鹿鸣著，1943年出版，是中国第一部以"大体解剖学"作为名称的教科书，由冯玉祥先生题写书名。图6-19是1954年5月10日叶鹿鸣（图6-20）赠给杜卓民的，潘铭紫作序的《大体解剖学》。叶鹿鸣的著作还有《应用解剖学》《神经解剖学》《人体解剖学图谱》等。

叶鹿鸣（1900—1997），河南信阳人（图6-20）。解剖学家。中山大学中山医学院（原中山医科大学）教授。1931年齐鲁大学医学院毕业，留校任解剖学教师，兼附院外科医生。1937年随校转移到四川兼教于华西医科大学。1940年赴美国芝加哥西北大学，进修神经解剖学。1948年任湖北医学院解剖学教授，1949年任光华医学院教务长、中山大学医学院解剖学系主任。1953年先后历任华南医学院、中山医学院解剖学教研室主任，广东省解剖学会副理事长。（丁文龙　沃雁）

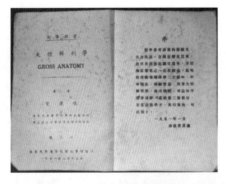
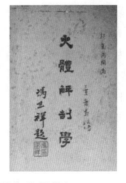
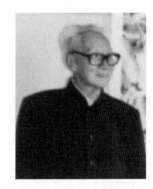

图6-19 《大体解剖学》（贵州医科大学提供）　　　　　图6-20 叶鹿鸣
左：1951年版；中：序；右：1954年版。

3.《人体系统解剖学》

本书由张岩著，1945—1954年出版第1—4版（图6-21），是20世纪40年代中国人自己编撰的最有学问的人体系统解剖学大学教材。著作中记述了大量国内外不同种族/民族的人体数据与知识，引用了大量作者自己的科研数据。著作中主要的解剖学名词用多种语言标注，第4版中的主要解剖学名词用了英文、拉丁文、德文和俄文四种外语。该书内容复杂，排版艰难，以致当时没有出版社愿意承接出版任务。几经周折才说服一家出版社得以付梓出版。他秉承"绞尽脑汁、苦追求、死后也不休"的人生格言。以"一言之微，一字之差，皆足影响学者之心理；……内容贵乎精确宏博，词句宜于简洁得体"的严谨精神致力于解剖学事业，成为解剖学后来人永远的榜样。

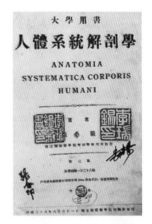

图6-21 《人体系统解剖学》

张岩（1901—1976），字冲霄，河北安国人（图6-22）。解剖学家。河北医学院一级教授。1922年毕业于直隶公立医学专门学校，留学德国柏林大学。后担任过河北医学院副院长、解剖学教研室主任、教授，中国解剖学会理事、河北省解剖学会理事长。曾在北平大学医学院、沈阳医学院任教。面对国内几乎没有中文解剖学教材的困境，从1931年便开始搜集资料，积累数据，终于1945年编辑出版了中文版《人体系统解剖学》，此书是中国最早的中文版人体解剖学著作之一。1954年第4版问世，成为中国解剖学界的重要大型参考书。他对组织学和胚胎学也有很深的造诣，制作的胚胎发生、门脉侧支循环等多种教具和模型，造型美观，科学性强，不但是实用的直观教具，还是精湛的工艺品。（丁文龙　沃雁）

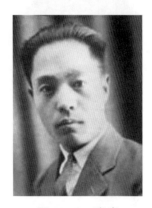

图 6-22　张岩

4.《实用外科解剖学》

本书由张查理著，1950年出版，是中国第一部外科应用解剖学（图6-23）。出版前的讲义，就在延安的抗战军医中发挥了重大作用。张查理在其著作的序中写道："四九年秋兰州解放的当天晚上，军代表邵达同志和我第一次见面时说，'许多解放军医生，虽然没和你见过面，但读过了你写的实用外科解剖学'。我在成都写这本书的时候，志在解决抗战期间之书荒，乃是讲义性质，怎么也没想到它会跑到延安去。"在医学书籍奇缺的抗战时期，对处理战伤的战地医生而言，一部《实用外科解剖学》，简直就是一部"医学全书"，对当年中国的革命事业做出了巨大贡献。

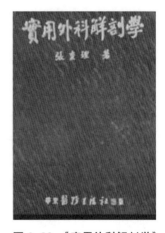

图6-23 《实用外科解剖学》

张查理（1895—1970），原名泽瀛，字伯生，山东蓬莱人（图6-24）。解剖学家。1919年毕业于奉天医学院（今中国医科大学），留校任解剖学教师。1923年赴英国爱丁堡大学医学院留学。回国后，任奉天医学院副教授、教授；中央大学医学院解剖系主任、教授。新中国成立前夕创办兰州中央医院任院长。

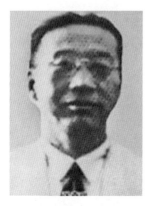

图 6-24　张查理

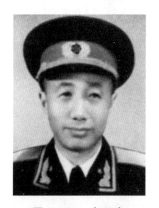

图 6-25　宫乃泉

1949 年起先后任解放军兰州陆军总医院院长、西北医院外科主任、西北军政委员会卫生部副部长、西北行政委员会卫生局长、国家卫生部医学科学委员、国务院科学计划委员会委员、天津医学院教授等职。（丁文龙　沃雁）

5.《外科解剖学图谱》

本书由宫乃泉著，1949 年出版，是中国第一部由军医编译的解剖学图谱。宫乃泉著作还有《战伤疗法》《血管战伤》《腹部战伤》等。宫乃泉（图 6-25）在《外科解剖学图谱》中说："人体解剖学知识对于医师来说，就像地理学知识对于军事家一样重要。"体现了一代军事教育家对医学基础——解剖学的高度重视。

宫乃泉（1910—1975），山东莱阳人。医学教育家、军事医学家。1935 年毕业于奉天医学院。抗日战争时期，任新四军卫生处医务主任、江北指挥部卫生部部长、第二师卫生部部长、新四军卫生部第一副部长。解放战争时期，历任新四军二师卫生学校校长、新四军华中医学院副校长、新四军军医学校校长、任新四军卫生部第一副部长兼白求恩医学院院长、山东医学院第一任院长、山东军区卫生部部长兼山东省卫生厅厅长。新中国成立后，任华东军政委员会卫生部副部长、部长兼军事医学科学院院长，上海医学院院长，上海第二医学院院长，中国人民解放军总后勤部卫生部副部长，沈阳军区后勤部卫生部第一副部长、部长。（丁文龙　沃雁）

6.《神经解剖学》

本书由卢于道著，1932 年出版，是中国人自己编著的第一部神经解剖学著作。

除著作之外，还有研究论文。1920—1949 年，中国发表的大体解剖学论文共 60 篇，主要内容为体质调查和比较解剖学。早期科研较多的是齐登科、潘铭紫、刘曜曦、秉志、张鋆等，20 世纪 50 年代早期，何光篪、张怀瑶、王永贵、郑思竞、王永豪、李继硕等对学科建设，培养人才都做出了很大贡献。

（李瑞锡）

第四节　组织学与胚胎学创建史

组织学是解剖学科的一个分支学科，是生命科学（life sciences）的组成部分，是以解剖学进展为前提，以细胞学（cytology）的发展为基础，又与胚胎学（embryology）发展密切关联。

一、古代医学中关于组织学与胚胎学的记载

公元前 2000 年，古代苏美尔人（Sumerian）[或称闪族人（Samium）]对人妊娠期的各阶段做了记载。

最早记录有关胚胎研究的书籍可追溯至公元前 5 世纪古希腊的希波克拉底。他曾取 20 个鸡蛋，用 2—3 只母鸡来孵它们。从孵后第二天起，他每天取出一个蛋，打开来观察。他说：你将看到正如我所说的那个现象，因为在鸡所见的自然现象是可以和人相比拟的。通过观察，他提出一个有机体发生的学说，他认为有机体的各部分都能产生各种精液，幼体就是由各部分的精液凝合而成。所以子代的每个部分和亲代的各部分相同 [①]。

公元前 4 世纪，古希腊科学家亚里士多德写了有关胚胎学的论著，描述了鸡及其他胚胎的发生，故一致公认他为胚胎学的奠基者，尽管他错误地认为胚胎是由精液与月经混合的一团无形物质发育而来。然而他的胚胎研究对于后来者来说是十分重要的，不是因为他所获得的一部分知识相当精确，而是他的工作使人们由迷信与猜测逐渐转向实际观察。

公元 2 世纪，古希腊名医盖伦在《关于胎儿的形成》一文中描述了胎儿发育与营养及目前称为尿囊、羊膜和胎盘的结构。盖伦对医学的诸多贡献中，以其在解剖学领域中的建树最为卓著。他通过对猿的解剖，证明了胃壁、肠壁、动脉壁和子宫壁等不是均匀同质的，而是分层的。

16 世纪欧洲的医学革命，反对神学主宰，主张实践，认为人体生命是化学过程，重视对人体自身的研究。意大利的达·芬奇绘制的 700 多幅解剖图中，包括妊娠子宫、胎儿和胎膜并测量了胚胎的生长长度。英国学者威廉·哈维曾用放大镜观察鸡胚胎和一些哺乳动物胚胎发育，指出发育必须来自亲代双方，强调母体的卵是个体发生的开端。

到 18 世纪末，医学领域已确定了人出生与死亡的重要统计指标及人体测量的标准，特别是胎儿与新生儿 [②]。1816 年由穆拉特（Murat）报告了 9 个月胎龄儿的长度。

由于生产力水平低下，科学技术不发达，组织学与胚胎学的记载很少。

二、显微镜的发明 [③]

17 世纪爆发了资产阶级革命，同时自然科学兴起。医学不断发展，光学研究有了惊人的进步，出现了放大镜、望远镜和显微镜。

组织学的发展若以显微镜的发明和细胞的发现为起始，至今约有 400 多年，它是用显微镜观察机体组织和细胞为主，研究机体微细结构及其相关功能的科学，故又称为显微解剖学（microanatomy）。

（一）光学显微镜

1. 光学显微镜的发明

显微镜（microscope）的发明起始于眼镜片工匠简森父子制作的放大镜，16 世纪荷兰光学匠师撒迦利亚·简森（Zacharia Janssen）13 岁时（1590）发现，将两块大小不同的凸透镜重叠至适当距离的时候，很小的物体要比平常用单个凸透镜所看到的大得多，便按照那两块透镜的大小做了两个口径不同的铁片筒把它们固定起来，让小铁片筒能在大铁片筒里滑动，以改变两个透镜的距离，并且又用第三个更大一些的铁筒将两个铁片筒套住，便成为当今显微

① 成令忠，钟翠萍，蔡文琴. 现代组织学［M］. 上海：上海科学技术文献出版社，2004.
② Boyd E. Origins of the Study of Human Growth［M］. Eugene：University of Oregon Health Sciences Center Foundation, 1980.
③ 李继承. 组织学与胚胎学实验技术［M］. 北京：人民卫生出版社，2010.

镜的雏形。若将铁筒抽起，则可放大 9 倍；若不将铁筒抽起，则只能放大 3 倍。这架具有划时代意义的原始显微镜仍然保存在荷兰泽兰省科学博物馆内（图 6-26）。

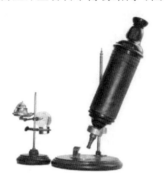

图 6-26　原始显微镜（张雷、王立轩帮助收集图片）
左图：左侧是个油灯，相当于光源；右侧是个盛水的玻璃球，相当于聚光器。右图：原始显微镜。

意大利物理学家、数学家、天文学家及哲学家伽利略·伽利莱（Galileo Galilei，1564—1642）也曾研制过显微镜，他于 1610 年制成了放大 70 倍的显微镜。约在同一时期，另一位荷兰人德雷布尔（C. Drebbel，1572—1664）制成了一架更好的显微镜并使其传播开来。当时人们常用跳蚤作为观察对象，故戏称其为"跳蚤镜"（flea microscope）。

显微镜虽然于 1590 年创始于荷兰，但它是在 1625 年 4 月 13 日（即 35 年后）由意大利科学家费伯（J. Faber）命名的。

荷兰人安东尼·范·列文虎克（图 6-27）是 17 世纪最杰出的业余科学家和显微镜研制者，善于磨洗各式各样的透镜，他收集了 250 个显微镜和 400 多个透镜，制造的显微镜放大倍数达 266 倍，远远地超过了以前制造的显微镜。1665 年，英国物理学家罗伯特·胡克（图 6-28）也仿制了显微镜，并在结构上较简森所制作的原始显微镜要精细，放大倍数也增加了。

同年，意大利显微解剖学家马尔皮基（图 1-3）创制了性能更好的显微镜。

到了 19 世纪，生物学和医学快速发展。物理学、化学、光学、电子学等学科的进步推动了生物学和医学的技术发展。1878 年，恩斯特·卡尔·阿贝（Ernst Karl Abbe，1840—1905）设计出近代复式显微镜，附有消色差物镜和聚光器等。普通光学显微镜的结构和性能也在不断改进和提高，分辨率达到 0.2 μm，放大率达 1500—2000 倍。在此基础上又先后研制生产出具有其他功能的各种光学显微镜，如相差显微镜、暗视野显微镜、偏振光显微镜、荧光显微镜、倒置显微镜等多种特殊用途的显微镜，用于观察不同性质和不同制备方法的细胞和组织。20 世纪 80 年代初又研制成功一种高光敏感、高分辨率的激光扫描共聚焦显微镜（laser scanning confocal microscopy，LSCM）。随着科学技术与光学理论的发展，近代还制成显微分光光度计（microspectrophotometer）。这是一种显微镜

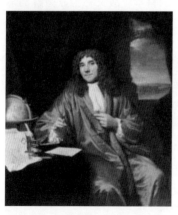

图 6-27　安东尼·范·列文虎克（张雷、王立轩帮助收集图片）

与分光装置联合的仪器，既能观察细胞内的微细结构，又能定性、定位和定量地测定细胞和组织内各种组成成分，并能对其内某些化学物质进行半定量测量。

2. 光学显微镜的应用 ①②

光学显微镜的广泛应用使人类对客观世界的认识产生了一次革命的飞跃，有关动物和人体细胞、组织和器官的光镜结构及其发生的研究资料渐趋增多，出现很多成果，有不少细胞、组织和结构以发现者的名字命名并沿用至今；同时，也大大地促进了组织学的诞生。

李赋京曾概括："19世纪以前的解剖已由肉眼进而至于显微。虽由粗略进而达于细微，为实用增加不少助力，然终为各不相连的零散知识，而缺少系统的整合工作……" ③

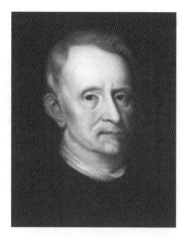

图 6-28　罗伯特·胡克
（张雷、王立轩帮助收集图片）

荷兰显微镜技师扬·斯瓦默丹（Jan Swammerdam，1637—1680）首先（1658）观察和描述了红细胞。英国植物学家和医生格鲁（Nehemiah Grew，1641—1712）（图6-29）主要把显微镜用于观察植物。1661—1666年，马尔皮基首先把显微镜用于观察生物的组织结构，对植物的组织和蝉体的结构进行了细微观察，用他制作的显微镜观察脾和肾等新鲜徒手薄切片，发现了脾小体、肾小体、毛细血管与红细胞等，在组织学中至今仍将脾小体（splenic corpuscle）称为马尔皮基小体（Malpighian corpuscle）；他还描述了表皮的深层［称为马尔皮基层（Malpighian layer）］和鸡胚的体节、神经管和卵黄血管等。毛细血管的发现，引领了"组织学"这个医学研究新领域。所以，马尔皮基被誉为"组织学之父"、组织学与胚胎学的先驱。列文虎克用他制作的显微镜广泛地观察了尘埃、污泥、灰垢以及各种细小的物体，同时发现了精子（1677）、红细胞、肌纤维和神经细胞等，为生物界和医学界开辟了广阔的新天地。18世纪，德国解剖学家利伯区恩（Johann Nathaniel Lieberkuhn，1711—1756）看到小肠的管状腺，称为利贝昆隐窝（crypts of Lieberkuhn）。德国解剖学家弗里德里希·古斯塔夫·亨利（Friedrich Gustav Henle，1808—1885）对组织学的建立亦有贡献，他发现了毛根鞘的外层细胞和肾小管的环状弯曲部分，分别称为亨利层（Henle's layer）和亨利袢（Henle's loop，即髓袢）。法国生理学家克洛德·贝尔纳（Claude Bernard，1813—1878）研究人体的消化、呼吸及排泄等，发现细胞需要稳定的生活环境，首先提出了"内环境"的概念。1851年，意大利人阿方索·科尔蒂（Alfonso Corti，1822—1876）在一篇著名的论文中描述了耳蜗的听觉毛细胞，称为科尔蒂器（organ of Corti，即螺旋

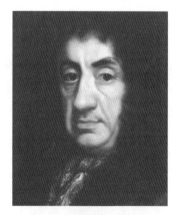

图 6-29　格鲁（张雷、王立轩帮助收集图片）

---

① 成令忠，钟翠平，蔡文琴. 现代组织学［M］. 上海：上海科学技术文献出版社，2004.

② 赵荧，唐军民. 形态学实验技术［M］. 北京：北京大学医学出版社，2014.

③ 李赋京，等. 解剖生理学史［J］. 医学月刊，1936，2（5）：32-48.

器）、柱细胞（pillar of Corti）、科尔蒂隧道（tunnel of Corti）、外毛细胞、盖膜（Corti's membrane）和基底膜。

意大利组织学和解剖学家卡米洛·高尔基（Camillo Golgi，1843—1926）和西班牙生理学家圣地亚哥·拉蒙 – 卡哈尔（Santiago Ramón y Cajal，1852—1934）先后建立银染技术并用于神经系统的研究，在中枢神经的神经元结构、神经元与神经胶质细胞的区分、神经通路、大脑皮质的细胞构筑等方面贡献卓著，是现代神经科学发展的奠基者。1889 年，高尔基在光镜下观察银染的脊髓，清楚地看到神经细胞，他利用同样的方法，鉴别出不同种类的神经细胞——高尔基细胞或神经元（Golgi cells 或 neurons）、小脑 GABA 能中间神经元和高尔基小体（Golgi corpuscles），神经细胞内的内网器—高尔基复合体［Golgi complexes，或称高尔基器（Golgi opparatus）、高尔基体（Golgi bodies）］，皮肤和肌肉内的触觉末端器官，并发现细胞触突间有空间。

俄裔法籍细菌学家埃黎耶·埃黎赫·梅契尼可夫（Elie Metchnikoff，1845—1916）发现多种动物的吞噬细胞的吞噬异物现象及其与机体防御功能的密切关系，开创了吞噬免疫的研究，他还发现人类血液中的白细胞亦有这种功能。1919 年，美国德尔里奥 – 奥尔特加（Del Rio-Hortega）建立了显示中枢神经系统内小胶质细胞的银染法。德国病理学家保罗·朗格汉斯（Paul Langerhans，1847—1888）（图 6-30）于 1868 年发现表皮内的一种树突状细胞，称为朗格汉斯细胞（Langerhans cells），1869 年发现胰腺内的朗格汉斯胰岛（islets of Langerhans）。1870 年，海登海因（Rudolf Peter Heidenhain，1834—1897）发现了胃肠嗜铬细胞（chromaffin cell）。1892 年，德国神经病学家弗朗茨·尼赛尔（Franz Nissl，1860—1919）发现显示神经元细胞质内的嗜碱性颗粒，称为尼氏颗粒（Nissl granules），即尼氏体（Nissl body）的特殊染色方法，称为尼氏染色（Nissl stain）。1883 年，比利时人范·贝内登（E. van Beneden）和德国人博费里（T. Boveri）发现中心体。德国生物学家、解剖学家鲁道夫·寇里克（Rudolph Kolliker）等率先（1850）揭示了线粒体的结构。1890 年，德国生物学家理查德·阿尔特曼（Richard Altmann，1852—1900）和卡尔·本达（Carle Benda）用詹纳斯绿（Janus green）做活体细胞染色，在多种动物和植物细胞内看到线粒体，并描述了线粒体的染色方法（1894），他们推测线粒体就像细胞的内共生物，并认为线粒体与能量代谢有关。卡尔·本达发现，这些原生粒数量众多，且形态多变，有时候呈线状、有时呈颗粒状，所以他用希腊语中"线"

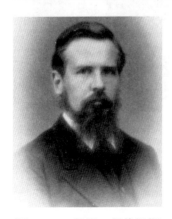

图 6-30　保罗·朗格汉斯

和"颗粒"对应的两个词"mitos"和"chondros"组成，首次（1897）正式将这种颗粒命名为线粒体（mitochondrion）。1895 年，威格（C. Weigert）发现了脑内星形胶质细胞的支持作用。1897 年，德国细菌学家保罗·埃利希（Paul Ehrlich，1854—1915）发现了肥大细胞。本达（1900）还和埃利希（1903）将腺垂体细胞分为嗜酸性、嗜碱性和嫌色三种类型。马森（Claudel Pierre Masson，1880—1959）于 1914 年建立的银染法显示消化管黏膜内的亲银细胞。鲁伊特（J. H. C. Ruyter）于 1928 年描述了肾小体入球微动脉的球旁细胞。俄国组织学家亚历山大·马克西莫（Alexander A. Maximow）在 1908 年柏林的一次血液病大会上提出了干细胞（stem cell）假说，但当时并没被重视。直到 1945 年，人们对暴露在致命辐射剂量下的患者进行研究时，重新定义并且找到了造血干细胞的证据。（因篇幅所限，只列一部分，更多的可见相关文献和附录 1）

19 世纪下半叶，随着老式显微镜、切片技术及染色方法的不断改进，使组织学发展成为一门独立而系统的学科。

（二）切片机

为了更好地利用显微镜观察人体组织，制造了各种切片机。显微镜与切片机的诞生为组织学与胚胎学的建立奠定了基础，使人类的视觉由宏观进入微观（详见第十二章）。

（三）电子显微镜 ①

20 世纪是人类科学文化高度发展的时代，促进了显微镜更进一步的发展，并且把它的领域从光学范围延伸到电学和声学方面。20 世纪 30 年代，电子显微镜问世，经不断改进可放大数万倍。电子显微镜的研制成功是形态科学技术发展的一大飞跃，使人们对机体微细结构的观察超越了光镜分辨率极限，极大地丰富了人们对生物体微观世界的认识。20 年后，发展出与之相应的超薄切片术，可观察细胞的超微结构。20 世纪 80 年代，又发明了扫描隧道显微镜，可放大至 100 万倍，可在原子水平上观察物质的结构。

1931 年，德国物理学家恩斯特·鲁斯卡（Ernst Ruska，1906—1988）和马克斯·克诺尔（Max Knolls）研制了第一台透射电子显微镜（transmission electron microscope，TEM）；1932 年，他们在《物理学杂志》（*Zeitschrift für Physik*）正式发表了题为《电子显微镜》的论文，正式使用"电子显微镜"这个名称。因此，很多报道以论文发表的 1932 年作为电子显微镜的发明年份。

1935 年，克诺尔为了研究二次发射现象设计的一台仪器被认为是第一台扫描电子显微镜（scanning electron microscope，SEM）。1938 年，德国学者、西门子公司冯·阿登纳（Von Ardenne）在透射电镜上加了扫描线圈，建造了一台扫描电子显微镜。

1945 年，美国人波特（K. R. Porters）、比利时人阿尔伯特·克劳德（Albert Claude，1899—1983）和富拉姆（E. F. Fullam）率先研究细胞超微结构，首次报道细胞电镜照片，并建立了差速离心分离细胞内各种亚微结构成分的方法。他们在电镜下观察培养的小鼠成纤维细胞时，发现细胞质内部具有网状结构，称为内质网（endoplasmic reticulum，ER）。

美籍罗马尼亚人乔治·埃米尔·帕拉德（George Emil Palade，1912—　　）改进了电镜技术，重点研究内质网，发现了核糖体及其与蛋白质合成的关系，阐述了腺细胞合成和分泌物质的过程，发现内质网不仅存在于细胞的"内质"部——细胞质，通常还有质膜与细胞核膜相连，并且与高尔基复合体关系密切。

三、细胞学说的提出和组织学的建立

（一）细胞学说的提出

从 17 世纪出现显微镜到 19 世纪初，有关细胞的知识逐渐增加。19 世纪由各种显微镜的不断问世，微观结构的研究逐步扩大。

1838 年，德国植物学家施来登（Matthias Jacob Schleiden，1804—1881）（图 6-31）用显微镜发现了新鲜的植物细胞。1839 年，比利时解剖学家施万（Theodor Schwann，1810—1882）（图 6-32）

---

① 付红兰. 实用电子显微镜技术［M］. 北京：高等教育出版社，2004.

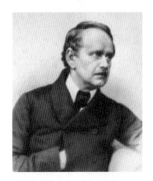

图 6-31 施来登

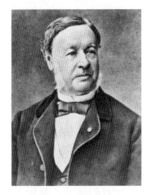

图 6-32 施万

发现了动物的新鲜细胞，还发现包绕神经元的神经鞘细胞，称为施万细胞（Schwann's cell）。他们分别指出，植物和动物都是以细胞为其结构、功能、发生的单位，并于 1838—1839 年各自发表了研究结果，创立"细胞学说"（cell theory），推动了组织学（细胞是组织学研究的一部分）的发展。此外，莫尔（Hugo von Mohl，1805—1872）对细胞学说也有研究。1861 年，舒赫兹（J. S. Schuhze）给予细胞较明确的定义，即细胞是赋有生命特征的一团原生质，其中有一个细胞核。

德国病理学家魏尔啸（R. Virchow，1821—1902）用显微镜观察了大量尸体解剖材料，于 1858 年提出细胞病理学说，认为细胞结构和功能的变化和异常是一切疾病的基础，他的学说对细胞学、病理学的进展做出了重要贡献。

细胞学说的创立以及生物进化论和能量恒定转化被恩格斯称为 19 世纪自然科学的三大发现，对医学发展产生重大影响，为生物学和医学的深入研究打下了牢固的基础。

（二）组织学的建立

组织学的创建以显微镜的发明和细胞的发现为起点。1665 年，胡克用他制作的显微镜观察软木塞的薄片，发现软木塞是由许多有隔壁的像蜂房的小室组成，特称此小室为细胞（cell），并出版了《显微术》一书，其中包括其在显微镜下所见的物体插图（图 3-11）。

法国病理学家玛丽·弗朗索瓦·泽维尔·比卡特（Marie Francois Xavier Bichat，1771—1802）用肉眼观察了人体结构，开始把显微镜应用于解剖学，看到分离的膜和脏器，认为它们是不同质地的编织物，称为组织（tissue）。他于 1801 年发表《膜的研究》（Traite des Membranes）一文，将人体的纤维、肌肉、软骨、骨、神经、血液、血管等做了分类，共计 21 种组织，并提出不同组织构成证明器官是由不同组别的细胞（组织）组成，对组织学的创立有重大贡献，成为组织学的创始人。德国人迈耶（C. Mayer）于 1819 年将机体归纳为 8 种组织，并创用组织学（histology）一词，他们的工作为组织学发展奠定了基础。

四、胚胎学成为一门独立学科[①]

（一）胚胎学的创立

胚胎学是一门很古老的学科，古希腊就有胚胎研究的记载，对胚胎学的发展做出了重大贡献。

帕多瓦大学的解剖学家法布里修斯，同时也是胎生学的始祖，他在书中描述了鸡卵中发生雏鸡的状态。血液循环的发现者威廉·哈维（图 1-5），晚年同他的老师法布里修斯一样，也从事胎生学研究，于 1651 年完成了《关于动物发生的研究》一书，这是胎生学发展史上的重要成就。

到 17 世纪马尔皮基时代，胚胎学已初步建立，但到 19 世纪胚胎学才成为一门明确的学

① 刘斌，高英茂. 人体胚胎学［M］. 北京：人民卫生出版社，1996.

科。德裔俄国生物学家、人类学家，比较胚胎学的创始人卡尔·恩斯特·冯·贝尔（图 1-7）为胚胎学的发展做出了重大贡献。19 世纪以后，发现在受精卵细胞核内的脱氧核糖核酸（DNA）中，存在有决定胎儿全身结构形态的各种基因，胚胎发育是各个基因活动的逐步展开。随着科学技术的不断发展，人们对胚胎发育的认识也越来越清楚。到 20 世纪 70 年代时，开始有了试管婴儿。

德裔俄籍解剖学家沃尔夫（图 1-6）是胚胎学创始人之一，他发现了沃尔夫体（Wolffian body），即中肾（mesonephros）、沃尔夫管［Wolffian duct，即中肾管（mesonephric duct）］。德国解剖学家约翰内斯·米勒发现胎儿的副中肾管（paramesonephric duct），又称为米勒管（Müllerian duct）。德国解剖学家梅克尔（Iohann Meckel，1781—1833）描述了卵黄管（vitello-intestinal duct）的遗迹，称为梅克尔憩室（Meckel's diverticulum）。德国生理学家施塔尔（Friedrich Stahl，1811—1879）发现了耳轮加宽，对耳轮窝和上舟状窝均缺失，称为施塔尔畸形（Stahl's deformity），即先天性耳畸形（congenital ear deformity）。

意大利科学家拉扎罗·斯帕兰扎尼（Lazzaro Spallanzani，1729—1799）进行了两栖类卵子的人工授精实验，提出两性配子的结合是个体发生的前提。德国籍瑞士解剖学家、胚胎学家威廉·赫斯（Wilhelm His，1831—1904）创造了组织发生的科学，或不同类型的动物组织的胚胎起源的研究，发现（1886）每个神经纤维都源于一个神经细胞——神经元，它是神经系统的基本单位。他还发明了组织切片机，最早制作胚胎连续切片，并做切片蜡板图型，重建胚胎模型，研究胚胎及其各部分的发育演变，奠定了人体胚胎学的研究基础。

关于个体发生，17 世纪流行"先成论"学说。

1759 年，沃尔夫的"渐成论"对有机体的发生有了新的概念，即"胚层"的概念，认为合子分裂产生胚层，进而形成胚胎。渐成论观点与先成论完全不同，认为胚胎的各器官是逐渐发生、逐渐形成的，认为研究胚胎学的目的就是要了解各种器官、系统是如何发生、如何形成的，所以渐成论的观点是发展的，但他认为发育的原因是不可知的内在力量。

沃尔夫等用显微镜观察精子和卵子，否定了"先成论"，在 1759 年发表的《发育论》中认为胚胎是逐渐分化演变而成的，此即为"渐成论"学说。渐成论认为从受精卵至新生个体的生长及发育是渐变过程，即生物有机体的各种组织和器官是在胚胎发育过程中由原来未分化的物质发展形成的。这是胚胎学发展的重大进步。

冯·贝尔系统观察了鸡和多种哺乳类动物等的卵和胚胎发育，创立了贝尔法则，他还看到蛙卵等细胞中的细胞核。他的著作《动物的发育》囊括了他在胚胎学方面的成绩。他提出"胚层说"，认为除了极低等的动物以外，一切动物的发育初期都产生叶体的胚层，而后由胚层发育成动物的器官。胚叶共有四层，最先发育的是内叶和外叶，其次发育的是由二层合成的中叶。他阐明了哺乳动物均由受精卵发育而成，指出不同动物的相同器官来自相同的基本组织层。

自贝尔以后，单胚层研究成为胚胎学研究的主要内容。1831 年，布朗（R. Brown）明确指出细胞内有一个界限分明的细胞核。1842 年，德国胚胎学家雷马克（Robert Remak，1815—1865）发现了早期胚胎的三个胚层，并命名为外胚层、中胚层和内胚层。19 世纪 50 年代，雷马克和瑞士人寇力克（A. Kolliker，1817—1905）等人证明，卵子和精子原来只是简单的细胞，在发育过程中细胞本身可以复制，这个复制过程称为细胞分裂，胚胎发育过程就是细胞分裂分化的过程。达尔文于 1859 年发表的《物种起源》一书中，大量引用了贝尔和雷马克等人的成就，并给予很高评价。

英国人哈维用放大镜观察鸡胚和一些哺乳动物胚胎发育，指出发育必须来自亲代双方，强调"一切动物皆起源于卵"，并著有《胚胎发生论》（1651）一书。瑞士病理学家朗汉斯（Theodore Langhans，1839—1915）发现了位于合体滋养层深部的绒毛膜绒毛的细胞滋养层细胞，称为朗汉斯细胞（Langhans cells）。法国内科学家艾蒂安·法洛（Etienne Fallot，1850—1911）发现了由肺动脉狭窄、右心室肥大、房间隔缺损和主动脉骑跨组成的先天性心脏病，称为法洛四联症（tetralogy of Fallot）。德国动物学家鲁克斯（Wilhelm Roux，1850—1924）研究了动物卵子受精后如何分裂为器官和组织的结构与功能，因而成为实验胚胎学的创始人。

德国人汉斯·斯佩曼（图1-8）在鲁克斯的研究基础上，用显微外科方法进行胚胎发育机制的研究，他将蝾螈原肠胚的背唇（形成脊索的原基）移植到另一早期原肠胚的腹侧面，结果后者腹侧外胚层被诱导形成神经管，产生了第二个胚胎；他首先提出胚胎发育中"组织者"作用的诱导学说（1912）。此后，其他胚胎学家又陆续发现胚胎发育中的许多诱导现象及其机制。美国的胚胎学家切斯特·海瑟（Chester Heuser，1885—1965）发现下胚层的壁层（parietal hypoblast layer），称为海瑟膜（Heuser's membrane）。

随着研究方法的改进与技术进步，胚胎学本身也在不断地发展和充实。

（二）胚胎学的分支

1. 描述胚胎学

描述胚胎学（descriptive embryology）是通过肉眼观察和光学显微镜观察胚胎的阶段。包括观察外形的演变，从原始器官到永久性器官的演变，系统的形成，细胞增殖、迁移和凋亡等，是胚胎学的基础内容。

中世纪的科学发展是缓慢的，以至于在胚胎学的研究中无任何显著的工作可资记述。显微镜发明之前，早期胚胎的研究是无法有效地进行的。1651年，威廉·哈维用放大镜观察鸡胚及血液循环情况，也研究了鹿的胚胎，正因为他无法观察早期胚胎，以致错误地认为胚胎是由子宫分泌出来的。

直到17世纪有了显微镜，打开了新的观察领域。1672年，格拉夫（Regnier de Graaf）观察到了兔子宫内的小室，并认为这些不可能是由子宫分泌的，也许是由另一种器官——卵巢输送来的。无疑这些小室就是现今我们知道的胚泡。1677年，哈姆（S. Hamm）和列文虎克应用改进了的显微镜观察到了人的精子，但是他们并不了解精子在受精过程中的作用，而认为精子中已含有一个微型小人在内。这两派先成论学说，一派"卵源论"，另一派"精源论"曾各持己见，争论不休，然而他们却忽视了这样一个观点，即一个微小成体必定又要含有下一代另一个微小成体，只要种族不灭，它们必然要如此代代相传。这种观点又发展为套装学说（encasement theory），认为在预成的胚胎中还存在更微小的胚胎。一代一代地套在里面，生殖不过是这一套胚胎从成体中脱离出来，即"先成论"。先成论的说法和当时流行的神创论相吻合。他们主张一切都是上帝预先安排或创造的。

早在1768年，拉扎罗·斯帕兰扎尼（Lazzaro Spallanzani）就开始研究蝾螈的肢体再生能力，像所有的蝾螈物种一样，红斑蝾螈能够重生它们的尾部、眼睛，甚至完整的四肢。当一只蝾螈损失它的一个肢体，创伤处的细胞退行发育为干细胞，之后形成称为胚芽的大量细胞体，新生的肢体就从这些肢体中生长出来。他还证明无论是卵细胞还是精子对于发育成为一个新个体都是必要的，从而终止了先成论的争论。即使如此，有关胚胎早期发育的知识仍然进展不快，因为它多半基于理论的基础上。在发现精子约150年后，1827年，冯·贝尔描述了狗卵巢滤泡中的卵细胞，并观察了输卵管中的合子以及子宫中的胚泡，而且对于从胚层衍化为组织器官做出了很多贡献，故后人公认他为"近代胚胎学之父"。他的贝尔法则（Baer's law）认为动物胚胎发育中有共同性，说明它们是发源于一个共同的祖先。此学说对进化理论及动物分类学都起了很大作用。

细胞学说的概念使人们认识到，胚胎系由一个单一的细胞——合子发育而来。胚胎早期的研究主要致力于胚体基本结构的形式。随着新技术的进展，连续切片后还可以蜡板法重建立体模型，研究的兴趣也逐渐由一般躯体构型转向微小内脏器官的排列与结构，这些工作多半是在1880—1890年进行的。

1859年，达尔文的进化论把胚胎学与进化理论联系起来，对生物发育的规律性给予了唯物主义的解释。他指出在胚胎发育过程中出现了一些低等动物的特征是动物在个体发育上反映其祖先发展历史的现象，各种动物发育阶段的相似是证明起源的共同性。后期的相异，说明不同环境中，个体发育可有变异。

德籍美国遗传学家米勒（Hermann Joseph Müller，1890—1967）研究了多种甲壳类动物的胚胎发育，发现它们有相似的幼虫。1919年，恩斯特·海克尔（Ernst Haeckel，1834—1919）支持米勒的意见，他们二人提出生物发生律（biogenetic law），又称为重演学说（recapitulation theory），认为有机体发展的历史可分为相互密切联系的系统发育和个体发育两部分，而个体发育是系统发育的简短而迅速的重演。海克尔曾根据系统发生是原样重演还是参加着看不到的新的变化，而把发生区别为原形发生和变形发生，他认为受精卵相当于原始单细胞有机体，囊胚相当于原始多细胞有机体的阶段。他还提出"原肠祖"学说，认为它是一切多细胞动物的祖先。这种原肠祖实际上并不存在。海克尔的生物发生律，作为其前身的是冯·贝尔和米勒的学说。

病理学家库海姆（Julius Friedrich Cohnheim，1839—1884）的主要工作是关于一般病理学的手册，他阐述了肿瘤起源的理论（库海姆的胚胎理论）。根据这一理论，肿瘤是由胚胎起源和生长过程中仍未利用的胚胎萌芽形成的；随后，当周围组织的生命过程开始发生时，库海姆认为这些细胞开始大量繁殖。

这些学者，从肉眼到显微镜观察了胚胎的发生。

2. 比较胚胎学

胚胎学家比较不同种系动物（包括人）的胚胎发育，探讨生物进化过程及内在联系，根据贝尔定律和重演定律研究了大量动物的个体发育，找出了动物界分为各门各纲的依据，促使单纯的描述胚胎学发展为"比较胚胎学"（comparative embryology）。

德国动物学家奥古斯特·魏斯曼（August Weismann，1834—1914）于1892年在昆虫及其他无脊椎动物胚胎的研究中发现，原始生殖细胞在卵裂中很早就分离出来，将来产生为生殖腺，这些细胞含有下一代个体发育所必需的一切遗传"决定子"（determinant）。他把动物细胞分为体细胞和生殖细胞，说体细胞是由生殖细胞发育来的，随着个体的死亡而死亡。而生殖细胞是代代相传的，不受体细胞和环境的影响。他提出种子学说（the theory of the continuity of the germ plasm），认为在有机体代代相传的过程中，生殖细胞决定子孙代代相传，种细胞可控制体细胞，体细胞对种细胞不起作用。他主张"决定子"可代代相传的"种子学说"，是现代遗传学基因理论的萌芽。1912年，美国进化生物学家、遗传学家和胚胎学家托马斯·亨特·摩尔根（Thomas Hunt Morgan，1866—1945）进一步发展了"决定子"学说，发现了染色体的遗传机制，创立染色体遗传理论，是现代实验生物学奠基人。

3. 实验胚胎学

19世纪末至20世纪初，由形态结构的描述到用实验方法干扰胚胎，胚胎学开始研究胚胎各部分在发育中的相互作用，从而产生了探讨胚胎发育中的因果关系的胚胎学分支学科。

德国动物学家韦尔海姆·鲁克斯和汉斯·德里斯（Hans Driesch，1867—1941）等人分别将实验手段用于胚胎发育的研究，由此胚胎学进入了实验胚胎学（experimental embryology）阶段。1887年，鲁克斯用青蛙卵进行实验，用针刺死其中一个分裂球，结果另一个分裂球发育为半个身体的胚胎。他的结论是，有机体的各个部分是在两个细胞阶段决定的。他据此提出"镶嵌型"之说。1891年，德国实验胚胎学家汉斯·德理斯用海胆卵进行实验。他将海胆卵在两个细胞或四个细胞时期分离开，发现每个分裂球都能发育成完整的但较小的幼虫，他称这种卵为"调整型"，认为卵内有一种不可知的"活力"（entelechy）能控制卵的调整和发育。他的结论是，细胞的命运不是在两个细胞阶段决定的，而是由它在整个有机体中的位置决定的。他的实验结果有力地推动了当时实验胚胎学的发展。1896年，德国人奥斯卡·赫特维希（Oskar Hertwig，1849—1922）重复了鲁克斯的实验，除去刺死的分裂球，另一个分裂球则发育为一个完整的胚胎。他的实验结果不仅表明受精卵发育具有调整能力，而且还提示分裂球仍然具有受精卵的全能性，这些研究为现今的胚胎干细胞发现奠定了重要实验基础。

汉斯·斯佩曼在胚胎学方面做了很多工作，他的一个著名实验，就是将蛙的受精卵用头发结扎，分割为有细胞核与无细胞核两部分，无细胞核部分不分裂，有细胞核部分分裂到4、8、16个细胞时，把发丝放松，放过去任意一个细胞核进入无细胞核部分，于是原来的无细胞核部分就可以分裂和发育为一个较小的胚胎，这个实验结果完全否定了魏斯曼的"决定子"学说和鲁克斯的"镶嵌"学说。斯佩曼最突出的工作是创立了"诱导"学说（详见第一章）。

以后学者们不断证实，鱼、鸡、文昌鱼的胚胎都有这种诱导现象，说明诱导作用是动物胚胎发育过程中的一个普通现象，而且在各器官形成时，同样也存在诱导现象。例如，脊索中胚层诱导神经管的形成，头部中胚层诱导嗅窝形成，眼泡诱导晶状体，晶状体诱导角膜形成，头部内胚层诱导心脏形成，前肾诱导中肾形成，输尿管等诱导尿细管形成，胰、肝的分化也由中胚层所诱导。

关于诱导作用的化学物质，赫尔曼·鲍兹曼（Hermann Bautzmann）等首先证明脊索中胚层经过冷、热或酒精杀死后仍具有诱导能力。许多学者在研究分析诱导物质的化学性质中，认为诱导中胚层分化的物质是蛋白质，诱导神经分化的物质是核蛋白。还发现成体器官也有很强的诱导作用。成年小鼠的肾主要能诱导头部结构，将肾和肝分别移到正常的蝾螈原肠早期的囊胚腔中，可诱导出头和躯干结构。如将肾和肝组织在沸水中煮几秒，诱导中胚层分化的作用即告破坏，煮1小时诱导神经的能力仍存在，证明诱导物质有质的不同。

4. 化学胚胎学

20世纪30年代初期，英国人李约瑟（J. Needham，1900—1995）首先创立化学胚胎学（chemical embryology），并著有专著。他在研究胚胎发育过程中，对组织或细胞内部化学物质的变化、能量的消长等做了大量的分析，了解了胚胎的生理活动与形态发育和分化的关系；还细致地分析了许多器官、细胞中各种元素和分子重要性及不可缺少的原因；对胚胎或细胞、组织等发生畸变的原因也有许多重要的发现。1941 年，澳大利亚眼科医生格雷格（Norman McAlister Gregg）调查统计，证明风疹病毒感染与先天性白内障等畸形的发生有关，掀起环境和生物因素致畸作用的研究。李约瑟于 1931 年著《化学胚胎学》一书，总结了有关胚胎的化学组成、营养和代谢等研究成就，1942 年又著《生物化学和形态发生》一书，形成化学胚胎学学科。

5. 分子胚胎学

20 世纪 40 年代，布拉奇特（Jean-Louis Brachet，1789—1858）从化学染色方法的改进中发现了胚胎发育中核酸对细胞生长、分化及蛋白质合成的重要性，他于 20 世纪 60 年代著有《发育的生物化学》，开创了化学胚胎学分支。同时也促进了生物化学家们对核酸性质和结构的研究，从而将胚胎学与生物化学紧密地结合起来研究胚胎发育，并扩展到对生命活动的更深入认识，可以说是开创了现代分子胚胎学（molecular embryology）的先河，使 RNA 和 DNA 以及大分子的蛋白质和酶占据了胚胎发育研究的中心位置。

五、组织学与胚胎学技术

1. 组织培养术 [①]

组织培养（tissue culture）是细胞学、组织学、胚胎学等许多学科的重要研究手段，现今生命科学研究中高新技术的应用及取得的许多重要成果，几乎无不与组织培养的应用有关。

最早（1885）德国人鲁克斯用温生理盐水体外培养鸡胚组织使之存活了数月。1903 年，乔利（Justin Jolly，1870—1953）用盖片悬滴法培养白细胞。1906 年，毕比（D. J. Beebe）等用动物血清做培养基。

现代组织培养术起始于哈里森（T. R. Harrison，1870—1959）和亚历克西·卡雷尔（Alexis Carrel，1873—1944）的工作。哈里森（1907）建立了经典的悬滴培养法，体外培养神经组织，观察神经元突起的生长；法国生物学家卡雷尔建立了严密的无菌操作程序，传代培养鸡胚心肌组织，并生存数年，1923 年他设计的卡氏培养瓶曾广泛推广应用多年。俄国组织学家亚历山大·马克西莫 1924 年设计了双盖片培养，更方便于传代培养和减少污染。

自 20 世纪 40 年代起研制和应用人工合成培养基，使组织培养的应用更加广泛，研究也愈加深入而精细，至今已有数十种人工培养基商品供使用。1948 年，桑福德（K. K. Sanford）的单细胞分离法为克隆细胞株奠定了基础。

2. 组织（细胞）化学技术 [②]

组织化学的应用发端于植物学研究，法国植物学家兼显微镜学家拉斯帕伊（F. V. Raspail）是组织化学研究的创始人，他于 19 世纪初期即发现一些组织化学反应，如碘对淀粉的反应、蛋白质和糖的显色反应、利用指示剂显色测定细胞原生质的 pH 值、建立了显微烧灰法等；他于 1830 年著《显微化学术在生理学中的应用》一书。此后许多学者的大量研究，陆续发明了其他许多组织化学方法，如用硫化物显示铁（1845）、细胞的嗜铬反应（1870）、Weigert 髓鞘染色法（1884）、组织冷冻干燥术（1889）。

---

① 鄂征. 组织培养术和分子细胞学技术 [M]. 北京：北京出版社，1995.

② 贲长恩. 组织化学 [M]. 北京：人民卫生出版社，1990.

自 1902 年起，曼恩（F. C. Mann，1887—1962）及许多学者的研究，逐渐建立并完善了组织冷冻切片技术，弥补了一般化学固定及石蜡包埋的缺点，防止脂类、多糖类和无机盐的丢失，防止酶活性丧失等，推动了脂类、黏多糖及酶的组织化学研究。

（1）蛋白质和氨基酸组织化学法主要包括：1849 年，建立米伦法用于显示蛋白质；1947年，丹尼利（James F. Danielli，1911—1984）建立了四氮盐反应用于显示蛋白质（酪氨酸、色氨酸和组氨酸）；1925 年，坂口建立并经其他学者改进的精氨酸（组蛋白中富含）显色法；范吉森（Van Gieson）发现胶原显示法；1925 年，富特（N. C. Foot）银染法用于显示网状纤维；1938 年，马洛里（G. Mallory，1862—1941）建立了纤维蛋白染色法等。

（2）核酸组织化学法：1924 年，福尔根（R. Feulgen）和罗森贝克（H. Rossenbeck）建立的 Feulgen-Schiff 反应，用以显示细胞核内的 DNA，此后许多学者又做了进一步改进，尽管对其原理和特异性有所争议。1873 年，甲基绿用于显示细胞核的染色质。布拉奇特于 1940—1944 年建立的甲基绿–派若宁（pyronin）染色法用于显示细胞内的 RNA，此法使细胞质和核仁内的 RNA 显红色，核内的 DNA 呈绿色，标本色彩鲜艳而颇受组织学家欢迎。20 世纪 40 年代起还建立了核酸提取和测定的方法。

（3）碳水化合物显示法：1862 年，甲苯胺蓝等苯胺染料用于组织学研究。1945 年，米凯利斯（A. S. Michaelis）等发现用甲苯胺蓝染色，可使组织中的肝素等酸性黏多糖呈异染性，并探讨了其原理。麦克马努斯（McManus）和霍奇基斯（J. Hotchkis）分别于 1946 年和 1948 年建立的过碘酸 –Schiff 反应（PAS 反应），可使细胞和组织内的多糖、黏多糖、糖蛋白呈红色。

（4）脂类的组织化学法：除用苏丹Ⅲ外，1901 年米凯利斯（A. S. Michaelis）、1930 年利松（L. Lison）和 1944 年莉莉（F. R. Lillie）等还发现用苏丹Ⅳ、油红 O、苏丹黑等脂溶性染料的染色法。此外，还有用锇酸浸染显示脂类的方法。

（5）酶组织化学的研究：最早的酶组织化学的研究有：1868 年的过氧化物酶显示法；1885年的细胞色素氧化酶显示法。20 世纪 40 年代兴起酶组织化学技术，如 1939 年由戈莫里（G. Gomori）提出，以后又经改进的显示碱性磷酸酶（ALP）的钙钴法和在 1941 年建立后又经改进的显示酸性磷酸酶（ACP）的磷酸铅法，这些方法沿用至今。1943 年，穆格（F. Moog）建立了显示细胞色素氧化酶的 G-Nadi 反应。1945 年，格利克（D. Glick，1927—2009）和费希尔（E. E. Fischer）建立了显示三磷酸腺苷（ATP）酶的方法，戈莫里建立了显示酯酶和脂酶的方法。

（6）生物物理学研究方法：放射自显影术最早（1904）由伦敦（E. S. London）试用。1933 年，贝伦斯（Behrend Behrens）等将其用于研究骨内的放射性铅。1938 年，多尔斯（M. J. L. Dols）用 ^{32}P 研究氨基酸代谢等。1940 年汉密尔顿（W. J. Hamilton，1903—1974）和 1941年格罗布曼（A. Grobman）等用 ^{131}I 研究甲状腺的发育和功能。1940 年，卡巴松（Torbjorn Caspersson，1910—1997）创立了紫外光分光光度测定法，他设计了十分精密的显微分光光度计，可超微量地测定细胞内核酸的含量，他的成就对细胞学和组织学的研究起到了重要推动作用。1941 年，艾伯特·孔斯（Albert H. Coons）发明了用异硫氰酸荧光素标记肺炎双球菌黏多糖抗体，检测组织内肺炎双球菌分布的方法，开创了免疫荧光组织化学技术。1942 年，佩彻（C. Pecher）用 ^{32}P 研究骨和软组织。同年，特雷德韦尔（W. D. Treadwell）用锶研究骨瘤。1947 年，布卢姆（W. Bloom）用 ^{14}C 标记重碳酸盐研究其在长骨、肝、肾内的分布。1948 年，博伊德（J. F. Boyd）用 ^{14}C 标记甘氨酸研究其在血细胞和肝内的分布等。

（7）内分泌研究：20世纪前期还有其他许多有重要意义的研究成果，仅据现有资料列举其中的一部分。

贝利斯（William Madock Bayliss，1860—1924）和英国生理学家恩斯特·亨利·斯塔林（Ernest Starling，1866—1927）在小肠中分离出第一个胃肠激素——促胰液素（1902），并于1905年采用了"激素"（hormone）这个名称。埃德金斯（John Sydney Edkins）于1905年发现了胃泌素。1928年艾维（A. C. Ivy）和1943年哈珀（A. A. Harper）先后发现胆囊收缩素和促胰酶素（以后证明两者是同一物质）。1931年，尤勒（Ulf von Euler，1905—1983）从马脑和小肠中提取出另一种活性物质，即后来所称的P物质。这些研究为胃肠内分泌细胞、弥散内分泌系统的进展奠定了重要基础。

六、期刊与著作

19世纪中后期，一些著名的期刊和著作陆续创刊出版。

1. 期刊

《解剖学杂志》（*Journal of Anatomy*，伦敦，1867），《解剖学与生理学杂志》（*Journal of Anatomy and Physiology*，Philadelphia，1867—1916），《脑》（*Brain*，London，1878），《皇家显微镜学会杂志》（*Royal Microscope Society Journal*，1878），《泽奇里夫特》（1884），《比较神经解剖学杂志》（*Journal of Comparative Neurology*，Philadelphia，1891），《美国解剖学杂志》（*American Journal of Anatomy*，1902，与上述的《解剖学与生理学杂志》有蝉联关系），《解剖学记录》（*Anatomical Record*，Philadelphia，1906）等。

2. 著作

20世纪70年代以前先后出版多部组织学、胚胎学著作，其中广泛应用并多次再版的著作有：英国人A. H. Hassall的《人体显微镜解剖学 健康与疾病》（*The Microscopic Anatomy of Human Body，Health and Disease*，London，1849）；德国人F. Leydig的《人体组织学》（*Lehrbuch der Histoloie des Menschen und Tiese*，Frankfort，1857）；英国人S. Stricker的《人类比较组织学手册》（*Manual of Human and Comparative Histology*，London，1872）；法国人L. Ranvier的《组织学教程》（*Traite' Techntque d' Histologie*，Paris，1875）；德国人C. Toldt的《组织胚胎学》（*Lehrbuch der Gewebe lehre*，Stuttgart，1877）；德国人W. His的《人体胚胎解剖学》（*Anatomie Menschlicher Embryology*，Leipzig，1880）；美国人C. S. Minot的《人体胚胎学》（*Human Embryology*，New York，1897）等；英国解剖学家格雷编著的《人体解剖学：描述与外科》（1858），即后来的《格氏解剖学》；W. Kolmer的 *Handbuch der Microskopischen Anatomie des Menschen*（1928年初版）；F. R. Bailey的《组织学教科书》（1904年初版）；L. B. Arey的《发育解剖学》（*Developmental Anatomy*，1924年初版）；A. Maximow和W. Bloom的《组织学教科书》（*A Text-book of Histology*，1930年初版）；W. J. Hamilton的《人体胚胎学——产前发育与功能》（*Human Embryology-Prenatal Development and Function*，1945年初版）；B. Patten的《人体胚胎学》（*Human Embryology*，1946年初版）。

在此时期出版的还有组织化学专著多部，其中具有代表性的如麦克卢姆（A. B. Macallum，1858—1934）的《组织化学的方法和结果》（1908），赫特维希（O. Hertwig）的《组织化学方法》（1929），利松（L. Lison）的《动物组织化学》（1935）。

3. 诺贝尔生理学或医学奖

1932 年，英国人查尔斯·斯科特·谢灵顿（Charles Scott Sherrington，1875—1952）和埃德加·阿德里安（Edgar Adrian，1889—1977）研究神经元功能，提出传入神经元、中间神经元和传出神经元组成的神经反射学说，谢灵顿于 1897 年首先提出"突触"（synapse）的概念，为神经生理学的进展做出了重要贡献。还有很多组织胚胎学、细胞生物与分子生物学者获奖学者，详见附录 1。

七、中国组织学与胚胎学的创建

中国近代组织学、胚胎学的起步与解剖学一样均起始于 19 世纪末或 20 世纪初。随着资本主义、殖民主义的入侵，西方文化及欧美、日本医学教育输入中国，一方面西方学者进入中国，另一方面中国少数学者也开始到国外学习。

辛亥革命后，中国医学教育制度才规定，组织学为必修课程。江苏、浙江等省还开办了医院和医学校，开设人体解剖学（含组织学与胚胎学）等课程。20 世纪初期，西方组织学、胚胎学和细胞学传入中国后，国内学者开始编译解剖学、组织学、胚胎学教本。如汤尔和编译的《组织学》（1915），丁立成译的《胚胎学引论》（1920），丁福保译的《胎生学》（图 6-33），鲍鉴清编著的《组织学》和《胚胎学》等。

组织学在中国的研究工作，以美国芝加哥大学的本斯利·考德瑞（Bensley Cowdry）学派为主要代表。考德瑞 1917 年来中国北京协和医学院进行组织学教学与科学研究。马文昭即从此开始研究，后来成为中国解剖学会第二届理事长。

1920 年以后，一些中国学者从事解剖学、细胞学、组织学、胚胎学、神经学等的教学和研究，有的自欧美日等国留学归国后继续工作。他们在艰难的条件下十年如一日孜孜不倦地钻研学问，教书诲人，实验研究，开拓创业，为学科发展做出了历史性贡献。蔡翘于 1925 年在美洲袋鼠脑组织的神经解剖学研究中发现了视觉与眼球运动功能的中枢部位——顶盖前核，揭示了其与眼球运动及脏腑活动的联系，为纪念这一成就，国际神经解剖学界把脑内这一部位命名为"蔡氏区"。

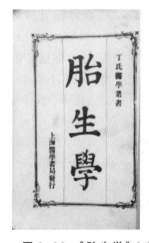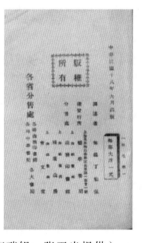

图 6-33 《胎生学》（李瑞锡、张卫光提供）

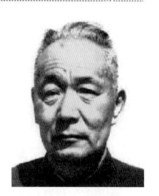

图 6-34　马文昭

　　马文昭（图 6-34）于 1920 年、1928 年两次赴美进修，先后在协和医学院解剖系、北京大学医学院、北京医学院组织学与胚胎学教研室执教共 40 余年，是解剖学界第一位中国科学院学部委员，多年研究线粒体、高尔基体及分泌颗粒的形成等，发现磷脂类有增强细胞结构和功能的作用，探讨卵磷脂对皮肤增生、创伤愈合、神经衰弱等疾病的作用及其抗吗啡中毒的临床应用，总结编著了《磷脂类对组织的作用》（1963），是中国组织学、细胞学的奠基者。国内组织学工作，除马文昭的工作外，还有同济大学德国人史图博（Hans Stübel）及其同事梁某的工作。史图博用偏振光显微镜（polaring microscope）观察肌原纤维的构造，认为肌原纤维上的横纹成螺旋状；普通显微镜看成横纹者，乃是肌原纤维上的分子排列。

　　马文昭（1886—1965），曾用英文名 Ma Wen-chao，字筱乾，河北保定人。组织学家、医学教育家。北京大学医学部（原北京医科大学）教授。1955 年选聘为学部委员（中国科学院院士）。1915 年毕业于北京协和医学院。曾任北京大学医学院院长。毕生从事组织学教学工作，培养出大批专业人才。是中国组织学的奠基人之一。中国解剖学会第二届理事长。（丁文龙　沃雁）

　　中国科学社生物研究所亦曾有若干组织学研究工作。1927 年孙宗彭曾研究白鼠胃的表皮细胞在饥饿时形态上的变化。还有曾省、周蔚成、吴功贤等，皆在该所做组织学研究，周吴二人研究细胞内的高尔基复合体，观察蜥蜴在活动期和冬眠期神经细胞内高尔基复合体形态上的区别。崔之兰曾在该所进行蛙肾脏的研究，观察其一年四季中的变化，以后赴德国专攻组织学的研究。

　　张鋆在组织学和胚胎学方面也有所建树。鲍鉴清（图 6-35）1920 年留学德国，学习组织学与胚胎学，1923 年归国后多年执教于北京大学、北京师范大学、辅仁大学等，早年编著《显微镜的动物学实验》（1931）、《组织学纲要》（1933），1950 年起始在白求恩医科大学组织胚胎学教研室执教，编著《组织胚胎学》等教材，还主编了《组织学技术》（1962）、《组织培养术》（1965）等技术专著，举办师资班和技术班，培养人才，推广新技术，在细胞培养和电子显微镜技术方面起率先引导作用；在组织学、细胞学的研究中也有许多论著发表，是组织学和细胞学教学和科研的开拓者之一。范承杰[①]从事组织学与胚胎学教学与科研约 50 年，在教材编著、人才培养以及在烟酒危害和普鲁卡因对神经组织的影响等研究方面有所成就，是中国少有的老一辈女性组织学与胚胎学家。王有琪 1931 年起始在上海医学院（现复旦大学上海医学院）执教人体解剖学、组织学、胚胎学 60 年，1937—1940 年留学美国，获哲学博士学位。长期致力于人脑细胞构筑、组织分化、胚胎发育的研究，在神经解剖学、组织学、人体胚胎学等方面均有深厚造诣。50 年代初期编著《人体胚胎学纲要》（1952）、《胚胎学实习指导》（1952），继而又编著《现代中国

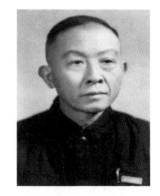

图 6-35　鲍鉴清

---

① 范承杰（1895—1986），江苏苏州人。1922 年毕业于金陵女子大学，1927—1929 年留学美国获硕士学位。先后执教于上海女子医学院、圣约翰大学医学院和震旦大学医学院，1952 年起在上海第二医学院执教。

解剖学的发展》（1956）、《人体胚胎学图谱》（1962），主编全国统编教材《组织学》第 1 版（1960）和第 2 版（1965）；50—60 年代多次主办师资和技术培训班，培养大批人才，是中国组织学和胚胎学的开拓者之一。张汇泉 [①] 曾较早译著布雷纳德·阿里（L. B. Arey）的《胚胎学》（1938）、1950 年以后先后编著《胚胎学》《胚胎学图谱》《人体畸形学》等。魏恩临（1901—1986）早年留学日本并从事解剖学教学与研究，1950 年后在沈阳中国医科大学执教组织学和胚胎学，50 年代译著马克西莫主编的《组织学》（1950）。崔之兰 1951 年起在北京大学生物系执教和做科研，曾任系主任，研究比较组织学、比较胚胎学，论著有《脊椎动物比较解剖学基础》《动物的生长与发育》等，是一位颇有成就的老一辈女性组织学与胚胎学家。

鲍鉴清（1893—1982），浙江金华人。组织学与胚胎学家。吉林大学白求恩医学部（原白求恩医科大学）教授。1917 年毕业于国立北京医学专门学校，1920 年赴德国柏林大学留学，1923 年回国后聘为教授。1940 年获日本东京帝国大学博士学位。1938—1945 年任北京大学医学院院长。1947 年在桂林医学院任教。新中国成立后，受聘于中国人民解放军第一军医大学、吉林医科大学任组织胚胎学教研室主任、教授。曾任中国解剖学会理事，卫生部技术顾问，全国政协第三、四、五届委员会委员。他从事医学教育 60 余年，撰写专著 12 部，论文、译文 110 余篇，发明了"用封蜡包埋组织代替冰箱冷藏"的新技术。1951 年他建立了国内第一个组织培养室，推动了组织学与胚胎学科的技术发展。他长期从事组织保存及计划生育方面的研究，取得优异成绩。（丁文龙　沃雁）

这里还必须提及中国实验胚胎学的两位奠基者和创业者。一位是朱洗（1900—1962），于 1920 年起在法国勤工俭学和留学，研究受精、杂交、单性生殖等；1933 年归国后先后在中山大学、北平研究院、中法大学、台湾研究院从事实验胚胎学研究；1950 年起在中国科学院实验生物研究所任主任、所长，是中国科学院学部委员（院士），研究卵子成熟、激素刺激、单性生殖产生"没有外祖父的癞蛤蟆"、异种杂交、家蚕杂交、家鱼人工繁殖、品种改良等实际课题，论著甚丰，并编写巨著《生物的进化》（1958）。另一位是童第周（1902—1979），他于 1930 年留学比利时，1934 年回国后先后在山东大学、中央大学、同济大学、复旦大学从教和做科研，并曾去美国从事研究；1950 年以后在山东大学任教，他执着于实验胚胎研究 50 余年，长期研究卵子分化、受精、早期胚胎分化和调整，进行胚胎细胞分离、切割、移植、重组等实验；晚年研究核质关系，做核移植、细胞融合等实验，如将两栖类或鱼类胚胎体细胞核移入去核卵子内，提出"核质杂交"培育新品种的设想，还与美国科学家合作研究 mRNA 诱导遗传变异，他的杰出成就和重要发现受到国内外科学界的关注。朱洗和童第周数十年的科学事业中，为中国培养了一代发育生物学家。例如：张作干（1906—1969），1950 年起在中国医学科学院从事细胞学和组织学研究，较早地开展组织化学、电镜技术的研究并向全国推广应用，著有《各种因素对骨骼结构发育的影响并论及畸形成因》《细胞学进展》，译著《胚胎学》[巴斯（I. G. Barth）著，1956]。许天禄（1906—1990），1936 年起在协和医学院、中正医学院任教，曾留学美国；1951 年起于中山医科大学教学、做科研近 40 年，在神经组织学的研究中有所成就。汤不器（1910—1980），1932 年毕业于北京大学医学院并留校任教，1934—1936 年留

[①] 张汇泉（1899—1986），河北文安人。早年留学美国，先后在湘雅医学院、河南大学医学院、浙江大学医学院、齐鲁大学医学院执教，1950 年起在山东医科大学任教。

学日本获医学博士学位，1936年归国后先后在南通大学、北京大学医学院、台湾大学医学院执教，在肌组织、皮肤、毛、骨骼等研究中颇有成就。陆振山编著《解剖学方法》《机能电镜组织学》等；马仲魁研究内分泌腺，较早译《组织化学》[皮尔斯（A. G. E. Penrse）著]。中国学者林可胜（1897—1969）首先（1930）报道了肠道产生肠抑胃素可抑制胃酸分泌，他建立了显示溃变神经终末的银染法。

　　庄孝僡（1913—1995）于1936—1946年留学德国并执教，从事胚胎发育诱导（"组织者"）的研究；1946年归国后在北京大学任教，1950年起在中国科学院实验生物（细胞生物）研究所从事实验胚胎学研究近50年，为中国科学院学部委员（院士），曾任所长；研究成果甚丰，20世纪80年代发现蝾螈胚胎表皮细胞传导刺激现象。张保真（1915—1999）于1942年起任教于西北大学，1950年起在西安医科大学执教近50年，研究克山病损害及经络本质等，晚年仍钻研思考，著《经脉线的构造和机能》（1992）一书，对经脉本质提出独到的见解。蒋加年（1915—1973）多年执教于现南京医科大学，精专于组织学教学及实验室建设，包括标本、模型的制备，编著《组织胚胎学》《组织胚胎学图谱》等。王启民（1915—1993）多年执教于第六、第三军医大学，研究细胞超微结构、电镜组织化学等。江启元（1917—1999）自1945年起先后在齐鲁大学医学院、泰山医学院执教，专于胚胎学，编著《胚胎学图谱》（1958）、《人体形态学》（1976）、《功能组织学与胚胎学图谱》（1980）等。郑国章（1920—1979）曾留学瑞士，1950年之后在中国科学院动物研究所、生物物理研究所从事神经组织的研究，精于镀银染色，在神经末梢的研究方面有所建树，论著甚多。

　　还要述及几位老一辈组织学与胚胎学家。鲁子惠（1899—2000），是一位神经组织生理学家，先后在中央研究院、中国科学院生理所从事神经科学研究，如皮肤感觉、光感觉、小脑发育、神经胶质细胞等。李肇特（图6-36）先后任教于燕京大学、协和医学院、北京大学医学院；1950年后一直在现北京医科大学执教，并曾在苏联脑研究所从事神经组织化学研究3年；长期从事组织学、细胞学研究，较早开展组织化学研究，并为全国培养人才、推广应用，在骨折和烧伤修复、针刺麻醉原理、体表内脏相关、神经内分泌因子等的研究中颇有成就，特别是他利用组织学连续切片等大量实验技术证实了朝鲜金凤汉所称的"凤汉管"（Bonghan duct）和"表层凤汉小体"（Bonghan corpuscle）不是什么经络物质结构，而是科学早已知晓的组织结构①。20世纪50—60年代，李肇特主编或参与编著《组织胚胎学》《组织学》《磷脂类对组织的作用》等，译著《组织学》（苏联查瓦尔金著），主编《中国医学百科全书：组织学与胚胎学》（1988）。薛社普（图6-37）1951年起先后在大连医学院、哈尔滨医科大学、北京师范大学、中央卫生研究院、中国医学科学院执教，从事细胞学、胚胎学研究，早年研究神经发生。20世纪50年代初（1953年前后），苏联勒伯辛斯卡亚教授提出了一个"活质学说"，认为鸡胚胎的卵黄球能够发育成细胞，并出版《活质学说》专著。当时中国全面向苏联学习，无人敢反对。薛社普认为"活质学说"是错误的，而且应用那时刚刚发展的放射自显影术在体内外培养观察

---

① 20世纪60年代初，朝鲜学者把"金凤汉小体"说成是经络的物质结构，这在当时是一个"划时代"的发现。1963年，中国应邀派去了经络考察团，李肇特就是其中主要的专家之一，考察中发现不少疑点。1964年在国内重复工作，经过大量的实验研究分析，于当年4月证明所谓"金凤汉小体"是科学早已知晓的组织结构。完全否定了"金凤汉系统"是经络的物质结构。这在当年是冒着极大的政治风险和承担巨大责任的，然而由于李肇特有坚实的专业基础和严肃认真的科学态度，因此他所做出的结论受到国家领导的肯定和赞扬，也为邻国科学家所认同，历史也证明他的看法是完全正确的。

鸡胚胎的发育生长，从而充分否定了所谓"活质学说"①，并在《解剖学报》发表了研究论文，为中国科学界做出了榜样。另外，在胚层和生殖腺诱导分化、细胞分化调控，生殖细胞发生调节，肿瘤细胞生长调控等的研究中，以及近年有关红细胞去核因子的分子生物学研究中均有成就。主编《细胞学进展》（1965）、《中国医学百科全书：组织学与胚胎学》（1988）。何泽涌（1919—2015），早年留学日本，1944年至今在现山西医科大学执教50余年，主编全国统编教材《组织学与胚胎学》（第2版，1983）、《组织学与胚胎学进展》（1987），主译《人体胚胎学》（K. L. Moore著，1986），从事细胞学、组织学研究，如肥大细胞的发生和分化等，并常写综述率先介绍新进展和新动态。杜卓民（1920—2002）1947年起在贵阳医学院执教至今达50余年，多年致力于教学和学科建设，钻研显微摄影，编著的《组织学图谱》（1974）是国内首部组织学彩色图谱（图6-38），还有《神经切片制作法》（1955），主编《实用组织学技术》第1版（1982）和第2版（1998），编译《神经解剖学通路追踪法》（1987），近些年还从事微量元素镉等对组织损害作用的研究。王仲涛（1920—2016）在河北医科大学执教40余年，在中国电子显微镜的应用和人才培训方面有所贡献，编著的细胞和组织超微结构图片和幻灯片广泛用于教学，主编《组织和细胞扫描电镜图谱》（1984），还从事胚胎组织超微结构、组织化学及经络实质等研究。

　　李肇特（1913—2006），四川巴县人。组织学与胚胎学家。北京大学医学部（原北京医科大学）教授、博士生导师。1936年毕业于燕京大学生物系，1949年获美国圣路易华盛顿大学博士学位。曾任国务院学位委员会首届评议员，卫生部医学科学委员会委员，中国解剖学会

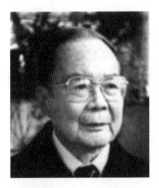

副理事长、名誉理事长，《解剖学报》第四、五届主编，北京解剖学会理事长。1972—1982年任北京医科大学组织学与胚胎学教研室主任。20世纪50年代，他首先创建了"组织化学研究室"，并率先在国内推广应用"组织化学技术"，就机体疾病自愈过程中神经内分泌系统的调节功能做了研究，取得多项成果，发表学术论文70余篇，出版专著和教材多部。20世纪60年代，他用穴位组织连续切片的实验结果揭露外国学者所谓的经络组织；首次用动物实验证明了经络的实质与自主神经系统的关系，推动了针刺麻醉原理的研究，获全国科技大会一等奖。他为中国培养了大批研究生、专家和学者。（丁文龙　沃雁）

图6-36　李肇特

　　薛社普（1917—2017），原名溥，广东新会人。组织学与胚胎学家。中国医学科学院研究员、博士生导师，协和医科大学教授。1991年当选为中国科学院学部委员。1942年毕业于国立中央大学并任教，1947年留学美国，获博士学位。1951年起先后在大连医学院、哈尔滨医学院、北京师范大学、中央卫生研究院、中国医学科学院执教，从事细胞学、胚胎学和生殖生物学研究。早年研究神经发生，在胚层和生殖腺诱导分化、细胞分化调控、生殖细胞分化调节及药物作用与机制、肿瘤细胞生长分化可逆性调控等方面卓有成就。从事红细胞分化去核因

---

① 在中国首次发表了同位素放射自显影的论文，证明鸡胚卵黄球没有蛋白质合成代谢和自我更新能力，本身不能形成细胞（鸡胚内胚层细胞和血岛），提出了对当时苏联靳伯辛斯卡娅的"活质学说"的否定观点，阐述了内胚层细胞和血岛在鸡胚发育过程中的增殖规律。

子（EDDF）基因家族的分子生物学研究。主编《胚胎学与组织学基础》《男用节育药棉酚的实验研究》《中国人胚胎发生发育实例图谱》等。中国解剖学第八、九届理事长。（丁文龙　沃雁）

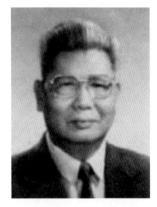

图 6-37　薛社普

自 19 世纪切片染色技术发展以来，出现了一批大师，西方如约瑟夫·格拉克（Joseph Gerlack）、卡哈尔、高尔基等。至 20 世纪，哈里森（Harrison，1870—1959）以后的组织培养术，爱德华·汉伯（Edward S. Chambers）以后的显微解剖术以及本斯利（R. R. Bensley）的活体染色、细胞化学研究等，进步甚速。在中国非但未能产生一代大师，即追随诸大师而不可得。例如组织培养术、显微解剖术，在西方已有 30 年的历史，在中国还不曾出现。

西方在 19 世纪下半叶，非但显微镜有了进步，还有化学染料及切片机的进步，使这门科学有进步的可能。在中国，显微镜、切片机及化学染料，无一不靠国外。在这种情况下，欲求组织学的长足进步，是一件不容易的事。近代组织学的发展，除染色、组织学培养、显微解剖之外，还要做幻灯片（lantern slides）、显微照相及显微电影照相等，已经成为不可少的工作。国内有少数组织学家，如张鋆的组织培养、崔之兰的显微电影照相，都是有此能力而没有适当的环境及机会。这种影响，不只是使组织学本身不能发展，并且影响到医学教育及医学人才培养。特别是病理学、生理学等，若没有良好的组织学基础，是不会获得良好学习的。

国内胚胎学人才更少，重要人才当推协和医学院的闻亦传，他在美国跟从比斯利（Clark Wayne Beasley，1942—2012）学习组织学技术，从巴托梅尔兹·斯特里特（Bartomelz Streeter）学习胚胎学，曾研究了 3 个 17—23 体节人胎，在切片染色技术方面有很好的造就。回国后，在协和医学院任教，继续研究了中国人胎儿脑干半月沟的发展。

除闻亦传外，上海医学院张鋆曾研究过鸡胎肺静脉及心室内隔膜的发展。陈伯康在美国芝加哥大学师从莉莉（F. R. Lillie）学习，曾研究鸭胎的发展，这种研究可以和莉莉的鸡胎发展的研究相参酌，回国后任教沪江大学等。牛满江从事神经脊（neural crest）、内色素细胞的发展的研究，所用材料为两栖类蝾螈。

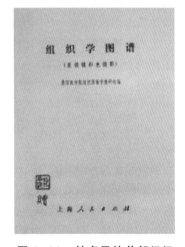

图 6-38　杜卓民的首部组织学图谱（贵州医科大学提供）

中国组织学与胚胎学起步较晚，是随着西方文化的传入而逐步发展起来的。一些西方专业人士到中国办学，中国学者国外学习留学归来，这两种因素促进了这门学科的发展。经历了从引进翻译到自主编写，从开展教学、科学研究到出版专著建立了整个教材，从学习应用实验技术到建立教学科研实验室的过程，培养了学生，产生了一批科研成果。

（唐军民　周德山）

第七章 学会的创建史

纵贯中国解剖学会百年成长历程，按时间顺序可清晰地将其划分为创建阶段（1920—1949）、发展阶段（1949—1978）、壮大阶段（1978—2019）三个历史阶段。

第一节 学会的诞生

一、学会创建的时代背景

鸦片战争（1840—1842）以后，中国沦为半封建半殖民地社会。帝国主义为推行殖民主义政策，把医学作为文化侵略的重要工具。一些传教士相伴来华，创办医院，开设学堂。随着传教士大量进入，培训医务人员，帝国主义在华的各派教会认识到联合的重要性，相继成立了几个质量较高的医学团体和医疗中心，1886 年在上海成立的教会医生的联合组织——中国博医会（Medical Missionary Association of China，MMAC，简称博医会）[①] 就是其中之一。1856 年，美国长老会传教士嘉约翰接替伯驾续办眼科医院，后来担任新教全国医界团体"中国博医会"首任会长。

1887 年创办了颇有影响的西医学术刊物——《博医会报》（*The China Medical Missionary Journal*）。初期为季刊，1898 年从第 12 卷起改为双月刊，1923 年后改为月刊，报道西医在华发展情况及世界最新医药成就[②③]。1907 年，更名为 *The China Medical Journal*，这是中国第一个英文医学杂志，也是博医会会刊，编辑部设在上海，1887—1931 年在上海发行。1932 年，该刊与《中华医学杂志》（*National Medical Journal of China*）英文版合并，此后编辑部设在北京协和医学院。外国人与国人兴办西医学校，扩展医学教育。1866 年在博济医院附设博济医学堂。1906 年英美联合教会在北京联合创办协和医学校，这是第一个得到清政府承认的最大的教会医学校，见表 7-1。

1900 年以前的医学教育是以医院为基础的学徒式的训练，人才培养与教会医院密切相关，

---

① 中国博医会是中国近代医学的社团，是 19 世纪末西方在华医学传教士为更好地进行医学传教及医学教育工作，借鉴西方的医学社团成立的。主要工作是医学名词的统一与标准化、教会医院与医学教育、中国本土疾病的研究和公共卫生等工作。

② 陶飞亚，王皓. 近代医学共同体的嬗变：从博医会到中华医学会［J］. 历史研究，2014（5）.

③ 刘达明. 中国近代医学社团——博医会［J］. 中国医史杂志，2011，41（4）：221-228.

之后才建立正规医学院校^①。

表 7-1　近代中国兴办西医学校一览表

时间	地点	学校及其变迁	兴办者 / 主持人
1866	广州	博济医学堂 – 博济医校 – 华南医学校 – 岭南大学医学院 – 中山医学院	嘉约翰
1881	天津	医学馆 – 北洋医学堂	李鸿章
1884	杭州	广济医学校	—
1887	香港	阿利斯医学院	—
1889	南京	斯密斯纪念医院医学校	—
1890	南京	济南医学校	—
1891	苏州	苏州女子医学校 – 苏州医学校	美国教会
1896	上海	圣约翰大学设医科	—
1900	广州	广东女子医学堂 – 夏葛医科大学 – 私立夏葛医科学院 – 并入岭南大学医学院	—
1902	天津	北洋医学堂 – 海军医学堂，北洋军医学堂 – 陆军军医学堂，后迁入北京	袁世凯
1903	上海	大同医学堂 – 并入齐鲁大学医学院^②	—
1904	济南	青州医学校，后并入共和道医学堂	英美教会
1906	北京 广州	北京协和医学院 随军医院和随军学堂	英美教会 岑春煊
1907	上海	同济医院附设同济德文医学堂 – 同济学院	德国人宝隆
1908	汉口 北京 南京 武汉 广东	大同医学堂 协和女子医学校 金陵大学医科 湖北医学堂 广东光华医学堂 – 医学院 – 并入中山医学院	张之洞
1909	上海 广州	震旦大学招收医学生 赫盖脱女子医学专门学校 广东公医学堂 – 广东公医医学专门学校 – 医学院 – 广东大学医科学院 – 国立中山大学医学院；陆军医学堂，海军医学堂	—
1910	南京	华东协和医学校	—
1911	青岛 福州 成都 沈阳	德国医学校 协和医学堂 华西协和大学，设医科（1914） 南满医学堂	日本
1912	北京 杭州 南通	北京医学专门学校 浙江省立医药专门学校 南通医学专门学校	张謇

---

① 张友元. 简明中外医学史 [M]. 广州：广东高等教育出版社，2008：197–214.
② 上海大同医学堂是初名，创建于 1912 年 3 月，1922 年北洋政府备案改为大同大学，首任校长为立达学社社员胡敦复，而汉口大同医学堂在汉口办学 15 年（1902—1917），首任校长为英国人孟合理（有段茂铜毕业证书和相关史料为证）。

续表

时间	地点	学校及其变迁	兴办者/主持人
1914	长沙	湘雅医学专门学校	湖南育群学会与美国耶鲁大学部分校友联谊会
1916	保定	省立直隶医学专门学校 – 河北医学院	
1916	北京	改建北京协和医学院	美国洛克菲勒基金会
1917	山东	齐鲁大学医科	美、英、加教会

注：根据张友元的《简明中外医学史》（广东高等教育出版社，2008：197–214.）整理。

　　一批留学精英陆续回国，扩充了中国的留学队伍。1856 年，黄宽从英国爱丁堡大学学成回国，他是留学回国的第一人，还有中国留美的女医生金韵梅（1864—1934）。1887 年，她在《纽约医报》发表了论文《组织标本的显微镜观察》，获很高评价，之后还有胡金英、甘介侯、石美玉等一批女青年留学回国。这个时期尚有伍连德、颜福庆、俞凤宾、牛惠生、刘瑞恒、汤尔和、闫德润等先后从英、美、日留学回来，成为近代医学史上的医学家。

　　纵观 19 世纪末 20 世纪初，医学教育不断发展，教会、外国人、中国实业家及政府创办不少医学院校，加之早期留学回国的学者促进了西医的发展，作为其重要课程的解剖学（含组织学与胚胎学、人类学）得到了迅速发展。

　　19 世纪的人类进化研究主要建立在人及灵长类等脊椎动物的比较解剖学和比较组织胚胎学上[1][2][3]。人类学、解剖学、组织胚胎学逐渐相互融合、相互促进、相互发展、相互提供理论基础。赫胥黎的《人类在自然界中的位置》和达尔文的《物种起源》的中译本分别于 1898 年和 1903 年问世，对人类学、大体解剖学、组织胚胎学的发展产生了深远的影响。书中通过解剖学与胚胎学研究，明确了"人猿同祖论"。

　　在这种背景下迫切需要一种学术组织，把全国的解剖学（含组织学、胚胎学与人类学）的学者组织起来，联合起来推动学科的建设和发展。中国解剖学与人类学会就在这种背景下应运而生。同时，学会的诞生还受到了博医会的推动，尽管 20 世纪中国历史波澜迭生，但学会仍得以延续和衍变以至于后来发展为中国解剖学会这个学术团体[4]。

　　1920 年 2 月，中华医学会和中国博医会在北京联合召开第三次大会，考德瑞教授及其同仁借机于 1920 年 2 月 26 日星期四下午在北京协和医学院解剖实验室召开会议成立了中国解剖学与人类学会。1920 年《博医会报》第 34 卷第 4 期解剖学增刊第 1—3 页上刊登了这一重大历史事件，英文原文如下：The Anatomical and Anthropological Association of China was formed at a

---

① 席焕久，吴新智. 中国人类学的发展——庆祝中国解剖学会成立 80 周年［C］// 中国解剖学会编. 中国解剖学会八十年. 北京：中国科学技术出版社，2000：40–46.

② 席焕久. 人类学发展的九十年［C］// 中国解剖学会编. 中国解剖学会历程 90 年. 西安：第四军医大学出版社，2010：42–48.

③ 杜靖. 中国体质人类学史研究［M］. 北京：知识产权出版社，2013：13.

④ 陶飞亚，王皓. 近代医学共同体的嬗变——从博医会到中华医学会［J］. 历史研究，2014（5）.

meeting held on Thursday afternoon，February 26th 1920，in the Anatomical Laboratory of the Peking Union Medical College.[①]（图 7-1）。

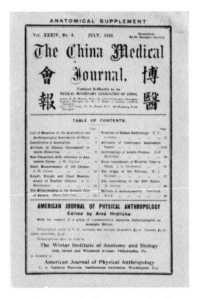

图 7-1 《博医会报》（中国解剖学会提供）

二、代表及理事会构成

中国解剖学与人类学会 1920 年会议确定的会员（50 名）及理事（12 名）名单见表 7-2、图 7-2。

表 7-2 会员及理事名单

姓　名	地址 / 单位	职务	备　注
Hrdlicka，Ales（爱利斯·赫尔德利卡）	美国华盛顿国家博物馆	荣誉会员	捷克裔著名人类学家和解剖学家，《美国体质人类学杂志》主编[1]
Andersson，J. G.（安特生）	北京协和医学院解剖系	理事	*
Black，Davidson（步达生）	北京协和医学院解剖系	理事	*
Boring，Alice M.（博爱理）	北京协和医学院生物系		助教[2]
Britland，A. J. D.	北京协和医院		
Brubacker，A. G.	山西辽州（Lia Chow）？		
Chen，S. P.[3]（陈祀邦）	北京总布胡同北洋政府内务部	理事	官员，南洋华侨，英国剑桥大学毕业，1913 年筹建京师传染病医院，后任院长，1922 年北京医师会首任会长[4,5]

① Medical Missionary Association of China. Report of the Proceedings of the Anatomical and Anthropological Association of China at Conference of Medical Associations［J］. The China Medical Journal，1920，34（4）.

续表

姓　名	地址 / 单位	职务	备　注
Chow, W. L.（周维廉）	北京农商部 [6]	理事	官员，上海圣约翰大学毕业，1921 年任农商部技正，渔牧司第三科科长兼第二种畜试验场厂长 [7, 8]
Cowdry, E. V.（考德瑞）	北京协和医学院解剖系	理事长	*
Cowdry, N. H.（老考德瑞）	北京协和医学院解剖系		
Chuan, S. H.（全绍清）	北京陆军医学院	理事	院长，毕业于天津北洋医学堂，并任解剖学教授，1912 年留学美国霍普金斯大学，后到哈佛大学进修公共卫生学，抗战胜利后及新中国成立后任北京红十字会会长 [9]
Danton, G. H.（谭唐）	北京清华大学		德语及西方文学教授 [10]
Dittmer, E. G.（狄德莫）	北京清华大学		社会学教授 [11]
Earle, Herbert Gastineau（欧尔）	香港维多利亚大学医学院 [12]（香港大学）	理事	院长，博士，生理学与生物学教授 [13]
Faust, E. C.（福斯脱）	北京协和医学院病理系		寄生虫学助教 [14]
Gray, Douglas（德来格）	北京英国公使馆		出生于英国，1902 年来华，为中国防疫及医学做出了贡献 [15]
Harding, B. M.	山东沂州府		
Hodges, P. C.（郝智思）[16]	北京协和医学院放射线科		教授，主任。毕业于美国威斯康星大学 [17]
Howard, H. J.（霍尔德）[18]	北京协和医学院眼科		教授，主任
Hsien, E. T.（谢恩增）	北京协和医学院解剖系	理事	解剖学助教
Ingle, L. M.（应乐仁）	济南山东基督大学解剖科		
Ingram, J. H.（盈亨利）	北京美国教会		美国公理会医学传教士，1887 年来华，后在北京协和医学院任教 [19]
Inouye, M.（井上 M.）	日本东京帝国大学解剖系		
Li, Ding（李定）	杭州省立医学院解剖系		1922—1923 年先后任浙江公立医药专门学校代理和正式校长，1936 年去世，著有局部解剖学 [20-22]
Li, Pau Chen（李宝真）	北京女子华北医学院解剖系（见李肇特的信）		
Lieu, T. C.	长沙湘雅医学院		
Main, G. Duncan（梅藤更）	杭州		英国安立甘会，1881 年来华，创办并主持杭州安立甘广济医院，1926 年返英 [23-25]

续表

姓　名	地址 / 单位	职务	备　注
Maxwell, J. P.（马士敦）	北京协和医学院		英国长老会传教医师，1899 年来厦门，1920—1935 任协和医院妇产科教授，主任 [26]
Medhurst, C. Sprgeon（梅殿华）	北京		英国来华传教士，曾在复旦大学、北京大学教授哲学和英文 [27]
Merrins, E. M.（梅润思）	上海圣约翰大学	理事	生理学博士，生理学与胚胎学教授。毕业于纽约大学，《博医会报》主编 [28, 29]
Neal, J. B.（聂会东）	济南山东基督大学		美国长老会医师，1883 年来山东，1890 年到济南，任齐鲁医学院院长，齐鲁大学校长，1922 年因病回美
Ono, Shun Ichi（小野俊一）	东京		
Packard, Charles（派卡尔德）	北京协和医学院生物系	秘书兼司库	助教，曾就职于美国哥伦比亚大学动物学系
Phillips, E. Margaret	北京 13 南湾子胡同		
Porter, L. C.（博晨光）	北京大学		耶鲁大学毕业后来华，1919 年任燕京大学哲学教授
Porterfield, W. W.	上海圣约翰大学		生物学教授，毕业于富兰克林马歇尔学院 [30-31]
Ridge, W. S.	北京		
Read, Bernard E.（伊博恩）	北京协和医学院生理化学系 [32]		生理化学 [33] 副教授
Rosenius, Elsa	北京		
Schumaker, Arthur	北京总布胡同		
Shields, R. T.（施尔德）	济南山东基督大学组织胚胎系 [34]	理事	
Stevenson, P. H.（许文生）[35]	安徽合肥		后曾任协和医学院解剖系教授 [36]
Stone, R. S.	北京协和医学院解剖系		解剖学助教
Tang, E. H.（汤尔和）	北京国立医学院	理事	院长
Taylor, H. B.	安庆		
Ting, V. K.（丁文江）	北京地质调查所	理事	* 所长
Van Buskirk, J. D.	韩国首尔塞佛伦斯协和医学院		

续表

姓　名	地址 / 单位	职务	备　注
Wilder, G. W.	北京		
Williams, J. D.	湖南湘雅医学院		
Wu, Lien Teh（伍连德）	北京		马来西亚华侨，公共卫生学家，博士，中国检疫、防疫先驱，中华医学会首任会长。是北京协和医学院与医院主要筹办者，曾创建北京中央医院、东北陆军总医院、哈尔滨医学专门学校并任首任校长

注：摘自《博医会报》。＊本章及其他章详述。＃名单中的"Earle H T"很可能有误，已有众多材料证实其全名为 Herbert Gastineau Earle。

1. 中国科学院古脊椎动物与古人类研究所吴新智提供。

2. 北京协和医学院档案馆提供。

3. 上海市图书馆徐家汇藏书楼徐锦华和张轶提供。

4. 资料来源：本市新闻 孔祥熙昨晨抵沪［N］. 申报，1937-03-27.

5. 复旦大学周国民提供。

6. 农商部为袁世凯时期（民国三年，即 1914 年）成立的，领导和管理农工商矿发展。

7. 资料来源：命令 1942 号，政府公报第 176 册 161 页，1921 年（民国十年）7 月 21 日。

8. 复旦大学周国民提供。

9. 复旦大学周国民提供。

10. 复旦大学周国民提供。

11. 复旦大学周国民提供。

12. 香港中文大学陈活彝提供。

13. 资料来源：Earle H G. Clinical Physiology: Opening address, Section on Clinical Physiology, China Medical Missionary Association Conference, Shanghai, February,1923[J]. China Medical Journal，1923（37）：1010-1013. The China Medical Journal, 1920, 34(4): 1, 原文是 Earle H T，未注明全称。周国民教授提供的 China Medical Journal, 1923(37): 1010-1013, 提供的名字是 Earle Herbert Gastineau, 其他都相同，应是同一人。采用 1920 年的名字全称。

14. 北京协和医学院档案馆提供。

15. 复旦大学周国民提供。

16. 北京协和医学院档案馆提供。

17. 资料来源：Peking Union Medical College. Annual Announcement 1918－1923 Directors File[M]. Printed by Bureau of Engraving and Printing Peking, China.

18. 北京协和医学院档案馆提供。

19. 资料来源：卓新平，雷立柏 . 中国基督宗教史辞典 [M]. 北京：宗教文化出版社，2013：230.

20. 浙江大学张晓明提供。

21. 资料来源：丁光训，金鲁贤 . 基督教大辞典 [M]. 上海：上海辞书出版社，2010：86.

22. 资料来源：金芳芳 . 医学传教：杭州广济医院研究（1869－1952）[D]. 浙江大学，2006.

23. 资料来源：卓新平，雷立柏 . 中国基督宗教史辞典 [M]. 北京：宗教文化出版社，2013：230.

24. 资料来源：丁光训，金鲁贤 . 基督教大辞典 [M]. 上海：上海辞书出版社，2010：86.

25. 资料来源：金芳芳 . 医学传教：杭州广济医院研究（1869－1952）[D]. 浙江大学，2006.

26. 资料来源：北京协和医学院校史研究室 . 世纪协和（上卷）[M]. 北京：中国协和医科大学出版社，2017：73, 74.

27. 复旦大学周国民提供。

28. 上海交通大学丁文龙提供。

29. 资料来源：吴弘萍 . 百年浙医 [M]. 杭州：浙江大学出版社，2012.

30. 资料来源：李玉莲 . 上海圣约翰大学教师群体研究 [D]. 河北师范大学，2014.

31. 上海交通大学丁文龙提供。

32. 生理化学：从化学角度叙述生命过程，叙述碳水化合物、脂类、蛋白质以及消化、吸收、分泌、代谢和身体的组织，强调的重点是定量实验。

33. 北京协和医学院档案馆提供。

34. 山东大学刘树伟提供。

35. 资料来源：李路阳．吴汝康传 [M]．上海：上海科技教育出版社，2004：82.

36. 资料来源：Stevenson P H. Detailed Anthropometric Measurements of The Chinese of The North China Plain[M]. Academia sinica The Institute of History and Philology. Anthropologia Sinica. The Commercial Press, LTD. 1940.

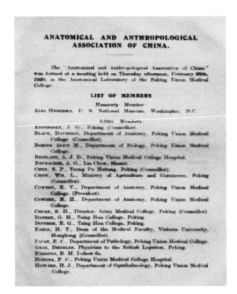
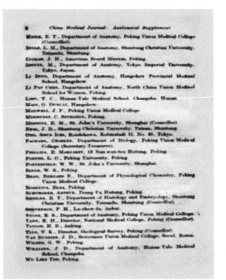

图 7-2　代表名单

从表 7-1、图 7-2 看出，会议全员共 50 名，来自解剖学、人类学、组织学、胚胎学、生物学、病理学、生理化学、法医学等学科共 19 人（其中解剖学 / 人类学 10 人），临床学科及其他 17 人，专业不详 14 人。全员中，来自医学院或大学的 33 人，北洋政府的农商部、地质调查所、内务部 3 人，博物馆和董事会 2 人，其他 12 人。

美国、日本和韩国等也有代表出席。从地区分布来看，北京的代表 32 位，山东 3 位，杭州、长沙、上海、安徽各 2 位，山西、香港各 1 位，此外还有军队的代表、女子学院和医院的相关学科代表。50 位全员中，在华的外国学者达 22 位，协和医学院就占一半，他们都是洛克菲勒基金会招聘来华工作或教会学校代表。

会议选出了 12 人组成的理事会，理事会成员组成：北京协和医学院 4 名，北平陆军医学院 1 名，香港维多利亚大学 1 名，上海圣约翰大学 1 名，山东齐鲁大学 1 名，北京国立医学院 1 名，北京地质调查所 1 名，北洋政府农商部 1 名，内务部 1 名，可谓具有广泛的代表性。其中，外国人 7 位、中国人 5 位（陈祀邦、周维康、全绍清、汤尔和、丁文江）。从专业来看，人类学 2 位（1 外 1 中）、组织学与胚胎学 3 位（3 外）、解剖学 2 位（1 外 1 中）、其他 5 位。考德瑞（图 7-3）任理事长，

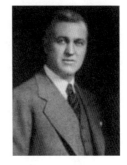

图 7-3　考德瑞

派卡尔德为秘书兼司库。

1920年2月27日的《博医会报》上还刊登了中国解剖学与人类学会会员在北京协和医学院解剖实验室门口的第一张照片（共28人）（见彩插）。

当时学会的代表人物有：考德瑞（Edmund Vincent Cowdry，1888—1975），来自美国。解剖学、组织胚胎学家。加拿大解剖学教授、协和医学院教授。1920年任中国解剖学与人类学会首届理事长。师从芝加哥大学本斯利（Bensley）教授，首任协和医学院解剖系主任（1917—1921）。首创解剖学科，在协和开展了第一例尸体解剖并收集了胚胎标本，为中国胚胎学的发展起了奠基作用。他当时是著名的解剖学、组织学与胚胎学家，也是后来中国解剖学会理事长马文昭的第一位老师。曾编写《细胞学概论》《细胞专论》《组织学》和《组织学技术》等。1921年3月底，考德瑞教授回到美国。后任美国圣路易斯华盛顿大学解剖系主任，成为吴汝康夫人马秀权的博士生导师[1]。令人遗憾的是，他没有留下任何有关学会的文字材料，这可能与他在华时间短加之战乱有关。

关于步达生、安特生、丁文江和汤尔和等人的情况在有关章节做了介绍。施尔德（Shields R. Tucker，1877—1959），美国人，曾任齐鲁大学医科科长，医学院院长，大学组织学与胚胎学教授、校长。

三、关于学会的合法性

选出的理事中，有3位是政府官员：北京地质调查所的所长丁文江和北京农商部的官员周维廉[2]，还有受内务部指派参加会议的官员陈祀邦。在北洋政府统治时期没有完善的卫生行政系统，医学学术、医学教育归教育部管，公共卫生归内政部警察总署管，公共防疫和海关检疫归外交部管。1912年，内政部设卫生司[3][4][5]，所以医学教育受内政部管。当时虽没有备案之说，但政府官员（特别是主管部）出席中国解剖学与人类学会成立会议以及北京国立医学院和香港维多利亚大学医学院的院长（汤尔和与欧尔）的参加也就表明其合法性了。尽管当时并无政府注册的行文（经查文化团体须注册的规定发布于1930年或1931年），但当时北洋政府农商部派员参加理事会组成，足以表明北洋政府对此事的认可。

四、学会章程

学会有一个完整的章程，共13条（图7-4）。

第一条确定了学会的名称——中国解剖学会与人类学会（Anatomical and Anthropological Association of China）。

第二条明确了学会的宗旨：从广义上说，提高远东地区解剖学与人类学的科学水平，特别是要协调好各项活动，改善教学和科研条件，加大对研究探索的财力支持。

---

① 李路阳. 吴汝康传［M］. 上海：上海科技教育出版社，2004：82.

② Medical Missionary Association of China. Report of the Proceedings of the Anatomical and Anthropological Association of China at Conference of Medical Associations［J］. The China Medical Journal，1920，34（4）：1-3.

③ 刘寿林，万仁元，王玉文，等. 民国职官年表［M］. 北京：中华书局，1995：405.

④ 钱实甫. 北洋政府职官年表［M］. 上海：华东师范大学出版社，1977.

⑤ 陈振宇. 民国初期内务部研究［D］. 陕西师范大学，2011.

接着对会员入会、申请和理事会成员的组成、条件、任期，年会召开等做了具体规定。最后明确了对重大事项的决定方式，指出理事会成员的产生、章程修改、额外支出、成员除名等都需要投票决定，需 3/4 成员投票通过，其他不重要的事情，简单多数通过即可。此外还对交纳会费做了规定，入会费 2 美元。经正式选举产生的会员，只要交纳 50 美元，即可成为终身会员，但学会并不对出版物承担任何义务。学会人员由 12 人组成，任期 2 年。学会理事及司库乃至理事长都是推荐选举而成。这些在章程中都有表述。这短短的 13 条（仅仅 1 页纸），对学会的各方面都做出了明确规定，言简意赅，明确清晰，体现了代表性，也发扬了民主。

Constitution of Association. 3

CONSTITUTION

1.—The Association shall be called the Anatomical and Anthropological Association of China.

2.—The object of the Association shall be to advance the sciences of Anatomy and Anthropology in the Far East, in the broadest sense, especially in the co-ordination and centralization of activities, in the improvement of conditions for teaching and research and in the financing of special investigations and expeditions.

3.—All persons who are interested in the objects of the Association shall be eligible for membership.

4.—The names of candidates for membership shall be submitted to the Secretary-Treasurer at least one month before the meeting at which they come up for election.

5.—Each member shall pay an initiation fee of $2.00 to the Secretary-Treasurer.

6.—Annual dues shall be determined at the first annual meeting.

7.—Members duly elected shall be able to assume life membership by the payment of $50.00, it being understood that the Association does not assume any obligations with respect to publications.

8.—Upon the recommendation of the Council, persons who further the interests of the Association either financially or in other ways shall be elected patrons of the Association.

9.—The officers of the Association shall consist of a President, elected annually; and a Secretary-Treasurer and twelve Councillors, elected to serve for a period of two years.

10.—The Council shall meet at the call of the President, in the interval between annual meetings for the consideration of expenditures, of recommendations for membership, and for the arrangement of programmes for meetings. The Council shall also deal with all other matters of concern to the Association and make recommendations to it for decision.

11.—Annual Meetings of the Association shall be held in close affiliation with the China Medical Missionary Association.

12.—Special meetings shall be held at the discretion of the President and at least three members of the Council.

13.—For the election of members, changes in constitution, extraordinary expenditures, and dropping of members, a three-fourths vote of those present will be required; for all matters of minor import, a simple majority vote will be sufficient.

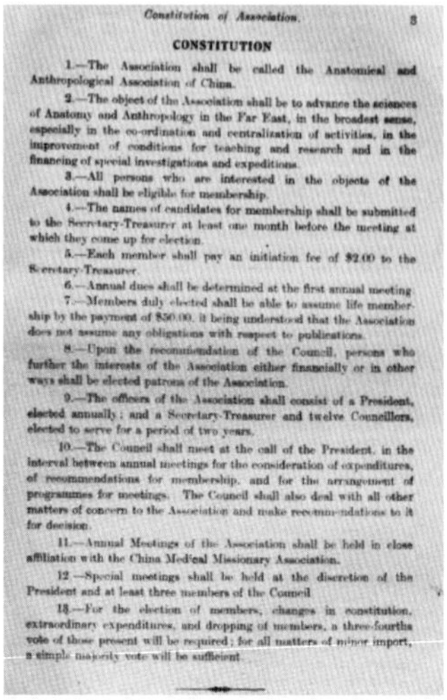

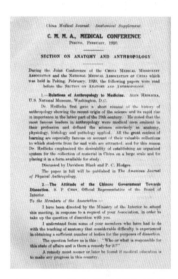

图 7-4 学会章程

五、首次学术交流

在这次会议上，交流了学术论文，以实际行动宣示了学会的诞生。会议收到论文 32 篇，全文发表了 5 篇。其中，人类学 10 篇，解剖学 8 篇，组织学与胚胎学 8 篇，其他（法医学、生物学等）6 篇；25 篇由外国人执笔，中国人执笔的仅 7 篇 ①（图 7-5）。

China Medical Journal. Anatomical Supplement.

C. M. M. A., MEDICAL CONFERENCE

PEKING, FEBRUARY, 1920.

SECTION ON ANATOMY AND ANTHROPOLOGY

During the Joint Conference of the CHINA MEDICAL MISSIONARY ASSOCIATION and the NATIONAL MEDICAL ASSOCIATION OF CHINA which was held in Peking, February, 1920, the following papers were read before the SECTION ON ANATOMY AND ANTHROPOLOGY.

1.—**Relations of Anthropology to Medicine.** ALES HRDLICKA, U.S. National Museum, Washington, D.C.

Dr. Hrdlicka first gave a short résumé of the history of anthropology showing the recent origin of the science and its rapid rise in importance in the latter part of the 19th century. He noted that the most famous leaders in anthropology were medical men eminent in their profession and defined the science concisely as anatomy, physiology, histology and pathology applied. All the great centres of learning are especially famous on account of their valuable collections to which students from far and wide are attracted, and for this reason Dr. Hrdlicka emphasized the desirability of establishing an organized system for the collection of material in China on a large scale and for placing it in a form available for study.

Discussed by Davidson Black and P. C. Hodges.

The paper in full will be published in *The American Journal of Physical Anthropology.*

2.—**The Attitude of the Chinese Government Towards Dissection.** S. P. CHEN, Official Representative of the Board of Interior.

To the Members of the Association:—

I have been directed by the Ministry of the Interior to attend this meeting, in response to a request of your Association, in order to take up the question of dissection with you.

I understand from some of your members who have had to do with the teaching of anatomy that considerable difficulty is experienced in obtaining a sufficient number of bodies for the purposes of dissection.

The question before us is this: "Who or what is responsible for this state of affairs and is there a remedy for it?"

A remedy must sooner or later be found if medical education is to make any progress in this country.

图 7-5 首次学术报告刊登

在 10 篇人类学论文中，美国华盛顿国家博物馆的爱利斯·赫尔德利卡首先报告了“人类学与医学的关系”并全文发表了《亚洲的人类学》一文，这些都刊登在《美国体质人类学杂志》上。人类学的报告还有：新石器时代的石器，头的扁平度，中国人的颅骨测量，中国学生身高、体重、胸围的活体测量与比较，人体测量方法等。

受北洋政府指派出席会议的内政部官方代表陈祀邦做了“中国政府对人体解剖态度的报告”。有的学者报告了从黄帝以来（公元前 2697）中国的解剖记录，有的介绍了与解剖学术语特别相关的篆字。

在解剖学方面，既有解剖学理论方面的研究，又有应用研究（如外科解剖学），还有解剖学与生物学的关系、X 线在解剖学中的应用等。神经解剖学的研究（软腭的神经支配）也出现在报告中。

新当选的理事长考德瑞做了胚胎生长速度的报告，一些学者还报告了有些器官的胚胎起源、胎儿胸壁生长、骨髓中的血细胞、饥饿对线粒体的影响等。其他报告内容还有：血吸虫、蛔虫、华北鸟类、镭对细胞分裂的影响等 ②。

① Medical Missionary Association of China. Report of the Proceedings of the Anatomical and Anthropological Association of China at Conference of Medical Associations [J]. The China Medical Journal. 1920, 34 (4).

② Medical Missionary Association of China. Report of the Proceedings of the Anatomical and Anthropological Association of China at Conference of Medical Associations [J]. The China Medical Journal, 1920, 34 (4).

从这些交流的论文看出：①学会涵盖领域宽泛。除原来就包括的人类学、解剖学和组织学与胚胎学外，还有生物学、寄生虫学和法医学及临床某些学科等。随着科技进步，一些学科后来逐步分离出去。②研究工作达到相当水平。神经解剖学和线粒体有关内容出现在报告中，当时提出的人体测量方法直至今天还在应用。③论文作者多为外国人（25篇），中国人执笔的也是留学回来的学者。④比较解剖学在当时已受到重视。

（席焕久　贲长恩　房桂珍　李文慧）

第二节　重要的会议

一、学会创建时间的确定

1996年4月21—24日，中国解剖学会第10届3次常务理事会暨1996年学术年会论文审稿会在北京协和医学院召开，11名常务理事及名誉理事长薛社普出席。会议讨论了《组织工作委员会提出关于修改"中国解剖学会"创建年代的报告》。决定把有关历史资料分送全国各地的几位老一辈解剖学家征求意见，再报告中国科学技术协会、民政部等上级单位。会后发信征求何光篪、李肇特、郑思竞、王永豪、王永贵、陆振山、钟世镇和李继硕等教授的意见，他们基本同意常务理事会的意见（图7-6）。

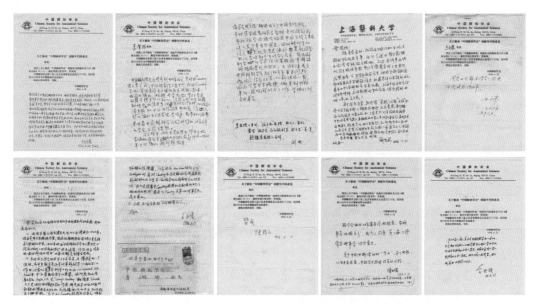

图7-6　何光篪等老教授关于中国解剖学会创建年代的意见

1997年4月23—25日，中国解剖学会在锦州医学院召开第10届4次常务理事会，确认学会创建时间为1920年，而不是1947年，并将1920年那届理事会定为"首届"理事会，1947年召开的会议为第一届理事会并上报中国科学技术协会和国家民政部备案（图7-7）。

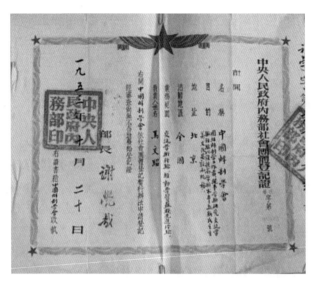

图 7-7　1953 年中国解剖学会获国家社团登记

二、1947 年的会议

中国解剖学与人类学会于 1920 年在北京协和医学院解剖实验室成立以后，因当时军阀混战，政府更迭，加之考德瑞教授于 1921 年回美国，无人继任，故学会成立后实际未能开展更多活动。

抗日战争胜利前夕，中国科学社于 1943 年在重庆举行会议时，王有琪、卢于道和王仲侨等人聚议成立解剖学会事宜，但由于诸多原因未能实现。

抗日战争胜利后，王凤振、卢于道、齐登科和王有琪等在位于上海常熟路（原名善钟路）的同济大学医学院组织切片室，集谈发起成立解剖学会组织事宜。1947 年 6 月 25 日下午 3 时在上海陕西南路 235 号中国科学社会议室，成立了中国解剖学会筹备组并召开了第一次会议，出席会议的有：张鋆、卢于道、王永豪、齐登科、孙以琳、郑成光、王凤振、沈尚德、项仕孝、刘五荣、王有琪，共 11 人。临时会议主席卢于道，王有琪记录。会议决定六项任务：①成立中国解剖学会的理由；②征求会员；③会议推选王凤振、卢于道、刘五荣和王有琪 4 人进行筹备工作；④联系兄弟学会；⑤办理备案手续；⑥拟定审查会章。会后向一些省市医学院校老师致函，邀请他们入会成为会员，其中邀请了在上海的中国科学院上海分院研究所、复旦大学、华东师范大学等院校中当时教过解剖学课的生物系老师参加（图 7-8）。

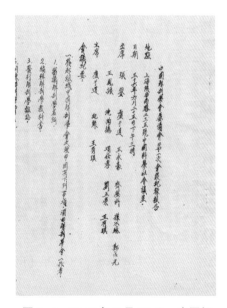

图 7-8　1947 年 6 月 25 日，中国解剖学会筹备会第一次会议记录报告首页

经过短短两个多月的紧张筹备，中国解剖学会正式成立的各项条件均已具备，水到渠成。

1947年8月31日—9月1日，借中国科学社联合中国天文学会、中国气象学会、中华自然科学社、中国地理学会、中国动物学会在沪举行年会之际，在上海医学院解剖学系主任张鋆教授热情鼓励和大力支持下，于1947年9月1日上午9—12时，中国解剖学会成立暨学术年会在上海枫林桥国立上海医学院解剖教室举行，宣布中国解剖学会正式诞生。

会议首先由主席卢于道报告筹备成立及参加此次年会经过，王有琪报告收支账目，即进行讨论提案议决：①修正通过会章；②设立司选委员会专司理监事会选举，当推卢于道、王凤振、王有琪三人为司选委员；③设立编辑委员会，当推卢于道为编辑干事，由编辑干事提出委员人选，送交理监事会通过，组织编委会；④设立解剖学名词审查委员会，当推王仲侨、齐登科、张鋆三人为委员，负责办理名词审查事项；⑤会议暂设上海陕西南路235号中国科学社内，俟理事会产生后，再由理事会决定之；⑥征求会友；⑦发行刊物；⑧行文司法行政部请求明定条文，便利医学校尸体解剖之教材应用。会议提出，本会以联络国内解剖学者（包括凡与解剖学有关联学科，例如比较解剖学、组织学、胚胎学、实验形态学以及体质人类学等）共谋解剖学之发展为宗旨。

至此，中国解剖学会正式成立，1947年8月30日出版的《申报》第二版发表消息《七科学团体联合年会定今晨隆重揭幕》，新成立的中国解剖学会被中国科学社列为"七科学团体"之一（图7-9）。

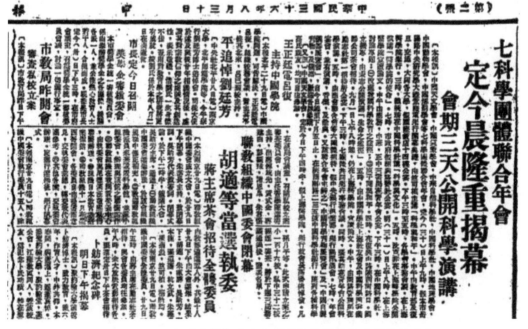

图7-9　1947年《申报》发表七科学团体联合年会揭幕的消息

当时有会员74人，张鋆等13人参加此次会议。9月2日发出选票分发给全国会员，从74位候选人中固定推选理事7人、监事3人。最终产生了由7人组成的理事会，卢于道（图

7-10）任理事长，王有琪（图7-11）任秘书，做联络工作。另外选出候补理事3人，候补监事2人。当时工作较简单，函件登记都是手抄油印（图7-12）。

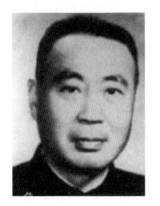

图 7-10　卢于道

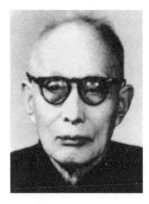

图 7-11　王有琪

卢于道（1906—1985），曾用名日新、析薪，浙江鄞县（今宁波）人。解剖学家，中国解剖学的先驱之一，社会活动家。复旦大学教授。毕业于国立东南大学。1930年获美国芝加哥大学解剖学科博士学位。回国后，任中央大学医学院（即上海医学院前身）副教授、湘雅医学院（当时在贵阳）教授、复旦大学教授。主讲解剖学，并编写了国内第一本《神经解剖学》中文教材。从事人脑的显微研究，他依据对中国人脑显微结构研究的科学论据，撰写了《中国人之大脑皮层》的论文（英文稿），严正驳斥了国外有些学者诬蔑中国人的谬论。1949年参加了全国政协委员第一次全体会议，1949年10月1日登上天安门城楼参加了中华人民共和国开国大典。他是第五、六届全国人大代表，第二届全国政协委员，第七届上海市人大代表，第五、六届上海市政协副主席，上海科学技术协会副主席。发起并参与九三学社，当选监事，九三学社第六、七届中央委员会副主席。曾任复旦大学生物系主任、理学院院长、研究生部主任。代表作有《活的身体》《科学概念》《脑的进化》等。中国解剖学会第一届理事长。（丁文龙　沃雁）

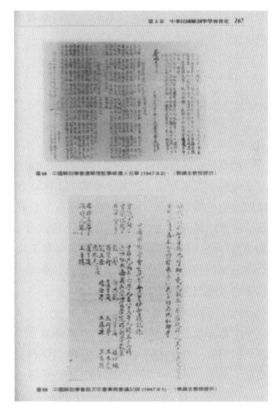

图 7-12　1947年中国解剖学会选举理监事候选人名单（上）和筹备会第一次会议报告（下）

王有琪（1899—1995），江苏六合人。组织学与胚胎学家。复旦大学上海医学院（原上海医科大学）教授，博士生导师。1930 年毕业于东南大学理学院，任教于国立中央大学医学院。1937 年在美国明尼苏达大学学习，获博士学位。其间，撰写《现代各种人脑各部分的比较测量》，提出"看不出不同人种的智慧有差异"的论断，为反对种族歧视提供了科学依据。1940 年归国继续在上海医学院任教。完成了人脑连续显微切片的研究，比较完整地显示人脑的形态、结构和部位的关系，为神经形态、生理功能定位、病变组织检查和临床诊断提供了重要依据。曾任人体解剖学科主任、组织学与胚胎学教研室主任。1947 年为中国解剖学会第一任秘书，1952 年起当选为上海解剖学会理事长、中国解剖学会副理事长、上海市人民代表大会代表及常务委员会委员，1982 年起任上海市伊斯兰教协会副主任等。（丁文龙　沃雁）

在 74 名会员中，有当时在台湾大学医学院解剖学科任教的汤肇虞、余锦泉、蔡锡圭、蔡滋浬以及当时在上海国防医学院生物形态系任教的梁序穆、巫祈华、刘五荣等，后来汤肇虞、巫祈华和刘五荣迁到台湾。

学会的名字由中国解剖学与人类学会改为中国解剖学会（以下简称为总会）。

解放战争时期，因无经费来源，学术活动不多，会务活动停止，各省市也未成立相应学会。

新中国成立后不久，1951 年底中国解剖学会会址由上海迁到首都北京。卢于道转任为上海自然科学技术专门学会（后称上海科学技术协会）委员，王有琪任中国解剖学会上海分会理事长。

三、学会成立以后的工作

（一）完善组织构架

学会的组织结构详见第十五章。

（二）各地分会成立

随着新中国的建设和行政区划分，各地分会先后成立。1950 年，西安分会成立。1952 年，北京分会、太原分会、旅大分会成立。1953 年，天津分会、上海分会、兰州分会、济南分会、昆明分会、杭州分会、保定分会、江苏分会成立。西藏于 2016 年成立分会，是成立最晚的地区。港澳地区尚未建立分会，台湾于 1987 年成立台湾地区解剖学会。各地分会召开代表大会和学术年会，有的还成立了专业委员会和工作委员会。依据 1991 年中国科学技术协会关于在全国范围内社团重新登记的工作意见，各地分会由当地（省）科学技术协会管辖，其名称均称地名 + 解剖学会。

（三）开展学术交流

学术交流是学会的主要任务和工作重点。学会在创建阶段开展学术交流活动可谓步履艰难，但仍有一些学者经过努力，在解剖学科科学研究领域做出了突出贡献，并为学科的发展奠定了基础。

1920 年 2 月 26 日，中国解剖学和人类学会成立大会时召开了学术交流会（详见本章第一节）。此后由于时局动荡，以会议形式的学术交流实际处于停顿状态。进入 20 世纪 30 年代，国内不少学者以编译书籍的方式开展学术交流。编译的这些教材书籍多数是依据国内实际现状并结合作者多年经验编撰而成，有力地推动了中国该学科领域教学和科研的发展。此期有学者在人体解剖学、组织学、胚胎学、细胞学、神经解剖学和体质人类学等领域开展科学研究，并奠定了各自在该学科领域的地位和贡献。

　　直到 1947 年 9 月 1 日，中国解剖学会成立暨学术年会在上海医学院解剖教室举行时，由于筹备时间仓促，未能单独征集论文。因会议被列为"七科学团体联合年会"（中国天文学会、中国气象学会、中华自然科学社、中国科学社、中国地理学会、中国动物学会和中国解剖学会），一些科研论文送交到联合年会上，仅有几篇论文在会上宣读。此后因处于解放战争时期，加之学会无经费来源，故学术交流有限，全国性会议活动基本处于停滞状态。

（郭顺根）

（四）名词审定

　　19 世纪末 20 世纪初，学术交流面临着解剖名词的不统一问题，给学术发展带来严重障碍，学会成立之后，名词审定成为学会会员最重要的工作。

　　随着西方医学的进步，人体解剖学得到了迅速发展。诸多解剖学汉译教科书和解剖学、生理学的汉译名词中，存在很多同一西文解剖学名词汉译名不同的现象，造成国内医学界对人体结构认知困惑，尤其在医学教育中造成医学生学习不便。统一确定解剖学名词，既可助推医学的进一步发展，又可避免解剖学乃至医学教学、科研、出版工作上的混乱与误解。

　　国际上，最早由德国解剖学家用拉丁文编撰了首套解剖学名词表，于 1895 年在瑞士的巴塞尔公布，名为《巴塞尔解剖学名词》（Basle *Nomina Anatomica*，BNA），为很多国家的解剖学者所遵守与使用，并对以后的解剖学名词统一做出了开创性贡献。1933 年，大英和北爱尔兰解剖学会在英国伯明翰发布了改编修订的伯明翰版名词表［Birmingham *Revision of* BNA，BNA（B R）］；1936 年，再次由德国解剖学家修订并在德国耶拿城发布了《耶拿解剖学名词》（Jena *Nomina Anatomica*，JNA）[1]。

　　1950 年，在英国牛津召开的第 5 届国际解剖学代表大会上成立了国际解剖学名词委员会（International Anatomical Nomenclature Committee，IANC），并在 BNA 基础上拟订了一份新的解剖学名词表，于 1955 年在法国巴黎召开的第 6 届国际解剖学代表大会上获得通过，即《巴黎解剖学名词》（Paris *Nomina Anatomica*，PNA），之后 IANC 对 PNA 进行了修改并出版了《解剖学名词》（*Nomina Anatomica*，NA），故 PNA 又称为 NA 的第 1 版。

　　西方新科技与思想资源的传入，大量医学与解剖学著作传入中国，许多译著也相应地附有汉译名词列表。据 1908 年博医会在上海出版的高士兰主编的《高氏医学辞汇》（*English-Chinses Lexicon of Medical Terms*[2]，

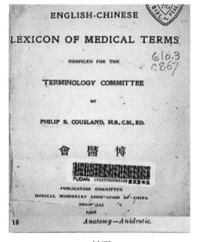

封面

内文显示：Anatomy（dissection）译作"解剖学"

图 7-13　《高氏医学辞汇》权威汉译——"解剖学"（复旦大学医科馆叶琦提供）

---

① 中国解剖学会编. 人体解剖学名词［M］. 北京：社会科学出版社，1982.

② Cousland B. English-Chinses Lexicon of Medical Terms［M］. 博医会，1908.

图7-13），前言中历史要点记载，合信在翻译医学著作时，编辑了一部《医学英华字典》，1858年在上海出版；1871—1890年德贞、柯为良、惠亨通对解剖学、生理学名词中文译名做了大量有价值的工作。1882年，德贞著写过3篇解剖学名词论文，其中列出了常用的解剖名词。1878年柯为良在翻译《格氏解剖学》时编撰成册的解剖学名词，收录在《全体阐微》中。博医会医学名词委员会借助日本解剖学著作中的解剖学名词，引用了中国医典及《康熙字典》中的人体名词，修订医学中文名词。《高氏医学辞汇》认为因名词的不统一，造成了医学教育障碍。

1890年，博医会在上海召开会议，成立了"名词委员会"，负责编辑医学标准名称；1901年，名词委员会召开第一次会议，发布了解剖学、组织学、生理学、药理学等学科的名词术语；1905年公布了修订的解剖学、组织学、生理学、药理学等的名词术语，并成立了出版委员会，负责出版发行医学标准名词丛书；1907年，指定高士兰为中文名词的全职编辑秘书。最终于1908年出版了首部权威医学名词著作——《高氏医学辞汇》。

纠正这些译名不统一的问题，除上述博医会的努力外，光绪三十一年（1905），应长沙尚书之聘任京师大学译学馆生理学教授的丁福保，同样开始着手解决教学中发现的名词术语译名驳杂问题。耗时两年，把教会医院旧译和新译的解剖学名词、日本教材中的解剖学汉译名词，同西文原文比对，遴选出解剖学、生理学名词1500余条，完成了由中国人自己编撰的《解剖学生理学译名异同表》（图7-14）。在《医学世界》（上海自新医院院长汪惕予编辑）上连载，名词从右向左排列，自上向下分为4栏，第一列为西文原文名词；第二列为日文汉字名，来自日本医学著作；第三列为新名，来自《体学新编》《体功学》《省身指掌》等；第四列为旧名，来自《全体通考》《全体阐微》《全体新论》等。西文原文所对应的不同汉译名词一目了然，为西医解剖学在中国的发展发挥了关键作用。然而，遗憾的是1884—1886年，德贞就在《全体通考》中使用了"解剖学"一词，并没辑入。

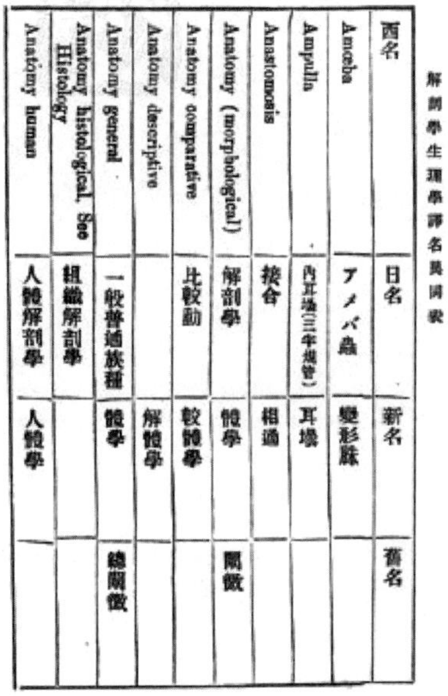

为将西方科技与思想的新资源整合于中国近代思想语境之下，在清末进步人士的推动下，于1909年促使官方设立了统一译名机构——编订名词馆，专门负责翻译编撰各学科的科技名词。

1916年2月12日下午3时，中华医学会派出副会长俞凤宾等出席了江苏省教育会主办的第三次医学名词谈话会，会议决定由博医会、中华医学会、中华民国医药学会、江苏省教育会等医学团体各推荐代表组建医学名词审查会；同年8月7—14日由周逵、刘瑞恒、俞凤宾、唐乃安、王彝臣出席医学名词审查会第一次会议（图7-15）后又召开4次会议，详见表7-13。后因入会团体扩大，最多时达20个，1991年，将医学名词审查会改称科学名词审查会，重新修订章程，规定每年7月5日起开会一次，以两周为限。

西名	日名	新名	舊名
Anatomy human	人體解剖學	人體學	
Anatomy histological, See Histology	組織解剖學	體學	
Anatomy general	一般普通族體	解剖學	
Anatomy descriptive	比較動	較體學	
Anatomy comparative	接合	體學	
Anastomosis	解剖學	相通	解剖微
Ampulla	内耳壺(亦名规管)	耳壺	闊微
Amoeba	アメバ胞	變形蘇	

图7-14 《解剖学生理学译名异同表》
（复旦大学医科馆叶琦、李瑞锡提供）

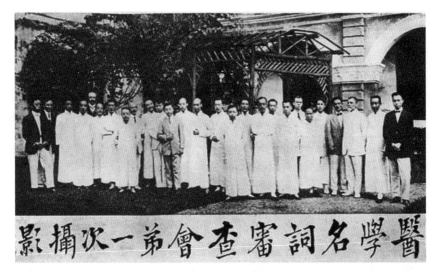

图 7-15　医学名词审查会第一次会议，1916 年 8 月 7 日摄于上海（高晞提供）

表 7-3　解剖名词编写会议（上海）

时间	参会团体与审查员						审查内容
	E	M	Y	C	J	P	
第一次 1916 年 8 月 7—14 日	汤尔和	孔美格（J. G. Gormark RT）施尔德 孟合理（P. L. McAll）聂会东（James Boyd Neal）	沙世杰 李定 彭树滋 华鸿 王若俨 汪尊美 范韬洛 盛在珩 赵炳黄	王弼臣 俞凤宾 周达 唐乃安 刘瑞恒	余日章 沈恩孚 吴冰心	—	骨骼学
第二次（记录：王立才） 1917 年 1 月 11—17 日	汤尔和	高士兰 孟合理 施尔德	汪尊美 朱笏云 李定 汪于冈 吴济时（限 3 人出席）	周达 俞凤宾 唐乃安	余日章 沈恩孚	—	韧带学、肌肉学及内脏学一部；化学
第三次（记录：王立才） 1917 年 8 月 1—8 日	汤尔和	施尔德 朱有昀 鲁德馨	汪于冈 钱崇洞 吴济时 朱笏云（限 3 人出席）	唐乃安 张近枢 胡宜明 周达	余日章 沈恩孚	—	内脏学一部、感觉器学及皮学
第四次 1918 年 7 月 5—13 日	汤尔和	施尔德 鲁德馨	李定 冯强士 朱笏云 刘悟淑（限 3 人出席）	张近枢 曹梁厦 胡宜明	沈恩孚（主席）	沈羽 蒋栋	血管学与神经学；化学、细菌学

续表

	时间	参会团体与审查员						审查内容
		E	M	Y	C	J	P	
第五次	？	汤尔和	施尔德 李清茂 鲁德馨	朱笏云 刘之纲 李定 （限3人出席）	周仲衡 胡宜明	余日章 沈恩孚 周威	沈羽 蒋栋	血管学与神经学；化学、细菌学

注：E—教育部代表；M—博医会代表；Y—中华民国医药学会代表；C—中华医学会代表；J—江苏省教育会代表；P—江苏省教育会附属理科教授研究会代表。根据鲍鉴清文（1931）整理。

以上每次会议审查后的名词均印刷成册，分发各地征集意见，直到1921年又聘专家用一年时间，将原经每次会议审查后印刷成册的名词系统编排，确定该书名为《解剖学名词汇编》（*A Dictionary of Anatomical Terms*，图7-16）[1]，于1924年5月经当时的教育部全面审定，并再聘专家做最后校阅，于1927年2月印刷出版（前后历时12年之久）。为此，《解剖学全部名词汇编》刊登于《中华医学杂志》1927年第13卷第1期，俞凤宾写了序言。1916年8月至1926年7月，医学名词审查会共召开11次会议，审查了包括化学、细菌学、组织学、病理学、寄生物学、生物化学、药理学、外科学、内科学等学科在内的名词共23册，审定8册，该汇编共载解剖学名词4822个，分属骨骼学、韧带学、肌肉学、内脏学、感觉器学、皮学、血管学和神经学八类名词。各名词均按拉丁字母顺序排列，分列有拉丁文名、德文名、英文名、日文名、旧译名、参考名和决定名五种文字共七项对照。

然而，这一解剖学名词汇编资料，并没经官方命令公布，国内学者没能一致采用。进而，于1936年由时任国立编译馆编纂兼自然科学组主任的赵士卿主持编撰，成稿后送请专家审查。然而，遗憾的是，"乃以抗战军兴，付审稿本强半散失，以致未能即达公布之目的"[2]。

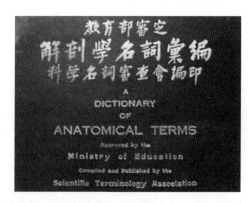

图7-16　中国首部官方解剖学名词汇编（上海图书馆藏，李瑞锡提供）

---

[1] 教育部名词审定委员会. 解剖学名词汇编［M］. 科学名词审查会编印，1927.
[2] 国民政府教育部. 人体解剖学名词［M］. 国立编译馆出版，正中书局印行，1943.

1928 年，大学院（教育部的改称）成立了译名统一委员会。1932 年成立了国立编译馆，对科学名词负"起草，整理及呈请教育部审核公布之责"①。

1940 年，国立编译馆依据德国解剖学家弗里德里希·科普施（Friedrich W. T. Kopsch，1836—1921）主编的解剖学名词（即 BNA）为蓝本，再次翻译编撰，所有人体解剖学名词内容按四项（栏）编撰，第一项为拉丁文旧名（BNA），第二项为拉丁语新名（JNA），第三项为汉译旧名，第四项为汉译新名。名词的排列，依拉丁语旧名字母次序编排。全文从 Abdomen（腹），开始，至 Zonula ciliaris（睫状小带）结束，共收集人体解剖学名词 5760 条，全属"大体解剖学"范畴的解剖名词。国立编译馆强调要求，教学应使用新译名，仅部分有备注的旧词仍可使用。同时指出：若干名词同时有两种译法，均可通用，如髂（肠骨）、骶（荐骨）、膝（盖骨）、腭（口盖）、腹股沟（鼠蹊）、神经核（巢）、阑尾（蚓突）等。在一译名中遇有髂、骶等字样，可以肠骨、荐骨等代之。

1941 年编撰完成，同年 7 月送请国民政府教育部聘任的人体解剖学名词审查委员会审核。委员会主任委员是鲁德馨，委员有王子玕、王仲侨、王肇勋、吴济时、李宣果、沈克非、宋国宾、谷镜汧、秉志、张鋆、张查理、郭绍周、陈友浩、陈恒义、叶鹿鸣、赵士卿、潘铭紫、卢于道、应乐仁、韩次明等 20 余人。

1943 年 5 月 5 日，国民政府教育部在四川北碚召开医学名词审查委员会会议，人体解剖学名词委员会经过三个日夜紧张讨论审核后，由赵士卿根据大家的意见和建议再次修正。最终，由时任国立编译馆馆长陈可忠作序、国立编译馆出版、正中书局印行，于同年 7 月 27 日经教育部正令公布，成为中国第一部官颁《人体解剖学名词》（图 7-17）。从此，来自《黄帝内经》的中文人体名词与西文汉译而来的解剖学名词有机地结合起来了，成为中国现代"大体解剖学"名词之根本，是中国"大体解剖学"乃至整个中国解剖学发展史上的里程碑。卢于道在《三十年来国内的解剖学》一文中谈到当时解剖学教材编著之艰难和《人体解剖学名词》的重要地位时提道："编著这么一个巨帙课本之事，就会令我们想到编书所需要的解剖尸体、作图、译名、印刷和经费等五项大事。这五件大事，在目前没有一件是容易解决的，比较起来，译名一项，由教育部国立编译馆完成了初步工作，这是可以庆幸的。"名词审定对中国解剖学事业，特别是对新中国成立以后的解剖学发展，发挥了关键作用。

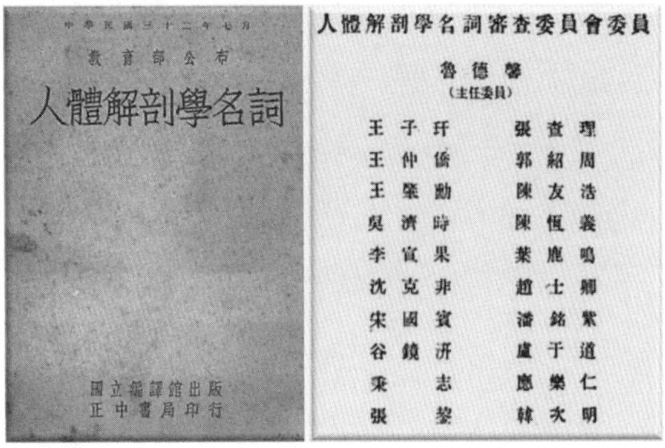

图 7-17　人体解剖学名词审查委员会及《人体解剖学名词》（李瑞锡提供）

① 全国科学技术名词审定委员会. 人体解剖学名词：序［M］. 北京：科学出版社，2014.

1949 年新中国成立以后，解剖学名词又几经修订。1954 年，卫生部公布了由卫生部卫生教材编审委员会编撰的《人体解剖学名词》；1982 年，中国解剖学会组织编撰的《中国人体解剖学名词》在上海科学技术出版社出版；1991 年、1993 年和 2014 年，中国解剖学会名词审定委员会编撰的《人体解剖学名词》《组织学与胚胎学名词》在科学出版社出版。

（李瑞锡　郭顺根）

第三篇 中国解剖学科的发展史
（1949 年至今）

第八章　学科体系的发展

　　20世纪90年代之前，中国的医学院校没有学科分类标准，一般只有基础医学和临床医学等专业分类。解剖学和组织学与胚胎学教研室隶属于基础医学院/部，以系、教研组/室的形式发挥作用。1992年发布的《中华人民共和国学科分类与代码国家标准》及2009年发布的第一个修订版规定：基础医学（代码310）为医学下属的一级学科。按照国家1997年颁布的《授予博士、硕士学位和培养研究生的学科、专业目录》，人体解剖学和组织学与胚胎学被设置为基础医学下的二级学科（代码100101），2012年，人体解剖学或组织学与胚胎学又分别被设置为三级学科[①]。

第一节　新中国成立后的学科发展

一、教育系统一面倒

　　新中国成立前夜，毛泽东在《论人民民主专政》中提出了"一边倒"的方针，"……欲达到胜利和巩固胜利，必须一边倒，……中国人不是倒向帝国主义一边，就是倒向社会主义一边，绝无例外，骑墙是不行的。第三条道路是没有的"。由于没有"第三条道路"，更不可能倒向帝国主义一边，那么走苏联人的路就是必然选择。

　　新中国成立初期，中央人民政府确立"向苏联学习"的方针，科学界和教育界则按"苏联模式"开始建设与发展。从中国医学教育的状况看，根本无法满足当时国家社会主义建设的需要。突出的表现是高等医学院校地域分布不平衡。1950年，华东地区有高等医学院校18所，占全国医学院校的40.9%，上海就有7所。在新中国成立的前七年中，中央人民政府接管了旧的公立、私立学校，改造和裁并了受外国资助的教会学校。对于教学人员、院系设置、课程安排，均维持原状。

　　旧中国缺医少药，新中国成立伊始，加上战争留下的创伤就更显得严重。1949年按全国人口的需求，仅医师、药师、卫生工程师就需要60万人，加上中初级卫生干部，共为300万

① 中华人民共和国教育部. 教育部关于印发《普通高等学校本科专业目录（2012年）》《普通高等学校本科专业设置管理规定》等文件的通知［EB/OL］.（2012-09-18）.http://www.moe.gov.cn/srcsite/A08/moe_1034/s3882/201209/t20120918_143152.html.

人。然而全国正式医师不到 2 万人，药剂师不到 5000 人，护士、助产士也只有 2 万多人。而且这些医务人员绝大部分集中在少数城市，农村中做医护工作的主要是巫医、神汉、走方郎中等。据统计，中国一年患传染病的达 1 亿余人，死于疾病的达 600 余万人，婴儿死亡率为 35%—50%。如果每年每人看医生以 8 次计算，则约近 40 亿次，80% 农村病人找不到医生看病 [①]。

1949 年 9 月，中国人民政治协商会议通过的《共同纲领》规定，人民政府应有计划、有步骤地改革旧的教育制度、教育内容和教学方法。1950 年 5 月召开了第一次全国高等教育会议，提出以理论与实际一致的方法，培养具有高等文化水平、掌握现代科学方法和技术、全心全意为人民服务的学科建设人才。

面对这种情况，新中国必须进行医学教育改革。因为"如果按老制度老办法训练医学干部，得需要一千年以上。改革医学教育必须从解决实际问题出发，要从适应生产建设与国防建设出发，要从解决占中国人口 90% 以上的劳动人民的健康出发，培养大批具有相当质量的医务干部来"以满足社会的需要。但应该怎样改革，采用哪些政策措施促进改革又快又好地进行，中国没有成熟的经验，需要有一个"样板"。毫无疑问，在当时的历史条件下，这个"样板"只能是苏联。

新中国成立初期，中国在各个领域存在一种"全盘苏化"趋势。高等教育方面也是如此，主要就是要实现从以前的英美教育体制向苏联教育体制转变，这在 1952 年的院系调整中反映得尤为明显。当然医学教育体制也毫不例外地要面临一个向苏联模式转型的问题。其实就医学本身而言，因为近代医学主要是由西方的传教士引入中国的，并且中国最早的西医医院也几乎无一例外的含有教会背景，可以说是近代医学在中国萌芽的那一刻起就带有鲜明的西方的烙印。

以往中国的医学教育奉行的是欧美的教育模式，必然带有明显的殖民地色彩，所以中国的医学界必须寻找一种全新的教育理念来代替既有的西方医学教育理念。中国和苏联都奉行马克思列宁主义，而当时的国际形势又将中苏两国两党的密切程度向前推进了一大步，所以将苏联的医学教育理念引入中国也是顺理成章。社会主义道路是中国的必由之路，苏联是第一个社会主义国家，新中国成立初期，国家百废待兴，包括医学教育在内的新中国教育系统，要想建立社会主义教育体系和制度，借鉴苏联经验是唯一选择（图 8-1）。

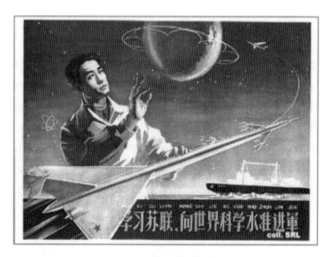

图 8-1　学习苏联宣传画

① 文丰. 中苏合作背景下上海第二医学院医学教育研究：1952—1957 [D]. 复旦大学，2011.

二、全面学习苏联

（一）制订教学计划

模仿苏联模式，制订教育教学计划。苏联医学高等学校都是单科院校，由2—3个系组成。分科/系以后，需要明确专科医生的培养目标，而培养目标要反映在教学计划、教学大纲、教学进程、教研组织等各个方面。教学计划规定，不论哪个科/系，都要具备高深的临床及理论知识，如物理学、化学、生理学、解剖学、组织学、生物化学等，并应接受严格的临床训练。

小儿科学系的教学计划和教学大纲除与临床医学共有的一般课程以外，还特别设有小儿的疾病及正常发育的课程。除了一般生理学课，还要学习儿童生理学、小儿解剖学、儿童发育生理、幼儿疾病、儿童传染病、学校卫生、儿外科等课程以及其他培养儿科医生所必需的有关课程。

在确定培养目标的基础上，制订教学大纲和教学计划。实际上完全照搬苏联的教育教学计划。

（二）组织翻译苏联医学教材

向苏联模式学习的过程中，有一个突出的特点，就是教材、教学计划的统一性。这种统一性是高度中央集权体制在教育领域的直接反应，任何学校不得擅自更改教学计划，包括增减科目或学习时数、改变课程的进行次序等。

苏联"教学计划是由苏联保健部教育司的教学方法委员会制订，一般由保健部副部长和高等教育部部长批准。教学计划中须列入全部必修课的科目，即每门课程的总学时数、课程进行的次序及进行生产实习的时间等。教学计划中应明确规定讲课的时数、实习时数、实验时数、临床实习的时数、考试测验的时间、每学期周数、每周讲课及实习的时数等。当时苏联规定，学生每周学习时间不得超过36小时（自修、家庭作业、学生科学研究小组活动时间除外）"[①]。

旧教材的编撰理念和指导思想与中国当时的情况格格不入，因此必须被替换掉，替换的主要方式是大规模地、全面地引入苏联的医学教材。

1953年8月14日，卫生部下达《关于采用苏联教材的通知》，要求"各院校之本科教材'按教学计划和出版计划，应逐步采用卫生教材编审委员会所制定之苏联高级医科教材，但辅科选用苏联中级医科教材'。苏联教材分量较重，当采用为教本时，可以根据现行教学计划加以取舍，尤应结合我国具体情况和个人经验，适当地加以补充实际资料，但须注意保持原思想体系，不得使之支离破碎，残缺不全，或加之以庸俗化的联系发挥，对采用教材的经验及译本的意见，希随时送本部卫生教材编审委员会"。1953年，除上海第二医学院解剖学等10门课程采用苏联教材外，其余均参考苏联教材自编教材。

国家卫生部卫生教材编委会给沈阳医学院下达要完成19个学科、8726页、770万字的教材翻译任务（节选见表8-1），其中包括B. H.童可夫编著的《正常人体解剖学》（上、下卷。图8-2），主译者为沈阳医学院的王之烈、邱树华和李墨林，1955年由人民卫生出版社出版。还有A. A.查瓦尔金编著的组织学教科书。全国医学院校各解剖学和组织学与胚胎学教研组均

---

① 文丰. 中苏合作背景下上海第二医学院医学教育研究：1952—1957［D］. 复旦大学，2011.

用翻译教材给学生上课。此外，国内的一些解剖学家也译出苏联高级及中级解剖学教科书及实习指南。在教学改革工作中首次批判了解剖学上的纯形态学观点，树立辩证唯物主义的形态观。

表 8-1　苏联高级医科教材翻译出版计划（节选）

书名	原书出版日期	字数（万）	翻译者	出版日期
正常人体解剖学（上）	1949 年	100	沈阳医学院解剖组	1955 年 1 月
正常人体解剖学（下）	1949 年	100	沈阳医学院解剖组	1955 年 5 月

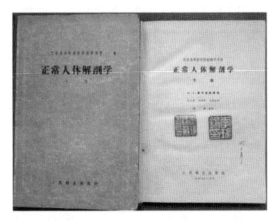

图 8-2　童可夫的《正常人体解剖学》（李瑞锡提供）

吴汝康当时在大连医学院任教，他参加了俄语速成班，自学了恩格斯的《自然辩证法》等多部经典著作，仔细研读了童可夫的《正常人体解剖学》，结合生物进化讲解解剖学。书中认为形态受到机能影响；反过来，形态又影响机能，这是一种辩证关系。苏联解剖学强调进化论，吴汝康结合教授解剖学的实践谈了体会，在《光明日报》（图 1-2）和《高等教育通讯》（1955）上发表，协和医学院解剖学教研组还发表了《学习新教学大纲后的体会》[1]。吴汝康因学习苏联解剖学教材有独到见解，1958 年 7 月 8—14 日应邀与臧玉淦、张作干一起出席全苏联第六届解剖学家、组织学家和胚胎学家大会。

（三）建立教学组织，制定课程表

设立教研组是 20 世纪 50 年代高等教育改革的一项主要内容，也是苏联经验的根本所在，是新中国成立之初高校改革的标志，使教学工作由个人行为变为集体活动。在借鉴苏联经验的基础上，1951 年中国人民大学结合学校实际，在全国率先创造出"教研室"这个名称，并建立教研室制度，以后在全国普及开来[2][3]。要执行教育教学计划还需要有适当的班组。苏联高等学校中，学生分若干个小组，每组为 20—30 人，三年级以上每组 10—12 人。这与现在情况差不多，一个年级分若干个班级，每班又划分为几个小组，实习时，小班上课，一般不超过 30 人。

① 见中国解剖学会会刊，1955 年 5 月第 2 期第 9—10 页。
② 曾天山. 新中国教育科研六十年 [J]. 教育学术月刊，2009（5）：3-9.
③ 傅颐.《六十年代的高教六十条》的制定试行及历史经验 [J]. 中共党史研究，2006（3）：87-93.

学生要参加期末考试须对其考试课程进行考查，合格者方可参加期末考试。考试方法主要采用口试，以四分制评定成绩。不考试的课程以考查成绩作为学期成绩，记为及格和不及格两种。一、二年级（以及三年级的一部分）新开设的课程，其内容是医疗系、公共卫生系或小儿科系的专业医生均须具备的医学基础知识，故各系基础课程的课时数和讲授次序的差别很小（药理学除外。详见表8-2）。

表 8-2　苏联医学教育各系基础课课时数

系别	科　目						
	拉丁文	药理学	生物与寄生虫学	解剖学	物理学	微生物学	生理学
医疗系	91	170	199	390	144	207	248
公共卫生系	91	151	199	390	144	207	248
儿科系	91	170	199	390	144	207	248
口腔医学系	91	140	199	390	144	207	249
药学系	120				186	108	

（四）学习苏联的一些理论

学苏联时，普遍学习巴甫洛夫高级神经活动学说、米丘林学说和勒柏辛斯卡娅学说。为了学好巴甫洛夫学说，有的学校还建立巴甫洛夫学说实验楼。1953年，卫生部在中国科学院及全国科联的积极支持与协助下举办了巴甫洛夫学说学习会，集中了全国生理学、心理学及其他临床医学工作的高级技术干部共117名，系统地学习巴甫洛夫的经典著作与其他学派的主要著作，如巴甫洛夫著《大脑两半球机能讲义》（作为教材）《条件反射讲演集》《高级神经活动病理生理学》（作为主要参考教材）。全体学员选读了贝科夫著的《大脑皮层和内脏》一书的重要部分。当时对这些理论的学习热情与重视程度可见一斑。

（五）请进来与走出去

在以苏联为师，一面倒向苏联，实行全面苏化的背景下，苏联派出了754位专家到国家高教部和各大学任顾问和教师。早在延安时期苏联就派遣阿洛夫等医务人员到延安中央医院工作。这些苏联专家的到来，带来了苏联医学教育的理念，从而对当时延安的医学教育产生了影响，成为新中国成立初期医学教育系统一面倒的因素之一，影响了全国的医学院校。根据教育部《关于整顿高等学校的决定》的精神，各校都开展"向苏联学习"的活动，一些苏联专家也陆续到校工作。

同时，国家选派留学生到苏联学习。实际上，在新中国成立之初，中央就决定向苏联与东欧社会主义国家派遣留学生，并成立了以聂荣臻、李富春和陆定一主持的领导小组负责领导留学生的派遣工作。据统计，1950年派出35人，1951年381人，1952年231人，1953年675人，1954年1518人，1955年2093人，1956年2401人。自1957—1960年每年减少到400—500人。1951年，国家选派30名医学生赴苏联留学，全部为研究生。之后国家继续不断地派遣留苏研究生，解剖学科也有留学生赴苏深造，沈阳医学院何维为和宫敬中就在派遣生之列，他们于 1956 年归国，成为学科的骨干。在解剖学与组织学方面，前后派遣出国留苏学生 10 人，首批留学生都回国参加教学、科研的实际工作。实际上，1948 年 8 月，党中央就已批准东北局选派 21 名青年去苏联学习科学技术 [1]。

（六）开办俄文速成班

1953 年，为更好地学习苏联的先进科学技术，改革教学，提高教学质量，当时的中央卫生部要求在各医药院校内开展教学人员俄文专业书籍阅读速成学习。各高等医学院校的教学人员应首先掌握俄语，以便直接接受苏联医学科学的成就。各校举办俄文速成班，组织教师学习俄文。参加俄文速成学习的对象"主要是助教以上的教学人员"。通过速成学习，一般能掌握俄文的基本文法，记住 1500—2000 个单词，初步达到查字典可阅读某一医药专业书籍每小时 200—300 字的能力，并能正确体会单句之构造，以打下今后逐步巩固和提高的基础。卫生部希望缺乏俄语师资的院校先派人去哈尔滨医科大学俄文进修班学习。在哈尔滨医科大学俄文进修班"速成"的学员再回到自己的院校指导其他学生"速成"。

开展速成学习班前要制定好教学计划、教学大纲，教员应有一定的时间备课，并培训辅导人员。辅导人员可在不同地方学习（如哈尔滨医科大学、沈阳医学院、大连医学院、山东医学院、北京医学院、天津俄文速成班，各区教育部门举办的俄文速成班等），速成学习班的文件精神虽大体一致，但具体做法却不尽相同。[2]

当时，大连医学院利用假期为教师办俄语速成班，在校时任解剖教研室教师的吴汝康和吴新智也参加了学习。吴新智就是根据当时学习的俄语，组织同教研室的孙廷魁、王仲明、李明扬老师，翻译了吴汝康从苏联格拉西莫夫手中要来的《从头骨复原面貌的原理》一书，经吴汝康校对后，1958 年由科学出版社正式出版发行，成为法医方面、公安破案工作至今仍在应用的重要参考书。按该书的原理，吴新智与老技师王存义合作在北京为国家博物馆复原的中国猿人头像至今还在展出，他们还为北京定陵博物馆做了万历皇帝和皇后的复原像。

（七）按苏联模式开展教学与科研工作

在"苏联的今天就是我们的明天"的口号下，形成了全国学习苏联的热潮。与此同时也制订了一些防止完全照抄苏联经验的措施。国内多数医学院校都设有解剖学教研室和组织学与胚胎学教研室。开设课程有系统解剖学、局部解剖学、组织胚胎学、尸体解剖等。教学层次主要有临床医学、儿科学等。在规模较大的医学院校，学生人数在 300—400 人，学时数各校不同，但是系统解剖学多在 300 学时 / 年左右，教师人均授课 100—300 学时 / 年；开设尸体解剖课的学校，尸解学时约 60 学时 / 年，平均每 5 个学生 1 具尸体，尸体来源主要为无主尸体。相关基础课程采用苏联教材中文译本，如童可夫编著的《正常人体解剖学》（图 8-2）和自编教材及图谱。多数院校在解剖学教学中使用瓶装标本、自制模型、挂图、幻灯片等作为辅助教材，其中标本全为自制。

新中国成立初期，全国大部分医学院校的解剖学、组织学与胚胎学教研室都以教学为中心，但是也有一些条件较好的医学院校开展了科学研究工作。当时的科研主要集中在神经解剖学、胚胎发育（如上海医学院的王有琪、谷华运、成令忠等；沈阳医学院的于频等）和临

[1] 刘道玉. 中国高等教育六十年的变迁 [J]. 高教探索，2009（5）：5-12.
[2] 文丰. 中苏合作背景下上海第二医学院医学教育研究：1952—1957 [D]. 复旦大学，2011.

床解剖（如上海医学院的齐登科、郑思竞等）等几个领域。沈阳医学院的何维为在 1956 年留学苏联归国后，开展人丘脑辐射纤维与胼胝体关系方面的研究。哈尔滨医科大学王云祥[①]，从 1958 年开始，在国内首先开创了淋巴学研究，哈尔滨医科大学被卫生部指定为全国淋巴管进修基地，之后他在全国各地举办 6 次淋巴管研究学习班，在该校举办 2 次淋巴管进修班，使哈尔滨医科大学成为全国淋巴研究的中心。

三、院系调整

为了对社会主义国家的苏联的教育体制的"立"，就必须对西方国家扶持的诸多教会大学采取"破"的立场。

从 1952 年开始，进行了院系调整和专业设置工作，以苏联高等教育为模板，把中华民国时期效仿英式、美式构建的高校体系，改造成模仿苏联式的高校体系，很多医学院都从综合性大学里独立出来成为医学院或医科大学。

1952 年，当时全国有 44 所高等医学院校，其中国立 24 所、省立 7 所、私立 13 所，有 22 所医学院校设在综合性大学内。这些学校当时普遍的状况是规模小、招生少、设备差、校舍简陋、师资缺乏，学校分布也极不合理。为了集中力量办好高等医药学校，改变其不合理状况，1952 年 7 月，在政务院的统一领导下进行院系调整，合并了一些规模较小的学校，把沿海的一些学校有计划地迁往内地缺少医学院校的省区。1956 年又筹建了 4 所中医学院，到 1957 年，全国医学院校总数达 37 所，这些院校后来都成为新中国医学教育事业的骨干力量。

1954 年全面引进苏联教材。经过 2—3 年试用，发现苏联教材分量过重，其中某些内容与我国情况方枘圆凿，有的翻译质量不高，使用时有很多困难，1956 年开始着手自编各门教材（图 8-3）。部分采用外国教材。新编的解剖学教材分量仍很重，老师上课时，先把解剖学中比较解剖学内容、胚胎发生和畸形内容等划掉，以减轻学生负担。

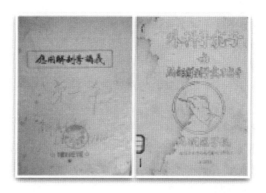

图 8-3 20 世纪 50 年代编写的讲义（贵州医科大学提供）

---

① 王云祥（1927— ），哈尔滨医科大学解剖学教研室教授，国务院特殊津贴获得者。1948 年毕业于中国医科大学，从教 60 年。曾被评为黑龙江科技精英、省优秀教师。1958 年在国内首先开始淋巴学研究，填补了中国在该领域的空白，为国人体质解剖学积累了很多资料；哈尔滨医科大学被卫生部指定为全国淋巴管研究进修基地，他组织淋巴管研究进修和学习班 8 次。发表论文 110 篇，主编专著 8 部，4 次获国家自然科学基金，获卫生部及省科技进步奖 4 项。他的《系统解剖学》教学视频获中华医学会二等奖。

这时期，再版了张查理的《解剖学实习指导》（1950）、臧玉淦的《人体解剖实习指导》（1949、1950、1951）。院系调整后全部采用中文教材，如张鋆主编的《解剖学》（1953）、《人体解剖学》（1960、1963），北京医学院主编的《正常人体解剖学》（1961）等。

新中国成立前的解剖学图谱和大型参考书均为进口的英文、德文、日文原版书。新中国成立后中国自己编辑出版的图谱有：吴汝康的《人体解剖学图谱》（1954）、姜同喻的《人体解剖学图谱》（1961）、王维松（1902—1985）的《人体解剖学图谱》（上、中、下三集）。郭光文的《人体解剖彩色图谱》（1986）、于频的《新编人体解剖图谱》（1996）、严振国的《全身经穴应用解剖图谱》（1997）等。新中国成立前没有什么专著，即或在"文化大革命"前，专业解剖和专著出版也非常少。十年动乱，解剖学的教学和科研同样遭到严重破坏，党的十一届三中全会后各项工作重新出现了欣欣向荣的局面。人民卫生出版社组织专家教授编写出版了解剖学各种教学模式的教材。如国家规划教材（表10-1、表12-3）及王永贵主编《解剖学》第1版（1994），余哲主编第2版（1998）。比较解剖学如鲁子惠（1899—2000）的《猫的解剖》（1979）。专业解剖学有龚明的《运动解剖学》（1984）、曹献廷的《手术解剖学》（1993）、李乐然的《护理技术操作应用解剖学》（1994）、张书琴的《美容整形临床应用解剖学》（1998）。专著有：钟世镇的《显微外科解剖学》（1982）、《显微外科解剖学基础》（1995）；于频的《解剖学技术》（1985），第2版（1997）主编为李忠华、王兴海；江家元的《肺的临床解剖学》（1988）；廖亚平（1910—1995）的《肝脏解剖学》（1982）、《儿童解剖学》（1987）；王云祥的《实用淋巴系统解剖学》（1984）、《女性生殖系淋巴与妇科癌》（1989）；曾司鲁等的《脑血管解剖》（1986）；张年甲的《腹盆部血管解剖学》（1987）；孙廷魁的《冠状循环与临床》（1990）；于彦铮、左焕琛的《心脏冠状动脉解剖》（1994）；廖瑞等的《人和猴器官内微血管三维构筑》（1993）；王启华的《临床耳鼻咽喉解剖学》（1995）；李吉的《皮瓣和肌皮瓣显微外科解剖学》（1993）；徐达传的《手功能修复重建外科解剖学》（1996）、《实用临床骨缺损修复应用解剖学》（1999）。由钟世镇任总主编的《临床解剖学丛书》，各分册主编有：张为龙、钟世镇主编《临床解剖学丛书·头颈部分册》（1988），刘正津、陈尔瑜主编《临床解剖学丛书·胸部和脊柱分册》（1989），王启华、孙博（1928—1993）主编《临床解剖学丛书·四肢分册》（1991），韩永坚、刘牧之主编《临床解剖学丛书·腹、盆部分册》（1992）。

新中国成立后，从中央到地方政府采取了一系列有力的师资培养措施，如1952年卫生部委托部分高等医学院校（如北京医学院、上海医学院、山东医学院、浙江医学院、沈阳医学院、大连医学院和几所军医大学等）举办基础课各门学科的高级师资进修班；培养骨干教师，组织骨干教师到国外进修或根据教学和科研工作的需要，在国外学习某门新科学技术和短期观摩学习；等等。

原教育部部长何东昌曾总结："总体而言，苏联的教育思想、教学内容和教学方法在当时是比较先进的。我们吸收了苏联大学重视基础理论、重视实验和实习等教学环节、重视教学方法和比较严密的教学组织等优点，使教学质量和学术水平都有不同程度的提高，从而提高了人才培养的质量。最大的缺点是统得太死，如过分强调高度的集中统一，地方特殊性照顾的很少，高等学校主动权太少，不利于学校自主发展和办出特色；没有多科性的综合大学，专门学院过于单一，不利于新学科、新科技发展；人才培养只注意一种模式，过于呆板划一，实行的是统一专业设置、统一教学计划、统一教学大纲、统一教材、统一教学过程和统一教学管理，这不但妨碍了发挥师生的主观能动性，也不利于因材施教，培养拔尖人才；学术思想也比较僵化，不利于在学术上探索争鸣；在外语教学上，普遍地只开设一门俄语，不利于以英语为主的科技文献交流和学术交流。"[1] 这个总结也符合解剖学科的情况。

四、《高教六十条》出台

从 20 世纪 50 年代中期开始，毛泽东同志不断批评学习苏联过程中出现的简单照搬和教条主义倾向，提出学习外国的东西要同中国实际相结合，要走自己的路。开始了各种各样的试验，校办工厂，半工半读，学校实行教学、生产劳动、科学研究相结合，但是有一段时间，政治活动过多，劳动生产过多，削弱了文化知识的学习。1957 年"反右"扩大化，1958 年错误地开展"反右倾"斗争，挫伤了教师和干部的积极性，教学质量下降。1958—1960 年，高等教育在"大跃进"中受到严重冲击。1958 年教育大革命，没有实现预期目标，造成严重失误，贬低教师在教学活动中的地位和作用，教学秩序混乱。以群众运动的方式进行教学改革，对课程不适当地大删大改，以"大兵团"方式编讲义，大搞科技献礼，贪多图快、急于求成，教学质量下降，混淆政治与学术的界限，开展"拔白旗""插红旗"运动，对知识分子进行错误、过火的批判。1960 年冬，党中央决定进行调整，要求高校教师以教学为主，每年 8 个月以上的时间用于教学科学研究，其他时间占教师工作的 10%—30%；学生参加劳动的时间一般 1—1.5 月。

1961 年，中央指示教育部总结经验与教训。1961 年 9 月 15 日，中共中央批准试行庐山工作会议上通过的《教育部直属高等学校暂行工作条例（草案）》（简称《高教六十条》），全国 26 所学校试行。1962 年，周恩来总理在全国人大三次会议上宣布，全国有条件的学校都要试行该条例。

1962 年已开始招收培养研究生，1963 年《高等学校培养研究生工作暂行条例（草案）》等一系列文件下发。1965 年成为中国高等教育的"黄金时刻"。

按照《高教六十条》的精神要求，全国的医学院校，在医学教学工作中都加强了基础知识、基本理论的教学和基本技能的训练，贯彻严肃的态度、严格的要求和严密的方法（简称"三基三严"），从而极大地提高了学生的理论水平和实践能力。按照国家卫生部的规划，执行全国统一的教学计划，使用全国通用教材，选择教学经验丰富的教师任课，试行选任主讲教师制度，提高了理论讲授和实验课的质量。沈阳医学院等一些高校举办外文班，派留学生到国外深造。学校强调教学过程中教师的主导作用、"少而精"的原则及加强外语教学等重大举措。1964 年 1 月，卫生部在广州召开全国卫生教育工作会议，沈阳医学院于频到会汇报了在解剖学教学过程中如何落实"三基三严"的体会，并到湘雅医学院等其他医学院校进行了解剖教学"三基三严"的经验介绍。

五、开始支援边远地区和新建医学院校

新中国成立初期，除京、津、沪及省会城市的医学院校外，大多数地方医学院校都处于

---

① 何东昌. 文革前十七年奠定了中国特色社会主义高等教育的基础［EB/OL］.（2013-10-15）. www.moe.gov.cn/publicf.

初创时期，解剖学科发展相对落后。根据国家要求，一些基础较好的医学院校都向力量薄弱的医学院校选派师资力量，帮助建立解剖学、组织学与胚胎学教研室，开展教学工作；东部发达地区的医学院校也选派师资到西部边远地区的医学院校支援建设。

1958—1965 年，沈阳医学院先后分 7 批派出师资队伍支援兄弟院校。仅在解剖学和组织学与胚胎学教研组就有贾长恩、邱树华和周兴（到北京中医学院），宫敬忠（到兰州医学院），王之烈、舍英（到内蒙古医学院），杨振铎（到青海医学院），克立（到新疆医学院），韩连斗（到山西医学院），赵集中（到延边医学院），李彦、李泽山（到锦州医学院）等十多位骨干教师响应党的号召，奔赴祖国各地支援和新建医学院校。内蒙古医学院组建初期，教师主要来自北京医学院（如刘其端），还有协和医学院、沈阳医学院等。四川华西医科大学的张光武支援青海医学院，尹松涛、汤福英到四川泸州医学院，宋熙到成都中医学院。除支援教师外，还援助一些教学标本支援边远医学院的有北京医学院、山东医学院、沈阳医学院、哈尔滨医科大学[①]。

上海医学院整体援建了重庆医学院，解剖学教研室的王永豪、姜均本、吴允明、翁家颖和颜文俊等教师和组织学与胚胎学的黄似馨、马长俊、陈圆茶、管必隆、谢小云、姜彩娟和沈瑞菊等教师支援了重庆医学院的形态学科建设。上海第二医学院张建中等 5 位老师和朱建业分别到蚌埠医学院的解剖学和组织学与胚胎学教研室。赵敏学从上海东南医学院调至安徽。天津医学院也派出骨干教师支援边远院校的解剖学科建设。他们都成为这些医学院校解剖学科的学术带头人和学术骨干。

在这个过程中还按《高教六十条》精神编写了教科书与教学参考书。沈阳医学院李珍年、王序主编的《人体组织学胚胎学彩色挂图》，由人民卫生出版社出版发行，可一图多用，附有中英文名词说明。20 世纪 60 年代，一些院校土法上马，自己动手，制作教具，满足形态学教学需要。

六、向科学进军

1956 年 1 月 14 日，党中央首次召开以知识分子为主题的全国性工作会议。周恩来总理代表党中央做了《关于知识分子问题的报告》，发出了"向科学进军"的号召，又在 1956 年亲自领导主持制定了《1956—1967 年科学技术发展远景规划》，从而掀起了全国向科学进军的热潮。为了响应党中央的号召，全国各医学院校都采取了一些新的措施，积极参与 1956—1967 年的科学技术发展远景规划的制订，承担国家重大的科研任务，培养人才，初步形成教学与科研并重的办学格局。学校还编制科学研究远景规划，成立科学研究管理机构和研究室，广泛开展国际学术交流。

解剖学科也是一马当先，抓住大好时机，迅速发展。通过学习苏联，确立教研组 / 室的决定性领导地位之后，更是认真审查研究题目、计划和论文，把好论文质量关，推动教学和科研工作的顺利开展。

1957 年，开展"反右"斗争，1959 年 1 月初，开始了"批判资产阶级教育思想、医疗思想作风"的"拔白旗"运动。尽管知识分子的积极性受到一些影响，但各校仍加强教学和科

---

① 王林松，郭秀芝. 中国医科大学岁月［M］. 沈阳：辽宁人民出版社，2011.

研工作，千方百计提高教学质量，出了不少科研成果。

为了加强师资队伍建设，学校开办解剖学科的高师班、训练班等，培养、提高教师教学、科研能力。1963 年，有的学校实行了优等生培养工作，从二至五年级学生中选拔出优等学生，分别在解剖学、病理学、内科学、外科学和儿科学基础等几个教研组培养，因材施教。

科学研究取得很多成果。本着基础理论指导临床实践和服务于临床的原则，广大老师总结了近千篇论著，学会创办了学术杂志，学校举办多种学习班，学科领域逐渐形成了临床应用解剖学、断层解剖学等的雏形。

1956 年前后，大体解剖的研究主要有两类：人体结构的分布与变异（如神经血管分布、脑沟类型、肌的变异等）和测量与统计。组织细胞学研究主要在组织化学、实验组织学与细胞结构变化等方面；胚胎学主要在形态方面、实验胚胎学（如细胞生理、组织分化、再生、胚胎成分和实验技术等）；神经解剖学主要研究有：神经系的大体解剖、胚胎发育、组织结构、组织化学、神经染色技术；体质人类学方面有：化石人、儿童体质发育、民族体型等。

1964 年，由于院校和研究机构的增多，解剖学科研究队伍迅速扩大，编写翻译了许多教学和科研书籍，有些研究的质量达到或接近国际先进水平，许多新的研究方法和技术（如组织培养、组织化学、放射自显影和电子显微镜技术）已用于科学研究之中。

（吕捷　柏树令　席焕久）

第二节　"文化大革命"对学科的影响

一、学科建设停滞

"文化大革命"的十年，中国的高等教育遭到严重破坏。运动一开始，全国各医学院校主要党政领导干部被打倒或靠边站，领导核心缺失，领导机构以及学校的教学组织、教学管理工作陷于全面瘫痪，《高教六十条》被视为"修正主义教育路线纲领"[1] 遭到批判，管理制度逐一被废除。无政府主义思潮泛滥，学校的正常教学秩序被打乱，导致学校的一切正常活动无法进行。"四人帮"违背教育教学规律，大搞实用主义，反对基础理论研究。教师受到摧残，学术权威被打倒，优秀师资被强行下放，有的教师只好离开讲台、离开学校，广大教师的政治和业务的积极性受到极大的挫伤，教师队伍遭到严重破坏。学校迁、散，校舍被占用，实验室、仪器设备遭到严重破坏。解剖标本、模型、切片和图书资料严重损失。

由于学制的缩短，教学的学时数减少，教材内容由"少而精"变成"简而粗""少而了"，加之师资力量匮乏等原因，医学院校教材建设全面停顿，解剖学科的科学研究和实验室建设全面停止。教育质量下降，学科建设无从谈起。高等教育事业遭到重创。

1971 年，国务院决定对全国高等学校进行合并调整，一批院校或被停办或被合并，全国高等学校由 1965 年的 434 所减到 1971 年的 328 所。从 1966 年起，中国高校停止招生 6 年，

① 傅颐. 六十年代初《高教六十条》的制定试行及历史经验 [J]. 中共党史研究, 2006（3）: 87–93.

停止招研究生达 12 年之久，据估算这十年中少培养 100 万大学生和 10 万研究生，与世界先进国家拉大了差距。

二、艰难前行

陷于严重动荡之中的广大教学和科研人员，对发展中国的教育和科研事业仍充满信心。下厂下乡，接受工农再教育，开展社队教学，进行教学改革。在这种困难情况下，部分医学院校的教师仍坚持解剖教材及解剖图谱的编写工作，排除各种干扰，编写出"2 合 1"教材（解剖学＋组织学与胚胎学）、"3 合 1"教材（解剖学＋组织学与胚胎学＋生理学）、"4 合 1"教材（解剖学＋组织学与胚胎学＋生理学＋生物化学）、"7 合 1"教材（解剖学＋组织学与胚胎学＋生理学＋生物化学＋微生物学＋寄生虫学＋免疫学），进行了有益的探索，为后来的课程改革打下了基础。河北医学院邀请了一些学校的教师编写了《人体解剖学》，这是新中国成立以来主要的一部解剖学参考书，其内容全面而详细。沈阳医学院郭光文、王序等克服困难，群策群力，集中全组力量，在 1972 年完成了中国第一部《彩色人体解剖图谱》的编绘。许多学校的教师还编写了当时形势所许可的教学用书。

1972 年以后高校恢复招生，"工农兵学员"进入学校，教师重新走上讲台进行授课。在困难情况下，广大高校教师和教育工作者坚持教育理想，忠诚于人民的教育事业，与"四人帮"做了坚决的斗争，坚持教育教学，保存了有益的教育和学术力量。有的高校根据国家需要开始招收留学生，从这时起，教学秩序开始好转。

在"文化大革命"期间，解剖学工作者紧跟形势，适应国家需求，抓住机遇，深入工厂、农村开展疾病普查，针对常见病与多发病，结合学科特点，开展研究工作。国家很重视中医药，当时特别强调用"一根针，一把草"治疗疾病。为了适应这种形势发展需要，很多院校开展了针麻镇痛的神经解剖学基础的研究，许多省市还开展了经络和穴位实质、针刺镇痛作用机理的研究。针对针灸治疗聋哑，解剖学工作者与耳鼻喉科医生结合起来，研究这些穴位的解剖学基础和治疗机理。在地方性流行病高发地区，如克山病、大骨节病、地方性甲状腺肿等，西安医学院、哈尔滨医科大学、锦州医学院等院校的解剖学科、临床学科和流行病学科等学科工作者深入病区开展病理人类学、形态学等方面研究。为了服务于计划生育工作，开展了棉酚等药物抗生育作用机理的研究等科研课题的研究。此外还有伟人遗体保护、古尸研究和脑血管应用解剖学研究等。

第三节 学科发展的春天

1977 年 8 月，党中央宣布"文化大革命"结束，医学院校也迎来了正规化发展的新时期。随着高考制度的恢复，各医学院校的专业设置也开始增多。1978 年 3 月，全国科学大会在北京召开，邓小平同志提出"科学技术是生产力"的论断，昭示科学的春天来到了。同年 4—5 月，全国教育工作会议在北京召开，邓小平提出要大力发展教育事业，强调要尊重教师，尊重劳动，提高教育质量。《全国教育工作会议纪要》明确"要办好一批重点大学，把它们建成既是教学中心又是科学研究中心"，强调高等学校实行教学、科学研究与生产劳动三结合，开始扭转了长期以来以"教学为中心"的传统观念。同年12月，党的十一届三中全会召开后，广大干部及教师的思想解放，压抑多年的主动性和积极性一下子迸发出来，创造性得到了极大发挥。

自20世纪80年代初开始，国家实施三大措施：利用世界银行实施贷款，建立国家自然科学基金和建立国家重点实验室。1988年9月5日，国家开始加强研究生教育，重视高等教育质量，扩大高等教育规模，加强一流大学建设。

1990年6月，国家教育委员会提出在未来10—15年内建设若干所重点大学，即后来的"211工程"。开始进行体制改革，进行院校调整合并。1998年在北京大学百年校庆上，中央提出"建设若干所具有世界先进水平的一流大学"的主张，即"985工程"。2015年提出了"双一流"建设，从此，中国高等学校进入高水平建设阶段。进入21世纪后，中国高等学校人才培养、科学研究、社会服务、文化传承创新、国际交流合作等进一步发展。

1999年以后，高等教育进入快速发展期。中国解剖学科的建设与发展正是乘这个东风迅速前进的。

一、教学工作

随着高考招生制度的恢复，全国高校教学工作开始走向正轨。

（一）课程、专业不断增加

为满足人民健康需要，高等医学院校增设了不少新的本科专业，在原来的临床医学专业（八年制、七年制、六年制英/日文班、五年制）、预防医学专业、儿科学专业、口腔医学专业、法医学专业基础上，增设了护理学专业、医学影像学专业和图书情报学专业以及卫生管理学、药学、药理学、药物化学、妇幼卫生学、护理学、基础医学、法医学、生物医学工程学、医学检验等专业。

由于其他医学基础学科如细胞生物学、分子生物学、生物化学等的迅猛发展，出现很多新兴的专业与学科，使解剖学科的教学层次不断增加。2000年后，由于大学扩招，除少数几所地方院校和军事院校外，一些医学院校招生数达到每年1500—2000人，教师人均授课学时达300—500学时。

由于医学教育改革迅猛发展加之大学扩招，为满足不同专业的需求，解剖学课程设置也在增加，除了系统解剖学、局部解剖学和组织学与胚胎学外，还有断层解剖学，神经科学基础，人体解剖学，基础医学概论，英文、日文、俄文、法文、德文系统解剖学，留学生系统解剖学等。此外由于不同专业的要求不同，解剖学的教学广度不断加宽，深度不断延伸，以适应不同专业的需要。随着医学院校陆续开设临床医学、影像医学、口腔医学、法医学、儿科医学、生物医学、护理学、高级护理学等，另外医学院校除五年制本科外，还有六年制、七年制、八年制、博士硕士研究生、留学生、成人教育（本科、专科）、夜大等，解剖学的教学层次明显增加，这些都大大增加了解剖学科教师的工作量。

为提高学生国际交流能力，各校相继开办外语医学班。此外，在这一时期一些医学院校也招收了八、七年制医学专业学生。例如，1980年上海第二医学院招收医学法语班，1988年华西医学院开始招收七年制医学外语班，1992年复旦大学上海医学院开始招收临床医学七年制学生，为临床医学七年制学生开设解剖学英语课，考试用英文试卷，提高了学生英语水平；对临床医学七年制学生全程实行导师制。

（二）教材丰富多彩

各个学校普遍采用人民卫生出版社的全国统编教材《系统解剖学》《局部解剖学》《组织学与胚胎学》（详见表10-1、表12-2）。中国医科大学徐恩多[①]主编了我国改革开放后第一套医学本科统编教材中的《局部解剖学》第1—4版（第2版为副主编），成为我国临床医学专业最权威的局部解剖学教材之一，为我国临床医学教育的局部解剖学教材编写奠定了基础。此外，其他出版社还出版了很多院校编写的不同版本的教材与教学参考书，如白求恩医科大学王根本等编写的《人体解剖学》、上海医学院成令忠主编的《组织学》、北京医学院张培林主编的《神经解剖学》（人民卫生出版社），沈阳医学院高士濂主编的《实用解剖图谱》（上肢、下肢分册）还在美国芝加哥举办的展览会上做了展出。

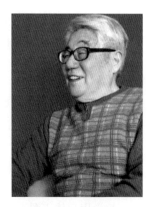

图8-4　张朝佑

在教学改革中，各校根据整合课程需要自编一些教材，如吕永利主编的《人体形态科学》，张传森、许家军和许金廉主编的《模块法教学——人体系统解剖学》（人民卫生出版社，2012），柏树令主编的《案例分析解剖学》（人民卫生出版社，2007），李和、黄辰主编的《生殖系统》（人民卫生出版社，2015），席焕久、姜恩魁主编的《现代医学基础——人体基本形态结构与代谢》（人民军医出版社，2005）。此外，还出版了一批教学参考书和专著。如高英茂、柏树令主编的《解剖学与组织胚胎学词典》（人民卫生出版社，2018），柏树令主编的《中华医学百科全书——人体解剖学》（中国协和医科大学出版社，2015），柏树令、张传森、顾晓松等主编的《组织工程学教程》（8册。人民医军出版社，2008）和《组织工程学实验教程》（人民军医出版社，2010）及李云庆、王亚云主译的《神经解剖学彩色图解教程》（天津科技翻译出版有限公司，2018）等。有一大批解剖学和组织学与胚胎学教材及其辅助教材与专著获奖。

据不完全统计，1978年以来，解剖学和组织胚胎学共出版教材和教学参考书近2000部（详见《百年学会1920—2020》）。张朝佑（图8-4）自1958年组织编写《人体解剖学》到1977年首次出版历时20年，1998年和2008年第2版、第3版问世。全书共2132页，4272千字、插图约1800幅，被中国解剖学界公认为国内最翔实、最全面、最权威的解剖学巨著。

张朝佑（1928—　），解剖学家。河北医科大学教授，博士生导师。1954年河北医学院毕业后留校任教。1984—1991年任人体解剖学教研室主任。曾任中国解剖学会理事，河北省解剖学会理事长。他主编了《人体解剖学》专著（上、下册）第1—3版。他的科研组首先采用微血管铸型、扫描电镜观察，对人体和动物的器官内微血管三维构筑进行探讨，著有《器官内微血管铸型扫描电镜图谱》等。主编、主审、参编的教材、专著30余部。（丁文龙　沃雁）

为了深刻理解新编教材的特点，在全国还举办了新编教材讲习班和研讨会。例如：1983年10月在贵阳联合召开了全国组织学与胚胎学新教材讲习班及教学讨论会，就1982年修订

① 徐恩多（1924—　），辽宁海城人。中国医科大学教授。曾任该校附属第一医院外科教研组副主任兼局解教研室主任，中华医学会外科学分会局解手术学专业组组长，《中国局解手术学杂志》主编，《中国实用外科杂志》顾问。全国高等医药院校教材编审委员会委员。（李瑞锡　吕捷）

的医学院校统编教材的重要内容和难点做了介绍，并对一些研究课题的新进展做了学术报告。组织学与胚胎学专业组在湖南医学院协助下，1984 年 9 月在长沙举办了全国组织学与胚胎学技术经验交流会，就科研和教学所用技术方法做了经验交流，展出了许多实物和切片标本。

（三）教学手段不断更新

辅助教学方式在使用瓶装标本、自制模型、挂图到幻灯片等基础上增加了计算机辅助教学（CAI）课件（详见第十三章）。

解剖学和组织学与胚胎学教学普遍使用 PPT、三维教学软件、微课及慕课等网络课程，并逐渐开始普。考试手段除了传统的理论和实践之外，还加入作业、随堂测验和讨论课等内容。

教学用尸体来源也开始规范化，各地医学院校通过当地红十字会展开尸体捐献工作。例如，1981 年开始，上海市红十字会开始遗体捐献工作，复旦大学上海医学院作为上海市的 6 个遗体接收站之一，进行遗体捐献登记和接收工作，登记和捐献遗体逐年增加，每年可接受遗体 200—300 具（详见第十、第十三章）。

（四）教学改革继续深入

1. 调整学时

解剖学一直是医学的主干课程，学时数比较多。1966 年以前，五年制临床医学专业全国教学计划规定：解剖学（含局解）216 学时，组织学与胚胎学 108 学时。这种情况持续了很长时间，随着改革的深入，教学时数不断调整。1990 年各院校情况举例见表 8-3。

表 8-3　1990 年临床医学（五年制）解剖学和组织学与胚胎学教学时数

学校	解剖学	组织学与胚胎学	学校	解剖学	组织学与胚胎学
北京医科大学	209（57）	114（57）	天津医学院	180（90）	90（36）
上海第一医学院	198	90	河北医学院	198（99）	99（50）
上海第二医学院	198	90	山西医学院	128（60）+82	114（60）
浙江医科大学	189	90	大连医学院	180（36）	99（45）
山东医学院	202（60）	117（58）	安徽医学院	204（102）	100（50）
同济医学院	198	100	福建医学院	126（27）+72（18）	99（50）
湖南医学院	202	108	江西医学院	180 小系大局*	90
中山医学院	171（36）	95（38）	青岛医学院	207（66）	99（49）
华西医学院	204（68）	110.5（51）	河南医学院	180（80）	99（36）
西安医学院	118+60	90	锦州医学院	207	90
白求恩医学院	130+100	90	贵阳医学院	216	108
中国医科大学	144（60）	90（45）	昆明医学院	192（22）	80（48）
12 所部属院校学时均值小计	199.6（56.2）	98.7（49.8）	宁夏医学院	194	97
哈尔滨医科大学	100+110	96	兰州医学院	216	108（54）

续表

学校	解剖学	组织学与胚胎学	学校	解剖学	组织学与胚胎学
首都医学院	176（70）	96（48）	18 所省属院校学时均值小计	198.5（70.1）	97.4（46.8）
南京医学院	216	108	30 所院校学时均值	198.9（63.2）	97.9（47.7）
重庆医学院	209（48）	90（36）			

注：* 小系大局：以系统解剖学为辅，局部解剖学为主。括号内表示理论学时数；"+"后面数字为局部解剖学学时数。根据中华人民共和国卫生部教育司 1991 年 1 月 1 日《全国高等医药院校教学计划汇编》整理。

从表 8-3 中看出，1990 年各院校大体解剖学和组织学与胚胎学的教学时数相差不大，解剖学（含局部解剖学）为 144—216 学时，平均 198.9 学时，组织学与胚胎学为 80—117 学时，平均 97.9 学时。除少数学校保持"文化大革命"前的学时数外，大部分学校都压缩了学时数。系统解剖学总学时数由 300 学时 / 年减少到 80 年代初的 162 学时 / 年，再减少到 80 年代末的 136 学时 / 年；理论课与实习课的比例由早期的 1：2 到后期的 1：1；因为尸体来源有限，尸体解剖课也一度被取消，21 世纪初开始，尸体解剖课重新开设，每 15 人解剖 1 具尸体。组织学与胚胎学的课时数波动不太大。这一时期规模较大的医学院校的学生人数在 300—400 人 / 年。

到了 2018 年，教学时数又发生变化。

1990 年与 2018 年临床医学（五年制）解剖学和组织学与胚胎学教学时数进行比较发现，2018 年比 1990 年学时数普遍下降，理论学时与实习学时的比也有一些变化（表 8-4）。

表 8-4　临床医学（五年制）解剖学和组织胚胎学教学时数比较

学科	学时数			理论学时 / 实习学时	
	1990 年	2018 年	变化比例（%）	1990 年	2018 年
大体解剖学	190.64（±27.48）	168.92（±17.35）	↓ 11.4%	1：1.4	1：1.4
系统解剖学	93.71（±19.11）	77.25（±17.03）	↓ 17.6%	1：1.1	1：1.1
局部解剖学	70.36（±22.51）	66.2（±15.71）	↓ 5.9%	1：2.1	1：2.1
神经解剖学	29.79（±11.03）	26.23（±10.73）	↓ 11.9%	缺	缺
断层解剖学	53.71（±19.16）	48.89（±17.60）	↓ 8.9%	缺	缺
组织学与胚胎学	91.32（±2.84）	76.38（±1.89）	↓ 16.5%	缺	缺
组织学	72.19（±2.20）	63.15（±1.78）	↓ 12.5%	缺	缺
胚胎学	16.54（±1.28）	12.88（±0.83）	↓ 22.1%	缺	缺

注：源自 Pan S Q, Chan L K, Yan Y, et al. Survey of gross anatomy education in China: The past and the present［J］. Anat Sci Educ, 2020: 1-10; Cheng X, Chan L K, Li H, et al. Histology and Embryology education in China［J］. Anat Sci Educ, 2020: 1-11.

2. 进行课程体系和教学模式改革

1988 年，中国医科大学以美国中华医学基金会（CMB）的基金资助为依托，对五年制本科生的课程进行了以质量改革为龙头、以能力评价为主线、以整合式教学改革为标志的教学改革。在解剖学教学中，将人体解剖学、局部解剖学、断层解剖学和影像学四个学科进行知识整合，形成人体形态科学整合课程，编写了由科学出版社出版的正式教材。由此引出了宽口径、厚基础的整合式教学模式，取得了明显的医学教学改革成果，先后获教育部教学成果奖。

从 1990 年开始，锦州医学院关永琛和席焕久的团队，借鉴美国西余大学和日本筑波大学的经验，承担教育部"实现新世纪高等教育教学改革工程"项目，率先在全国开始了连续进行的"以器官系统为中心"教学改革，到 2020 年已 30 年，对形态学教学进行改革，实现了形态与机能、生理与病理、宏观与微观的多项结合。获世界银行贷款资助，锦州医学院成为全国医学教育改革试点单位，他们还编写了一套《现代医学基础》（8 册）教材（人民军医出版社，2005），建立了一套教学管理系统和考试评估系统，训练了一支适应该种教学模式的师资队伍。这种模式的成功实践在国内外多次交流，两次获国家教学成果奖二等奖。

复旦大学上海医学院作为国家理科基地班（基础医学专业），1997 年开始招生，实施以器官为中心的整合式教学模式，将解剖学、组织学与胚胎学、生物化学、生理学四门课组合成为一门正常人体形态与功能学 I、II、III、IV 课程，由病理解剖学和病理生理学两门课程重组成人体疾病学基础 I、II 课程。

此外，各医学院校还进行了以问题为中心（PBL）的讨论式教学方式改革和以病例为中心（CBL）的解剖学教学改革，启发学生创新思维，调动学生学习积极性，理论联系实际，提高分析问题、解决问题的能力。学生回归基础和科研见习的开展，解剖学知识竞赛的举办，慕课、案例分析、微视频、电视录像教学和教学竞赛及第二课堂活动的运作，CAI 课件的研制，以及其他多媒体教学方法改进等都极大地促进了解剖学教学质量的提高。

3. 争创精品课

根据国家《2003—2007 年教育振兴行动计划》和《教育部关于进一步深化本科教学改革、全面提高教学质量的若干意见》，全国高校开展了创建一流教师队伍、一流教材、一流教学内容和方法、一流教学管理工作。至 2007 年底，在全国 456 所高校评审出 1798 门国家精品课程。中南大学（罗学港）、中国医科大学（柏树令）、中山大学（汪华侨）、复旦大学（李瑞锡）、山东大学（刘执玉）和青岛大学（刘丰春）、第四军医大学（李云庆）共 7 个单位的解剖学（涵盖人体解剖、局部解剖和影像解剖学）以及上海第二医科大学（王一飞）、山东大学（高英茂）、华中科技大学（李和）、广西医科大学（谢小薰）、中国医科大学（石玉秀）、哈尔滨医科大学（金连弘）和郑州大学（张钦宪)7 个单位的组织学与胚胎学 [①] 被评为国家精品课程。

为提高教学质量，国家还设立了国家精品资源共享课、在线精品开放课、优秀教学团队，各省教育部门也设立相应项目，促进教学质量的提高。不少院校的形态学科被评为精品课程和优秀教学团队。

---

① 廖仕怀 . 高校院系教学改革与教学质量管理指导手册［M］. 北京：中国教育出版社，2007.

二、科学研究

新中国成立前，中国解剖学家们是在内忧外患、连年战火的艰难环境中度过的，在恶劣的困境中勤奋工作，为中国解剖科学的发展奠定了基础。新中国成立后，虽经历了曲折，但一直都是向前的，特别是党的十一届三中全会后，广大解剖学工作者信心十足，更加勤奋。

20 世纪 80—90 年代，在解剖学领域，先后开展了 CT 断面解剖、超声图像诊断、核闪烁造影、血管铸造、扫描电镜图像立体重塑、生物力学测试解剖学研究。结合临床的应用解剖学、显微外科解剖学等做出了不少有意义的工作，使中国解剖学随时代的发展，相应开拓了宏观方面的工作，为学科的发展开创了新局面。此外还结合生物医学工程的新途径、新方法、新技术的应用，拓展解剖学科研究领域。

在大体解剖学方面，各种新型影像技术在临床医学诊断上广泛应用，提高了病变诊断率。人体整体和局部各种断面的解剖学研究的新成就，为分辨率越来越高的影像技术提供了各层次细致的形态学基础。

应用扫描电镜技术研究器官表面和内部结构的立体形态以及各类管道铸型的立体构筑。如甲状腺微血管，足月胎儿胆囊微血管，不同局部皮肤及深、浅筋膜，舌下黏膜下血管构筑的观察等。

应用电子计算机图像显示系统研究人体形态结构。如电子计算机三维重建手的解剖研究，用计算机统计，进行颞下颌关节与颅面指标的相关及回归分析，为人工关节设计提供依据等。

深化实验形态学研究，有步骤、有控制地对形态结构做动态的观察。如动脉化静脉皮瓣血管变化，狗自体腹股沟淋巴结移植的实验，用骨骼肌引导神经再生的研究，淋巴转流术治疗梗阻性淋巴水肿的实验研究，动静脉吻合移植肾上腺实验，结扎动脉后观察器官内血管的变化以及侧副循环建立情况等等，都是当时的研究成果。

复旦大学上海医学院沈宗文结合图像诊断进行人体断面解剖学研究，郑思竞牵头的《中国人体质调查》，华西医学院高贤华与放射科合作进行左侧肝周区域腹膜反褶的放射解剖学研究，宋志坚的人脑动态建模、定位与功能保护新技术及其在神经导航中的应用，中国医科大学柏树令的"手足皮肤微循环血管树的实验形态学研究"，江西医学院曾司鲁的脑血管应用解剖学，"心肌细胞生长特点及高甲状腺素和营养因素对其影响的计量学研究"，上海交通大学医学院丁文龙、刘德明的"异种神经移植修复周围神经缺损的实验研究"，华中科技大学同济医学院朱长庚等通过检测癫痫模型动物和病人的脑脊液内谷氨酸含量，利用膜片钳技术证明马桑内酯的可能致痫机制等先后获教育部/卫生部的奖励。张为龙、韩卉、牛朝诗在脑血管的显微解剖学方面做了大量研究。

在放射自显影、荧光双标记和神经束路的追踪方面做了大量工作并有所创新，发扬扩大了免疫细胞化学的新技术。在神经肽类的鉴定、定位方面做出了新的成绩，为神经系统的正常功能和功能失衡研究奠定了基础。这方面研究在国内领先的单位有北京医学院、上海医学院、第四军医大学、同济医学院、中山医学院、四川医学院等。

在人类学方面，广泛结合临床与人民健康实际，确定研究方向。为培养专业人才和扩大研究队伍举办了人体测量训练班，讲授骨骼测量和活体测量等新技术，讲授计算机在人类学研究中的应用。从生物医学工程学角度，探讨人工关节的设计，应用固体力学原理取得颌骨的几何图形，探索下颌骨的力学模型，为义齿设计增添科学依据，从流体力学讨论血流与血管吻合的关系等。

细胞学、组织学、胚胎学和实验形态学科学研究中，除应用经典的技术方法外，广泛应用组织化学、放射自显影、电镜等技术，使研究水平明显提高。形态计量和定量方法广泛在科学研究中使用，还应用了近年来发展起来的细胞融合、细胞工程、胞质体杂交、基因表达调控、单克隆抗体、基因克隆等方面的新技术。有些研究已使用了电子计算机和图像分析仪等先进科学技术方法，促使学科研究成果逐渐赶上新的技术革命潮流，全面地向宏观与微观有机结合的生物技术和分子生物学时代迈进[①]。

全国各医学院校的解剖学研究都有较大程度的发展。例如：复旦大学上海医学院的脊柱解剖与应用以及腰、背痛等（郑思竞、彭裕文），人工心脏瓣膜、心血管解剖（于彦铮、左焕琛、王克强等），神经解剖（蒋文华、刘才栋），神经细胞培养（沈馨亚），断层与影像解剖（沈宗文、谭德炎），神经形态与发育（谷华运、陈丽琏、王惠仁），肝脏再生与肿瘤（成令忠、钟翠平），生殖系统与计划生育（童夙明、周孝瑚）等研究方向；西安医学院有心血管（凌凤东、孔祥云等）、神经科学（张可仁、任慧民等）、人类学（张怀瑶、杨玉田等）、计划生育（郭仁舆等）、经络（张保真等）等方向；同济医科大学有痛与镇痛机制的超微结构基础（艾民康、朱长康）、胃肠胰内分泌细胞免疫组织化学（王庆堂）、心血管应用解剖学（王健本）等方向。

体视学与图像分析领域研究的深度、广度均有加强，研究对象不仅仅是组织结构或细胞结构，而且还有外观形态（如秦兵马俑造型）、体段惯性参数、电泳图进行体视学分析。

随着国家对基础研究投入的加大，使得研究方向更加明确，研究深度更加明显，研究成果更加丰富（详见表10-2）。空军军医大学的研究方向有疼痛机理的研究（李云庆）；陆军军医大学和南方医科大学的研究方向有数字解剖学（钟世镇、张绍祥）；中山大学中山医学院的研究方向有神经再生（曾园山）；华中科技大学同济医学院的研究方向有亨廷顿病的分子病理学，胰岛 β 细胞胰岛素分泌的分子调控机制（李和）；南通大学的研究方向有组织工程（顾晓松）；复旦大学上海医学院的研究方向有神经及视觉发育与再生（周国民），计算机应用解剖，手术导航（左焕琛、宋志坚、李文生），临床应用解剖（李文生），神经解剖与神经疾病机制（李瑞锡、彭裕文），心血管解剖、疾病与再生机制（王海杰、谭玉珍、张红旗），生殖医学与生殖生物学（陈红），免疫与肿瘤（梁春敏）；南昌大学医学院的研究方向有消化道和呼吸道形态学研究（朱清仙）、细胞因子的基础与应用（石小玉）、神经损伤与再生（刘德明）、细胞移植与镇痛（刘曾旭）、神经病理性疼痛（陈红平）、神经毒理学（祝高春）、老年性痴呆（吕诚）等。

2010年，科技部启动脑网络方面的"973"项目；2011年国家自然科学基金委启动了"情感和记忆的神经环路基础"重大研究计划；2012年，中国科学院启动了"脑功能连结图谱研究计划"先导专项（B类）。蒋田仔团队等在国际学术界正式提出"脑网络组学"的概念，强调脑网络研究从结构到功能、从静态到动态、从微观到宏观、从实体到仿真等不同层面研究的必要性。

---

① 贲长恩. 中国解剖学四十年［Z］. 会讯，1987（3）.

三、学科建设

1978年全国科学大会以后，各个医学院校的教学和科研都恢复正常并开始迅速发展。加强师资队伍建设，培训高级师资，如华西医学院1985年开设解剖学高级师资培训班。高考制度的恢复以及对专家和知识的重视，使得医学教育与研究、学科建设走上正轨。各个院校都相继建立并完善了学科点（详见第十二章）与研究生招生制度。为了加强学科和研究生规范化和科学化管理，国家成立学位评审委员会，促进研究生教育发展。

1978年成立的国务院学位委员会同时建立了学科评议组，这是国务院学位委员会领导下的学术性工作组织，承担着学位条例的落实、学科规章的制定、学位授权点的定期评估工作以及优秀博士论文的评选工作的重任。基础医学人体形态学科国务院学位委员会学科评议组的成员先后有：何维为（1980—1984）、谷华运（1985—1990）、鞠躬和王一飞（1991—1996）、应大君和柏树令（1997—2002）、李云庆（2009—2014）[①]、李和（2015—2020）。

1987年8月12日，国家教委发布《关于评选高等学校重点学科的暂行规定》批准上海医科大学人体解剖学和北京医科大学组织胚胎学为国家重点学科。

学科建设的核心是人才队伍建设。在百年的学科创建和发展中，解剖学队伍不断壮大，涌现出一批又一批优秀人才，有的成为院士、长江学者；还造就了一批管理人才，成为高等学校（院）党委书记、校长，有的被评为全国劳模，有的被选为全国人大代表、政协委员、党代表等（表8-5、表8-6）。这些人员乍看起来与学科发展无关，但并非如此。一方面，这些人物都是解剖学科队伍中的佼佼者，是学科发展过程中涌现出来的代表人物，是学科队伍建设的成果；另一方面，他们使解剖学科在很多领域有了话语权，进一步促进了学科的发展。

表8-5　中国解剖学会会员中的全国人大代表、政协委员、党代表（部分）

姓名（生卒年）	职务（届次）	单位
蔡翘（1897—1990）	全国人大代表（1、2、3、4、5）	军事医学科学院
张岩（1901—1976）	全国人大代表（1、2、3、4）	河北医学院
秉志（1886—1965）	全国人大代表（1、2、3），全国政协委员（1，特邀代表）	中国科学院
汪堃仁（1912—1993）	全国人大代表（1、2、3）	北京师范大学
张汇兰（1898—1996）	全国人大代表（2、3），全国政协委员（5）	上海体育学院
赵敏学（1907—2009）	全国人大代表（3、5、6、7）	安徽医科大学
张鋆（1890—1977）	全国人大代表（3、4、5），人大常委（3）	北京协和医学院
鲍鉴清（1893—1982）	全国政协委员（3、4、5）	白求恩医科大学
潘铭紫（1896—1982）	全国人大代表（3）	第四军医大学
潘士华（1904—1990）	全国人大代表（3）	广西医科大学
卢于道（1906—1985）	全国人大代表（5、6），全国政协委员（1）	复旦大学

① 国务院学务委员会办公室. 中国学位二十年［M］. 北京：高等教育出版社，2001.

续表

姓名（生卒年）	职务（届次）	单位
曹献廷（1912—2005）	全国人大代表（6）	山东医学院
钟世镇（1925—　）	全国人大代表（6）	第一军医大学
高贤华（1927—1993）	全国人大代表（7、8）	华西医科大学
陆光廷（1920—1998）	全国人大代表（7）	青岛医学院
韩棣（1933—　）	全国人大代表（7）	菏泽医学专科学校
徐静（1931—　）	中国共产党全国代表大会代表（12、13、14），全国人大常委会委员（8），全国人大代表（8、9）	毛主席纪念堂管理局
杨顺生（1925—　）	全国人大代表（8）	安徽医科大学
文历东（1929—2019）	全国人大代表（8）	内蒙古医学院
顾晓松（1953—　）	全国人大代表（9、10、11）	南通大学
席焕久（1945—　）	全国人大代表（9）	锦州医学院
祝彼得（1942—　）	全国人大代表（10）	成都中医药大学
沙家豪（1959—　）	全国人大代表（11、12）	南京医科大学
左焕琛（1940—　）	全国政协委员（8、9），政协常委（10、11）	上海第一医科大学
王一飞（1939—　）	全国政协委员（8）	上海第二医学院
卢光琇（1939—　）	全国政协委员（9、10），政协常委（10）	中南大学湘雅医学院
姚志彬（1953—　）	全国政协常委（10、11）	广州中山医科大学
朱家媛（1962—　）	全国政协委员（12）	川北医学院
杜百廉（1929—　）	中国共产党全国代表大会代表（12）	河南医学院
蔡文琴（1935—　）	中国共产党全国代表大会代表（13）	第三军医大学
石玉秀（1945—　）	中国共产党全国代表大会代表（15）	中国医科大学

注：该表由房桂珍提供。

表 8-6　中国解剖学会会员中的部分院（校）长及党委书记（正职）

姓名（生卒年）	专业	任职（时间）	单位
汤尔和（1878—1940）	组织胚胎学，解剖学	校长（1912—1915）校长（1916—1922）	北京医学专门学校
李定（1885—1939）	解剖学	校长（1913—1922）	浙江公立医药专门学校
聂会东（1855—1925）	解剖学	首任院长，第二任校长	齐鲁大学医学院
施尔德（1977—1959）	组织胚胎学	院长（1928）	齐鲁大学医学院
全绍清（1884—1951）	解剖学	1914—1920	北京陆军医学院
卢于道（1906—1985）	解剖学	院长（20世纪30年代）	复旦大学理学院

续表

姓名（生卒年）	专业	任职（时间）	单位
张汇泉（1899—1986）	解剖学	院长（1938—1950）	齐鲁大学医学院
鲍鉴清（1893—1982）	解剖学	院长（1938—1945）	北京大学医学院
马文昭（1886—1965）	解剖学	院长（1946—1947）	北京大学医学院
宫乃泉（1910—1975）	解剖学	院长（1949—1953） 党委书记兼院长（1952—1953）	上海第一医学院 上海第二医学院
王仲侨（1905—1976）	解剖学	院长（1956—1958）	浙江医学院
蔡滋浬（1916—1981）	解剖学，组织胚胎学	院长（1972—1977）	台湾中山医学院
王平宇（1923—2019）	解剖学	院长（1981—1983）	徐州医学院
何维为（1924—2012）	解剖学	校长（1983—1986）	中国医科大学
杨家齐（1929—2011）	解剖学	院长（1983—1992）	湖北医学院
王亚威（1936—2017）	解剖学	院长（1983—1988）	湖北医学院
祝彼得（1942—　）	组织学与胚胎学	院长、校长，党委书记（1983—2005）	重庆医科大学 成都中医药大学等
杜百廉（1929—　）	解剖学	院长（1983—1984） 校长（1985—1995）	河南医学院
江启元（1917—1996）	组织学与胚胎学	院长（1980—1984）	泰山医学院
江家元（1932—2018）	解剖学	院长（1984—1991）	皖南医学院
郑培敏（1934—　）	解剖学	党委书记（1985—1995）	皖南医学院
徐群渊（1941—　）	解剖学	校长（1985—2002）	首都医科大学
任惠民（1934—　）	解剖学	校长（1986—1998）	西安医科大学
王一飞（1939—　）	组织胚胎学	校长（1988—2007）	上海第二医科大学
魏宝林（1936—2017）	解剖学	院长（1990—1995） 校长（1995—1999）	河北医科大学
康仲涵（1936—　）	解剖学	校长（1993—1997）	福建医学院
金连弘（1946—2018）	组织胚胎学	校长（1997—2001）	哈尔滨医科大学
席焕久（1945—　）	解剖学，人类学	院长、党委书记（1998—2008）	辽宁医学院
彭裕文（1945—　）	解剖学	党委书记（1998—2000）	上海第一医科大学
顾晓松（1953—　）	解剖学	院长（1999—2004） 校长（2004—2008） 党委书记（2008—2014）	南通大学
高福禄（1952—　）	组织胚胎学	院长（2001—2007）	承德医学院
徐延豪（1962—　）	组织胚胎学	院长（2002—2006）	沈阳医学院

续表

姓名（生卒年）	专业	任职（时间）	单位
康健（1954— ）	解剖学	院长（2004—2015）	川北医学院
管英俊（1965— ）	组织胚胎学	院长（2011— ）	潍坊医学院
李成军（1956— ）	解剖学	党委书记（2013—2016）	川北医学院
刘学政（1962— ）	解剖学	校长、党委书记（2013— ）	锦州医科大学
崔慧先（1959— ）	解剖学	校长（2015—2019）	河北医科大学
李和（1962— ）	组织胚胎学	校长（2017— ）	湖北医药学院
冯克俭（1954— ）	解剖学	院长（2010—2014）	牡丹江医学院
任甫（1970— ）	解剖学	院长（2021— ）	沈阳医学院
邹宁生（1921—2014）	解剖学	校长（1983—1986）	福建医科大学
苗乃周（1955— ）	组织胚胎学	校长（2002—2012）	延安大学医学院

注：该表由房桂珍提供。

2002年5月23日，国家人事部会同科学技术部、教育部、财政部、国家发展计划委员会、国家自然科学基金委员会、中国科学技术协会印发2002—2010年《新世纪百千万人才工程实施方案》（人发〔2002〕55号）。2003年12月26日，《中共中央　国务院关于进一步加强人才工作的决定》和教育部《2003—2007年教育振兴行动计划》以及教育部2004年6月10日下发《高等学校"高层次创造性人才计划"实施方案》（教人〔2004〕4号）等一系列国家层面上的人才政策出台，创造了更好的人才环境，激励人才发展。复旦大学医学院解剖教研室引进了李瑞锡等、北京大学医学部引进了张宏权等、天津医科大学解剖教研室引进了张平等一批解剖学科学术带头人。

"211工程"和"985工程"吸引了大批留学国外的科技工作者，形成了"海归潮流"，也吸引了一些外国科学家来华工作。这些专项基金的使用，不仅使大量人才回归，而且加强了解剖学等重点学科和重点实验室的建设。长江学者计划、百千万人才工程的实施，促进了教学科研工作的发展。

随着国家对基础研究投入的加大，各个医学高校争创双一流院校和学科，积极引进海外留学人才，提高学校的整体教学与科研实力。使各个学校的解剖学科科学研究平台得到了很大的提升，以解剖学教研室为主导的各种研究中心应运而生，如空军军医大学梁球锯脑研究中心、南通大学神经科学研究所、首都医科大学脑研究院、中山大学医学院神经再生研究中心等。这些中心的建立，极大地带动了解剖学科从传统研究方向向分子行为遗传研究方向的深入拓展。使得研究领域也更加广泛、研究深度更加明显、研究成果更加突出。

（吕捷　柏树令）

第九章 人类学发展史

第一节 学科的再分化与体系构建

新中国成立后，中国人类学的学科体系发生了巨大的变化，其发展可以分为改革开放前和改革开放两个阶段。

一、新中国成立到改革开放前中国人类学的发展

1949 年，除华东地区的部分人类学家随"中央研究院"等单位前往台湾外，大部分人类学家都留在了大陆。1952 年，教育部进行了院系调整——大陆所有人类学系都被取消了，只在复旦大学生物系中保留了一个以体质人类学为主的人类学教研室。浙江大学人类学系、暨南大学人类学系均并入复旦大学生物系，吴定良为教研室主任，刘咸也在此任教。

后来，在周恩来总理的亲自关怀下，复旦大学、北京大学和厦门大学等都正式成立人类学系，不仅在体质人类学，而且在文化人类学的教学、科研中也取得了很多重要成果。

中国的人类学被分成民族学、语言学、考古学及体质人类学四部分，它们各自独立发展，研究人员分流。虽然由于当时中国政治社会形势的变化，古人类学研究在理论研究方面受到一定的影响，但其研究也取得一系列成果。

1949 年以前，化石地点除周口店第一地点以外，还有鄂尔多斯地区大沟湾河套人化石和周口店山顶洞。真正科学发掘的恢复是 1949 年，从周口店第一地点得到代表 40 多个个体的化石，为正在进行的其他化石人的研究提供重要的资料。1949 年以后，在中国的东部和西部省份找到一些化石地点，跨越了整个更新世。直立人的遗址有云南元谋、陕西公王岭和陈家窝、安徽和县、湖北郧县；对古老型智人做出重要贡献的是陕西大荔、辽宁金牛山、山西许家窑、广东马坝和安徽巢县的化石等。除周口店山顶洞以外，还有其他晚更新世的解剖学的现代人，包括广西柳江、四川资阳、贵州穿洞、陕西黄龙。

所有出土的化石都有共同的形态特征，如铲形门齿、上面部低矮、颅内面有正中矢状隆起、早期阶段的高频率的人字缝骨化、颧骨的低的下缘等（Wu Rukang et al, 1997）。

20 世纪 50 年代晚期开始，收集和研究新石器时代骨的材料，结果发现，中国新石器时代人口分成两个地理类型：南方和北方人口，长江作为南北分界线。与南方人口相比，北方人口有明显的短而高的颅骨穹隆、扁平的上面部、低的鼻指数、弱的前鼻嵴、框相对低、弱的眉弓。

1954 年，吴汝康偕同贾兰坡发表《周口店新发现的中国猿人化石》，这是用中文书写并发表的第一篇研究人类化石的论文。1954 年后相继在丁村、长阳、马坝、巢县、周口店等地发现早期智人化石。1955 年，裴文中领导的团队去广西寻找巨大动物化石，在广西柳城山洞及湖北高坪龙骨洞和四川巫山等发现了三个下颌骨和几百颗牙齿，吴汝康研究认为，这是猿类一个灭绝的旁支，而不是人类。1956 年 2 月，在中国境内首次发现森林古猿化石，还在广西发现了巨猿化石埋藏地点。以后在中国还发现很多其他猿类化石，其中最重要的是 1975 年发现的禄丰古猿（Wu Rukang et al, 1997）。

1960 年，中国科学院古脊椎动物研究所更名为中国科学院古脊椎动物与古人类研究所，这标志着中国古人类学研究进入了崭新的发展阶段。在吴汝康、吴新智等老一辈古人类学家带领下建立起来的老、中、青相结合的古人类学教学、科研队伍越来越大，学科的分类也越来越多，专著和论文水平越来越高，在国际上的学术地位和影响力也越来越重要。除周口店以外，在全国 60 多个地点，相继发掘出不同年代的直立人、早期智人和晚期智人等古人类化石，不仅佐证了"北京人"的生存年代，更加丰富了华夏先人亘古至今的繁衍历程。

1952 年院系调整之后，体质人类学被划分到生物学中，因此被压缩了发展空间。这一时期，对现代中国人的体质人类学研究非常少，大陆仅见董悌忱的《广西僮族体质的人类学研究》。为了推动法医人类学研究工作，1958 年，吴新智等翻译了苏联学者格拉西莫夫（M. M. Герасимов）的《从头骨复原面貌的原理》（图 9-1），介绍了颅骨复原面貌的原则和方法，为公安部门开展这方面工作提供了重要的参考资料。1965 年，吴汝康、吴新智编写了《人体骨骼测量方法》（科学出版社），为开展人体骨骼测量提供了工具书。崔之兰翻译了赫特纳尔（A. F. Huettner）的原著《脊椎动物比较胚胎学基础》（人民教育出版社，1963）和美国苏斯曼（Maurice Sasmam）的专著《动物的生长与发育》（上海科学技术出版社，1966），她还编写了脊椎动物比较解剖学、胚胎学等方面著作。

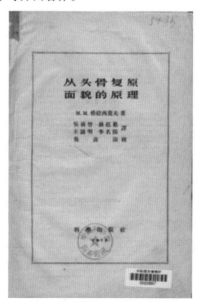

图 9-1 《从头骨复原面貌的原理》封面

格拉西莫夫著，吴新智、孙廷魁、王钟明、李名扬译，吴汝康校，科学出版社，1958 年。

1966 年"文化大革命"开始，知识分子靠边站，一些老专家和老教授被作为资产阶级反动学术权威遭到迫害，研究工作普遍停滞。吴汝康在住"牛棚"时，学习革命导师著作，他仔细阅读恩格斯的《自然辩证法》，从学习《劳动在从猿到人转变过程中的作用》受到启发，以至于后来提出了一些进化理论。当时，除革命导师著作之外，几乎什么书都不印了。毛主席号召高中级干部要读书，根据毛主席在一件读书汇报上的批示，吴汝康和周明镇被放出"牛棚"，翻译赫胥黎的《人类在自然界中的位置》一书，由科学出版社出版。毛主席很重视人类起源的研究，他要看《化石》杂志，因视力不好，专门出了大字本。周口店也因领袖的关照未被破坏，一直保留下来，使古人类学研究有了深入的发展。

1953 年，《解剖学报》创刊，台湾大学创办了《考古人类学刊》。《解剖学报》《解剖学杂志》开辟了人类学专栏。鉴于中国编写的人体解剖学教科书和临床各学科教科书中的解剖学数值均为国外的参考资料，根据张鋆建议，1953—1965 年开展了大规模的体质调查工作。

20 世纪 50 年代末至 60 年代初，河南医学院杜百廉做了大量的骨骼测量，用颅缝形态研究回击"种族主义"。2008 年，杜百廉与张松林合著《中国腹心地区体质人类学研究》，由科学出版社出版。1973 年秋，香港中文大学开设人类学课程，乔健[①]出任负责人。

二、改革开放以来中国体质人类学的发展

1976 年"文化大革命"结束后，特别是党的十一届三中全会后，人类学研究的学术春天到来了，人类学研究得到迅速发展。经过几年的呼吁酝酿，1980 年，在北京成立了中国人类学学会筹备委员会；同年秋季，香港中文大学人类学系正式成立。1981 年 1 月，教育部正式批准中山大学建立人类学系。1981 年 5 月，"首届全国人类学学术讨论会"在厦门大学召开，会上中国人类学会正式成立。1984 年，厦门大学人类学研究所成立，进行研究生与本科生的培养工作，9 月改建为人类学系。体质人类学专业机构有中国科学院古脊椎动物与古人类研究所、复旦大学人类学专业和研究室、中国医科大学法医人类学教研室。中山大学和厦门大学虽建立了人类学系，但体质人类学方面的师资甚少。

（一）古人类学

20 世纪 70 年代末以来，中国的古人类学逐渐向纵深方向发展，获得很多发现和研究成果。中国科学院古脊椎动物与古人类研究所与各省文管会、博物馆等相互配合，成为中国古人类研究的主要力量。20 世纪 70 年代末以来，有一批古人类化石出土。直立人阶段的化石有 1980 年在安徽和县发现的"和县猿人"、1993 年在南京汤山发现的"南京人"、1994 年在辽宁营口发现的"金牛山人"等。早期智人阶段的化石有 1978 年在陕西大荔发现的"大荔人"、1982 年在安徽巢县发现的"巢县人"等。在理论分析时广泛运用古生态学、埋藏学的研究成果来分析人类的进化过程。氨基酸地质年代测定法、热释光断代法、石制品微痕分析法等新技术也在古人类研究中得到应用。

（二）人体测量

从 20 世纪 80 年代起，中国体质人类学的研究逐渐恢复，并逐步形成了以复旦大学、锦

---

① 乔建（1935—　），山西介休人。1958 年毕业于台湾大学考古人类学系，1969 年获美国康奈尔大学人类学哲学博士，在美国印第安纳大学任教。1976 年在香港中文大学任教。

州医科大学、天津师范大学、内蒙古师范大学为代表的优势人类学团队，并且连续获得国家或省市有关体质人类学科研项目资助。

随着体质人类学学科的不断深入和发展，研究范围已经不再局限于传统的头面部和体部的表型观察与测量类特征、指掌纹类特征，还涉及人类的功能类表型特征（如握力、听力、视力、肺功能、外周血压、体成分、基础代谢、营养状况等），语音类表型特征（如语音、声调、音系等）以及一些观察类表型特征（如汗腺、肤色、发质、皮肤老化、牙齿形态等）。

为推动现代中国人体质人类学的研究，1979 年和 1985 年分别在上海和北京举办了两期全国人体测量训练班（图 9-2），1984 年和 1985 年先后出版了吴汝康等的《人体测量方法》和邵象清的《人体测量手册》。1983 年，奚振华翻译了日本人类工效学会人体测量编委会编写的《人体测量手册》。2010 年，席焕久等编写了《人体测量方法》第 2 版，补充了体成分、体型等人类学测量新内容。这些为中国各民族的人体测量和观察研究奠定了基础。此后，全国各少数民族的人体测量和观察研究大规模开展起来。戴玉景等对甘肃省内的裕固族、东乡族、保安族、土族的体质特征进行了调查；李明等对云南省的景颇族、傈僳族、阿昌族、纳西族、苗族、普米族的体质进行了调查；胡兴宇等对四川省内人群的头面部进行了活体测量；朱芳武等对广西壮族的体质进行了调查；花兆合、陈祖芬、李瑞祥等对肤纹特征进行了调查；方中祜等对壮族、毛南族和侗族的肤纹进行了调查；朱钦、温有锋等对蒙古族、藏族开展了Heath-Carter 体型调查；席焕久等对西藏藏族进行了体质调查；刘武等对古人类头骨与牙齿形态变异、古人类身体大小与形态、牙齿磨耗与使用痕迹、近代人类体质特征进行了研究；徐林、黄秀峰等对广西的壮族、瑶族、仫佬族、毛南族进行了体质调查；郑连斌牵头对中国汉族 22 个省 3 万余例进行了体质调查，并出版了《中国汉族体质人类学研究》；金力牵头开展了中国各民族体质人类学表型特征调查，到 2019 年为止，已对全国 56 个民族及部分未识别人群的体质特征进行了调查研究。

对遗传标记的分布（如 ABO 血型、ABH 血型物质、结合珠蛋白、免疫球蛋白、碱性磷酸酶、醛激酶、腺苷脱氢酶等）做了大量的调查。如 1989 年赵桐茂和 Td Lee 根据免疫球蛋白把中国人分成南北两大群体。1949 年，Wang Zili 与其同事 Yuan Vida 和 Du Ruofo 出版了 22 本中华民族的遗传结构的书籍，民族绘图清楚显示，白种人与黄种人以及南方人与北方人有基因交流。

从 20 世纪 60 年代开始指纹研究。指纹是 20 世纪早期从欧洲通过执法机构引入中国，当时，复旦大学的 Dong Tichen 对广西壮族指纹进行研究。此后，有了很多对汉族和其他少数民族的调查，这些研究很多在杂志上发表，如 1987 年张海国对指纹参数做了聚类分析。这些材料提供了探讨中国人类的起源、进化和各民族间关系的基础。

除指纹研究外，人类学的研究还调查了某些疾病的特殊发病率，如精神分裂症、食道癌、白血病、糖尿病等。人体运动学是另一项研究，为评价儿童运动潜力、早期选材提供依据。

王永豪、张怀瑶、方中祜、莫世泰、邵兴周、俞东郁、冯家骏、朱钦、丁士海、朱芳武、李明、郗瑞生、孙尔玉、李瑞祥、胡兴宇、戴玉景、魏博源、席焕久及近年来郑连斌、温有锋、谭婧泽、李咏兰、何玉秀、何烨、黄秀峰、胡荣、李海军、徐林、徐飞、徐国昌、党永辉、霍正浩、陆宏等在人体组成学、生长发育、人体测量学，张全超等在古病理学，肖惠、赵朝义等在人类工效学（human engineering，ergonomics）方面取得优异成绩。与体质人类学关系密切的应用学科已经在中国初步建立起来并取得了一系列成果。

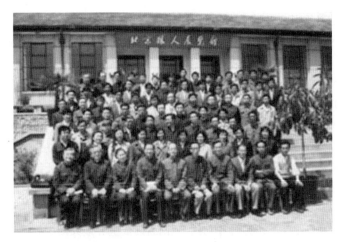

图 9-2　1985 年 5 月第一期人体测量训练班（吴新智提供）
前排左 3 起：胡佩茹、吴新智、吴汝康、邵兴周、袁振新、郑永坚、张振标、刘振扬。

21 世纪以来，随着经济的发展、国力的增强，体质人类学研究已经在某些分支领域得到国家的大力支持和资助，如"中国人群生理常数与心理状况""人类工效学国家基础数据及服装号型标准研究""中国成年人工效学基础参数调查""飞行人员飞行过程中血压变化规律的研究""17—23 岁中国健康男性外周血压和中心动脉血压常数调查"等，均已获得国家科技基础性工作专项和国家科技基础条件平台建设项目等的资助。

（三）法医人类学

法医人类学（forensic anthropology）是以医学理论为基础，用体质人类学的理论与方法，探究解决法律与司法审判中所涉及的关于人的性别、年龄、身高、面貌及种族特征的一门新兴应用学科，为案件的侦破提供线索，为法官的审判提供证据。既是现代法医学的一个分支，也是体质人类学的一个分支，是体质人类学在法医学领域中的应用。20 世纪 70 年代以前，国内法医人类学研究很少，其真正应用始于 20 世纪 70 年代末期。1980 年，陈世贤的《法医骨学》问世。20 世纪 80 年代以来，《人类学学报》发表了一些有关法医人类学的文章，以公安部第二研究所为代表的法医人类学研究取得了很多成果。骨骼的种属鉴定、种族鉴定、骨骼推断年龄与身高等都取得不少成绩。《法医人类学》（贾静涛著）、《法医学概论》（陈世贤著）、《毛发检验与个体识别》（徐文龙著）、《法医检骨与颅像重合》（胡炳蔚著）、《法医人类学经典》（张继宗著）等专著纷纷问世，还出版了《人的骨骼年龄》（席焕久著），这些专著在侦察与审判中都发挥了巨大作用。此外，丁士海对人骨的性别和年龄判断进行了研究。张继宗在法医的个体识别，包括白化骨、空难、肖像、证据照片鉴定、录像视频面相鉴定尤为突出，使中国的研究处于世界领先地位。任甫课题组从 2010 年开始，将几何形态测量学（geometric morphometrics）引入人类学研究中，采取特定方法提取颅面部解剖学标志点（landmark）的三维坐标，利用欧氏距离矩阵分析（Euclidean distance matrix analysis，EDMA）和叠印（procrustes superimposition）等方法，对颅面部形态特征、对称性、颅面复原、颅相重合、口腔颌面外科畸形等方面进行研究。

（四）分子人类学

这是在人类基因组研究基础上发展起来的分子生物学与人类学之间的一门交叉学科，是运用分子生物学的方法和成果研究人类起源、发展、演化的过程和规律以及现代物种之间的进化联系的科学，这门新兴的学科把人类学研究深入到微观水平，使人类学研究更加精确、更加深入。分子人类学（molecular anthropology）这个概念是美国生物化学家朱可坎德尔（E. Zuckerkandl）于 1962 年在"分类与人类学进化"的人类学学会上提出的，主要的方法是比较DNA 或蛋白质序列，早期的研究包括血清学的比较研究。在构建人与其他灵长类进化树，包括人与其近亲黑猩猩和大猩猩的关系上是特别有用的。这些信息对寻找人与动物的共同祖先和更好地理解人类进化是很有益的。分子人类学研究人类的演化与迁徙，从微观上，研究民族间在基因水平的相关性，主要的应用研究有：个体识别［例如，1993 年吉尔（Gill）等利用PCR 技术分析短串联重复序列（STR），对俄国尼古拉二世及其家人进行了确认］及人类的进化与起源和物种间的差异等。2000 年 10 月，云南省建成世界最大的少数民族基因库。

2000 年 1 月，中国科学院遗传研究所中国人类基因组多样性研究小组徐玖瑾等 3 人，根据国际合作协议，首次将最新建立的中国土家族人群的 10 株永生细胞株递交给国际研究中心进行检测鉴定并获成功。

复旦大学现代人类学教育部重点实验室围绕人群遗传结构研究及其应用，在体质人类学、现代人群遗传结构、人类分子进化、古代人类 DNA 研究、语言民族和考古学等方向开展多学科交叉研究。已在 Science、Nature、Cell、JAMA、JCI、AJHG、PNAS 等国际著名及重要专业期刊上连续发表了一系列高质量论文，并获得国家和省部级科技进步奖 8 个。此外，金力等主编的《中华民族遗传多样性研究》获 2008 年首届中国出版政府奖科技类图书提名奖。

（五）灵长类学

灵长类包括原猴类、新世界猴、旧世界猴和类人猿（包括人类）等。灵长类学（primatology）是研究灵长类的科学，是生物人类学的分支，研究现生的和灭绝的猿、猴类、原猴类的解剖学、组织学、生理学、行为学和遗传学、肤纹学，中国有很多灵长类动物，如长臂猿、仰鼻猴、叶猴、蜂猴等。20 世纪 60 年代以来，这些动物的解剖学、组织学和肤纹学的研究广泛进行，特别有意义的是金丝猴的研究，20 世纪 80 年代以前认为已灭绝，叶智彰的团队做了大量研究，经过同源认定推断类似人的特征进化。在人类学框架内，研究非人类的灵长类，从而为人类进化提供参考，从现生灵长类的解剖和行为理解人的本性，特别是人脑和行为的研究，探讨人性的起源，开展某些药物的研究，从而为人类应用药物和治疗疾病提供依据。中国科学院昆明动物研究所出版了《长臂猿解剖》（科学出版社，1978）、叶智彰编著了《猕猴解剖》（科学出版社，1985），1988 年周绮楼等对懒猴、猕猴、豚尾猴、熊猴、红面猴、黑长臂猿、白眉长臂猿等七种非人灵长类动物的脑进行了形态学的比较研究。张鹏还写了专著《猴、猿、人》（中山大学出版社，2012）。

（六）骨生物学和人类骨学

骨生物学（skeletal biology）亦称骨骼生物学，既包括研究人的骨，也包括研究动物的骨。除骨的形态学以外还包括骨的生理学、代谢及骨病理学等。在发掘化石及遗骨中需要鉴别是人骨还是动物骨，其年代、性别、年龄等，在动物骨中也需要鉴别是何种动物，是普通动物骨还是珍稀动物骨，以便为研究人类演化和法庭鉴定提供参考。朱虹、张全超等人类学工作者在此方面开展了研究，取得不少成果。

（七）医学人类学

医学人类学（medical anthropology）是一门新兴的研究人类健康、疾病、保健系统和生物文化适应的体质人类学与医学的交叉学科，是人类学的分支，研究与健康疾病相关的人类学活动，探讨与健康、疾病相关的生物、社会、文化的各种现象，考虑文化系统以及地方和世界范围内的社会与政治环境。1994年，中国第一本《医学人类学》（席焕久著）问世以后，又先后出版了《医学人类学导论》（陈华著，1998）和新版《医学人类学》（席焕久编，2004），2018年，席焕久又编写了《生物医学人类学》（科学出版社）。锦州医科大学等高等医药院校开始把医学人类学列入本科生的课程体系，以适应当前医学模式转变和人们健康观念的更新。

此外，体质人类学的研究还涉及人类生理特征的遗传与变异，各少数民族正常肤纹，各种遗传病患者的肤纹，各民族红细胞血型抗原、补体成分、各种酶、耵聍类型、苯硫脲尝味、色盲、结合珠蛋白等遗传性状在内的遗传多态性研究，墓葬出土人骨的研究等。随着学科的发展，文化人类学与体质人类学的鸿沟在逐渐填平，在筹办2008年国际人类学与民族学大会过程中，两个学科的专家又走到一起进行了诸多合作。2009年，锦州医科大学生物人类学研究所的温有锋与黑龙江大学满族语言文化研究中心的赵阿平联合对满–通古斯人群进行调查。2019年，金力当选为中国人类学会副会长，文化人类学与体质人类学的合作研究迎来一个新的契机。

虽然改革开放后我国的人类学取得了长足的发展，但由于历史原因，人类学在中国目前还不是一级学科，而是社会学下的一个二级学科。同时在教育部的本科专业学科分类中，人类学被分解得七零八落，归在不同的学科中。如在生物学一级学科中有人类学二级学科，其下又有人类生态学、人类学其他学科等三级学科；在社会学一级学科中又有社会人类学这样的二级学科。

第二节 技术与手段

体质人类学的研究领域十分宽泛，涉及内容非常丰富。所以，体质人类学的研究方法决不只限于一种方法，需要多学科的合作，需要自然科学方法和人文社会科学方法的结合。要综合运用社会学方法、心理学方法、生态学方法、人类学方法、流行病学方法、古生物病理技术、统计技术、医学方法等。与其他行为科学相比，人类学家的研究方法相对无形，领域宽，具有探索性质。有关人类学常用的方法简介如下。

一、人体测量技术

人体测量包括骨骼测量和活体测量两部分。骨骼测量根据骨骼的部位，又分为颅骨测量和体骨测量；前者描述颅骨的测量和观察方法，后者描述体骨的测量和观察方法。活体测量根据人体的部位，又分为头面部测量和体部测量；前者描述头面部的测量和观察方法，后者描述体部的测量和观察方法。人体测量还包括在活体上进行的其他测量，如身高、体重、关节活动度测量、皮褶厚度测量、肌力测量、体成分测量、体力测定与生理机能、代谢测量等。传统的人体测量是利用马丁测量仪、皮褶厚度计等测量仪器，按照《人体测量方法》进行测量。吴汝康和吴新智在 20 世纪 80 年代举办了多次全国人体测量培训班，培养了一批体质人类学工作者，为开展大规模的体质调查奠定了基础。

近年来，随着数字摄影及图像分析技术的发展，以二维及三维形状分析为基础的形态测量学（morphometrics）或人体测量学（anthropometry）以及几何形态测量学（geometric morphometrics）应运而生，在人类学中广泛应用，一些难以量化的非线性测量指标，如不规则形状的测量与分析、角度、曲度分析、面积与体积测量、质量、空间关系及各种成分状态，包括静态测量和动态测量（static and dynamic anthropometry）及局部三维立体形状等都可以被精确测量。通过 CT 和影像三维重建、三维光学扫描法（3-dimentional photonic scanner，3-DPS）使人体测量技术大大前进一步。人体测量技术还被广泛应用于各民族儿童青少年生长发育的研究和体育运动的研究中等。Heath–Carter 体型法也在少数民族、运动员的体质研究中得到广泛应用。

1. 数字摄影与图像分析

这是将图像信号转换成数字信号并利用计算机对其进行处理的方法和技术。它利用视觉技术，跟踪物体表面图像子区域的运动形态，推算物体变形的位移和变形。特别适用于生物软组织材料的变形测量。该方法具有很强的适应性，根据测量对象尺寸的不同，选用相应的成像镜头。

2. 几何形态测量

几何形态测量是一种研究生物形状变异的测量研究方法。近年，几何形态测量在古人类学和体质人类学研究中得到广泛应用。该方法基于二维或三维坐标点的坐标数据，经过前期的坐标数据处理后，结合多元统计分析实现对形状的量化研究，相对传统的线性测量等能够提供更加丰富客观的形状信息。主要目标是研究物体形状如何变化和形状与其他变量的一致性，它可以借助更为客观的方法对不同的生物性状进行对比，而且这种方法所采用的定量化描述可以用来解释大量的数据之中所蕴藏的信息。

3. 三维激光扫描与测量

三维激光扫描技术是近年来出现的新技术，在国内越来越引起相关研究领域的关注。它是利用激光测距的原理，通过记录被测物体表面大量的密集的点的三维坐标、反射率和纹理等信息，可快速复建出被测目标的三维模型及线、面、体等各种图像数据。由于三维激光扫描系统可以密集地大量获取目标对象的数据点，因此相对于传统的单点测量，三维激光扫描技术也被称为从单点测量进化到面测量的革命性技术突破。该技术在文物古迹保护、建筑、交通事故处理、法律证据收集、灾害评估等领域也有了很多的尝试、应用和探索。

4. 多视角三维影像重建

多视角三维影像重建是研究如何通过物体的二维图像信息来恢复其对应的三维信息，基本步骤包括：图像采集，特征点检测与匹配，摄像机定标，三维点云重建，表面重建。三维空间能够反映出更多的信息，可以方便地从任意视点观察物体，具有立体视觉的效果，从而让人类更好地感知外界信息。在许多实际应用中发挥重要的作用，例如，娱乐、增强现实、数字文化遗产保护、城市重建、3D打印、对象检测和识别。

5. 扫描电镜（SEM）

扫描电镜是介于透射电镜和光学显微镜之间的一种微观形貌观察手段，可直接利用样品表面材料的物质性能进行微观成像。目前的扫描电镜都配有 X 射线能谱仪装置，这样可以同时进行显微组织形貌的观察和微区成分分析，因此它是当今十分有用的科学研究仪器。

6. 颅貌复原

颅貌复原能够对颅骨进行三维扫描、测量软组织厚度，进行三维重建，相貌复原。重建一个近似于被测人生前面貌的数字图像，并通过三维颅面鉴定，最终确定无名颅骨的身源。颅面复原是根据人体头面部软组织及五官的形态特征与颅骨形态特征间的相关关系，在颅骨上、颅骨的石膏/硅胶模型上或颅骨影像上，用可塑物质如橡皮泥、黏土、塑像蜡等雕塑或其他方法重建颅骨生前面貌形象的技术。

7. 三维坐标采集

三维测量，顾名思义就是对被测物进行全方位测量，确定被测物的三维坐标测量数据。其测量原理分为测距、角位移、扫描、定向四个方面。探测器以接触或非接触等方式传送讯号，三个轴的位移测量系统经数据处理器或计算机等计算出末字节的各点坐标（X、Y、Z）及各项功能的测量。三维测量的测量功能应包括尺寸精度、定位精度、几何精度及轮廓精度等。该方法在头面部测量、古人类学上应用广泛。

二、分子生物学技术

1987 年 1 月，美国加州大学伯克利分校的分子生物学家卡恩（Cann）等在《自然》杂志发表了题为《线粒体 DNA 与人类进化》的文章，引起了关于人类起源的巨大争论，随着这一争论，现代分子生物学技术，尤其是 mtDNA、Y-DNA、常染色体 DNA 研究在阐明人类起源、演化、群体间相互关系及考古鉴定上的应用价值引起了遗传学家和人类学家的广泛关注。国外许多大学和研究机构纷纷开展包括化石 DNA 在内的研究并试图以此来解决众多人类学上悬而未决的难题。该法在现代人起源、现生各人类群体之间相互关系及演化过程，以及在考古发掘出的人类遗骸的鉴定等方面都显示出了其独特的优越性。特别值得一提的是，对人类线粒体 DNA 的研究加速了阐明现代人类起源的进程。而这一技术在考古发掘鉴定中的应用，如确定标本的性别、家系关系等，则发挥了传统人类学鉴定无法比拟的作用。

随着遗传学研究和遗传分析技术的快速发展，人体遗传学特征也得到更深入的挖掘和探索，从早期的对红细胞血型抗原、补体成分、各种酶、耵聍、苯硫脲尝味、色盲、结合珠蛋白等遗传性状的研究，发展到如今对短串联重复序列（STR）、单核苷酸基因多态性（SNP）、全基因组测序的解读，以深入揭示人类体质表型特征的遗传学发生机制。随着这些研究的深入与技术方法的迅速进步，体质人类学各分支学科之间的联络和交流将越来越紧密，学科之间的互补和衔接也将越来越重要。

以付巧妹为代表的科学家，破解从古人类化石、考古发掘出的人类骨骼、牙齿、干尸、木乃伊等标本中提取人类 DNA 片段的难题，使通过对古 DNA 的研究对那些已经绝灭的人类基因型、群体，甚至已绝灭的人属成员的 DNA 进行分析成为可能，为人类演化历史研究提供了新的技术手段。

三、人体组成测定技术

2010年和2011年,在吴新智院士的倡导与关心下,在美籍华人、美国亚利桑那大学陈昭教授支持下,人类学专业委员会在锦州医学院和贵阳医学院举办了2期全国人体组成成分培训班。通过培训班将人体组成的测量和研究方法引进中国,开辟了人类学研究的新领域。

人体组成学是人类生物学的分支之一,它主要研究人体的诸多组分的含量与分布、组分间的数量规律、体内外各种因素对诸多组分含量与分布的影响,以及活体测定人体组分的方法。因为人体组成成分受遗传、营养和运动等多因素的影响,并和人体功能和疾病发生有密切关系,人体组成测量方法在营养学和运动生理学及医学等多个领域里的应用都很广泛。人体组成测量方法在生物人类学研究中的出现也是日益增长,为研究人类体质差异和人体对环境的适应提供了另一个有效的技术手段。从某种意义上讲,人体组成的活体测量是人体测量技术的一种自然延伸和扩展。人体组成的活体测定方法包括:中子活化分析法、全身^{40}K计数技术、稀释方法、双能量X射线吸收法、水中密度测定法、生物电阻抗分析法、影像学方法、空气置换体积测定法、形态学方法、代谢产物方法。其中,以双能量X射线吸收法和生物电阻抗分析法在人类学上较为常用。

四、影像学技术

影像学技术包括X线摄影、计算机断层扫描(CT)、磁共振成像(MRI)等,这些技术广泛应用于法医人类学、古人类学、人体组成学等领域。用活体的骨骼X线片研究,可以方便地获得较多资料,随着CR、DR片的普及,三维重建技术的发展,数字影像的存储、查询、测量的方便与准确,使骨骼资料的收集方便且准确,这有助于进行大规模骨骼人类学研究。X线摄影是应用最早最广泛的影像学技术,可以直接反映出人体骨骼的形态特征。在X线片上观察初级、次级骨化中心的发生、发展和长骨的干骺闭合程度可鉴定骨骼年龄,尤其是对儿童、青少年骨龄的推断,也可以用于性别鉴定等。CT对牙齿、骨骼等有更好的成像效果,可用来进行种族鉴定。CT技术可以在不破坏标本的情况下,对古人类化石进行高分辨率的断层扫描,结合图像处理技术,获得高精度的外表以及内部结构的三维图像。CT技术的出现为颅内模的复原和脑的演化提供了更广阔的空间;可以对早期的人类遗骸进行生物力学分析,获得骨骼形态特征时空变化的信息,探讨环境对人类骨骼结构及功能的影响;还可以应用到木乃伊的研究中,结合3D复原图像,对其性别、身高、年龄、防腐工艺等进行探究。MRI对软组织有着较高的分辨率,可用作颅面部相关的人类学形态分析,为面貌复原和颅相重合提供科学、快速、客观、简单的操作方法。定量CT(QCT)测量皮质和骨小梁的骨密度、骨的几何结构和测量骨的微构筑。可以预见,人类学的未来将更多地与影像学科联系在一起。

五、古病理学

古病理学(paleopathology)主要是通过古代人类遗存来研究古代人类疾病的产生、演变和发展以及人类对环境的适应性,是体质人类学(更准确地说是医学人类学)的重要内容。古病理学的研究内容包括三个方面：疾病、创伤和发育畸形。而在骨骼上所体现的功能压力也属古病理学研究的范围。人类遗骸保留着大量的疾病信息，通过对病理现象的观察、描述、检测和研究，可以有效地推测个体生前所患病症；对人群疾病的研究则有助于了解其生活方式、生活模式、社会组织关系、人群迁徙、信仰和习俗等。古病理学研究提供了祖先健康状况的原始证据，将古代人类疾病与考古学所获得的古代社会信息相结合，对认识疾病的产生、变化、发展过程有重要意义，亦有助于对古代人类与自然环境之间关系的探讨。中国的古病理学研究起步相对较晚，但基于丰富的考古学和民族学材料，中国的古病理学发展十分迅速。目前，古病理学研究所使用的研究方法和理论体系均已与国际接轨，着重探究整个人群内部和人群之间的疾病演变、健康营养状况和复杂的社会背景因素等。

六、生物力学分析

生物力学（biomechanics）是研究生命体受力、变形和运动以及其与生理病理之间关系的科学。现代生物力学是对生命过程中的力学因素及其作用进行定量的研究，通过生物学与力学原理的有机结合，认识生命过程的规律，解决生命与健康领域的科学问题。现代生物力学经过近 60 年的不断发展，如今已成为生物医学工程重要的学科前沿交叉领域。近年来，中国生物力学研究呈现宏 – 微观结合、多尺度探索的趋势，与生命科学及临床医学应用结合得更加紧密。生物力学研究深入到航空航天等微重力和超重环境以及高原、深海和极地等特殊环境中，探讨对人体生理功能的影响及其防护和对抗措施；机体组织细胞对微重力或超重环境的响应与调控的力学生物学机制；基于生物力学原理的空间特殊环境生物学研究的新概念、新技术和新方法。

七、稳定同位素分析

稳定同位素是指某元素中不发生或极不易发生放射性衰变（半衰期 $>10^{15}$ 年）的核素。它通常是指对样品中被研究元素的同位素丰度的测定，如 ^{15}N 标记的 L 色氨酸、^{13}C 标记的呼气试验。稳定同位素分析近年来发展为复原古代民族食物结构，探寻生物体组织的稳定性的有效手段。对骨骼中的胶原蛋白进行 C、N 稳定同位素分析，可直接揭示个体的食物结构，进而探索先民或动物的主要食物来源及其生存环境，已经取得了大量研究成果。目前稳定同位素的分析方法在古代食谱研究中也十分常见，通过对人骨中的骨胶原蛋白（常用的就是稳定 C、N 同位素）的分析，探讨个体最后几十年的饮食情况。从理论上来说，人体的各个组织都可以用来进行稳定同位素研究，甚至粪便、毛发，但是在长期的埋藏过程中，人体大部分的软组织都被分解掉了，而人体的硬组织能较好地保存下来，比如骨骼和牙齿。稳定同位素研究的对象主要是人骨中的骨胶原蛋白（又称骨胶质），它具有高抗岩化性。骨骼中的羟基磷灰石也能被用于古人类食谱研究，但是目前以分析骨骼中的胶原蛋白为主。随着考古资料日益累积和考古学研究趋向多元化，相关的体质人类学研究得到了更多的关注，人骨 DNA 测序和稳定同位素分析等新兴领域的迅猛发展，对探讨古代人类的遗传学关系和饮食结构起着革命性作用。

（温有锋）

第三节 人类起源与进化的理论与学派

在 20 世纪 60 年代，吴汝康研究巨猿化石时受到恩格斯"劳动创造人"理论的启发，提出"生物人"与"社会人"的概念，认为从古猿转变到人一定是一个漫长的过程，提出从猿到人漫长过渡阶段开始的标志是两足直立行走，结束的标志是制造工具。在半个多世纪的古人类学研究中，发表了关于开远、河套、丁村、资阳、蓝田陈家窝子和公王岭等处的猿类和人类化石的论文和关于广西巨猿的专著，他还与同事共同研究过周口店第一地点、下草湾、来宾、马坝、淅川、郧县、和县、禄丰、南京汤山等地出土的化石。他综合分析了世界各地出土的人类化石，提出"人类体质发展的不平衡性"，即在进化中，人的某些部分显示出明显的进步性状，而另一部分则仍保持着古老的性状，因而整个躯体是进步结构中镶嵌着古老结构。有人把此称为"镶嵌式"进化理论。

现代人起源于何时何地存在着两大学派，这不仅是一个理论问题，也是人们所关心的热点问题。起初，中国的学术界和媒体对西方流行的"非洲起源说"并无明显反应，后来，一些遗传学家发表文章支持这一学说，认为距今 10 万—5 万年前中国没有人类存在，并对中国人类本土连续进化的证据提出一些问题。这时候国内的人类学家才意识到，需要发挥中国古人类化石的优势，深入研究与探索，回答这些质疑。近 20 年来，围绕现代人起源问题进行了持续论战，争论的焦点是现代人起源于一个地区还是多个地区，形成了两大"学说"：一个是"近期出自非洲说"（recent out of Africa），或称"出自非洲说"（out of Africa）、"夏娃说"（Eve theory）、"取代说"（replacement theory）；另一个是"多地区进化说"（multiregional evolution）。

一、近期出自非洲说

"近期出自非洲说"主张，四大人种共有一个不太久之前出现在非洲的女性祖先，这就是"夏娃理论"。1987 年，卡恩等美国三位学者运用分子生物学技术，根据对 147 位女性的 mtDNA 分析，发现所有的现代非洲人比其他地区现代人的遗传多态性都丰富，构建的系统发育树显示，非洲人位于树根。这表明非洲人比其他地区的人变异都多，是比较古老的群体。从而认为其他地区的现代人都出自非洲。一些遗传学家也相继发表文章支持这一理论。中国学者还对东亚人群的 Y 染色体进行分析，发现现代中国人的南北人群存在差异，推测东亚地区现代人先到达东南亚，然后由南向北迁移，在现代人到来之前，中国本土人群因冰期而灭绝，支持"出自非洲说"。

20 世纪 90 年代后，"出自非洲说"逐渐成为分子进化领域的主流理论，非洲人遗传多样性最高的现象多次得到验证，现代人 Y 染色体可能为单地区非洲起源，欧洲地区尼安德特人的 mtDNA 研究揭示欧洲人只起源自非洲，亚洲地区的 Y 染色体研究支持亚洲人只起源于非洲等。

二、多地区进化说

吴新智和两位外国学者为代表的"多地区进化说"认为，世界上现生的四大人种主要起源于各自居住地区或附近，这是吴新智基于对中国化石人的深刻分析，提出了中国古人类

"连续进化附带杂交"的假说的基础上，并对世界各地人类化石进行对比分析，与美国两位学者共同提出来的学说（图9-3）。

The Origins of Modern Humans: A World Survey of the Fossil Evidence, pages 411-483
© 1984 Alan R. Liss, Inc., 150 Fifth Avenue, New York, NY 10011

Modern *Homo sapiens* Origins: A General Theory of Hominid Evolution Involving the Fossil Evidence From East Asia

Milford H. Wolpoff, Wu Xin Zhi, and Alan G. Thorne

Department of Anthropology, University of Michigan, Ann Arbor, Michigan 48104 (M.H.W.), Institute of Vertebrate Palaeontology and Paleoanthropology, Beijing, People's Republic of China (W.X.Z.), and Department of Prehistory, Research School of Pacific Studies, Australian National University, Canberra, Australia (A.G.T.)

Our knowledge of the fossil history of non-human subspecies is almost negligible and *Homo* will probably furnish the first well-studied case of the evolution of several subspecies in geological time [Van Valen, 1966, p 382].

The east Asian hominid fossil sequence presents an unequaled opportunity for the development and testing of hypotheses about human evolution. For at least a million years [Matsu'ura, 1982; Sémah et al, 1981; Liu and Ding, 1983; Zhou et al, 1982], or approximately one quarter of human evolutionary time, and most of the time span of the genus *Homo*, east Asia was the easternmost edge of the inhabited world. Sites yielding hominid fossils representing that entire time span have been recovered from the whole of the region, from Zhoukoudian in the north to southern most Australia in the south. This extraordinary fossil record includes the majority of known *Homo erectus* remains. Indeed, this species was first discovered, defined, and described in east Asia. For a considerable part of the time period of human paleontological studies, the east Asian fossil record provided data for the interpretation of human fossils from other major geographic regions (for example, when the first of the earliest known hominids was recovered from Laetoli, the specimen was initially placed in the genus "*Meganthropus*" [Weinert, 1950], originally named and described in east Asia). Finally, east Asia is in the source area for two of the major groups of modern humanity. Attempts to deal with the wealth of fossil evidence from east Asia have resulted in several major schemes for interpreting human evolution, particularly the origin of modern *Homo sapiens*.

Thus, there is ample reason to believe that east Asia is of great importance in understanding human evolution. It is our contention that the

图9-3　沃尔波夫（Milford H. Wolpoff）、吴新智和桑恩（Alan G. Thorne）发表的现代智人起源文章首页

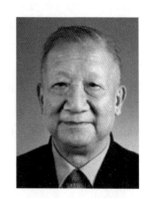

图9-4　吴新智

吴新智（1928—　），安徽合肥人（图9-4）。古人类学家。中国科学院古脊椎动物与古人类研究所研究员。1999年当选为中国科学院院士。1952年毕业于上海医学院，1961年中国科学院研究生毕业。曾任中国科学院古脊椎动物与古人类研究所副所长。开创并推动中国的灵长类解剖学和法医人类学研究，领导并参加发现郧西和淅川的直立人、丁村等处智人化石和古人类进化材料。对大荔、淅川、阿拉戈（法国）、柯布尔（澳大利亚）等地人类化石进行专门研究，综合研究中国古人类的发展规律。1984年与国外学者提出"多地区进化假说"，成为国际上两大假说之一。对中国古人类发展过程提出"连续进化附带杂交假说"。代表作有《陕西大荔的早期智人古老类型的一个保存完好的头骨》《中国汉族髋骨的性别差异和判断》《长臂猿解剖》《20世纪的中国人类古生物学研究与展望》和《中国人类的进化》（英文）等。1991年获中国科学院自然科学奖一等奖，2005年获国家科技进步奖二等奖。2013年获人类学终身成就奖，2003年主编的"解

读生命丛书"获国家图书奖"五个一工程"奖、国家优秀科普作品奖。(丁文龙 沃雁)

这个学说的依据有以下几点：

1. 中国古人类的进化特点

在中国 80 多处时代早晚不一、完好程度不同的化石中，比较完整的头骨都反映了中国古人类有别于非洲和欧洲的化石人。中国的化石人鼻背扁平，鼻腔与眶腔间骨面平坦或略凹，上颌骨颧突下缘变曲，眶口多为长方形，颏骨具有早期强、中期弱的正中嵴，铲形门齿等，这些特点都延续到现在的黄种人。尽管在欧洲等地少数化石也出现过上述特征，但频率远不及中国的化石人那么高。

中国的化石人可分为直立人与智人两种，但一些化石反映了直立人与智人在形态上的相互镶嵌。虽可分辨出直立人与智人的差异，但没有明显的鸿沟界限，这说明中国古人类的进化是连续的。

在中国的化石人中，有些化石与中国多数古人类化石的形态不同，却与西方的相近。如马坝人头骨上的眼眶是圆的，与欧洲尼人相同，而大多数中国化石人眼眶是长方形的；尼人常有的头骨后部的发髻状结构奇怪地出现在中国的柳江、资阳和丽江人头骨的后部。这说明东西方存在着基因交流。

中国化石人连续进化附带杂交的特点说明中国现代人的祖先是中国化石人，而不是非洲人。

2. 化石的一些证据

在东亚的近代人头骨中，颅骨正中矢状（突隆）嵴、夹紧状鼻背和第三磨牙缺失，这些特征在非洲近代人中没有出现，说明东亚近代人的演化不来自非洲而来自本地的远古人类。广西崇左木榄山智人洞出土的人类下颌骨的颏隆凸，其形态细节介于古老型人类与现代人之间，这种古老型人类与现代型人类的形态镶嵌表明这种人类过渡的过程不仅发生于非洲，也发生在东亚。西班牙北部出土的（95 万—90 万年前）现代人上颌骨具有似现代人的犬齿窝，说明这些化石人不来自非洲（详见第一章）。

3. 考古学的分析

远古人类制造石器的技术可分为五个模式。第 I 模式是在旧石器时代初期，用石头简单敲打进行工具加工的技术，而到了第 V 模式是在旧石器时代晚期，制造细石器的技术，以复合工具为特点，是较进步的技术。中国在整个旧石器时代，第 I 模式占主导，一直延续到新石器时代，只有很少地点才表现为其他模式。按照"出自非洲说"，现代人的祖先于 20 万年前出现在非洲，13 万年前走出非洲，首先到达以色列和巴勒斯坦地区，而该地区制造模式为第 III 模式，这些人的后代在约 6 万年前到达中国取代当地土著。那么按此推理，中国应是第 III 模式，实际上，在此前后中国基本上都是第 I 模式。从目前中国 1000 多处旧石器时代考古遗址来看，中国旧石器文化很早就自成体系，独立发展，与西方旧石器文化的技术模式有明显的差异。

高星从考古文化的角度论证中国乃至东亚古人类演化的连续性，提出旧石器时代文化一脉相承，古人群生生不息，连续演化。更新世期间，石器生产基本维持在奥杜威模式（即第 I 模式）内，来自西方的文化因素间或出现过，但从未成为主流，更没有发生对土著文化的置换。东亚也不存在距今 10 万—4 万年前的材料空白，说明人类演化的链条没有中断过。古气象和古生物信息也对末次冰期导致本土人群灭绝的论断予以否定[①]。

———————————

① 高星. 更新世东亚人群连续进化的考古证据及相关问题论述 [J]. 人类学学报，2014，33（3）：237-253.

4. 古生物学的研究

"夏娃理论"曾认为中国人是外族入侵替代了原始土著,之后又提出现代人到来之前因冰期而使中国土著灭绝,但大量哺乳动物化石表明,只在暖热气候条件下生存的动物,如华北的鹿、马、牛、猪,华南的猩猩、大象、犀牛和貘在冰期都存在,人当然可以生存。在中国广大低海拔地区,人类演化过程中的气候从未冷到人类无法生存的程度,也不存在 10 万—5 万年前化石的空白,从山西丁村和许家窑遗址看,人类活动仍频繁进行。

5. 分子生物学的研究

欧洲地区尼人核基因组的分析揭示,尼人和丹人对欧亚大陆人群有少量的遗传贡献。一些研究还对"出自非洲说"的前提——分子钟和中性理论的理解做了深入分析,提出其理解的片面性,而且现已被大量的研究证伪。阿德科克(G. J. Adcock)等对澳大利亚 6 万—4 万年前化石人 mtDNA 的研究发现,"现今活人中发现的线粒体 DNA 世系完全固定之前,澳大利亚已经有了解剖学上的现代人",支持多地区进化说。由阿兰·桑恩(Alan Thorne)领导的堪培拉澳大利亚国立大学的研究小组从 10 件化石标本中提取 mtDNA,其中包括蒙戈(Mungo)湖地区距今 6 万年前的化石(LM3),发现一条现在已经消失的人类 mtDNA 序列。从澳大利亚而不是非洲的解剖学上的现代人化石提取出来的 DNA,证明现代人的祖先不都来自非洲。

克劳斯(J. Krause)等对西伯利亚南部丹尼索瓦(Denisova)洞穴出土的一段趾骨进行 mtDNA 测序证明,它属于一个前所未知的人种——丹尼索瓦人[1]。这说明,人类并不都起源于非洲,人类的进化比过去想象的要复杂得多。

经过 20 多年的论战,"出自非洲说""完全替代说"已经不再成立,最后以"夏娃说"退出历史舞台这个结局落下帷幕。

(席焕久)

第四节 人才培养

在谈到人才培养时,不能不想到中国古人类学奠基人吴汝康(图 9-5)。他在美国专攻人体解剖学和体质人类学,回到祖国在大连医学院教授解剖学,调到中国科学院古脊椎动物与古人类研究所后培养青年学者,兼任香港大学名誉教授、中山大学兼职教授、北京大学兼职教授。他亲自在上海复旦大学举办第一届人体测量培训班,120 多位解剖学者参加,很多人其后成为该领域的专家。为系统地培养中国人类学领域的专门人才,他招收培养了一批研究生,并在北京大学、中山大学等院校兼职授课,为人类学领域人才梯队建立铺设了基石。

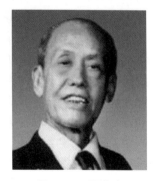

图 9-5 吴汝康

---

① Krause J, Fu Q, Good J, et al.The complete mitochondrial DNA genome of an unknown hominine from southern Siberia [J]. Nature, 2014(464): 894–897.

吴汝康（1916—2006），江苏武进人。古人类学家、解剖学家。中国科学院研究员、博士生导师。1980 年当选为中国科学院院士。1940 年毕业于南京中央大学生物系，1946 年获美国圣路易斯华盛顿大学博士学位。1949—1953 年任大连医学院解剖学教研组教授，后历任中国科学院古脊椎动物研究所研究员、副所长，兼任北京大学、中山大学、香港大学教授。1983 年，在加拿大举行的第 11 届国际人类学与民族学大会上，他被推选为荣誉会员。1985 年当选为英国皇家人类学研究所荣誉学术委员。在古人类学研究方面，开创了中国人自己深入研究人类化石时期，提出了从猿到人的过渡、人类体质发展的不平衡性、人类的新进化等理论。创建新学科"今人类学"，在国际学术界获得高度评价。国际小行星委员会批准将编号为 317452 号的小行星正式命名为"吴汝康星"。中国解剖学第六、七届理事长。
（丁文龙　沃雁）

吴新智是当年主要的培训班教师，负责组织领导和授课。他每到一处自己负责的发掘地都边组织发掘、边培训干部、办培训班，先后在哈尔滨、周口店、昆明、成都、丁村等办过培训班。他帮助吴汝康带研究生，自己也培养了一批研究生，80 多岁了还给中国科学院研究生院学生上课。积极提倡、鼓励、支持席焕久、陈昭在全国举办体成分培训班，推动全国的体成分研究工作。

吴汝康和吴新智培养了一批全国优秀的人类学研究人员。他们亲自授课，1980 年秋，吴汝康开始为研究生讲授古人类学课程，在讲稿的基础上出版了《古人类学》，三年以后，又出版了《今人类学》。吴新智在 80 多岁时还给研究生上课，没人要求他上，他主动给学生上课。在他们培养的学生中，如陈昭、杨东亚、张继宗、赵凌霄、刘武、吴秀杰等都是该领域的佼佼者、骨干和中坚力量，成为人类学学科学术带头人。他们办的培训班中的一些人，后来当了博物馆馆长、发掘化石地点负责人等。

在改革开放之前，中国的人类学人才培养几乎陷入停滞状态。1952 年以来，受学科划分的影响，中国的文化人类学和体质人类学人才培养一直处于割裂状态，加之人类学仅仅是社会学下的二级学科，体质人类学还不能成为一个二级学科，这就导致体质人类学的人才培养大多分布在各综合性大学或师范院校的生物系或医学院校，严重影响体质人类学人才培养。1978 年以后，不少科研单位和学校培养了一批人类学硕士研究生，后来又培养了博士研究生，他们已经活跃在人类学领域中。

改革开放之后，多所大学新设或重建了人类学系，成为体质人类学教学和研究的重要基地。1981 年中山大学复办人类学系，1984 年厦门大学成立人类学系，1985 年中央民族学院成立民族系，1999 年云南大学成立人类学系。这些大学都开设有体质人类学方面的课程并进行相关研究。社会科学院考古学研究所、吉林大学边疆考古研究中心、北京自然博物馆等单位也进行体质人类学的教学或研究。中国社会科学院民族所、北京师范大学、复旦大学、四川大学、云南大学、中国科学院古脊椎动物与古人类研究所等教学科研机构先后开设人类学课程，培养人类学硕士和博士研究生，整合和培养各层次的学术团队。另外，各医学院校人体解剖学和公共卫生学方面的学者也成为体质人类学教学的一支重要力量，如锦州医科大学在全国率先为本科生和研究生开设这门课程。

2002 年，复旦大学重点实验室已建立了人类生物学教学体系，经教育部批准设立了首个人类生物学博士点，在人类生物学、遗传学、生物信息学三个方向招收博士和硕士研究生。

在该实验室中自 1997 年成立以来共培养了博士 27 名、硕士 18 名、博士后 7 名，并为国内培养进修教师等近 30 人。学生共获全国百篇优秀博士论文 3 次、提名奖 2 次、挑战杯特等奖 4 次。

第五节 科技成果

创办《人类学学报》。1982 年秋《人类学学报》创刊，主要刊载古人类学、今人类学、灵长类学、旧石器考古学等四方面的文章。由中国科学院古脊椎动物与古人类研究所主办的《人类学学报》是中国人类学方面的专业性期刊。此外，《解剖学报》《解剖学杂志》及《解剖学进展》也刊登一些人类学方面的文章。

开展人类学研究。随着分子生物学技术的发展，分子人类学迅速崛起，开展了中国人群 DNA 多态性研究，搜集、整理中国各民族人群 DNA 遗传标记的整套基因频率数据，涉及线粒体 DNA、Y 染色体和遗传标记等方面，对个体识别、人类的进化、物种的起源、古代 DNA 研究和群体遗传学研究都有重要意义。21 世纪初，一些学者开始对人类群体的特异性遗传位点多态性及该群体的起源与迁移等问题进行研究，如内蒙古东西部蒙古族和布里亚特人 EAP、ADA、AK1 遗传多态性研究，少数民族人类学遗传特征的研究，不同民族 HLA 抗原分布的研究，地区性血红蛋白病遗传流行病学特点研究，环境对人口基因类型的研究等。

古人类学研究有了新的进展。一些文章在《自然》上发表。1976 年以来，陆续在郧西、南召、洛南、和县、沂源、郭家包、曲远河口、汤山发现直立人化石，在淅川、许家窑、大荔、庙后山、金牛山、巢县、盘县发现早期智人化石，在萨拉乌苏、庙后山东洞、田园洞、许昌、木榄山发现晚期智人化石。此外还发现一些古猿化石，1976 年后在禄丰发现大量新化石，元谋和保山也发现禄丰古猿化石，另外还有一些与人类关系较远的古猿化石，如江淮宽齿猿等。

开展体质测量。据粗略统计，已有鄂温克族、鄂伦春族、赫哲族、达斡尔族、朝鲜族、蒙古族、回族、满族、土家族、苗族、黎族、壮族、布依族、傣族、侗族、彝族、白族、哈尼族、基诺族、布朗族、景颇族、羌族、裕固族、维吾尔族、哈萨克族、柯尔克孜族、锡伯族、藏族、高山族等 29 个少数民族的人体尺寸经过调查积累了资料，如 1979 年和 1985 年的两次对中小学生体质的调查，人数共有 100 余万。

轻工部皮革研究所为制定鞋的型号标准进行过大规模的人足测量，服装公司研究所为制定服装型号标准进行过大规模人体测量。近年来有些大规模的人体测量调查，已开始由人类学工作者协同应用部门来进行了，如中国科学院古脊椎动物与古人类研究所与北京市劳保研究所协作进行的头型标准系列的研究，与标准化研究所协作进行的全国工业人口体型系列标准的研究等。发表了不少关于根据颅骨、体骨和牙齿鉴定性别、年龄和推算身高的论文，在公安司法部门得到了应用。另外，根据头骨复原面貌和用颜颅重合技术进行个体识别，也已受到公安部门的重视，并已取得卓有成效的结果。

此外，中国已有较丰富的 ABO 血型和手纹资料，亦开始研究手纹与某些疾病的关系。

1984 年，吴新智与外国学者联名提出现代人起源的"多地区进化假说"。

吴汝康根据一系列化石的研究，提出"人类体质发展的不平衡性"和"镶嵌学说"以及"生物人"与"社会人"，"广义劳动"与"狭义劳动"的概念。他的著述甚丰，如《巨猿下颌骨和牙齿化石》《人体测量方法》《中华人民共和国古人类学与旧石器时代考古学》《北京猿人遗址综合研究》《海南岛少数民族人类学考察》等，其研究成果一直成为中外人类学家必读的参考文献，取得的成就是世界性的，但他仍不忘构建中国体质人类学的基本知识体系。为了加强人类学的研究，中国解剖学会从1982年起成立人类学专业委员会，他担任第一、二届主任委员，副主任委员有王永豪、吴新智，委员有丁士海、冯家骏、邵兴周和俞东郁。2000年吴汝康获得何梁何利奖，他还获得中国科学院一等奖、二等奖等多项奖励。当选为国际人类学和民族学联合会荣誉终身会员、英国皇家人类学研究所荣誉学术委员、国际史前与原始科学协会常设委员会委员、国际古人类学协会常设委员会委员、世界考古大会执行委员会东亚地区高级代表等荣誉职位。

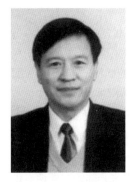

图9-6 席焕久

席焕久（图9-6）的团队对藏族人类学进行了深入的研究，出版了《西藏藏族人类学研究》，2010年获第二届中国出版政府奖图书奖提名奖；2013年在中央民族大学主持举办了"21世纪中国人类学发展高峰论坛"，学者们从宏观研究到微观研究，从体质研究到文化研究，从理论探讨到实际应用，从综述性回顾到最近研究成果，做了详细回顾，拓宽了人类学研究思路，对中国人类学的发展、创新具有重要意义；2009年主持了第16届国际人类学与民族学联合会世界大会（2008 ICAES）"人的差异与自然适应"专题会议，获云南省政府和国家民委组织工作先进个人表彰。

席焕久（1945—　），辽宁绥中人。解剖学家。锦州医科大学教授、博士生导师。2009年获第五届国家级教学名师奖。曾在美国费尔斯研究所和美国哥伦比亚大学访问学习。曾任锦州医学院党委书记兼院长，县、市、省及全国人大代表，中国解剖学会名誉及副理事长，中国解剖学会人类学、生态与人类健康专业委员会主任、副主任等。首次提出手腕部与膝部间的骨龄差异，在全国率先开展医学人类学研究，编写了全国第一本《医学人类学》，推动了全国的体成分研究工作，率先进行了"以器官系统为中心的教学改革"，改革教材的编写等。获国家教学成果奖二等奖2项和省教学成果奖一等奖2项，省科技进步奖一、二、三等奖各2项，获国家"有突出贡献的优秀归国留学人员"称号，"全国优秀科技工作者"称号，获医学教育杰出贡献奖、人类学终身成就奖。著有《生物医学人类学》《西藏藏族人类学研究》等60多部著作，发表260多篇论文。（丁文龙　沃雁）

2009—2012年，复旦大学参与了国家自然科学基金委员会重大项目"中国人群基因组多态性的分子标记及相关研究"，开展对中国6个民族群体（汉族、维吾尔族、蒙古族、藏族、黎族、彝族）5452个个体体质表型特征的测量和遗传样本的采集。除传统的颅面测量、颅面形态观察、身体特征测量等外，还首先引入了手掌纹拓印、牙齿模型复制、听力视力平衡力检测、汗腺和毛发发育观测，以及3D相机面部成像等新型指标，同时采集血液样本等，并进行了中国各地理人群体质表型特征的发育机制和遗传学研究。

锦州医科大学生物人类学研究所对北方5省（辽宁省、河南省、河北省、陕西省、甘肃省）汉族成人体质特征进行了调查；对西藏藏族儿童青少年的体质特征及藏族群体遗传多态性做了较为系统的研究，获得部分西藏藏族群体的相关人类学指标（如身高、体重、皮褶厚度、人的体表面积、血清学、瘦素、基因多态性等），发表了50多篇相关论文。还对境内阿尔泰语系人群（满族、鄂伦春族、鄂温克族、赫哲族、锡伯族、维吾尔族、哈萨克族、柯尔克孜族、乌孜别克族、塔塔尔族、俄罗斯族）近万例样本进行了体质人类学调查工作。还在新疆完成了维吾尔族、塔吉克族、塔塔尔族、乌孜别克族、哈萨克族、柯尔克孜族、锡伯族、俄罗斯族等 8 个民族的 5297 例样本的 89 项指标的调查。此外还对西藏藏族的身体组分及影响因素进行了系统的研究，制定了藏族少肌症的诊断标准。

内蒙古师范大学先后完成了湖南、山西、浙江、云南、贵州、黑龙江、吉林等地的汉族、佤家人、摩梭人、土尔扈特蒙古族、丽江摩梭人、西双版纳傣族、四川凉山彝族等 20 个族群的体质人类学观察与测量以及群体遗传学研究工作。报道了其中 12 个族群的人类生物学特征。研究了内蒙古自治区内的鄂尔多斯蒙古族、阿拉善蒙古族、和硕特蒙古族、土尔扈特蒙古族的体质人类学特征。

天津师范大学对内蒙古 7 个民族（包括蒙古族、汉族及达斡尔族、回族、鄂温克族、鄂伦春族、朝鲜族等）18 个族群的 25 项人类群体遗传学指标进行了系统研究，调查了内蒙古科尔沁蒙古族、锡林郭勒蒙古族、布里亚特蒙古族、巴尔虎蒙古族、内蒙古俄罗斯族、宁夏回族、新疆乌孜别克族、塔塔尔族、贵州布依族、广西仫佬族、云南佤族、克木人、怒族、独龙族、京族、僜人、门巴族、珞巴族、莽人、云南蒙古族、佤家人、摩梭人、西双版纳傣族、大凉山彝族的体质数据，应用 Heath-Carter 体型法研究了回族、乌孜别克族、俄罗斯族、布依族、京族、克木人、仫佬族、云南蒙古族、佤族、怒族、独龙族、莽人、僜人、门巴族、珞巴族的体型。

20 世纪 80—90 年代，中国人类学有相当大的发展。20 世纪引导各亚领域的代表人物是：吴汝康、吴新智、张银运（古人类学和今人类学）；杜若甫（人口遗传学）；席焕久（医学人类学）；叶智彰（灵长类学）。（Wu Rukang et al，1997.）

第六节 社会服务

一、国人体质数据库的建立

人类在形态、机能代谢、免疫、疾病易感性上不仅存在着群体间的差异、性别上的差异，而且在心理上、行为科学上和认知能力上也存在着差异。因此，为全面了解和刻画中国各民族人体的体质特征和差异，有必要建立中国人群体质人类学数据库。同时，人类体质的各种数据也是设计出符合人类工效学产品的重要前提。2015 年，在金力牵头下，联合解放军 301 医院、锦州医科大学、天津师范大学、内蒙古师范大学等 20 多家科研机构的体质人类学工作者对国内 56 个民族的体质表型特征进行了调查，已经初步建立了国人体质数据库（图 9-7）。国人体质数据库的建立对提高国人体质，促进人民身体健康具有重大意义，同时也为全面制定国人人体尺寸的国家标准提供依据，进而为工业产品、建筑设计、军事工业以及技术改造、设备更新及劳动保护等服务。

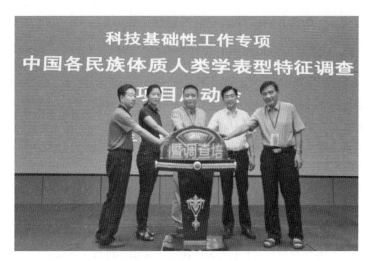

图 9-7　国家科技部科技基础性工作专项项目启动会
左 1：尹岭；左 3：金立；右 1：席焕久。

二、法医学领域

人类学为在司法破案过程中所涉及的骨骼进行种系成分鉴定，对个体的性别、年龄、身高进行推断，以及重建、鉴定面貌特征等提供理论和方法，为司法断案提供科学依据。人类学在身源，尤其是在遗骨的鉴定上发挥巨大的作用。2014 年 12 月 3—17 日，公安部物证鉴定中心张继宗和田雪梅利用人类学技术对疑是抗日英雄赵尚志的颅骨进行了人类学鉴定和颅像重合鉴定，结果与档案资料所记载的赵尚志烈士的体质特征及历史文献记载的情况相符。

三、科学普及

近年来，人类学工作者做了大量的科学普及工作，出版了一批科普著作，在媒体上进行了广泛宣传。吴汝康、吴新智还作为科学顾问参与一些科普电视、电影的制作，如《中国猿人》《人类的起源》《古猿怎样变成人》《人怎样认识自己的历史》《人类发展史》《人类的诞生和进化》和《人类进化足迹》，对于开展辩证唯物主义教育和普及人类起源与进化知识起到了积极作用。吴新智做了大量的科普工作，从城市到农村，从首都到各省市，都留下了他的足迹。此外，他在北京栏山第一中学、北京工业大学附属中学、北京市第十中学、国家博物馆、宁夏博物馆也做过科普演讲。在媒体"科普中国"（介绍人类起源）、北京电视台、中央电视台的《国家记忆》《百年地理大发现》《中国人从哪里来？》等做科普宣传。

四、服务人民健康

人类学知识的应用对人民健康和经济发展有着越来越重要的意义，儿童的生长发育、增进人民的体质和提高工作效率，都需要有人体测量的数据。

人体的测量性状与遗传构成有关，同时受到营养、体育活动、气候和其他环境因素的影响，随着经济的发展而改变，所以每个国家和每个人群都有自己的生长曲线，每隔几年要进行一次调查。

五、人类工效学

1949 年以前，人类学研究的应用一般不被人们所认识。1949 年之后，应用人类学已经成为一个合法的、认可的亚学科领域，应用在改善中国工人的劳动条件。很多政府主办的人体调查在中国科学院古脊椎动物与古人类研究所的人类学家的监督下进行，帮助设计工业机器、家具、服装和假肢等。

人体的测量数据大量应用于轻工业、装备制造业等领域。工农业、科学文化教育等领域各种装备的设计，人体测量的数据是必不可少的。吴汝康、吴新智曾参与领导了中国工业人口成年人身体尺寸国家标准的制定。工厂、机关、医院、学校、办公室、实验室、旅馆、娱乐场所、礼堂等作为工作、休息或防护的空间的设计；

工农业机械和操纵工具的设计，交通运输的各种车辆，如卡车、公共汽车、小轿车、拖拉机、火车、飞机、船只、自行车等的设计；

各种场合使用的家具、楼梯、澡盆、脸盆、厕所、门窗及其把手、衣架、桌椅等的设计；衣着和保护装备，工业保护安全的特殊衣着，体育运动的用品，如鞋靴、头盔、面具、护目镜、降落伞等的设计以及特殊的残疾人的用品等的设计，必须有人体测量的数据。

（温有锋）

第十章 大体解剖学发展史

第一节 学科的再分化与交叉

解剖学已发展为一门多学科的科学——解剖学科群（Anatomical Sciences）了。

近几年来在大体解剖学方面做了大量的工作，总结了近千篇论著，创办了《临床解剖学杂志》，举办了多种应用解剖学学习班，逐渐形成了显微外科解剖学、手外科解剖学、脊柱外科解剖学、放射线应用解剖学等的学科雏形，对放射诊断学、眼科、耳鼻喉科、心血管外科、脑外科、整复外科等学科的发展均做出了贡献。

随着科学的发展和新技术的应用，原有的学科内容不断扩增、更新、分化，新的研究设计和实验技术促进了解剖学的发展，也使解剖学与其他学科的联系更加密切，无论是临床医学、生物学，乃至人类和宇宙的起源等现代研究领域，无不渗透着人体解剖学重要的基本内容。

张友元曾回顾：16 世纪文艺复兴时期，维萨里奠定了大体解剖学的基础。17 世纪时，哈维发现了血液循环，奠定了生理学的基础，使生理学从解剖学中分出去。哈维死后四年，马尔皮基证明了动脉与静脉的沟通，进一步观察研究了动植物的细胞，为组织学的发展奠定了基础。到 18 世纪末，组织学从解剖学中分出，成为一门新的学科。进入 19 世纪之后，施来登和施万提出细胞学说，推动了组织学和细胞学的发展。达尔文提出人类起源和进化的理论，为探索人体形态结构的发展规律提供了理论基础。扎果尔斯基（Л. Л. Зоегорский，1764—1846）运用进化发展的观点研究大体结构的异常与变异，提出功能决定器官形态的见解。高尔基（Golgi）对神经系统组织构造的研究奠定了神经解剖学的基础；卡哈尔（Cajal）和尼赛尔（Nissl）把神经解剖学的研究引向深入。由于 19 世纪以来人体解剖学的研究进入了全盛时期，对医学的进步产生了强大推动作用，19 世纪末至 20 世纪初，解剖学形成了一些新的分科，如外科解剖学、体表解剖学、X 线解剖学和临床应用解剖学等。20 世纪以后，医学的发展又促进了解剖学研究的深入，随之建立起显微外科解剖学、断层解剖学等。解剖学等形态学的研究也呈现引向综合性学科的趋势。

人体解剖学的概念已远远超出了原有的范围，无论从理论、内容、研究范畴、研究手段和技术方法，还是其交叉学科和应用前景，都比过去既广泛又深入，并由此而派生出各类分支学科。本章只介绍大体解剖学的再分化。分化后的亚学科发展见第十一章。

一、神经解剖学

神经解剖学在 19 世纪中期即已形成，其后迅速发展为解剖学重要分支学科。中国的神经解剖教学和研究工作开始于 20 世纪 20 年代，北京协和医学院和原上海第一医学院是国内较早开设神经解剖课的医学院。卢于道、张鋆、齐登科、王有琪、臧玉洤等通过对中国人脑的研究和教学工作取得丰硕的成果，奠定了神经科学的基础。

新中国成立后，神经解剖学有了很大发展，不仅教学、科研队伍壮大了，而且引进了许多新技术和新方法，教学和研究工作都取得长足的进步。目前国内已有 100 多个单位从事神经解剖学研究工作。1982 年中国解剖学会神经解剖专业组成立，到 1986 年扩展为神经解剖专业委员会，并于 1985 年创办了《神经解剖学杂志》。目前全国大多数医学院校解剖学系/科/教研室有神经解剖学教学和科研工作，新技术的引进和教学，科研工作交流会、学习班及国际合作、交流广泛开展。中国科学院、中国医学科学院和中医医学科学院，均相继成立了神经科学委员会，领导和支持对包括神经解剖学在内的神经科学的研究工作。1995 年由王平宇、张风真编著的《大鼠脑读片提要及图谱》是国内首部大鼠脑片图谱，是为开展神经解剖学实验研究提供重要参考的工具书。

蔡文琴、艾民康、李继硕、朱长庚等先后在神经递质、针刺麻醉机理和突触结构等方面的研究中提出了许多新的见解，丰富了神经解剖学理论。曾司鲁（图 10-1）从事脑血管解剖研究，证实了大脑髓质动脉与中央动脉间有广泛吻合，创建了"脑动—静脉连续灌注法"，解决了脑内小动、静脉区分的难题。

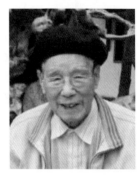

图 10-1 曾司鲁

曾司鲁（1915— ），江西于都人。解剖学家。南昌大学医学院（原江西医学院）教授。1947 年毕业于国防医学院，成为外科医生，1951 年任江西医学院解剖学讲师。1983 年主编出版了中国第一部《脑血管解剖》（科学出版社），1986 年主编出版了中国第一本"系统解剖学与局部解剖学整合式"教材《人体解剖学》。曾获国家教委科技进步奖二等奖和江西省科技成果奖二等奖。曾任九三学社江西省委常委、江西科协委员、中国解剖学会理事、江西省解剖学会理事长。1992 年享受政府特殊津贴。（丁文龙 沃雁）

从 2012 年开始，北京协和医学院马超等在遗体志愿捐献基础上建立了人脑组织库，结合神经科的临床优势，在脑衰老和痴呆症的病理改变和发病机制的研究中取得一系列创新性进展，为脑退行性疾病的正确诊断和治疗提供了重要依据。联合浙江大学医学院、中南大学湘雅医学院等国内多所院校成立"中国人脑组织库协作联盟"，并起草和发表了《中国人脑组织库标准化操作方案》。2015 年，中国解剖学会成立人脑库研究分会。2019 年，中国人脑组织库成为国家人脑组织库，为中国脑计划提供了重要的战略资源平台。

二、临床解剖学

学好解剖学以便为临床服务，是对每个医学生的基本要求。结合临床进行解剖学研究，发展临床解剖学，则是解剖学工作者努力的方向。为在医学教育教学中尽早与临床结合，北京协和医学院人体解剖学和组织学与胚胎学系从 2012 年开始提出"解剖学与临床全方位结合"的教学改革方案，组建了有临床医生参加的解剖学创新教学团队，不仅每个局部解剖学章节都有临床教师的讲课和示教操作，而且还举办多次临床病例和解剖学的分析研讨会。

解剖学与临床多学科的结合，使广义的临床解剖学派生出多个分支学科，如外科手术解剖学、整形解剖学、神经外科解剖学、影像解剖学、骨科解剖学等，几乎遍及临床各科。随着临床解剖学科研工作的广泛开展，所取得的成果正逐渐应用于临床，并通过临床检验日趋完善，这些成果至少包括以下几个方面：

（1）根据解剖学结构优选出最佳手术通路和麻醉通路（点）。如北京协和医院神经外科任祖渊、王任直等设计的经鼻腔行垂体肿瘤手术通路，简捷、安全、易操作，且术后恢复快，充分体现了临床解剖学的重要。

（2）新皮瓣、肌瓣的设计和应用。过去可用的皮瓣、肌瓣屈指可数，现在已经发展到几十处，可供临床选择的新供区不断被开发、应用，极大地促进了创伤修复，整形及器官、组织移植术的发展。

（3）断层影像的发展。断层解剖的发展为临床提供了更加精细、准确的人体断面结构。由二维到三维的立体定位，发展到结构成分的定性和定量研究分析，促进了影像学和诊疗技术的发展。

（4）窥镜技术的发展。这使诊断和治疗从"无孔不入"的窥镜，发展为"无孔也入"的新阶段。以临床解剖学的翔实资料为基础，极大地扩展了窥镜技术的适用范围，简化和取代了各科复杂的手术过程，且患者创伤小、康复快，同时也促进了传统人体层次解剖学的发展。预期"窥镜解剖学"将作为临床解剖学新的分支学科，在不久应运而生。

（5）临床解剖生物力学研究。拓展了对颅脑撞击伤、骨折愈合与应力关系及周围神经再生的力学影响等方面的基础和临床研究。

（6）促进生物医学工程相关课题——创伤外科、矫形外科、口腔医学、运动医学和人工瓣膜、仿生器官等方面的研究和临床应用的发展。

三、断层解剖学

断层解剖学（sectional anatomy）是用断层方法研究和表达人体正常形态结构及其基本功能的科学。

它具有以下特点：①能在保持机体结构于原位的状态下，准确地显示其断面形态变化及位置关系；②可通过追踪连续断层或借助计算机进行结构的三维重建和定量分析；③密切结合影像诊断学和介入放射学，是对疾病做出诊断并进行治疗的形态学基础[①]。通过这些断面对人体各部结构和相邻关系进行准确定位，并与相应的影像资料结合，是解剖学与临床结合的完美体现。不仅可以促进局部解剖学教学水平的提高，还可以为临床诊断、治疗和病理分析提供翔实的实证标本。

---

① 刘树伟. 断层解剖学［M］. 北京：人民卫生出版社，1998.

四、数字解剖学

数字解剖学是运用现代数字化技术研究形态结构及其与功能关系的科学，是随着信息化、数字化、大数据、计算机科学等的发展而诞生的新兴学科，其必要条件是数字化人体，对构建三维解剖模型，应用数字模型开展临床的诊断与治疗，建立数字化医学具有重要意义。

中国的"数字解剖学"奠基人与代表人物是钟世镇和张绍祥。由张绍祥、王平安、刘正津共同编著的《中国数字化可视人体图谱》，是中国第一部数字解剖学专著，被誉为解剖学发展史中的里程碑，由此开启了中国数字解剖学建立和发展的新篇章。进入 21 世纪，数字解剖学研究和教学成果不断涌现。至 2005 年已完成了 8 例中国数字化人体数据集的构建，形成了不同性别、不同年龄、不同切片厚度的系列数据集，创建了低温实验室，构建了上千个器官级别的三维数字解剖模型，成立了中华医学会数字医学分会。随着数字解剖学研究的不断深入，预期将在医学教育、法医学和临床医学诸方面具有广泛的应用前景。

（曹承刚 马超 李瑞锡）

五、其他

1. 运动解剖学（exercise anatomy）

运动解剖学是人体解剖学一个应用学科分支，是认识人体解剖结构，描述人体机械运动过程、原理及其与体育运动技术成效关系的形态基础，并研究体育运动对人体形态结构和生长发育的影响。因此，运动解剖学成为体育专业一门重要的基础课程，也是健康科学和运动医学康复领域一门基础学科。运动解剖学对于运用和开发人体运动功能的潜能，提高竞技体育运动成绩和延长运动寿命，有效增强国民体质等均具有重要作用。

17 世纪，意大利学者鲍列里（Alfonso Borelli，1608—1679）等运用力学原理研究骨骼杠杆作用和肌肉收缩原理。18 世纪，约翰（John Hanter，1728—1793）的《肌肉运动讲义》促进了运动学形成。19 世纪，德国沃尔夫（1836—1902）的 Wolff 定律提出骨结构应力重建学说。体育运动的发展对建立和充实运动解剖学理论提出了迫切要求，以俄国解剖学家列斯加夫特和生理学家皮罗诺夫为代表的科学家总结和完善了与运动有关的解剖学理论。

运动解剖学作为一门独立的学科在中国起步较晚，辛亥革命以后大兴教育和体育教育，解剖学、生理学、卫生学、运动伤病防治等课程相继开设。大批留学生被派往日本和欧洲国家学习，其中不乏解剖生理学教师，如杨步伟、袁敦礼、张汇兰、吴蕴瑞等。张汇兰（图 10-2）成为任教时间最长的我国第一代体育专业解剖学教师。

张汇兰（1898—1996）南京人。中国著名女体育教育家、运动解剖学家。上海体育学院教授。1917—1919 年，就读于上海基督教女青年会体育师范学校，1920—1946 年三度赴美国学习体育、生物学、公共卫生学等，获学士、硕士和博士学位。先后在中央大学、金陵女子大学等学校任教，并担任体育系主任，1952 年任上海体育学院教授、教务长兼人体解剖学教研室主任。1959 年和

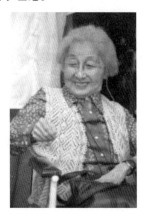

图 10-2 张汇兰

1964 年当选为第二、三届全国人大代表，1978 年任第五届全国政协委员，1980 年当选为中华全国体育总会副主席，1987 年获联合国教科文组织"体育教育和运动荣誉奖"，被载入世界体育名人录。（刘永）

20 世纪初，现代体育传入我国，体育活动走进学校，体育课程进入课堂，体育师资培训促成体育教育专业的兴起，人体解剖学成为体育专业必修课。到 20 年代，中国已有数十所学校体育专业开设解剖学。南京高等师范学校（1916）和北京高等师范学校（1917）是最早兴办体育专业的，当时解剖学教学条件简陋（人体骨架 + 教材插图 + 动作示教），任教者为欧美国家博士学位教师，如美国的麦克乐（C. H. McCloy）、舒美柯（A. Shoemaker）、卡特（Carter）、费特（Feitor）等。采用国外教材或医学院校的解剖学教材，目前查证到国内出版最早有运动解剖学内容章节的教材是程翰章《运动生理》（商务印书馆，1924—1929）。

新中国成立后，随着高等教育和体育运动的发展，除了师范院校开设体育专业以外，1952—1954 年上海、北京、成都、武汉、西安和沈阳先后成立了 6 所独立的体育学院。各体育院校相继设立人体解剖学教研室，运动解剖的教学条件有了很大改善。上海体育学院和北京体育学院分别于 1957 年和 1959 年开始创办研究生教育，招收解剖学专业研究生，1960 年开始招收解剖学方向的体育基础理论专业本科生。1960 年，张鋆提出"运动解剖学"一词，并明确了运动解剖学的定义。

20 世纪 50 年代初期，体育专业几无专门的解剖学教材，多借用医学院校或大学生物系教材，50 年代中期，苏联专家米贝柯夫为北京体育学院编写了《人体解剖学讲义》。50 年代后期，各体育院校开始编写各自的解剖学教材。

1961 年，人民体育出版社出版了第一部体育院校统编教材《人体解剖学》，编委成员有：上海体育学院张汇兰（组长）、王汝珉，北京体育学院缪进昌（副组长）、苏品、黄德鹏，西安体育学院石作砺，成都体育学院胡勋和沈阳体育学院陈萍。1978 年，人民体育出版社出版了第一部《运动解剖学》教材，并于 1984 年、1989 年、2000 年、2012 年更新了不同版本。

1987 年，杭州大学李月玲和安徽师范大学姚士硕主编了第一部师范院校使用的《运动解剖学》教材，此后华南师范大学卢义锦（2001）和华东师范大学李世昌（2006）也分别出版了师范院校教材。除此之外，1990 年至今，邓道善、陈珑、罗冬梅、潘珊珊、袁琼嘉、白石、张海平等分别为体育专业出版了不同特色的运动解剖学教材。

世纪之交，体育专业种类和招生数量增多，逐步形成了专业体育院校、师范院校和综合大学（含理工农医类）三类体育专业院校的格局。各校均加大实验室投入，逐步成以骨骼、关节和肌肉为主要内容的运动解剖学实验室。

早期的科学研究主要关注肌肉运动功能、身体运动环节参数、关节运动和骨力学等，以及教学和教材研究，代表人物是缪进昌、金季春、张月芳、胡声宇和毕新奇等。随着时代发展，学科融合使运动解剖学研究领域扩大，涉及体育人类学、功能解剖学、运动生物学、运动神经生物学、运动医学、运动生物力学和体育工程等领域。

1984 年在成都召开了第一届全国运动解剖学学术会议。之后分别于 1988 年在武汉，1995 年在上海，1998 年在北京，2006 年在沈阳举办了第二至第五届全国运动解剖学学术会议。第二届会议上授予张汇兰、缪进昌、石作砺、胡勋 4 位教授"新中国运动解剖学开拓者"荣誉称号。

2018 年 11 月 10 日，中北大学刘鸿宇与西安体育学院白石等创建了中国解剖学会运动解剖学分会，刘鸿宇担任首任主任委员。2019 年 6 月 1 日在中北大学召开了成立大会暨全国首届运动解剖学学术会议，2019 年和 2020 年举办了两期青年教师培训班，2020 年召开了第二届全国运动解剖学学术会议，2021 年 6 月在西安体育学院召开了第三届全国运动解剖学学术会议暨首届运动解剖学绘图大赛。

运动解剖学分会成立后，发展会员 551 人。经过实地考察各地各类体育专业院校，发现多数地方院校的运动解剖学教学条件有待改善，科研起步困难较大，教师的解剖学技能培训需要加强。师范类学校和综合大学大多没有单独的解剖学基层教学组织，而是与运动生理学、体育保健学、运动生物力学及运动生物化学等组成"运动人体科学"课程群和实验中心，属于体育学一级学科下的二级学科。据统计，目前全国约有运动解剖学教师 1500 人，分布于 600 余所高校，教师的教育背景呈多样化（体育教育、运动人体科学、医学、生物学等）。

新时代，运动解剖学在体育类和康复医学类人才培养方面发挥越来越重要的作用，科学研究方面将面临更大挑战。运动解剖学分会将在实验室标准化建设、课程与教材建设、教师队伍建设、科学研究和学术交流等方面发挥积极的引导作用。

（白石　刘鸿宇　曹承刚）

2. 艺术解剖学

艺术解剖学（art anatomy）是从造型艺术角度研究人体生物结构的科学，又称艺用解剖学、造型解剖学。艺术解剖学主要研究人体外部结构以及内部结构显露在外部的部分（如在体表的血管），研究人体根据姿态、情感、运动而形成的变化，揭示人体形态的变化规律。除具有自然科学的属性外，还具有鲜明的体质社会学内涵。是以画家、雕刻家、舞蹈家和摄影家的视角观察、表现、写实和解析人体解剖学结构的人文学科。

艺术解剖学与人体解剖学不同，前者注重正常人体的比例、体积和外部结构，注重活体观察，也关注尸体解剖，最终要揭示人体的外形变化规律。艺术解剖学不仅反映人体物质结构对外形的影响，而且揭示人的情绪、情感、心理境况、修养和灵魂等在人体上的变化。所以艺术解剖学不可能完全用解剖学辞典来描述，它要求直接研究和感受真实的生命变动和特殊情境（喜、怒、哀、乐、爱、憎等）。

古代很多著名艺术家的创作呈现了杰出的艺术解剖学知识底蕴，达·芬奇就是个典范。他研究解剖学达 40 年，亲手解剖了 30 余具不同年龄的男女尸体，绘制了很多精准的解剖图。他一方面研究人体器官构造和年龄、性别和比例差异，为人体解剖学的发展做出贡献；另一方面详细研究了人体内部结构在外形上的表现、表情、动态的变化规律。1680 年，他在《绘画论》中汇集了他绘制的 200 多幅解剖学绘画作品。他的老师安德烈·迪·乔尼（Andrea di Cione）即韦罗基奥（Verrocchio）要求所有门徒都必须学习解剖学（详见第三章）。其他著名画家如米开朗基罗也从事过多年的解剖实习，对人在强烈情感冲突和剧烈运动中的人体外形变化规律有透彻的把握。拉斐尔、A. 丢勒以及稍后的 P. P. 鲁本斯、W. 荷加斯等都对解剖学做过深入的研究，由他们开创的解剖学传统为后世许多杰出艺术家继承发展，用绘画、摄影、雕塑和舞蹈造型等艺术手段，发掘、展示人体之美，记录重要的历史事件。作为艺术类专业的基础学科，逐步形成专门的艺术技法学科——艺术解剖学 [1]。

---

[1] 朱青生、陈伟生，《中国大百科全书》第一版 。

然而，中国古代的人物画几乎均以着衣人物为主，后期以山水画为正宗，人物画相对居次要地位。古代宽松多褶的衣服完全遮蔽了对身体的表现。艺术家关注衣纹的刻画和表达，并不关心人体本身。西方推崇裸体美，古希腊对裸体美的推崇，特别是对健康的、肌肉发达、体态匀称的裸体美的推崇以及裸体的风俗，使艺术家有充足的机会观察和了解人体结构，骨骼、肌肉和运动形态学，而这就是后来艺术基础教育中对人体解剖的基本要求。东西方两种截然不同的文化造成两种文明的差异。

中国近代自有了正规美术院校以来，课程中也开始注重传授人体解剖结构知识，开设艺术解剖学作为美术专业的必修科目。

中国的徐悲鸿、文金扬、张宝才等对艺术解剖学均有较深造诣并有专著出版。艺术解剖学除是从事绘画、雕刻、摄影和舞蹈等艺术类专业人员的必修课以外，还对整形科医生和矫形外科，以及假肢设计、生产等均有参考意义。画家姜丹书曾从事艺术解剖学研究和教学30多年，对此学科在中国的发展卓有贡献。著有《艺用解剖学》（1930）、《艺用解剖三十八讲》（1958）。此外，张宗禹译绘《艺用人体解剖图》（1934），介绍了法国波利奢博士所著的《艺术人体解剖学》一书。陈之佛的《艺用人体解剖学》（开明书店，1935）、黄觉寺的《素描述要》（1935），为艺术解剖学教学提供了必要的教材。其他还有李景凯编译的《艺术解剖学》（1953）、文金扬的《艺用人体解剖学》（1956）和陈聿强编著的《艺用人体结构运动学》（上海人民美术出版社，1984）等。文金扬从事人体解剖学研究和教学30多年，他根据多年画人体和研究人体解剖的心得，总结出一套艺术解剖学的教学方法，在提高中国美术技法教学和普及艺术解剖学方面做出了积极的努力。

人体造型解剖学给人们带来丰富的艺术内容，也给艺术大师的创作提供了丰富的理论依据。人体解剖学成为中国高等美术学校开设的基础理论课程之一，从20世纪20年代发展至今，已经有了90多年的悠久历史，给高等美术教学实践提供了重要的帮助，为人体造型解剖学艺术的教育和发展奠定了基础[①]。

3. 体表解剖学

体表解剖学（surface anatomy）是研究人体深层结构与表面关系的科学，由郭志坤等编著的专业书《人体表面解剖学及图谱》（河南科学技术出版社，1997），汇总了人体表面形态结构及各部深层结构的测量数据、体表标志和人体发育不同时期的形态特征。不仅对人体发育学、营养学、比较解剖学的发展十分重要，对诊断及矫形等临床医学、运动医学乃至艺术类专业人员均有重要参考和应用价值。

4. 巨微解剖学

巨微解剖学是指对大体解剖学和组织学很少涉及的区域或被忽略的结构的研究。多采用肉眼结合显微镜对局部标本进行解剖、观察。自显微外科学开展以来，对巨微解剖学的发展有很大促进作用。中国"巨微解剖学"的创始人为第三军医大学（现陆军军医大学）何光篪（图10-3）。早在20世纪末，他赴加拿大多伦多大学医学院进修期间，就意识到"大体解剖学"与"显微解剖学"之间，在结构连续和过度方面尚有缺口（gap）存在，为弥补这一不足，便提出了"巨微解剖学"的学术概念，并致力于此概念的理论与实践的探讨。20世纪80年代，

① 王占坤，王春明. 人体造型解剖学对高等美术教学实践的当代意义 [J]. 美术教育研究，2013（2）：67.

中国实施研究生招生制度后，他开始招收"血管巨微解剖学"研究方向的研究生。在此后的十几年内，他指导并带领他的研究生潜心研究，先后对头部、手部、膝部、足部、肘部等局部，对心、舌等器官，对全身 17 个区域的皮瓣、肌皮瓣进行了系统的"动脉血管巨微解剖学"研究。发表了大量学术论文，出版了《常用皮瓣和肌皮瓣的解剖与临床应用》等专著，培养了应大君、张绍祥、李瑞锡等一大批解剖学骨干人才。

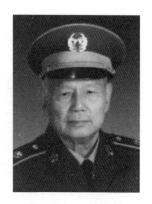

图 10-3　何光篯

何光篯（1913—1999），四川新都人。解剖学家。陆军军医大学（原第三军医大学）一级教授、博士生导师，解剖教研室原主任、训练部原副部长。1939 年毕业于华西协和大学医学院，获美国纽约州立大学医学博士学位。1940 年考入中央大学医学院，师从张查理教授进修解剖学。1946 年任华西协和大学医学院副教授。1947 年赴加拿大多伦多大学医学院进修，师从著名解剖学家格兰特（Glant）教授，获医理学士学位。1949 年夏得知全国即将解放，他以爱国赤子之心辗转回国。曾任中国解剖学会常务理事、人体解剖专业委员会主任、临床解剖学组组长，四川省解剖学会、重庆市解剖学会名誉理事长。他提出了"巨微解剖学"概念，领导的研究组对人体 17 个区域的皮瓣、肌皮瓣动脉的起源、分布及相邻皮瓣动脉间的吻合进行了系统的研究，1992 年获得军队科技进步奖二等奖。"HLC-1 型生物活组织力学试验机"的研制与应用获 1992 年国家科技发明奖三等奖。先后两次荣立个人三等功，被评为解放军总后勤部"一代名师"。（丁文龙　沃雁）

随着巨微解剖学基础研究的不断深化和扩展以及与临床的紧密结合，刘执玉、武志兵、刘正津等对颅脑、手指及面部等多部位的巨微解剖学研究取得了丰硕的成果。不仅丰富了解剖学内容，也为临床血管外科、整形外科和器官移植等提供了重要的巨微解剖学资料，直接为临床服务做出了有益的贡献。器官内的血管吻合，各种皮瓣、肌瓣和骨瓣的血管、神经分布的研究，既是巨微解剖学的范畴，也是临床应用急需解决的瓶颈，既具有扩充解剖学的理论和实际意义，又有临床应用的广泛前景。

5. 其他解剖学模式

在解剖学发展的进程中，随着所处时期、研究对象和各种目的、要求的不同，不断有新的解剖学模式应运而生，尽管这些模式还无法形成独立的分支学科，但对解剖学和相关学科发展具有弥足珍贵的作用。

"层次解剖学"，创始人为江苏医学院姜同喻（1917—2007）。1954 年，他便设想并创立了连续层次解剖技法，用该技法实地解剖了大量人体标本。一边解剖操作，一边请画师现场绘图，完成了中国第一部《连续层次法尸体解剖图谱》（图 10-4），于 1954 年由江苏医学院解剖学科（内部）印行，1961 年由人民卫生出版社正式出版，后几经再版。

"儿童解剖学""年龄解剖学"等，代表人物为留学德国博士（1938）、广州中山医科大学廖亚平（1910—1995）。儿童处于生长发育期，身体各结构器官变数繁多，因而儿童体质调查的数据驳杂，廖亚平曾针对此书指出："本书所引用的数据和统计表，都经过谨慎考虑，采用一般认为可信，或与多数作者较相一致，而被认为有一定代表性。"作者志在聚众人之智慧，集各家之共识，去伪存真。因而其著作独树一帜。

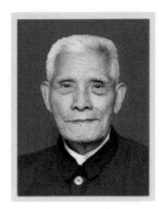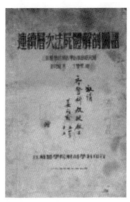

图 10-4　姜同喻与连续层次解剖图谱

"男女解剖学"，创始人为上海医学院（后为重庆医学院）王永豪（1917—2009）。20 世纪 50 年代前后，王永豪开始构思男女结构分述的解剖学论著，最终完成了《男子解剖图》和《女子解剖图》姊妹篇书稿，于 1951 年作为礼物由人世间出版社出版（图 10-5）献给新中国。

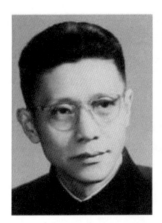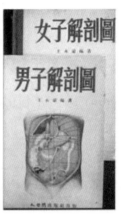

图 10-5　王永豪与男女解剖学

"穴位解剖学"，创始者为上海第一医学院（现复旦大学上海医学院）解剖学教研室，1960 年上海科技出版社出版的《常用穴位解剖学定位》，是上海医学院解剖学者为弘扬祖国医学，以现代理论与技法对针灸穴位的开创性研究。后来，上海中医药大学严振国及其弟子在穴位解剖学领域做了更多、更深入而全面的研究，出版了多部腧穴解剖学专著、教材与教学挂图等，成为"大体解剖学"与祖国医学相结合的典型范例，也是现代解剖学对针灸穴位研究的重大贡献。

（曹承刚　马超　李瑞锡）

第二节　技术与手段

随着自然科学各学科的发展和互相渗透，新方法、新技术不断引进，使传统的解剖学发生了质的变化，派生出许多新兴学科，取得了大量既有理论意义，又有临床应用价值的科研成果。经历了100多年历史的发展，在大体形态结构的研究中，除发现一些畸形之外，很难再有宏观上的惊人发现，只能从微观上进行探索，运用微观解剖学的研究技术与方法，如组织学技术、细胞与组织培养技术、电子显微镜技术、免疫组织化学技术，特别是细胞生物学与分子生物学新技术等多种传统与新兴技术进行研究，取得很多成果（详见第六章、第十二章）。解剖学标本制作技术得到发展，加快了解剖学教学设备的更新，提高了教学质量。3D打印新技术、新材料的快速进展和大规模使用，为古老的解剖学模型制作提供了崭新的技术手段和发展机遇（详见第十三章）。

随着基础与临床全方位结合的教学改革的开展，将临床诊治技术引入解剖学教学。在新鲜大体标本上，由专科医生示教指导学生进行超声检查、气管插管、各种穿刺、导管术和胸腹腔窥镜探查术等，生动、逼真的影像展现在同学们眼前，既巩固了所学的解剖学知识，又加深了对临床诊治的认识，使基础与临床更加紧密地结合（详见十三章）。

（曹承刚　马超）

第三节　人才培养

由于专业的特殊性，解剖学专业人员与其他医学专业相比还是比较匮乏的。新中国成立前仅有的几所医学院校，从事解剖教学的专业师资不少来自欧美发达国家。1920年中国解剖学与人类学会成立时，会员仅有50人。在此后的历史阶段内，历经军阀混战、抗日战争和解放战争，中国人民饱受战乱、饥荒和逃难之苦。学会的工作也不得不暂时停业，本已缺乏的解剖学人才大量流失，改行的、出国的不在少数。然而仍然有不少爱国的解剖学家，在国家遇到困难的时候毅然选择回国，重振中国的解剖学与人类学。臧玉洤、叶鹿鸣、鲍鉴清、马文昭、裴文中、吴汝康、汪堃仁、张鋆、王有琪、张作干、薛社普、何光篪等一批专家，分别在新中国成立前和新中国成立初期相继回国，主持各医学院校的解剖学教学、科研和人才培养。苏联著名解剖学专家童可夫的《正常人体解剖学》以及在英美广泛使用的《格氏解剖学》等都曾先后被引进翻译，作为中国人体解剖教学的重要教材。1951年，张鋆等为中级医校编写了《解剖学》，1960年由全国高等医学院校主编出版了第一本统编教材《人体解剖学》。后来中国解剖学家又逐步编写了多部解剖学及各分支学科教材，为中国的医学人才培养做出了重要贡献。

一、老一辈解剖学家为后人树立榜样

这些老专家都是中国解剖学、人类学、组织学、胚胎学的学术翘楚和学科奠基人，他们

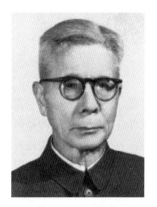

图 10-6　张鋆

学识渊博、成果颇丰，终身奉献而淡泊名利，对待学术问题严谨求实、绝不盲从。20 世纪五六十年代，对于苏联学者勒柏辛斯卡娅的"活质学说"和朝鲜人提出的"金凤汉小体"新发现，张鋆（图 10-6）、张作干、李肇特、薛社普等从不苟同，坚持在《解剖学报》上用实验证据否定了他们的错误论点。很多老专家常年坚持在实验室、教室和办公室工作，从没有休息日。

　　1911 年毕业于日本东京慈惠医科大学并两次赴美进修深造的张鋆，立志教育救国，对医学教育和人体解剖学始终怀有深厚的感情。1927 年，他应聘于颜福庆创办的上海医学院解剖学系任教，并于 1935 年首先在国内发表了《怎样教解剖学》的论文，奠定了人体解剖学作为医学教育的重要基础课的地位。为了发展解剖学科，培养解剖学专业人才，张鋆联合其他解剖学家于 1947 年重建了中国解剖学会，并创建了《解剖学报》和《解剖学通讯》（《解剖学杂志》前身）。张鋆作为实验医学研究所所长和全国人大常委会委员，他虽身居要职但从不居功自傲，直到 75 岁高龄仍坚守在教学、科研一线，为医学生讲课。对于这样德高望重的老专家，被推荐为院士候选人理所应当，然而他却婉言谢绝了对他的院士提名，把名额让给了别人。张鋆等老一辈科学家言传身教、以身作则，教育和培养出了更多业务精湛而不求名利的学术带头人和中青年骨干精英。

　　张鋆（1890—1977），字伯鋆，浙江平阳人。解剖学家、医学教育家，中国现代人体解剖学的开拓先驱之一。协和医学院教授。早年留学日本，1921 年和 1933 年两次赴美进修，先后在江西省立医学专门学校、直隶省立医学专门学院、湖南湘雅医学院、国立上海医学院、北京协和医学院解剖学系执教近 60 年，是协和医学院解剖学系的第一位中国籍系主任，历任协和医学院教务长、中国医学科学院实验医学研究所所长、中国医学科学院副院长、第三届全国人大常委会委员等。主编了中国第一本解剖学统编教材《人体解剖学》。多年从事人体解剖学研究，在组织学和胚胎学方面也有所建树；还曾致力于医学教育管理，为中国医学和解剖学发展培养了大批人才。曾任中国解剖学会第四、五届理事长。（丁文龙　沃雁）

　　随着学会会员队伍的不断壮大，解剖学从业人员不断增多，这些人才的培养和储备无疑将对解剖学未来的发展起到巨大的促进作用。

　　新中国成立后，中国医学和人体解剖学教育进入了崭新阶段和快速发展期。许多留学海外的解剖学家如何光篪、郑思竞、陆振山等克服重重困难，先后回到祖国怀抱，与早期回国的老一辈的解剖学家张鋆等，共同开拓了中国的人体解剖学教学和科研工作，为解剖学的发展奠定了基础。

　　为了发展和提高国内医学院校的解剖学教学、科研水平，很多老专家放弃大城市的工作和生活，积极响应和服从国家的召唤到偏远地区工作。这些专家克服重重困难、兢兢业业，自始至终坚守在解剖教学、科研第一线，为百废待兴的医学教育事业贡献了自己毕生的精力。不仅如此，很多老一辈解剖学工作者在去世后将遗体捐献给了挚爱一生的解剖学事业，体现了无私奉献的人生至高境界。

　　在 1932 年举办的全国医师代表大会上，成立了病理解剖志愿会，入会者自愿，在去世后捐献遗体以供解剖。[①]1982 年 9 月，在中国解剖学会第五次代表大会期间召开的理事会上，理事提出了两项倡议：①死后捐献尸体；②尸体保存及解剖法律（"律"为作者加）。当年由卫生部转发各医学院参照执行。[②]

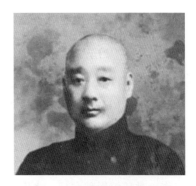

图 10-7　第一位遗体捐赠者——余子维（高晞提供）

　　余子维（图 10-7）先生是最早捐献遗体的。余子维（1872—1933），名纲，别号森子，以字行。1905 年入日本东京慈惠医学专门学校学习。在日本期间结识孙中山，加入同盟会，余子维认识到"改良中国医学，须以基础医学入手。乃赴各地医校，联络同志，研究解剖、生理、病理、细菌诸学，备将来归国为新学之师资"。1911 年，余子维毕业回国。1912 年秋，应江西省都督李烈钧之邀，赴赣创办江西军医学校。1920 年 7 月回到温州，设立永嘉县儿女卫生学院。一面教育贫民子弟，一面施诊施药。1932 年 5 月 10 日，知道自己的胃疾已经恶变成癌。1933 年春节前后，他与亲朋好友游若等商议预作遗嘱，"吾死后必须实行病理解剖，以遂吾志，汝切记之！吾尚有一月天命，汝速返杭，以免旷职"。1 月 30 日，余子维正式立下遗嘱，形成书面文字。2 月 24 日凌晨 2 时，在完全停止呼吸前，余子维再三嘱咐，要实行解剖。当日上午，余子维遗体移到温州大南医院。下午 2 时，请李素冰、黄竹如两位医师施行病理解剖，并将肝、胃全部制成标本，由其子继敏返回杭州，赠送给浙江省立医药专门学校，作学术研究之用。其他捐赠者还有：

　　王沪祥（1924—1983），毕业于湘雅医学院，滨州医学院人体解剖学教研室原主任，副教授，中华解剖学会会员、山东解剖学会常务理事，于 20 世纪 50 年代翻译了美国人兰森（S. W. Ranson）的《神经系统解剖学》。1983 年 12 月 23 日去世，将遗体捐献给滨州医学院。

　　刘其端（1906—1990），内蒙古医学院建校元老之一。1990 年在内蒙古医学院实现遗体捐献。

　　王永贵（1913—2004），河北保定人（图 10-8）。解剖学家，断层解剖学奠基人。四川大学（原华西医科大学）教授、博士生导师。1940 年毕业于齐鲁大学医学院，获医学博士学位。曾任华西医科大学解剖学教授、基础部主任，九三学社四川省委主委、中国解剖学会理事和四川解剖学会副理事长等职。1941 年投身人体解剖学事业，20 世纪 80 年代指导研究生在国内率先开展人体断层解剖学研究，开辟中国人体断层解剖学研究领域。构建实地解剖学的教学模式，于 1994 年主编系统解剖学与局部解剖学合一的全国规划教材《解剖学》，1997 年获得国家级教学成果奖二等奖。主编出版《中国医学百科全书·解剖学》（1985）。于 2004 年 2 月 4 日去世后向四川大学华西医学中心自愿捐献遗体。

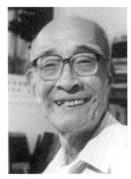

图 10-8　王永贵

　　张炳常（1923—2012），《解剖学报》原主编、协和医学院解剖学教研室原主任。1949 年

①　李天莉. 中国人体解剖法史略［J］. 中华医史杂志，1997.

②　中国解剖学会. 中国解剖学会简史［Z］. 1985-11（内部资料）.

起在北京协和医学院解剖室工作，1977—1983年曾任毛主席纪念堂主任，1983年任解剖学教研室主任，1989年获北京市及全国优秀教师奖。遵照张老遗愿，去世后遗体捐献给协和医学院解剖室，希望能"再多培养几个出色的医学生"。2013年，北京协和医学院解剖学教研室的副主任技师鲍贻猷老师去世后也捐献了遗体。

黄瀛（1925—2018），江苏江阴人。第二军医大学解剖学教研室原主任，教授，曾任中国解剖学会第十届副理事长，第十一届名誉理事长。1992年，作为《中国人体质调查》《中国人体质调查（续集）》主要作者，以第2名获国家教委科学技术进步奖一等奖；其后主编《中国人体质调查（第三集）》《中国人解剖学数值》。1962年参与筹办《解剖学杂志》创刊工作，时任编辑部主任，之后任副主编、主编。2018年12月8日在海军军医大学实现遗体捐献。

复旦大学上海医学院解剖学与组织胚胎学系先后有多位教职员工捐献了遗体：靳安庸（1917—2005）、李金钟（1928—2011）、周敬修（1925—2012）和俞海根（1940—2015）；其中靳安庸的丈夫实现捐献，全家共有15人登记捐献；周敬修的妻子也实现了捐献。

青岛医学院解剖学教研室原主任沈福彭去世后也把遗体捐献给了生前工作的单位。

遗体志愿捐献是对人类医学教育事业的伟大奉献，也是人体解剖教学标本的重要来源，捐献者被学生尊称为"大体老师"或"无言良师"。学校还进行尊重遗体的人文教育，开展一些活动加以纪念，有的植树、祭扫，图10-9、图10-10就是当时祭扫的场景和广告。北京解剖学会在北京红十字会的领导下以及在京各大医学院校的支持下，自2007年开始，在清明节前夕，连续12年（12届）组织在校医学生和群众在北京市长青园举办具有特殊意义的集体扫墓活动——向志愿捐献遗体者纪念碑《生命》敬献花圈、花篮，以教育学生、宣传群众。

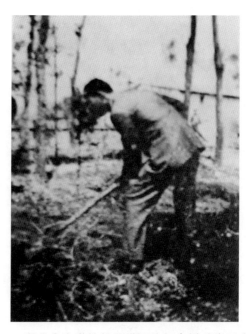

图10-9　原北京大学校长吴祥风植纪念树（张卫光提供）

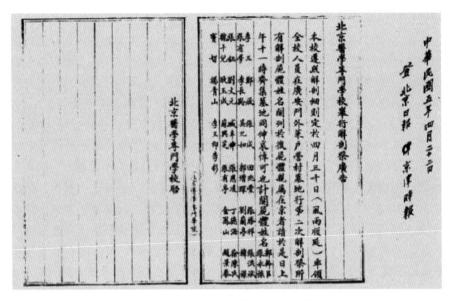

图 10-10 解剖祭广告（张卫光提供）

二、严格要求

1961 年开始，全国 26 所医学校试行《高教六十条》，坚持"三基三严"培养解剖学精英人才。以北京协和医学院解剖学系为例，凡是新入系的人员，如果将来要从事研究工作，首先要学会"磨切片刀"和"洗刷培养器皿"这两项"细活"，还要学会饲养老鼠、抓老鼠和检查阴栓的"粗活"。对教学人员入系的第一年，必须与医学本科生一起听解剖学、组织学与胚胎学课，并独立完成一具尸体解剖操作，还要参加学系专门出题的考试，成绩记入以后的考核中，若不及格将被淘汰转行改做其他工作。科研人员在进入研究组之前，要经过上级研究人员的考核答辩，年资较高的要立项科研题目，首先要写出科研综述、做开题报告和标书答辩。教学人员则要进行试讲和专家答辩、评议。只有经过严格要求的培训，才能培养出合格的科研、教学人才。经协和医学院解剖学系培养的科研、教学人员，因各种原因调往其他医学院工作的，很快都成了学系的骨干力量，不少人走上了学系主任或学校领导的岗位。如冯慎远、杨楚雄、芦前琦、俞慧珠、郑德明、楼宝城、叶百宽、方家林、孙慧珍、辜士扬、戴世吉、唐一鹏、吕金蝉、冯家笙、黄文铎、郑康毛等。其他院校也都按《高教六十条》的要求加强教学。

三、开办形态学骨干师资培训班

新中国成立初期，解剖学师资和科研人员极度缺乏，受当时政府委托，由北京协和医学院、北京医学院、上海医学院、中山医学院、沈阳医学院、山东医学院、武汉医学院和第四军医大学等开办解剖学高级师资进修班，培养骨干师资，以提高医学校的教学、科研水平。很多中青年解剖学老师经过系统培训，在教学、科研能力方面都有很大的提高。绝大部分成为全国各地的骨干教师，在学科建设中成为核心。

20 世纪 50—60 年代，中国解剖学会设在北京协和医学院解剖系，受学会委托，由时任学系主任和学会理事长的张鋆，学系副主任张作干及学会秘书长薛社普，三巨头强强组合共同主持，开办了三期形态学高级师资培训班，内容包括如何教好解剖学和组织学与胚胎学，如何进行组织化学和组织培养等内容，为全国、全军培养了一大批形态学科研和教学的骨干师资，其中包括鞠躬、杜百廉、许鹿希、黄瀛、陈尔瑜、陈以慈、史济伦、毛翊章、李继硕、郑镇恶、徐健、钱国桢、陈治棠、王文超、鲁柱、毛增荣、卢范、雷晓寰、李永亮、张永起、王云祥、张世和、杜树人、李荣华、孟昭鲁、于一、喻风鸣、赵寿先、龙汉兴、贺维新、张保真、丁肇林、王士平、穆家圭、俞慧珠、高华龄、韩雪梅、林仲翔、辜士扬、陈泉光、周兰芳、马慧云、文琛、黄为敏、田竞生、彭俊云、李文佑、黄文铎、杨楚雄、冯慎运、冯家笙、徐天如、万选才、陈啸梅、邵桐荪、李梅、陆纯惠、高仪、叶世隽等70余人。这些人遍布全国和全军的医学院校，后来都成为解剖学专家，他们中的很多人都成了学系主任，有的还担任了学院院长等领导职务，被选为全国的党代表、人民代表和政协委员，担任院校领导（表8-5、表8-6），为中国的解剖学和医学教育、科研做出了重要的贡献。图10-11是1958年臧玉洤举办全国神经解剖学师资培训班合影照。

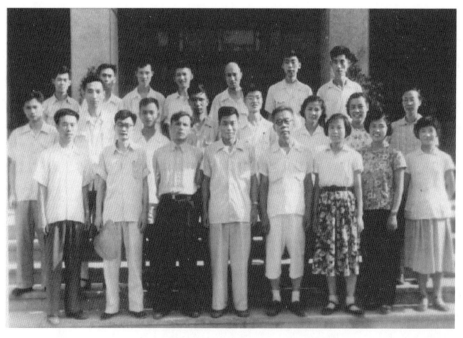

图10-11　臧玉洤（前排左5）、许鹿希（前排右3）、张培林（前排左2）与全国神经解剖学师资培训班，1958年，北京

新中国成立后所建立的国家级解剖学师资培训机制曾两度中断，第一次于"文化大革命"期间中断，改革开放后恢复；第二次中断于20世纪80年代后期。2018年10月8日，教育部发布《关于加快建设高水平本科教育，全面提高人才培养能力的意见》（简称"新时代高教40条"）。在贯彻落实国家教育部"以本为本""四个回归"文件的大背景下，李瑞锡"关于恢复人体解剖学师资培训机制的提议"获得2019年中国解剖学会常务理事会

一致通过后，遴选出复旦大学基础医学院解剖与组织胚胎学系李文生教学团队，于2019年6月16—30日成功举办了新时代首届全国局部解剖学与临床手术解剖学高级师资进修班（图10-12）。

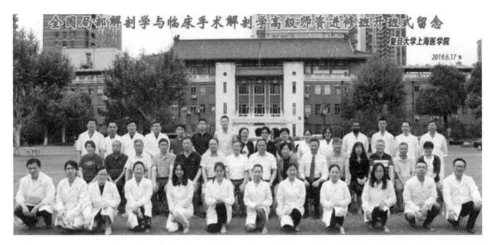

图 10-12　新时代首届全国局部解剖学与临床手术解剖学高级师资进修班（李瑞锡提供）

首届高级师资进修班学员来自全国19所医学院校的解剖学老师，其中包括北京大学医学部、空军军医大学、南京医科大学、南方医科大学、中国医科大学、兰州大学医学院、上海交通大学医学院、上海中医药大学等国家重点医科院校；年龄最小的29岁，最大者为48岁；从事解剖学教学最短者1年，最长者21年；86%为博士、硕士学位；50%以上为讲师，近1/4为教授或副教授，其中1位为博导，另有1位为外籍教师。

神经解剖专业委员会在1981—1989年推动评定培训工作。第四军医大学，北京协和医学院，同济医科大学，徐州医学院和第一、二军医大学的解剖学系，举办了"HRP技术经验及成果交流会""CB-HRP及束路追踪技术学习班""神经组织电镜技术经验交流会""同位素放射自显影和荧光技术经验交流会""免疫组织化学技术讲习班""大鼠脑切片读片讲习班""原位杂交组织化学技术讲习班""神经再生和移植学术讨论会"和"脑片膜片钳学习班"等。这些学习班促进了同行间的学术交流，提高了科研和教学水平，使中国的神经解剖学与国际接轨。

其他各专业委员会根据专业特点，都多次举办了各种类型的专业交流活动。这些专业学术活动反映了中国解剖科学发展的现状和进展，扩展和加速了解剖学人才培养的广度和深度，为发展中国的解剖学事业做出了应有的贡献。

四、编写教材和教学参考书

为培养好人才，中国解剖学工作者编写了很多教材（表10-1），由人民卫生出版社出版。此外，还有高等教育出版社、人民军医出版社出版的医学系列教材，各省级出版社和大学出版社也出版了不少教材。

表 10-1 临床医学本科国家规划教材（人民卫生出版社出版）

学制	教材名称	版次	主编	出版时间
八年制	《系统解剖学》	1	柏树令	2005
		2	柏树令	2011
		3	丁文龙、王海杰	2015
五年制		1	中国医科大学	1978
		2	郑思竞	1984
		3	郑思竞	1991
		4	于频	1996
		5	柏树令	2001
		6	柏树令	2004
		7	柏树令	2008
		8	柏树令	2013
		9	丁文龙、刘学政	2018
八年制	《局部解剖学》	1	王怀经	2005
		2	王怀经	2010
		3	张绍祥、张雅芳	2015
五年制		1	中国医科大学	1979
		2	曹献廷	1984
		3	徐恩多	1989
		4	徐恩多	1998
		5	彭裕文	2000
		6	彭裕文	2006
		7	彭裕文	2008
		8	刘树伟、李瑞锡	2013
		9	崔慧先、李瑞锡	2018

五、培养研究生

　　"文化大革命"前，全国仅有北京协和医学院、上海医学院、中山医学院、华西医学院等6所院校可以招收研究生。张鋆、叶鹿鸣、郑思竞等在20世纪50年代招收了中国第一批解剖学研究生，毕业后虽然没有授予学位（当时国家对大学本科毕业生也不授予学位），但作为高级师资使用、定级和培养。1978年，国家开始建立第一批解剖学硕士点，学生毕业后通过答辩可以授予硕士学位。1981年，国务院学科评议组批准设立了医学院校首批解剖学博士点，包括上海第一医学院、北京协和医学院、北京医学院、第四军医大学、中山医学院、华西医科大学、中国医科大学等。博士点的建立极大促进了人体解剖学研究生教育的发展。截至2019年底，全国已有51所医学院校拥有解剖学博士研究生学位授予资格，还有更多医学院校具有硕士研究生培养和学位授予资格。硕士、博士研究生不断增加，给解剖学系的从业队伍注入了大量新鲜血液，数以千计具有高学历和创新思维、年富力强和留学归来的中青年学者，逐渐成为解剖学教学和科研工作的主力军和学术带头人，他们有朝气、有创新、有担当，是中国解剖学未来发展的希望。

六、积极参加国际学术组织活动，加强国际学术交流

中国解剖学家多次应邀参加国际解剖学工作者协会联合会（IFAA）、国际形态科学大会（ISMS）、亚太国际解剖学家大会（APICA）、国际组织化学与细胞化学学会联合会（IFSHC）及美国解剖学会（AAA）的年会及各种学术交流会、研讨会。同时，很多城市和医学院也多次召开各种类型的解剖学、人类学、组织学与胚胎学、神经解剖学和神经科学国际会议，参会人员数以千计，提交论文逐年增多。特别是改革开放后，中国的解剖学工作者得到很大的锻炼和提高，很多学院的解剖学教学、科研水平达到国际先进水平（详见第十五章）。

（曹承刚　马超）

第四节　科技成果

据不完全统计，从 1978 年改革开放至 2018 年，中国解剖学工作者共获得国家级成果奖36 项（表 10-2），其中，国家自然科学奖 1 项，国家技术发明奖 4 项，全国科技大会奖 3 项，国家科学技术进步奖 13 项，国家教学成果奖 15 项。

表 10-2　中国解剖学工作者获得国家级成果奖

第一完成人	第一完成单位	成果名称	等级	颁奖部门	获奖年份	成果简介
国家自然科学奖（1）						
李继硕	空军军医大学	内脏初级传入中枢联系的系统研究及其在理论和应用上的意义	四等奖	中华人民共和国国务院	1999	该成果观察到来自躯体和盆腔器官的感觉纤维汇聚到骶髓后连合核（SDCN），刺激传递非痛信息的纤维对传递内脏痛信息的纤维的电活动具有调节效应。说明SDCN 是躯体和内脏感觉信息的汇聚点，可能与牵涉痛及针刺治疗的机理有关
国家技术发明奖（4）						
李吉	中国医科大学	用吻合血管神经蒂的前臂游离皮瓣移植术去修复患者面部及其他部位的皮肤组织缺损	三等奖	国家科学技术委员会	1987	该成果在发明前臂游离皮瓣的临床切取范围及其血管与神经蒂的寻找与切取方法的基础上，用吻合血管神经蒂的前臂游离皮瓣移植术去修复患者面部及其他部位的皮肤组织缺损，获得巨大成功，被美国整形外科专家命名为"中国皮瓣"

续表

第一完成人	第一完成单位	成果名称	等级	颁奖部门	获奖年份	成果简介
赵春华	中国医学科学院基础医学研究所	成体干细胞生物学特性与规模化制备技术	二等奖	中华人民共和国国务院	2009	该成果首次发现亚全能干细胞，发明了包括我国第一个发明专利在内的系列发明专利技术体系。研发了我国第一个干细胞技术标准化、第一个干细胞新药，做出了一系列原创性工作，推动了我国干细胞规范化、标准化发展
顾晓松	南通大学	修复周围神经缺损的新技术及其应用	二等奖	中华人民共和国国务院	2012	采用脱细胞同种异体神经移植物，在国内外率先用于临床修复周围神经缺损，优良率70.2%。发明生物材料构建的神经移植物，率先用于临床成功修复周围神经缺损。在国内外率先将壳聚糖/PGA神经移植物用于临床修复周围神经缺损，患者损伤肢体功能恢复优良率88.9%
宋志坚	复旦大学上海医学院	人脑动态建模、定位与功能保护新技术及其在神经导航中的应用	二等奖	中华人民共和国国务院	2012	该成果利用病人自身的影像学数据，通过建立图像引导空间，实时定位手术器械，引导手术操作，它对于准确切除肿瘤组织，减少术后并发症等具有极其重要的临床价值

全国科技大会奖（3）

第一完成人	第一完成单位	成果名称	等级	颁奖部门	获奖年份	成果简介
集体	北京大学医学部	关于小脑、脊髓、视觉系统锥体束等神经解剖学的研究	（不分等级）	中华人民共和国国务院	1978	该成果系统研究了小脑、脊髓、视觉系统、锥体束等神经解剖，为我国的神经解剖学研究奠定基础，并培养了大量的神经科学人才
集体	北京大学医学部	应用解剖学－器官血管的研究	（不分等级）	中华人民共和国国务院	1978	该成果系统研究了心肌等重要脏器的动脉和静脉的走行、分支分布和变异，为我国的脉管解剖学研究奠定基础
集体	中南大学湘雅医学院	长沙马王堆一号汉墓古尸研究	（不分等级）	中华人民共和国国务院	1978	湖南医学院解剖学、病理学、组织学等专家为主，联合全国30多家医学机构，开展1972年出土的马王堆西汉古尸的解剖学、病理学、流行病学等多学科的研究，完成了保存状况的全面评价，鉴定了女墓主的死亡原因，定义了马王堆古尸为"湿尸"这一新的古尸类型

续表

第一完成人	第一完成单位	成果名称	等级	颁奖部门	获奖年份	成果简介
国家科学技术进步奖（13）						
万选才	北京协和医学院	一种高效、灵敏的神经元标记剂，霍乱毒素 B 亚单位结合辣根过氧化物酶（CB-HRP）	二等奖	国家科学技术委员会	1985	霍乱毒素可以被神经末梢摄取，并经轴浆流顺行和逆行转运到胞体和突起。去除其毒性基，仅将与神经元亲合的结合基与 HRP 偶联，形成灵敏度提高 100 倍、能显示神经元全貌的新型高效探针，是神经束路追踪研究的理想探针
钟世镇	南方医科大学	显微外科解剖学的研究	二等奖	国家科学技术委员会	1986	显微外科技术的不断发展，对解剖学提出了新要求，而这些要求资料正好是处于肉眼解剖与显微解剖之间的一个待开发领域，该项目就是在这个领域中为显微外科的创新进步提供基础理论所做出的一系列成果
焦守恕	首都医科大学	自体肾上腺髓质组织脑内移植治疗重症帕金森氏病的基础与临床应用研究	二等奖	中华人民共和国国务院	1989	该成果致力于"脑内细胞移植治疗 Parkinson 氏病"，利用立体定位技术将自体肾上腺髓质移植入病变一侧的大脑纹状体内，60%—85% 的嗜铬细胞健康成活，像"生物泵"一样不断地分泌多巴胺，从而成功地治疗模型动物的肌肉强直、肢体震颤和运动启动迟缓等一系列运动障碍
黄威权	空军军医大学	消化系统生物活性物质的基础及应用研究	三等奖	中华人民共和国国务院	1996	该成果成功制备了胃肠胰生物活性肽特异性抗体，其中 4 种为国际首创；建立了大鼠全胃肠卷石蜡切片，在两张切片中就能显示胃到直肠各段；证明自分泌也是消化系统普遍存在的生物学现象，胃肠内分泌细胞起源于内胚层
李继硕	空军军医大学	三叉神经领域本体感觉中枢通路的发现	三等奖	中华人民共和国国务院	1998	该成果首先发现了三叉神经本体感觉中枢传导通路分别是由三叉神经中脑核神经元到丘脑腹后内侧核之间的"四级通路"和"三级通路"所组成。该发现填补了国内外相关研究领域的空白
姜宗来	海军军医大学	冠状动脉的形态学和生物力学研究	三等奖	中华人民共和国国务院	1999	该成果应用解剖学、组织学和生物力学的理论和技术，对常用实验动物的冠状动脉进行系列研究，大鼠急性心肌梗死后心壁内血管的演变和侧支循环建立过程，血管分支结构的几何形态学数据等，为心血管实验研究提供了解剖学资料

第一完成人	第一完成单位	成果名称	等级	颁奖部门	获奖年份	成果简介
李忠华	南方医科大学	外科实用管道铸型标本制作法的研究和应用	二等奖	中华人民共和国国务院	2000	该成果属于应用技术研究领域，主要是为外科手术的创新设计提供解剖学依据，创新术式可以在严密的毗邻关系中不致损伤重要结构。管道铸型还能显示各种重要脏器的管道关系，对心、肝、肺等外科术式发展创新提供理论依据
张绍祥	陆军军医大学	手部创伤修复解剖学研究及临床应用	二等奖	中华人民共和国国务院	2001	该成果通过对手部血管解剖学的系统研究，为断掌再植的循环建立提供了解剖学基础
吴新智	中国科学院古脊椎动物与古人类研究所	《人类进化足迹》	二等奖	中华人民共和国国务院	2005	该书介绍了科学界对人类起源与进化探索的历史过程和关于人类起源和进化的具体科学知识。全书通过生动的史实和事例，介绍了有关人类起源和进化的知识，将最新的古人类学知识准确完整地告诉读者
张绍祥	陆军军医大学	中国数字化人体数据集的建立	二等奖	中华人民共和国国务院	2007	该成果率先开展了中国数字化人体的研究，"首套中国数字化可视人体数据集"的建立使我国成为继美国之后，世界上第二个拥有数字化人体数据集的国家
李云庆	空军军医大学	神经病理性痛模型的创建及其在镇痛机制和治疗研究中的应用	一等奖	中华人民共和国国务院	2009	该成果创建了两种神经痛模型，发现交感神经在炎症时通过兴奋痛感受器促痛，阐明了盆腔内脏痛信息的传递和调控环路，揭示了下行抑制系统参与镇痛的机制。这些结果为阐明神经痛的机制和防治神经痛都提供了依据
沙家豪	南京医科大学	环境与遗传因素对男性生殖功能影响的基础研究与应用	二等奖	中华人民共和国国务院	2015	该成果18年来致力于研究环境、遗传、表观遗传及基因-环境交互作用对男性生殖功能的影响，积极推进临床应用和产品研发，取得了系列创新性成果，产生了明显的社会效益、经济效益和环境效益
隋鸿锦	大连医科大学	"生命奥秘丛书"（《达尔文的证据》《深海鱼影》和《人体的奥秘》）	二等奖	中华人民共和国国务院	2018	丛书基于生物塑化技术，从生物及其同源、同功和痕迹器官标本视角出发，按照海洋动物、陆地脊椎动物、高级哺乳生物演化历程，系统讲述了脊椎动物进化的比较解剖学证据。使读者感悟到了生命的奥秘

续表

第一完成人	第一完成单位	成果名称	等级	颁奖部门	获奖年份	成果简介
国家教学成果奖（15）						
栾铭箴	山东大学齐鲁医学院	"三材"建设的系列改革，是全面提高教学质量的关键	（不分等级）	国家教育部	1989	以系统解剖学、局部解剖学、断层影像解剖学纸质教材，教学电影、电视讲座及录像带、大型彩色投影片等声像教材，模型和标本等直观教材，作为系列化、立体化、直观化教学手段，对人体解剖学教学起到了积极的推动作用
于频	中国医科大学	人体解剖学教学的创新与优化	（不分等级）	国家教育部	1989	人体解剖学内容庞杂，名词繁多，历来学生反映负担重，所学知识难于巩固。该成果结合形态学的特点，进行教学改革，加强教学管理，加强实验室建设，创新教学条件，改革教学方法，优化教学过程，从而提高了教学质量和学生的智能
严振国	上海中医药大学	创立具有中医特色的新型系列解剖学科	（不分等级）	国家教育委员会	1989	该成果通过全身穴位的层次和断面解剖的研究，编写了《经穴断面解剖图解》《折迭式经穴层次解剖图解》和《十四经针灸解剖挂图》等专著，并译成多种外文出版，填补了国内中医解剖领域的空白，在国际上产生了较大的影响
胡耀民	南方医科大学	解剖学课程建设	（不分等级）	国家教育委员会	1989	该成果较为系统地总结了第一军医大学人体解剖学教研室以培养临床综合能力为目标的教学方法与学科建设工作
金连弘	哈尔滨医科大学	七年制学生科研能力培养模式的建立	二等奖	国家教育委员会	1993	该成果有效地培养了七年制学生的科学研究思维，学生早期接触科研，在完成基础医学理论课后，实行导师负责制，利用实验室的条件、设备独立完成科研论文。七年制毕业生一次性就业率达100%
任惠民	西安交通大学医学院	社区定向医学教育	二等奖	国家教育委员会	1993	率先开展为社区定向培养卫生保健的高级应用型医学人才。在西安医科大学安康、汉中分校进行教学改革。在课程设置上按临床问题重组教学；在教学方法上强调教师指导下小组讨论和自学，以培养学生分析、解决问题的能力

第一完成人	第一完成单位	成果名称	等级	颁奖部门	获奖年份	成果简介
江一平	福建医科大学	智能轴心教学法	二等奖	国家教育委员会	1993	智能轴心教学法是覆盖课程全环节的系列方法集成，包括理论课之"形态重构－拟态引导教／学法""知识结构组织法"，实习课之"指标观察－描述讨论法"和课外认知心理学培训等，促使学生智能发展与知识收获同步提高
任惠民	西安交通大学医学院	西北地区继续医学教育（CME）项目	一等奖	国家教育委员会	1997	1989年西安医科大学借鉴美国新墨西哥大学医学院的经验，制定了社区医学教育（CME）的新教学方案。其特点是以社区为定向的课程设置，以问题为基础的教学方法和以目标管理为手段的安排
严振国	上海中医药大学	中医解剖学新学科创建与发展	二等奖	国家教育委员会	1997	该成果首次创建了"经穴解剖标本陈列室"，主编出版了《常用穴位解剖基础》教材，率先开设了"腧穴解剖学"课程的教学，举办了"全国经穴解剖高师班"，面向全国中医药院校推广了该课程的教学，发挥了很好的示范引领作用
王永贵	四川大学华西医学中心	《解剖学》	二等奖	国家教育委员会	1997	自1990年，在王永贵教授倡导和领导下，四川大学（原华西医科大学）和部分医学院校开启实地解剖学教学模式。为配合教学，编写并由人民卫生出版社出版了系统解剖学与局部解剖学合一的全国规划教材《解剖学》
刘树伟	山东大学齐鲁医学院	顺应现代影像学发展，创建断层解剖学课程	二等奖	国家教育委员会	1997	该成果顺应现代影像技术的发展，在科研工作基础上，于国内率先开设了断层解剖学课程，编写了我国第一部断层解剖学教科书，制作了电化教材。发表教学研究论文12篇，系统总结了断层解剖学理论与实践教学的客观规律
金连弘	哈尔滨医科大学	创建教学地位巩固、管理规范、环境条件优越的临床教学基地	一等奖	国家教育委员会	2001	该成果有效保证了临床教学质量。临床医学院的临床教学大楼、标准化示教室和先进的教学仪器设备等条件处于国内先进水平。有效地提高了学生的培养质量，毕业生一次性就业率达90%以上，该成果被全国十几所院校所采用

续表

第一完成人	第一完成单位	成果名称	等级	颁奖部门	获奖年份	成果简介
席焕久	锦州医科大学	以器官系统为中心医学课程模式的研究与成功实践	二等奖	国家教育委员会	2005	该成果实现了形态与功能、微观与宏观、基础与临床的整合，打破了学科界限，解决了学科间重复与脱节问题。连续研究了14年，构建了"以器官系统为中心"的考试评价、教学管理及课程体系，有利于培养学生的能力
罗学港	中南大学湘雅医学院	优化课程结构，提高解剖学教学质量	二等奖	国家教育委员会	2005	该成果在优化课程设置、建设师资队伍、改善教学条件、严格教学管理等方面做了开创性工作。五年来人体解剖学学科建设实现质的飞跃：硕士点—博士点—博士后流动站；课程建设有校级精品课程—省级精品课程—国家精品课程
刘树伟	山东大学齐鲁医学院	我国数字解剖学教学体系创建与推广	二等奖	国家教育部	2018	该成果自主研发了我国第一套可交互的三维数字化教学软件《中国数字人解剖系统》，研制了虚拟解剖台、VR/AR 虚拟人和 3D 打印解剖模具，制定了数字解剖学实验室建设标准并推广至全国，提高了我国人体解剖学教学信息化水平

（丁文龙　沃雁）

第五节　社会服务

中国解剖学会根据中国科协的要求，职能进一步扩大，除开展学术交流外，还进行一些社会服务，为人民健康和国民经济建设服务。

一、伟人遗体保存

1976 年 9 月 9 日，中国人民的伟大领袖毛泽东主席逝世，全国各族人民陷入极大的悲痛之中。在当时极端严峻的形势下，中国医学科学院基础医学研究所的解剖学和组织学专家徐静（图 10–13）、张炳常和陈克铨受命，提出遗体防腐处理的方案。当时中央的主要领导说："长期保护好毛主席遗体，世世代代让人民群众瞻仰，是一项光荣而又艰巨的政治任务。你们完成好这项任务，党和人民是不会忘记你们的……就按你们的方案办。"[①] 徐静等三人对毛主席遗体实施防腐

---

① 徐静. 伟人安息的地方［M］. 长春：吉林人民出版社，1993. 凡本节未注明出处的引文皆出自此文献。

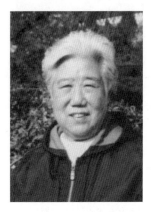

图 10-13　徐静

处理。9 月 10 日，北京医学院解剖学专家谭曾鲁参与遗体保存工作。毛主席遗体得到及时、科学、可靠的防腐处理（图 10-14）。从 1976 年 9 月 11—17 日，毛主席遗体在人民大会堂北大厅供群众吊唁、瞻仰。吊唁期间的遗体加有机玻璃棺罩，使遗体与外界环境隔离，降温和隔氧。

　　吊唁活动结束后，遗体被浸泡于药液中。药液的配方是根据解剖学、组织学和病理学专家们平时在医学院校处理遗体和标本保存的成功经验，以及湖南医学院解剖学专家王鹏程介绍的长沙马王堆古尸出土后的处理和保存经验而配制。同时，与北京、上海、湖南和天津等地解剖、病理、生物化学等医学专业和光学、真空、空气调节、建筑等专业的专家，论证遗体长期保存的方案。边提方案，边做实验。以北京中医学院、北京医学院和上海医学院为实验基地做模拟实验。专家们经过充分的研究、论证，提出了一套可靠、科学的方法，采取液相和气相相结合的方法，解决了遗体保存极为复杂的技术问题，使遗体能长期保存。毛主席遗体保存已 40 余年仍处于良好状态，容貌、颜色和神态给人感觉自然，栩栩如生，供世人永久性的瞻仰。伟人遗体的保存是中国解剖学工作者以及医学、化学、物理学等多学科门类大协作的成果，是科技工作者的重大贡献 [①]。

　　徐静（1931—　　），组织胚胎学家，教授，遗体保护专家。1948 年参加革命，考入中国医科大学，毕业留校为助教。1954 年调任广州华南医学院任教。1956 年赴苏联留学，在苏联《解剖组织胚胎学杂志》和《中国科学》（英文版）发表论文，推翻了"成年高等脊椎动物脑神经细胞不能分裂和再生"的医学定论，获莫斯科第一医学院医学副博士学位。回国后历任华南医学院讲师，中国医学科学院副教授，国务院第九办公室副研究员，毛主席纪念堂管理局副局长、局长、研究员，第八届全国人大常委会委员等职。1991 年起享受政府特殊津贴。出席中

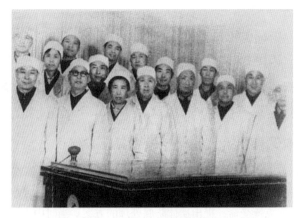

图 10-14　参与伟人遗体保护工作人员

前排左起：谭曾鲁、王鹏程、徐静、吴阶平、毛维忠、黄树则、林筠才。
后排左 2 起：陈志铃、陈遥良、张炳常。

①　徐静. 伟人安息的地方［M］. 长春：吉林人民出版社，1993. 凡本节未注明出处的引文皆出自此文献。

共第十二、十三、十四次全国代表大会，曾当选为第八、九届全国人大代表。（王靖宇）

二、马王堆湿尸类文物保存技术及应用

　　1972年长沙马王堆汉墓发掘是20世纪中国乃至世界重大的考古事件之一。马王堆一号汉墓出土了3000多件文物，尤为珍贵的是一具2000多年前的湿尸（以下简称马王堆古尸）——一号墓墓主辛追的遗体被完好地保存了下来。

　　中南大学湘雅医学院与湖南省博物馆密切合作，一直作为中坚力量参与马王堆古尸保护和研究工作。马王堆古尸出土后，在冷藏保存的基础上，解剖学专家用保存液体内注射和整体浸泡的方法进行了三次防腐处理。1972年12月，由国务院牵头组织湖南医学院等全国十几所高等院校和科研院所的几十位专家对古尸进行了病理解剖，并从整体、器官、组织和分子水平评估了古尸的保存状况。古尸体表湿润、外形完整、内脏俱全、肌体丰满尚有弹性、四肢关节尚存一定的活动度，组织、细胞，甚至分子水平的结构都得到了较好的保存。湖南医学院解剖学专家王鹏程、郭娟霞、刘里侯等全程参与上述工作。协和医学院的张炳常和叶世隽也参与了此项工作。

　　马王堆古尸经病理解剖后，整体移置于装有保存液的有机玻璃棺中密封保存，此棺存放在具有空调设备的文物陈列馆内。解剖后取出的内脏器官，经整形复原后分别封存在特制的有机玻璃标本瓶内，与有机玻璃棺内的尸体一起存放在文物陈列馆内长期保存，由湖南医学院人体解剖教研室曾嘉明对古尸保存状况进行定期观察并更换保存液。

　　2002年，由中南大学湘雅医学院人体解剖学系罗学港（图10-15）牵头组织多学科专家完成了"西汉古尸出土后30年保存情况综合评估"，发现马王堆古尸大体保存情况完好，但微观层面已发生缓慢改变，古尸的长期保存存在潜在危机。中南大学与湖南省博物馆联合组建湖南省马王堆古尸和文物研究保护中心，以罗学港、黄菊芳、张建一、潘爱华、李志远、严小新等为骨干成员的团队在前辈工作基础上，创新性地提出"整体－细胞－分子"三级保护模式，通过改良保存环境、优化保存液配方、建立古尸保存微环境调控和监测体系等，为马王堆古尸的长期保存创造了必要的条件。该保存模式已成功推广到湖北荆州凤凰山博物馆西汉男尸的保存和江苏连云港市博物馆双龙汉墓古尸保存。马王堆古尸自出土至今40多年的完好

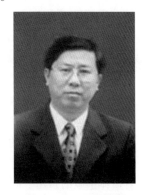

图10-15　罗学港

保存，奠定了中国在湿尸类文物保护与保存技术领域的领先地位，并为解剖学、考古学、人类进化等多门学科的研究提供了十分宝贵的资料。马王堆湿尸类文物保存技术及应用于2008年获得教育部科技进步奖一等奖和国家文物局科技进步奖二等奖。

　　罗学港（1950—　），湖南衡阳人。解剖学家。中南大学湘雅医学院（原湖南医科大学）教授，博士生导师。2006年获第二届国家级教学名师奖。湖南省马王堆古尸和文物研究保护中心主任。*Neural Regeneration Research* 等专业杂志编委。国家级精品课程"人体解剖学"、国家双语示范课程"系统解剖学"课程负责人，主编教材3部，副主编教材3部，参编教材及专著20部。获国家级教学成果奖2项、省级教学成果奖3项。从事神经元溃变与再生和马王堆古尸保护与研究。主持"973"重点研究项目子课题、国家自然科

学基金等 25 项课题研究。发表论文 240 多篇，获省部级科研成果奖 5 项。1998 年享受国务院政府特殊津贴。

三、中国遗体捐献发展历程

遗体捐献在中国的发展历程较短。新中国成立后，遗体捐献宣教工作在各省区市开展，人们逐渐了解遗体捐献可以用于医学教育与研究，从而造福于社会，让更多的人参与遗体捐献，体现社会文明进步。20 世纪 70 年代，有人志愿捐献遗体用于解剖学教学和医学研究。20世纪 90 年代后，北京、上海、南京等城市开始有规模地接收志愿者遗体[1]，但这些工作大多由地方组织，如红十字会、医学院及大型医院被动承担，缺乏权威性、协调能力不够等，处于"无固定经费""无科学有效的管理体制"和"无规模"的"三无"状态[2]。各接收单位通常只接受本市本地区居民登记和捐献。截至 2018 年，有数据显示，中国每百万人口年捐献率近增长为 0.6%[3]，遗体捐献的普及任重道远。

1983 年，上海市卫生局依托上海市红十字会，在全国率先开展遗体捐献工作，但由于没有法律的引导与保障，遗体捐献工作的成效并不明显。2001 年 3 月 1 日，上海市人大常委会审议通过的《上海市遗体捐献条例》（以下简称《条例》）正式施行，这是中国第一部关于遗体捐献的地方性法规，将上海市的遗体捐献工作纳入了法制化的轨道。《条例》颁布之后，不仅推动了遗体捐献工作规范进行，也让每一位遗体捐献者的权利有了保障。它对遗体捐献的程序、机构与人员等一些基本问题做出规定，具有深刻的开创意义，为中国解剖学教学和科研工作提供了遗体，发展了医学科学事业，促进了社会主义精神文明建设。在上海出台遗体捐献相关立法后，广州市、武汉市和山东省等地也相继起草地方性立法条例。2003 年 3 月 1 日，《山东省遗体捐献条例》正式施行。该条例对于捐献登记、接受、利用和处理、法律责任等环节做出详细的规定。截至 2019 年，中国已有 20 个左右省市制定了遗体捐献条例[4]。一些省市在首次立法之后，根据遗体捐献的情况以及实施过程中遇到的问题，结合本地实际情况进行了修改和完善。广州市在 2001 年制定《广州市志愿捐献遗体管理暂行办法》，于 2015 年进行重新修订，其中最大的改变是删去"生前志愿者遗体登记手续需要全体直系亲属签名同意"以及"捐献时应征得所有在国内居住的直系亲属的意愿"，尊重捐献者本人的意愿，给予捐献者遗体捐献的自由。同时捐献执行者也不一定是捐献者的直系亲属，可以是工作或生活上有密切联系的其他自然人，也可以是捐献者生前所在单位或居住地的居（村）委会。减少了许多遗体捐献过程中可能会遇到的诸多问题，提高了工作效率。

2007 年 5 月 1 日，中国颁布实施了具有器官移植法规里程碑意义的《人体器官移植条例》，依照自愿原则、禁止器官买卖原则，对器官捐献移植做了相关的规定，推动和保障了中国器

---

① 刘俊华，张会保，汪爱国，等.870 例遗体捐献者登记资料的统计与分析 [J].南京军医学院学报，2003，25（4）：226-228.

② 余浩杰，胡文魁.我国器官捐献的困境及对策 [J].医学与社会，2012，25（10）：69-70，84.

③ 李强，陶宜楠，任尤楠，等.新形势下遗体捐献接受站"五位一体"的发展方向 [J].热带病与寄生虫学，2018，16（2）：114-116.

④ 张建一，黄菊芳，罗学港.遗体捐献的社会学与医学价值的探讨 [J].湖南医科大学学报（社会科学版），2003，5（3）：14-16.

官捐献移植事业的健康发展。尽管《人体器官移植条例》是针对器官移植所出台的法规，但对于遗体捐献的立法而言，有着很大的影响。江西省 2013 年 3 月 1 日施行的《江西省遗体捐献条例》就在第一条指出：根据国务院《人体器官移植条例》和有关法律、行政法规的规定，结合本省实际，制定本条例。

尽管地方的遗体捐献立法工作已有突破，但目前没有一部全国性的遗体捐献法，使各地的遗体捐献工作不平衡且前行缓慢。

生命是宝贵的，在生命终结的时刻捐献自己的躯体，为医学事业做出贡献，是生命的延续与升华，是造福子孙、值得称颂的义举。实现遗体崇拜文化到生命再生文化，是倡导一种无私的奉献精神与科学求真精神。希望遗体捐献能被越来越多的人了解、支持并参与，为人类的医学进步与发展做出贡献。

（丁文龙　沃雁）

第十一章　大体解剖学亚学科发展史

第一节　神经解剖学

神经解剖学作为解剖学科的一个重要分支，是伴随着人们对人体结构（尤其是对神经系统结构）认识的逐步深入而发展起来的。广义的神经解剖学源自神经系统的大体解剖，而真正意义上的神经解剖学作为解剖学的亚学科独立出来，是从19世纪中后期各种染色技术逐步发展起来，人们对神经系统的研究进入显微结构后开始的。神经解剖学已成为当代解剖学领域中最为活跃的分野之一，有力地推动了解剖学科的发展，并为古老的学科注入了生机与活力。中国的神经解剖学发展经历了较为艰难的历程，从弱小逐渐发展壮大，从引进方法和技术到紧跟世界发展前沿，并在国际神经解剖学领域占有一席之地。回顾历史有助于我们继往开来，认清现状，找到问题，展望未来有助于我们把握方向。

一、世界神经解剖学的萌芽、诞生和发展

神经解剖学伴随着人类文明的发展前行，经历了从表面观察的蒙昧认识到解剖结构的详细描述，从简单朴素的肉眼观察到深入脑内，从大体解剖到微观的细胞和分子水平等阶段。就其历史而言，神经解剖学不单纯是在"解剖学"中发展的，它是在脑结构描述及其功能研究的相伴、交融中发展的，是在不断产生的新技术、新思想推动下发展的。漫漫历史长河中，神经解剖学的发展经历了从远古时代的蹒跚学步，中期的踯躅前行，到后期和现代的爆发式腾飞等几个阶段。

（一）远古时代到古罗马时期

这一时期，人类对脑形态和结构的认识处于初期萌芽阶段，基于对动物以及部分人类脑形态的观察结果，对脑表面形态和特性进行了描述。而关于脑的功能，则一定程度上受到当时哲学思想、宗教信仰的影响，故关于脑的结构认识不仅不全面，有些甚至是错误的。

人类历史上首次出现"脑"这个词并对其有简略描述的记载见于公元前1700年古埃及医生印和阗（Imhotep）的一篇文稿——《史密斯纸草文》（*Edwin Smith Surgical Papyrus*）中，文中8次提及了"脑"这个词，描述了脑膜、脑脊液、脑表面形态。公元前500年，阿尔克迈翁描绘了感觉与脑之间的联系，认为是脑而不是心控制着身体。随后，亚里士多德观察并区分出大脑和小脑，但他仍错误地认为"智力"和知觉的感受在于心，脑是降低血液温度的器官。

此后数百年，因为宗教文化原因禁止人体解剖，神经解剖罕有重大进展。其间对神经解剖有重要贡献的代表是盖伦，他通过动物解剖，详细描述了脑、脑室、视交叉、视束等结构，并对运动神经、感觉神经的区别做了解释。[①②]

（二）文艺复兴时期到 18 世纪

文艺复兴时期宗教不再禁止人体解剖，一大批艺术家、科学家通过对人脑解剖与实验，观察、区分了人脑不同结构，基本构建了现代有关脑形态和结构描述的框架。

维萨里认为脑是智慧、运动和感觉的主要器官，将神经定义为传导感觉、运动信号的结构。意大利解剖学家皮科洛米尼（A. Piccolomini，1525—1586）首次将大脑白质和大脑皮层区分开。意大利解剖学家欧斯塔基详细图解了脑、脊髓以及神经的起始、走行和分布。英国医生威利斯（T. Willis，1621—1675）详细描述了小脑、脑室、大脑半球、脑干、脑神经等结构的血液供应，观察到脑底面的威利斯（Willis）动脉环。[①②]

17 世纪至 18 世纪中叶，神经系统大体解剖的剩余结构不断被描述。例如，荷兰医生布拉休斯（G. Blasius，1627—1682）描绘了脊髓图片以及脊神经与脊髓的连接、灰质形态等内容。法国解剖学家维厄桑斯（R. Vieussens，1635—1715）拓展了以前人们对脑、脊髓的认识，对脑回和脑皮层进行了一定的描绘。法国医生维克达济尔（F. Vicq d'Azyr，1746—1794）首次发现并描述了蓝斑、黑质、乳头丘脑束，并对大脑的沟、回进行了系统研究。德国医生、解剖学家斯默林（S. T. von Sömmerring，1755—1830）对 12 对脑神经进行了分类，该分类法至今仍在沿用。[①②]

（三）近现代时期

这一时期，脑的大体解剖基本结束，开始了从大体解剖转向显微解剖领域的时期。神经解剖内容也从组织水平过渡到细胞和分子水平，深入聚焦于脑区（核团）、神经元间纤维联系和神经网路以及用分子标签来区分神经元的类型、联系和功能，描绘脑细胞图谱。

1. 19 世纪

由于组织切片技术的发明，人们开始能够区分、描述脑实质内部的核团和纤维束。例如：德国医生和解剖学家雷尔（J. C. Reil，1759—1813）先后描述了岛叶、白质弓状束和蓝斑；意大利解剖学家罗兰多（L. Rolando，1773—1831）描述了中央沟、初级运动皮质、脊髓后角的胶状质等；苏格兰医生、解剖学家贝尔（C. Bell，1774—1842）研究并发现了脊神经感觉根与运动根的区别。

同一时期，脑的功能定位和大脑皮质细胞构筑学也得到发展。如德国神经学家布洛德曼（K. Brodmann，1868—1918）依据脑功能和细胞构筑将脑区划分为 52 区；法国神经学家贝勒格（J. Baillarger，1809—1890）最早发现大脑皮质是由灰质和白质交替构成的 6 层结构。

19 世纪 80 年代，显微镜和银染方法的发明能够显示单个神经元的精细结构，神经解剖学开始了由大体解剖向显微领域拓展，而此期建立的神经元学说则为现代神经解剖学研究奠定了坚实的理论基础，也使神经解剖学真正作为一个独立的亚学科从解剖学中剥离出来。Golgi染色法可清楚地镀染神经元胞体、树突和轴突，还首次清楚地描述了小脑、海马、脊髓、嗅

① 鲁子惠. 中国学者早期对于神经形态学的贡献（1921—1961 上篇）[J]. 解剖学通报，1982（4）：63-71.

② 鲁子惠. 中国学者早期对于神经形态学的贡献（1921—1961 中篇）[J]. 解剖学通报，1982（3）：86-94.

球等结构。Cajal 染色法可以镀染"神经元纤维",并观察到神经元之间的联系是接触的而非连续的,支持了"神经元学说"。大致同时期的 Weigert 法、Nauta 法、Fink-Heimer 法等则能显示神经元纤维的走行及神经元的投射部位。Nissl 染色法则对研究神经核团的位置、轮廓和细胞构筑发挥了不可替代的作用[1][2]。

2. 20 世纪至今

随着神经科学的诞生,神经解剖学不像前期那样相对"独立"和"主导",而是与生理学、药理学、分子生物学等广泛发生交叉,与机能学和行为学研究融合、依存发展。借此,神经解剖学得以向细化、纵深发展,为机能和行为学提供解剖学支撑;反过来,机能和行为学也找到了神经解剖学这个"源头"。

20 世纪中后期,辣根过氧化物酶(HRP)追踪神经元纤维联系技术、荧光素追踪技术和放射性核(同位)素追踪技术等都在研究神经元之间的纤维联系、神经纤维的走行等方面发挥了巨大作用。同位素放射自显影标记技术、免疫组织化学技术、原位杂交组织化学技术的出现,极大推进了解剖学(尤其是化学神经解剖学)的发展[3]。

近年来发明的光遗传学、化学遗传学技术,被广泛应用于神经环路、神经细胞功能等方面的研究中。单细胞转录组测序技术(scRNA-seq)与单分子成像技术(MERFISH)结合应用于神经系统研究,可对脑区内的单个神经元内转录组的 RNA 进行检测分析,并以此鉴定不同神经元类型(群)及其在脑内的定位,在此基础上原位绘制出该脑区各类群(型)神经元及其分布图,这一技术可能成为绘制脑细胞图谱的重要技术之一。

二、中国神经解剖学的起源与奠基

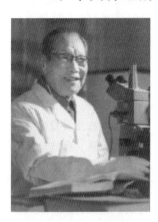

图 11-1 蔡翘

在中国古代,关于脑的结构和功能的描述,最先见于公元前 400—前 300 年的《黄帝内经》[4]。书中描述道:"故邪中于项,因逢其身之虚,其入深,则随眼系以入于脑,入于脑则脑转,脑转则目系急,目系急则目眩以转矣……"由此可见,中国人在周朝时已对视神经的存在和脑与头晕现象之间的功能关系有所了解,尽管认识比较原始和不完整,不得不承认他们对脑结构的认识是很早的。

直到西方医学传到中国时,人们才开始对脑有了进一步的准确认识。明末意大利传教士利玛窦的《西方记忆术》中传入"记忆在脑"的学说,在明清社会,对中国士大夫和医学界有很大影响。从西方国家回国的留学生对中国神经解剖学的发展做出了重大贡献。比如,20 世纪 20 年代初,由美国芝加哥大学著名神经解剖学家赫里克(C. G. Herrick)发展起来的中枢神经系统的比较解剖学通过他的一些中国学生传入中国。这些学生中有蔡翘(图 11-1)、卢于道、朱鹤年和臧玉洤,他们是中国神经解剖学的主要奠基者。

---

① 鲁子惠. 中国学者早期对于神经形态学的贡献(1921—1961 上篇)[J]. 解剖学通报, 1982(4): 63–71.

② 鲁子惠. 中国学者早期对于神经形态学的贡献(1921—1961 中篇)[J]. 解剖学通报, 1982(3): 86–94.

③ 鲁子惠. 中国学者早期对于神经形态学的贡献(1921—1961 下篇)[J]. 解剖学通报, 1983(1): 44–52.

④ 陈宜张. 神经科学的发展历史和思考[M]. 上海: 上海科学技术出版社, 2008.

　　蔡翘在美国芝加哥大学做研究生时，花了两年多时间完成了负鼠视束及视觉中枢的研究，其论文《弗吉尼亚负鼠的视束和视觉中心》发表在 1925 年《比较神经学杂志》（*Journal of Comparative Neurology*）第 39 卷上。文中首次描述了袋鼠下丘脑和中脑被盖间的一个神经核区——"蔡氏区"（Tsai's area），揭示了它和眼球运动及脏腑活动的联系，这一发现引起了国际医学界的关注 [1]。目前认为"蔡氏区"相当于现在在教学和研究中常提到的腹侧被盖区（ventral tegmental area，VTA），这是第一个以中国人名字命名的核团。

　　蔡翘（1897—1990），字卓夫，族名义忠，广东揭阳人。生理学家和医学教育家。军事医学科学院研究员。1919 年秋，他赴美国留学，先后就读多个大学，1925 年获哲学博士学位。在神经解剖学家赫里克教授实验室研究美洲有袋类动物负鼠的视神经和视觉中枢结构。1925年秋回国后，在上海复旦大学、上海医学院任教，教授生理学兼教比较解剖学、组织胚胎学和神经解剖学。1930 年秋，他到英国和德国大学著名的生理实验室做研究或短期访问。1932年春回国，继续在上海医学院任教，在上海雷士德医学研究所从事研究工作。1936 年后，任南京中央大学医学院生理学教授兼科主任，医学院代理院长、院长。1948 年被选为中央研究院院士。1952 年任第五军医大学校长。1954 年任军事医学科学院研究员兼副院长。曾任第一至第五届全国人大代表，中国生理科学会理事长、名誉理事长，中华医学会航空医学学会名誉主任委员。他培养的助手和学生遍布全国，很多成为各个大学或研究机构中生理学与相关学科的翘楚，如冯德培、童第周、徐丰彦、朱鹤年、蒋天鹤、沈霁春、易见龙、吴襄等。207681 号行星冠名为蔡翘星。

　　1930 年，卢于道的毕业论文《美洲袋鼠前脑外部与内部结构》发表在《比较神经学杂志》上。1933 年，他编写了国内第一本《神经解剖学》中文教材，对中国神经解剖学的发展起了重大的推动作用。翌年，他又到国立中央研究院心理研究所从事人脑的显微研究。他依据对中国人脑显微结构研究的科学论据，以及中国灿烂文化的史实，针锋相对地撰写了题为《中国人之大脑皮层》的论文（英文稿），严正地驳斥了诬蔑中国人的谬论 [2]（详见第六章）。他主要进行中国人与西方人脑的比较研究以及人与动物脑的比较研究和神经细胞的显微化学研究。

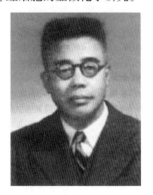

　　臧玉淦（图 11-2）师从著名神经解剖学家赫里克教授，获博士学位后，留美工作。1936 年回国后对视觉系统的皮层 - 丘脑相互关系的研究颇有深度。在神经解剖学领域培养了许多学生（如马维义、张培林、许鹿希等）。与此同时，他还制作、收集了脊椎动物各纲目代表动物的脑切片和大量成人、胎儿连续脑切片，为比较神经解剖学的研究和发展奠定了基础 [3]。

　　臧玉淦（1901—1964），曾用英文名 Tsang Yu-chuan，字伯谭，河北完县人。解剖学家，中国近现代神经解剖学和心理学的奠基人之一。北京大学医学部（原北京医科大学）一级教授。毕业于北京大学。1929 年在芝加哥大学获博士学位。1936 年回国，

图 11-2　臧玉淦

① 刘克，陆菁菁，申新华，等. 北京协和医学院神经解剖教学改革回顾与展望 [J]. 基础医学与临床，2018，38（1）：136-140.

② 张香桐，陈莹. 神经科学在中国的发展 [J]. 生理科学进展，1983（2）：100-104.

③ 张香桐. 记蔡翘先生在神经解剖学上的贡献 [J]. 生理科学进展，1982（4）：380.

先后在清华大学心理系任教授，在北平协和医学院解剖科任研究员和解剖学教授。1940 年后，在北京大学医学院任教授。曾任中国解剖学会第一届理事会理事和第二至五届理事会常务理事。《解剖学报》的创始人之一。他早期的译著和研究多属心理学范畴。1938 年以后，致力于神经解剖学研究，在国内首先建立了神经解剖切片研究室，编写和编译了全套的神经解剖学教材。举办神经解剖高级师资班，为国家培养了一批神经解剖学学术骨干和学科带头人。他通晓多种外语，发表科研论文 51 篇，其中 12 篇兼用中、外文发表。1955 年，招收了解放后的第一批研究生。他的"小脑、脊髓、视觉系统锥体束神经解剖学研究"成果获 1978 年全国科学大会奖（集体奖）。（丁文龙　沃雁）

朱鹤年（1906—1993）先后就读于美国芝加哥大学和康奈尔大学，早在 1928 年，他就在国际上首次发现哺乳类动物下丘脑室旁核神经元具有神经分泌现象。1932 年，他回国不久，便引进了中国第一台脑立体定向仪，并与卢于道共同使用这台仪器进行了猫中脑和前脑血管运动中枢的研究。他还创制了 0.5 mm 双极玻璃刺激电极，用于脑定向刺激与慢性埋植电极技术。他为中国开展神经生理、神经解剖和神经药理的定位研究做出了贡献，也为后来"江湾Ⅰ型定向仪"的设计与制造打下了基础 [1]（图 11-3）。

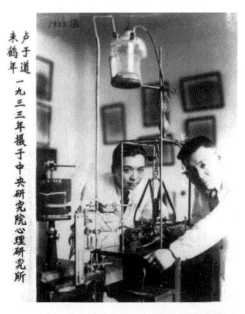

图 11-3　卢于道与朱鹤年（右）在中央研究院心理研究所研究脑结构与心理学（周国民提供）

欧阳翥（1898—1954）1934 年从德国柏林学成回国，在南京中央大学建立了研究人类大脑皮层结构的神经解剖学实验室。专于脊椎动物神经系统的显微解剖，对灵长类大脑皮层细胞的组成有较深的研究。1936 年，他发表了《人脑之种族问题》一文，雄辩地驳斥了西方种族主义学者的谬论。还撰有《人脑直回细胞之区分》《人脑岛回新特种细胞》《灵长类视觉皮

① 张培林，马维义，许鹿希. 我校神经解剖学的奠基人——忆臧玉洤教授［J］. 北京医学院学报，1982（4）：388-389.

层构造之变异》等20余篇论文[1]。

陶烈（1901—1930）1919年考入日本京都大学，毕业后继续攻读研究生，对人类脑组织的结构和显示法、人脑的皮层下各神经核和小脑的细胞定量分析等尖端课题，做过广泛深入的研究，发表了专著《脑之研究》和大量论文，确立辩证唯物论在人脑活动研究中的指导地位，被誉为"世界脑解剖学界第一流学者"，是中国神经解剖学研究的先驱者之一、开展人脑结构研究的第一人。1930年回国到中山大学任生理学教授，同年赴日本出差时，因急病去世[2]。

张香桐（1907—2007）1934年随同汪敬熙转到了国立中央研究院心理学研究所工作，分配在卢于道主持的神经解剖学实验室当助理员，开始了神经解剖研究。汪敬熙教导他："神经解剖学是神经生理学的基础。没有坚实的神经解剖学基础，不可能成为一个出色的神经生理学家。"在后来的研究生涯中，张香桐在神经解剖学研究方面取得了优异的成绩。他关于大脑皮层的解剖研究结果，发表在当时最好的神经解剖期刊《比较神经学杂志》[3]。

除了从西方回国的留学生，西方国家的来访学者对促进中国神经解剖学研究起了很大推动作用。20世纪30年代，北京协和医学院解剖系的师资中有一些十分杰出的科学家，如著名的荷兰神经解剖学家卡波思（C. U. Ariens Kappers）和福顿（A. B. Droogleever-Fortuyn），他们对神经解剖学在中国的发展产生了极大的影响，如卡波思改良的Weigert髓鞘染色法，在中国的神经解剖学教学和研究中仍在采用。

三、中国神经解剖学的艰难前行

（一）抗日战争和国内战争使刚刚起步的神经解剖学举步维艰

抗日战争爆发，全国处于战火纷飞、颠沛流离、生命无保障的苦难时段，这使得刚刚起步的神经解剖学陷入停滞状态。即便如此，仍有一些单位及科学家坚持神经解剖学研究。

1942年北京协和医学院被日军占领封院后，臧玉洤转到北平医学院解剖科任教。他专心从事科学研究工作，如白鼠的视上核和视交叉上核研究等，先后发表了7篇论文。1937年抗战爆发后，叶鹿鸣随齐鲁大学医学院转移到四川省，同时兼教于华西医科大学。叶鹿鸣1940年赴美国，师从著名神经解剖学家兰森（S. W. Ranson），1943年晋升为教授并编写了《神经解剖学》教材用于教学。在抗日战争最艰难的时期，国立上海医学院的齐登科与同事亲自动手解剖了50例中国人遗体的100侧脑沟回，反驳了少数外国学者的中国人为"劣等民族"的说法。1937年8月，国立中央研究院心理研究所的张香桐随研究所离开南京，他特意把一架显微镜和一些常用实验动物的脑组织连续切片标本带在身边，不断巩固学到的神经解剖学知识。这种不间断的学习，使得他的神经解剖学和神经生理学知识没有荒废，为日后的发展奠定了良好的根基。抗战后期，张香桐对蛛猴的脊髓结构、脊神经的投射等做了十分详细的研究[4]。

（二）新中国成立后神经解剖学发展缓慢回升

20世纪50年代，老一代神经解剖学家卢于道、臧玉洤、叶鹿鸣、许天禄、齐登科等为中

① 徐科. 纪念我国神经科学研究的先驱者——陶烈先生百年诞辰［J］. 中国神经科学杂志, 2000（1）: 82-83.
② 张维. 张香桐传［M］. 南京: 江苏人民出版社, 2010.
③ 李云庆, 顾晓松. 中国解剖学会90年历程［M］. 西安: 第四军医大学出版社, 2010.
④ 孟景春. 黄帝内经灵枢译释［M］. 上海: 上海科学技术出版社, 2006.

国神经解剖学的发展奠定了基础。当时，由于中国正处于百废待兴和科学事业发展初期，开展神经解剖学研究的单位较少。50年代初，臧玉洤曾先后3次在北京医学院举办了神经解剖高级师资班，为国家培养了一批神经解剖学学术骨干和学科带头人。他还编写了《神经解剖提纲》《中枢神经传导通路》《神经解剖实习指导》和《脑脊髓切片图谱》等教材。1955年，他招收了新中国的第一批研究生（马维义、张培林、许鹿希），并亲自领导6位青年教师翻译了斯特朗（S. Strong）和埃尔温（A. Elwyn）著的《人类神经解剖学》，作为当时急需的教材。臧教授为中国神经解剖学的发展和传播发挥了重要的推动作用[1]。

这期间，全国各医学院校的神经解剖学教学也逐步复苏，开始出现一些神经解剖学教材，甚至是神经解剖学图谱。1950年，叶鹿鸣编写了《神经解剖学》（第2版）。齐登科主编的《神经解剖学彩色图谱》从1953—1958年连续出版了5版。1954年，陆振山编写了《神经解剖学讲义》。

因条件有限，新中国成立后的十几年间，神经解剖学的研究者们主要从事神经系统及相关疾病的尸体测量，应用经典的神经组织染色和束路追踪进行神经系统教学切片的制备和简单的动物实验。如卢于道的猫科动物脑结构的研究；臧玉洤的人第四脑室髓纹及其与弓状核的联系、三叉神经中脑核与小脑的联系及啮齿类动物脊髓腰骶部运动细胞柱的研究；张香桐的长尾蛛猴脊髓克拉克背核的形态研究；刘占鳌和鲁柱的脊髓内神经纤维再生的研究；鞠躬的Nauta法追踪听觉传导路的研究；谢竞强的人类灰白交通支空间位置的研究；张培林的国人脑中锥体交叉类型的研究；胡人义的啮齿类动物大脑皮质神经元形态的研究。[2][3]

（三）"文化大革命"期间神经解剖学发展受到重创

"文化大革命"期间，大学和研究机构的大多数基础研究工作都被斥责为脱离国家实际需要而停顿下来，大部分神经解剖学研究也遭受了灾难性的挫折。但神经科学的某些方面，如"针刺镇痛"，却在奇特的形势之下幸存下来。由于开始于"文化大革命"之前的针刺镇痛实验研究符合当时的要求和宣传，于是很快成了最受重视的研究项目。很多神经科学家主动申请，用神经解剖和神经生理学观点研究和解释针刺镇痛的机理。所以，针刺镇痛的研究才勉强得以维持。一些从事神经解剖学的实验室在针刺镇痛研究的保护伞下幸运地保存了下来，甚至还有了较好的发展。也正是因为这个原因，"文化大革命"结束后中国的神经解剖学才能够迅速地发展起来。

四、中国神经解剖学的发展趋于成熟

十一届三中全会以来，在党中央提出的"迎头赶上"的精神鼓舞下，从1977年开始，很多单位把神经解剖学当作一个重要方向纳入科研计划，神经解剖学迎来了空前发展的新时期。

在李继硕、张培林等老一辈解剖学家的领导、提倡和组织下，中国解剖学会于1982年成立了神经解剖学专业组（1986年改为专业委员会，2017年改为专业分会），由李继硕和张培林两位教授担任专业组组长，此后担任专委（分）会主任的是朱长庚和李云庆，2018年起分

[1] 陈宜章. 神经科学的历史发展和思考［M］. 上海：上海科技出版社，2008.
[2] 李云庆. 神经科学基础［M］. 3版. 北京：高等教育出版社，2017.
[3] Bennett M R. The early history of the synapse: from Plato to Sherrington［J］. Brain Res Bull, 1999, 50（2）：95–118.

会主任是李辉。在神经解剖学专业委员会和老一辈专家教授们的共同努力下，神经解剖学的科研和教学工作得到了快速发展。但囿于当时国际交流很少，除了学习传统的神经解剖学方法，大家对新方法和新技术的渴求和欲望都很强烈。在李继硕、朱长庚等的倡导和组织下，自1981年开始，先后举办过全国性神经解剖学技术学习班15次，如在第四军医大学举办"同位素示踪技术学习班"（1980）和"HRP、ARG技术经验及成果交流会"（1981，图11-4），在白求恩医科大学举办的"神经组织电镜技术经验交流会"（1983），1985年分别在第四军医大学和湖南医学院举办的"免疫组织化学技术讲习班"和"神经组织荧光标记技术讲习班"，在第四军医大学举办的"免疫电镜技术讲习班"（1986）、"膜片钳实验技术讲习班"（1991）和"原位杂交组织化学实验技术讲习班"（1992），在南通医学院举办的"分子生物学学习班"（1999），此后邀请王平宇在多所院校举办过4次"脑切片结构读片和识别学习班"。以上各次学习班和讲习班均取得了较好的效果，使各种现代的神经解剖学研究方法很快得到了普及和提高，极大地促进了神经解剖学事业的发展。

在那段时间里，开展神经解剖学研究，缺乏的不仅是技术，就连必需的参考文献和示踪剂、抗体等试剂都无处购买、无钱购买。尽管如此，以李继硕为代表的老一辈专家教授胸怀大局、抱团取暖、无私提携，有问题共同商议，有试剂共同使用，有文献相互介绍，有成果共同分享。虽然那时的条件非常简陋，但大家的心是火热的，他们在那段难忘艰苦岁月的激情和斗志更是后来人值得继承的精神财富！

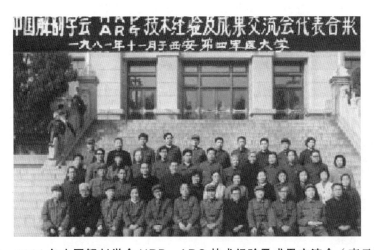

图11-4　1981年中国解剖学会HRP、ARG技术经验及成果交流会（李云庆提供）

这一时期（1977—2000），神经解剖学研究较为突出的单位主要以首都医科大学、同济医科大学、第四军医大学、上海医科大学、北京协和医学院、北京医科大学、中山医科大学、湖南医科大学、华西医科大学等为代表。

后来，这些学校大多相继改为医科大学或与其他院校合并。

首都医科大学在"文化大革命"刚结束，就成立了以谢竞强和徐群渊为首的"边缘系统"神经解剖研究组，系统研究了"伏隔核"的传入、传出通路，并开展了"脊髓小脑束"结构和功能的研究，明确了脊髓小脑束神经元的定位、纤维在脊髓白质的位置、入小脑径路和小

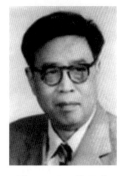

图 11-5 艾民康

脑内的分布特点，提出了脊髓小脑前束、后束的新概念。研究结果获得了北京市和卫生部的科技进步奖。

同济医科大学人体解剖学教研室在艾民康（图 11-5）和朱长庚的带领下，开展了很多富于创新的神经解剖学研究，如关于轴 - 轴突触的研究为痛信息传递的突触前抑制机制提供了超微结构基础；提出"脑 - 脑脊液神经体液回路"的新理论以及"癫痫发病与神经 - 免疫 - 内分泌网络调节失衡有关"的新学说。朱长庚主编的《神经解剖学》（第 1、2 版）专著已成为神经解剖学乃至神经科学领域教师、学生、研究者的权威教材和参考书。

艾民康（1924—1990），河南开封人。组织学与胚胎学家。华中科技大学（原同济医科大学）教授、博士生导师。针刺镇痛原理研究室主任。1949 年毕业于江苏医学院。曾任中国解剖学会常务理事、中国针灸学会针麻与针刺镇痛研究会理事。1963 年受卫生部委托进行经络实质的研究，运用免疫组化技术研究针刺镇痛的机理，取得了重要成果。主编《免疫组织化学在肽能神经研究方面的应用》《神经递质的组织化学》等。1980 年代表中国组织细胞化学工作者首次参加第 6 届国际组织化学与细胞化学学会联合会大会（IFSHC），并在第 8 届 IFSHC 大会上当选为联盟理事。1988 年他创办了《组织化学与细胞化学杂志》。他患多种疾病，先后 3 次手术，健康极差，但他在科学研究上以异常顽强的意志，忍受疾病痛苦和折磨，工作到生命的最后一刻。（丁文龙　沃雁）

第四军医大学人体解剖学教研室在"文化大革命"后很快就确立了以神经解剖学研究为中心的研究方向。李继硕（图 11-6）带领同事发现了三叉神经领域本体感觉中枢通路，填补了国际解剖学空白，并获得国家科技进步奖三等奖；系统阐明了盆腔内脏初级传入的联系方式，首次完善了人们对其传入途径的认识，并获得国家自然科学奖四等奖；在全国率先开设了神经科学基础课程。他所领导的人体解剖学教研室被誉为中国"神经解剖技术发源地"和"神经解剖学研究前沿阵地"。为了及时反映和交流神经解剖学研究成果，1985 年，在李继硕的积极倡议和努力争取下，在第四军医大学创办了《神经解剖学杂志》，主编是李继硕，杂志的发展也反映了中国神经解剖学发展的历程。杂志现为双月刊，至 2020 年已出版 36 卷。

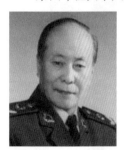

图 11-6 李继硕

李继硕（1920—2005），吉林榆树人。解剖学家。空军军医大学（原第四军医大学）教授、博士生导师。曾任第四军医大学人体解剖学教研室主任、中国解剖学会神经解剖学专业委员会主任委员、《神经解剖学杂志》主编等。1989 年被评为"全国优秀教师"，1996 年被原总后勤部评为"科技一代名师"。发表科研论文 120 余篇，获国家科技进步奖三等奖和国家自然科学奖四等奖各 1 项，军队科技进步奖二等奖 5 项。从事医学教育 64 年，培养 2 名博士后、20 名博士、30 名硕士。培养的研究生中，已涌现出 4 名长江学者特聘教授、1 名国家"973"项目首席科学家、4 名国家杰出青年科学基金获得者、2 名全国优秀博士论文获得者。（丁文龙　沃雁）

鞠躬（图 11-7）于 1985 年建立了全国首个神经生物学教研室。他主要从事神经内分泌

学、大脑边缘系统、脊髓损伤与修复等方面的研究。在脊髓与脑干的
联系、终纹床核的细胞构筑与纤维联系以及脑下垂体前叶、后叶的神
经支配等方面研究中均有许多重要发现，尤其是发现哺乳动物的脑下
垂体前叶可受神经直接调节，从而提出垂体前叶受神经－体液双重调
节的学说。

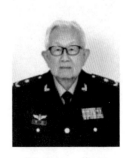

图 11-7 鞠躬

鞠躬（1929— ），原籍安徽绩溪，出生于上海。解剖学家。空军
军医大学（原第四军医大学）教授、博士生导师。1991 年当选为中国
科学院学部委员。1952 年毕业于湘雅医学院。早年研究发现中缝核向
脊髓投射的局部定位关系、脊髓向下丘脑的直接投射等；20 世纪 80 年
代后期提出了垂体前叶受神经－体液双重调节的假说，修正了国际上的"体液调节学说"理
论。1988 年发明了一种染色技术被他引上千次。他提出了脊髓挫伤的早期神经外科手术，找
出了最佳手术窗口在伤后 4—14 天，临床效果好，甚至无需任何支撑行走。1985 年在第四军
医大学建立了国内首个神经生物学教研室并任主任，任全军神经科学研究所所长。曾任国家
自然科学奖评审委员会委员、"973"专家组成员、何梁何利基金专业评审组成员等。发表论文
117 篇，被他引 3500 次，任 *Neuroscience* 编委等。获"八五"全军后勤重大科技成果奖、中
国人民解放军专业技术重大贡献奖、何梁何利科技技术进步奖、第四军医大学教学终身成就
奖等。（丁文龙　沃雁）

上海医学院人体解剖学教研室于 20 世纪 70 年代末开始，在于彦铮、沈馨亚、彭裕文等
教授的带领下确立了神经解剖学和发育神经生物学研究方向，并开展了神经损伤与退行性病
变的神经解剖学基础，如断肢再植、脊柱腰背痛及脱髓鞘疾病的神经形态学变化及机制以及
神经发育方面的研究。

北京协和医学院人体解剖与组织胚胎学系于改革开放后，在万选才和曹承刚的带领下，
将酶标霍乱毒素（CT-HRP）及酶标类霍乱原（CB-HRP）作为标记神经元的灵敏探针应用于
神经解剖学及神经再生的研究，为中国的神经解剖实验研究提供了高效、灵敏的新型标记剂，
并在 1986 年 2 月举办了"CT-HRP 神经解剖学探针"学习班。酶标配体法被国际权威专著列
为 20 世纪 90 年代神经解剖学基本方法之一。

北京医科大学人体解剖学教研室在张培林、马维义、许鹿希的带领下，开展了神经解剖
学教学和科研工作。张培林和马维义主要从事交感神经的外周及中枢结构及化学神经解剖学
研究，张培林主编的《神经解剖学》是神经解剖学教科书中的经典之一，1987 年出版后 4 次
重印。许鹿希的研究涉及针刺麻醉原理的形态学、脑对自主性神经系统的调节机制及纤维联
系等，她所著《神经解剖学》获 1990 年全国优秀图书二等奖。

中山医科大学人体解剖学教研室在叶鹿鸣、陈以慈等老一辈神经解剖学家的带领下，选
择了以神经解剖学为主的研究方向，尤其是后来在姚志彬的带领下开拓出脑的老化机制与抗
衰老研究方向，有力地促进了脑老化和老年性痴呆的防治研究。组织学与胚胎学教研室在许
天禄的带领下主要从事神经形态学研究，曾园山和谢富康分别在神经损伤与修复机制以及神
经组织的发育和再生方向做出了重要贡献。

香港大学医学院人体解剖学系的苏国辉（图 11-8）一直从事哺乳动物视觉系的发育、可
塑性及再生研究，是该领域的先驱者。他创建了外周神经视网膜移植模型，首次证明成年鼠

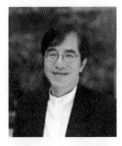

图 11-8　苏国辉

视网膜节细胞受损轴突可在外周神经中长距离再生。近年来，苏国辉致力于研究各种细胞成分眼内移植或神经生长因子球内注射对视网膜节细胞再生的影响，发现睫状神经营养因子（CNTF）能促进视网膜节细胞轴突再生。

苏国辉（1948— ），原籍广东顺德，生于中国香港。神经解剖学家。香港大学教授，博士生导师。香港大学神经科学研究中心主任，暨南大学粤港澳中枢神经再生研究院院长，中国脊髓损伤研究协作组董事会联席主席。1999 年当选为中国科学院院士，2015 年当选为美国发明家学会院士。1973 年毕业于美国东北大学生物系。1977 年获美国麻省理工学院博士学位。从事哺乳动物视觉系的发育、可塑性及再生的研究，探索神经保护和再生的因素。在国际学术刊物上发表论文 390 余篇，拥有专利 25 项。1985 年首先证明了"成年哺乳动物的视网膜节细胞可以实现再生"，被誉为"世界视神经再生研究的先驱者"，被学界认为"极具开拓性"。近年来，他以广州作为研究基地着力打造创新型国际合作研究团队，提升中国中枢神经系统保护和功能重建研究领域的水平。（丁文龙　沃雁）

南通大学医学院人体解剖与神经生物学系的徐慧君、顾晓松等多年来主要从事神经损伤与修复方面的研究工作，尤其是顾晓松是世界上第一个将壳聚糖神经移植物应用于临床、将第一个转化人工神经引入临床应用的组织工程神经转化医学开拓者。

湖南医科大学人体解剖与神经生物学系以史毓阶、祝明芳及罗学港等为代表的神经解剖学研究者确定了青光眼的发病机制、心脑血管疾病的神经损伤机制以及老年性痴呆的发病机制等研究方向，并取得了丰硕的成果。

华西医科大学人体解剖与组织胚胎学系在陆振山、吴良芳、欧可群、祝彼得等带领下，在神经生物学，特别是脊髓损伤与修复、神经内分泌学、神经免疫学等领域培养出了一大批神经组织学研究领域的优秀人才。

上海交通大学医学院解剖学教研室丁文龙致力于研究周围神经损伤与修复，早期研究异种神经移植修复周围神经缺损，后在应用神经组织工程学方法及纳米神经导管（含微阵列膜）修复缺损神经并促进神经再生方面取得成果。培养了一批从事基础和临床应用的神经生物学领域的优秀人才。

1986 年，遵义医学院唐竹吾主编并出版了《中枢神经系统解剖学》，其中除了介绍光镜水平的神经解剖学知识以外，还用不少篇幅专门描述了中枢神经系统的超微结构，该书曾是那个时期青年教师和研究生们学习神经解剖学的基本教材和常用参考书。

中国医科大学的何维为和方秀斌一直从事神经解剖学的教学和科研工作。何维为首次提出背侧丘脑存在经由胼胝体趋向对侧大脑皮质的纤维，方秀斌主要从事神经肽与神经营养因子在临床疾病发病中的作用和机制的研究。

五、中国神经解剖学的发展现状

国内开展神经科学研究的科研机构和高等院校不断增加，从事神经科学研究的人员和队伍不断壮大，一大批创新性突出的研究论文不断涌现并被刊登在世界一流的专业学术期刊上。

随着激光扫描共聚焦显微镜、膜片钳、光遗传学、化学遗传学、药物遗传学、脑透明

（CLARITY）、全身透明（vDISCO）等技术的发展和普及以及国际交流与合作的日益频繁与深入，中国的神经解剖学事业更是以惊人的速度向前发展。神经解剖学研究也由研究手段单一的形态学基础研究向多种研究手段相结合、形态与机能相结合，基础与临床相结合的方向转变，并在一些神经系统疾病（如癫痫、脑缺血、帕金森病、阿尔茨海默病、脊髓损伤与修复、神经病理性痛等）的发病机制和治疗策略等研究方面取得了一些创新性进展，保持与国际水平同步的发展势头。

为了加快对神经解剖学专业后备人员的培养，神经解剖学专业委员会举办的各类学习班也从以往单一的技术学习转变为综合的神经科学知识和技能学习班。如2007年在第四军医大学举办的国际脑研究组织（IBRO）神经科学讲习班，邀请了来自美国、法国、意大利以及国内的众多知名教授，分别进行了神经科学基础知识的培训、神经科学领域常用技术方法的讲解和实践；李继硕和李云庆以神经解剖学专业委员会的名义于2002—2012年在第四军医大学举办了5届《神经科学基础》讲习班，分别从"神经解剖学""神经电生理学和神经内分泌学""神经药理学和分子神经生物学"三个方面进行基础知识和实验技能培训，为开设神经科学课程、培养神经科学教学的师资力量、提高中国神经科学研究水平做出了贡献。

如今，在中国解剖学会中约有1/4的会员在从事神经科学方面的研究，在近几年举办的中国解剖学会年会上，神经科学相关的稿件数约占总稿件数的1/3以上。由此可以看出，神经科学，尤其是神经解剖学方面的研究已在国内得到了广泛开展。

随着神经解剖学研究的广泛开展及相关技术的普及，中国神经解剖学工作者在神经解剖学的许多领域都取得了丰硕的成果，例如痛与痒的神经学基础，神经损伤、再生和移植，神经退行性疾病的机制研究，脑网络组学研究等方面的研究都达到或接近国际先进水平，这些成果分别获得了国家级和省（部）级的多项科技奖励。2009年，李云庆（图11-9）团队在疼痛与镇痛方面的研究获国家科技进步奖一等奖，是中国解剖学会迄今为止获得该奖项中唯一的一等奖。2012年，南通大学的顾晓松领衔获得国家技术发明奖二等奖（修复周围神经缺损的新技术及其应用）。中国科学院自动化研究所脑网络组研究

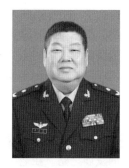

图11-9 李云庆

中心蒋田仔团队提出"利用脑结构和功能连接信息"的全新思路，入选"2016年度中国十大科技进展新闻"。

李云庆（1961—　），河南新野人。解剖学家。空军军医大学（原第四军医大学）教授、博士生导师。1984年毕业于第四军医大学，1990年和1993年分别在第四军医大学和日本京都大学医学部获得博士学位。现任梁錸琚脑研究中心主任、中国解剖学会副理事长、国际解剖学工作者协会联合会（IFAA）副主席、国际形态科学大会（ISMS）和亚太地区解剖学会执委、《神经解剖学杂志》主编、SCI期刊 Frontiers in Neuroanatomy 副主编。曾获国家杰出青年科学基金资助和何梁何利科技进步奖，被评为长江学者奖励计划特聘教授、全国优秀科技工作者、军队首批科技领军人才、军队优秀专业技术人才等。主要从事感觉（尤其是痛觉与痒觉）信息传递和调控的神经机制研究工作。获国家科技进步奖一等奖1项、省部级科技进步奖一等奖4项。在国际SCI期刊发表论文206篇，被他引近3000余次。主编（译）专著、教材18部。获得国家发明专利6项、实用新型专利12项。培养研究生逾百名，其中的一名毕业生

获全国优博论文奖。中国解剖学会第十三、十四届理事长。（丁文龙　沃雁）

中国解剖学会各主要单位目前开展神经解剖学研究的主要研究方向概括如下：①神经退行性疾病的机制（北京协和医学院、首都医科大学、复旦大学上海医学院、西安交通大学医学院、东南大学医学院、中山大学中山医学院、中南大学湘雅医学院、华中科技大学同济医学院、中国医科大学、成都医学院、广西医科大学、南昌大学医学院、山东大学医学院、东北大学生命科学学院、大连医科大学、锦州医科大学等）；②痛觉与痒觉的神经机制（空军军医大学、北京协和医学院、同济大学医学院、郑州大学医学院、南京大学医学院、四川大学华西医学中心、山东大学医学院等）；③神经干细胞与神经再生（北京协和医学院、首都医科大学、复旦大学上海医学院、海军军医大学、同济大学医学院、南通大学医学院、中国医科大学、广西医科大学、山东大学医学院、西安交通大学医学院、天津医科大学、大连医科大学、安徽医科大学、暨南大学医学院中山大学中山医学院等）；④神经损伤与修复（南通大学医学院、东南大学医学院、中山大学中山医学院、四川大学华西医学中心、上海交通大学医学院、西安交通大学医学院、海南医学院、南昌大学医学院、郑州大学医学院、海军军医大学等）；⑤神经系统发育（南通大学医学院、东南大学医学院、成都医学院、中南大学湘雅医学院、山东大学医学院、广西医科大学、暨南大学医学院、陆军军医大学、空军军医大学等）；⑥胶质细胞及相关疾病（山东大学医学院、大连医科大学、中国医科大学、陆军军医大学、广西医科大学、成都医学院等）；⑦精神与神经性疾病（山东大学医学院、大连医科大学、陆军军医大学、空军军医大学、广西医科大学、西安交通大学医学院、苏州大学医学院等）；⑧脑网络、脑影像（中国科学院自动化研究所、山东大学医学院、陆军军医大学等）；⑨睡眠的神经通路机制（复旦大学上海医学院、兰州大学医学院、陆军军医大学等）。

尽管神经解剖学正处于蓬勃发展的大好时期，但依然存在一些严峻的现实问题。比如，各地区的神经解剖学研究发展不平衡，基础研究成果向实用的现实转化率低，基础研究的经费相对不足等。

总结起来不难看出，伴随着中国社会的发展与进步，神经解剖学经历了跌宕起伏不平凡的发展之路。在老一辈神经解剖学家和一大批优秀中青年神经解剖学家的勤奋努力下，神经解剖学事业取得了迅猛的发展和长足的进步，在世界神经解剖学界已占有了一席之地。随着时代的发展和科学技术的进步，在全国神经解剖学工作者的共同努力下，一定会迎来一个更加辉煌灿烂的明天！

（李辉　张富兴　李云庆）

第二节　临床解剖学

解剖学作为一门古老的形态科学，其发展历史与医学发展史同步。对于人体结构和功能的认知是临床诊断和治疗的基础，解剖学诞生的目的就是服务于临床，应用于临床，即可视为广义的临床解剖学，对临床医学的发展进步曾经起到过重要的推动作用，但是以往的临床解剖学受限于临床医学发展，还没有形成以解决临床发展中有关问题的研究高潮。随着科学技术的进步和研究方法的不断创新，从传统的解剖学发展出细胞生物学、组织学、胚胎学、人类学等多种分支学科，而大体解剖学作为传统解剖学的延续也依据研究手段和研究目标的不同，形成了一系列包括临床解剖学（后来改为临床应用解剖学）在内的亚学科群。20世纪医学技术取得了突飞猛进的巨大进步，解剖学研究顺应医学发展的需要，形成了专门研究临床医学发展中涉及形态学关键性问题的科技队伍，奠定了现代临床解剖学崛起的基础。

一、现代临床解剖学的诞生和发展

在20世纪的100年里，生物医学科学和医疗技术的迅猛发展带来了卫生保健的巨大变化。细胞病理学、细菌理论、遗传学和实验生理学等一系列生物医学基础学科的建立成为现代医学的里程碑。自然科学和技术与医学的紧密结合，为现代医院带来了异彩纷呈的各种诊断治疗仪器和设备。在20世纪初期，X射线和心电图首先应用于临床诊断，随后电子显微镜、内窥镜、示踪仪、超声诊断仪蜂拥而至，CT扫描、正电子摄影（PET）和磁共振成像（MRI）等技术的使用使诊断学发生了革命性的变化。由于这些新设备所使用的技术不同，观察人体的角度和方式也不同，因此对于解剖学的研究也提出了新的要求：以CT和MRI为手段诊断或治疗人体深部病灶，要求断面解剖学和空间定位解剖学的指引；各类插管术、选择性造影和内窥镜下的精细手术，要求有相应管道的形态学参数为支持；人工关节和器官的研制、心脏瓣膜的置换、创伤外科和运动医学的发展，对功能解剖学、实验形态学和生物力学均提出了新的要求，这些客观上的临床需求极大地促进了现代临床解剖学的发展。

外科学在19世纪末20世纪初突破了疼痛、感染、失血三大难关后迅速发展。20世纪中叶以后，以显微外科、心脏外科和移植外科为标志，显示了外科学的日益繁荣。1960年，朱利叶斯·雅可巴松（Julius Jacobason）与欧内斯托·苏亚雷斯（Ernestol Suarez）在手术显微镜下吻合了直径1.6—3.2mm的细小血管，并获得了较高的通畅率，成为显微外科发展中的一个重要突破。1963年，上海市第六人民医院陈中伟成功再植了完全离断的右前臂，在世界医学史上首先报道了断肢再植的临床经验。在过去的100年里，外科不仅发展迅速，而且性质也发生了转变：20世纪初期，外科基本上是缝合和摘除，而现在已转变为精确的修复和无止境的替代。随着腔镜外科的出现，手术也向着精细化、微创化方向发展。新技术在外科领域的广泛应用和创新术式的开展迫切要求解剖学者与临床学者密切合作，摆脱传统的单纯描述精细形态结构为主的人体系统解剖学或局部解剖学的模式，建立以解决临床发展需要为主的现代临床解剖学体系。

在科学发展的历史进程中，新的专业性学术期刊的出现，往往可以作为学科兴起的重要标志，因为每一种专业性学术期刊，必然有一批渴望求知的读者、一支优秀的科研队伍和相关的学术团体。在20世纪，国际上有3种具有代表性的现代临床解剖学期刊创刊发行，促进了临床解剖学的发展，也奠定了临床解剖学在医学发展史上的重要地位。

《临床解剖学》（*Anatomia Clinica*）创刊于1978年，是临床解剖学在现代科舞台上首先登场的期刊。刊物内容以外科解剖学为主，当医学影像学领域有了惊人发展，放射解剖学科研成果日益增多以后，该刊于1986年更名为《外科和放射解剖学》（*Surgical and Radiologic Anatomy*）。该刊目前与欧洲临床解剖学学会和日本临床解剖研究会合作发行。这个期刊有一个特色，编辑部发表了不少评论性专稿，在大力提倡临床解剖学教育、拓宽临床解剖学研究范畴、改革解剖学师资培养等方面，提出了许多颇具价值的见解，对现代临床解剖学的发展起到了良好的导向作用。

《中国临床解剖学杂志》(*Chinese Journal of Clinical Anatomy*)创刊于 1983 年，原名《临床解剖学杂志》，1986 年成为中国解剖学会系列期刊后，更名为《中国临床解剖学杂志》。该刊物早期刊发的论文以显微外科解剖学为主，为中国显微外科长期跻身于国际先进行列提供了大量形态学理论依据。目前刊物逐步向其他外科领域拓展，并增设了"实验研究"和"临床生物力学"等专栏。为反映解剖学研究成果在临床应用的反馈信息，还设有"临床报道"专栏。为加强国际学术交流，曾聘请了《外科与放射解剖学》(*Surgical and Radiologic Anatomy*)主编谢弗雷尔(J. P. Chevrel)为副主编，并与该刊互登论文摘要。《中国临床解剖学杂志》十分重视学科发展的方向和动态，由编辑部特辟"述评"专栏，邀请国内外有关专家，撰写针对性强、信息量大、导向性意义显著的专论。

《临床解剖学》(*Clinical Anatomy*)创刊于 1988 年，是美国临床解剖学学者学会(American Association of Clinical Anatomist，AACA)与英国临床解剖学学者学会(British Association of Clinical Anatomist，BACA)联合主办的刊物。该刊接受解剖学所有方面的文章，包括大体解剖学、组织学和神经解剖学，但这些文章必须有临床应用目的。这个刊物刊登 AACA 和 BACA 两个学术团体有关学术会议的所有论文摘要，通过这些摘要，可以了解北美和英国临床解剖学科研动态。先后有 4 位中国解剖学者(钟世镇、高贤华、左焕琛、王国英)参加过该刊编委会的工作。

二、中国临床解剖学的启蒙与奠基

新中国成立以来，中国解剖学的研究工作主要围绕中国人体质调查展开，虽然在 1966 年暂时中断，但是在 1978 年之后取得了飞速的发展。当中国人体质调查研究基本完成任务后，部分教师开始转向开展神经解剖学的研究，不少教师开始思考下一步解剖学研究之路该走向何方。

1978 年，中国解剖学会第四届全国会员代表大会及学术年会在桂林召开，在古老的大体解剖学领域中，一些以解决临床难题为需求，思路明确的学术论文开始萌发，催生了倾向性学术发展方向，并要求开辟组建新的分支学科。在何光篪、钟世镇(图 11-10)等老一辈学者的引导和支持下，1985 年在安徽屯溪召开了第一届人体解剖学科研方向与方法研讨会，提出人体解剖学工作者应当运用各种新技术，积极开展与临床相结合的科研工作，并鼓励跨学科的联合攻关。此后解剖学研究的内容大大拓展，尤其是以何光篪为首的巨微解剖学及钟世镇为首的临床解剖学研究工作积极地开展起来，人体解剖学研究出现了新一轮的高潮。1986 年的第六届全国会员代表大会及学术年会上，中国解剖学会大体解剖专业委员会下成立了临床解剖学组，由何光篪担任组长。此后中国解剖学会又先后在大庸、重庆和上海召开了 3 次解剖学研究方向和研究方法研讨会，对人体解剖学领域中开辟新的分支学科起到了积极的引领作用，出现了"忽见千帆隐映来"的新天地、新景象。

1988 年 12 月 8—9 日，在广州举行了第一届中国国际解剖科学学术讨论会，到会代表 200 余人，其中来自美国、加拿大、法国、日本等国家和中国香港地区的代表 58 人。大会由中国解剖学会理事长薛社普和国际解剖学名词委员会主席沃里克(R. Warwick)共同主持。南美洲国际解剖学会主席莫斯科维奇(J. Moscovici)、《临床解剖学》杂志主编热尔(Ralph

Ger)、《外科与放射解剖学》杂志主编谢弗雷尔、香港中文大学骨科主任梁秉中、加拿大多伦多大学医学院副院长摩尔(O. Moore)以及美国临床解剖学会秘书卡希尔(D. Cahill)等交流了临床应用解剖学论文，会议期间还进行了分组座谈，就进一步开展临床和应用解剖学研究交换了意见。许多外国学者是第一次来中国参加学术会议，通过这次交流，了解到中国学者在临床应用解剖学各个领域中已经开展了非常广泛而深入的研究，国外专家也纷纷表示愿意与中国临床应用解剖学研究团队建立学术交流关系，国外的临床解剖学相关刊物也愿意进一步将中国临床解剖学的科研成果介绍到国际学术园地中。从1989年开始，就有高贤华等中国学者的文章在AACA主办的杂志上发表。

1989年在湖南省大庸举行了临床应用解剖学学术研讨会，会议充分肯定了上一届研讨会提出的人体解剖学科研方向，确立了临床解剖学是人体解剖学发展的重要方向之一；建议在研究中引入新的技术和方法，如生物力学分析测试方法、计算机图像分析与三维重建、影像学技术、形态定量技术、扫描电镜技术等。

在2006年中国解剖学会第十二届六次常务理事会上，鉴于临床解剖学领域研究的快速发展，对成立"临床解剖学分会"进行了讨论，并达成共识，将人体解剖学专业委员会的临床应用解剖学组独立出来，成立一个新的专业委员会——临床解剖学分会，由南方医科大学的徐达传担任首任主任委员，并于2007年在昆明召开了成立大会暨首次工作会议。中国解剖学会临床解剖学分会的成立，不仅仅在组织架构上完善和保障了临床解剖学研究的深入开展，也为解剖学科研人员和临床医生的合作和学术交流搭建了良好的平台。

三、中国临床解剖学的发展成就与现状

确定了临床解剖学的研究方向后，解剖学工作者在深入到治病救人的临床第一线过程中，就会深刻感受到：凡是形态结构复杂、功能意义重大、临床诊治要求精确的部位，都有解剖学者取之不尽、用之不竭的科研选题源泉。在这个广阔天地里，新老解剖学工作者与临床医生携手共同探索，取得了可喜的成绩，获得一批高水平的科学研究成果，出版了一批影响较大的论著，培养了一批现代临床解剖学的专门人才，也使中国的临床解剖学研究在国际上产生了重要的影响，其中在国际上最具影响的是显微外科解剖学。

中国的显微外科解剖学在现代临床解剖学领域中发展最快，成绩最为显著。显微外科初登外科学术舞台时期，只是作为一种外科操作技术出现，随着相关基础理论的充实完善，已经逐步发展为一个新兴的分支学科。中国显微外科的临床工作起点很高，在世界上首次完成了断肢再植、第二足趾游离移植再造拇指和下腹部游离皮瓣移植等术式，把中国的显微外科迅速推向国际先进学术行列，在国际上享有很高声誉和学术地位，先后有两位院士张涤生和陈中伟分别担任了国际显微外科学会和国际修复重建显微外科学会主席。

中国显微外科能够枝繁叶茂，长盛不衰，其中的重要因素之一，是显微外科应用解剖学研究基础雄厚，提供了许多创新意识好、科学规律性强的理论依据。经过几代临床解剖学工作者的共同努力，提供了众多可供临床实用的效益显著的皮瓣、肌瓣、骨瓣、复合瓣等新供区，并经过进一步的整理、概括、提升，将零星分散的供区，归纳成为系统的理论体系。在此完整基础理论的支持下，早期的显微外科的操作技术就发展成为一门新的临床三级专科——"显微外科学"，在外科学舞台上可以与其他操作技术同台演出，成为并驾齐驱的主角

之一。被誉为"断肢再植之父"的陈中伟曾说:"我国显微外科能够长期跻身于国际先进学术行列,得益于临床解剖学理论依据和支持。"

自 1978 年开始,钟世镇就带领研究团队以显微外科应用解剖学为起点,在皮瓣、肌皮瓣等领域开展了大量卓有成效的工作,引领了中国现代临床解剖学的发展方向,他的重要贡献是提出了能指导临床创新发展、规律性很强的显微外科临床指导原则,包括:①组织瓣血供的类型及其意义:因为不同类型组织瓣的血管均有其独特的规律性,认识这种规律,在术式设计上有可靠的形态学基础;在手术过程中,对临时性变化可采取科学依据充分的应变措施。②周围神经干内结构特点与手术方法的关系:分析了四肢神经干内结构的定位和定性情况,指导了神经断裂性损伤后修复术式的选择,保证了功能恢复率的提高。③提供了许多构思新颖,并能在临床上应用的术式设计。

1984 年,钟世镇主编的中国第一部临床解剖学专著《显微外科解剖学》在人民卫生出版社发行[1]。来自浙江医科大学、上海第一医学院、安徽医学院、蚌埠医学院、南京医学院、哈尔滨医科大学、白求恩医科大学、中国医科大学、沈阳军区总医院、第三军医大学、中山医学院、广州医学院、广东药学院和第一军医大学等 14 所高等院校和医院的临床解剖学者和显微外科医师,总结了国内解剖学者和显微外科临床专家的研究成果,系统地提供了现代显微外科所急需的临床解剖学数据。阐述了游离皮瓣、肌瓣、骨瓣、大网膜移植、小肠等小器官移植,以及足趾再造拇指等修复重建技术,同时也提供了中枢神经、周围神经和淋巴系统的临床应用解剖数据,专著内容几乎覆盖了全身的各个部分。1985 年,应 MTP 出版社(Lancaster/Boston:MTP Press Limited)的邀请,钟世镇出版了这部专著的英文版 *Microsurgical Anatomy*[2],将中国的研究成果和数据介绍给国际显微外科同行,不仅扩大了中国在该领域的世界影响力,也奠定了中国学者在显微外科解剖学界的国际地位。

1985 年,钟世镇(图 11-10)团队的研究成果"显微外科应用解剖学研究"获得国家科技进步奖二等奖,成为当时中国解剖学者获得的最高等级国家科技奖励。随着显微外科解剖学理

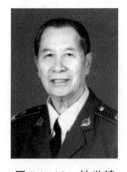

图 11-10 钟世镇

论研究的快速发展,涌现出大批理论性强、创新性大、有临床应用意义的研究成果,及时系统地整理这些科研成果,可以充实显微外科学的基础理论,为临床实践提供可靠的科学依据。1982 年,钟世镇策划编写一套《临床解剖学丛书》,丛书分为头颈部、胸部和脊柱、四肢和腹、盆部 4 个分册[3],钟世镇任总主编,张为龙等 9 人任分册主编,1988—1992 年各分册陆续出版。

2007 年,由王石华和张为龙主编的《细说临床解剖学》在台湾出版发行。这些专著不仅为显微外科提供了丰富的基础理论知识和临床应用资料,也是具有极高价值的教学、科研和医疗参考书。

2010 年 10 月 16 日,在北京举行的中华医学会显微外科学分会学术年会暨"中华显微外科终身成就奖"和"中华显微外科杰出贡献奖"颁奖盛典上,钟世镇获得中华医学会显微外科学分会

① 钟世镇. 显微外科解剖学 [M]. 北京:人民卫生出版社,1984.

② Zhong S Z, Han Y J, Yen W C. Microsurgical Anatomy [M]. Lancaster / Boston:MTP Press Limited,1985.

③ 钟世镇. 临床解剖学丛书 [M]. 北京:人民卫生出版社,1988.

颁发的首届"中华显微外科终身成就奖",成为唯一一位跨学科获此殊荣的临床解剖学专家。

　　钟世镇(1925—),广东五华人。解剖学家。南方医科大学教授,博士生导师,中国现代临床解剖学奠基人,数字人和数字医学倡导者。1997年当选为中国工程院院士。1952年毕业于中山大学医学院,曾任中国解剖学会名誉理事长、南方医科大学临床解剖学研究所名誉所长、广东省创伤救治科研中心名誉主任、中华医学会数字医学分会终身名誉主任、国际数字医学会名誉会长,第174次和208次香山科学会议执行主席。建立了以解决临床外科发展需要的应用解剖学研究体系,开拓了古老传统学科与新兴前沿学科间的交叉科研领域,开展了工医结合的生物力学的研究。曾获国家科学技术进步奖二等奖6项,获广东省科学技术突出贡献奖、何梁何利基金科技进步奖、中华医学会数字医学分会创始成就奖。第六届全国人大代表,被授予"全国优秀教师""全军优秀共产党员""总后勤部科技一代名师"等荣誉称号。

　　中国学者对显微外科的发展做出了重大贡献。1995年,国际显微外科之父、美国的哈利·班克(Harry Buncke)在回顾显微外科发展的40年历程时,充分肯定和高度赞扬了中国学者在该领域的重要贡献,包括了7个国际上的首创项目。其实,中国在国际上首先报道或独自报道的首创皮瓣有十多个。然而,由于这些论文多数是以中文在国内杂志发表,大多数皮瓣没有得到国外学者的认识和认可。但在国际上最无争议的2个中国首创皮瓣均由解剖学者发现和报道。第一个是前臂桡动脉皮瓣,中国医科大学李吉于1981年在《中国医科大学学报》首先报道了这个皮瓣的临床解剖学研究;1982年北京整形外科医院的宋儒耀发表了英文论文,报道了该皮瓣,引起国外学者的极大兴趣,被喻为"中国皮瓣"(Chinese flap)。桡动脉皮瓣的出现将国际轴型皮瓣的研究热点转到了钟世镇归纳的动脉干网状血供类型上,临床解剖学者在这个规律的指导下在四肢设计出了一大批可应用于临床的动脉皮瓣。

　　第二个无可争议的皮瓣是股前外侧皮瓣。1984年,南方医科大学(原第一军医大学)徐达传在《临床解剖学杂志》上首先详细而全面地报道了该皮瓣的应用解剖。在钟世镇首先提出的肌间隔血管皮瓣的概念指导下,全面描述了股前外侧皮瓣的动脉指数、外径、浅出形式、浅出部位、血管蒂的外径、皮动脉的血供面积等内容。股前外侧皮瓣优点众多,供区损失小,切取面积大,血管恒定,可带肌肉、肌腱、阔筋膜、神经等制成复合皮瓣,也可做成薄皮瓣。同年,北京整形外科医院的宋业光在《英国矫形外科杂志》(British Journal of Plastic Surgery)上介绍了股部的3种皮瓣(包括股前外侧皮瓣、股前内侧皮瓣和股后侧皮瓣)的解剖,将该皮瓣从国内推向世界。从20世纪90年代起,股前外侧皮瓣在各个学科领域进行了广泛的应用,临床应用指数和范围都不断深入和扩展,在国内的临床应用已经从三甲医院走向基层医院。在国际上,也从中、日、美等数个国家走向全球数十个国家。截至2016年,已经有60个国家和地区发表了股前外侧皮瓣的相关研究或临床应用的学术论文。股前外侧皮瓣的临床应用范围也越来越广泛,有着"顶天立地"的姿态,上能覆盖头皮缺损,下能重建足底,被学者认为是显微外科临床应优先选用的"万能工具皮瓣"。2015年,徐达传获得中华医学会显微外科学分会授予的"中国显微外科杰出贡献奖",2018年获得中国康复医学会修复重建外科专业委员会授予的"杰出贡献奖",成为跨学科获此殊荣的临床解剖学工作者。

　　在钟世镇引领的这一波显微外科临床解剖学研究中,通过轴型血管皮瓣不同类型的机理性、规律性研究,带动了全国解剖学者的积极参与。第三军医大学的何光篪和陈尔瑜在会阴区和腹股沟区皮瓣、肠系膜血管的显微外科解剖学研究中做出了重要贡献;第一军医大学刘牧之对人体全身淋巴的显微外科解剖学进行了系统的研究；安徽医科大学张为龙在大脑动脉的显微解剖学研究中提供了重要资料。

医学生物力学是临床解剖学拓展的另一个新的研究方向。生物力学是力学与医学、生物学相互渗透，交叉融合而成的一门交叉学科，结合运用力学和生物学的技术、方法和理论，更深入地研究和分析人体的结构与功能，会出现许多未曾探索过的新技术、新问题、新理论，进而推动相关临床诊疗技术的发展。

20 世纪 80 年代，在显微外科解剖学研究如火如荼地掀起临床解剖学研究热潮的同时，"生物力学之父"、美国加州大学冯元桢回国大力推动生物力学这一新兴学科在中国的起步，得到了生物医学工程人员的重视，特别是临床解剖学者和骨科临床科研人员的重视。1978 年，全国力学规划会议将生物力学列入力学发展规划纲要。1983 年和 1984 年分别在上海和太原举办了全国首届和第二届生物力学学术会议。以钟世镇为代表的临床解剖学者与力学、物理学、医学和生物学工作者一起加入生物力学研究的行列中来，成为这一交叉学科研究团队成员之一，并建立了中国的生物力学研究基地。1992 年，"中国人民解放军总后勤部医学生物力学重点实验室"在第一军医大学人体解剖学教研室成立，钟世镇担任实验室主任。

随着生物力学专业的日渐成熟，生命科学各个专业方向都与其形成紧密的关联，衍生出各种亚专业分支，包括心血管生物力学、分子生物力学、骨关节与软骨组织生物力学、临床医学和康复工程生物力学。由于解剖学研究覆盖了人体的全部器官和组织，在科研选题方面可以针对临床各个专业的应用需求，将古老的力学与古老的解剖学交叉结合，拓展出崭新的生物力学研究领域。在撞击性损伤实验研究、人体材料的生物力学测试、有限元模拟仿真、医疗器械性能的生物力学评价、激光自由成型建模等方面的研究均能服务于临床。近年在脊柱外科、创伤外科、关节外科、整形外科和心血管外科等领域已取得一批有临床效益的成果。

数字人是通过计算机技术，将人体解剖数字化，在电脑屏幕上呈现看得见、能够调控的虚拟人体形态与结构。数字人的科学意义，在于将人体结构数字化与可视化，建立起能够为计算机处理的数字模型，使计算机的定量分析计算和精确模拟成为可能 [1]。

2001 年 3 月，钟世镇联合李华、罗述谦、秦笃烈和林宗楷等教授署名向国家卫生部提交了《关于数字化虚拟人体计划的建议》，提出医学与现代信息技术相结合，作为一个系统工程联合多方参与，并与科技和信息主管部门沟通，引起重视、共谋发展。临床解剖学者引领和介入数字人项目，拓展了临床解剖学的研究领域和范畴，同时数字人作为一个阶段性的研究主题产物，催生出人体解剖学新的学科分支——数字解剖学，也标志着解剖学进入一个全新的时代。

回顾过去，展望未来。由中国解剖学界倡导揭开的数字人研究序幕，很快转入临床的实际应用。

中国现代临床解剖学的发展，一直是以为临床医学服务为宗旨，从显微外科解剖学开始，作为外科配角，走学科交叉之路，在医学生物力学领域勇于开拓新的研究方向，积极拥抱新的数字化技术，融合计算机和信息方法，奠定了数字解剖学的发展基础。

回顾医学发展史，从大体解剖进入细胞水平，从细胞水平进入分子水平的发展，人体解剖学的每一次发展都促进了医学整体的飞跃。当今数字技术的飞速发展带动了众多领域的技

---

① 钟世镇. 数字人和数字解剖学［M］. 济南：山东科学技术出版社，2004.

术手段不断创新进步，也必然推动临床解剖学的发展，去探讨和解决新的医疗技术在应用过程中不断出现的解剖学新难题。

（欧阳钧　徐达传　钟世镇）

第三节　断层解剖学

在国际上，断层解剖学的历史可追溯至 16 世纪初。19 世纪至 20 世纪上半叶是断层解剖学发展的重要时期，一是完善了人体断层标本制备方法，二是出版了大量人体断层解剖学图谱。特别是 1970 年以来，超声、CT 和 MRI 等断层影像技术的临床应用，断层解剖学得到了空前发展。这些断层影像技术既需要断层解剖学为其提供详尽的诊治依据，又成为研究活体断层解剖的有力手段[①]。

在中国，真正意义上的断层解剖学研究始于 20 世纪 70 年代后期，其发展的直接推动因素是超声、CT 和 MRI 等在疾病诊治中对解剖学的需求。1978 年研究生恢复招生，四川医学院王永贵指导研究生杨开清制作了断层标本照片与线条图相匹配的成人上肢连续横断层解剖学图谱[②]，这是中国最早的断层解剖学研究生教育和断层解剖学图谱。1980 年，哈尔滨医科大学徐峰等[③]发表了《心脏断面解剖学研究》一文，这是国内最早的断层解剖学研究论文。1983 年，上海医学院沈宗文和郑思竞[④]出版了《肝脏断面解剖学》一书，这是中国最早的断层解剖学专著。20 世纪 80 年代和 90 年代，中国发表了一批优秀的断层解剖学研究论文，出版了 10 余部断层解剖学专著[⑤]，奠定了中国断层解剖学的学科基础。1997 年，山东医科大学刘树伟主持的"顺应现代影像学发展，创建断层解剖学课程"课题获得国家级教学成果奖二等奖，标志着中国断层解剖学已建立了完整的学科理论体系，已成为医学生继系统解剖学和局部解剖学之后的第三门人体解剖学课程。1998 年，中国解剖学会断层影像解剖学专业委员会正式成立。从此，中国断层解剖学的发展进入了快车道。

一、断层解剖学研究技术

（一）人体标本切片技术

人体标本切片技术又分为常温切片技术、冷冻切片技术、塑化切片技术和火棉胶切片技术等。人体断层解剖研究多采用冷冻切片技术，早期多以木工电动带锯机为切割工具，切片较厚，层厚多在 1 cm 左右，每切一片有 0.8 mm 左右的锯耗。1986 年及稍后几年，华西医科大学、重庆医科大学、西安医科大学和上海医科大学等陆续安装了日本产 Katoman Seisakusho 人

① 刘树伟. 断层解剖学［M］. 3 版. 北京：高等教育出版社，2017.
② 杨开清. 成人上肢横断层解剖研究［J］. 解剖学通报，1982（增刊 1 下）：287.
③ 徐峰，李毅，赵玲辉. 心脏断面解剖学研究［G］// 中国解剖学会 1980 年学术会议论文摘要汇编（第一集），1980：104.
④ 沈宗文，郑思竞. 肝脏断面解剖学［M］. 杭州：浙江科技出版社，1983.
⑤ 刘树伟. 人体断层解剖学［M］. 北京：高等教育出版社，2006.

体标本切片专用电动带锯机，切片精度和安全性能有所提高，但层厚和锯耗未有改观。2003年，刘树伟等与企业合作研制了人体数控锯床，建立了低温切片室，切片厚度可至 1mm，切片精度和安全性能大为提高。塑化切片技术于 20 世纪 90 年代初由德国引入，张绍祥等率先使用该技术以钻石线锯制备了人体局部区域的薄层塑化切片。后来，隋鸿锦等发明了 P45 断层塑化技术，使断层标本趋于透明，并应用该技术研究了人与各类动物枕下区的肌硬膜桥。常温切片技术和火棉胶切片技术多用于制备人体局部标本和器官标本的切片。1996 年，天津医科大学就开始用火棉胶切片技术开展了蝶鞍区断层解剖学研究；2011 年，李云生等利用火棉胶技术研究了男性直肠尿道肌、会阴深横肌及其毗邻结构的位置关系。中国学者利用冷冻切片技术、塑化切片技术和火棉胶切片技术出版了 10 余部人体断层解剖学图谱和 5 部教科书，发表了大量研究论文，制作的大量断层标本被用于教学和科普。

（二）人体标本铣削技术

人体标本铣削技术是在冷冻状态下使用工业铣床或电刨制作人体薄层断面的技术，不保留标本，只存下连续断面图像。1991 年，美国科罗拉多大学首先使用该技术获取人体连续断面图像，铣削层厚达到 0.33 mm，开创了亚毫米人体薄层断层解剖学和数字人研究的先河[1]。2002—2003 年，南方医科大学、第三军医大学和山东大学分别安装了数控铣床[2]，建立了冷冻铣削实验室，开始了中国人体断面数字图像的采集，层厚多在 0.1 mm 或 0.2 mm。目前，人体标本断面图像的采集厚度和精度已远远超过 CT 与 MRI 图像。南方医科大学、第三军医大学和山东大学利用人体铣切技术获得了 12 例人体连续断面数据集，实现了全身及主要组织与器官的计算机三维可视化。2015 年以来，山东大学与相关企业合作改进了人体标本铣削技术，获得了 50 μm 层厚的人体标本断层图像，分辨率达到了 26000×16000 像素，为数字人的临床应用奠定了基础。

（三）结构影像技术

以显示人体解剖结构为主的影像学技术主要有超声成像、CT 和 MRI 等。

1. 超声成像技术

B 超和 C 超断层成像是实时超声成像，可提供血流及运动的信息。20 世纪 80 年代初，彩色多普勒超声成像兴起，可作血流方向及流速的分析。20 世纪 90 年代，经食道超声心动图不但可获取清晰的心断层图像，还能进行三维图像重建。内镜超声和微型化导管超声可送入消化道、胆道、胰管和泌尿生殖系行超声检查，血管腔内超声技术及其三维图像重建能够直观地显示血管腔及硬化斑的立体形态，多媒体超声技术使图像色彩更丰富、清晰度更高，还能全屏幕运动、视频特技三维实时成像（四维成像）。1996 年，全景超声成像问世，其图像完好似 CT、MRI，以宽景方式实现了高清晰度的人体断层扫描，比普通超声能更充分地反映断层解剖信息。2002 年，中国引进了实时三维超声心动图，它操作简便，扫描迅速，图像清晰，能逼真地显示心脏各个结构的立体方位与活动规律，是超声成像技术的新突破。近几年来，超声成像在彩色血流测量技术、数字化波束形成技术、谐波成像技术、三维超声等方面发展较快，旨在继续提高图像质量，以获得更多的细微组织结构和生理、病理信息。

---

[1] Spitzer V M, Whitlock D G. Atlas of the Visible Human Male: Reverse Engineering of the Human Body [M]. Boston: Jones and Bartlett Publishers, 1998.

[2] Lou L, Liu S W, Zhao Z M, et al. Segmentation and reconstruction of hepatic veins and intrahepatic portal vein based on the coronal sectional anatomic dataset [J]. Surg Radiol Anat, 2009 (31): 763-768.

2. CT 技术

1969 年，英国科学家亨斯菲尔德（Godfrey Newhold Hounsfield，1919—2004）发明了 CT。1978 年，中国开始引进 CT 检查技术，且发展迅速。1989 年，螺旋 CT 问世，标志着 CT 领域的重大革新。1998 年，多层螺旋 CT 技术开始应用于临床，能进行 4 层图像采集。2001 年，推出了 16 层采集的 CT 机。2003 年，出现了 64 层多层螺旋 CT。目前，在中国临床上使用的 CT 扫描机多为多层螺旋 CT，甚至达到了 256 层和 320 层，已进入了多层螺旋 CT 时代。多层螺旋 CT 的优势有：①扫描快速，球管每周旋转时间已经达到 0.33s，可以在十几秒内完成从胸廓上口到耻骨联合整个躯干部的亚毫米层厚的扫描；②大范围的各向同性扫描，可以用图像后处理方式获得 CT 直接扫描不可能获得的冠状、矢状和任意角度斜状断层图像，而且这些图像的空间分辨力和密度分辨力与直接扫描的图像完全一致；③三维重建图像质量高，可以逼真地三维显示骨骼、血管和脏器等的立体解剖关系。2005 年，双源 CT 被投入临床，它使用 2 套 X 线管、2 套探测器和 2 套采集系统，时间分辨率比单源 CT 快 1 倍，而且空间分辨率为亚毫米、扫描时间短于 10s，开辟了冠状动脉无创性成像的新纪元，拓宽了 CT 在心血管疾病方面的临床应用范围。平板检测器 CT 的概念已提出了多年，但由于各种技术问题，此种设备离市场化仍有距离。Micro CT 亦称小动物 CT，具有微米量级的空间分辨率，并可以提供三维图像，达到显微镜水平，能同时获得生理、分子和解剖学的信息，为巨微断层解剖学的发展提供了技术条件。在分辨率为 100 μm 时，对整个小鼠进行一次扫描大约需 15 s。小动物 CT 系统在小动物骨和肺部组织检查等方面具有独特的优势，特异对比剂的使用可以进一步促进软组织的研究，如心血管病发生、肿瘤生长等。

3. MRI 技术

1978 年，第一台颅脑 MRI 扫描机用于人体检查。1985 年，中国引进了第一台 MRI 扫描机。1989 年，中国能自行生产 0.15 T MRI 扫描机。目前，低场、永磁型 MRI 扫描机在县级医院应用很广，1.0—1.5 T MRI 扫描机基本上普及到了地市级医院，大部分三级甲等医院购置了 3.0 T MRI 扫描机。MRI 可清晰显示人体结构的组织学差异和生化变化，其另一特点是不改变体位可直接获取横、矢、冠、斜四种断层图像。磁共振成像的扫描序列和扫描条件异常复杂，其常用的形态学成像技术有：①弥散张量成像（DTI），是近年来发展起来的一项磁共振新技术，也是目前在活体上进行水分子扩散测量与成像的唯一方法。DTI 可以在活体无创地显示脑内白质纤维束、椎间盘纤维束的走行，反映纤维束的病理状态及其与邻近病变的解剖关系[1][2]。②磁共振血管造影，种类众多，无创伤性，可显示大血管及各主要器官血管的第三、四级分支。③水成像（hydrography），采用长瞬时弹性成像（TE）技术，获得重 T_2WI，突出水的信号，合用脂肪抑制技术，使含水器官清晰显影。MR 胰胆管造影是水成像中常用且效果较好的一种技术，此外还有 MR 尿路造影、MR 脊髓造影、MR 内耳成像和 MR 涎腺成像等。近 10 年来，国内引进了数十台 4.7 T、7.0 T 和 9.4 T Micro MRI。

（四）功能影像技术

功能影像技术包括正电子发射计算机断层显像（PET）、单光子发射计算机断层显像

---

① Toga A W. Brain Mapping: An Encyclopedic Reference [M]. Amsterdam: Elsevier, 2015.

② 刘树伟，尹岭，唐一源. 功能神经影像学 [M]. 济南：山东科学技术出版社，2011.

（SPECT）、功能磁共振成像（fMRI）、光学相干断层成像（OCT）、CT弥散成像及灌注成像和实时超声成像等，其中前三者是最主要的。

1. 正电子发射计算机断层显像（PET）

PET为利用发射正电子的放射性核素进行器官断层显像的仪器，出现于20世纪80年代初。它们以 ^{11}C、^{13}N、^{15}O、^{18}F 及其许多标记化合物进行脑和心肌血流灌注、氧耗量、葡萄糖、蛋白质和脂肪代谢显像，还能进行神经受体显像。因此，PET是在分子水平上显示活体器官代谢、受体和功能活动的影像技术，被誉为生理断层。PET主要用于神经系统、心理紊乱、心脏疾患和肿瘤的显像，目前较成熟的PET临床检查集中于肿瘤。SPECT、PET图像空间分辨力差，常须与CT、MRI等解剖图像进行影像融合，当前常用的是PET/CT一体机。2002年，中国开始引进PET/CT，现在在临床运行的PET/CT达100多台。PET/CT不但缩短了图像采集时间，而且还提高了诊断精确性。PET/MRI即将投入临床使用，由于兼具MRI的各种功能，故检查效果更优[①]。

2. 单光子发射计算机断层显像（SPECT）

SPECT为利用发射 γ 射线（即光子）的放射性核素进行器官断层显像的设备。20世纪80年代后期，^{99m}Tc 标记的脑血流显像剂和心肌灌注显像剂研制成功，并被广泛应用。近几年来，^{111}In 或 $^{123}I-$ 生长抑制素受体显像剂的研制也取得突破，它们不仅可广泛应用于心脑血管疾病的诊断、癫痫灶的术前定位和肿瘤的诊断，而且还可进行脑功能和受体研究。SPECT图像在观察形态结构方面逊色于X线透射计算机体层摄影术（XCT）和MRI，但在获取脏器的代谢信息和诊断功能性病变方面，明显占有优势。

3. 功能磁共振成像（fMRI）

依成像原理，fMRI分为三类：第一类，灌注基础上的fMRI，以示踪剂在脑内的时间过程来计算脑血流。其示踪剂有两种，一种为扩散示踪剂，如流动的动脉水分子，可通过血－脑屏障，常用的方法为动脉自旋标记（AST）；另一种为非扩散示踪剂，如顺磁性MR造影剂gadolinium–DTPA，不能通过血－脑屏障。第二类，血流基础上的fMRI，它是一种时间飞逝效应（TOF）的血管造影技术，可探查大血管里的血流变化。第三类，磁敏感对照基础上的fMRI，主要为血氧水平依赖性（BOLD）方法，BOLD fMRI对神经元活动的敏感性是前两类fMRI的2—3倍，故它是最常用的fMRI技术。BOLD fMRI与SPECT和PET等功能影像技术相比，具有以下特点：①非侵入性，无放射性同位素参与；②可任意重复检查；③具有很高的空间和时间分辨力，能将解剖和功能图像融为一体，更适宜于研究非人类灵长类相对较小的脑。故fMRI已被公认为21世纪数字化医学影像重点发展的方向之一[②]。

4. 光学相干断层成像（OCT）

光学成像具有比fMRI更高的空间和时间分辨力，可以更小的体素来测量总脱氧血红蛋白、总血红蛋白和血容量的改变，其中以OCT发展迅速，能提供观察脑皮质功能柱的高分辨图像。OCT在空间和时间分辨力两个基本性能方面，居目前几种脑功能成像技术之首，又由于它体积小、重量轻、特征信号易获得和可行床边监测等优势，可以预见OCT在脑功能的研究中将

---

① 申宝忠. 分子影像学［M］. 2版. 北京：人民卫生出版社，2010.

② Huettel S A, Song A W, McCarthy G. Functional Magnetic Resonance Imaging［M］. 3rd ed. Sunderland：Sinauer Associates, Inc. Publishers, 2014.

发挥越来越大的作用。2010年，华中科技大学骆清铭等发明了显微光学断层成像系统（MOST），将断层解剖学引入了细胞水平[①]。

（五）分子影像技术

分子影像学（molecular imaging）是在基因组学、蛋白质组学和高分辨力影像技术的基础上发展起来的一门新兴学科，其突出的特点是能用影像学手段非侵入性、特异性和可视化地对活体内参与生理和病理过程的分子进行定性或定量观察。对活体进行特异性分子成像，一般应具备分子探针、信号放大策略和高灵敏度影像技术三个基本要素，其中的每一个要素均有大量的前沿科学问题有待解决。分子探针应具有合理的药效学、高度的亲和力和能通过各种生物传递屏障三种特性，可以是受体配体和酶底物等小分子，也可以是单克隆抗体和重组蛋白等大分子。为方便目前在蛋白质水平的分子成像，一些化学或生物学的信号放大策略已被发展，包括改善靶浓度、独特的细胞功能和与靶结合后探针改变其物理特性的能力等。敏感、快速及高分辨力的影像技术是在体获得分子影像的重要因素，目前这些技术主要有PET、SPECT、MRI、磁共振波谱（MRS）、OCT和超声等。分子影像技术主要有以下应用：①在基因治疗中及时检测目的基因的转化或转染及表达情况；②可无创伤性对疾病进行早期诊断、连续性疗效观察和预后评估；③可研究活体的连续的病理生理和药理过程；④可分析药物的有效成分；⑤可显示肿瘤血管发生和细胞凋亡等。由于分子影像技术在医药学和生物学等领域有着重大应用前景，因此近几年来，世界各国对分子影像学均给予高度关注，如美国国立卫生研究院（NIH）宣布了一系列相关研究计划并提供实施经费。2002年8月在波士顿成立了美国分子影像学学会，并举行了第一次年会，围绕肿瘤的研究，准备建立几个分子影像中心，并提出了若干小动物成像计划。中国已召开了两次以分子影像学为主题的香山科学会议、四届全国分子影像学学术研讨会，出版了学术专著，成立了相关学术组织，引进了10余台7.0 T和9.4 T Micro MRI和Micro PET/CT，并建立了数个高水平的分子影像学实验室[②③]。

二、编制人体断层解剖学图谱

从研究手段上，大致可把中国的人体断层解剖学图谱分作三类。

第一类，据断层标本制作图谱。1978—1992年，王永贵等利用90余具成年男性尸体完成了国人连续横、矢、冠状断层解剖学图谱，并附有大量描述资料和统计数字。1989年，徐峰主编了《人体断面解剖学图谱》，此图谱绘制精细，但横断层标本均为上面观，与CT、MRI观察下面观的习惯不相一致。2004年，张绍祥等编著并出版了《中国数字化可视人体图谱》[④]。2013年，李七渝等利用中国可视人数据建立了底丘脑核的图谱。

第二类，依断层影像编制图谱。1993年，刘军等利用正常人CT、MRI图像，编写了《影像断面解剖学》一书，为中国最早的CT、MRI影像图谱。1999—2000年，郭启勇和姜树学等分别出版了CT与MRI解剖图谱。随着图像获取和后处理技术的飞速发展，活体三维数字化

① Li A, Gong H, Zhang B, et al. Micro-Optical Sectioning Tomography to Obtain a High-Resolution Atlas of the Mouse Brain [J]. Science，2010（330）：1404-1408.

② 王志刚. 超声分子影像学 [M]. 北京：科学出版社，2016.

③ 张绍祥，谭立文，李兰娟. 数字医学导论 [M]. 北京：科学出版社，2015.

④ 张绍祥，王平安，刘正津. 中国数字化可视人体图谱 [M]. 北京：科学出版社，2004.

脑图谱不断涌现，在这方面国外的学者做了先驱性的工作，主要的成果有 MNI 脑模板和 ICBM 脑图谱等，中国学者紧随其后，利用活体 MRI 图像建立了基于中国人群的数字化脑图谱。2010 年，汤煜春和刘树伟等利用高质量的活体脑 MRI 三维结构数据，探讨中国人和高加索人的大脑结构差异，并且建立了中国人数字化标准脑图谱[1][2]。龚启勇等利用较大样本量的 MRI 图像建立了中国人脑常模。2013 年，李坤成等利用 1000 例活体中国人脑 MRI 数据建立了不同年龄的概率解剖图谱。2013 年，刘树伟和展金锋等利用尸体胎儿的高分辨率 MRI 数据建立了第二孕期胎脑的时空发育脑图谱[3][4]。近年来，蒋田仔等利用 MRI 图像完成了脑网络组图谱的绘制，在国内外引起了关注。

第三类，用断层标本结合临床影像制备图谱。1984 年，苏济豪等先将尸体标本做 CT 扫描，再按扫描层面做断层标本，并将断层标本拍成 X 线片，因此其图谱同时提供了同一尸体的断层标本照片、X 线图片及 CT 图像。1988 年，吴德昌等编绘了《人体断层解剖学：横断断层》，描述资料翔实，标注细致，在中国临床影像诊治和断层解剖学教学中发挥了重要作用；作者又于 1994 年编著了该书的姊妹篇《人体断层解剖学：矢冠斜断断层》。1996 年，在张绍祥等编著的颅底断层解剖学图谱中，使用了生物塑化薄层断层标本与 MRI 进行对照，这是中国第一部用生物塑化技术制备的断层解剖学图谱。1997 年，姜均本主编了图文并茂的《人体断面解剖学彩色图谱与 CT、MRI 应用》一书[5]。1998 年，姜树学编著了《断面解剖与 CT、MRI、ECT 对照图谱》。2020 年，刘树伟等利用 0.1 mm 人体标本断层图像和 2 mm 层厚 CT、MRI 编制了人体各部的薄层连续横断层解剖学彩色图像，将人体断层解剖图谱的制作推向更高水平[6]。2003 年，刘树伟等编著了人体各部断层标本彩色照片与 CT、MRI 图像对照图谱[7]。

断层解剖学图谱不但被应用于影像诊断，还被应用于经穴研究，严振国于 1983—2000 年就相继出版了上肢部、下肢部、头颈和胸部、腹盆部的经穴断层解剖学图解，为发展祖国医学做出了贡献。

三、开展局部断层解剖学研究

（一）神经系统断层解剖学

1. 脑灰质

为给大脑内微小占位性病变的精确定位及脑功能的 fMRI 和 PET 研究等提供形态学依据，学者们利用解剖、影像或解剖与影像相结合的方法探讨了大脑沟、回在断面上的定位，提出

① Tang Y, Hojatkashani C, Dinov I D, et al. The construction of a Chinese MRI brain atlas：a morphometric comparison study between Chinese and Caucasian cohorts [J]. Neuroimage, 2010, 51（1）：33–41.

② Tang Y, Zhao L, Lou Y, et al. Brain structure differences between Chinese and Caucasian cohorts：a comprehensive morphometry study [J]. Human Brain Mapping, 2018, 39（5）：2147–2155.

③ Zhan J, Dinov I D, Li J, et al. Spatial‐temporal atlas of human fetal brain development during the early second trimester [J]. Neuroimage, 2013（82）：115–126.

④ Ge X, Shi Y, Li J, et al. Development of the human fetal hippocampal formation during early second trimester [J]. Neuroimage, 2015（119）：33–43.

⑤ 姜均本. 人体断面解剖学彩色图谱与 CT、MRI 应用 [M]. 北京：科学出版社, 1997.

⑥ 刘树伟. 数字人连续横断层解剖学彩色图谱 [M]. 济南：山东科学技术出版社, 2020.

⑦ 刘树伟. 人体断层解剖学图谱 [M]. 济南：山东科学技术出版社, 2003.

了许多有临床实用价值的方法[1]。进入 21 世纪，利用 MRI 和计算机图像后处理技术研究活体脑结构及其与行为、心理的关系，是十分活跃的研究领域。

2. 脑白质

MRI 能显示婴儿的髓质形成过程，在出生后开始几个月中视放射的髓质形成，接着是感觉成分、运动束、大脑连合纤维。近几年来，一些学者利用 MRI 研究了胎脑发育和新生儿脑髓鞘发育，但如何利用 fMRI，从形态和功能角度，研究脑的胚胎发育和生后的年龄变化是亟待开展的研究课题[2]。应用磁共振弥散张量成像（DTI）研究脑白质纤维及其结构与功能连接网络是目前脑成像研究的热点之一。

3. 脑神经

MRI 可显示十二对脑神经及其出入颅部位，利用表面线圈，还能研究颞骨内和腮腺内的面神经。蝶鞍区范围小，结构多，毗邻关系复杂，且是疾病的多发部位，故引起了许多学者的兴趣，建立了较完备的有关蝶鞍、鞍膈、鞍底、蝶窦、垂体、海绵窦、斜坡及其周围血管、神经的国人资料。2013 年，刘树伟等结合断层标本和磁共振图像研究了十二对脑神经的走行规律和毗邻结构。

（二）眼耳鼻喉断层解剖学

1. 眶与眼

声像图（USG）、CT、MRI 均能清晰显示眶内结构，并已建立起有关眶脂体、眼球、眼球外肌、眶容积和视神经眶内段的诊断数据。刘丰春和庞刚等利用断层标本和 CT 图像研究了眶尖部和眶上裂区的详细断层解剖及最佳显示层面。

2. 颞骨与耳

戴培东等学者利用薄层断层标本、CT、高分辨率 CT（HRCT）或 MRI 图像及计算机图像三维重建等方法对中耳、内耳、内听道和咽鼓管等的复杂解剖进行了研究，获得了一批颇具临床价值的资料。

3. 鼻与鼻旁窦

学者们利用活体 CT 图像系统地研究了筛骨冠状面和横断面解剖，包括鼻甲、鼻道、鼻中隔、筛小房及蝶窦等。廖建春等采用 50 具人体头部 CT 横、矢、冠状图像，观测了筛板、嗅凹、筛窦、额窦及其变异。

4. 喉

刘远健等通过比较正常喉区断层标本和薄层 CT 图像，从 4 个不同平面描述了喉区各结构的形态变化及分布特征。

（三）循环系统断层解剖学

1. 心

超声心动图仍然是检查心的首选影像学方法，郭燕丽等在数字人体薄层断面对照下，研究了心和冠状动脉的经食管超声心动图解剖。双源 CT（Dual Source CT，DSCT）是心血管 CT

① Deng F, Jiang X, Zhu D, et al. A functional model of cortical gyri and sulci [J]. Brain Struct Funct, 2014（219）：1473–1491.

② Li Z, Xu F, Zhang Z, et al. Morphologic evolution and coordinated development of the fetal lateral ventricles in the second and third trimesters [J]. Am J Neuroradiol, 2019, 40（4）：718–725.

的一次革命，其最大优势是在数秒中内能完成心和冠状动脉的扫描。MRI可在横、矢、冠、斜四种断面上观测心解剖和功能，研究资料较多。SPECT和PET是研究心肌代谢和神经受体的有力工具，已取得不少成果。

2. 脑血管

CT以静脉小量团注法可显示内径为1 mm甚至像豆纹动脉这类细小分支。陈成春等利用3D磁共振静脉造影术（MRV）可常规显示硬脑膜静脉窦、大脑大静脉、基底静脉、大脑内静脉、皮质静脉和豆纹静脉等，甚至小的隔静脉亦可显像。

3. 淋巴结

淋巴结的断层影像解剖学研究主要集中在一些重要部位，与临床诊断和治疗关系密切，如头颈部淋巴结、胸部淋巴结、纵隔淋巴结、腹腔淋巴结等。头颈部的原发肿瘤好发生颈部淋巴结转移。乳腺癌的淋巴结转移诊断方法较多，但其影像学特诊不明显，鉴别诊断十分困难，可以利用CT、MRI和超声等断层影像学方法进行综合诊断。纵隔间隙内有数目众多的淋巴结，是影像诊断中的难点，研究证实CT，尤其螺旋CT，是判别纵隔淋巴结是否肿大的首选方法。腹腔淋巴结与腹腔神经节相邻，在断面上易混淆，有学者对尸体标本的断层切片、CT和MRI图像进行观察，发现MRI对腹腔淋巴结的显示优于CT，并且测量了淋巴结的横断面矢径和横径。

（四）肺断层解剖学

CT，尤其多层螺旋CT，可清晰显示肺段乃至亚段内的支气管、肺动脉和肺静脉，但如何区分肺动、静脉及精确划分肺段存在困难。为此，一批学者利用肺内管道剥离、铸型、断层标本、CT图像和计算机图像三维重建等手段，对第一、二、三肺门，肺段内管道及其相互间的位置关系，肺段静脉的分支与分布等进行了深入、细致的探讨，并依此提出了在CT图像上划分肺段的方法。2008年，左一智等利用人体标本薄层断面数据，建立了整个肺静脉系统的三维可视化模型。2013年，左一智等将人体薄层断面数据、CT和MRI数据结合起来，研究了肺段间平面的微视断层解剖及三维模型构建。

（五）消化系统断层解剖学

1. 肝

肝的大小是判定肝是否正常的重要指标，目前断层影像通过以下方法估计肝的大小：测量径线、使用其对应的椎体高度等相对值、以SPECT计算体积等。肝外形变化各异，常致误诊，为此，刘树伟等利用大量整体肝标本、断层标本和断层影像探讨了肝副裂、肝门右切迹、"H"形沟、尾状叶、方叶、左外叶和右叶的变异及断面表现。在断面上精确划分肝段有利于占位性疾病的定位诊断和外科手术。1980年以来，国内外许多学者利用离体标本、腹部连续断层标本、肝管道铸型石及B超、CT、MRI图像等，详细研究了肝静脉、肝内门静脉和肝段在横、矢、冠、斜四种断面的划分。近年来，三维超声、CT血管照影（CTA）和磁共振血管造影（MRA）已成为研究活体肝内管道立体形态的现代手段，并对肝段划分提出了新的观点。2009年，娄丽等利用层厚为0.2 mm的数字化可视人体断面数据，建立了肝静脉和肝内门静脉三维解剖模型。

2. 胰和肝外胆道

栾宝庆等在340例正常CT图像上测量了胰头、体和尾的大小。刘树伟等利用60余例腹部连续断层标本、CT和MRI图像，系统探讨了胰头、颈、体、尾的横、矢、冠状断层解剖及CT、MRI表现，并在矢状断面上测量了胰各部及其主胰管的径值。判定脾是否增大有径线测量和计算对应肋单元两种办法。脾外形变化甚多，一些资料进行了详细报道，甚至从胚胎学角度追根求源。B 超可显示肝总管和胆总管，但无法确定两者间的界限。CT 胆道造影可在86% 的个体显示肝外胆道。临床上胆囊容积较为重要，超声图像可通过胆囊最大截面积予以推算。螺旋 CT 三维表面重建可展现活体胆囊的立体形态。

（六）生殖系统断层解剖学

1. 前列腺与精囊

一些学者用断层标本探讨了前列腺和精囊在横、矢、冠状断层标本上的出现断面、毗邻和大小等。前列腺带区解剖及其显示是超声研究的热点，但 MRI 亦是很好的显示手段。MRI还可研究前列腺的年龄变化，结果表明：老人比年轻人更易分区，但形态及信号强度不同。

2. 卵巢与子宫

MRI 对子宫位置、韧带能较好地显示，还能分清子宫内膜与肌层。对子宫机能变化的显示常用 MRI 和超声，以前者为佳。三种基本断面均可显示卵巢，以薄层横断扫描最佳。MRI和超声可探查妊娠中母体及胎儿的变化，显示胎儿的断面以矢状图像为佳。

（七）浆膜与浆膜腔断层解剖学

1. 心包与心包腔

心包厚度的测量对影像诊断具有参考价值，而复杂的心包窦和心包隐窝是造成误诊的潜在解剖因素。因此，研究心包窦和心包隐窝的出现率、位置、大小、周界、交通和断层解剖等，对临床具有重要意义。

2. 胸膜和胸膜腔

王亚非等探讨了两肺主裂的 CT 图像，王佑怀等用离体肺标本结合 CT 图像研究了左、右肺斜裂的出现率、变异、扫描角度、断面表现及 CT 特征。潘纪成等研究了左、右肺韧带的 CT表现，有人还利用 CT 图像探讨了奇静脉食管隐窝的断层解剖及病理变化。李毅和王永贵等利用大量断层标本，在横、矢、冠状断面上深入研究了胸膜前、后返折线和奇静脉食管隐窝等。

3. 腹膜与腹膜腔

腹膜形成的韧带和系膜，由于含有脂肪，声像图诊断（USG）、CT 和 MRI 常能显示，这些结构常是腹内疾病播散的途径。弄清腹膜腔分隔的局部解剖和断层解剖，对腹内疾病的影像诊断和介入治疗具有重要意义。高贤华、闵鹏秋等利用尸体探查、X 线摄影和腹部矢状断层标本研究了肝左三角韧带和冠状韧带的位置及其在膈下间隙划分中的意义。刘树伟等以尸体探查和腹部横、矢、冠状断层标本观测，详细研究了肝周间隙和脾周间隙的连续横、矢、冠状断层解剖和计算机图像三维重建，并纠正了有关上腹部腹膜和腹膜腔的一些错误概念。

（八）筋膜与筋膜间隙断层解剖学

1. 头颈部筋膜与筋膜间隙

有关颌面部筋膜和筋膜间隙的解剖，争议颇多，故给此区疾病的断层影像诊断和介入治疗带来一定困难。国内外学者使用断层标本与 CT、MRI 相互对照的方法，将正常解剖与疾病的扩散结合起来，探讨了各间隙的位置、交通及计算机三维图像重建。李七渝等对颈部的筋膜和筋膜间隙进行了计算机图像三维重建。

2. 纵隔间隙

纵隔结构之间充满着疏松结缔组织和脂肪组织，在 CT 图像上呈低密度，故称纵隔间隙。

一些学者使用断层标本和 CT 观测了纵隔各间隙的横、矢、冠状断层解剖。

3. 腹膜后间隙

腹膜后间隙位置深在，解剖学上存有争议，故是临床影像诊断中的难点。许多学者利用整尸剥离、间隙灌注、断层标本、CT 扫描和计算机图像三维重建等手段，详细研究了肾筋膜的附着，腹膜后间隙的上、下及左、右交通，提出了许多新颖观点，其中以姜苏明的研究较为系统。

4. 盆部筋膜与筋膜间隙

关于男性盆部筋膜及筋膜间隙一直存有许多争议。1992 年，羊惠君等利用 90 例横、矢、冠状断层标本及间隙灌注结合 CT 扫描对男性盆部筋膜及筋膜间隙的通连进行了系统探讨，提出了一些新颖的观点。

（九）骨关节断层解剖学

1. 脊柱

在骨、关节和肌的成像方面，B 超图像的分辨力不如 CT 和 MRI，但它具有实时和任意角度扫描等优点，适宜手术和运动状态中应用。CT 利用横断层和多角度扫描，矢、冠状断层影像重建，三维图像及脊髓造影等技术可充分展示脊柱区的复杂结构，但其优势在骨及关节成像。MRI 可直接获取横、矢、冠、斜状断层图像，软组织对比优良，无需脊髓造影便可清晰显示脊髓结构，还可观察脊髓和髓核的生化变化，故一般认为 MRI 是检查脊髓和髓核的首选影像方法。脊柱区的断层解剖研究多采用断层标本与 MRI 或 CT 相对照，抑或直接应用影像技术的方法进行，单纯的标本研究很少。

2. 上肢

1982 年，杨开清等系统研究了上肢的连续横断层解剖。1986 年，休伯（Huber）等将 MRI 用于肩部检查，清晰的图像和良好的软组织对比，使他们感到作为一种新非侵入性工具在评价肩部结构中 MRI 所具有的潜力。为探讨肩关节的稳固性及关节囊的作用机制，一些学者利用 MRI 研究了肌腱袖、盂唇、盂肱韧带、关节囊和关节盂。周庭永等利用 40 例成人人体肘部，制成连续横、矢、冠状断层标本，对肘关节所在各断面的结构配布、关节腔宽度、关节软骨厚度、侧副韧带和周围神经等进行了观测，并与 MRI 做了对照。张绍祥等深入探讨了手部血管的连续横断层解剖、计算机图像三维重建及其在断掌再植中的应用。高文彬等还对手指肌腱、血管和神经等的显微断层解剖进行了系统探讨。

3. 下肢

为满足 MRI 诊断下肢疾病的需要，钱江和马兆龙等分别对下肢断层解剖进行了系统探讨。髋关节紊乱是儿科中重要的问题之一，为此，一些学者在断层标本配合下，研究了儿童髋部的超声解剖及横、冠状断层 MRI 表现。有人利用薄层螺旋 CT 和 MRI 探讨了髋部的横、矢、冠状断层解剖。有人则利用表面线圈，研究了膝部 MRI 矢、冠状断层解剖，半月板、交叉韧带及半膜肌肌腱均可清晰显示。沙勇等一些学者在断层标本的配合下，利用 MRI 详细描绘了踝关节周围的韧带、肌、血管、神经和肌腱等重要结构。吴德昌等利用 66 例足标本，研究了踝跖部胫后动脉及其分支的显微断层解剖。

（刘树伟）

第四节　数字解剖学

信息科学的进步，特别是计算机科学与技术的快速发展，推动人类社会进入了数字化时代。纵观科学发展史，科学技术的最新研究成果往往最先应用于医学和军事领域。数字医学就是人类社会进入数字化时代应运而生的新生事物，它是在现代医学和数字化高新技术相结合的基础上，涵盖了医学、计算机科学、数学、信息学、电子学、机械工程学等多领域的一门新兴交叉学科。凡是应用现代数字化信息技术阐明医学现象、探讨医学机理、揭示医学本质、解决医学问题、提高人类健康水平的理论研究和实践应用，都属于数字医学的范畴。

医学研究的对象是人体，人体解剖学是现代医学的第一块基石。只要走进医学大门，人体解剖学是必备的知识。同理，数字解剖学是数字医学的必备基础。

数字解剖学（digital anatomy）是应用现代数字化技术，将人体形态结构数字化和可视化，研究人体形态结构规律及其与生理功能和临床应用关系的一门科学。它旨在运用数字化手段，阐明人体系统、器官、组织、细胞等尺度空间的形态结构规律及其与人体功能的关系。它是结合传统解剖学、信息学、计算机科学、数学、工程学以及虚拟现实与仿真技术等而发展起来的。

数字解剖学的渊源可以追溯到1917年拉冬（J. Radon，1887—1956）提出Radon变换，从理论上解决了基于投影数据重建图像的问题，此后出现了实用的、精确的投影数据重建图像的算法，为医学图像的数字化奠定了理论基础。1969年，英国工程师亨斯菲尔德（Hounsfield）首次设计了一台计算机X线断层摄影装置，称为计算机断层成像（CT），并于1972年与英国神经放射学家安布罗斯（J. Ambrose）将该技术首次应用于头部扫描，获得了第一幅脑肿瘤图像，首次将数字化技术应用于人体解剖结构的显示。1978—1980年，马拉德（John Mallard）、劳特布尔（Panlc Lauterbur）等利用0.04—0.085 T的磁共振装置，根据人体组织中H^+的磁共振（nuclear magnetic resonance，NMR）现象获得了第一幅人体图像，该图像称为磁共振图像（magnetic resonance imaging，MRI）。随着CT、MRI等临床影像技术的发展，为医学临床诊断提供形象而准确的诊断依据，同时也为人体解剖结构的数字化提供了一种重要的手段。

从人体断面获得数据信息，在计算机上进行三维重建，显示人体解剖结构，在国内较早见于1988年张绍祥在何光篪、刘正津指导下进行的手部血管的计算机三维重建研究报道以及上海第一医学院左焕琛对胸部解剖结构的计算机三维重建研究报道[1][2]。此后，国内外以计算机图像配准、分割、三维重建为基本方法的研究报道逐渐增多，形成了数字解剖学早期研究的热潮[3]。然而，这些研究都是对人体某个局部或某个器官的数字化研究，真正的数字解剖学的标志性里程碑，还是数字化可视人体（Visible Human）的诞生。

① 张绍祥，何光篪，刘正津. 手掌部血管的横向解剖及其临床意义［J］. 手外科杂志，1988，4（4）：42–45.
② 张绍祥，何光篪，刘正津. 断掌再植的血管解剖学基础［J］. 中国临床解剖学杂志，1989，7（4）：200–203.
③ 张绍祥，何光篪，刘正津. 手掌部动脉的微型计算机三维重建及其临床意义［J］. 第三军医大学学报，1989，11（6）：409–414.

数字化人体是将人体结构和功能数字化，在计算机上建立的可视可控的人体结构与功能的数字化系统，它为数字医学的基础研究与临床应用提供了基础平台。到目前为止，按在国际学术期刊发表论文的时间，先后有美国数字化人体数据集、中国数字化人体数据集、韩国数字化人体数据集可供签订协议后下载使用。这些早期的数字解剖学研究工作，为数字医学的发展乃至数字医学新学科的诞生起到了奠基性的作用。

1989年，美国国立医学图书馆（NLM）试图建立一个医学图像库，以提供生物医学文献的图像检索系统。此项计划称为"可视人计划"（Visible Human Project，VHP），由科罗拉多大学健康科学中心斯皮策（Victor Spitzer）领导的研究团队承担人体断面图像的采集工作。于1994年和1996年分别获得了一男一女两例包括CT、MRI和断面图像的数据集。此数据集的公开发表，引导了数字解剖学研究的热潮，几十个国家的解剖学工作者或研究人员纷纷利用美国的数字化可视人体数据集进行数字解剖学的相关研究和临床应用。1994年以来，以美国为主导，又相继开展了进一步的人体数字化计划，前后有可视化人体计划、虚拟人计划（Virtual Human Project Ⅱ，VHP Ⅱ）。后来，美国科学家联盟（FAS）又将人类基因组计划（Human Genome Project，HGP）及人类脑计划（Human Brain Project，HBP）等集成在一起，组成了一个庞大的数字人（Digital Human，DH）计划。

2003年，韩国亚洲大学医学院郑明锡（Chung Min-Suk）报道了可视韩国人（Visible Korean Human，VKH）数据集的研究结果。

由于数字化可视人体具有广泛的用途，为此，2001年11月5—7日，中国首次举办了以"中国数字化虚拟人体的科技问题"为主题的第174次"香山科学会议"，执行主席为钟世镇，与会者覆盖了国内相关领域的30多位专家。经过三天热烈的研讨，与会者达成了一致的意愿：早日启动中国数字虚拟人体的重大研究计划，并成立了数字人研究联络组，由钟世镇亲任组长。此后，"数字化虚拟人体若干关键技术"项目列入了国家"863计划"，解放军第三军医大学和第一军医大学分别得到国家自然科学基金和国家"863计划"的资助，开始了中国数字化可视人体（Chinese Visible Human，CVH）的研究。2002年，张绍祥等报道了建立数字化可视人体数据集的研究结果[1]。2003年，原林等报道了虚拟中国人（Virtual Chinese Human，VCH）数据集研究结果[2]。截至2005年，第三军医大学和南方医科大学已构建了8个高精度的中国数字化人体数据集，在此基础上，经过数年艰苦细致的工作，已构建出了人体器官结构的分割数据集[3]。2007年，第三军医大学与第一军医大学联合申报的"中国数字化人体数据集的建立"获得国家科技进步奖二等奖。[4]

2004年，山东易创电子有限公司与第三军医大学合作，利用中国数字化可视人体数据集，

① Zhang S X, Ho G T, Liu Z J. Basic vascular anatomy and the reimplantation of the amputated hand through the palm [J]. Surg Radiol Anat, 1990, 12（4）：241-246.

② 原林，唐雷，黄文华，等.虚拟中国人男性一号（VCH-M1）数据集研究 [J]. 第一军医大学学报，2003（23）：520-522.

③ Zhang S X, Heng P A, Liu Z J, et al. The Chinese Visible Human（CVH）Datasets incorporate technical and imaging advances on earlier digital humans [J]. J Anat, 2004（204）：165-173.

④ 张绍祥，刘正津，谭立文，等.首例中国数字化可视人体完成 [J]. 第三军医大学学报，2002，24（10）：1231-1232.

开发了用于人体解剖学教学的数字解剖学教学系统，并逐渐在全国推广应用。2015 年 8 月，山东易创电子有限公司更名为山东数字人科技股份有限公司。2018 年，由山东大学、陆军军医大学、山东数字人科技股份有限公司、中国解剖学会联合申报的"我国数字解剖学教学体系创建与推广"获得国家级教学成果奖二等奖（见表 10-2）。

　　中国数字医学的发展虽然起步稍晚于国外发达国家，但近 20 年来发展迅速，为数字医学作为一门新学科的诞生创造了必备的研究基础和基本学术条件。如今，由多学科专家参与的数字医学基础研究、应用基础研究和开发应用研究以及以临床专家为主体的临床应用研究也已经在全国范围内蓬勃开展，研究态势方兴未艾。

　　2007 年 11 月 30 日—12 月 3 日，"全国首届数字医学学术研讨会"在第三军医大学成功召开。会议由钟世镇、戴尅戎、张绍祥（图 11-11）担任大会主席。钟世镇、王正国等来自全国 80 余个科研单位的 208 名专家学者参加了此次会议。在该次会议上，经代表讨论通过，正式成立了"中国数字医学研究联络组"，同时召开了《数字医学导论》编委会。

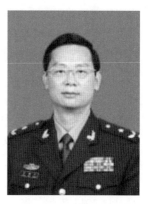

图 11-11　张绍祥

　　2008 年 9 月 17—19 日，"第十届中国科协年会第 23 分会场——数字医学研讨会"在河南郑州召开。张绍祥担任本分会场主席，钟世镇担任名誉主席并做了题为《我国数字医学研究概况与进展》的主题报告。来自北京、上海、重庆、广东、山东、陕西、江苏、浙江、四川、河南等省区市的 51 位正式代表出席了本次研讨会并参加学术交流。此次会议实为全国第二届数字医学学术研讨会。

　　2008 年 11 月 7—10 日，在北京中国工程院召开了第 11 次"工程前沿——数字医学研讨会"。来自全国相关领域的高层次专家共 75 人出席了会议，其中包括 8 位院士。会议就如何推动中国数字医学的发展，加快数字医学研究与应用的步伐，为中国医学科学事业和社会经济发展做出贡献等进行了战略性研讨。与会专家一致认为，应尽快成立全国性的数字医学学术组织，以推动中国数字医学的进一步发展。会议决定，由钟世镇、戴尅戎、王正国、阮雪榆、俞梦孙、朱晓东等院士及傅征、张绍祥教授等 8 人代表与会专家，联名向中华医学会提出成立数字医学分会的申请。

　　2009 年 12 月 25—27 日，全国数字医学 2009 年学术研讨会在三亚召开。来自全国 33 个单位的 92 位专家参加了本次研讨会，成功地完成了三大任务：进行了数字医学研究的学术交流；将中国数字医学研究联络组延续为中华医学会数字医学分会筹备组；为中华医学会数字医学分会的成立做了学术准备和组织准备。

　　2011 年 5 月 21—23 日，中华医学会数字医学分会成立大会暨第一届学术年会在重庆第三军医大学举行，来自 12 个教学、科研、医疗单位的 13 名专家教授围绕当前数字医学研究的最新进展和未来发展前景，做了大会报告。他们充分展示了中国数字医学方面的研究成果，在医学的数字化研究与临床应用方面为中国数字医学研究起到了很好的示范作用。钟世镇做了题为《数字医学研究进展》的主旨报告。在中华医学会数字医学分会成立大会上，由全国各省区市医学会及新疆生产建设兵团和中华医学会数字医学分会筹备组共同提名，经民主选举产生了 64 位全国委员。选举产生的 23 位常务委员均是各自研究领域的学科学术带头人，张绍祥当选为首任主任委员，傅征、李兰娟、宋志坚、方驰华当选为首任副主任委员，钟世镇、戴尅戎、王正国任名誉主任委员。

张绍祥（1957— ），重庆綦江人。解剖学家。陆军军医大学（原第三军医大学）教授、博士生导师，少将军衔。曾任第三军医大学副校长、第三军医大学数字医学研究所所长、"国家杰出青年科学基金"获得者，首批"新世纪百千万人才工程"国家级人选，入选"重庆市学科学术带头人"等。以课题负责人申请获得国家自然科学基金重大课题、科技部"国家重点研发计划"项目、国家支撑计划、"863"课题等19项。以第一或通讯作者发表论文400余篇；获得国家和省部级科技进步奖一、二等奖17项；主编学术专著和全国统编教材21部。是中国新兴的前沿交叉学科——"数字医学"的主要创建者之一；创建了"数字化人体数字解剖学教学系统"。在数字化可视人体、薄层影像断面解剖学和医学图像计算机三维重建研究、中国人体三维结构数据库建立及关键技术方面做出了系统的、开拓性的贡献。现任国际学术期刊 *Digital Medicine* 主编、《局解手术学杂志》主编、《解剖学报》副主编、*Clinical Anatomy* 等15本学术期刊常务编委。担任国际数字医学学会（ISDM）主席等学术职务。中国解剖学会第十五、十六届理事长。（丁文龙　沃雁）

数字医学全国学会成立以后，于2011年5月、2012年9月、2013年11月、2014年9月、2015年5月，分别在重庆、广州、福州、广州、杭州召开了全国第一至第五届学术年会。此后每年召开一次全国性的学术年会，2020年召开第十届学术年会。

自2011年起，先后有广东省、重庆市、湖北省、云南省、江苏省、山东省、浙江省、上海市成立了数字医学学会，还有更多的省区市正在积极筹备成立数字医学的学术组织。

2011年，由北京航空航天大学虚拟现实国家重点实验室赵沁平牵头，联合第三军医大学张绍祥、上海交通大学谢叻、北京航空航天大学生物工程院樊瑜波、北京协和医院赵玉沛，共同申报获得了国家自然科学基金重大项目：可交互人体器官数字模型及虚拟手术研究。这是数字医学领域以数字解剖学为基础，在重大基础研究方面所获得的标志性课题。

2016年，由第三军医大学新桥医院孙建国为首席科学家，联合该校数字医学研究所、重庆大学计算机学院、深圳旭东科技有限公司，申请获得科技部"国家重点研发计划"项目：三维可视化精确放疗计划系统集成解决方案研究。由第三军医大学孙建国、张绍祥、吴毅、陈正堂和旭东公司王宜主分别担任课题1至课题5的负责人。这是数字医学领域以数字解剖学为基础，在临床应用研究方面所获得的标志性课题。

2006年12月，由国家卫生部主管、卫生部医院管理研究所主办，由傅征担任总编的《中国数字医学》杂志创刊；2015年7月，由中华医学会数字医学分会创办的国际学术期刊 *Digital Medicine* 创刊。

2004年，张绍祥、王平安、刘正津主编的《中国数字化可视人体图谱》（图11–12），由科学出版社出版；2009年10月，傅征、梁铭会主编的《数字医学概论》，由人民卫生出版社出版发行；2015年10月，张绍祥、谭立文、李兰娟主编的《数字医学导论》，由科学出版社出版发行；2017年7月，张绍祥、刘军主编的国家卫计委"十三五"本科规划教材《数字医学概论》，由人民卫生出版社出版发行。

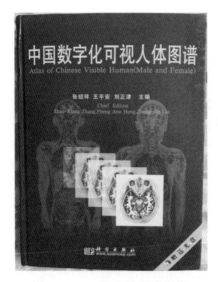

图 11-12 数字解剖学图谱

2014 年 8 月，中国解剖学会人体解剖学专业委员会改称为中国解剖学会人体解剖学与数字解剖学专业委员会，2018 年 8 月改称为中国解剖学会人体解剖学与数字解剖学分会。

2016 年 6 月 17 日，"数字医学国际合作研讨会"（Symposium on International Collaboration in Digital Medicine）在南京举行，来自中、美、加、英、法、德、意等 28 个国家和地区，工作在数字医学领域的 79 名科学家代表共同签署了《国际数字医学学会章程》，宣告"国际数字医学学会"（International Society of Digital Medicine，ISDM）在中国正式诞生。在接着召开的"国际数字医学学会第一届全体委员会"上，张绍祥当选为国际数字医学学会首任主席，美国的约瑟夫·阿尔佩特（Joseph S. Alpert）、加拿大的孔吉明（Kong Jiming）、德国的乌韦·斯佩茨杰（Uwe Spetzger）、法国的马克·蒂里耶（Marc Thiriet）、意大利的保罗·米利亚（Paolo Milia）以及南京医科大学附属南京医院王黎明、中国科学院自动化研究所田捷、浙江大学国际医院郑杰当选为副主席，黎介寿、钟世镇、戴尅戎、王正国、李兰娟、赵沁平、王学浩和解放军原总后勤部卫生部副部长傅征担任名誉主席。6 月 18 日，在中华医学会第六次全国数字医学学术年会暨国际数字医学学会成立大会上，来自世界 28 个国家和地区（含中国台湾、中国香港）的 1000 余名专家学者以及中华医学会、江苏省医学会、南京医科大学的有关领导，共同见证了国际数字医学学会这一新的国际学术组织在中国成立的历史时刻。第二届国际数字医学学术年会于 2018 年 5 月在广州成功召开。

数字解剖学的发展，在中国虽然只有近 20 年的历史，但为中国数字医学新学科的创立做出了奠基性的历史贡献。以数字化人体数据集的建立为先导，以数字解剖学的科研和教学的广泛开展为基础，以国家级重大基础研究课题和临床应用成果、国家级科技进步奖、国家级教学成果奖、学术专著、本科教材、国际国内数字医学杂志、国际国内数字医学学术组织为标志，中国数字医学这一崭新的交叉学科从此诞生了！

（张绍祥）

第五节　脑网络组学

　　脑结构和功能具有高度的复杂性，人脑的神经元数量超过了整个银河系星球数，大概有1000亿个，而一个典型的神经元会通过突触和约1000个其他神经元进行通信。也就是说，大脑中约有100万亿个突触，所以，探索脑、揭示脑认知的神经机制一直是人类认识自然、认识自我的最大挑战和极具挑战性的重要科学命题。由于脑的结构和功能具有高度的复杂性，过去一个多世纪以来，神经科学家们主要通过两种途径对脑的结构和功能进行研究，包括在宏观尺度自上而下的对脑区功能定位的了解，以及微观尺度自下而上的对神经细胞及突触功能的理解。随着研究的不断深入，人们认识到，虽然神经细胞是组成神经系统的基本功能单位，神经细胞之间通过相互联系形成的神经环路则是脑处理信息的基本单位；脑功能不是单个神经元或单一脑区所独立完成的，而是由神经环路内的神经元团（群）、功能柱或者脑区的交互作用来实现的。近年来，多种技术，特别是磁共振、光学成像以及基因工程等技术的发展和融合，为活体（包括人和动物）全脑结构和功能信息的检测提供了新的技术手段，逐渐填补着脑科学研究两个主要层面之间存在着的巨大沟壑，但缺乏合适的理论框架来整合不同尺度的研究成果。为了解决这一难题，中国科学院自动化研究所蒋田仔2010年在国际上提出了"脑网络组学"（brainnetomics）的概念，并得到学术界越来越广泛的认可[1]。

　　脑网络组学（brainnetomics）是以脑网络为基本单元的组学，它由脑网络的节点和连接两个基本要素组成，研究内容包括利用各种成像技术及电生理技术，使用现有或研发创新的脑成像设备，在宏观、介观及微观尺度上建立人脑和动物脑的脑区、神经元群或神经元之间的连接图（脑网络），并在此基础上研究脑网络拓扑结构、脑网络的动力学属性、脑功能及功能异常的脑网络表征、脑网络的遗传基础，并对脑网络进行建模和仿真，以及开发实现这些目标所需要的超级计算平台和仪器装备。脑网络组学的核心科学问题是发展新的神经技术和计算模型确定脑网络组在不同尺度上的结构，从脑网络组的结构模式及其演变规律阐明脑的工作机理及脑疾病的发生和发展机制，为阐明人脑内部复杂的结构和功能提供有效的途径，为理解脑的信息处理过程及脑的高级功能开辟新途径，为实现类脑计算和开发智能信息处理器奠定基础。脑网络组学主要研究内容包括：①脑网络的拓扑结构：发展和利用多种宏观、微观成像及可视化技术，在不同空间尺度上绘制脑的神经连接，构建完整的脑网络拓扑结构，建立全新的人类脑图谱。②脑网络的行为及动力学属性：研究脑网络在发育、老化及进化过程中的演变规律，学习、训练、语言、文化及各种干预条件对脑网络的拓扑结构及功能属性的影响。③脑功能及功能异常的脑网络表征：研究支撑认知功能的脑网络核心节点及其连接模式；神经和精神疾病的各种症状所对应的特定脑网络异常以及在药物及非药物干预条件下的脑网络表征。④脑网络的遗传基础：研究基因对行为、认知功能及其功能异常的脑网络表征的影响，明确基因组、脑网络组和表型组之间的关系。⑤脑网络仿真、建模及超级计算平

① Yao Z, et al. Abnormal cortical networks in mild cognitive impairment and Alzheimer's disease [J]. PLoS computational biology, 2010, 6 (11): e1001006. DOI: 10.1371/journal.pcbi.1001006.

台：建立由单个神经元功能活动模型到多个神经元、功能柱以及局部脑区间的神经元网络，模拟神经元网络从局部到整体的功能活动[①]。

脑是一个多层次系统，脑研究需要从不同水平上来进行。事实上，自 19 世纪以来，人们就逐渐认识到大脑的一些神经单元构成了非常复杂的网络，进入 20 世纪后，人们越来越普遍地认识到正是这样的结构基础，支持了相关生理活动的动态涌现，如高频电磁振荡的相位锁定，从而形成在多个空间尺度上不同脑区的功能网络，而功能网络正是大脑信息处理与精神活动的生理基础。早在 1993 年，诺贝尔奖获得者、DNA 双螺旋结构的发现者弗朗西斯·克里克指出人类大脑的连接图对理解"脑如何工作"的重要性[②]。2010 年，美国国立精神卫生研究院（National Institute of Mental Health，NIMH）院长托马斯·因塞尔（Thomas Insel）指出，"脑科学需要连接组，就像现代遗传学需要基因组一样，这是我们详细了解大脑是如何工作，以及疾病状态下脑会出现什么异常改变的唯一途径"[③]。美国《科学》杂志 2007 年底预测了下一年值得关注的 7 个科研热点，其中 5 个为生物医学问题，"大脑神经回路"是其中之一。该文指出，借助一些新方法，科学家有望开始了解大脑神经细胞回路是如何处理信息和调控行为的，其中特别提到弥散张量成像技术，为研究人脑不同区域之间如何连接提供了新手段。基于以上这些新的成像技术，美国国立卫生研究院（NIH）在 2010 年开始组织实施人类脑连接组计划（Human Connectome Project，HCP），欧盟也启动了类似的计划（CONNECT）。

中国在这一领域处于国际先进水平，脑网络组学正是在这种背景下自然产生的国际科学前沿，强调脑网络研究从结构到功能、从静态到动态、从微观到宏观、从实体到仿真等不同层面研究的必要性。2010 年，在科技部的资助下，由蒋田仔牵头，中国正式启动脑网络组学研究计划（"973"项目），并同时在国际学术界正式提出"脑网络组学"的概念，这一概念迅速得到该领域研究人员认可，并成立了国际脑网络组学研究联盟（http：//www.brainnetome.org）。此后，在国内相关单位的推动下，国家自然科学基金委医学部于 2011 年启动了"情感和记忆的神经环路基础"重大研究计划，主要支持"情感"和"记忆"这两类认知功能及其障碍的脑网络表征及其相关技术的研究；中国科学院于 2012 年启动了"脑功能联结图谱研究计划"先导专项（B 类），主要支持"感/知觉""记忆""情感"和"奖赏"四类认知功能及其障碍的脑网络表征及其所需要的先导技术研究。这两个重大计划侧重于脑网络组学中"脑功能及功能异常的脑网络表征"这个方向的一些特定的认知功能及其障碍。2013 年，中国解剖学会脑网络组分会正式获批成立，该分会的成立推动了神经解剖学、信息科学、神经科学、影像学、精神病学、神经病学、遗传学等学科的大跨度综合交叉，促进基础研究向临床应用的转化，为重大脑疾病的早期诊断和早期预警这一国家重大战略需求做出实质性贡献，培养一批优秀青年科技人才，使中国在脑网络组研究这一国际科学前沿领域占有一席之地。

由于在脑网络组学方面系统性和开创性的贡献，脑网络组学的提出者蒋田仔（图 11-13）2019 年入选欧洲科学院外籍院士。

蒋田仔（1962—　），湖南永州人。中国科学院自动化研究所研究员、博士生导师。中国

① Jiang T. Brainnetome：a new-ome to understand the brain and its disorders［J］. Neuroimage，2013（80）：263-272. DOI：10.1016/j.neuroimage.2013.04.002.

② Crick F，Jones E. Backwardness of human neuroanatomy［J］. Nature，1993（361）：109-110. DOI：10.1038/361109a0.

③ Insel T R. Faulty circuits［J］. Scientific American，2010（302）：44-51.

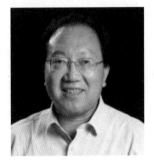

图 11-13 蒋田仔

科学院脑网络组研究中心主任、脑网络组北京市重点实验室主任、2021 国际神经网络大会主席。2019 年当选为欧洲科学院外籍院士（MAE），国家杰出青年基金获得者、长江学者特聘教授、"973" 项目首席科学家。1984 年毕业于兰州大学，1992—1994 年在浙江大学分别获理学硕士和博士学位。发表 SCI 收录的论文 300 多篇，SCI 他引 14000 多次。申请发明专利 50 余项，已授权 42 项。研究成果入选 "2016 年度中国十大科技进展新闻"，入选 "2016 年中国十大医学进展"，2018 年被选为中国科学院改革开放四十年 "40 项标志性重大科技成果"，获国家自然科学奖二等奖等。（丁文龙　沃雁）

脑网络组学是至今所有"组学"中唯一一个由国内学者提出的组学，并得到学术界越来越多的认可，目前已成为神经生物学、神经解剖学、认知科学、临床医学和信息科学等学科综合交叉而形成的新的科学前沿，是继基因组学、蛋白质组学之后人类对生命活动规律探索发起的又一新的组学，为人类理解脑、保护脑、开发脑和创造脑提供前所未有的新机遇，为突破脑科学面临的瓶颈和极限提供新途径 [①]。

首先，脑网络组学是国际重大科学前沿。2010 年，美国启动人类脑连接组计划（HCP），欧盟于 2013 年 1 月投资 11.9 亿欧元启动人类脑计划（Human Brain Project，HBP）。随后，2013 年 4 月美国前总统奥巴马宣布启动美国的推进创新神经技术脑研究计划（Brain Research through Advancing Innovative Neurotechnologies，BRAIN）。事实上，它们研究了脑网络组学的不同主题。从 2010 年起，国家科技部、国家自然科学基金委和中国科学院启动了脑研究计划予以支持。

其次，脑网络组学为神经精神疾病的早期诊断和预后及疗效评价开辟了新途径。越来越多的研究表明，神经精神疾病表现为脑网络异常，因此，从脑网络组学研究认知障碍的脑网络异常表征以及这些异常模式在疾病中的特异性，不仅有利于增进对正常和异常脑功能的理解，更重要的是有可能从脑网络水平上发现疾病特异性影像学标志，从而有利于改进现有诊断标准，为认知障碍的早期诊断和预后及疗效评价开辟新途径。此外，通过建立大规模数据共享及高性能计算平台，成为沟通临床实践和基础神经科学研究的桥梁，促进转化医学的发展。通过开展面向重大神经精神疾病早期诊断和预后判断的脑网络组学计算理论与方法研究及其临床应用，进一步推动疾病诊疗过程向精确定量分析的转变，促进基础研究向临床实践的转化。从而构成了一个从基础到临床、再从临床到基础的交互关系，基础理论研究为临床研究与应用提供方法学支持，临床研究与应用为基础理论研究提供疾病机理引导，并对基础理论研究进行验证和评价。

最后，脑网络组学为理解脑高级认知功能提供了新视角。脑科学研究的一个重要方向是揭示大脑高级认知功能的工作原理。人脑的认知系统是生物界长期演化的结果，它对信息与知识的处理、加工与利用等的能力远远超过现有的任何计算机和信息处理系统。脑网络组学使人们能够从不同的时间 – 空间尺度对人脑的结构与功能组织进行系统研究，使得人们可以

---

① Jiang T. Brainnetome: a new-ome to understand the brain and its disorders [J]. Neuroimage, 2013（80）: 263-272. DOI: 10.1016/j.neuroimage.2013.04.002.

利用脑的不同指标对其内在的信号传递机制进行分析，为研究人脑内部复杂的信息交互过程与高效的组织结构提供有效的途径。结合高时空分辨率成像技术和现代计算技术，建立不同脑区交互作用的脑网络模型认识其动态演化规律，为理解脑的信息加工过程及脑的认知功能开辟新途径。

　　脑是世界上最复杂的系统，只有从整体、从系统的角度来开展脑研究，才有可能真正认识脑的工作原理。脑网络组学就是顺应这种发展趋势提出的，它涉及多种学科的交叉和融合，已成为神经解剖学、认知科学、神经科学、精神病学、神经病学、信息科学、影像学、物理学和数学等学科的共同前沿。

（蒋田仔　樊令仲）

第十二章　组织学与胚胎学发展史

自 19 世纪末至今 100 多年间，是现代组织学与胚胎学蓬勃发展的时期。在此时期，新技术和新设备不断涌现，科技成果累累，资料日趋丰富，覆盖机体组织的各个方面。

中国组织学与胚胎学是在 20 世纪初开始建立的，在半封建半殖民地的旧中国，组织学与胚胎学与人体解剖学一样，只有一支很小的队伍。新中国成立后，中国科学教育事业进入一个新的发展时期。1952 年前后，大部分医学院校组建了组织学与胚胎学教研室，教师和技术人员队伍得以扩充，新一代组织学与胚胎学学者开始成长，为以后学科的发展奠定了基础。从 1956 年开始，中国的组织学与胚胎学有了较迅速的发展，尤其是在教学改革、编写教材、撰写专著、制作教具、培养师资、科学研究等方面，都取得了突出的成绩，缩短了与世界先进水平的差距。

第一节　学科的再分化

从组织学与胚胎学的发展历史看，它是随着物理学、化学、免疫学等科学技术的发展而发展起来的。这些基础科学技术的新突破，促使组织学与胚胎学出现了新的进展。

随着分子生物学的发展，20 世纪末诞生了分子原位杂交技术，激光扫描共聚焦显微镜结合其他多种神经科学研究的新技术的应用，使人体解剖学、组织学与胚胎学的研究层次由整体、器官、组织和细胞水平提高到分子水平。从而极大地推动了中国组织学与胚胎学的大发展，学科不断分化。

一、组织学的分化

在正常情况下，组织学可分为基础组织学（basic histology）、临床组织学（clinic histology）、比较组织学（comparative histology）和动物组织学（animal histology）等分支。近 10 年来，中国组织学工作者围绕国家需求，面向学科前沿和热点，突破传统思维的束缚，加强学科交叉和融合，组织学的研究已从组织和细胞水平、亚细胞水平深入到分子水平，并与细胞生物学、分子生物学、免疫学、遗传学等相关学科交叉渗透，相互促进，开展了广泛、深入的研究，取得了一系列水平先进、特色鲜明，具有一定国际影响的科研成果。此外，中国一批生物物理、生物工程学者研发了一些先进的设备和技术，如用于研究细胞精细结构和单个生物分子的动力学光敏定位、超高光学分辨率显微镜系统、显微光学切片断层成像系统，在组织学研究中均具有广阔的应用前景。

二、胚胎学的分化

人体胚胎学包括描述胚胎学、实验胚胎学、化学胚胎学、比较胚胎学、分子胚胎学（参见第六章）、畸形学和生殖工程学等。这些分支学科覆盖面很广，所以在医学教育、产科学、计划生育、优生优育及预防先天缺陷或先天畸形疾病等实践中占有十分重要的地位。

机体发育中的绝大多数变化发生在胚胎发育的胚前期、胚期和胚后期。出生后，人体经过初生儿、婴儿期、儿童期、青春期、成年期、壮年期几个阶段后逐渐进入衰老过程。因而，从广义上讲，研究人体发生、发育的学科应该称为人体发生学（development of human）。另外，胚胎学的研究范围还包括再生现象，以及环境因素对胚胎发育的影响，现代胚胎学已扩展成为发育生物学（developmental biology）。现代胚胎学利用细胞生物学、细胞遗传学及分子生物学的研究方法，借助新仪器和新技术，对胚胎细胞的组成及发育机制进行分子水平上的探索，取得革命性的进展。借助显微镜可观察生殖细胞和微小的胚胎，也可直接观察活体胚胎及其在发育过程中迅速的动态变化，并对某些特殊细胞进行追踪研究。[1]

（一）围生医学

围生医学（perinatology）又称为围产医学，是研究在围生期内对围生儿及孕产妇的卫生保健的科学，是 20 世纪 70 年代迅速发展的一门新兴学科。围生期一般指孕期满 28 周（或 20 周）到出生后 7 天（或 28 天）。国际上对围生期规定有 4 期。围生医学的目的是保证孕妇在围生期的健康、胎儿正常发育和安全分娩，提高新生儿的成活率。

（二）生殖生物学

近年，有关怀孕和避孕的研究进展较快，并且建立了生殖生物学（reproductive biology）。这一学科除研究有关受精与避孕的技术问题外，也把重点放在正常配子形成、生殖内分泌学、配子输送与受精、早期胚胎发育以及胚胎的植入等问题。

（三）畸胎学

畸胎学（teratology）是胚胎学的一个分支，专门讨论发育异常与先天畸形的原因、机理与预防措施。目前认为，先天畸形的病因一方面是遗传基因的缺损，染色体数目和结构的异常等；另一方面是环境因素的影响，射线、病毒和某些药物等也可导致胎儿畸形的产生。因此，做好预防，开展优生优育已成为当今世界人口控制中一项极为重要的课题。

（四）分子胚胎学

分子胚胎学（molecular embryology）是 20 世纪 70 年代从分子水平研究胚胎发育过程中逐渐形成，研究细胞增殖、分化、运动和功能，细胞外基质与细胞的关系，细胞的相互连接、识别和通信，基因表达的时空调控等。

---

① 刘斌，高英茂. 人体胚胎学 [M]. 北京：人民卫生出版社，1996.

第二节 技术与手段

科学技术的进步推动了研究方法和手段的发展，许多新的技术与手段不断涌现，组织学与胚胎学也因此迅速发展。

一、组织学的研究方法

组织学研究是应用各型显微镜、染色方法和多种实验技术，对机体细胞、组织和器官的微细结构进行观察，并探讨其结构与功能关系的学科。一些常用组织学技术[①]简介如下。

（一）显微镜技术

显微镜（microscope）分为光学显微镜（光镜）和电子显微镜（电镜）。

1. 光学显微镜

光镜可分为普通光镜、倒置显微镜、相差显微镜、暗视野显微镜、偏振光显微镜、荧光显微镜、激光扫描共聚焦显微镜等。

（1）普通光镜由机械部分和光学部分组成（详见第十三章）。

（2）倒置显微镜是将光源和聚光器安装在显微镜载物台的上方，物镜是放置在载物台的下方。由光源发出的光线经反光镜呈 90° 反射，垂直进入聚光器，再落射到标本的前后，被检物经载物台下方的物镜成像，再经棱镜组分光，一个像进入目镜的前焦平面上，另一个像进入镜座内的光路，经体外培养照相机成像。

（3）相差显微镜用于研究活细胞，可直接观察活细胞的形态结构及分裂增殖和运动等变化。

（4）暗视野显微镜是以胶体粒子的反射和散射现象为基础设计的。普通光镜观察物体的最大分辨率为 0.4 μm，而暗视野照明下虽然看不清物体微细结构，但可以分辨 0.004—0.2 μm 的微粒子。

（5）偏振光显微镜用于鉴定标本内微细结构的光学性质，它与普通光镜的主要不同点是具有产生偏振光和检查偏振光的装置。光通过空气或玻璃等各向同性体（isotropic substance，单折射体）时，在与光线垂直的平面内的各个方向以同一振幅进行振动，但进入各向异性体（anisotropic substance，双折射体）时，振动的方向就受到限制，这种现象称为光的偏振现象。

（6）荧光显微镜主要特点是因标本内的荧光物质吸收光源而发出激发光光能，故呈现荧光现象；如果停止照明（停止供能），则荧光立即消失。荧光显微镜包括光源、滤片系统和显微镜三个部分。

（7）激光扫描共聚焦显微镜（confocal laser scanning microscopy，CLSM）是 20 世纪 80 年代初研制成功的一种高光敏度、高分辨率的新型生物学仪器，它是由激光光源、共焦成像扫描系统、电子光学系统和微机图像分析系统四部分组成。此外，还附有外接探测器（由电脑进行遥控图像传送）、高分辨率的彩色显示器以及摄影装置等。同时，物镜的转换、反射光和

[①] 成令忠，钟翠平，蔡文琴. 现代组织学 [M]. 上海：上海科学技术文献出版社，2004.

透射光间的转换、多种激光管的转换、激光强度的调节滤片和共焦滤器的插入等，均为自动化控制。

2. 电子显微镜

电子显微镜简称为电镜（electron microscopy，EM）。与光镜相比，电镜用电子束代替可见光，用电磁透镜代替光学透镜，并将肉眼不可见的电子束成像于荧光屏上[1][2][3]。

20 世纪 30 年代最初的电子显微镜，只能放大 12 倍，如今可放大数十万倍。由于放大倍数大、分辨率高的电子显微镜的出现，超薄切片机的发明及适用于做超薄切片的组织材料的包埋技术的改进，可观察身体各部分超微结构。机体各部分在电子显微镜下的超微结构已成为组织学不可或缺的基本内容。由于冷冻蚀刻等技术的使用，使超微结构的研究深入到细胞膜的内部结构。

常用的电镜有透射电子显微镜和扫描电子显微镜两种。

（1）透射电子显微镜：简称为透射电镜或电镜，它是以电子束透过样品，经过聚焦与放大后产生物像，并投射到荧光屏上。透射电镜的分辨率为 0.1—0.2 nm，放大倍数为几万到几十万倍。透射电镜的电子枪加速电压一般为 50—100 kV，电子束的穿透能力较弱，要求样品的厚度在 100 nm 以下（最好在 50 nm 以内）。若加速电压为 500—300 kV，电子束的穿透能力很强，可以观察 0.5—6 μm 厚的切片，观察细胞骨架、溶酶体等的立体超微结构。这种电镜称为超高压电镜。透射电镜还与其他技术结合形成新的技术。

电镜细胞化学技术是在光镜细胞化学方法的基础上改进的，可在电镜下观察重金属沉淀的细胞化学反应产物，从超微结构水平研究细胞内生物活性物质以及酶的活性和定位，探讨细胞的结构与功能的关系。

免疫电镜技术是根据抗原与抗体特异性结合的特性，将抗原或抗体以电镜下可见的标记物标记，检测细胞内某种多肽、蛋白质及膜表面抗原和受体等大分子物质的存在与分布。

电镜原位杂交技术的原理和基本操作步骤与光镜的原位杂交大体相同，但电镜原位杂交不仅要求能获得满意的杂交信号，而且还要求能看到良好的超微结构，故在选择技术路线时要两者兼顾，才能获得理想的效果。

电镜放射自显影技术是电镜技术和显微放射自显影术相结合的方法，基本原理和光镜放射自显影相同。电镜放射自显影术可以在电镜下观察核素标记物在超微结构的原位分布，研究细胞内蛋白质的合成、代谢等过程。

（2）扫描电子显微镜：简称为扫描电镜，20 世纪 60 年代制成，还建立了冷冻蚀刻、冷冻割断、X 射线衍射等技术；到 70 年代，制成超高压电镜、分析电镜等，可以从不同角度不同水平观察研究细胞和组织的超微结构。电镜技术与其他技术相结合，如电镜组织化学、电镜免疫组织化学、电镜放射自显影等，可从超微结构水平研究细胞结构和功能的相关性。如 80 年代近藤洋一（Yoichi Kondo）等用免疫电镜技术证明甲状腺滤泡上皮细胞合成甲状腺球蛋白的分子过程，中国学者鞠躬等发现几种肽类神经终末与垂体远侧腺细胞形成突触连接，魏贝尔（E.

---

① 高信曾，等. 生物学中的电子显微镜技术［M］. 北京：北京大学出版社，1983.
② 朱丽霞，等. 生物学中的电子显微镜技术［M］. 北京：北京大学出版社，1983.
③ 黄孝瑛. 电子显微镜图像分析原理与应用［M］. 北京：宇航出版社，1989.

R. Weibel）等于 1966 年建立了较系统可行的细胞超微结构体视学计量法。

扫描电镜用于观察组织细胞等表面的立体结构，用极细的电子束在样品表面扫描，将产生的二次电子用特制的探测器收集，形成电信号运送到显像管，在荧光屏上显示物体（细胞、组织）表面的立体构象，摄像保存。

电镜样品制备技术：①冷冻蚀刻复型（freeze etch replica）：是一种显示细胞膜、组织内部微细构造的技术。②冷冻割断（freeze cracking）技术：是将固定组织经过处理后，置于特制的冷冻台上，浸于二甲基亚砜中，低温下将组织割断；断面喷镀合金，在扫描电镜下观察组织结构断面的立体构型图像。技术适于研究组织内部微细结构的相互关系，如肾小体的肾小囊与血管球的关系、肝细胞与胆小管的关系，以及血管球足细胞、肺泡表面结构等。

（3）分析电镜（analytic microscope）：分析电镜即在扫描电镜或透射电镜上装配 X 射线显微分析器（X-ray microanalyser）的电镜，它是研究细胞或组织内元素种类分布和含量的一种技术。检测方法有两种：①波谱分析法（晶体衍射法）：波峰的峰值反映 X 射线的强度，根据射线的强度，可反映元素的含量。②能谱分析法：直接用检测器接受 X 射线量子，将它转变为电信号加以放大，并进行脉冲幅度的分析，脉冲的高度代表元素的相对含量。利用分析电镜可测定细胞内 Na、K、Ca、Fe、P、Cl 等及某些微量元素的含量和分布变化，以探讨各种元素与组织细胞的生理与病理关系。若扫描电镜和透射电镜组装上图像分析装置，更便于开展细胞和组织的超微结构定量分析。

（4）扫描隧道显微镜（scanning tunneling microscope，STM）：德国物理学家格尔德·宾宁（Gerd Binnig）和瑞士物理学家海因里希·罗雷尔（Heinrich Rohrer）于 1981 年发明了世界上第一台具有原子分辨率的显微镜，与电镜原理不同的是可观察物质中分子和原子配列的转型，为"超显微镜"的一种[1]。它既没有电子束又没有透镜，其原理是用尖锐探针在具有导电性的样品表面扫描，针的尖端和样品表面相距 1 nm，两者之间通电后有电流通过，称为隧道电流；该电流使探针上下活动，并以记录装置记录其在样品表面活动的变化，即可测定样品表面极其细微的凹凸像。其优点是无论在真空、大气中或者在水中都能进行观察。目前已用这种显微镜观察液晶分子等表面微细构造。

（5）原子力显微镜（atomic force microscope，AFM）：可用于观察没有导电性的物质。其构造与 STM 相似，但针尖和样品之间不靠隧道电流，而是利用两者间的原子力（原子和原子之间作用的引力和斥力），推动探针在样品表面扫描，可用来观察 DNA 等生物分子。

（二）组织标本常规制作方法

活细胞/组织无色透明，在显微镜下不能清楚地观察其微细结构，而且活细胞离体很快死亡和自溶。因此，组织学研究需将组织固定、切片和染色，在光镜下观察。该技术[2][3]包括以下步骤：①固定：是将组织块用化学试剂浸泡，使组织内的蛋白质等成分迅速凝固或沉淀，停止细胞濒死前和死亡后的变化，同时使组织硬化，便于切片和染色观察。②切片和涂片：切片方法较多，包括用于光镜下观察的石蜡切片、冷冻切片、恒冷箱切片、振动切片、冷冻

---

① 姚琲. 扫描隧道与扫描力显微镜分析原理［M］. 天津：天津大学出版社，2009.

② 唐军民，张雷. 组织学与胚胎学［M］. 4 版. 北京：北京大学医学出版社，2018.

③ 赵荧，唐军民. 形态学实验技术［M］. 北京：北京大学医学出版社，2014.

干燥切片、火棉胶切片和用于电镜下观察的超薄切片、超薄冷冻切片等。涂片（smear）是将分散的细胞或组织刮取物涂在载玻片上，经固定后染色的一种标本制作法。③染色：是利用组织或细胞的某些成分与染料的化学结合或物理吸附作用而显色的技术。

染色方法很多，包括：①苏木精－伊红染色法（HE 染色法）。②罗氏染液（Romanowsky stain）：对血液涂片进行染色，获得良好效果。③瑞特（Wright）和吉姆萨（Giemsa）染色法：用于骨髓和血涂片的染色方法。④银染技术：此法主要应用于网状纤维、神经纤维、神经原纤维、神经末梢、呼吸道和消化管黏膜等处的神经内分泌细胞等染色。浸银技术的种类很多，但均为卡哈尔（Cajal）银染法的改良，均以氨银溶液浸染后，经中性甲醛或焦性没食子酸使银还原呈暗灰或黑色沉淀而显示神经成分。

（三）活细胞和活体组织的研究方法 [1]

1. 组织培养技术

组织培养（tissue culture）是将离体细胞、组织或器官，放置在模拟生理条件的培养溶液（培养基）中，在无菌和适当的温度（37℃）下，于体外进行培养，使之生存和生长的一种技术方法，分别称为组织培养、细胞培养和器官培养。

组织培养的常规用具和试剂（包括血清、人工培养基等）不断改进并渐趋向规范化和商品化，使用简洁方便。有关设备（CO_2 恒温箱、倒置相差显微镜、显微操纵仪等）更趋精密和自动化（详见第六章）。

2. 细胞分离技术

细胞分离技术是利用细胞的黏附性、大小、密度和细胞表面特殊标志等特性分离细胞的技术。1957 年，意大利的美国生物学家杜尔贝科（Renato Dulbecco，1914—2012）用胰蛋白酶消化组织，分离细胞，建立单层细胞培养，为细胞系的建立提供了有效方法。实际工作中，应根据实验要求，选择适当的方法，尽可能使游离的细胞不受损伤。

3. 细胞融合技术

细胞融合技术是日本科学家冈田善雄（Okada）首创（1962）的方法。在正常生理情况下，两性生殖细胞的结合过程（受精）即属于这种现象。用人工方法也可以使离体培养的两个不同细胞发生融合，进行体细胞杂交，使之形成一个新型的杂交细胞。该技术是以人工方法定向建立新品系细胞的重要手段，也是制备单克隆细胞系的关键技术。现在细胞融合技术已成为研究细胞遗传学、免疫学和肿瘤学的重要手段。

4. 透明窗活组织观察法

透明窗是一种安装于活体动物浅表组织内的装置，可直接观察透明窗内组织的生长变化和细胞运动等。研究者可以长时间观察透明窗内细胞的生长变化，并可摄影录像。

5. 低温生物学研究法

低温生物学研究法是研究 0℃ 以下（至 -196℃）或接近 0℃低温下对人类生命过程的影响，以及低温技术在临床医学的应用，即低温医学（cryomedicine）。目前，低温生物学在两方面发展最为迅速，一是对自然状态下的生物耐寒性研究，二是对动植物细胞、组织、器官、胚胎低温保存的研究，在器官 / 组织移植保存运输中起到推动作用。

---

[1] 鄂征. 组织培养术和分子细胞学技术［M］. 北京：北京出版社，1995.

6. 活体／活细胞染色法和活细胞拒染法

（1）活体染色（vital staining）：是将无毒、无菌染料［如茜素红（alizarin red）、台盼蓝（trypan blue）、印度墨汁、锂卡红（lithium carmin）、詹纳斯绿（Janus green）、中性红（neutral red）、亚甲蓝（methylene blue）］注入动物体内，组织或细胞选择性地摄取染料，借此研究某些细胞的分布和功能。

（2）活细胞染色：分离的活细胞或体外培养的细胞直接进行染色，也称为体外活体染色或超活体染色（supravital staining）。如中性红可显示高尔基复合体，詹纳斯绿可显示线粒体等。

（3）活细胞拒染法：用一定浓度的台盼蓝生理盐水溶液与细胞悬液混合，活细胞不着色，死细胞的细胞膜通透性增加，染料进入细胞内使细胞呈蓝色，多用于检测巨噬细胞的存活率。还有荧光色素碘化丙啶（propidium iodide，PI）和溴化乙啶（ethidium bromide，EB）为核酸嵌入型染料，可插入 DNA 的双股螺旋中。活细胞排斥 PI 和 EB 进入，而死细胞膜通透性改变，PI 和 EB 可进入细胞，插入核 DNA 内，在荧光显微镜下，经 488 nm 激发光照射，死细胞核呈红色荧光。此染色也是流式细胞术常用的染色方法。

（四）组织化学和细胞化学技术 [1][2]

组织化学和细胞化学技术是使化学试剂与组织或细胞内的化学成分直接或间接发生反应，在局部形成有色沉淀物，在显微镜下对组织或细胞内的化学成分及酶活性进行定性、定位和定量的研究方法。在制作标本过程中，组织和细胞内的化学成分及酶活性都有一定的损失或破坏，固定液也只能保存部分化学成分和酶活性。所以，必须根据研究目的选用不同的固定液。

（五）免疫细胞（组织）化学技术 [3]

免疫细胞化学或称为免疫组织化学（immunohistochemistry）技术是根据免疫学原理，用标记的特异性抗体（或抗原）对细胞（组织）内抗原（或抗体）的分布进行定位研究的方法，可在细胞（组织）原位显示抗原。如各种蛋白质、多肽、磷脂和糖蛋白等成分。抗原与抗体反应具有很高的特异性，但其结合是不可见的，必须借助可见的细胞化学手段显示其反应部位。由于免疫组织化学及单胺类荧光显微术等的应用，对各种神经细胞和各种内分泌细胞所产生的物质及其变化日益清楚，使神经系统与内分泌系统等方面的研究处于新的飞跃阶段。

根据标记物的不同，免疫细胞（组织）化学技术出现各种技术，可达数十种，如免疫荧光标记抗体技术、免疫酶标记抗体技术、辣根过氧化物酶 – 抗过氧化物酶（PAP）技术、免疫金标记抗体技术、抗生物素 – 生物素（ABC）法等。

（六）原位核酸分子杂交术

1961 年，霍尔（H. Hall）开创了核酸分子杂交术，是利用核酸分子链之间的互补碱基顺序，通过碱基之间非共价键的形成，出现稳定的双链区，形成杂交的双链。随着分子生物学技术迅猛发展，至 20 世纪 80 年代初，分子克隆、质粒和噬菌体 DNA 构建成功，核酸自动合

① 杨景山. 医用细胞化学与细胞生物学技术［M］. 北京：北京医科大学，中国协和医科大学联合出版社，1990.
② 贲长恩. 组织化学［M］. 北京：人民卫生出版社，1990.
③ 蔡文琴，王伯沄. 实用免疫细胞化学与核酸分子杂交技术［M］. 成都：四川科学技术出版社，1994.

成仪诞生，使核酸探针的制备更为广泛，新的核酸分子杂交类型和方法不断涌现。

核酸杂交术大致分为液相杂交和固相杂交两种。液相杂交是指参加反应的两条核酸链都游离在溶液中，包括吸附杂交、发光液相杂交、液相夹心杂交和复性速率液相分子杂交等。固相杂交是将参加反应的一条核酸链附在固体的支持物上（常用硝酸纤维素滤膜等），另一条核酸链游离在溶液中，包括菌落原位杂交、斑点杂交法、Southern 印迹杂交、Northern 印迹杂交和组织原位杂交（tissue *in situ* hybridization），后者即常说的原位杂交组织（细胞）化学技术。

（七）放射自显影术

放射自显影术简称为"自显影"，是根据放射性核素，或称为核素，在衰变过程中发射的α、β、γ等高能量射线，能使核子乳胶或者照相底片中的卤化银感光的原理建立起来的一种方法。一般是将放射性核素标记的某种化合物或药物注入动物体内或加入细胞培养液中，经过一定时间，当细胞摄取放射性核素标记物后，标记物能够有选择地置换细胞内的核酸、蛋白质和碳水化合物等代谢物上的原子或分子，使代谢物成为"被标记物"。然后，取被检组织制成切片或细胞涂片，涂一层核子乳胶或覆以底片，一定时间后标本中的放射性核素标记物使相应部位核子乳胶中的卤化银感光，经过显影和定影处理，就可得到和标记物所在部位及强度完全一致的由银颗粒组成的影像。通过对影像的分析，如根据黑色影像的分布和强度可检测放射性核素标记物在组织和细胞内的定位及其代谢转归等，也可通过颗粒计数、光密度测定等方法进行定量分析。

（八）X射线技术

X射线显微摄影技术也是一种对组织细胞内的化学物质进行定性和定量分析的方法。X射线能使照相底片感光，进行显微照相，这样可应用元素的X射线吸收光谱确定某种元素在组织细胞内的分布定位。除了定位和定性，标本经X射线显微摄影后，可通过分光光度计进行定量分析。

X射线衍射技术是根据X射线的衍射原理建立的一种分析蛋白质等结晶体分子结构和定量的方法。它可以准确反映分子的排列和分子间的距离等，对于高度规则排列的物质来说，X射线衍射技术是研究其超微结构的一种重要技术，如用于研究多种蛋白质的一级结构、DNA的结构、血红蛋白和肌红蛋白等的二级结构等。

（九）形态计量[1][2]

形态学描述包括两个方面：①结构的定性；②结构的定量。结构的定量特征包括体积、表面积、长度（线形结构的长度、球形结构的直径、屏障结构的厚度等）、数目和曲率等。结构的空间位置和分布，决定了该结构的形状。

显微镜下观察切片，看到的是平面结构，这种结构统称为轮廓。三维空间结构的几何特征与其切面的几何特征之间必然有一定联系，这种联系不是一对一的精确数学关系，而是基于随机几何学的统计学意义的数学关系。研究这种联系的科学就是体视学（stereology）。体视学形态计量（morphometry）研究，就是借助观察到的某种结构的切面图像来统计分析该结构

---

① 郑富盛. 细胞形态立体计量学［M］. 北京：北京医科大学，中国协和医科大学联合出版社，1990.

② 彭瑞云，李杨. 形态计量与图像分析学［M］. 北京：军事医学出版社，2012.

本身的几何特征。利用连续切片及计算机图像技术，可对结构进行三维重建，从而直观显示其立体形态。但要获取该结构的定量特征，通常还得利用其随机切面上的图像信息根据体视学原理进行估计。

二、胚胎学的研究方法 [①]

19 世纪 70 年代开始出现实验胚胎学，到 20 世纪这方面的研究日趋发达，使胚胎学从单纯描述发生的过程，向探索发生机理方向发展。早期实验胚胎学的常用实验动物是无脊椎动物及两栖类、鱼类，随后用鸡胚；20 世纪 70 年代开始用哺乳动物，可对胚胎发生中细胞间相互调节等机理进行更深入的分析。

由于人胚胎材料，尤其是早期人胚材料，比较难获得，因此进展较慢。从 19 世纪后半叶起就开始积累早期人胚的材料。在 20 世纪 70 年代，开始有试管婴儿诞生。只有对人体早期胚胎发育各环节有了深入细致的分析后，才能有试管婴儿的诞生。

现代胚胎学在应用各种显微镜进行观察和研究基础上，结合生物物理、生物化学以及免疫学等方面的新仪器、新技术，已经可以对胚胎细胞成分及发育机制在分子水平进行探索。以下简介几种常用方法。

（一）活体胚胎的直接观察

活体胚胎的直接观察可提供一个良好的胚胎全貌及其在发育过程中迅速的动态变化。应用活体染料（vital dyes）可对某些特殊细胞和细胞群的迁移进行追踪观察。显微摄像术是研究整个胚胎或细胞群发育的有效工具。其方法是将活体胚胎在显微镜下摄成电影，经放映可显示发育过程的一系列变化，如卵裂和神经纤维生长的缩时电影片，胚泡从透明带里孵出的缩时电影片等。

（二）胚胎标本的观察

研究胚胎发育过程某一阶段或某种情况时，也可将胚胎固定、制成标本进行观察。胚胎切片的制作与组织切片的制作基本相似，但有其特殊性，如常需制作连续切片以观察结构之间的相关性。目前，石蜡切片仍为研究胚胎的经典方法。胚胎可固定于不同的固定液中，如 Bouin 液或 10% 福尔马林液中。制成连续切片，用不同的染色方法，显示所需观察的内容。

扫描电子显微镜可以显示整个胚胎或胚胎部分结构（细胞、组织或器官）的表面形态和立体观。

近年，透射电镜也已用于观察胚胎的超微结构。为获得高分辨率的电镜图片，50 nm 左右胚胎的超薄切片较为适宜。

（三）组织化学技术和免疫组织化学技术 [②]

虽然在 19 世纪就有简单的组织化学技术，但到 20 世纪 30 年代以后，随着分析化学与生物化学的进展，组织化学的各种技术才得到了发展。随着免疫学的进展，在 60 年代出现了免疫组织化学；由于放射性同位素的发现，才有放射自显影术。当组织化学、免疫组织化学、放射自显影术等技术应用到组织学领域后，逐渐阐明了各种细胞、组织的化学成分及其变化，

① 刘斌，高英茂. 人体胚胎学 [M]. 北京：人民卫生出版社，1996.
② 李继承. 组织学与胚胎学实验技术 [M]. 北京：人民卫生出版社，2010.

而实验组织学的开展，使单纯研究形态结构的组织学，成为研究功能关系的功能组织学（functional histology）。

（1）组织化学技术：是在胚胎切片上添加特定的试剂，该试剂与胚胎组织或细胞内的某种成分发生化学物理反应，形成有色终末产物，在光镜下观察、研究糖类、脂类、蛋白质和酶、核酸等物质在胚胎组织或细胞内的分布；有的标本还可在电镜下观察。

（2）免疫组织化学技术：尤其是单克隆抗体技术的成功以及标记技术的不断改进和灵敏度的提高，使此项技术在胚胎的研究中被广泛应用。

（四）放射自显影术

光镜观察下的胚胎放射自显影片的制作，即将胚胎或胚胎的部分结构，置于含有放射性同位素标记的氨基酸或核酸（RNA、DNA）前身物的溶液中，经一定时间后，将胚胎从溶液中取出，制成石蜡切片，按照放射自显影方法，经曝光、显影、定影。凡有同位素所在的部位，底片或乳胶上则出现细小的黑色银颗粒。从银粒的分布可对胚胎的细胞或组织内标记的某种蛋白质或核酸（RNA、DNA）进行定位和定性。

（五）示踪法

胚胎生长发育是一种动态过程。细胞迁移即细胞位置上的变化，是较为普遍的现象，如神经嵴的发育。因而，多种类型的标记物被用来追踪胚胎中细胞移动的情况。

示踪法中的活体染色法，即将对活细胞无毒性或毒性很小的染料，用尼罗蓝硫酸盐（Nile blue sulfate）或中性红（neutral red）注入胚体内，被体内某些细胞所摄取，对于这些细胞则可在较长时期内追踪观察其位置上的变化。这种方法曾用于观察两栖类原肠胚形成时细胞的移动。有人应用无活性的炭颗粒，如血炭（blood charcoal）作标记物，观察鸡胚内邻近原条的细胞移动情况。

胚胎衍化过程从受精卵开始，在细胞分裂和分化过程中，细胞内可合成高度特异性蛋白质。应用荧光抗体法，可对特异性蛋白质进行定位，从而有助于证实哪些细胞内含有这种特异性蛋白，达到示踪的目的。胚胎细胞内成分，如核糖核酸，利用同位素标记所做的放射自显影片，对细胞的移行可做出精确的定位。

（六）显微外科技术

胚胎学的大量知识是借助于显微外科技术而获得的，它促进了实验胚胎学的发展。最简单的是部分切除术，即切除胚胎的一部分，观察胚胎在部分结构缺损下产生什么样的后果。如将二细胞时期蛙胚的两个细胞完全分开，结果每个细胞均能发育成一完整的个体。

在胚胎发生的最早阶段，胚胎的某一组织能显著地影响相邻的另一组织的发生，称为诱导（induction），如脊索能诱导中枢神经系统的发生。这种诱导现象也是在应用显微外科移植技术下才发现的。

另外一些显微外科实验，如切取小块胚胎组织置于人工培养环境内生长或植入宿主营养供应好的部位，在鸟类常移植至尿囊、绒毛膜上，哺乳类则移于眼晶状体或腹膜血管区域，发现有些胚胎原基在不受其他组织的影响下有着明显的自我分化能力，说明移植的细胞内有着足以直接向器官分化发育的信息。

近年，胚胎移植技术的临床应用也取得了很大进展，如在"试管婴儿"的研究中，现已采用显微注射技术，即把一个活动能力强、生命力旺盛的精子，借助于显微操作仪把它直接注射到围卵周隙或注入到卵细胞质内，形成受精卵，并开始卵裂，再将这个胚卵移回到母体子宫继续发育，这样降生的婴儿，通常称为"第二代试管婴儿"，这种技术称为卵胞浆内单精子注射技术。

（七）体外培养技术

可将整个胚胎或胚胎成分置于人工环境内生长。理想的培养液是完全由化学物质所配制，但一般需加入生物制品，如血清或整个胚胎提取液，以供给必需的生长因子。目前的培养液中一般需加 5%—15% 的动物或人的血清，然而，有些成分对所培养的胚胎细胞有抑制作用，因而无血清培养，甚至无蛋白培养已成为亟待解决的问题。

近年，联合培养法（co-culture）已应用于动物受精卵、人受精卵的培养。如将人的受精卵与猴的肾小管上皮或牛的输卵管上皮一起体外培养，结果人受精卵的卵裂球非常健壮，达到胚泡期的比例明显提高。

（八）产前诊断与着床前诊断技术

产前诊断（prenatal diagnosis）技术近年发展很快，已被广泛地应用，对减少先天畸形儿与其他出生缺陷方面做出重大贡献。产前诊断包括超声波检查、胎儿镜检查、胎儿细胞核型分析、生物化学测定与基因诊断等。在妊娠第 10—12 周可以穿刺取绒毛，在第 19—20 周取脐血或羊膜穿刺取羊水，进行体外培养，然后分析核型，可发现染色体的异常。测羊水中的甲胎蛋白和酶的含量可以发现无脑儿、脊椎裂与代谢病。应用分子生物学技术亦有助于诊断遗传病。

近几年开展的着床前诊断（pre-implantation diagnosis）技术，揭开了着床前人胚卵的"秘密"。这项技术关键是取材，在受精卵时期，可以取极体；在卵裂期，可取出 1—2 个卵裂球；在胚泡期，可取出滋养层 10—20 个细胞，然后用细胞遗传学或分子遗传学的方法对胚卵进行诊断。

（九）生殖工程

以人工的方法进行生育的技术称为生殖工程（reproductive engineering），它是以人工授精与胚胎移植为中心，还包括低温冻贮精子、卵子及显微注射等技术。

人类体外受精与胚胎移植的研究始于 20 世纪 60 年代。英国学者罗伯特·爱德华兹（Robert G. Edwards，1925—2013）与帕特里克·斯特普托（Patrick Christopher Steptoe，1913—1988）开创了"试管婴儿"研究，在 1978 年 7 月 26 日诞生了世界上第一例"试管婴儿"（test tube baby）。培育"试管婴儿"，包括药物诱发超排卵、采集卵子、采精与精子体外获能、人工授精、体外培养与胚胎移植等步骤，但主要是超排卵、人工授精和体外培养、胚胎移植这三项关键性技术，又称为培育"试管婴儿"的三关。

（十）转基因技术 [①]

转基因（transfer genes）是生殖工程与遗传工程相结合而产生的一种新技术，在 20 世纪 70 年代末兴起。中国于 20 世纪 80—90 年代也开展了这项研究，并已培育出转基因鱼、转基因鸡、转基因小鼠和转基因猪，而且转基因猪交配已产生了后代。

转基因技术是利用物理、化学或生物学手段将外源基因导入受体细胞，并使之表达。采

---

① 吕选忠. 现代转基因技术 [M]. 北京：中国环境科学出版社，2005.

用转基因技术培育的动物，称为转基因动物（transgene animal）。转基因技术为改造生物品种开辟了广阔前景，可培育生长快或抗病动物品系，也可用培育的转基因动物作为生物反应器，大量生产特种生物制剂。转基因过程主要包括基因转移前的准备、外源基因的导入和基因导入后的表达三个阶段。

20 世纪 70 年代以来，重组 DNA 的突破是生命科学的重大成就，由此发展起来的基因技术、基因转染、基因诊断、基因治疗等一系列基因工程，已产生巨大的社会效益，如通过大量细胞培养或微生物发酵技术，大批生产人类所需的各种活性物质，至今已有上百种基因重组产品用于实验研究和临床诊断与治疗。

1982 年，帕米尔特（Richarcl D. Palmiter）首次用转基因技术将生长激素基因转染给小鼠胚胎细胞，产生"超级小鼠"。1999 年，美国华人科学家钱卓博士将一种 NRZB 基因转染给小鼠，成功地培育出一批"聪明的小鼠"，引起世人的关注。

以细胞工程和基因工程为主体的生物工程，是当前生命科学研究中最引人关注的动向。追溯历史，最早进行核移植实验的是布里格斯（R. Briggs）和金（T. J. King），他们于 20 世纪 50 年代做两栖类胚胎的实验，将囊胚时期的细胞核移植到去核的卵子内，该卵子仍能正常发育。中国学者童第周和叶毓芬等于 1961 年开始核移植研究，如将金鱼囊胚的细胞核移入去核的鱼卵子内，也发现该卵子可正常发育。约翰·伯特兰·格登（J. B. Gurdon）于 1962 年起始的研究，将蛙胚内胚层细胞核移入去核卵子内，该卵子能正常发育为成体并有生殖能力。克隆高等动物成功的巨大意义是不言而喻的，但也引起社会的广泛担忧和争议，尤其是克隆人对人类社会的深远影响是必须慎重考虑的。

第三节 外国科技成果

20 世纪 60 年代以来，细胞学、组织学、胚胎学的研究不断涌现出有重要意义的科学成果，一些学者获得诺贝尔生理学或医学奖（见附录 1）。细胞生物学和分子生物学的研究成为生命科学前沿，其中重大的研究成果还有许伯留（Robert Huebner）和乔治·托达拉（George Todaro）于 1969 年提出的癌基因学说等。

20 世纪 70 年代兴起的分子生物学技术是生命科学发展的新的里程碑，核酸分子杂交技术已成为微生物学中最常用的基本技术。到 80 年代，相继建立了原位杂交技术、原位 PCR 技术，可从光镜和 / 或电镜水平原位研究细胞内的基因表达。此时期，又先后制成图像分析仪、流式细胞仪、激光扫描共聚焦显微镜等高新仪器，并与电脑技术相结合，使对细胞和组织的观察与测定更加精细、准确和快速。

在生殖和胚胎学研究方面，古格翁（A. Gougeon）于 1982 年发现人初级卵泡生长发育至成熟排卵需 85 天时间，另外，美国人爱德华·路易斯（Edward B. Lewis）和艾瑞克·威斯乔斯（Eric F. Wieschaus）及德国人努斯斯林 – 福尔哈德（Christiane Nüsslein-Volhard）发现可控制果蝇胚胎早期发育、器官形成的基因组在染色体上的排列，三人同获 1995 年诺贝尔奖（见附录 1）。布拉奇特于 1974 年首先发表了《分子胚胎学引论》一书。

一、组织学

（一）常规组织学研究

加拿大人穆雷·巴尔（Murray Barr）于 1949 年发现雌性细胞核的染色质团块，称为巴尔小体（Barr body）。1951 年，伊东俊夫（Ito）报道了肝小叶内的一种间质细胞，即储脂细胞，并认为它与肝窦周隙内纤维生成有关。1954 年，拉帕波特（A. M. Rappaport）根据血管灌注法的研究，提出肝腺泡的概念。1956 年，法伯（E. Farber）在诱发肝癌的动物肝门管区内，发现增生的干细胞（卵圆细胞）。1957 年，富尔顿（G. P. Fulton）和茨威法（B. W. Zweifach，1910—1997）提出微循环概念。英国伦敦癌症研究所的研究员伯贝克（Michael S. Birbeck，1925—2005）利用电子显微镜在表皮朗格汉斯细胞（Langerhans cell）中发现了一种小颗粒（1961），以后称为伯贝克颗粒（Birbeck granules）。1962 年，肖特（P. Short）提出卵泡颗粒细胞与卵泡膜细胞协同分泌雌激素的学说。1966 年，皮尔斯（A. G. E. Pearse）提出胺前体摄取和脱羧系统（APUD 系统）的概念。1973 年，藤田（Fujita）提出胃肠胰（GEP）系统及副神经元概念，皮尔斯于 20 世纪 80 年代建议将中枢神经产生肽类和胺类的神经元和广泛分布在胃肠胰等器官内的胺前体摄取和脱羧细胞（APUD 细胞），统称为弥散神经内分泌系统（DNES）。1972 年，克尔（J. F. R. Kerr）提出细胞凋亡概念，辛格（S. J. Singer）和尼科尔森（G. Nicholson）提出细胞膜膜液态镶嵌模型。1977 年，包克（A. L. Bak）提出从染色质至染色体形成的分子结构模型。

（二）神经组织的研究

1954 年，瑙塔（Walle J. H. Nauta）建立了显示溃变神经终末的银染法。1952 年和 1954 年，布洛·雷克塞德（Bror Rexed，1914—2002）提出脊髓灰质板层结构（10 层）等。1971 年，恩（L. F. Eng）等从星形胶质细胞中分离出胶质原纤维酸性蛋白（GFAP）。1983 年，彼得罗·德·米利利（Pietro de Camilli）发现轴突终末中的突触素与小泡释放递质相关等。

神经科学的研究中，内耳螺旋器受刺激的物理机制研究，中枢和周围神经细胞膜兴奋和抑制中的有关离子机制，眼的初级生理和化学视觉过程的研究，发现神经末梢中的递质及其贮存、释放和灭活的机制，大脑半球的功能特化及视觉系统的信息处理获诺贝尔奖；神经内分泌和多种细胞因子的发现，也是 20 世纪 60 年代以来的重要科学进展（见附录 1）。

（三）免疫细胞学的研究

格利克（Bruce Glick，1927—2009）于 1956 年发现鸟类腔上囊的免疫功能，戈温斯（J. L. Gowons）于 1957 年发现淋巴细胞从血液返回淋巴细胞再循环现象，这些成果为此后免疫学发展起重要推动作用。1960 年，彼得·诺威尔（Peter C. Nowell，1928—2016）发现植物血凝素可刺激淋巴细胞转化，以及前述的淋巴细胞再循环现象的发现，开创了淋巴细胞作为免疫系统核心成分的研究新起点。1961 年，米勒（K. Miller）通过切除新生小鼠胸腺实验发现胸腺的重要免疫功能。1969 年，鲍尔斯（K. Bowers）提出抗原呈递概念，即巨噬细胞内吞抗原并经溶酶体处理后，将抗原呈递给淋巴细胞的机制。1972 年，拉维奥拉（E. Raviola）和卡诺夫斯基（M. J. Karnovsky）发现血 – 胸腺屏障。1974 年，欧文（R. L. Owen）发现小肠淋巴组织表面黏膜上皮内的微褶细胞。1975 年，基斯林（Rolf Kiessling）和赫伯曼（Ronald B. Herberman，1940—2013）发现 NK 细胞。1980 年，哈特穆特·维克勒（Hartmut Wekerle）和凯特森（U. P. Ketelsen）发现胸腺哺育细胞的功能。1981 年，贝莱尔（John T. Belisle）发现淋巴结副皮质区的深层皮质以含 T 细胞为主。

（四）血细胞发生研究

1961 年，蒂尔（James Edgar Till）和麦卡洛克（Ernest McCulloch）通过小鼠骨髓移植实验的脾集落形成，首先提出造血干细胞学说，开创了干细胞研究及骨髓移植治疗某些血液病的临床应用先河。1966 年，布拉德尔（T. R. Bradley）等体外培养骨髓细胞，在集落刺激因子（CSF）作用下形成培养集落生成单位（CFU-C）。1967 年，库里（J. L. Curry）和特伦丁（J. J. Trentin）提出造血诱导微环境学说。1963 年巴尔纳尔（H. Balnar）和 1969 年平基特（S. A. Pinkett）先后用标记方法证明腹腔巨噬细胞和肺巨噬细胞来自骨髓干细胞，并于 1969 年提出单核吞噬细胞系统的学说。1975 年，卡恩（Amold J. Kahn）证明破骨细胞也源于骨髓干细胞。1981 年，卡尔森（G. A. Carlsson）用鹌鹑 – 鸡胚嵌合体实验，证明造血干细胞起源于卵黄囊中胚层的血岛。1983 年，北村新彦的先天缺陷小鼠实验，证明肥大细胞也来自骨髓干细胞。

（五）组织（细胞）超微结构研究

1953 年罗宾逊（J. D. Robinson）等和 1955 年美籍罗马尼亚人帕拉德（G. E. Palade，1912—2008）分别在植物和动物细胞内看到与蛋白质合成相关的一种颗粒（Palade 颗粒）。1953 年，帕拉德首先记述了内皮细胞内的质膜小泡，并与魏贝尔（E. R. Weibel，1929—2019）于 1964 年共同报道了内皮细胞内的一种特殊细胞器，称为"Weibel-Palade 小体"（W-P 小体）；帕拉德与帕拉伊（S. L. Palay）于 1954 年发表了第一张突触超微结构图像；1963 年，帕拉德发现了上皮细胞间的紧密连接结构。1954 年，格伦（B. B. Geren）在电镜下观察了鸡胚周围神经纤维髓鞘的形成过程。1955 年，比利时人德迪夫（Christian de Duve，1917—2013）在鼠肝细胞中发现溶酶体。1957 年，罗伯逊（J. D. Robertson）用超薄切片技术获得了清晰的细胞膜照片，显示暗 – 明 – 暗三层结构。1958 年，罗伯茨（Richard B. Roberts）倡议将 Palade 颗粒定名为核糖体（ribosome）。同年，罗丁（J. Rhodin）在电镜下观察小鼠肾小管上皮细胞时首先发现微体，德迪夫和鲍杜因（P. Baudhuin）采用离心的方法，从大鼠肝细胞中分离得到微体，为了描述这种细胞器的生物化学特征，把微体定义为过氧化物酶体。1959 年，阿夫齐利厄斯（B. A. Afzelius）提出纤毛微管滑动学说；格雷（P. Gray）把突触分为 I 型和 II 型两种类型。1960 年，赫胥黎（H. E. Huxley）等研究骨骼肌纤维的超微结构和功能，并于 1969 年提出肌纤维舒缩的滑动学说。1960 年卡勒（M. S. Karrer）及 1967 年雷维尔（J. P. Revel）和卡尔诺夫斯基（M. J. Karnovsky）发现缝隙连接。1966 年，魏贝尔等建立了较系统可行的细胞超微结构体视学计量法，先后制成图像分析仪、流式细胞仪、激光扫描共聚焦显微镜等仪器，并与电脑技术相结合，使对细胞和组织的观察与测量更加精细、准确和快速。1963 年，巴恩斯（B. G. Barnes）和库鲁米（Kazumasa Kurosumi）提出腺垂体细胞超微结构分类标准。德迪夫因对溶酶体的发生、结构和功能的系列研究，美国细胞学家帕拉德因对分泌蛋白质的合成和运输过程的阐明和有关线粒体、核糖体和微粒体的著作，于 1974 年荣获诺贝尔奖。1974 年，帕拉德改进了电镜技术，重点研究内质网，发现核糖体及其与蛋白质合成的关系，阐述了腺细胞合成和分泌物质的过程。1977 年，卡斯珀（Wolfhard Caspar，1938—2019）用 X 射线衍射术，证明缝隙连接的连接单位是由 6 个蛋白质分子组成，中央有小管，构成细胞间通道以及用高压电镜发现细胞基质内微梁网络等。

另外，基膜、胶原纤维以及成纤维细胞、肥大细胞、浆细胞、各种血细胞、神经元等多种细胞的超微结构以及肝、肾、内分泌腺、生殖腺、血管等器官的超微结构也都是在这个时期被研究报道。

（六）组织（细胞）化学及酶组织化学技术研究

1950 年，戈莫里（G. Gomori）等创建弹性纤维染色法。1950 年丹尼利（J. F. Danielli）和 1951 年皮尔斯（A. G. E. Pearse）等建立 SS 基和 SH 基反应（显示胱氨酸和半胱氨酸，与角蛋白检测相关）。1950 年，斯蒂德曼（H. E. Steedman）建立用阿利辛蓝（alcian blue）显示酸性黏多糖和透明质酸的方法。阿尔伯特·孔斯（A. H. Coons）等于 1941 年建立了用荧光素标记抗体检测某种蛋白质（抗原）的方法，并于 1950 年用此法在荧光显微镜下检测一些细菌和病毒在小鼠体内的分布。1961 年，米切尔（W. M. Mitchell）发现线粒体内氧化磷酸化过程产生 ATP。此外还有显示黑色素细胞、小肠潘氏细胞、嗜银细胞等的组织化学方法，显示铁、钙、钾等无机成分的方法等。在此时期，皮尔斯出版了《组织化学·理论与应用》（1954），该书指出，从 20 世纪 40 年代兴起，至 50 年代初已建立 18 类酶的数十种显色法，如戈莫里于 1939 年提出后又经改进的钙钴法显示碱性磷酸酶。1952 年，皮尔斯等建立了显示 5- 核苷酸酶的方法。1951 年，塞利格曼（A. M. Seligman）等建立了显示琥珀酸脱氢酶的方法。许多学者从组织中提取出 RNA 酶、DNA 酶、透明质酸酶、胶原酶、淀粉酶、胰蛋白酶、胃蛋白酶、木瓜蛋白酶等用于实验研究。

（七）免疫组织（细胞）化学及核酸分子杂交技术研究 [①]

免疫组织（细胞）化学技术的兴起是推动多门学科研究快速进展的重大成就。1955 年，孔斯与莱杜克（E. H. Leduc）和康诺利（J. M. Connolly）等进一步发展和完善了免疫组织化学技术和免疫荧光技术。1960 年，罗莎琳·萨斯曼·亚洛（R. S. Yallow）建立肽类激素放射免疫分析法。1968 年，中根（Nakane）、阿夫拉曼（S. Avrameans）、米切尔（Mitchell）等建立了免疫酶标记抗体技术。1970 年，托尔比约思·卡斯佩森（T. Caspersson）用荧光素显示染色体，开创了染色体分带技术。1974 年，斯特恩伯格（L. A. Sternberger）建立了辣根过氧化物酶 - 抗过氧化物酶（PAP）技术，并被广泛应用。1978 年，盖根盖尔（W. D. Geoghegan）建立了胶体金标记技术。1981 年，美籍华裔科学家徐道觉（Tao Chiuh Hsu，1917—2003）建立了抗生物素 - 生物素（ABC）法。

铁蛋白标记抗体、PAP 法、胶体金、量子点标记抗体等技术也应用于电镜免疫细胞化学的研究。随着抗原的提纯和抗体标记技术的改进，尤其是 1979 年米尔斯坦（Cèsar Milstein，1927—2002）创立的单克隆抗体技术的广泛应用，制备的抗体具有高度的特异性，使免疫组织（细胞）化学技术在医学研究和应用中日益彰显出其巨大的实用价值。

1961 年，霍尔（Jefrey C. Hall）首先建立和开创了核酸杂交技术的研究和应用。1962 年，美国生物化学家詹姆斯·沃森（James Watson）、英国生物化学家弗朗西斯·克里克（Francis Crick）、英国分子生物学家莫里斯·威尔金斯（Maurice Hugh Frederick Wilkins）发现核酸的分子结构及其对信息传递的重要性。1962 年，博尔顿（E. T. Bolton）设计了较简单的固相核酸杂交技术。1969 年，约瑟夫·G. 高尔（J. G. Gall）和玛丽·卢·帕杜（M. L. Pardue）应用

① 马文丽，郑文岭 . 核酸分子杂交技术 [M]. 北京：化学工业出版社，2007.

蟾蜍核糖体基因探针与卵母细胞杂交，确定该基因位于细胞核的核仁内，开创了原位杂交组织化学技术的应用。1981 年，鲍曼（J. G. Bauman）发明了用荧光素标记 cRNA 探针做原位杂交，即荧光原位杂交技术（FISH）。1983 年，布里加特（D. J. Brigati）建立了生物素标记探针技术。1987 年，坎迪亚（E. W. Khandijian）等发明了地高辛标记探针，并将试剂盒投放市场，使原位杂交技术的应用更安全和简便。原位杂交技术可从光镜和电镜水平原位研究细胞内的基因表达。

（八）分子生物学技术研究

美国生物化学家埃尔文·查加夫（Erwin Chargaff, 1905—2002）揭露了 DNA 分子内的排列状况。英国生物化学家罗莎琳德·富兰克林（Rosalind Franklin, 1920—1958）利用 X 光研究了 DNA 分子的形状，对披露其双螺旋状结构有帮助。

（九）聚合酶链反应（PCR）技术研究 [1]

1985 年，穆利斯（Kary Banks Müllis, 1944—2019）首先报道了 PCR 技术。同年，赛基（R. K. Saiki）将其用于镰状细胞贫血的产前诊断并获得成功，引起高度重视，认识到 PCR 技术的重要意义。此后 PCR 技术飞速发展，先后出现锚定 PCR、原位 PCR、定量 PCR、逆转录 PCR 等方法，成为当今分子生物学中极具影响的常用技术。

（十）基因工程研究

20 世纪 70 年代以来重组 DNA 的突破是生命科学的重大成就，已产生巨大的社会效益和经济效益，如通过大量细胞培养或微生物发酵技术，大批生产人类所需的各种生物活性物质。至今已有上百种基因重组产品用于实验研究和临床诊断与治疗。

人类基因组计划（HGP）由美国科学家于 1985 年率先提出，并于 1990 年 10 月正式启动，旨在通过国际合作，阐明全部人类基因及其在染色体上的位置，破译人类遗传密码。美国、英国、德国、法国、日本参与了人类基因组计划的研究，1999 年 9 月，中国也正式加入。2000 年 6 月 26 日，有关国家的机构和科学家宣布，人类基因组草图基本完成，这是人类科学史中又一个划时代的里程碑。被誉为生命"登月计划"的人类基因组的最终完成，必将给人类的生活和健康带来巨大的利益和革命性变革。1992 年，美国研制成功第一块基因芯片（gene chip），基因芯片技术已成为当今一项前沿性生物技术，显示巨大的潜力和诱人前景。该技术可将 10 万个基因固定在一张基因芯片上，大规模地快速而简便地检测人体的基因，对疾病进行预测和早期诊断，达到及时有效的防治。

（十一）其他

澳大利亚人彼得·杜赫提（Peter C. Doherty, 1940—　　）和瑞典人罗夫·辛克纳吉（R. M. Zinkernagel）于 1974 年发现 T 细胞识别和杀伤微生物或癌细胞的主要组织相容性复合体限制性（MHC 限制性），获得 1996 年诺贝尔奖。20 世纪 70 年代以来陆续发现并纯化多种生长因子，如成纤维细胞生长因子（FGF）、转化生长因子（TGF）、内皮细胞生长因子（ECGF）、血小板源性生长因子（PDGF）、肝细胞生长因子（HGF）等；发现多种神经肽类物质的纯化，如生长抑素［布拉佐（P. Brazeau），1973］、高血糖素［西尔弗曼（H. Silverman）和邓巴（J. C. Dunbar），1974］、神经降压肽［卡拉韦（R. Carraway），1975］、脑啡肽［休斯（John Hughes），1975］、心钠素［德·博尔德（Adolfo J. de Bold），1981］、P 物质、降钙素基因相

关肽等。此外，杜蒙德（Dudley C. Dumonde）于 1969 年发现淋巴因子；艾尔塞·鲁斯拉赫蒂（Erkki Ruoslahti）和斯普林格（Timothy A. Springer）等于 1985 年较早发现细胞黏附分子等。近些年一些学者又发现 NO 在信息传递和心血管调节中的重要作用。

1951 年，马歇尔（J. M. Marshall Jr）用荧光素标记抗体检测、荧光显微镜技术证明猪垂体内的嗜碱性细胞分泌促肾上腺皮质激素（ACTH）。1955 年，基希（B. Kisch）发现心房肌纤维内的特殊分泌颗粒。1957 年，沃勒（E. Werle）发现肾素；同年，雅各布森（L. O. Jacobson）等证实肾脏产生红细胞生成素。1959 年，勒纳（Aaron B. Lerner）等从牛松果体分离出褪黑素，推动了松果体研究进展。1966 年，高斯登（A. L. Goldstein）提纯了胸腺素。20 世纪 80 年代，近藤洋一（Yoichi Kondo）等用免疫电镜技术证明甲状腺滤泡上皮细胞合成甲状腺球蛋白分子的过程。下丘脑释放激素等也都在这个时期被研究报道。

二、胚胎学

（一）胚胎学的早期研究

1953 年，沃森（J. D. Watson）和克里克（F. H. C. Criek，1916—2004）继摩尔根染色体学说之后，提出染色体中的 DNA 是非常长的双螺旋分子。现在证明：DNA 分子上碱基的排列顺序，带有有机体合成蛋白质的密码，即是一系列的三联体，三联体的顺序决定着蛋白质分子的氨基酸顺序。胚胎的发育过程是一个有序的、有规律的变化过程，这个过程是按照遗传信息来进行的，胚胎的细胞中带有整套的发育信息。1955 年，约翰尼斯·霍夫特（Johannes Hoftfreter）研究发现胚胎细胞迁移识别现象。1956 年，美籍华裔遗传学家蒋有兴（Joe Hin Tjio，1919—2001）和莱文（Albert Levan）首次发现人的体细胞的染色体数目为 46 条，标志着人类细胞遗传学的建立。1962 年、1966 年，摩尔（S. Moore）在正常人染色体组型确立基础上，很快就弄清了有先天异常的患者，如唐氏综合征（Down syndrome）、特纳综合征（Turner syndrome）患者的细胞染色体数目异常。

格登（John Bertrand Gurdon，1933—　）于 1962 年起始的研究，将蛙胚内胚层或蝌蚪肠上皮细胞核移入去核卵子内，该卵子能正常发育为成体并有生殖能力。1968 年，他用南非爪蟾（Xenopus laevis）的未受精卵进行核移植实验，有力地证明分化后的细胞核仍含有整套的遗传信息，它的细胞核有整套基因，可谓是全能的核。他将蟾蜍的未受精卵先用紫外光破坏卵核，然后从蝌蚪的不同组织（脑、皮肤、肠管）用微吸管吸取已分化细胞的核，移植至上述卵内，有一部分能发育为正常的成体，另一些发育为正常的蝌蚪。用成体的肾、肺、心和睾丸的细胞核做同样的移植，亦得到类似的结果。分化后的细胞核所含的基因数量及发育潜能与受精卵的核并无差异。具有双倍染色体的细胞核都含有等量的 DNA，表明细胞分化并不意味着遗传信息的得或失，即保持有整套遗传信息，但只有在条件适当时，才能表达出来。

1981 年，埃文斯（Martin John Evans，1941—　）和考夫曼（Mattew Kaufman）首次分离出小鼠胚胎干细胞。1982 年，古格翁（Geugeon）发现人初级卵泡生长发育至成熟排卵需 85 天时间。1998 年，汤姆森（Jams Thomson）和沙姆布特（Michael J. Shamblott）等同时分离出人胚胎干细胞，科学家们正密切关注人胚胎干细胞的分离扩增，诱导分化，建立"治疗性克隆"，用于细胞移植和组织工程的应用。干细胞的分离、扩增和应用也是当前生命科学研究的热点，其中包括造血干细胞、表皮干细胞、生殖干细胞、神经干细胞等。

英国罗斯林研究所于 1997 年 2 月 24 日宣布，威尔穆特（Lan Wilmut，1944—　）等将成年羊高度分化的乳腺细胞核去分化后，将其移入去核的卵子内，该卵子发育而成的小羊诞生，这只名为"多莉"的克隆羊的成功轰动全球，证明哺乳动物高度分化的体细胞的核仍具有全能细胞核的潜能，并预示高等动物个体的生命性状可以复制保留并繁衍下去。

1998 年，美国人歌山（T. Wakayama）和柳町（R. Yanagimachi，1928—　）成功地用冻干精子繁殖出小鼠。2000 年，世界首例克隆猪在苏格兰诞生，是由艾伦·科尔曼（Alan Coleman）领导的研究小组克隆的。

（二）试管婴儿的研究

1951 年，美籍华裔学者张明觉（Chang Min-chueh，1908—1991）与澳大利亚人奥斯汀（C. R. Austin）先后发现精子在雌性生殖道内的获能现象，他还首次将获能的兔精子与卵子体外受精后再种植入子宫，并于 1959 年成功地产出仔兔，为此后"试管婴儿"的成功奠定了基础。张明觉与平卡斯（Gregory Pincus，1903—1967）还发现孕酮有抑制排卵的作用，于 1957 年首次研制成功女性节育药羟炔诺酮（一种孕酮衍生物），为人类计划生育、人口控制做出重要贡献。

1995 年，路易斯（Edward B. Lewis）、威斯乔斯（Eric F. Wieschaus）、纽斯林 - 沃尔哈德（C. N. Nüsslein-Volhard）发现了控制早期胚胎发育的重要遗传机理，发现了适用于高等物种（包括人）的遗传机理，有助于说明人先天畸形的发生机理，并获 1995 年诺贝尔生理学或医学奖。

2010 年，英国人罗伯特·爱德华兹（Robert G. Edwards，1925—2013）因创立体外受精技术，有"试管婴儿之父"之称。他与斯特普托开创"试管婴儿"研究，1978 年 7 月 26 日首例"试管婴儿"诞生，成为人类生殖学中的重大事件。

第四节　中国主要领域的研究成果

中国组织学与胚胎学的发展晚于欧美诸国 200 余年。从 20 世纪初至今近 120 年的发展历程中，前 50 年的起步和进展步履艰难，为数不多的组织学与胚胎学前辈学者在汲取欧美和日本等国现代科学技术的基础上艰辛奋斗，为中国现代细胞学、组织学和胚胎学学科建设奠定了基石，为以后近 70 年的进展培养了一代组织学家和胚胎学家，他们的业绩和贡献应该载入史册。

1935 年电子显微镜问世，突破了光镜能分辨的界限，使人们对机体的研究从微观世界、细胞水平跃入亚细胞分子水平。20 世纪 60 年代又发明了扫描电镜，可以看到细胞精细的三维立体外貌。以后冰冻蚀刻、电镜组织化学、电镜免疫组织化学、电镜放射自显影等技术相继创建和结合应用，使细胞生物学和分子生物学得到了迅猛发展，这些成果使组织学与胚胎学中的传统内容得到更新和充实，开阔了眼界，推动研究工作进入探索细胞内部超微结构的新时代。

除经典方法外，中国学者应用电镜（透射电镜、扫描电镜）结合组织化学、免疫组织化学、放射自显影等技术进行在体内或体外的研究，更有使用超高压电镜研究细胞内部的立体超微结构，可谓应有尽有，与国外报道不相上下。

　　1961 年，朱洗成功地进行了单性生殖，即"世界第一只无父的母蟾蜍产卵传种"。用针刺注血的人工方法使卵子长成蟾蜍，这个蟾蜍经冬眠后促产卵，再受精，结果发育成没有外祖父的蟾蜍，成为世界的创举。1961 年，童第周和叶毓芬等开始核移植研究，将蟾蜍的胚胎细胞核移入去核的卵子内，也发现该卵子可正常发育，部分卵子可发育成蝌蚪，甚至完成变态。

　　1978 年，童第周将成年蛙的红细胞核移入去核的卵子内，该卵子也发育为正常蝌蚪。他还与华人学者牛满江合作进行 DNA 和 mRNA 移植实验，如将鲫鱼肝 DNA 或卵巢的 mRNA 注入金鱼的受精卵内，该受精卵发育成的金鱼具有鲫鱼的单尾性状。1974 年夏，这些尾鳍变异的部分金鱼业已成长并产卵，利用它们做配种实验，将它们自交，结果发现，这种由诱变所产生的单尾鳍性状能遗传给它们的后代。证明不同属的细胞质成分也能影响基因的活性表达。

　　自 20 世纪 40 年代末或 50 年代初开始的 50 年中，约有 100 余位学者致力于组织学与胚胎学教学和研究，如丁肇林、孙克继、尹昕、艾民康、郑怀祖、宗铁生、钱国桢等。他们在学科建设、人才培养、学术研究、著书立说等方面均有各自的贡献和成就。

　　中国组织学与胚胎学学科的科学研究繁荣活跃，长足进步，新技术应用推广迅速，并紧跟国际先进水平。免疫组织化学、细胞培养、同位素示踪、电镜等技术已广泛应用并不断提高，已开展诸如抗原提纯、抗体制备、细胞融合和单克隆抗体制备、电镜 X 射线显微分析、电镜组织化学、免疫电镜、体视学计量、放射自显影、放免测定、细胞分离纯化、蛋白质和核酸分析、原位杂交、原位 PCR 等技术应用。一些新设备，如图像分析仪、细胞淘洗器、流式细胞仪以及激光扫描共聚焦显微镜等也用于实验研究。近些年基因克隆、基因转染等技术也被广泛应用于研究。很多成果具有一定特色和创新性，达到国际先进水平。神经科学研究，如人大脑神经元构筑；脑发育中某些基因的表达及其意义；脑细胞凋亡；脑胶质细胞的分化与功能；中枢神经的突触；脑神经元溶酶体等超微结构；血－脑屏障；脑损伤后和再生；神经营养因子的分子生物学与生物活性；脑神经元的分离培养和移植效应；脊髓损伤后的再生及针刺效应；胃肠神经系统的构筑与意义等。免疫学的研究，如胸腺、脾、淋巴结、扁桃体的超微结构和功能；胸腺上皮细胞的分化与生物学特性；巨噬细胞和树突状细胞的结构和免疫功能；免疫细胞荧光素染色的分型等。生殖生物学的研究，如卵细胞的分化；下丘脑－垂体－卵巢轴的激素效应；避孕药的作用机制与安全性；棉酚的抗生育作用；胎盘的微细结构与功能；精子的凝集素受体与受精；精子的发生及其相关基因；男子生殖细胞 cDNA 文库的构建；生殖免疫学；附睾的细胞生物学；节育与不育问题等。内分泌的研究，如下丘脑神经内分泌细胞的基因表达与神经联系；腺垂体内肽类神经终末的定位与意义；内分泌腺细胞和胃肠神经内分泌细胞等。其他器官组织学的研究，如肝各类细胞的分离培养及其生物特性；肝免疫细胞与肝癌发生；肝再生及其有关调节因子；胰岛细胞；心肌纤维与心传导束细胞；血管平滑肌细胞等。还有，如肥大细胞的分化与分型；血细胞的发生与调节；诸多细胞因子的表达及其受体与生物效应；癌基因和抑癌基因的表达和功能意义；癌细胞生物学；细胞凋亡的调控等，以及中医中药对多种疾病疗效的细胞组织机理的大量研究等。

　　中国在人体胚胎学的研究方面做了大量的工作，取得了突破性进展。首先对国人卵细胞的形态结构进行研究；全国性普查 120 余万例围产儿先天畸形种类与分布（1986—1987），近万例中国人胚胎标本测量的 30 万个数据；1985 年人卵体外受精获得成功，在此基础上，北京大学医学部刘斌（图 12-1）与第三医院张丽珠培育了大陆首例"试管婴儿"，于 1988 年 3 月

10 日出生，继而长沙、广州、上海、成都等地也陆续有"试管婴儿"的出生；致畸因子、神经管畸形的实验研究，胎膜与胎盘研究等。

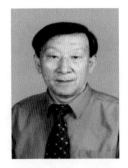

图 12-1　刘斌

刘斌（1937—　），辽宁抚顺人。组织学与胚胎学家。北京大学医学部教授、博士生导师。1983—1999 年担任北京大学医学部组织学与胚胎学系主任。20 世纪 80 年代初创建"生殖工程研究室"，从事生殖医学领域的研究，与北京大学第三医院合作，于 1988 年在中国大陆培育出首批试管婴儿与配子输卵管内移植婴儿，并获北京市科技进步奖一等奖、国家科技进步奖二等奖。出版的《人体胚胎学》被卫生部评为科技进步奖二等奖。被卫生部授予"有突出贡献的中青年专家"称号。曾任"211"工程生殖医学与发育学科带头人，中国解剖学会副理事长兼秘书长、名誉理事长。（丁文龙　沃雁）

刘家恩长期从事不孕不育症的诊疗工作，1992—2002 年参与多项世界首创技术的研究与应用，例如：首例植入前胚胎杜氏进行性肌营养不良（Duchenne muscular dystrophy，DMD）X 连锁隐性遗传病诊断技术；睾丸精子体外培养成熟技术；首例卵胞浆内单精子显微注射（intracytoplasmic sperm injection，ICSI），也就是第二代"试管婴儿"，应用于胚胎植入前遗传学检查（PGD）技术；超快速植入前胚胎单细胞 DNA 荧光原位杂交技术；植入前胚胎单细胞重复 DNA 荧光原位杂交技术等。美国新希望生殖医学中心张进团队在美国生殖医学学会会议上宣布，2016 年 4 月 6 日，世界首例细胞核移植"三父母"婴儿诞生。

经过几代人的努力，尤其是近 40 多年的快速进步，中国组织学与胚胎学的学术水平与当今世界先进水平之间的差距已大大缩小，有些方面已接近或达到国际水平。特别是自从国家于 1986 年 2 月 14 日正式批准成立国家自然科学基金委员会以来，国家在科学研究的支持力度上不断加大。据不完全统计，中国各医学院校的组织学与胚胎学学科除获得 600 余项国家自然科学基金面上项目和重大项目的支持外，还获得 400 余项科技部等省部级的科研项目的支持，取得了可喜的成果。[1][2] 以下为主要领域的研究成果。

一、神经发育、神经疾病机制与防治

从 20 世纪 90 年代开始，神经科学成为重大科技战略发展领域，各国和各地区相继通过重大科技计划推动其发展。脑科学与认知科学也列入《国家中长期科学和技术发展规划纲要（2006—2020 年）》的八大科学前沿问题之一。近 5 年来，中国组织学与胚胎学工作者主要围绕神经发育机制、神经退行性疾病发病机制和细胞治疗、神经损伤与修复等研究领域开展了卓有成效的工作。

（一）神经发育

发育神经生物学的发展可为脑发育的保护、发育中脑损伤的预防、脑损伤的修复、神经再生及神经退行性疾病发病机制和治疗提供新的思路和指导。在神经发育研究方面，蔡文琴（图 12-2）研究团队首次报道了 NOV 基因在多种动物中枢神经系统的定位，证实了 NOV 基因

① 中国解剖学会. 中国解剖学会八十年［M］. 北京：中国科学技术出版社，2000.
② 李云庆，顾晓松. 中国解剖学会 90 年历程［M］. 北京：第四军医大学出版社，2010.

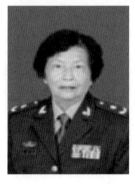

图 12-2　蔡文琴

在中枢神经元发育、轴突生长、突触结构和功能完善中起重要作用，为治疗中枢神经损伤，尤其是脊髓损伤提供了依据。

蔡文琴（1935—　），海南文昌人。组织学与胚胎学家。陆军军医大学（原第三军医大学）教授、博士生导师。1983 年获英国伦敦大学细胞学博士学位。被授予"全军优秀教师""全国优秀教师""总后勤部科技一代名师"等荣誉称号。在组织学与胚胎学教研室先后建立了原位分子杂交等专业实验室。在国内率先开展发育神经生物学的研究；在国际上首次提出"无神经支配血管的内皮细胞调控机制"的理论及存在多种生物活性肽。获国家科技进步奖三等奖 2 项，军队科技进步奖一、二等奖 10 项，重庆市科技进步奖一、二等奖 3 项，重庆市自然科学奖二等奖 1 项。发表论文 300 余篇。主编、参编专著 19 部，主编的《组织学》获全国优秀图书一等奖，主编国内首部《发育神经生物学》（第 1 版）。中共第十三次全国党代表大会代表。1992 年享受政府特殊津贴。曾任中国解剖学会组织与胚胎学专业委员会主任委员、重庆市解剖学会及重庆市神经科学会理事长及第十一届国际组化学会理事等。中国解剖学第十二届理事长。（丁文龙　沃雁）

周国民课题组在眼的发育研究中，系统观察了人早期胚胎眼发育相关转录因子的表达情况，发现人视网膜干细胞可能的分子标记，并利用所找到的标记分子进一步研究了由人多能干细胞诱导形成的视网膜干细胞的分化特性，证明其可形成神经视网膜细胞和色素上皮细胞的能力；创新性提出角膜与巩膜比例新观点，发现控制眼球生长的基因位点，证实大鼠 Müller 细胞具有再生视细胞的潜力。郝爱军课题组在神经发育及相关疾病的研究中，证明了含有 HMG-box 的转录因子（如 SOX19b、TOX3 等）通过表观遗传机制，如组蛋白甲基化 H3K27me3 和组蛋白乙酰化 H3K9ac，修饰调控神经干细胞正常和异常增殖分化，为早期神经系统发育相关疾病的发病机理提供了新的线索。

（二）神经退性疾病

神经退行性疾病的发病机制与防治策略一直是神经科学领域关注的热点，了解神经元变性的关键机制和找到延缓或阻断该靶点的药物成为攻克神经退行性疾病的核心问题。李和研究团队在遗传性神经退性疾病亨廷顿病（Huntington's disease，HD）研究中，证明了突变亨廷顿蛋白（huntingtin，Htt）可通过干扰突触小泡蛋白基因转录、翻译后修饰，干扰锌离子转运体的转录，影响突触小泡锌离子的转运等机制，对突触小泡的结构和功能产生毒性作用，泛素 - 蛋白酶体系统（UPS）对于清除突变 Htt 聚集物较自噬途径更为重要，为 HD 的发病机理提供了新的线索。张素春团队证明了纹状体中移植定向分化为前脑 GABA 能神经元的人胚胎干细胞具有良好的治疗 HD 的前景。管英俊研究团队主要研究肌萎缩侧索硬化症（ALS）发病机制及其有效治疗方法，发现 Wnt 信号通路传导异常、miRNA 差异表达及星形胶质细胞微环境改变在 ALS 运动神经元变性中发挥重要作用，为 ALS 临床治疗提供了实验依据。

（三）神经损伤与修复

中枢神经系统损伤导致神经细胞死亡，造成神经功能永久性缺失，是长期困扰生物医学界的一大难题。曾园山课题组在对施万细胞、维甲酸、神经营养素 -3（NT-3）及 NT-3 受体（TrkC）、电针等在促神经干细胞分化和在神经损伤修复中的作用研究中，证明了施万细胞或

NT-3 基因修饰的施万细胞、维甲酸对促进神经干细胞向具有突触潜能的神经元分化具有协同作用，NT-3 基因修饰的施万细胞能促进损伤的脑和脊髓神经元修复，NT-3 基因和 TrkC 基因修饰能促进神经干细胞的功能表达，督脉电针能促进损伤脊髓的修复；为督脉电针治疗相关脊髓损伤疾病提供了新的实验依据。另外，他们在组织工程神经元中继器（tissue engineering neuronal relay）修复全横断脊髓损伤研究中，联合应用神经营养因子及其受体、干细胞和生物材料等新技术，构建一种具有突触传递功能的外源性神经网络组织或类脊髓组织；然后将它移植到全横断脊髓缺损区，在改善微环境的同时与宿主脊髓神经环路整合，起到接收上、下行神经信息并将信息传递给缺损区两侧断端宿主神经元的中继器作用，改善脊髓自主运动和感觉功能。这将改变"成年哺乳动物脊髓内再生的下行神经传导束轴突必须穿越全横断脊髓缺损区才能恢复脊髓自主运动功能"的传统观念。苏炳银课题组等证明，敲除补体 C3 基因能够抑制炎症反应，减轻继发性损伤，促进神经再生和功能恢复，为研究脊髓继发性损伤、促进中枢神经系统再生提供了新思路。

（四）老年痴呆（AD）和抑郁症研究

唐勇课题组在对正常老年大脑改变和寻找延缓大脑衰老进程手段等方面研究的基础上，开展 AD 和抑郁症研究，发现 AD 和抑郁症脑内存在突触和髓鞘／少突胶质细胞的改变，干扰突触和髓鞘／少突胶质细胞相关信号分子可导致抑郁样症状，而以髓鞘／少突胶质细胞为靶点干预 AD 能够改善其认知障碍，为寻找 AD 和抑郁症的防治新策略提供了新的线索。肖岚课题组发现非典型性抗精神病药物喹硫平对少突胶质细胞成熟分化和髓鞘的保护作用，为精神分裂症发病的髓鞘异常假说提供了实验依据；发现髓鞘形成有利于大脑皮层神经元突触的建立，揭示了少突胶质细胞对脑功能发育调节的重要性。

二、免疫细胞发育与肿瘤免疫治疗

随着系统生物医学的发展，免疫学不断与其他相关学科和先进技术相结合，衍生出了分子免疫学、细胞免疫学、免疫组学等新的前沿分支科学。尤其是细胞免疫学研究最为活跃，2011 年的诺贝尔医学奖授予给利用免疫反应中的"哨兵"——树突状细胞，进行肿瘤的细胞免疫生物学治疗领域，反映了当前国际免疫学的发展新趋势。近几年，中国学者在免疫学领域的研究由弱变强，逐渐步入国际先进行列，尤其是在感染免疫研究、肿瘤免疫等领域突飞猛进，在 *Nature*、*Nature Medicine*、*Cell*、*International Immunology*、*Immunology*、*Molecular Immunology*、*Cancer Research*、*Journal of Virology* 等杂志上发表数百篇学术论文，引起国际同行的关注。陈慰峰课题组从细胞和分子水平研究小鼠胸腺基质细胞对胸腺细胞的功能和发育的诱导作用，发现增殖 T 细胞分化为效应 T 细胞过程中需要分化因子，白细胞介素 10（IL-10）即为杀伤 T 细胞分化因子；在肿瘤免疫研究中，克隆鉴定出众多肿瘤抗原，并在中国第一个研制成具有明确抗原靶点的肿瘤疫苗；发现的肿瘤－胎盘（CP）抗原，开辟了肿瘤抗原的新领域。

中国组织学与胚胎学学科在细胞免疫学等领域的研究起步晚、平台低，但发展较快，开始引起国内相关学科和国际同行的关注。梁春敏课题组从事转化医学领域中免疫生物学治疗方面的研究，以免疫细胞、分子、基因和生物信息学分析为基础的干预手段作为肿瘤免疫生物学治疗模式，在研究方法上突破了树突状细胞转染效率和活性问题，同时证明调节性 T 细胞动态浸润与肿瘤预后具有直接相关性、趋化因子 SLC 及其受体 CCR7 的作用具有趋化活性等，为临床肿瘤患者五年生存率预测和诊断提供了参考。唐军民课题组在用树突状细胞抗肿瘤、抗肿瘤疫苗制作及在中医药对免疫细胞的免疫调理作用进行了深入研究，丰富了中国的传统医学。

三、胃肠形态结构、功能与胃肠疾病的研究

形态结构是发挥相应功能的重要基础。早期的形态学研究手段以器械解剖和肉眼观察为主，逐渐发展成以显微镜和电子显微镜观察为主的组织学、超微结构学；随着影像、计算机、细胞分子生物学等先进技术的引入，使传统的形态学研究发生了巨大变化，已成为研究临床多种疾病、生殖、发育、组织工程、组织器官损伤修复与再生以及药物研发等的重要手段。近年，中国组织学与胚胎学工作者在该领域开展了较详细的研究，取得了国内外生命科学研究者认同的结果。朱进霞课题组发现，在肾小管上皮细胞重吸收过程发挥重要作用的吸收型转运体 $NKCC_2$ 亦存在于大鼠和人的结肠黏膜上皮，主要分布在肠上皮细胞游离面的细胞膜和细胞质，抗利尿激素，又称为血管升压素（ADH），能够促使细胞质内 $NKCC_2$ 转移至细胞顶膜，并介导 Cl^- 的吸收，表明机体可通过 ADH 协同调节肾和结肠对 Na^+、K^+、Cl^- 和水的吸收，以维持机体正常血容量；而 $NKCC_2$ 分布和功能异常亦可能是导致患者出现腹泻和便秘等临床症状的分子机制之一，为相关疾病的治疗提供了新的潜在靶点。

四、生殖医学研究

张远强课题组系统报道了 MTA 家族分子信号通路在生精细胞、睾丸支持细胞、间质细胞中的表达及作用特点，并深入分析了三者转录调控机制，筛选到了一些重要的下游分子，论文相继发表于 *Cell Death Differ* 等期刊。李臻课题组致力于精子发生和成熟的机制研究，在 *Fertil Steril* 等杂志发表，并于近期他还发现维生素 K_2 缺乏的雄性大鼠生育力极低，并伴随有附睾精子畸形、上皮脱落、管腔钙信号增强的表现，而特发性弱精症患者的维生素 K_2 依赖的钙调节蛋白 GGCX rs699664 位点的突变具有统计学意义。

沙家豪和周作民课题组长期致力于配子发生的分子机制、男性不育以及干细胞体外配子分化诱导的研究，发现多个男性不育易感基因和致病基因并阐明其机制，首次在灵长类动物实现了靶向基因编辑，并构建了精子发生异常的敲除猴模型，实现了小鼠人工精子的体外培养和无精子症基于干细胞的生育力重建，为人类生殖和发育相关疾病诊治提供理论基础和科技支撑。祝辉课题组关注辅助生殖技术（ART）对母体健康及子代生长发育的影响，揭示了反复超促排卵对母体卵巢和子宫的远期不良影响及其关键影响因子；体外培养、卵裂球活检等操作影响子代胚胎发育早期的表观重编程，使其植入后死亡率增高；存活子代的脑、肝等发育异常，罹患脂肪肝、胰岛素抵抗及类神经退行性疾病的风险增加，为 ART 临床安全应用及胚胎源性疾病发病机制提供理论依据。霍然课题组构建了小鼠卵母细胞蛋白表达谱，并从中筛选到多个母源蛋白，发现该蛋白具有 E3 连接酶活性，通过介导 TAB1 的泛素化降解，调节 NF-κB 信号活性，在母-胚转换（maternal-to-zygotic transition，MZT）中发挥关键性作用。

江一平课题组在人类精子甘露糖受体（MR）研究中发现 MR 是人精子顶体内蛋白，顶体反应后转位至赤道带-顶体后区，在精子与卵母细胞膜融合中起重要作用，并进一步查明 MR 分子性质。陈子江课题组在数千名汉族人多囊卵巢综合征（PCOS）患者与对照中进行了全基

因组关联（GWAS）研究，发现 PCOS 与 3 个位点高度相关，这些发现为 PCOS 发病机制提供了新的见解。2011 年，该研究成果发表于 *Nature Genetics*。在此基础上，陈子江课题组又在一个由 1510 名汉族多囊卵巢综合征患者与 2016 名对照组组成的新的队列中进行了全基因组关联研究，并联合之前 GWAS 研究发现 8 个新的 PCOS 相关位点，为 PCOS 的机制提供了新的见解和方向。沙家豪和陈子江等分别发现了多个导致减数分裂异常，诱导无精子症和卵子成熟障碍的易感基因位点；纪家葵建立了人胚胎干细胞体外减数分裂形成的精子的研究平台；沈伟将皮肤细胞分化为原始生殖细胞获得成功；何祖平在成功诱导小鼠精原干细胞体外减数分裂形成精子的基础上，实现了诱导隐睾患者精原细胞体外减数分裂形成精子；赵小阳成功将小鼠多功能干细胞诱导为生殖细胞；香港中文大学的陈小章和南京医科大学的王心如发现 Y 染色体 AZF 区域 b2/b3 缺失可导致男性的精子发生障碍。

中国生殖医学研究者取得有意义的成果还有：新疆医科大学生殖医学国家重点实验室和中国科学院动物所生殖生物学国家重点实验室证实，活检影响其脑细胞组织发育，出生后小鼠脑结构和功能异常，罹患类神经退行性疾病的风险增加，他们还应用卵胞浆内单精子显微注射技术小鼠模型，证实卵胞浆内单精子注射影响子代雄鼠睾丸中凋亡相关蛋白质的表达，导致生精细胞凋亡增加，生精上皮破坏，生育力下降；金帆等发现促排卵及体外受精操作影响子代雄鼠的脂肪酸代谢，而体外受精和胚胎移植可能影响小鼠体细胞甲基化模式，某些异常甲基化能传给下一代。这些工作的开展，进一步验证了临床资料所显示的辅助生殖技术对子代有不良影响，并初步揭示其发生影响机制，使针对特定 ART 操作的改进和不良作用预防成为可能。

此外，孙菲发现了双酚 A、氰戊菊酯等污染物在环境接触浓度就可以产生明显的雄性生殖毒性。王心如等研究发现，多环芳烃等在中国具有广泛暴露的内分泌干扰素（EDCs）可增加罹患精子生成障碍及男性不育的风险，部分 EDCs 的职业暴露还可引起精子 DNA 损伤和染色体非整倍体率的显著增加。

五、肿瘤发生和转移机制的研究

张宏权课题组在肿瘤分子生物学及转移机制研究中有以下重要发现：①证实整合素调节蛋白 Kindlin-2 通过调控多种非整合素依赖的机制在心脏发育和不同的肿瘤中发挥重要作用，并解析了其降解机制；②证实 HOXB9 在结肠癌和肺腺癌中的抑癌作用及机制，HOXB13 促进肺腺癌的侵袭转移及对顺铂耐药；③证实 EZH2 的调控和修饰在卵母细胞成熟和肺腺癌中的重要作用；④揭示了蛋白激酶 Src 促癌作用的新机制。

周德山课题组在结、直肠癌发生发展的研究中发现：①高度活化的 KIT/SCF 信号通过激活下游信号通路上调多种癌基因（如 ETV4、ELK1）的表达，进而促进肿瘤细胞的增殖、侵袭和转移，亦可增加黏蛋白 MUC2 的大量合成和分泌，诱导高恶性的黏液性结、直肠癌发生。②正常衰老过程中，KIT/SCF 信号功能逐渐减弱，而且，老年人肠黏膜屏障功能亦降低，肠道细菌易入侵肠黏膜，可能是老年人易罹患结、直肠癌的重要原因。

朱永红课题组长期关注垂体腺瘤发生发展机制及治疗方法的改进：①发现垂体腺瘤与正常垂体间，不同表型腺瘤间，药物治疗与未治疗、治疗敏感与不敏感的腺瘤间有多个差异表达的非编码 RNA。②获得专利的海洋化合物 STb 和 SZ-685c 具有明显抑制垂体瘤细胞的生长作用；亦发现青蒿琥酯具有抗垂体腺瘤作用，联合其他临床一线药物，可延缓耐药性。近来

（2019），朱永红课题组又分别在 *Nucleic Acids Research*、*Genome Biology* 和 *Small* 发表其研究成果：①从体细胞基因组失常是引起癌症的主要驱动因素这一观点出发，设计出一种全新的利用体细胞突变追踪癌症驱动基因的统计方法，能针对小样本量提升鉴定效能，而且速度快。②基于易感基因通常在原发组织有选择性表达的假设，研发了一种通过基因选择性表达估算复杂疾病或性状原发组织或细胞型的统计分析方法。将该方法应用于 6 种代表性的复杂疾病或特征，发现了多个新的原发组织或细胞型。③通过分子生物学技术来改造和编辑细胞膜蛋白表达，开发优化出新一代细胞膜包裹纳米颗粒技术，进而实现了有效的脑组织药物靶向治疗。

罗国容课题组在肝癌相关抗原的筛选鉴定及功能研究中证明原发性肝癌（HCC）患者血清的衰老标记蛋白 –30（SMP-30）和动力素（kinectin）抗体有较高阳性率，甲胎蛋白（AFP）阴性 HCC 患者血清 SMP-30 抗体阳性率高于 AFP；SMP-30-MBP 和 Kinectin-MBP 融合蛋白致敏人树突状细胞可诱导自身 CTL 并对肝癌细胞株有杀伤作用。

邵淑娟课题组近期有以下发现：①发现 MCM2 蛋白的磷酸化位点 S27，其激酶为 GSK3β，去磷酸化突变此位点可抑制 MCM2 的正常入核、抑制 GSK3β 的泛素 – 蛋白酶体降解。②发现蛋白质二硫键异构酶家族 A 成员 6（PDIA6）在非小细胞肺癌中表达明显上调，并与患者预后呈负相关。同时，PDIA6 可促进肿瘤细胞增殖，与 MAP4K1 相互作用调节 JNK/c-Jun 细胞信号通路，进而抑制非小细胞肺癌的凋亡和自噬。

六、再生医学

再生医学（regenerative medicine）是研究组织、器官再生的科学，这一名词的提出仅仅 20 年左右的时间，是在生物学、材料学、医学、工程学等多学科的迅猛发展和相互交叉的基础上逐渐形成的交叉前沿学科。再生医学的研究主要包括组织工程、干细胞和生长因子三个方面，涉及干细胞、组织工程、组织器官与功能重建等，其核心和终极目标是修复或再生各种组织和器官，对损伤和老化的组织与器官进行有效修复和功能性再生，超越了传统的移植和取代疗法，为生命科学带来了一场深远的医学革命，同时也带动了上述各学科向应用领域的发展以及交叉合作。

中国再生医学在某些方面处于世界领先水平，取得了令人惊叹的成果，在国际上已占有重要的一席。2012 年，*Science* 杂志出版特刊首次对中国再生医学领域给予了最系统和最新进展的专题报道。在 *Science* 杂志一篇题为《中国推动组织工程》（*China's Push in Tissue Engineering*）的新闻文章中着重介绍了顾晓松（图 12-3）领衔的科研团队在组织工程神经领域所取得的重要进展，并评论其为"转化医学的先锋"（translational pioneer）。中国在该领域，不仅建立了一批专家队伍，而且有一流的实验基地。目前已有超过 10 个实验室宣布获得了具有自主知识产权的人胚胎干细胞系。

在神经再生方面，顾晓松的团队在国际上率先采用壳聚糖导管 –PGA 纤维支架复合型人工神经移植物的独特设计，用壳聚糖制备成神经导管。

顾晓松（1953— ），江苏南通人。解剖学家。南通大学教授、博士生导师。2015 年当选中国工程院院士。任中国生物医学工程学

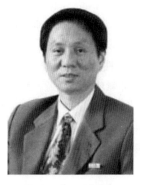

图 12-3 顾晓松

会副理事长，中国解剖学会名誉理事长，国际英文杂志 *Curr Stem Cell Res Ther* 副主编。第九届、十届和十一届全国人大代表。曾任南通大学校长、党委书记。现任南通大学教育部·江苏省神经再生重点实验室主任。获首届国家杰出青年科学基金，主持"863"项目、"973"课题和国家自然科学基金重点项目。以组织工程方法构建的人工组织神经移植物，成功修复大鼠、犬坐骨神经缺损，产品已进入临床试用，修复周围神经缺损，初步疗效观察效果良好。研制开发的促神经生长的中药合剂——神经生长液，已进入临床试用。获中国发明专利 12 项，国际发明专利 5 项；发表 SCI 学术论文 150 余篇，他引 3000 多次；研究成果被引入国际英文专著与教材 68 部；主编 / 副主编专著与教材 8 部；获国家技术发明奖二等奖，省部级一、二等成果奖 3 项。2014 年获何梁何利科学与技术进步奖。获全国"五一劳动奖章"。（丁文龙　沃雁）

戴建武等根据中枢神经损伤后体内存在神经再生抑制因子的特性，将神经再生抑制因子的拮抗剂（ECFR 抗体）与 CBD-BDNF、有序胶原支架材料有机结合，形成多功能支架材料，有效地促进大鼠 6 mm 脊髓全横断损伤后神经纤维有序再生和神经电位传导的修复。曾园山课题组曾以 I 型胶原海绵吸附神经干细胞和神经营养素 –3 基因修饰施万细胞移植治疗全横断脊髓损伤大鼠，他的研究团队 2018 年和 2019 年连续两年在《尖端科学》（*Advanced Science*）国际期刊上发表了两篇令人关注的全横断脊髓损伤修复研究论文。他们在 2017 年北京香山科学会议上首次提出了组织工程神经元中继器修复脊髓损伤的假说。通过研究证实，该假说能够让大、小动物瘫痪的后肢重新站起来并连续行走。曾园山等还将 NT–3 基因修饰的神经干细胞和 TrkC 基因修饰的神经干细胞种植在 PLGA 导管内共培养。徐群渊课题组将透明质酸与聚赖氨酸共同交联，制备出含有众多长管道状结构的疏松多孔管状支架，并且在支架框架上修饰了具有促进神经纤维再生作用的 Nogo 受体抗体；香港大学吴武田及苏国辉课题组与南方医科大学郭家松课题组联合开展了关于自聚合肽纳米纤维生物支架（SAPNS）在脊髓损伤修复方面的应用基础研究。这些都取得了满意的效果。

在骨、软骨、皮肤再生方面，曹谊林等在裸鼠体内成功构建出具有皮肤覆盖的人耳形态软骨最具有代表意义，并为此获得了国际整形外科学界最高荣誉奖。2006 年，曹谊林等报道了利用皮肤成纤维细胞构建和修复猪趾浅屈肌腱的缺损的研究，还开展了以人胚胎肌腱细胞为种子细胞和 PGA 纤维为支架材料体内和体外复合构建伸肌腱的研究，将体外培养的毛囊干细胞接种于壳聚糖明胶膜片，构建组织工程表皮膜片，成功修复裸鼠背部直径 1 cm 的全层皮肤缺损。空军军医大学与国内某公司联合研制的"安体肤"是一种组织工程双层皮肤，其表皮由人表皮细胞构成，真皮层由人成纤维细胞和牛胶原蛋白构成，同时包含两种细胞分泌合成的细胞外基质，2007 年 11 月被中国国家食品药品监督管理局（SFDA）批准用于治疗 II 度和 III 度烧伤。付小兵等采用经过诱导的自体骨髓神经间充质干细胞移植在严重烧伤后切除瘢痕的创面，再生出具有发汗功能的汗腺样组织。*Wound Repair and Regeneration* 的主编称之为再生医学领域的里程碑式研究。金岩等研究发明的"组织工程皮肤"（ActivSkin）已通过国家食品药品监督管理局规定的临床试验，完成 160 例皮肤移植的试验并全部获得成功，产品质量已达国际先进水平。

此外，柏树令等成功将骨髓间充质干细胞诱导分化为骨细胞和破骨细胞并种植于天然的脱细胞骨与软骨的细胞膜外基质，移植入动物体内后取得良好效果。

七、医学发育生物学

医学发育生物学（medical developmental biology）是以人体胚胎学为主体，发育生物学理论为基础，生殖医学技术为先导的新兴交叉学科，其研究领域主要包括：生殖细胞内外信号调节基因转录、细胞功能的表观遗传机制、受精机制、辅助生殖技术、先天性出生缺陷、干细胞与器官修复、神经发育及医学信息、抗衰老、优生学等。

在表观遗传学与干细胞多能性调控方面，康九红课题组围绕该领域进行了深入研究，共在 PNAS、*Cell Research*、*Stem Cells* 等发表论文 19 篇，发现了 miRNAs 与转录因子在细胞重编程中的协同作用；刘厚奇课题组在干细胞自我更新及分化、胚胎发育的表观遗传学机制上集中攻关，发现了非编码 RNA，包括长链非编码 RNA（lincRNA）和 microRNA，参与调控人胚胎干细胞的多能性调控机制。

在细胞重编程的机制研究中，雷蕾课题组建立了稳定的体细胞克隆体系，其利用体细胞核移植技术（SCNT）克隆小鼠胚胎发育率高达 60%，与其他体外培养胚胎法的发育率无明显差异，并成功出生了体细胞克隆小鼠；他们还首次证明了体细胞中的 rDNA 的活性与克隆胚胎早期胚胎发育过程中的核仁活性和功能之间存在密切关系，为重编程机理的研究提供了新的视角和切入点。2000 年，张涌克隆了山羊。2002 年，陈大元成功地克隆了牛，1999 年将大熊猫的体细胞核植入去核后的兔卵细胞中，并首次成功培育出大熊猫的早期胚胎。周琪课题组研究进一步证明，通过 SCNT 获得的克隆胚胎能否正常发育与其克隆后的早期状态密切相关，证实了实验室培育雌性单倍体多 – 干细胞能够在功能上像配子一样形成受精卵，并可生成活体后代。该成果在 *Nature* 杂志上发表。

在发育中的细胞转型与肿瘤方面，张琳课题组揭示了 MKK4 和 MKK7 在发育过程中既相互补充又相互独立的作用，并证实 MKK4 在 p38 活化和心肌细胞分化中发挥着不可或缺的作用。杨雪松课题组应用鸡胚模型研究了原肠胚到神经胚发育过程中 Atg7 等细胞自噬相关基因在维持细胞稳态中的生理作用，为先天性疾病的发生和防治提供了理论依据。

在卵巢疾病病因学方面，乔杰课题组通过对 227 名多囊卵巢综合征患者和 48 个健康女性代谢组学的研究，以磁共振等研究手段发现 PCOS 患者的碳水化合物、脂类、氨基酸代谢受到影响。该课题组发现在 PCOS 患者中，很多因素可能通过内分泌的旁分泌或自分泌方式，直接或间接损害成熟过程中的卵母细胞的能力，导致 PCOS 患者的低怀孕率。乔杰被著名杂志 *Molecular Aspects of Medicine* 邀稿，介绍了老年妇女生育能力下降的根源，不但展示了目前治疗手段的现状，也介绍了几种新的可能治疗方案（如卵母细胞、受精卵的显微镜操作以及生殖干细胞、胚胎干细胞和诱导多能干细胞诱导卵母细胞等）的应用前景。

八、其他领域的研究

2019 年，张宏权课题组发现 Kindlin-2 与 Hippo 信号通路的组成分子 MOB1 存在蛋白质之间的相互作用，并且抑制 Hippo 信号通路核心激酶 LATS1 的激活，促进 Hippo 信号通路的效应分子 YAP 的细胞核定位进而促进 YAP 下游靶基因 *CyR61* 和 *CTGF* 的转录。研究组还发现 Kindlin-2 在肾小管上皮细胞中能够显著下调 MOB1 蛋白的表达量，并揭示 Kindlin-2 对 MOB1 蛋白降解的机制是通过与 MOB1 及其 E3 泛素连接酶 praja2 形成三分子复合物实现的。在小鼠体内，敲低 Kindlin-2 基因的表达可以有效激活 Hippo 信号通路，明显降低肾纤维化标记物 α-SMA 和 Fibronectin 的蛋白表达，从而延缓肾纤维化的疾病进程。进而研究者在临床肾纤维化患者的组织中进一步证实了 Kindlin-2 与 MOB1 蛋白水平及与磷酸化 YAP 的负相关关系。该研究揭示了 Kindlin-2 抑制 Hippo 信号通路的新分子机制，并为临床肾纤维化的演进机制与临床治疗开辟了新的思路。论文在线发表在 *Cell Reports* 杂志上。

翟效月课题组采用肾微细结构三维可视化技术研究肾生理功能，如尿稀释与浓缩机制的结构基础，确立了肾泌尿小管与血管逆流伴行的毗邻关系；同时，建立了肾小管与血管形态发生的分支模型。张琳课题组运用基因敲除小鼠模型，探讨了皮肤屏障形成、创伤修复的信号调控机制；阐明了小 G 蛋白家族在干细胞治疗皮肤创伤愈合中的作用和信号机制；开发了可以促进皮肤创伤修复的、具有自主知识产权的新型生物材料，为解决皮肤创伤愈合、构建高质量仿生皮肤提供研究基础和治疗思路。

第五节　人才培养

1966—1976 年，中国科学教育事业的发展受到严重挫折，组织学与胚胎学学科的进展也停滞 10 年之久。1978 年至今的 40 余年是中国科学教育事业发展最快的时期，组织学与胚胎学事业也蓬勃发展，进步迅速。

一、课程建设

2003—2010 年，为切实推进教育创新，深化教学改革，促进现代信息技术在教学中的应用，共享优质教学资源，进一步促进教授上讲台，全面提高教育教学质量，造就数以千万计的专门人才和一大批拔尖创新人才，提升中国高等教育的综合实力和国际竞争能力，教育部在"高等学校教学质量与教学改革工程"中开展了精品课程建设工作，共组织建设了 3909 门国家精品课程，750 余所高校教师参与了课程建设。2007 年以后，又有高英茂、李和、谢小薰等负责的课程被评为国家精品课[1]（详见第八章）。此外，还有国家级精品资源共享课程（表12-1）。在国家精品课程建设的带动下，省级、校级精品课程数量也达 2 万多门。

表 12-1　国家级精品资源共享课程[2][3]

主持人	单位	立项时间（年）	获批时间（年）	课程名称
石玉秀	中国医科大学	2012	2013	组织学与胚胎学
窦肇华	吉林医药学院	2012	2016	组织学与胚胎学
李和	华中科技大学	2012	2016	组织学与胚胎学
段相林	河北师范大学	2012	2013	组织学与解剖学

---

[1] 2007—2010 年度国家精品课程（本科）名单。
[2] 教育部高教司：《关于公布第三批国家级精品资源共享课立项项目名单及有关事项的通知》。
[3] 教育部办公厅：《关于公布第一批"国家级精品资源共享课"名单的通知》。

主持人	单位	立项时间（年）	获批时间（年）	课程名称
金连弘	哈尔滨医科大学	2013	2016	组织学与胚胎学
徐晨	上海交通大学	2013	2016	组织胚胎学
郝爱军	山东大学	2013	2016	组织学与胚胎学
丁一	郑州大学	2013	2016	组织学与胚胎学
彭克美	华中农业大学	2013	2016	动物解剖学及组织胚胎学
谢小薰	广西医科大学	2013	2016	组织学与胚胎学

二、教材建设

1949 年以后国外出版多部组织学、胚胎学著作，其中广泛应用并多次再版的著作，如：哈姆（A. W. Ham）的《组织学》（*Histology*，1950 年初版）；克瑞玻（R. O. Greep）的《组织学——细胞和组织生物学》（*Histology—Cell and Tissue Biology*，1954 年初版）；巴格曼（W. Bargmann）的《人体组织学和显微解剖学》（*Histologie und Microskopische Anatomie des Menschen*，1956 年第 2 版）；朗曼（J. Langman）的《医学胚胎学——人类发育·正常与异常》（*Medical Embryology—Human Development·Normal and Abnormal*，1963 年初版）；还有摩尔（K. L. Moore）等于 70 年代编著的《发展中的人——临床胚胎学》（*The Developing Human—Clinically Oriented Embryology*，1973 年初版）。这些著作有的曾译为中文出版。

19 世纪 40 年代后期至 50 年代，在政务院文化委员会领导下，中国对细胞学、组织学和胚胎学的名词做了详细的修订，收录了许多新词。

19 世纪 60 年代前后，编写和翻译了许多教学和科研用书，涉及到组织学、细胞学和胚胎学各个方面，并有多种方法和技术书籍。科学研究也发展较快，尤其是发表的科研论著文章数量逐年增多，有些科研的质量达到或接近国际先进水平，许多新的研究方法和技术，如组织培养、组织化学、放射自显影和电子显微镜术已用于科学研究中。

据可检索到的信息显示，最早的中文组织学与胚胎学教材有：张崇熙编《组织学与胚胎学》（修订实用医学各科全书之二、三，杭州新医书局，1952）；李肇特编著（马文昭、张鋆审阅）《组织胚胎学》（商务印书馆，1953）；李肇特（马文昭、张鋆、齐清心审阅）再次编著审阅《组织胚胎学》（人民卫生出版社，1954）；H. A. 马努伊洛娃著，刘后贻、周家兴、陈丽芳译《组织学与胚胎学基础教程》（北京高等教育出版社，1955）；江启元、张汇泉编著（马文昭、李肇特审阅）《胚胎学图谱》（人民卫生出版社，1958）；W. 巴尔格曼（西德）著，何凯宣主译《人体组织学和显微解剖学》（人民卫生出版社，1963）；薛社普主编《人体胚胎学图谱》（人民卫生出版社，1965）。

1976 年以后，教育部组织编写了全国规划性教材（表 12-2）。另外，还出版了大型参考书，如成令忠主编的《组织学》（1981 年第 1 版，1983 年第 2 版）。2011 年，成令忠、王一飞、钟翠平主编，上海科学技术文献出版社出版第一本全彩色《组织胚胎学——人体发育和功能组织学》，开创了国内医学教材全彩色印刷的先河。还有刘斌、高英茂主编的《人体胚胎学》（1996 年第 1 版），成令忠、钟翠平、蔡文琴主编的《现代组织学》（2003）。

表 12-2 临床医学本科组织学与胚胎学国家规划教材（人民卫生出版社出版）

学制	版次	主编	出版时间（年）
七年制	1	高英茂	2001
	2	高英茂、李和	2010
八年制	1	高英茂	2005
	2	高英茂、李和	2010
	3	李和、李继承	2015
五年制	1	上海第一医学院	1978
	2	何泽涌	1983
	3	成令忠	1988
	4	成令忠	1996
	5	邹仲之	2001
	6	邹仲之	2004
	7	邹仲之、李继承	2008
	8	邹仲之、李继承	2013
	9	李继承、曾园山	2018

　　除了教材编写外，亦相继出版了各类教学图谱，如：《组织学图谱》（南京医学院，1980）；《细胞和组织超微结构》（钟慈声等，1984）；《组织和细胞的扫描电镜图谱》（王仲涛等，1984）；《组织学彩色图谱》（南京医科大学和上海第二医科大学，1985）；《组织胚胎学彩色图谱》（韩秋生等，1997）；《组织学彩色图谱》（郭志坤等，1999）；《组织学彩色图谱》（张端莲、王瑞绵等，2000）。

　　有的教授出版了一些专著，如：《小白鼠胚胎发生》（俞慧珠、叶百宽，1985）；《人体畸形学》（张汇泉等，1986）；《组织化学》（李肇特，1986）；《哺乳类细胞的超微结构》（侯家骧，1986）；《神经介质及有关酶类的组织化学》（艾民康等，1987）；《组织学与胚胎学进展》（何泽涌等，1987）；《人体胚胎学》（宗铁生等，1987）；《电子显微镜技术在临床医学中的应用》（杭振镳、蔡文琴等，1989）；《组织学与胚胎学进展续集》（成令忠等，1989）；《男性学》（谢文英、王一飞等，1991）；《生殖医学》（王一飞等，1992）；《中国人胚胎发育时序和畸胎预防》（谷华运等，1993）；《原位杂交》（苏慧慈，1994）；《原位 PCR》（苏慧慈、刘彦仿，1995）；《组织培养与分子细胞学技术》（鄂征等，1995）；《医学细胞与分子生物学》（陈诗书、汤雪明等，1995）；《体外受精与胚胎移植》（刘斌，1996）；《实用非放射性分子生物学实验技术》（吴景兰、丁一等，1997）；《一氧化氮的生物医学》（钟慈声、孙安阳等，1997）；《男性生殖病理学》（吴明章、张君慧，1997）；《现代光学显微镜》（舍英，1997）；《发育神经生物学》（蔡文琴、李海标等，1999）；《组织细胞化学理论与技术》（王延华、李力燕等，2005）；《组织学与胚胎学实验技术》（李继承，2010）；《医学显微世界之美——无内之物》（潘林，2016）；《人类胚胎学图谱》（刘慧雯，2017）。此外还编著了技术专著，如：《组织学标本制作技术》（熊绪畬，1979）；《组织学与组织化学技术》（易家农，1986）；《组织学特殊染色技术实践》（胡登煜，

1989）等。这些专著的出版对促进各专业学科的发展，紧跟国际学术前沿起了一定的作用。

　　辅助教学使学生能更好地学习和理解组织学与胚胎学的理论，有的院校教师先后制作了一些教学录像片和计算机多媒体课件，如：《组织学教学和实验系列片》（南京医科大学等江苏6校，1995）；《早期胚胎发育》（1984），《上皮组织》《结缔组织》和《软骨与骨》（上海医科大学，1986）；《消化呼吸系统发生》（第二军医大学，1992）；《心脏发生》（第三军医大学，1992）。2000年，北京医科大学联合胜利油田卫生学校分别在北京大学医学出版社和高等教育出版社出版了计算机多媒体辅助教学（CAI）课件《人体胚胎学总论》和《组织学》专科版。上海医科大学、中山医科大学、中国医科大学、广州医学院等也编制了组织学和胚胎学多媒体课件。

　　改革开放以后，组织学与胚胎学教材的编著及科技图书出版相当活跃。自20世纪80年代，教育部组织专家评审出一批普通高等教育"十一五"国家级规划教材、"十二五"普通高等教育本科国家级规划教材和辅助教材、国家级优秀教材和国家级规划教材等，参见表12-3、表12-4。

　　（一）国家级规划教材

表12-3　普通高等教育"十一五""十二五"国家级规划教材 [1]

主编	时间（年）	教材（版次）	出版社
刘斌	1988	《组织学与胚胎学》（第1版）	北京大学医学出版社
石玉秀	2008、2013、2018	《组织学与胚胎学》（第1、2、3版）	高等教育出版社
唐军民、高俊玲、白咸勇	2008、2014	《组织学与胚胎学》（第3、4版）	北京大学医学出版社
徐晨	2008	《组织胚胎学》	高等教育出版社
唐军民、张雷	2009、2014、2018	《组织学与胚胎学》（第2、3、4版）	北京大学医学出版社
唐军民、李英、卫兰	2012	《组织学与胚胎学彩色图谱》（第2版）	北京大学医学出版社
高英茂	2010	《组织学与胚胎学》（第2版）	人民卫生出版社
高英茂、李和	2014、2016	《组织学与胚胎学》（第3、4版）	高等教育出版社
李和、李继承	2015	《组织学与胚胎学》（第3版）	人民卫生出版社
刘黎青	2008、2012 2009、2016	《组织学与胚胎学》 《组织学与胚胎学实验教程》	中国中医药出版社

表12-4　国家级优秀教材

主编	时间（年）	教材（版次）	奖项名称	出版社
成令忠	1992	《组织学与胚胎学》	普通高等学校优秀教材奖（中国教育委员会）	人民卫生出版社
成令忠	1995	《组织学》（第2版）	全国优秀科技图书一等奖（中国新闻出版署）	人民卫生出版社

---

[1]　全国普通高等教育教材网（www.tbook.com.cn）。

续表

主编	时间（年）	教材（版次）	奖项名称	出版社
刘斌	1998	《人体胚胎学》	卫生部科技进步奖二等奖	人民卫生出版社
成令忠 钟翠平 蔡文琴	2004	《现代组织学》	第十届中国图书奖（中国出版工作者协会、中国图书奖评委会）	上海科学技术文献出版社
石玉秀	2013	《组织学与胚胎学》（第2版）	全国优秀教材一等奖	高等教育出版社
唐军民 高俊玲	2014	《组织学与胚胎学》	普通高等教育国家级精品教材	北京大学医学出版社

其他国家级规划教材还有：刘斌主编《组织学与胚胎学》（北京大学医学出版社，2006）；郭顺根主编《组织学与胚胎学》（人民卫生出版社，2006年第1版，2012年第2版）；赵荧、唐军民的《形态学实验技术》（北京大学医学出版社，2008）；等等。

（二）教学获奖

在组织学与胚胎学教学中除要掌握基本教学技能外，广大教师还不断地改进教学内容和方法，使学生能够在较短的时间内掌握所学知识，受到学生和同行的好评，取得优秀成绩，如江一平获人民教师奖（1993），蔡文琴（1995）和石玉秀（2004）被评为全国优秀教师，李和获第4届高校青年教师奖（2002）。

三、学位点

1981年，上海医科大学等7所高校的人体解剖学、组织学与胚胎学获首批博士点，北京医科大学等26所高校获首批硕士点。2019年10月10日教育部学位管理与研究生教育司提供的数据显示：①全国目前现有"基础医学"一级学科博士学位授权点51个、硕士学位授权点63个，"人体解剖与组织胚胎学"二级学科硕士学位授权点3个。具有"基础医学"一级学科学位授权的学位授予单位可自主设置"人体解剖与组织胚胎学"二级学科。② 2017—2018学年度，有关学位授予单位在"人体解剖与组织胚胎学"二级学科共授予博士学位106人，硕士学位408人。2014—2018年，有关学位授予单位在"人体解剖与组织胚胎学"二级学科共授予博士学位467人，硕士学位2376人[1]。

第六节　学术团体与学术期刊

一、学术团体

1986年，中国解剖学会成立了组织学与胚胎学专业委员会，组织和开展了多种教学交流

---

[1]　教育部学位管理与研究生教育司给中国解剖学会的复函（2019年10月10日）。

和学术研讨活动，诸如教材研讨、教学录像和多媒体课件展示和讨论、中国人胚胎测量、专题学术演讲等。1988 年，由北京大学医学部纪中生、张叔行，北京中医药大学郭顺根等发起，1989 年在吉林市举办的首届组织学与胚胎学青年学术研讨会（简称为青组会），为青年学者搭建了一个新的学术交流平台。30 年来（1989—2019 年），青组会共举办了 16 届（表 12-5），为组织学与胚胎学学科教学与科研人才的培养做出了贡献。同时，在 1992 年还建立了组织学与胚胎学技术工作交流会。2004 年，李和与周德山主持召开了首届组织学与胚胎学分会委员会。

表 12-5　组织学与胚胎学青年学术研讨会

届次	举办时间	举办地	主持人
1	1989 年 8 月	空军医学专科学校（吉林）	窦肇华
2	1991 年 8 月 5—10 日	沈阳军区医学专科学校（大连）	关伟启
3	1993 年 8 月	第一军医大学（广州）	郭河信、戴云
4	1995 年 8 月	总后勤部医学高等专科学校（北京）	周长满
5	1997 年 9 月	河北医科大学（石家庄）	高福禄
6	1999 年 8 月	第四军医大学吉林军医学院（吉林市）	蒙一纯
7	2001 年 8 月	北京中医药大学（北京）	郭顺根
8	2004 年 8 月	陕西省医学高等专科学校（西安）	王兰
9	2005 年 10 月 27—29 日	复旦大学上海医学院、上海交通大学医学院、第二军医大学联合举办（上海）	周国民
10	2007 年 8 月 15 日	福建医科大学（福州）	王世鄂、江一平
11	2009 年 7 月 28 日	大连医科大学（大连）	邵淑娟、郝立宏
12	2011 年 7 月 26—28 日	宁夏医科大学（银川）	王燕容
13	2013 年 7 月 25—27 日	广州医学院（广州）	马宁芳
14	2015 年 7 月 25—27 日	潍坊医学院（潍坊）	管英俊
15	2017 年 7 月 12—15 日	石河子大学医学院（石河子）	慕晓玲
16	2019 年 7 月 20—23 日	吉林医药学院（吉林市）	徐冶

　　1989 年，由南方医科大学艾民康、朴英杰和小川和郎（Kazuo Ogawa）创建了中日国际组织化学与细胞化学学术研讨会（简称中日组化研讨会），以后每 2—3 年举办一次，1989—2019 年一共举办了 13 届（表 12-6）。无论中日组化研讨会在何处召开，中国学者均积极报名参加，并递交学术论文摘要，参与大会报告和小会研讨，扩展了组织学与胚胎学学者与国际同行的学术交流。

表12-6 中国－日本组织化学与细胞化学学术研讨会

届次	时间	地点	大会主席	执行主席
1	1989年12月3—6日	广州市	艾民康、小川和郎（Kazuo Ogawa）	朴英杰（南方医科大学）
2	1991年9月2—4日	西安市	薛社普、小川和郎（Kazuo Ogawa）	薛社普（第四军医大学）
3	1993年9月1—4日	沈阳市	石玉秀、小川和郎（Kazuo Ogawa）	石玉秀（中国医科大学）
4	1996年9月11—14日	重庆市	贾长恩、中根一穗（Paul K. Nakane）	蔡文琴（第三军医大学）
5	2000年5月24—27日	上海市	蔡文琴、平野宽（Hiroshi Hirano）	钟翠平（上海医科大学）
6	2001年12月6—8日	日本东京市	野沢史郎（Shiro Nozawa）、蔡文琴	（南方医科大学）
7	2004年10月21—24日	武汉市	蔡文琴、小路武彦（Takehiko Koji）	李和（华中科技大学）
8	2007年9月28—30日	日本甲府市	加藤良平（Ryohei Katoh）、李和	加藤良平（日本山梨大学）
9	2009年11月4—6日	南宁市	李和、根本典道（Norimichi Nemoto）	谢小薰（广西医科大学）
10	2011年10月21—24日	北京市	李和、松野彰（Akira Matsumoto）	周德山（首都医科大学）
11	2014年9月28—29日	日本松本市	伊东丈夫（Fuyuki Ito）、李和	伊东丈夫（日本松本大学）
12	2017年8月26—29日	张家口市	高福禄、小泽一史（Hitoshi Ozawa）	高福禄（河北师范大学）
13	2019年9月20—22日	日本神户市	羽地达次（Tatsuji Haneji）、周德山	羽地达次（日本德岛大学）

1990年创建的中日韩国际电子显微镜学术研讨会，至今已经举办了7届（表12-7）。

表12-7 中日韩国际电子显微镜学术研讨会

届次	主办单位	举办时间	举办地	主席
1	日本医学生物学电子显微镜研究会、韩国庆北大学	1990年11月1日	韩国庆北大学（大邱市）	孙泰重 宫泽七郎
2	日本医学生物学电子显微镜研究会，中国哈尔滨医科大学、沈阳医学院、西安医科大学	1993年9月16日 1993年9月18日 1993年9月22日	中国哈尔滨医科大学 沈阳医学院 西安医科大学	王孝铭 李晏真 任惠民 宫泽七郎

续表

届次	主办单位	举办时间	举办地	主席
3	日本医学生物学电子显微镜研究会、中国台北电子显微镜学会	1995 年 11 月 24—25 日	中国台北市"中央研究院"中国台北市阳明大学	Shang Ming Yu HsinKan Wu 宫泽七郎
4	WHO 西太平洋事务局、日本医学生物学电子显微镜研究会、韩国电子显微镜学会	1999 年 8 月 31 日—9 月 3 日	韩国庆北大学校医学部	韩相泰 孙泰重 宫泽七郎
5	中国河北医科大学、日本医学生物学电子显微镜研究会、韩国电子显微镜学会	2005 年 10 月 7—9 日	中国河北医科大学	张雷
6	日本医学生物学电子显微镜研究会、韩国电子显微镜学会	2009 年 9 月 16—18 日	日本神户大学千年会馆	朴杓允
7	日本医学生物学电子显微镜研究会，中国河北医科大学、河北北方学院、河北省解剖学会、北京解剖学会	2018 年 5 月 17—18 日	日本众议院第一议员会馆［国际会议室］	根本典子

二、学术期刊

学术期刊见第十五章。

（ 唐军民　周德山 ）

第十三章　学科的技术发展史

第一节　教学手段的变化

11 世纪前中国的医学教育没有系统记载。10—19 世纪，很多著名医学家的著作中有对于尸体解剖的记载；西方医学进入实验医学阶段时，中国医学校传授医学知识的方式仍是师傅带徒弟的方法。接受西方教育的医学博士回国承担解剖学的教学工作，但清朝政府规定解剖学课的实习"只许模型观察，不许尸体解剖"，当时只能用动物代替人体解剖[①]。

辛亥革命后，各地相继成立医学专门学校。政府规定医学教育中解剖学为必修课；中国第一部《解剖条例》（1913）公布；国立北京医学专门学校（现北京大学医学部）最先建立解剖实习室并进行人体解剖（1914）；国内出现大量日文、英文翻译的解剖学书籍；学校聘用中外教师进行解剖学教学；教材或用日文或用译著的教材。德、日、法等国也争相在重要城市办学，但使用自己的原文教材。具有民族自尊心的医学界志士，如颜福庆等创办了由中国人自办自教的为国人服务的医学院，聘请的专任教师大多是英、美、德、日等国留学归来人员，他们亲自编写讲义和实习指导，收集材料，制作标本，培养人才，为创建和发展中国的人体解剖学科做出了历史性贡献。此时使用的解剖学模型绝大部分购自国外，也有少量仿制品，但不规范[①]。

中国共产党领导的中国工农红军 1931 年于江西瑞金筹建了卫生学校，其几经更名、合并，并经历了长征的考验，培养学员的规模不断壮大，但以培训实际应用技术为主，秉承和践行了"政治坚定、技术优良"的办学方针（图 13-1）。抗日战争时期，红军卫生学校改为八路军卫生学校，学员分为军医班、护士班、调剂班和特训班，学制适当延长，在教学中，除了注重实际操作外，适当增加了医学基础理论（但没有学科概念）。1940 年 3 月，卫校迁至延安，改名为中国医科大学，之后制定了新的教学计划，不同班（专业）学制不同，教学年度开始划分为学期。抗日战争胜利后，为了适应革命战争的需要，调整了学制和教学安排，进行互助分组和分科，特别是运用形象教学法，强调应用实物、标本、模型、挂图等进行教学[②]。为

---

① 中国解剖学会.中国解剖学会八十年［M］.北京：中国科学技术出版社，2000：13-30.

② 哈尔滨医科大学校史编审委员会.哈尔滨医科大学校史（1931—1985）［M］.哈尔滨：黑龙江人民出版社，1988：
　　1-7.

适应战争的需要，共产党领导的人民军队建立了一些医科学校。教学条件简陋，标本、挂图、书刊奇缺，师生自己动手创造条件上课。没有教室，就在大树上挂一块黑板，用砖头、石板做桌椅，没有标本，就收集无名尸骨，培养了一批又一批医学人才。

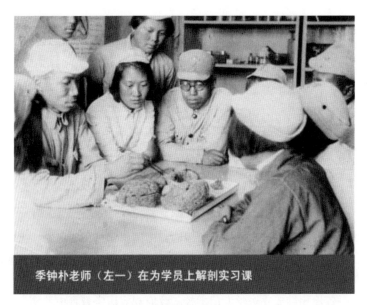

季钟朴老师（左一）在为学员上解剖实习课

图 13-1　江西瑞金卫生学校的解剖实习课（中国医科大学档案室提供）

新中国成立后，解剖学事业同中国医学教育事业一样取得了辉煌的成绩。教学手段也随着时代的发展、科技的进步，从传统手段到现代化手段、从实体教学到虚拟教学、从课堂移动到网络，逐步向科学化、信息化迈进。

一、板图、挂图的应用

新中国成立之初，很多国外留学人员回国后克服各种困难，编写教材、实习指导、图谱及专著，统一解剖学名词，坚持教学第一线，其中授课主要以讲解和穿插画板图为主。1982年，郭光文、王序主编的《人体解剖挂图》出版后，各院校将其应用于教学中，挂图逐步替代了部分板图的作用。此外，有很多院校先后建设了自己的绘图室。手绘挂图应用于教学中，并积累了教材用图，为教材建设起到了促进作用。挂图从此作为重要的教学手段开始应用于教学中，丰富了传统教学手段，推动了教学的发展[①]。

二、模型的发展及教具的补充

很多院校的教师和技术人员在建校早期充分发挥自己的聪明才智，利用简单材料，如纸壳、胶合板、线绳、铁丝、石膏等，制作出教学中难以观察和理解的实用教具，如喉弹性圆锥和方形膜及其结构的展示、传导路、脑干内脑神经核团、肌节的收缩、粗细肌丝滑动、受

---

① 杨景武，纪长伟，何建华.谈人体解剖教学中挂图的应用［J］.解剖科学进展，1997，3（2）.

精卵到囊胚的发生、三胚层胚盘等，这些教具补充了教学模型显现立体空间、位置、结构的不足，非常实用，是时代的产物（图13-2、13-3）。目前这些教具大都成为学科历史的见证，更是彰显了老一辈教师和技术人员的智慧及爱岗、敬业、钻研、奉献的精神。

新中国成立后，卫生部在上海设立了上海医学模型厂，任命留德解剖艺术专家许士骐（1900—1993）为厂长，聘请解剖学专家为产品监制人。模型设计制模后，需经监制人审查。该厂产品好，畅销国内还远销国外。国营建制的该厂在"文化大革命"中被破坏。改革开放后，该厂因各种原因未能重建和恢复生产[1]。随着国家政策的支持，科学技术的进步，医学院校的发展，国内开始涌现出可生产模型的大量的私营、中外合资厂家，模型在种类、材质、结构表观方面都在不断发展和进步。随着3D打印技术的广泛应用，解剖学科教学的模型、标本应用3D打印技术制作，开启了辅助教学的新局面[2][3]。

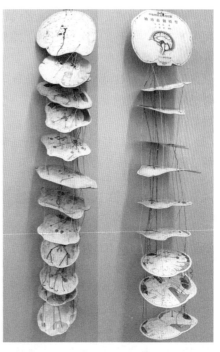

图13-2 20世纪50年代初哈尔滨医科大学和江苏医学院用纸板、线绳自制的传导路模型（张雅芳提供）

三、幻灯片及录像片等的应用

20世纪70年代末至90年代初，随着科技的发展，教学手段也日益现代化，教师授课除了画板图，也现场画在投影胶片上或者课前画好，课上用投影仪投到大屏幕上显示；也有院校购置国内外制作、国内发行的教学幻灯片，用幻灯机在课堂上播放，代替部分画板图和挂图。同时，有很多院校在电教人员的支持帮助下，摄制教学录像片，指导和辅助实验教学。这些教学录像片有很多获得了各级别教学成果奖，并出版发行得到推广和使用，受到广大师生的欢迎[4][5]。

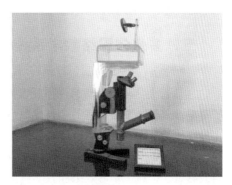

图13-3 哈尔滨医科大学自行改装的倒置显微镜（张雅芳提供）

为了促进电化教育事业的发展，提高专业教师运用电化教学的技能和水平，1987年4月11—16日，中国解剖学会教育工作委员会在郑州召开了"电教片交流"会。全国26个省区

① 中国解剖学会. 中国解剖学会八十年 ［M］. 北京：中国科学技术出版社，2000：13-30.

② 王星，史君，张少杰，等. 三维打印技术在人体解剖学教学中的应用与研究［J］. 科技创新导报，2016（6）：128-129.

③ 缪化春，吴锋，袁权，等. 3D打印模型在脑血管解剖教学中的应用［J］. 齐齐哈尔医学院学报，2019，40（10）：1277-1278.

④ 同①.

⑤ 中国解剖学会. 中国解剖学会90年历程［M］. 西安：第四军医大学出版社，2010：58-60.

市（除青海、西藏、天津外）68 名代表参加了会议，中国解剖学会河南省分会的代表 60 余人列席了会议。会上有电视片 63 部、电影 7 部、幻灯片 3 套进行交流。最后对推选出的 20 部优秀电教片进行了表彰奖励，激发了从事电教工作人员的兴趣和热情①。之后学会教育工作委员会曾多次有针对性地举办各类电化教学技能工作研讨会或经验交流会，为以后开展人体形态科学的教学及教学改革奠定了基础，也标志着中国解剖学会在引领教学手段整体改革上迈上崭新的台阶。

投影仪、幻灯片的应用，特别是录像片等在教学中的使用，改变了以往传统教学中教师的不间断讲授、示教和指导，其直观、逼真，促进了教学效果的提升。

四、多媒体课件的应用

20 世纪 90 年代末多媒体的问世推动了教学辅助课件的研制。1999 年 12 月，组织学与胚胎学专业委员会在南京医科大学组织了"计算机多媒体辅助教学经验交流会（CAI）"，很多院校在会上交流了多媒体课件。2002 年，中国解剖学会教育工作委员会在广州市召开了"计算机多媒体辅助教学课件制作与整合式教学"研讨会，强调在引入多媒体教学同时应注意教师在教学中的主导作用②。此后，多媒体课件在国内的解剖学、组织学与胚胎学学科课程中广泛应用。

计算机多媒体辅助教学课件的应用，使以往粉笔 + 黑板 + 挂图等的主要教学手段逐步被更加省时、方便携带、承载更大信息量的演示文稿（PPT）所替代。PPT 可以清晰显示通过扫描图谱获得的、从互联网下载的彩色图片，并有机穿插一系列动画和音频、视频文件。PPT 教学承载了更多的教学信息，使学生感觉更加清晰、美观，结构更加直观、立体，激发了学生的学习兴趣，提高了教学质量。

五、多媒体网络教学系统的应用

（一）课程资源的应用

21 世纪初，随着计算机网络技术的飞速发展和普及，各地院校搭建了校园网平台，构建了有丰富资源、方便共享的多媒体网络系统。很多院校将文字、图片、声音、视频、动画等多种媒体结合在一起，集科学性、知识性和趣味性为一体，建设了囊括具有生动、形象、直观、易用特点的大量课程资源。该资源激发了学生学习的兴趣和主观能动性，并可及时进行自我测试，提高了学习效果和教学质量。学科对平台内容不断更新，积极申报不同级别的精品课程③。2011 年，教育部开展国家精品开放课程建设、评比工作，包括精品视频公开课和精品资源共享课，此后，陆续公布了精品视频公开课和"国家级精品资源共享课"的名单并评审公布了国家精品在线开放课程。2019 年底，人体解剖学有 2 门精品视频公开课、13 门精品资源共享课、7 门国家精品在线开放课程；组织学与胚胎学有 9 门精品资源共享课，2 门国家精品在线开放课程④。这些课程在"爱课程"（中国大学 MOOC）、人民卫生出版社慕课、学堂

---

① 中国解剖学会. 中国解剖学会 90 年历程［M］. 西安：第四军医大学出版社，2010：58–60.

② 同①。

③ 任远，李振强，濮毅峰，等. 解剖多媒体网络教学系统的应用效果的调查分析［J］. 重庆医学，2011，40（21）：2121–2122.

④ 中国教育部高等教育司：http://www.moe.gov.cn/s78/A08/index.html。

在线、智慧树、网易网站免费向社会开放。各院校网页也有一些优质的课程资源免费开放，在教学中可作为教学的补充手段，学生在课余时间用于学习、复习和进行自我评价。教育与继续教育工作委员会响应教育部的号召，借每年年会交流，组织课件比赛、微课比赛，推动了各院校的课程建设，提高了师资队伍的教学能力。

（二）"互联网＋"的应用

2015 年，国家"互联网＋"行动计划出台，"互联网＋教育"的应用，为传统教育注入了新的活力，使教育的发展产生了质的飞跃。一切教与学的活动都围绕互联网进行，教师在互联网上教，学生在互联网上学，信息在互联网上流动，知识在互联网上成型，线下的活动成为线上活动的补充与拓展。教学中师生也享受到了"互联网＋教育"的便捷和方便。教学中有很多工作，细致而繁琐，如给学生提供课件、视频等学习材料，收发作业、批改作业、分享作业，发送通知、与学生沟通、学生考勤、教学效果检测等。"互联网＋教育"帮助教师完成这些工作，由几年前 QQ 的广泛使用，逐步过渡到微信公众平台的应用，当今为教师量身定做的"对分易"现代化教学平台的应用，促使"教"与"学"无缝融合。同时，让教与学释放更多能量的"雨课堂"，实时地检测学生对每节课知识点的掌握程度，推动了混合式教学、形成性评价、多通道的师生互动。这些都是"互联网＋"新时代的教学手段的新形式。

六、数字人体产品及数字化平台及实验室的应用

随着计算机技术的快速发展，虚拟、图像处理以及信息处理等技术推动了本学科教学向着数字化方向发展[①]。2005 年前后，国内数码显微互动实验室在各院校相继建立，其教学系统是由图像系统、语音问答系统、数码显微镜系统、计算机软件系统构成，它的应用是形态学实验教学领域的重大革新，是一种新的实验教学手段。依据中国人数据构建的解剖数字人体模型实验教学系统，构建了数字化解剖实验室[②]。很多医学院校顺应时代的发展方向，建设数字解剖实验室逐渐成为教学的必备。在数字化解剖教学平台上可反复进行人体虚拟解剖实验，数据可及时更新和共享，可有效节约教学资源，提高学生的学习兴趣和动手能力；另外在计算机上进行的数字化教学属模拟技术，具备立体感，系统性更强，可将某器官或局部进行不同层面多角度观察，还可进行人机对话、模拟考试和模拟手术等。当今应当将传统的教学手段与现代化的数字教学手段加以结合，相互取长补短，可以产生叠加的教学效果。

2015 年 6 月 2 日，中国解剖学会出台了《数字解剖学实验室建设规范（暂行）》（JP/Z-2015）。此后，各院校和承建公司大都参照该规范进行实验室建设。由山东大学、陆军军医大学、山东数字人科技股份有限公司和学会作为共同完成单位，刘树伟、张绍祥等完成人的"我国数字解剖学教学体系创建与推广"获国家级教学成果奖二等奖（2018），代表了本学科教学手段质的进步和发展，提高了中国人体解剖学教学信息化水平。

（张雅芳）

---

① 张绍祥. 数字化人体与数字医学的研究概况及发展趋势 [J]. 第三军医大学学报，2009，31（1）：1-2.

② 柏永刚，刘文，车永哲，等. 解剖实验室的建设与发展 [J]. 实验技术与管理，2015，32（8）：219-222.

第二节　大体标本制作技术

一、大体解剖学技术队伍的发展简史及现况

大体解剖学技术是展现和验证人体解剖形态结构的必要手段，掌握各种大体解剖标本制作原理和方法，在解剖学的教学和科研工作中具有十分重要的意义。新中国成立之初，全国的人体解剖学工作者仅有 100 多人，以教师为主，而从事技术工作的人员很少。从文化素质上看，1975 年以前，解剖学技术队伍人员的学历普遍较低，其中最高学历一般为中专，还有相当一部人没有专业学历，多是由普通就业人员在教师和老技术员的传、帮、带中逐步成长起来的。他们虽然基础理论知识较差，但勤学苦练，有实际工作能力，技术精良、经验丰富，成为了人体解剖学技术队伍中的骨干力量。1980 年之后，随着教育体制改革逐步深入、完善，技术队伍的文化素质也有一定提高，高等院校的实验技术员都具有中专学历，并已有小部分具有大专或本科学历。但在中等卫生学校，仍有部分技术员没有经过正规的系统培训和学习，而是跟师学艺，边学边干，在实践中自学成才。进入 21 世纪以来，随着社会发展和形势的要求，以及高等院校师资要求的提升，人体解剖学技术队伍的学历也逐步正规化、标准化，同时，随着解剖学研究领域的不断拓展，解剖技术不再局限于传统的大体解剖，在微视解剖学、影像解剖学、组织学、细胞学和分子生物学等领域的技术已经成为解剖学工作者从事科研的基本手段。目前，许多医药院校的技术人员的学历要求已经提高到本科和硕士水平，更有部分高等院校的技术人员已经获得了医学博士学位 [1]。

从学术水平上看，1950—1980 年的解剖学技术人员，在学习借鉴国外的大体解剖技术方法的同时，结合自己的实践经验，编写了一些解剖学技术方法的内部讲义，虽内容比较陈旧，但代表着中国解剖学技术方法的初步萌芽。主要有：魏鑫元主编的《解剖标本制作法》（陕西省革命委员会卫生局，1974）；刘祯唐主编的《人体解剖学技术》（陕西医学院，1978）；王景德主编的《解剖标本制作法》（白求恩医科大学，1979）。

值得一提的是，在史无前例的"文化大革命"中，一些解剖学教师受到"革命浪潮"的冲击，被下放到技术室参加劳动，充实到技术队伍中来。他们有坚实的理论知识，有扎实苦干、勇于探索的精神，在那个特殊的历史年代，他们把聪明才智应用到技术学研究中，对解剖学技术的发展做出了突出贡献。正是在那个历史时期，刘正津、钟世镇编写了《解剖学技术》一书（1979），这是中国第一本内容比较系统全面的解剖学技术方法专著，其中以铸型标本最具特色 [2]。虽然这本书对于大体解剖技术的指导和推广具有重要的意义，但是此书仅作为内部资料，并未公开出版发行。1985 年，在人民卫生出版社的支持下，在前几本人体解剖学标本制作技术图书基础上，于频、刘正津编写了《解剖学技术》第 1 版，正式公开发行 [3]。使解剖学技术迈上了一个新的台阶，而且对实验技术人员制作标本、技术方法革新、撰写研究

---

① 钟世镇. 解剖学实验技术队伍的回顾与展望［J］. 解剖学杂志，2008，31（2）：276–277.

② 刘正津，钟世镇. 解剖学技术［M］. 重庆：第三军医大学，1979：81–135.

③ 于频，刘正津. 解剖学技术［M］. 北京：人民卫生出版社，1985：193–240.

论文、培养一批有影响力的技术骨干等起着重要的指导作用。经过 12 年的积累和沉淀，南方医科大学的高级实验师李忠华和王兴海受人民卫生出版社的邀请，担任《解剖学技术》第 2 版主编，于 1997 年出版发行了由中国解剖学技师自己主编的技术专著[①]。

二、大体解剖学技术的发展概况

自新中国成立初期开始，大体解剖学技术主要围绕准备教学和科研标本开展。除开展尸体的福尔马林防腐、固定和保存等基本技术以外，解剖学技术人员在借鉴国外技术方法的基础上，也根据不同组织器官的结构特点，探索设计和制作满足解剖学教学和科研的标本，对骨标本、软体标本、断层标本、透明标本、干燥标本和脑标本等方面的制作技术，在实践操作中日臻成熟，有力地保障了人体解剖学教学工作和科研工作的基本需要。

甲醛溶液作为经典而有效的尸体防腐处理液已经使用了近 2000 年，然而甲醛对于人类健康的危害已经得到世界卫生组织（WHO）的证实，因此研究发明不含甲醛的标本防腐液和保存液一直是解剖学工作人员努力的目标。近 20 年以来，中国学者和多家企业在这个领域进行了不懈的探索，目前已经有 4 家公司生产不含福尔马林的标本保存液和固定液，多个产品应用于解剖学教学中，为保障解剖学工作者的健康做出了贡献。

为了研究脏器及其管道，特别是血管系统的复杂立体结构，向管道内注入液态的化学物质，待其硬化后将组织腐蚀清除，仅保留填充物作为标本的方法称为铸型标本制作法。管道铸型技术是解剖学标本制作的一项专门技术，在铸型剂理论研究、造型设计和技术操作方面均有独特之处。早在 15—16 世纪，意大利画家达·芬奇就曾将蜡融化后注入脑室，待蜡冷却凝固后，去除脑组织，制备了脑室铸型标本。后来也有人曾用低熔合金做填充剂，制备了内耳和脑室标本[②]。

1957 年，何光篪采用牙科可塑质铸造内耳，使铸型标本的质量有所提高。但是蜡、低熔合金和可塑质牙科材料的凝固时间过快，不便加压灌注，对于流程长、管道细小的血管系统并不适用。在 20 世纪 60 年代以前的一段时间内，硝酸纤维素（赛璐珞）被选为填充剂，用于制备内脏器官的血管铸型标本，但是由于赛璐珞的化学稳定性差，在后期的酸碱腐蚀过程会破坏其分子结构，导致铸型容易脆裂，因此标本仍不尽如人意。1970 年以后，化学工业的飞跃发展，许多性质优良的新型塑料产品的出现，为解剖学工作提供了提高铸型标本质量的基础。钟世镇等对多种塑料产品的性能进行了反复试验和对比研究，精选出一批可以作为铸型填充剂的化工原料，如氧乙烯、聚氯乙烯、改性苯乙烯等，使管道铸型标本制作法的研究进入了一个新的发展阶段。经过 40 余年的努力探索和创新实践，钟世镇带领的南方医科大学（原第一军医大学）解剖学技术团队在填充材料的选择与开发、灌注和腐蚀方法的创新与改良以及铸型标本的推广应用等方面做了大量的工作，使中国的铸型标本技术逐渐成熟和完善，居世界先进或领先水平[③]（图 13-4）。2000 年，李忠华等学者完成的"外科实用管道铸型标本制作法的研究和应用"获得了国家科技进步奖二等奖。

①　李忠华，王兴海. 解剖学技术［M］. 2 版. 北京：人民卫生出版社，1997：123-175.
②　李忠华. 人体铸型标本的设计和制作［M］. 广州：华南理工大学出版社，1992：4-106.
③　李忠华，徐达传. 人体管道铸型技术的研究进展［J］. 中国临床解剖学杂志，2006（5）：592-593.

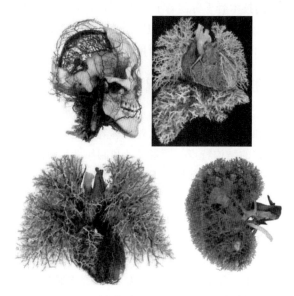

图 13-4　管道铸型标本（欧阳钧提供）

　　进入 21 世纪，数字影像技术飞速发展，已经进入人们日常生活和工作的各个领域。随着数字解剖学分支学科的建立和 3D 打印技术的普及，为传统的管道铸型标本带来创新性的改变，原来一个实体标本只能制备一个铸型标本，现在对标本进行扫描并通过三维影像重建和快速成型技术可制备无数个"铸型标本"。虽然受制于 3D 打印机和打印材料的限制，数字化制造的"铸型标本"在精细度和美观度方面尚存一定差距，但是假以时日，随着技术的进步，这些问题都会得以解决。

（欧阳钧　徐达传　钟世镇）

第三节　生物塑化技术

　　生物塑化技术（plastination technique）是一项生物材料保存新技术，它解决了困扰解剖学界数百年的难题，使人体标本的保存脱离了福尔马林，得以长期保存。自其诞生以来，又衍生出许多应用方法，已显示出其在生物形态学教学与科学研究、科学普及等工作中的优越性。

　　生物塑化技术是用活性液态高分子多聚物置换生物组织细胞内的水分和脂肪等物质后进行聚合固化，以达到长期保存生物标本的目的。塑化标本干燥、无味、耐用、可以长期保存，极大地改变了解剖学的教学环境。同时，生物塑化试剂的特性使得生物标本可以以一种栩栩如生的形式进行展示，开辟了一条全新的医学科普途径。该项技术能使生物标本内部结构得到很好的保存。这一特性使得很多在过去晦涩难懂的生物学知识变得直观易懂、浅显易记。同时也扩展了博物馆、科技馆等科普场馆的展示内容，丰富了科普方式。

一、发展历史

生物塑化技术是 1978 年由德国海德堡大学的讲师哈根斯（Von Hagens）博士发明的[①]。1993 年，在德国成立了生物塑化研究所。1995 年首次在日本举办了人体塑化标本展览。借助此次展览的成功，哈根斯在德国举办了"人体世界"展览，以后分别在许多国家举办了展览。

1982 年，在美国得克萨斯州召开了首届国际生物塑化年会。1986 年，在第三届国际生物塑化年会上，成立了国际生物塑化学会（International Society for Plastination, ISP），宗旨是促进生物塑化技术的研究、应用、推广及发展。同时还决定出版《国际生物塑化学会杂志》（*Journal of International Society for Plastination*）。该杂志于 2010 年更名为《生物塑化杂志》（*Journal of Plastination*）。

二、生物塑化技术的改进与发展

生物塑化技术包括硅橡胶（silicone）、聚酯树脂（polyester）及环氧树脂（epoxy）三大类技术。硅橡胶塑化技术（常用代号为 S10 技术）主要用于大体标本的制作，也可以用于断层标本的制作。聚酯树脂技术和环氧树脂塑化技术主要用于断层塑化标本，不仅可以用于教学，在科研领域的应用价值也正在展现。

聚酯树脂技术的国际代号为 P，用不同的数字代表不同的聚酯树脂。目前国外常用的聚酯树脂为 P35 和 P40，与 P35 相比，P40 优点是塑化过程更简便，灰白质间分辨力更佳，缺点是灰质部常出现黄色点，而且标本不透明，只能用于教学而不能用于科研[②]。

2003 年，隋鸿锦研制出 P45 技术，并获得发明专利。P45 技术改变了聚酯共聚体技术常用的紫外线硬化的方法，改用水浴箱进行硬化，同时将常用的平板包埋箱，改用为垂直包埋箱。这些改变使得聚酯共聚体技术的设备简化，操作简便，质量易于控制，试剂的消耗量减少。

环氧树脂塑化技术（常用代号为 E12 技术）可用于断层切片，具有薄、透明及组织回缩小等特点。标本可以先切片后塑化或先塑化后切片。

三、生物塑化技术在教学、科研中的应用

由于生物塑化标本便于展示的特性，目前国际上采用塑化标本建设大学博物馆已经逐渐形成了潮流。大学博物馆的建设，不仅可以激发学生的学习兴趣，改善学习环境，同时还有利于临床医生的继续教育，而且大学博物馆可以对社会开放，这不仅提升了大学的社会影响力，还提升了大学对新学生的吸引力。目前，国内数十所高等院校已经将塑化标本应用于教

① Von Hagens G. Silicone impregnation of whole organ preparations and histological large preparations (demonstration)[J]. Verh Anat Ges, 1978 (72): 419-421.

② Von Hagens G. The current potential of plastination [J]. Anat Embryol(Berl), 1987, 175 (4): 411-421.

学实践并建立了解剖学标本陈列室，极大地改善了解剖学的教学环境。塑化技术和塑化标本的应用，使得中国在解剖标本陈列馆的建设走入世界前列。

生物塑化断层技术制备的标本具有透光性，对于软组织研究，比如肌腱、筋膜等的层次、走行的显示，具有传统方法无可比拟的优越性。同时，断层塑化标本可以在广泛的范围内对精细解剖结构进行研究，填补了显微解剖与大体解剖之间研究方法的空白。生物塑化技术在科学研究中的价值已被国外的解剖学家和临床医生所认可。迄今，国内外已有近百篇使用这一技术作为研究工具发表的研究论文。

四、生物塑化技术在中国的发展历史

标本制作是开展塑化技术的基础，没有好的解剖标本，就难以谈到好的塑化技术。国内老一辈解剖学者的踏实苦干，对解剖学标本制作技术的重视，为塑化技术的开展打下了深厚的基础。因此中国制作的塑化标本质量明显好于国外。

（一）生物塑化技术的引进和推广

1992 年，哈根斯博士到中国访问了 5 所院校。这是国内首次接触和认识生物塑化技术。哈根斯博士与大连医学院签订了合作协议，将生物塑化技术引入中国。1994 年初，隋鸿锦前往德国海德堡大学专程学习生物塑化技术，当年归国后组建了中国首家生物塑化实验室——大连医科大学生物塑化技术研制开发中心，在国内率先开始了生物塑化技术[1]。

与此同时，张绍祥从德国引进了生物塑化的设备和包埋剂，并开展聚酯树脂和环氧树脂切片技术，制作了许多薄片断面标本。

1995 年，隋鸿锦在《解剖科学进展》、张绍祥在《中国临床解剖学杂志》上发表综述文章，向国内学者介绍了生物塑化技术。1995 年，张绍祥的课题"蝶鞍与斜坡区的生物塑化断面解剖及计算机图像三维重建"获得国家自然科学基金委员会的资助，这是国内首个与生物塑化技术相关的自然基金项目。张绍祥于 1999 年出版了《人体颅底部薄层断面与 MRI、CT 对照图谱》。这是国内首部应用塑化标本制作的解剖图谱[2]。

（二）生物塑化标本制作企业的建立

1996 年，南京苏艺生物保存实验工厂成立。这是国内首家专业的生物塑化标本制作厂家。

1997 年，大连医科大学与哈根斯合作成立了大连医科大学生物塑化研究所。1999 年，哈根斯在大连成立了德国独资企业——哈根斯生物塑化（大连）有限公司，成为当时世界上最大的生物塑化标本制作企业。

2002 年 6 月，大连医科大学牵头组建了校办企业——大连医大生物塑化有限公司。2004年成立了大连鸿峰生物科技有限公司。

国内在河南郑州、山东青岛等地也先后成立了多家规模不等的生物塑化标本制作企业。

---

① 隋鸿锦. 关于人体标本概念与伦理的思考 [J]. 医学与哲学，2011，32（1）：25-26.
② 隋鸿锦. 生物塑化技术 [M] // 钟世镇. 数字人和数字解剖学. 济南：山东科学技术出版社，2004：279-293.

五、近年来国内生物塑化技术的新发展

（一）广泛开展科普工作

2004 年 4 月 8 日—10 月 8 日，经卫生部人事司、中国科协批准，中国解剖学会与大连医科大学生物塑化有限公司合作，于北京举办了"人体世界科普展览"，卫生部科教司是本次展览的支持单位，全国人大常委会副委员长吴阶平院士为展览题写了展名。展览以生物塑化技术为依托，展示客观实在的人体结构，向公众进行医学健康科普教育。这些科普展览很好地宣传了人体知识和医学知识，起到了很好的科普宣传作用，与此同时，借助于这些展览，"生物塑化技术"这一新名词也逐渐为越来越多的相关人士所熟知。

（二）召开学术会议

2012 年 7 月，在北京举办了第 16 届国际生物塑化学会大会，共吸引了 27 个国家和地区的 110 名代表参会。

2018 年 7 月，大连医科大学与大连鸿峰生物科技有限公司共同承办的第 19 届国际塑化大会在大连医科大学召开。近百位专家学者参加了会议。会议期间，与会专家们专程参观了大连生命奥秘博物馆和大连鸿峰生物科技有限公司。在会议前期的换届选举中，隋鸿锦被选为国际塑化学会参事，这是中国学者首次出任国际塑化学会官员。

（三）举办学习班

为了更好地推广生物塑化技术，同时也是为了彰显中国在国际塑化领域的影响力，隋鸿锦自 2013 年起，先后举办了 3 期国际塑化学习班，重点讲授硅橡胶技术（S10）和聚酯树脂技术（P45），累计参加学习的国内外学者近百人。这一学习班的举办也使中国成为国际上除美国、西班牙之外，第三个国际塑化学习班的举办国，展示了中国在生物塑化领域的国际地位和国际影响力。

（隋鸿锦）

第四节　显微镜及电镜技术

一、光学显微镜发展简史

（一）国外光学显微镜发展简史[①]

1590 年，荷兰的简森父子制造出第一台原始显微镜，其放大倍数是 10—20 倍。1610 年，意大利伽利略制造了具有物镜、目镜及镜筒的复式显微镜，并把整个光学系统固定在一个支架上进行调焦。1650 年，显微镜的放大倍数达 40—140 倍，并开始应用到生物学和微生物学的研究中。1665 年，英国科学家罗伯特·胡克用自制的显微镜成功观察到细胞。1700—1850 年，显微镜被不断改善，外观逐渐接近目前使用的显微镜。在 1870 年，显微镜的放大倍数达 2000 倍。1904 年诞生了第一台紫外线显微镜。1941 年诞生了第一台相差显微镜。1994 年，

---

① 黄源. 显微镜［M］. 北京：人民卫生出版社，1958.

赛默飞世尔科技有限公司第一台半导体用双束显微镜面世，为尖端纳米量级的研究提供了强有力的支持，能提供多尺度、多维度洞察，让研究人员能够观测样本微小的细节。受波长的制约，现在用的普通显微镜，也就是光学显微镜，与19世纪的光学显微镜相比，并没有什么大的改进。

（二）中国光学显微镜

1. 中国光学显微镜的制造

中国光学显微镜的制造已经有近70年历史了。最早生产显微镜是在抗日战争时期，针对当时简单的望远镜、显微镜亦全凭进口的困境，在严济慈的领导下，钱临照、林友苞等在云南建立了一个小型光学车间，由外厂负责加工金属部件，制成数百台包括有油浸物镜的高倍显微镜，分别送到抗日后方教学、医学和工程建设单位使用，这是国内第一次批量生产显微镜。

中国的光学显微镜制造业的发展起源于江南光学仪器厂［现为江南光电（集团）股份有限公司，简称为江南永新］[①]。该公司于1954年研制出中国第一台光学显微镜（图13-5）；1958年研制成功中国第一台偏振光显微镜（图13-6）；1959年，首台卧式金相显微镜研制成功；1964年和1965年分别研制成功 XJB-01 和 XJB-02 卧式金相显微镜；1966年研制成功中国第一台体视显微镜（图13-7）；1980年，研制生产了中国第一台 XQF-1 显微图像分析仪（图13-8），填补了国内空白。同时，该公司也生产了 NE950 正置荧光显微镜和 NE950 荧光显微镜。

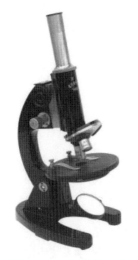 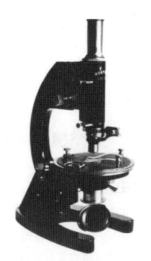 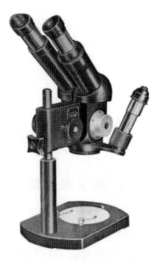

图 13-5　中国第一台　　　　图 13-6　中国第一台透射　　　　图 13-7　中国第一台
光学显微镜　　　　　　　　偏振光显微镜　　　　　　　　XTD-01 体视显微镜

---

① 南京江南永新光学有限公司成立 60 年纪念册，2003 年。

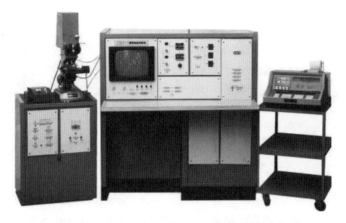

图 13-8　中国第一台 XQF-1 显微图像分析仪

1958 年，中国科学院长春光学精密机械与物理研究所（简称为长春光机所）研制成功中国第一台高温金相显微镜和中国第一台万能工具显微镜。

2005 年，麦克奥迪实业集团有限公司（MOTIC）与德国卡尔·蔡司公司（Carl Zeiss AG）合作生产了 Primo Star 生物系列显微镜。随着交流与合作的不断深入和加强，蔡司公司的 Primo Vert 倒置系列显微镜、Stemi 解剖系列显微镜等多个产品全部委托 MOTIC 公司制造和生产，竖起了中国光学显微镜制造业的丰碑。

还有 20 世纪 50 年代成立的广州粤显光学仪器有限公司（原广州光学厂）、1958 年成立的重庆光学仪器厂、桂林光学仪器厂（现为桂林威达股份有限公司桂林光学仪器厂）等都为中国显微镜制造的发展做出了应有的贡献。

2. 中国光学显微镜的应用

显微技术的发展使中国科研人员对生物体的生命活动规律有了更进一步的认识，获得了许多重要的研究成果。1989 年，唐军民利用 ATP 酶组织化学技术显示了分离的小鼠腹部表皮内朗格汉斯细胞光镜下的形态特点（图 13-9）；1994 年，在观察头皮火棉胶切片中，获得了最佳切面的头皮切片光镜像（图 13-10）。2006 年，吴春云利用激光共聚焦扫描显微镜观察免疫荧光双染色显示的原代培养的 SD 新生大鼠脑组织的小胶质细胞和 JN 蛋白[1]，获得高质量的照片（图 13-11），并被 Trends in Glial Research-Basic and Applied 著作选作封面。2007 年，江一平等采用全程微分干涉差显微镜观察到小鼠（2 个原核，3 个极体）的受精卵（图 13-12）。2008 年，潘琳采用免疫组织化学双标记法显示了大鼠胰岛 A 细胞和 B 细胞光镜像（图 13-13）。2013 年，战军利用免疫组织化学 ABC 法检测人胚胎肾组织内 Kindlin-1[2] 的表达，获得高质量的光镜像（图 13-14）。2019 年，张雷等采用免疫组织化学 SP 法显示了 CD1a 阳性朗格汉斯细胞散在分布于人宫颈上皮组织内（图 13-15）。夏潮涌在观察树脂包埋、HE 染色的淋巴结切片中，获得了典型的高内皮静脉与毛细血管光镜像（图 13-16）。

---

① JN（Juxtanodin）蛋白，一种与微管有关的细胞骨架蛋白。

② Kindlin-1 是整合素相互作用蛋白，在近端小管和远端小管高表达，而肾小球表达则很低。

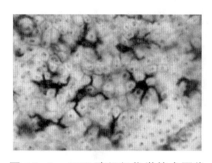

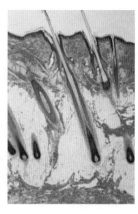

图 13-9　ATP 酶组织化学技术图像　　图 13-10　石蜡切片 HE 染色头皮组织光镜像

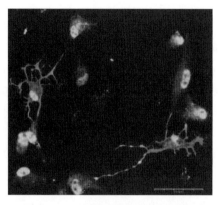

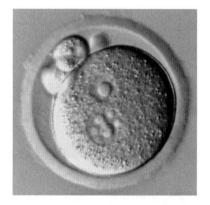

图 13-11　激光共聚焦荧光显微镜
图像（小胶质细胞和 JN 蛋白）

图 13-12　微分干涉差显微镜像
（受精卵，原核、极体）

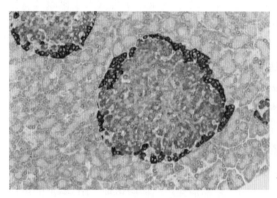

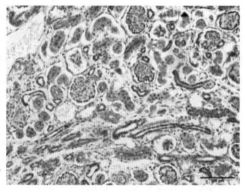

图 13-13　免疫组织化学双标记光
镜像（胰岛 A 和 B 细胞）

图 13-14　免疫组织化学 ABC 法染色
光镜像（肾近端小管与远端小管）

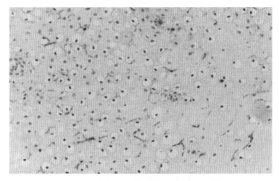

图 13-15　免疫组织化学 SP 法光
镜像（子宫颈上皮朗格汉斯细胞）

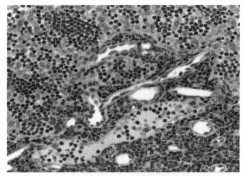

图 13-16　高内皮静脉与
毛细血管光镜像

2015 年，清华大学生命科学院、北京大学医学部引进了江南永新生产的 NE950 正置荧光显微镜和 NE950 荧光显微镜，这批产品的成像效果清晰度都有很大的提升，为医学生物学研究细胞内物质的吸收、运输，化学物质的分布及定位、定量提供了极为实用的形态学工具。

二、电子显微镜发展简史

（一）国外电子显微镜发展简史①

1. 透射电子显微镜

有关内容详见第六章。

2. 扫描电子显微镜

1938 年，世界上第一台扫描电子显微镜由冯·阿登纳（Von Ardenne）成功研制。1965 年，第一台商业扫描电子显微镜研制成功，很快成为细胞生物学的研究工具。1952 年，英国工程师查尔斯·奥特利（Charles Oatley）也制造出了一台扫描电子显微镜。后来又出现了扫描透射电子显微镜（scanning transmission electron microscopy，STEM），它是一种既有透射电镜又有扫描电镜的显微镜。

3. 扫描探针显微镜

扫描探针显微镜是机械式地用探针在样本上扫描以探测样本影像的显微镜。它有两个分支：①扫描隧道显微镜②：可以很好地"看"到金属表面。扫描隧道显微镜的发明使两人获得了 1986 年的诺贝尔物理学奖。②原子力显微镜：1985 年，IBM 公司宾宁（Gerd Binning）和斯坦福大学的奎特（Calvin Quate）共同研发了第一台原子力显微镜。它不但可以"看"到金属表面，还可以"看"到非金属表面，弥补了扫描隧道显微镜的不足。

（二）中国电子显微镜的研制③

1. 中国透射电子显微镜

20 世纪 50 年代末，原国立同济大学医学院毕业的武忠弼、庞其芳等从德国学成电镜技术

① 梁洪亮. 科技史与方法论［M］. 北京：清华大学出版社，2016.

② 白春礼. 扫描隧道显微术及其应用［M］. 上海：上海科学技术出版社，1992.

③ 谢书堪. 中国透射式电子显微镜发展的历程［J］. 物理，2012（6）.

归来，中国卫生部要求其将电镜技术在全国推广。此后，随着中国电镜的诞生与发展，电镜在医学中的应用越来越广泛。

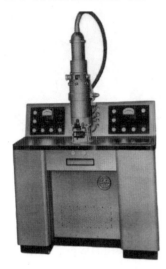

**图 13-17　中国第一台 DX-100
（Ⅰ）中型透射电子显微镜**

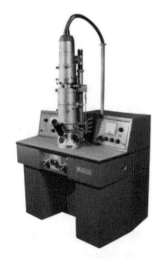

**图 13-18　中国第一台
DX-201 透射电子显微镜**

（1）DX-100（Ⅰ）中型透射电子显微镜诞生：1958年，黄兰友提出试制透射电镜的建议。与此同时，长春光机所也提出要试制透射电镜。因此，时任所长王大珩决定让黄兰友到长春光机所进行合作研制。同年5月，黄兰友带着中国科学院电子研究所的江钧基一起来到长春光机所，与该所的工程师王宏义和两个刚毕业的大学生林太基、朱焕文共同进行研制。他们以一台新引进的透射电镜作参考，于当年8月19日制造出第一台DX-100（Ⅰ）中型透射电镜（图13-17）。长春光机所把中型电子显微镜移交给南京教学仪器厂［现为江南光电（集团）股份有限公司］生产。

（2）DX-100（Ⅱ）大型透射式电子显微镜的研制：继中型透射电镜在1958年研制成功后，长春光机所又邀请黄兰友主持设计大型透射电镜的工作，在1958年9月建立了电镜课题组，由姚骏恩任组长，同时两个刚毕业的大学生曾朝伟、谢信能也参加了该项工作。DX-100（Ⅱ）（DX-201）大型透射电镜的设计开始于1958年11月。姚骏恩计算和设计电子光学参数、磁路等，黄兰友和王宏义考虑总体机械结构和电路等。1959年，在离"国庆十周年"还有几天时，DX-100（Ⅱ）（DX-201）大型透射电镜（图13-18）制作成功，指标为：高压100 kV，分辨率25 Å，放大倍数10万倍。国家将该电子显微镜列入《自然科学大事年表》。参与研制该电子显微镜的人主要有黄兰友、姚骏恩、王宏义、曾朝伟、谢信能、朱祖福等。

（3）DXA2-8电子显微镜的研制：长春光机所把大型电子显微镜交给上海精密医疗机械厂[①]生产。上海市为参与此项目的科学家组建了上海电子光学技术研究所（简称为上海光电所）。1964年，上海光电所研制成功DXA2-8电子显微镜，分辨率达到20 Å。邮电部为了庆祝当时全国8个新产品，发行了一套8枚纪念邮票，其中1枚就是以 DXA2-8 电子显微镜（图13-19）为主题，也是世界上最早以电子显微镜为主题的邮票。

---

① 1970年，上海精密医疗器械厂从上海市全迁至四川省内江市后更名为西南医用设备厂（刚开始是叫西南医用射线厂）。而留在上海的部分科技人员就成立了上海电子光学技术研究所。

（4）试制 DX-2 大型透射电子显微镜：根据《科技十年发展规划纲要》的要求，中国科学院把试制高分辨率电子显微镜的任务交给了北京科学仪器厂（简称为中科科仪）[1]，为了加强这方面的工作，集中技术力量，将原在长春光机所从事电子显微镜研制工作的大部分人员合并到中科科仪，于 1963 年 11 月开始共同研制 DX-2 大型透射电子显微镜（简称为 DX-2 透射电镜，图 13-20），由姚骏恩设计并组织该电镜的试制工作，并将黄兰友从中国科学院电子研究所调入中科科仪，作为研制工作的顾问。

1965 年 7 月，第一台样机调试后，进行了全面的技术总结，召开了一个"专家评议会"，会议对专家的意见进行了认真的研究，之后对样机调试进行了一系列的改进和提高，为第二台电镜调试提供了经验。DX-2 电镜于 1965 年 12 月由中国科学院组织鉴定，认定"DX-2 型电镜在分辨本领和放大倍数方面已达到国际先进水平"。

1965 年 8—12 月，在改进和提高了第一台 DX-2 电镜调试工作的基础上进行了第二台 DX-2 电镜安装调试，在初步达到设计指标时，"文化大革命"就开始了，因此 DX-2 电镜停止生产了。

在试制 DX-2 电镜的过程中，郭沫若、张劲夫、裴丽生等中国科学院领导和专家（郭可信、史履吉、王大珩、钱临照等）曾多次亲临现场参加例会，听取汇报，指示工作。

1966 年，"文化大革命"开始时，实验室里工作虽然停止了，但车间加工电镜工作仍在继续。直到 1970 年，谢信能、李文恩、郑富恒和车间师傅合作，将已加工的电镜部件安装成 6 台电镜，由他们负责完成抽真空、通电工作，并进行维护（加上已经鉴定售出的 2 台，共 8 台）。

（5）研制 DX-3 透射电子显微镜：1975 年，中科科仪自行研制成功 DX-3 电子显微镜，主要指标达到当时国际先进水平。1978 年获全国科学大会一等奖。

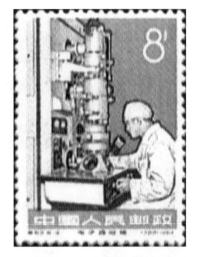

图 13-19　DXA2-8 电子显微镜纪念邮票

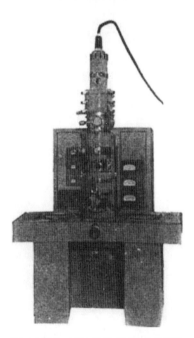

图 13-20　DX-2 透射电子显微镜

（6）研制 DX-4 高分辨大型透射电子显微镜：1974 年初春，正式组建研制 DX-4 高分辨大型透射电子显微镜（图 13-21）工作领导小组，由黄兰友负责设计指导技术工作，金鹤鸣、李成达组织生产。1974 年底完成了主体设计并投入车间生产。1975 年，进行真空装配和运行，其他工作也在陆续进行中。1979 年进行放大倍数校准时，在 50 万倍时用了石墨化炭黑样品，

---

① 北京中科科仪股份有限公司（简称中科科仪），前身为中国科学院北京科学仪器研制中心（原中国科学院科学仪器厂），始建于 1958 年，是中国科学院首家事业单位整体转改制企业（http://www.kykysem.com.cn/contact.asp）。

并看到了分辨率为 3.4 Å 的晶格像，随后又拍到了 2.04 Å 的晶格像，即高分辨大型透射电子显微镜试制成功。中国国家科学技术委员会对 DX-4 电镜试制成功颁发了国家科学技术委员会集体奖一等奖。

2. 中国扫描电子显微镜 [1]

1977 年，中科科仪研制成功 X-3F 双道 X 射线光谱仪。与 DX-3 扫描电镜匹配，发展为 DX-3A 分析扫描电镜。获 1978—1979 年中国科学院重大科技成果奖一等奖。1978 年，江南永新研制生产了 DXS-1 扫描电子显微镜（图 13-22）。

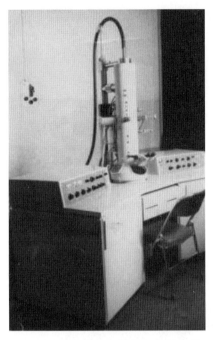

图 13-21　DX-4 高分辨大型透射电子显微镜

1980 年，中科科仪研制成功 DX-5 扫描电镜，获中国科学院 1986 年科技进步奖。1983 年，从美国 Amray 公司引进微机控制、分辨本领为纳米、功能齐全的 Amray-1000B 扫描电镜生产技术。1985 年，生产了 KYKY-1000B 扫描电镜，共生产 100 台，获 1988 年国家科技进步奖二等奖，并列为中国 1979—1988 年重大科技成果。1987 年，实现了 Amray-1000B 扫描电镜国产化。制成了大试样室，及背反射电子探测器，可获得元素成分分布图像。配备了低温试样台（-170℃—+18℃连续可调，冷刀可断裂试样，适于观察生物及含水试样）和试样拉伸台。1988 年，研制成功 LaB$_6$ 阴极电子枪，使 KYKY-1000B 扫描电镜的分辨本领由 6 nm 提高到 4 nm。1989 年，研制完成 KYKY-2000 数字化扫描电镜，分辨本领为 5 nm，采用了数字图像处理功能；在第三届北京分析测试学术报告会及展览会（BCEIA）上获新设立的 BCEIA 金奖，并获 1993 年中国科学院科技进步奖二等奖。1993 年，根据中国科学院化学冶金所的要求，中科科仪研制成 KYKY-1500 高温环境扫描电镜，在 1000B 基础上增加了高温试样台及低真空试样室，改进了真空系统及信号电子接收器等，在 800℃、1300 Pa 时分辨本领优于

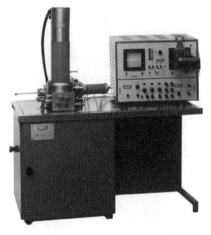

图 13-22　DXS-1 扫描电子显微镜

60 nm，获 1995 年中国科学院科技进步奖三等奖。1995 年，中科科仪研制成功扫描电镜和电子探针波谱仪自动化系统。同年，研制成功 KYKY-2800 扫描电镜，分辨本领为 4.0—4.5 nm。1997 年，承担"九五"国家科技攻关项目"扫描电子显微镜的及电子探针升级改造技术研究"课题。1998 年，中科科仪研制成功样品台自动调节控制系统，实现了电镜操作的计算机屏幕化管理。进入 21 世纪，数字技术的发展进一步推动显微技术的提升。1999 年 10 月，中科科

[1] 摘自 http://ishare.iask.sina.com.cn/f/19xQzPm2s1X.html。

仪研制生产的全计算机控制 KYKY-3800 扫描电子显微镜在第八届北京国际分析测试学术报告会及展览会上获"优秀国产分析测试仪器金奖"。

2004 年，中科科仪成功研制了数字化扫描电镜，具备全新设计的操作软件，具有多种自动功能，能够记忆、存储电镜的运行状态；电镜制造业的国际合作也进一步活跃，在"十一五"国家科技支撑重大计划课题"场发射枪透射电子显微镜的研制"中承担"场发射电子源、场发射电子枪和超高真空系统"三项子课题。2007 年，研制 EM-3900 系列扫描电子显微镜。

2012 年，中科科仪在国家重大科学仪器设备开发专项的项目中承担"深紫外激光光发射电子显微镜（PEEM）工程化"任务。2013 年，承担国家重大科学仪器设备开发专项"场发射枪扫描电子显微镜开发与应用"项目。2014 年，成功研制出 KYKY-6000 系列扫描电子显微镜（图 13-23、13-24）和 KYKY-8000F 场发射扫描电子显微镜（图 13-25、13-26）。

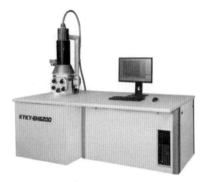

图 13-23 KYKY-EM6200
扫描电子显微镜

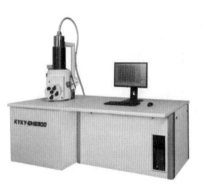

图 13-24 KYKY-EM6900
扫描电子显微镜

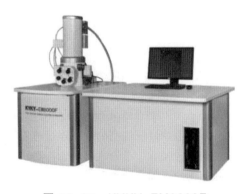

图 13-25 KYKY-EM8000F
扫描电子显微镜

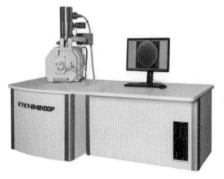

图 13-26 KYKY-EM8100F
扫描电子显微镜

（三）电子显微镜的应用

利用透射电子显微镜可以看到在光学显微镜下无法看清的小于 0.2 μm 的细微结构，这些结构称为亚显微结构或超微结构，甚至可以用于观察仅仅一列原子的结构，比光学显微镜所能够观察到的最小结构小数万倍。

1960 年 2 月，中国军事医学科学院在北京举办为期一个月的全国第一届电镜技术学习班。

1961 年 9 月在国家科委领导下于北京召开了第一次（首次）全国电子显微技术交流会。中国科研人员参与使用扫描电镜开展的研究论文也开始在国际学术期刊上发表①。

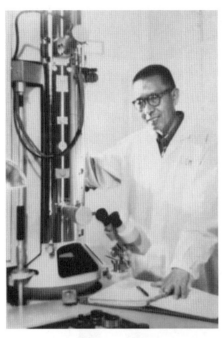

图 13-27　第一台透射电子显微镜
（河北医科大学，使用者李文镇）

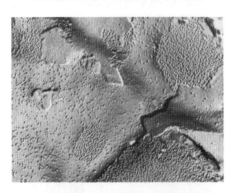

图 13-28　冷冻蚀刻透射电镜缝隙
连接像（晶状体纤维）

随着技术的进步，中国高等医学院校大力加强了技术平台建设。1975 年 6 月，河北医学院李文镇②（图 13-27）成立"电镜引进筹备小组"，1976 年 10 月购入日立透射电子显微镜，电镜室正式成立。1977 年 9 月，李文镇在石家庄主持召开了"华北西北地区电镜技术经验交流会"。1979 年 10 月，在"全国首届显微与亚显微形态科学学术讨论会"上，李文镇受邀进行了冷冻蚀刻电镜技术的学术报告。1980 年 10 月，"中国电镜学会成立暨第一次学术讨论会"召开。1981 年 10 月，在石家庄召开了"全国显微与亚显微形态学（第二次）学术讨论会"，并在河北医科大学电镜实验中心（简称为河北医大电镜中心）重点做观摩和交流。1982 年 11 月，"中国电镜学会（第二次）学术讨论会"在广州召开。1984 年 9 月，河北医大电镜中心被卫生部选定为全国唯一的"电镜技术与生物医学超微结构医学教育进修基地"，组织了 30 多次专业技术学习培训班，培养了 1000 余名电镜专业技术骨干。由于河北医大电镜中心在电镜技术发展方面的突出贡献，1986 年先后被国家教委和省教委授予"全国高校实验室系统先进集体"和"河北省高等学校实验室系统先进集体"称号。同年，中国科研人员用电镜技术开展的科学研究也开始活跃在国际、国内学术舞台上③④。

1983 年，高福禄在河北医科大学工作时，获得人晶状体纤维利用冷冻蚀刻的缝隙连接透射电镜像（图 13-28）。1990 年，北京大学医学部唐军民观察分离的小鼠淋巴结树突状细胞，获得树突状细胞电

① Ying G H, Li W Z, Makita T. A bibliography of biomedical application of SEM in the People's Republic of China [J]. Scanning Electron Microscopy, 1980（4）: 217-218.

② 李文镇在电镜应用的各项工作中共获奖和被表彰 68 项。其中，国家或部级 12 项，省科委或厅局级 47 项。1978 年 3 月仅全国科学大会奖就 2 项并在人民大会堂领奖；同年 5 月还获得了全国医药卫生科学大会奖（获奖编号：0868）。

③ Peng L X, Zhang S A, Tang W X, et al. Scanning electron microscopic study of alveolar proteinosis [C]. Proc Ⅳth Asia Pacific Conference and Workshop on Electron Microscopy, Bangkok, 1988: 779-780.

④ Ma J X, He Y X.Scanning electron microscopy of Chinese（mainland）strain schistosoma japonicum [J]. Chinese Medical Journal, 1981, 94（1）: 63-70.

镜像（图 13-29）^①。另外，他还利用免疫电镜包埋
前法胶体金双标记技术观察了树突状细胞的免疫表
型，获得了很好的效果。1996 年，复旦大学购买了
赛默飞世尔科技有限公司的第一台 XL30 扫描电镜。
1997 年，河北医科大学张雷在观察猴左心室心肌组
织时，利用冷冻蚀刻技术成功将心肌在闰盘处分
离，显示了心肌细胞闰盘扫描电镜像（图 13-30），
此照片获日本东京电镜技术会技术优胜奖。同年，
福建医科大学（南京军区福州总医院）引进了赛默
飞世尔科技有限公司的第一台 EM208 透射电镜。树
突状细胞与心肌闰盘扫描电镜像一同被引用在北京
大学出版社出版的《组织学与胚胎学》（第 2—4 版）
教材中。2003 年，唐军民观察体外分离培养的树突
状细胞和淋巴细胞，获得良好的扫描电镜像（图
13-31）。2006 年，解放军 301 医院耳鼻咽喉研究

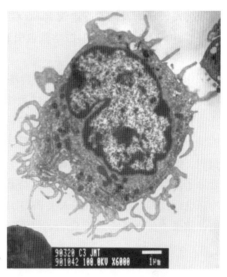

图 13-29　纯化的小鼠淋巴结
树突状细胞电镜像

所孙建和、王秋菊、姜泗长利用扫描电子显微镜系统观察了人耳显微立体结构^②。

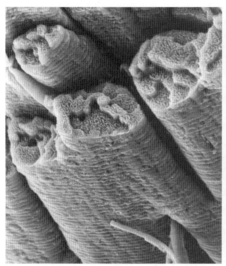

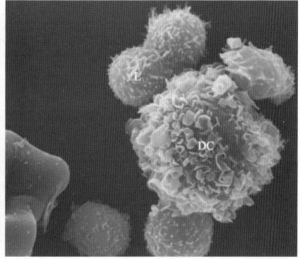

图 13-30　大鼠心肌闰盘扫描电镜像　　图 13-31　体外培养的人树突状细胞和淋巴细胞扫描
电镜像

随着冷冻电镜设备和计算机软硬件的快速发展，特别是随着直接电子探测器在冷冻电镜
中的应用，单颗粒冷冻电镜技术迈进了原子分辨率水平，冷冻电镜在生物学、医学和新药研
发等领域发挥着越来越重要的作用。2017 年，四川大学华西医学院引进了赛默飞世尔科技

① 冯继明，唐军民，吴江声. 树突状细胞在抗肿瘤免疫反应中的作用［J］. 自然杂志，1997，19（1）：14-17，封3.
② 孙建和，王秋菊，姜泗长. 耳扫描电镜图谱［M］. 北京：人民军医出版社，2006.

有限公司最新研发的冷冻电镜 Krios G3 300 kV。2018 年 11 月，南方科技大学冷冻电镜中心成立。2019 年，上海交大医学院也引进了赛默飞世尔科技有限公司的 Krios G3 300 kV 冷冻电镜。

作为目前最领先的电镜技术，冷冻电子显微技术已经跨越了 40 多年的发展历史，经历了冷冻制样、单颗粒图像分析和三维重构算法等关键性技术的突破。在传统透射电镜之上，冷冻电镜加上了低温传输系统和冷冻防污染系统。单颗粒冷冻电镜技术首先捕获大量随机分布的同一种生物样品的二维图像，然后通过图像处理算法解析其三维结构。冷冻电镜主要研究组织、细胞和微生物中的超微结构，它能够提供生理环境下大分子复合物纳米、亚纳米甚至近原子尺度的原位结构信息以及其与其他大分子的相互作用信息。2018 年，施一公团队利用冷冻电镜技术，获得截短的人类 PKD1/PKD2 复合体结构[1]。颜宁成功报道了人类 Ptch1 的冷冻电镜结果[2]，研究成果在 *Science* 上发表。

（四）著作

表 13-1　电镜技术专著

作者	书名（版次）	出版社	出版时间（年）
洪涛	《医学生物学电镜图谱》	科学出版社	1978
洪涛	《生物医学超微结构与电子显微镜技术》（第 2 版）	科学出版社	1978
中国科学院	《医学生物学电子显微镜图谱》	科学出版社	1978
李文镇	《组织细胞冷冻复型电镜图谱》	人民卫生出版社	1981
（日）田中敬一、永谷隆编，李文镇等译	《图解扫描电子显微镜——生物样品制备》	科学出版社	1984
张景强、朴英杰、蔡福筹、孔宪扬等	《生物电子显微技术》	中山大学出版社	1987
孙建和、王秋菊、姜泗长	《耳扫描电镜图谱》	人民军医出版社	2006
杨勇骥等	《医学生物电子显微技术》	第二军医大学出版社	2012
邵淑娟、郝立宏	《电子显微镜技术在医学领域的应用》	辽宁科学技术出版社	2014

（唐军民　黄菊芳）

---

① Su Q，Hu F Z，Ge X F，et al. Structure of the human PKD1–PKD2 complex［J］. Science，2018，361（6406）.
② Gong X，Qian H W，Cao P P，et al. Structural basis for the recognition of Sonic Hedgehog by human Patched1［J］. Science，2018，361（6402）.

第五节　组织切片技术

一、组织切片技术发展简史

17世纪，组织切片技术伴随着光学显微镜的发明而渐渐受到人们重视。英国著名发明家胡克制作了一台复式显微镜，观察到植物组织薄片，并于1665年出版了《显微图谱》。胡克用的刀具和制作的组织薄片被认为是最早的"切片机"和"组织切片"。

3000年前，古埃及、古希腊就有关于石蜡的描述。1830年，德国赖兴巴赫（K. V. Reichenbach）从煤炭沥青中分离出石蜡，1855年，德国利用褐煤蒸馏的办法开始进行商业化生产石蜡。石蜡切片技术的应用已有200—300年的历史。18世纪中后叶，英国约翰·希尔（J. Hill）设计发明了世界上第一台真正意义上的切片机，改变了徒手制备生物组织切片的历史；1883年，希尔在剑桥大学发明了轮转切片机，连续切出较薄的切片，可以在显微镜下进行精细观察。1894年，鲁道夫·荣格（R. Jung）研发了滑动切片机，此后大量精准且易操作的切片机被制作。1897年，托马斯·布莱斯（T. Bryce）改善了切片技术，用螺丝调节两块刀片的距离，可切石蜡组织。1954年，德国赛利（Slee）与英国组织化学家皮尔斯合作研发出了第一台冷冻切片机，成为世界冷冻切片机的鼻祖。随着科技的发展，各种切片机被研发出来。现今，生物切片机已有五大系列百个品种，即轮转式切片机、平推式切片机、恒温冷冻切片机、振动切片机和超薄切片机。全世界范围内，无论是石蜡切片机、冷冻切片机还是脱水机、包埋机、染色机到盖片机，每一项产品都给用户带去新的技术。

二、中国组织切片技术发展

20世纪初期，中国出现组织学教本，如丁福保编译的《组织学总论》，汤尔和编译的《组织学》（1915），他们是中国组织学与胚胎学事业的先驱者，将组织切片技术引进国内。

1. 组织切片技术的奠基人与先驱者

鲍鉴清，1950年起在白求恩医科大学组织学与胚胎学教研室执教，主编了《组织学技术》（1962）等技术专著，举办师资班和技术培训班，培养人才，推广新技术。

王有琪，1931年起在上海医学院执教人体解剖学、组织学、胚胎学60余年。20世纪50—60年代多次主办师资和技术培训班，培养了大批组织学技术人才。

杜卓民，1946年毕业于金陵大学生物系，1947年起在贵阳医学院执教达50余年，擅长组织学技术和显微摄影，编著《组织学图谱》（1974）、《神经切片制作法》（1955）、《实用组织学技术》第一版（1982）和第二版（1998）。

20世纪80年代，国内石蜡切片技术受到改革开放的影响，国外的一些组织切片技术设备逐渐引入国内。与此同时，国内医疗厂家也开始制备与研发组织切片设备，如武汉军区总医院与湖北孝感电子仪器设备研制生物组织自动脱水剂，另有天津、广州等地生产包埋机、磨刀机等。

2. 组织切片技术专门书籍

除上述之外，1964年，陈佛痴和朱秀雄编著出版了《组织学方法》等。

3. 组织切片技术人员的发展与现状

国内技术人员的学历教育长期以来处于空白，大多数组织技术人员都未经过专门学校教育，多数都是由检验、护理等专业改行而来的，早期的组织技术员的学历可能更低，由中专毕业生组成。组织学技术人员的培训主要是通过进修来完成，应该说在当时的情况下（20世纪90年代以前），这个学历基本满足组织切片技术要求。那时的组织切片技术相对比较封闭，彼此间缺乏交流，全国性组织切片技术学术交流、省市的技术交流活动相对比较少。新中国成立后，从事组织学技术工作，在标本制作、技术研究、人才培养做出显著成绩的技师有杨振欧、陈佛痴、易家农、刘志勋、朱秀雄、郭雯媛等。

（黄河　李建波）

第六节　体视学与图像分析技术

体视学是一门借助计算机及数据处理系统和显微镜及显微成像系统，将二维平面经过成像及计算机分析处理得到三维形态，以准确地对物体进行定量及形态结构分析的科学。体视学已广泛应用于生物医学、材料科学、图像科学、冶金学、建筑学、工业、农业等领域，尤其是生物医学领域。图像分析技术是一种利用数学模型和图像处理的方法来揭示图片的底层特征和上层结构的分析方法，是体视学常用的研究方法，图像分析的问世，进一步促进了体视学的发展。医学图像涉及内容很多，包括生理状态及病理状态下某一器官、组织的显微结构、超微结构的集合形态和集合特征分析、临床影像分析和数字化人体化的影像分析等。体视学与图像分析技术相互交融，国际和国内学者一般把两者放在一起讨论。

一、体视学与图像分析技术发展简史

1961年，汉斯·埃利亚斯（Hans Elias）发起组织的一个由生物、地质、工程、材料等领域专家参与的小型会议上创造出来"stereology"一词，特指研究三维对象的科学，翻译为"体视学"。1962年，国际体视学学会宣告成立，并在奥地利的维也纳召开了第一届国际体视学大会（1st CIS）。

数字图像分析技术起源于20世纪50年代，人们利用计算机来分析图形和图像信息，将低质量图像转换为高质量图片，改善图片视觉效果。20世纪60年代，美国喷气推进实验室通过对航天探测器拍摄的月球照片进行几何校正、灰度变换等处理，绘制出月球表面形貌。20世纪70年代，图像分析技术开始向更高层次发展，研究者们尝试模仿人类视觉系统理解外部世界。随着计算机元件的发展和图像处理元件的进步，数字图像分析已经渗透到生物医学工程等各个技术领域。

二、体视学与图像分析技术在医学中的应用

医学图像分析是综合医学影像、数学建模、数字图像处理与分析、人工智能和数值算法等学科的交叉领域。医生借助学习的知识及自身的临床经验解读 X 片所反映的解剖结构及病

理信息,带有极大的主观性。随着计算机的发展和数字化仪器的出现,人们把 X 胶片的模拟图像转变为数字图像存储和传输;把医学模拟图像转换为数字图像,开展计算机辅助诊断(CAD),试图排除人为主观因素,提高诊断准确性和效率。在显微镜下观察到的是平面图像,而这些平面图像是从立体结构中切下来的,单凭平面图像不能反映组织的真实结构,例如圆形可以从球形、圆柱形、椭圆形物体中切下。将体视学知识与组织切片标本观察联系起来,可以获取更多信息。对组织标本进行连续切片,采集二维图像用于三维重建,可重建组织标本的立体原形。

在形态学教学中,要求学生运用显微镜观察各种组织切片,选取表型典型的视野,通过数码摄像机采集切片典型的显微图像,经计算机处理图像后进行教学,可使示教图像直观、重点突出,教学效果良好。用摄像机拍摄静态的标本图像,编辑后进行示教,或对准标本,将现场示教的情境拍摄直接输送到实验室进行示教或录制成教学录像片,在保证学生更好地理解授课内容的基础上减少了实体标本的消耗,节约了宝贵的标本资源。

三、中国体视学与图像分析技术发展

(一)奠基人与先驱者

20 世纪 60—70 年代,体视学知识在世界范围内的传播和图像分析系统在多领域的运用带动我国体视学的兴起和发展。1978 年,中国开始实施改革开放政策,多名中国学者有机会师从体视学领域的国际专家。如刘国权赴美国佛罗里达大学(1981—1984)师从国际体视学创始人之一的莱茵斯(F. N. Rhines)攻读博士学位;杨正伟赴澳大利亚莫纳什大学解剖学系(1988—1998)师从当时的国际体视学学会副主席奈杰尔·沃福德(Nigel Wreford);汪美蓄赴丹麦技术大学(1993—1994)开展合作研究;唐勇赴丹麦奥尔胡斯大学(1994—1998)师从冈德森(Hans Jorgen G. Gundersen)攻读博士学位。他们学成后回国,为中国体视学事业的发展发挥了重要作用。中国体视学学会于 1987 年 6 月 12 日经原国家科学技术委员会(现科学技术部)批准成立,在国家民政部登记注册。1988 年 11 月在北京军事医学科学院召开了成立大会,并选举产生了第一届理事会,北京科技大学时任校长张文奇当选为学会第一任理事长。

重庆医科大学唐勇曾任两届中国体视学学会副理事长,唐勇和川北医学院杨正伟把现代体视学方法引入人体解剖学和组织学与胚胎学研究工作中,推动了体视学在人体形态学科中的应用。1991 年 11 月 28 日—12 月 1 日,由中国生物医学体视学会和中国解剖学会联合主办的全国“计量学在形态学研究中应用学术研讨会”在重庆召开,132 人参会,其中 35 岁以下年轻代表占 1/3 以上。代表们分别来自全国院校、科研、医疗和生产等约 80 个单位,遍及 22 个省市,收到论文 138 篇。从该次收录论文内容来看,研究对象不仅仅是组织结构或细胞结构,而且还有外观形态(如秦兵马俑造型)、体段惯性参数、电泳图谱、磁共振图像等,研究领域的深度、广度均有加强。

数字医学首先开始于医学影像诊断学的 X 线计算机断层成像,它是计算机与 X 线断层摄影系统相结合的产物。2003 年首套数字虚拟人问世,进而转化为数字医学技术。在以钟世镇、张绍祥为代表的诸多前辈和从事数字医学基础、临床研究同道的共同努力下,于 2011 年 5 月,中华医学会数字医学分会在重庆成立,第三军医大学数字医学研究所所长张绍祥任第一、二届主任委员,由此开创了我国数字医学研究及应用领域的先河。

（二）国际交流

1989 年，中国体视学学会材料与图像分析专业委员会以"中国材料与图像技术小组"的名义正式加入国际体视学学会，成为团体会员。2000 年 10 月，中国体视学学会在北京举办了"国际 CT 和三维成像学术会议"。2003 年 11 月，中国体视学学会承办了"第十三届国际体视学大会北京会议"。2011 年 10 月，中国体视学学会在北京清华大学承办了"第十三届国际体视学大会"，来自 16 个国家的约 200 位代表参加大会。

2016 年 6 月，数字医学国际合作研讨会在南京举行，79 名科学家代表共同签署了《国际数字医学学会章程》，宣告"国际数字医学学会"（International Society of Digital Medicine，ISDM）在中国正式诞生。张绍祥当选为国际数字医学学会首任主席。根据章程规定，总部永久所在地为中国重庆。在数字化时代，搭建世界范围内的这一学术平台，对于推动数字医学在全球的快速发展、加强国际学术交流与合作、提高全人类的医学科学水平和大众健康水平，具有重大的现实意义和深远的历史意义。

（三）立著编书与人才培养

1. 期刊及专著

1996 年 2 月，《中国体视学与图像分析》创刊，截至 2019 年 6 月，《中国体视学与图像分析》共出版 24 卷 94 期，发表论文近 1500 篇。主要栏目有综述、图像分析、材料科学、生物医学、CT 理论与应用、虚拟仿真、经验交流、动态与信息等。

1978—2014 年，生物医学学科领域专著有：郑富盛著《细胞形态立体计量学》（1990）；申洪、沈忠英编著《实用生物体视学技术》（1991）；徐根兴编著《定量细胞学与细胞化学技术》（1994）；杨正伟著《生物组织形态定量研究基本工具：实用体视学方法》（2012）；彭瑞云、李杨主编《形态计量与图像分析学》（2012）等。

2. 人才培养及教育

体视学交流与研讨会、体视学学习班是早期体视学人才培养的两个主要手段。有些学习班由国家教育部门委托举办，有些列入了国家继续医学教育项目。20 世纪 80—90 年代是中国体视学培训高峰时期，各地举办了大量"图像分析技术及其在生物医学中应用培训班"等，为中国体视学培养了大量骨干人才。进入 21 世纪，中国部分医学类高等院校和科研单位先后为研究生开设生物体视学课程，系统讲授生物医学体视学知识，成为生物医学体视学人才培养的重要形式。

（四）研究进展

1. 基础研究

中国学者研究发展了大量适合医学、材料领域图像分析的精准图像分割方法，以及多种适合图像自动理解与分类识别的理论方法，并在分子影像研究领域、医学图像分析及辅助诊断领域、三维建模研究领域取得了一定进展。在医学领域，几乎基础医学中的各个学科都在研究中应用生物医学体视学的相关方法，尤其是图像分析技术应用更为广泛。具有代表性的研究团队包括重庆医科大学、川北医学院和锦州医科大学的组织学与胚胎学教研室等。

张绍祥团队在获得大量数字化人体数据集的基础上，运用 3DV+TPS 系统并集成优化，共性化数字人模型向个性化病患模型形变、配准、融合，将高精度彩色解剖数据投射至病患的灰阶影像数据，实现目标靶区的高精度勾画。在三维图像上对肿瘤及其邻近相关结构进行照射剂量的分配，并通过多中心临床试验进行对比研究，进而制订出更加优化的放疗计划系统，实现 3DV+TPS、数字体模与国产加速器集成应用，形成国产放疗设备的操作规范，提高了放射治疗的精准性，提高了肿瘤放疗的效果并降低了并发症的发生率。

2. 数字人

"数字人"是电脑合成的三维人体详细结构，没有感觉和思想，但数据来自真实的人体。"数字人"利用现代信息技术实现人体从分子到细胞、组织、器官和整体层次的精确模拟，从而构建人体组织形态、物理和生物功能的信息系统。"中国数字人男 1 号"是钟世镇等从 20 位自愿捐献者中筛选出来的"标准中国人"。科学家用精密切削刀将尸体横向切削成薄片，每切下一片，就用高效数码相机和扫描仪拍照，然后转化成数据，输入电脑，合成三维的立体人类生理结构。"中国数字人男 1 号"所使用的高效数码相机像素达 2200 万，图像分辨率为 4040×5880 像素，是世界上 0.2 mm 虚拟人切削中分辨率最高的数据集。

3. 三维重建和虚拟器官

虚拟器官是目前生物医学工程研究的热点。黄文华、方驰华将临床手术中涉及的器官结构绘制出准确的解剖图像，并用 3D 打印技术重构器官结构，以提高诊断水平，制定精确的治疗计划。比如肝脏门管系统的三维重建、分析和切割模拟等，帮助医生在术前了解肝脏内管道系统的分布情况；建立数字化肝脏可视化模型实现肝脏虚拟切除。3D 数字化模型也走进了课堂，帮助医学生们更好地了解各器官的解剖学位置、毗邻关系，以及局部解剖过程中从浅入深的各个组织层次排布，有效帮助医学生从基础知识过渡到临床实践。

（黄河　蔡金杏　唐勇）

第七节　细胞培养技术与组织工程

一、细胞培养技术

（一）细胞培养技术发展简史

细胞培养是将生物机体内的器官、组织或细胞等在模拟机体生理环境内进行体外培养，实现细胞的生存、生长与增殖过程。

1885 年起，德国人威廉·鲁（Wilhelm Roux）首先尝试用温生理盐水在体外培养鸡胚神经板。1907 年，哈里森（R. Harrsion）在无菌条件下，将蛙胚组织置于淋巴液培养。该实验标志着组织细胞体外培养技术的创立，哈里森被公认为"组织培养之父"。

以后在培养基、无菌术、组织包埋术、传代培养、培养瓶皿等培养条件和方法上出现了许多改良技术。胰蛋白酶消化细胞传代技术促进了细胞系（cell line）的建立。20 世纪 50 年代末，无性繁殖、低温保存细胞，"细胞库"和"细胞银行"等对细胞学、免疫学、病毒学、肿瘤学以及细胞组织工程学等研究起了很大的推进作用。60 年代初，体细胞杂交技术建立了"永生"杂交瘤细胞。70 年代起，细胞培养由完整细胞之间融合，转到核、质之间的分离和重组，基因物质转导等细胞重组技术。①

（二）中国细胞培养技术发展

20世纪30年代，细胞培养传入中国，50年代以后逐步开展起来。大多数医学院校解剖学、组织学与胚胎学教研室在80年代将组织细胞培养技术引入科学研究。

1. 奠基人与先驱者

张鋆，1933年赴美留学期间发表系列论文，包括《软骨鱼血细胞的培养》《培养组织之创伤治疗》等论文是中国最早的组织培养文献之一。1937年率先将组织培养技术介绍到国内。

鲍鉴清，著有《组织胚胎学纲要》等。1951年，首先在天津军医大学建立国内第一个组织培养室。先后主编、合编《组织培养术》第1、2、3版。

2. 立著编书与研究生教育

中国解剖学专家主编的有关组织培养书目见表13-2。

表13-2　解剖学与生物学家编写的组织培养的著作

年份	主编	书名（版次）	出版社
1954、1957	鲍鉴清	《组织培养术》（第1、2版）	人民卫生出版社
1965	鲍鉴清，郭娟霞	《组织培养术》（第3版）	人民卫生出版社
1965	向近敏	《细胞与组织培养》	上海科学技术出版社
1983	上海细胞生物学研究所	《细胞世界探索》	上海科学技术出版社
1984、1988	鄂征	《组织培养技术》（第1、2版）	人民卫生出版社
1991、1998	陈瑞铭	《动物组织培养技术及其应用》（第1、2版）	科学出版社
2004	鄂征	《组织培养技术及其在医学研究中的应用》	中国协和医科大学出版社
1999、2012	张卓然	《实用细胞培养技术》（第1、2版）	人民卫生出版社
2002、2014	章静波	《组织和细胞培养技术》（第1、2版）	人民卫生出版社

全国各医学院校解剖学或组织学与胚胎学教研室大部分都为研究生开设组织细胞培养课程。

二、组织工程

（一）组织工程发展简史

组织工程学是应用生命科学和工程学的原理与方法，研究开发用于修复、维护、促进人体组织或器官损伤后的形态功能之生物替代物的一门新兴学科。

20世纪80年代，美国约瑟夫·P. 瓦坎蒂（Joseph P. Vacanti）和罗伯特·朗格（Robert Langer）首先提出组织工程研究探索。组织工程经历三个发展阶段。第一阶段：20世纪80年代末至90年代中期，主要进行组织工程化组织构建的初步探索。第二阶段：20世纪90年代末期，研究成果向临床过渡。"裸鼠背上的耳朵"标志着组织工程技术可形成具有复杂三维空

---

① 李智. 细胞培养核心技术发展近况［J］. 科技视角，2014（15）：138–139.

间结构的组织器官。第三阶段：临床应用与初步产业化阶段 [①]。

（二）中国组织工程学发展

中国组织工程研究和发展整体上已形成一支多学科交叉、优势互补、年轻化、专业化的研究队伍；开展了产业化的布局，若干组织工程高科技企业已经初步建立，在国际组织工程学术领域占有重要位置。

1. 起步

1994 年，上海市科学技术委员会资助组织工程重大研究立项，标志着中国组织工程研究正式起步。1997 年，组织工程课题在国家自然科学基金正式立项，同年，上海成立中国第一个组织工程实验室——上海组织工程研究重点实验室。1998 年，国家"973"重点基础研究计划正式批准"组织工程的基本科学问题"立项。2001 年、2002 年国家"863"高技术研究发展计划对组织工程的应用研究与产品开发进行了持续资助，2001 年，上海组织工程研究与开发中心暨国家"863"计划生物领域组织工程研发基地在上海漕河泾高科技园区内成立，这是第一个国家级组织工程研发基地。

2. 奠基人与先驱者

顾晓松，在组织工程与神经再生方面取得系列创新成果。其中新一代细胞基质化丝素组织工程神经，获中国发明专利及美国、欧亚、澳大利亚等国家和地区发明专利，为中国组织工程神经的创新与转化应用进入国际领先地位发挥重要作用。

曹谊林，首次培养出裸鼠皮下人形耳郭软骨组织，1998 年回国创建组织工程实验室。

金岩，国际知名的组织工程与再生医学专家，2012 年担任国家组织工程与再生医学协同创新中心理事长。

3. 学术会议

中国解剖学专家积极组织与参加组织工程学相关学术会议。2000 年、2002 年，钟世镇先后出席第二、三届全国组织工程学术大会。2006 年 12 月，中国解剖学会联合中国神经科学会、南通大学主办第二届全国组织工程、干细胞与神经再生学术会议。钟世镇和苏国辉出席会议。

2017 年 6 月，顾晓松受邀为第八届全国组织工程与再生医学大会暨第六届全国骨科学术研讨会做专题报告。同年 6 月，顾晓松主持"中国组织工程创新及其转化应用与产业发展战略研究"重点咨询项目启动会。

4. 立著编书与课程

鄂征、刘流主编《医学组织工程技术与临床应用》（北京出版社，2003），柏树令、顾晓松、张传森合编《组织工程学教程》（人民军医出版社，2009）和《组织工程学实验教程》（人民军医出版社，2010）。

2004 年开始，中国医科大学为生物科学与生物技术以及生物医学工程专业本科生开设组织工程学课程。

（罗国容）

---

① 曹谊林. 组织工程学 [M]. 北京：科学出版社，2008：6-7.

第八节　组织化学技术

一、组织化学与细胞化学技术发展简史

组织化学与细胞化学技术已有约 200 年历史，是现代生物科学中新兴的边缘学科。组织化学与细胞化学技术是运用物理学、化学、免疫学、生物化学和分子生物学等原理与技术，对组织与细胞的化学成分、化学反应及其变化规律进行定性、定位、定量研究的科学。经历了最初简单显示细胞内成分的传统的组织化学到系统的酶组织化学、免疫组织化学、原位杂交组织化学、免疫电镜组织化学等；由普通光镜观察到电镜、放射自显影术观察等；从简单定位到定性定量研究；从单纯形态观察到结合功能学的研究。内容几乎包含所有形态学技术 [1]。

19 世纪，人们开始将化学技术和显微镜结合起来观察组织中的化学反应，法国植物学家拉斯派尔（F. V. Raspail）被后人认为是真正的组织化学创始人。

1902 年，曼恩（Mann）及之后的学者逐渐建立完善组织冷冻切片技术，推动了相关组织成分的组化研究。核酸组织化学最著名的是福尔根和罗森贝克建立的福尔根－希夫（Feulgen-Schiff）反应，用以显示细胞核内的 DNA；另一个是布拉奇特（Brachet）于 1940—1944 年建立的甲基绿－派若宁染色法，用以显示细胞内的 RNA。碳水化合物组化显色法中，最著名的是1946 年麦克马努斯和1948 年霍奇基斯建立的过碘酸－希夫反应（penodic acid Shiff reaction ，简称 PAS 反应）。20 世纪 30 年代，随着生物化学的发展和电子显微镜技术的应用，组织化学迎来了复兴时代。自从高松英雄（E. Takamatsu）和戈莫里 1939 年同时发表了证明碱性磷酸酶的钙钴法，以后的 30 年间，酶组织化学得到了飞速发展，至 20 世纪 50 年代初已建立 18 类酶的数十种显色方法。 1955 年谢尔顿（H. Scheldon）和 1956 年布兰德斯（D. Brandes）等相继开创了电镜酶组织化学（electron microscope enzyme histochemistry）和电镜酶细胞化学新领域。1950 年，孔斯（A. H. Coons）等提出了荧光抗体法，后来纳坎（P. K. Nakane）等创立了酶标抗体法。1969 年，人们开始探索原位杂交技术，并逐步广泛应用于遗传、病毒学、神经内分泌学、病理学、免疫学和发育生物学等领域 [2][3]。

二、中国组织化学与细胞化学技术发展

中国的组织化学研究工作最早开始于 20 世纪 50 年代，大多数医学院校解剖学、组织学与胚胎学教研室在 90 年代陆续将组织化学与细胞化学技术引入科学研究。

（一）奠基人与先驱者

李肇特，1958 年从苏联学习回国后，正式成立组织化学实验室。1960 年，他率先开始举办组织化学培训班推广组织化学技术；20 世纪 70 年代末，建立神经内分泌组织化学研究室，发表学术论文 70 余篇，出版专著和教材多部。1981 年起，面向全国各医学院校青年教师和科

---

① 贾长恩，李叔庚. 组织化学［M］. 北京：人民卫生出版社，2001：4-10.

② 李和，周莉. 组织化学与细胞化学技术［M］. 北京：人民卫生出版社，2014：4-5.

③ 谢克勤. 酶组织化学与免疫组织化学原理和技术［M］. 济南：山东大学出版社，2014：6.

研人员开办组织化学进修班。自编组织化学技术教材，每年为研究生开设组织化学技术课。

张作干（1906—1969），1947年赴美国，1949年获博士学位。1955年开始招收组织化学专业的研究生，亲自编写组织化学讲义，开办组织化学学习班。亲自设计、绘图，试验制造了中国第一台恒冷箱切片机。他对普及组织化学新技术和推动组织化学事业的发展做出了极大的贡献。

汪堃仁（图13-32）苦心钻研和反复试验设计出冰冻真空干燥器，对获得细胞酶活性的精确定位起了推动作用。他著有《酶的组织化学法》及一些组织化学相关的综述论著。

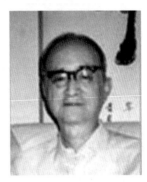

图 13-32　汪堃仁

汪堃仁（1912—1993），湖北嘉鱼人。生理学家和细胞生物学家。北京师范大学教授。1980年当选为中国科学院学部委员。1934年毕业于北京师范大学生物系。1949年获美国伊利诺伊大学医学院硕士学位。发现刺激狗迷走神经中枢端后，脑垂体后叶细胞发生变化，证明脑垂体后叶细胞中的颗粒为其分泌产物；发现ATP酶在胃黏膜壁细胞内呈特异性阳性反应，以及其与胃泌酸的关系；与合作者发现丙种球蛋白对大鼠注射CCL_4（四氯化碳）的中毒现象有预防作用；发现癌临床验方复方中草药与单方猪苓提取物对癌细胞的增殖均有抑制效果，证明细胞内cAMP水平升高与细胞质内cAMP磷酸二酯酶受到抑制有关；发现正常细胞和肿瘤细胞的细胞周期的间期和有丝分裂期中，微管分布以及正常细胞与肿瘤细胞内微管分布的差异。1980年以来开展了癌变原理和肿瘤细胞生物学基础理论的研究。（丁文龙　沃雁）

中国较早从事组织化学研究的专家还有张保真、王启民、马仲魁和艾民康等，他们也为中国组织化学事业的发展做出了很大的贡献。

（二）国际交流

1. 迈向国际化

1980年，艾民康代表中国组织细胞化学工作者首次参加国际组织化学与细胞化学学会联合会（International Federation of Societies for Histochemistry and Cytochemistry，IFSHC）（第6届）。1988年在美国华盛顿召开的第8届IFSHC上，中国被正式接纳为IFSHC的成员和理事国，艾民康当选IFSHC理事。之后苏慧慈、成令忠也先后当选为IFSHC理事会理事。

2. 中日组织化学与细胞化学研讨会发起与推进

1989年12月3—6日，艾民康、朴英杰和日本组织细胞化学家小川和郎组织发起的第一届中日组织化学与细胞化学研讨会（China-Japan Joint Seminar on Histochemistry and Cytochemistry，CJJSHC）在广州市南湖宾馆召开，是国内在组织化学与细胞化学领域首次举办的大规模国际交流学术活动。此后曾多次召开（详见表12-6）。

（三）创办学术期刊

1988年3月，中国解剖学会在广州成立了"组织化学与细胞化学学组"，并开始筹备编辑出版《中国组织化学与细胞化学杂志》，1991年正式创刊，这标志着中国组织化学与细胞化学研究进入一个崭新的阶段。该杂志最初以《解剖学报》增刊形式出版，由艾民康负责编辑。正式创刊熊希凯任首任主编（参见第十五章）。

（四）立著编书

在组织化学发展的这几十年间，中国解剖学家编写和翻译出版有关书籍见表13-3。

表 13-3　解剖学、组织学与胚胎学学者编写的组织化学书目

年份	主编	书名	出版社
1982	陈啸梅	《组织化学手册》	人民卫生出版社
1982	许屏	《荧光和免疫荧光技术及应用》	人民卫生出版社
1983	刘斌	《电子显微镜组织化学技术》	人民卫生出版社
1988	蔡文琴	《实用免疫细胞化学技术》	四川科技出版社
2010	蔡文琴	《免疫化学与细胞化学》	人民卫生出版社
1990	刘彦仿	《免疫组织化学》	人民卫生出版社
1990	朱长庚	《神经免疫细胞化学》	科学出版社
1990	杨景山	《医用细胞化学与细胞生物技术》	北京医科大学、中国协和医科大学联合出版社
1994	蔡文琴、王伯沄	《实用免疫细胞化学及核酸分子杂交技术》	四川科学技术出版社
1996	贾长恩、李叔庚	《实用酶组织化学》	湖南科学技术出版社
1998	谢锦玉	《现代细胞化学技术及其在中西医药中的应用》	中医古籍出版社
2001	贾长恩、李叔庚等	《组织化学》	人民卫生出版社
2004	孟运莲	《现代组织学与细胞学技术》	武汉大学出版社
2006	倪灿荣	《免疫组织化学实验新技术及应用》	化学工业出版社
2009	蔡文琴	《现代组织化学原理与技术》	复旦大学出版社
2014	谢克勤	《酶组织化学与免疫组织化学原理和技术》	山东大学出版社
2014	石善溶、顾江等	《抗原修复技术：免疫组织化学发展史上的里程碑》	北京大学医学出版社
2017	刘颖、朱虹光	《现代组织化学原理及技术》	复旦大学出版社
2008、2014	李和、周莉	《组织化学与细胞化学技术》第 1、2 版	人民卫生出版社

（罗国容　张瑶尧）

第九节　干细胞技术

干细胞是一类具有增殖、自我维持和自我更新能力的多功能细胞。在一定条件下，它们可以分化为多种功能细胞。根据干细胞所处的发育阶段分为胚胎干细胞和成体干细胞。在研究干细胞增殖、生长发育、迁移和分化以及干细胞应用等过程所涉及的方法称为干细胞技术。干细胞技术自 1956 年应用以来，已经成为生命科学领域的一个重要前沿分支。

一、世界干细胞技术的发展

"干细胞"一词最早出现于 19 世纪的生物学文献中，像许多其他的生物学名词一样被引

用至今。1896年，埃德蒙·比彻·威尔逊（Edmund Beecher Wilson）在一篇论述细胞生物学的文献中第一次使用"干细胞"这个名词，专门用来描述存在于寄生虫生殖系的祖细胞。干细胞的概念，是在1908年柏林的一次血液病大会上由俄国组织学家亚历山大·马克西莫提出的。

1981年，马丁·约翰·埃文斯（Martin John Evans）在重返剑桥大学后和他的同事直接从小鼠囊胚中取出了干细胞，在培养基中培养它们，建立了小鼠胚胎干细胞系，最终使用这些细胞来孕育出新生小鼠。他因胚胎干细胞研究的突出贡献，于2007年被授予诺贝尔生理学或医学奖。

英国发育生物学家约翰·伯特兰·格登于1962年通过实验把蝌蚪的分化细胞的细胞核移植入卵母细胞质中，并培育出成体青蛙。这一实验证实分化了的细胞基因组是可以逆转变化的，具有划时代的意义。1996年，伊恩·威尔穆特和基思·坎贝尔领导的小组，培育出了克隆羊"多莉"，证明了哺乳动物特异性分化的细胞也可以发展成一个完整的生物体。2006年，山中伸弥等把4个关键基因通过逆转录病毒载体转入小鼠的成纤维细胞，使其变成多功能干细胞（iPS细胞）。山中伸弥和约翰·伯特兰·格登因在细胞核重新编程研究领域的杰出贡献而获2012年诺贝尔生理学或医学奖。

二、中国干细胞技术的发展

中国医学科学院／北京协和医学院作为中国干细胞研究与应用的"先驱"单位和优势单位之一，赵春华（图13-33）团队承担了干细胞领域国家"973"计划、"863"计划等科技重大专项，针对间充质干细胞（MSC）移植根治难治性疾病，系统开展了MSC分化调控机制、干预策略、临床转化应用关键技术、MSC质量标准等方面的研究，构建了一个完整的（细胞活药）MSC移植治疗技术体系，并成功地应用于临床治疗难治性疾病，完成了从MSC理论学说创新、原创MSC产品技术突破到临床难治性疾病安全性有效性验证系统工程，并取得了一系列突出的成绩，开创了中国成体干细胞与临床转化医学之先河[1][2]。

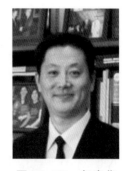

图13-33 赵春华

赵春华（1963— ），山东青岛人。组织学与胚胎学家。中国医学科学院教授、博士生导师。任组织工程研究中心主任、干细胞新药研发及临床转化研究北京市重点实验室主任，被选为长江学者特聘教授等。任美国第四届国际衰老和疾病协会主席，*Stem Cells and Development* 杂志亚太区主编。从事干细胞生物学基础与临床研究30余年，"十三五"国家重点研发计划、国家"973"计划、"重大新药创制"专项、"863"计划重大专项首席科学家。在国际上提出了"亚全能干细胞学说"和"间充质干细胞系统"概念，在国内外发表论文352篇（SCI论文185篇），被 *Nature* 等杂志他引3626次。获国家食品药品监督管理总局（SFDA）首个干细胞新药临床批件，实践了干细胞新制品临床安全有效治疗疾病，获国家技术发明奖二等奖。2018年被授予欧洲科学、艺术和人文学院（EASAL）院士称号。（丁文龙 沃雁）

① 赵春华. 干细胞原理、技术与临床［M］. 北京：化学工业出版社，2005.
② Zhao C H. Essentials of Mesenchymal Stem Cell Biology and Its Clinical Translation［M］. Springer, 2013.

近 20 多年来，各院校人体解剖学与组织胚胎学研究团队在不同的干细胞研究领域中，也取得了令人关注的研究成果。

1. 胚胎干细胞研究

卢光琇团队 2002 年建立了胚胎干细胞的人饲养层培养体系，并成功建系，2009 年建立了大型人胚胎干细胞库，并证明其能够满足区域人群组织配型的需求，为干细胞研究与应用提供了丰富的细胞资源。郝爱军团队（2011）发现并阐明了胚胎干细胞调控网络关键分子在胶质瘤中的表达及其参与胶质瘤形成的调控机制[1]。张素春团队报道（2012），应用化学因子诱导中脑底板祖细胞和在化学成分确定的介质中促进多巴胺能神经元的分化[2]。刘厚奇团队（2013）在 microRNA 转录后调控机制方面开展了研究[3]。周国民团队报道（2015），使用视网膜分化培养基有效地将人胚胎干细胞分化为视网膜细胞[4]。

2. 亚全能干细胞研究

赵春华团队在国际上首次发现亚全能干细胞，其作为胚胎发育后组织器官存留具有三胚层分化潜能的干细胞亚群，处于干细胞等级结构（hierarchy）的最上层，应需进入细胞增殖周期，通过三胚层多谱系分化、调控组织微环境及代谢平衡、发挥重要免疫调控三大功能方式来维持组织更新、代谢，参与组织修复和免疫平衡。

3. 多能干细胞研究

刘厚奇团队（2013）开展了不同来源的人多能干细胞及多能性维持和发育潜能差异的系统研究。雷蕾团队（2013）获得了多种来源的人多能干细胞，利用人多能干细胞诱导产生了前脑神经元[5]。

4. 神经干细胞研究

郝爱军团队（2011）研究了妊娠糖尿病高糖状态对脑内源性神经干细胞的影响，同时采用多种干预措施，系统研究了叶酸、各种抗氧化剂对这些胚胎神经干细胞的作用及其在脑瘫治疗中的作用机制。曾园山团队（2018）将体外构建的神经干细胞源性类脊髓组织移植到大鼠全横断脊髓损伤区，实现瘫痪后肢的重新站立与行走[6]，他的团队（2019）还开展了督脉经穴电针联合神经干细胞（NSCs）移植修复大鼠脊髓全横断脊髓损伤的研究。

5. 间充质干细胞研究

谭玉珍团队（2010）研究了从脐带、骨髓基质干细胞等分离及诱导分化心肌细胞等，并

① zhao S, Yuan Q, Hao H, et al. Expression of oct4 pseudogenes in human tumours: Lessons from glioma and breast carcinoma [J]. J Pathol, 2011, 223（5）: 672–682.

② Xi J J, Liu Y, Liu H S, et al. Specification of midbrain dopamine neurons from primate pluripotent stem cells [J]. Stem Cells, 2012, 30（8）: 1655–1663.

③ Wang Y, Xu Z Y, Jiang J F, et al. Endogenous mirna sponge lincrna-ror regulates oct4, nanog, and sox2 in human embryonic stem cell self-renewal [J]. Developmental Cell, 2013, 25（1）: 69–80.

④ Wang X B, Xiong K, Lin C, et al. New medium used in the differentiation of human pluripotent stem cells to retinal cells is comparable to fetal human eye tissue [J]. Biomaterials, 2015（53）: 40–49.

⑤ Xu X, Lei Y, Luo J, et al. Prevention of beta-amyloid induced toxicity in human ips cell-derived neurons by inhibition of cyclin-dependent kinases and associated cell cycle events [J]. Stem Cell Res, 2013, 10（2）: 213–227.

⑥ Lai B Q, Feng B, Che M T, et al. A modular assembly of spinal cord-like tissue allows targeted tissue repair in the transected spinal cord [J]. Adv Sci(Weinh), 2018, 5（9）: 1800261.

结合纳米载体等组织工程技术进行移植治疗心肌缺血等动物模型，取得治疗效果 [1]。张琳团队（2011）发现活化素 B 通过细胞信号通路促进皮肤伤口周围细胞增殖，进而促进伤口再上皮化、毛囊的再生 [2]。王晓冬团队（2011）探讨了壳聚糖管结合间充质干细胞（MSCs）复合物修复大鼠全横断脊髓损伤的可行性。刘厚奇团队（2013）建立了应用干细胞治疗的细胞标准，应用自体人 MSCs 治疗脑瘫、脑卒中等患者，取得了良好的效果。曾园山团队（2015，2018）将体外构建的 MSC 源性神经网络组织移植到大鼠和犬全横断脊髓损伤处，改善了瘫痪后肢的脊髓自主运动功能 [3]。李志远与黄菊芳团队还建立了符合 GMP 标准的临床级干细胞库。

6. 造血干细胞和干 / 祖细胞研究

周国民团队（2007）报道，大鼠视网膜受损后 Müller 细胞分裂增殖和表达巢蛋白（nestin），表现出干细胞潜能，并能再生视细胞。王亚平团队（2011）研究了中药有效成分调控造血干细胞和白血病干细胞衰老的机理 [4]。张传森团队（2014）在干 / 祖细胞的获取和定向诱导分化、干细胞移植治疗和组织工程化器官构建等方面开展了一系列工作 [5]。

7. 成体干细胞新药研发技术

赵春华团队在国际上首次发明了从人成体组织中分离多能成体干细胞亚群（Flk1⁺Lin-MSCs）技术，2003 年建立了业内第一个成体干细胞体外规模化制备工艺技术流程和功能评价体系，制定出中国第一套干细胞（药物）产品的质量控制标准和 SOP 操作规范体系——《间充质干细胞制造及检定规程》。获得了中国第一个干细胞技术发明专利授权，申报了中国第一个干细胞创新药物"人原始间充质干细胞"，2004 年正式获得国家食品药品监督管理局批准进入 I 期临床试验，在北京协和医院、解放军 301 医院、北京大学人民医院、浙江大学附属医院、解放军 307 医院等多个国家综合性三甲级医疗机构，历经 15 年，开展多中心药品试验研究，临床实践证明干细胞产品的安全性和有效性。正式新药注册已于 2018 年 9 月提交国家药品监督管理局药品审评中心（新药证书受理号：CXSB1900004 国），是迄今由国家药品监督管理局批准的国内唯一异体注射性治疗干细胞药物。

（曾园山　王广　赵春华）

① Guo H D, Cui G H, Wang H J, et al. Transplantation of marrow-derived cardiac stem cells carried in designer self-assembling peptide nanofibers improves cardiac function after myocardial infarction [J]. Biochemical and Biophysical Research Communications, 2010, 399（1）: 42-48.

② Zhang M, Liu N Y, Wang X E, et al. Activin b promotes epithelial wound healing in vivo through rhoa-jnk signaling pathway [J]. PLoS One, 2011, 6（9）: e25143.

③ Zeng X, Qiu X C, Ma Y H et al. Intergoation of donor mesendymal cell-derived-like cells into host neural network after rat spinal cord transection [J]. Biomaterials, 2015, 53: 184-201.

④ Zhou Y, Yang B, Yao X, et al. Establishment of an aging model of sca-1+hematopoietic stem cell and studies on its relative biological mechanisms [J]. In Vitro Cellular & Developmental Biology-Animal, 2011, 47（2）: 149-156.

⑤ Liu F, Zhang C, Hoffman R M. Nestin-expressing stem cells from the hair follicle can differentiate into motor neurons and reduce muscle atrophy after transplantation to injured nerves [J]. Tissue Eng Part A, 2014, 20（3-4）: 656-662.

第十节　放射自显影术

进行放射自显影工作两个最基本的条件是核素和核乳胶，故放射自显影术的发展离不开核素及核乳胶的发现与革新。20世纪中叶，放射自显影术问世。

一、世界放射自显影术的萌芽、诞生和发展

利用卤化银乳胶记录、检查和测量放射性的方法，称为放射自显影术（autoradiography，ARG）。

1896年，贝可勒尔（H. Becquerel）发现"放射性"，1898年居里夫妇（P. Curie 和 M. Curie）发现天然放射性元素钋和镭。1903年，三人共同获得诺贝尔物理学奖。1901年，丹拉斯（H. A. Danlos）和布洛赫（E. Bloch）进行了放射性物质的第一次医学应用。1931年，劳伦斯（E. Lawrence）建立了第一台回旋加速器，用于研制人造放射性核素，树立了人工制造放射性核素的第一个里程碑。1942年，费米（E. Fermi）在芝加哥大学建成第一个核反应堆，使人工放射性核素的大量生产成为可能，是人工制造放射性核素的新的里程碑，为放射性相关技术迅速发展奠定了物质基础。

自显影的出现已有百余年的历史，但其迅速发展，还是近40年的事。1904年，伦敦（E. S. London）在圣彼得堡皇家实验室医学院第一次获得了经镭气曝射的青蛙全身自显影图谱。这一技术在科学研究中的应用开始于20世纪20年代初期，但多是整体水平的放射自显影术，由于感光材料质量不佳、分辨率低，效果较差。后来随着乳胶质量的提高和自显影技术的改进，应用范围逐渐扩大。

第二次世界大战期间对记录粒子径迹专用原子核乳胶的研制、裂变产物在动植物体内分布研究的需要，以及新核素的出现，都促进了自显影的发展。人们开始利用光学显微镜放射自显影术从细胞水平上研究放射性物质在机体内的积聚与分布。如1940年，莱布朗（Charles Philippe Leblond）用自显影研究放射性碘在甲状腺中的分布，引起人们对自显影的浓厚兴趣。此后，1946年，贝朗格（Leonard F. Belanger）与莱布朗创建了液体乳胶法，使自显影的分辨率大为改善。1956年，中国物理学家何泽慧发现原子核乳胶制作方法。1956年，利克尔·米尔沃德（Liquer Milward）创建了电子显微镜自显影术（EMARG）。从20世纪60年代初期开始，外国学者对EMARG的理论和基本方法做了大量研究。例如：1962年，L. G. Caro 等对 EMARG 的分辨率和基本方法做了全面阐述；1963年，斯蒂芬·理查德·佩尔克（Stephen Richard Pelc）对 EMARG 的理论做了较好的分析；1966年，科普里瓦（Beatrix Markus Kopriwa）研制了自显影涂布技术的半自动化仪器；1964—1977年，萨尔皮特（Miriam Mika Salpeter）等对 EMARG 分辨率、核子乳胶的敏感性、各种不同能量的放射性同位素的效果等做了大量实验。1963年，斯顿夫（W. E. Stumpf）创造了高分辨率的光学显微镜放射性自显影技术，奥特曼（J. Altman）利用放射性自显影技术及放射活性物质研究大脑中某些物质的分布。1973年，英国牛津大学罗杰斯（Andrew W. Rogers）写了一本专著《放射自显影技术》，对自显影的原理、核子乳胶、分辨率、自显影的方法和条件、EMARG 等做了详细论述。1976年，冷冻切片放射自显影术被引入作为电子显微镜水平的可扩散化合物放射自显影的新技术。

1977 年，日本学者哈马（K. Hama）等采用高压电子显微镜放射自显影术（HVEMARG）进行了 ^{3}H- 胸腺嘧啶示踪研究，其优点是可用较厚的切片，以短得多的曝光时间（4 天），获得较常规 EMARG（曝光时间需几个月）更好的图像效果。

闫文生、赵克森等在 2000 年建立了国内的放射性自显影激酶活性测定方法，应用于信号转导的研究。

二、中国放射自显影术的萌芽、诞生和发展

中国的放射自显影术在昆虫学和植物中应用较早，例如 1957 年，吕家鸿介绍了放射性同位素在组织学上的应用，并展示了他们利用放射自显影术研究 ^{14}C 在蚕体内转移的情况。李宝健应用显微放射自显影术研究了在洋葱细胞减数分裂和有丝分裂过程中核酸和蛋白质的合成[1]。

1958 年 10 月至 1960 年 9 月，刘鼎新赴莫斯科口腔医院基础部同位素室进修放射线同位素示踪技术。回国后，他先后在北京医学院口腔病理研究室及生物物理和细胞生物学教研室工作，主要研究方向为采用核医学中放射自显影方法进行细胞生物学研究。他在国内率先开展此项研究，涉及领域广泛，所创立和应用的研究方法以及取得的研究成果受到国内外同行的高度评价。1983 年，他开设研究生选修课"放射自显影及其在生物医学中的应用"；自编《放射自显影技术》《放射性核素示踪概论》等讲义[2]。1976—1988 年，在校内外举办 10 余期"放射自显影学习班"。

1964 年开始，在动物学和医药科学领域，放射自显影术的研究成果开始有学术论文发表，1964 年，刘鼎新等开展了大鼠切牙放射自显影的实验研究。20 世纪 80 年代开始，在中医研究领域，放射自显影术也开始得到应用。1983 年，北京医学院和中国医学科学院应用放射自显影术研究了电针足三里穴抑制胃牵拉反应的中枢机理[3]。1982 年，丁明孝和翟中和应用电镜放射自显影术研究了鸭瘟病毒（DPV）DNA 复制及宿主细胞内 RNA 的转录功能。1983 年，中国医科大学发表了高速放射自显影术的改进及临床应用，为治疗、诊断、研究提供了细胞动力学参数[4]。1986 年，中山医学院曾园山和郭畹华报道了放射自显影的研究结果，揭示了体外培养的大鼠颈上节神经元新合成的 ^{3}H- 尿嘧啶核苷标记 RNA 从细胞核逐渐向核周质转运。每当神经元神经突起生长处于高峰前夕，其胞体新合成的 ^{3}H- 尿嘧啶核苷标记 RNA 银颗粒数会显著增高[5]。

瑞典科学家霍尔（H. Hall）将 [^{35}S]GTPγS 与放射自显影相结合，依此来研究神经转导受体的分布及功能，称为功能性 – 放射自显影技术，该技术具有很大的应用前景。进入 21 世纪，放射自显影术进一步发展，如与纳米材料结合等。为了能更好地利用放射自显影术，国

[1] 李宝健. 在洋葱细胞减数分裂和有丝分裂过程中核酸和蛋白质合成的显微放射自显影研究 [J]. 植物学报, 1963（2）: 109–116.
[2] 吕家鸿. 放射性同位素在组织学上的应用——放射自显术 [J]. 动物学杂志, 1957（2）: 82–86.
[3] 安林, 吕证宝, 刘鼎新, 等. 电针足三里穴抑制胃牵拉反应的中枢机理——标记脱氧葡萄糖放射自显影研究 [J]. 科学通报, 1983（20）: 1270–1273.
[4] 李书琴, 史长江, 陈世洁, 等. 高速放射自显影术的改进及临床应用 [J]. 中国医科大学学报, 1983（1）: 69–73.
[5] 曾园山, 郭畹华. 神经生长因子对体外培养的大鼠颈上节神经突起生长及 RNA 和 DNA 合成的作用的放射自显影研究 [J]. 解剖学报, 1986, 17（4）: 404–409.

内也举行了多个相关的会议，如中国核学会年会、中国放射青年医师论坛、全国核化学与放射化学学术研讨会等。

放射自显影术突出的优点是：结果直观，记录逼真，避免在解释时带有个人的偏见；放射自显影术可把形态、机能和代谢统一起来，以研究生物体内的动态变化过程。这是它的独到之处，因而被称为现代机能形态学方法。随着时代的发展和科学技术的进步，放射自显影术会得到更多的继承和发展。

（曾园山　王广　黄河　李建波）

第十一节　特异性神经示踪技术与光遗传学技术

一、特异性神经示踪技术

通过形态学研究探讨神经系统的功能，最直观的结果是成像，而成像的重要技术是标记，标记的关键技术是神经示踪。人们借助于不断发展的神经示踪技术，不断地获得了更清晰详细的神经形态学图像，为理解神经系统的功能发挥了不可代替的作用。以西班牙神经科学家卡哈尔（Santiago Ramón y Cajal）建立"神经元理论"为开端，标记与神经示踪技术让解剖学家及神经科学家清晰地看到了脑内细胞的组织构筑。20 世纪 70 年代之后，神经示踪技术趋于成熟，各类示踪剂（包括病毒）的应用推动神经解剖学的研究发生了质的飞跃。近年来，基于病毒的特异性神经示踪技术，使神经形态学研究上了一个新的台阶。

1. 最早的神经元标识

早在 1873 年，意大利科学家高尔基（Camillo Golgi）首创铬酸盐－硝酸银染色法，能将脑组织中的神经元和胶质细胞的胞体与突起染成棕黑色，在光学显微镜下观察，用手绘图片记录。这是人类最早研究神经通路的形态和神经元间的相互联系的技术——高尔基染色法。卡哈尔采用改良高尔基银染法确立了"神经元理论"，1906 年二人都因在神经科学领域的巨大贡献而获诺贝尔生理学或医学奖。

2. 神经元示踪

20 世纪 70 年代以来，利用神经示踪剂（tracer）观察神经细胞形态的方法开始兴起。脑组织中注入的示踪剂被神经元吸收后，在神经元内扩散到神经元突起的各个角落，以此达到示踪和标记神经元的目的。示踪剂分为数种：顺行示踪剂（anterograde tracer），包括麦芽凝集素（wheat germ agglutinin，WGA）、菜豆凝集素（phaseolus vulgaris agglutinin，PHA）、生物素葡聚糖胺（biotin dextran amine，BDA）等，在胞体集聚处注射这些示踪剂，被神经元吸收进入胞体后，顺着信息传递方向扩散，示踪剂向神经轴突末梢传递。与之相反的逆行示踪剂（retrograde tracer），包括 Fast blue、Fluorogold、霍乱毒素 b（Cholera toxin b，CTb）等，在神经末梢部位注射这类示踪剂进入神经轴突末梢后，逆信息流方向传递至神经元胞体。这些示踪技术，为明确神经元的分布、探讨神经元的功能发挥了一个时代的作用。

3. 特定神经元示踪

上述示踪剂可被任何类型的神经元吸收，缺乏特异性，不能确定神经元的化学特性。20

世纪末，人们将嗜神经病毒与 Cre/LoxP 重组酶系统整合使用，实现了选择性标记特异类型神经元及其分布的目标，由此形成了特异性神经示踪技术。

嗜神经病毒可以感染神经细胞，可分为能跨越和不能跨越突触两大类。能够跨突触的病毒示踪剂，最常用的是伪狂犬病毒（Pseudorabies virus，PRV）、单纯疱疹病毒（Herpes simplex virus type 1，HSV）、狂犬病毒（Rabies virus，RV）、水泡性口炎病毒（Vesicular stomatitis virus，VSV）等；不能跨突触的病毒示踪剂，包括腺相关病毒（Adeno-associated virus，AAV）、腺病毒（adenovirus）等。

腺相关病毒具有安全性高、免疫原性低、宿主范围广、病毒血清型种类多、能介导基因在动物体内长期稳定表达等特点。其结合 Cre/LoxP 重组酶系统被广泛用于外源基因（GFP、mCherry 等）在特定类型神经细胞中的表达。李瑞锡课题组与药理学合作在解剖学科最先使用腺相关病毒和 Cre/LoxP 系统特异性研究了纹状体中的腺苷 2 型受体（A2AR）神经元的形态与分布（图 13-34）[1]，获得了很好的效果。

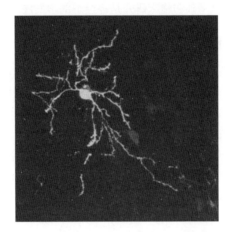

图 13-34　特异性标识技术显示的纹状体中 A2AR 神经元（袁向山提供）

4. 跨一级突触示踪术

该技术能一次性标记突触相连的两个神经元。跨单突触逆行标记的狂犬病毒是威克沙姆（Wickersham）等[2]基于狂犬病毒 Sad B-19 感染性克隆构建的重组狂犬病毒，其糖蛋白（rabies glycoprotein G，RG）基因被敲除，并携带 GFP 或 mCherry 等荧光蛋白基因，将禽类肉瘤病毒囊膜糖蛋白（avian leukosis virus EnvA coat protein，EnvA）的膜外区与 RV 囊膜糖蛋白跨膜及胞内区融合，形成重组的囊膜蛋白。因为 EnvA 识别的受体蛋白（avian-specific Tva-class receptors，TVA）只分布在禽类细胞表面，利用重组囊膜蛋白包装 RV，产生的病毒粒子不能直接感染哺乳动物，若利用 AAV 将 TVA 表达在哺乳动物的细胞膜上，这种 RV 便可特异性识别并感染表达了 TVA 的神经元。由于这种 RV 的 RG 蛋白基因缺失，进入神经元后，可复制

① Yuan X S, Wang L, Dong H, et al. Striatal adenosine A2A receptor neurons control active-period sleep via parvalbumin neurons in external globus pallidus [J]. eLife, 2017（6）：e29055.

② Wickersham I R, Lyon D C, Barnard R J, et al. Monosynaptic restriction of transsynaptic tracing from single, genetically targeted neurons [J]. Neuron, 2007（53）：639-647.

并表达外源基因，但不能包装产生成熟的病毒粒子来感染上一级神经元。如果同时在这类神经元中外源性补充 RG，即可在该类神经元中产生成熟的假病毒粒子，可以用来跨突触感染上一级神经元。进入上一级神经元后，RG 缺失的病毒可以复制并表达外源基因，但不能继续跨突触感染。此过程使 RV 可控地逆向跨单级突触标记特异类型神经元的输入网络得以实现。

单纯疱疹病毒中 HSV-1-129 毒株是一个顺行标记神经环路的工具病毒。适合非特异性地标记多级神经输出环路的结构。2017 年，徐富强团队[①]基于 HSV-1-129 毒株，通过删除 HSV 复制必需基因内源性胸苷激酶（thymidine kinase，TK）并引入 tdTomato 荧光基因表达框构建，获得 H129△TK-tdT，该病毒感染神经细胞不能复制跨突触，当用 AAV 辅助病毒补偿表达 TK 蛋白可实现 HSV 在特定类型神经元跨单级突触顺行示踪标记。

特异性神经示踪技术是基于嗜神经病毒和 Cre/LoxP 重组酶系统的神经环路研究的新技术。随着基因重组技术的发展，将基因重组技术和病毒示踪技术两者结合，对示踪病毒进行基因重组和改造，增加特殊的筛选标记、改变病毒的毒力和侵袭特性、改良和形成新的病毒毒株并将对神经通路的示踪应用于基础和临床研究是神经解剖学发展的主要方向。

二、光遗传学技术

光遗传学技术也称为光刺激基因工程，是一种将光学技术与遗传学相结合以进行细胞生物学研究的新技术，即将光敏感的离子通道蛋白表达于可兴奋的靶细胞或靶器官上，利用相应波长的光照激活光敏感通道以实现对细胞、组织、器官及动物生理功能的精细调控[②]。经数十年的研究，光遗传学技术已成为神经生物学研究的革命性技术。*Nature Methods* 将该技术评为 21 世纪神经生物学最有影响力的技术方法[③]。

1971 年，德裔美国生理学家瓦尔特·斯托克纽斯（Walther Stoeckenius）与德国化学家戴特·奥斯特赫特（Dieter Oesterhelt）在细菌中确定了一种新型视紫红质，命名为细菌视紫红质。1995 年，德国生物物理学家恩斯特·班贝格（Ernst Bamberg）和德国电生理学家格奥尔格·纳格尔（Georg Nagel）将细菌视紫红质成功转入爪蟾卵母细胞，进一步精确证实光照射细菌视紫红质激活质子泵的电压依赖性。班贝格和纳格尔的合作建立了光遗传学的雏形，将外源性视紫红质在靶细胞上表达。

2002 年，德国生物物理学家彼得·赫格曼（Peter Hegemann）团队在绿藻中发现了光敏感通道视紫红质蛋白，命名为 I 型和 II 型光敏感通道视紫红质蛋白，并将光敏感通道视紫红质蛋白成功转入人肾胚细胞；研究表明，它们的活性受光调控并介导阳离子的内流。赫格曼推测这些通道视紫红质不仅可以在普通细胞上表达，还能在神经元中表达并影响神经元电生理活性。这一论断直接催生了光遗传学的诞生。

2002 年，奥地利神经科学家杰罗·米森博克（Gero Miesenböck）团队将果蝇视紫红质系统（包括视紫红质抑制蛋白 2、视紫红质、G 蛋白 α 亚基三部分），表达在海马神经元上，并首次在体外证明光照可以调控神经元的活性，从而开启了神经生物学研究的新篇章。由于该

① Zeng W B, Jiang H F, Gang, Y D, et al. Anterograde monosynaptic transneuronal tracers derived from herpes simplex virus 1 strain H129 [J]. Mol Neurodegener, 2017 (12): 38.
② 滕孝宇，李云庆. 光遗传学技术——控制神经元活动的"开关"[J]. 医学争鸣, 2017, 8 (5): 1-4.
③ Deisseroth K. Optogenetics [J]. Nature Methods, 2011, 8 (1): 26-29.

系统蛋白复杂，造成实验体系不稳定，产生动作电位不规律，导致难以实现真正的精确调控。而此时藻类光敏感通道视紫红质蛋白的出现，吸引了众多科学家的目光。2005 年，美国神经科学家卡尔·代塞尔罗思（Karl Deisseroth）与爱德华·博伊登（Edward Boyden）合作在 *Nature Neuroscience* 发表文章 [1]，证实绿藻 2 型光敏感通道视紫红质蛋白单一组分可成功表达在神经元的细胞膜上，蓝光照射可引起阳离子内流，神经元产生明显去极化效应。2006 年，美籍华人科学家潘卓华在 *Neuron* 发表文章证实光照 II 型光敏感通道视紫红质蛋白能激活视网膜节细胞，并可在体诱发视网膜节细胞动作电位 [2]。同年，卡尔·代塞尔罗思首次提出光遗传学（optogenetics）一词 [3]，用以描述联合光学和遗传学操作实现对特定神经元活性的精准控制的技术。2007 年，卡尔·代塞尔罗思小组发表文章，证实在自由活动的小鼠中光遗传学可实现光照控制动物行为的目的 [4]。

光遗传学通过融合光学和遗传学的操作技术，实现对大脑特定神经元的精确时空控制。时间上控制精度可达毫秒级，空间上可针对单一类型细胞操作。这些特点使光遗传学技术在探索大脑行为机制和部分疾病治疗方面独具优势。神经生物学家借助该技术对学习、记忆、新陈代谢、饥饿、睡眠、奖励、动机、恐惧、嗅觉和触觉等过程有了更清晰的理解和认识。光遗传学技术还揭示了帕金森病、阿尔茨海默病、癫痫等神经系统疾病等鲜为人知的发病新机制，为药物研发提供重要靶点，同时也为新药筛选和测试提供重要技术平台。光遗传学技术还有望在失明治疗方面发挥作用。

2008 年，王立平将光遗传学引入中国。在国内建立了完整的光遗传学技术研发和应用平台，并发展出光遗传控制结合在体神经电生理活动记录技术。2012 年起，他每年在深圳举办光遗传学培训技术班和研讨会，将光遗传学推广至全国科研院所，使得国内有更多研究人员认识并使用光遗传学，为光遗传学在国内的推广做出了贡献。

光遗传学技术在中国人体解剖学科中的应用始于 2013 年复旦大学解剖学科李瑞锡课题组与药理学系的合作。课题组用该技术研究了睡眠相关的神经环路，从此开启了中国解剖学界神经形态与功能相结合研究的新领域，切实地跨出了形态与功能整体化揭示特异性神经元之间功能关系的第一步。相关研究成果，在 2015 年中国解剖学会第 31 届学术年会暨科学传播研究交流会（西宁）做了题为《光遗传学与 Cre 技术相结合在解析特异的功能性神经环路中的应用》的大会报告。此报告是中国解剖学会对光遗传学技术应用的首次推介。此后，空军军医大学解剖学系李云庆和李金莲等，把该技术应用于疼痛相关神经环路研究，同样取得了可喜的研究成果。光遗传学技术使中国神经解剖学的研究，进入了形态与功能相结合全面研究神经系统的新天地。

（李瑞锡　袁向山）

① Boyden E S, et al, Millisecond-timescale, genetically targeted optical control of neural activity [J]. Nature Neuroscience, 2005, 8（9）: 1263-1268.

② Bi A, et al, Ectopic expression of a microbial-type rhodopsin restores visual responses in mice with photoreceptor degeneration [J]. Neuron, 2006, 50（1）: 23-33.

③ Deisseroth K, et al, Next-generation optical technologies for illuminating genetically targeted brain circuits [J]. Journal of Neuroscience, 2006, 26（41）: 10380-10386.

④ Adamantidis A R, et al, Neural substrates of awakening probed with optogenetic control of hypocretin neurons [J]. Nature, 2007, 450（7168）: 420-424.

第十四章　学科的交叉、社会责任、发展趋势与展望

第一节　人　类　学

一、人类学学科的再构建——体质人类学与文化人类学的融合

人类学是从生物和文化的角度对人类进行全面研究的学问。在 19 世纪以前，"人类学"这个词的用法相当于今天所说的体质人类学与文化人类学。在美国，人类学通常划分为四大分支：文化人类学（也称为社会人类学）、考古学、语言人类学、生物人类学 / 体质人类学。这四大分支的人类学也反映在许多大学的教科书以及许多大学的人类学课程中。在美国以及许多欧洲的大学，这些分支往往处在不同科系，且被视为不同的学科。在 1949 年以前，中国的体质人类学和文化人类学是一个学科，采用广义人类学概念。1949 年以后，采用苏联的狭义人类学概念，导致体质人类学的研究与文化人类学的研究割裂。

社会科学应当随着自然科学的进步和发展改变自己的形式，并把它们及时地充实到自己学科的方法论体系内，使本学科对社会文化现象的认识能达到更高的水准。要回答涉及民族源与流这种非常复杂的随机事件问题时，体质人类学研究的结果并不具有最后决定权，它只是提出了体质方面的证据："这种方法是从生物学上解释人类进化中出现的各种变异情况的一种切实可行的手段。但是将这种手段引入人类学的某些课题的研究时却要十分谨慎。应该尽可能地综合考虑各个方面的证据，特别是社会历史和地理分布及文化等方面的证据，不能过分依赖生物学手段。因为民族现象，特别是历史上各民族的接近程度和交流的内容等情况毕竟是受多方面的影响的，而且主要是受社会文化因素影响的。"[1] 所以体质人类学的研究成果需要与考古的、文史的、民俗的、宗教的、文化的等种种考证相互补充，相互完善，共同来回答人类学问题。而且就人类学研究手段而言，不同的体质人类学方法也需要彼此间相互印证和完善，这样才可能减少误差。国外人类学、民族学发展很快，主要得益于"人文科学与自然科学"的结合。同时，体质人类学应用于民族学的研究上，对民族的识别、民族的体质变化与文化经济的关系，以及民族政策的运用等均极有好处。体质人类学一旦被民族学家所应用和结合也能起到很大作用[2]。复旦大学把遗传学、体质人类学、考古学、历史学和语言学等学科的一些专家组合起来成立了现代人类学研究中心，借鉴现代人类学最新研究成果、思路、

---

① 林耀华.民族学通论［M］.北京：中央民族大学出版社，1997：49–50.
② 黄新美.简论体质人类学在文化人类学中的应用［J］.广西民族研究，1995（2）：113–116.

方法与技术，探讨新世纪人类学领域的发展方向与前景。这种体质人类学与文化人类学的融合，实现了人类学学科的再构建，是人类学发展的大趋势。实际上，体质人类学的研究成果常常需要文化加以解释和说明，而文化人类学的研究往往由体质人类学的研究加以补充和完善。

二、跨学科的合作交叉

人类学由于经常需要进行跨学科的综合研究，需要综合民族学、考古学、语言学、体质人类学、分子人类学等多学科成果，鉴别各系统在基因组、体质、语言、风俗等诸方面的特点，相互印证，从而从多学科的角度探讨人类学的问题。因此同社会科学的许多学科，同自然科学的一些学科，如地理学、地质学、生态学、解剖学、考古学等都有密切关系，相互借鉴产生一些边缘学科或交叉学科。2013 年，中国解剖学会人类学专业委员会与中国科学院古脊椎动物与古人类研究所、锦州医科大学和中央民族大学联合举办了 21 世纪中国人类学发展高峰论坛，探讨了人类学学科交叉与融合问题。此后开展了一系列的研究，如运用体质人类学的方法探索族群形成的生物遗传特征及其与文化的关系，与生态学、经济学等学科结合探讨民族文化、生态、经济协调发展，与生物学、物理学和古地理学等自然科学技术相结合，对人类学进行研究。席焕久的团队将体质人类学与生态学结合，研究高原生态环境对体质的影响；郑连斌、温有锋从语系角度探讨人群体质的关系；霍正浩的团队探讨了指长比与肿瘤、行为等性状的关系。

随着遗传学的发展，体质人类学也从中汲取了许多理论和分析方法。许多体质人类学研究已经直接由生命科学工作者来完成，如复旦大学生命科学学院现代人类学研究中心在人类肤纹方面所做的研究无疑增加了体质人类学研究的指标，李辉、卢大儒等对指间区纹的遗传特性的深入了解以及王红等对人类皮肤反射系数的分析，都是对体质人类学的拓宽和加深。可以想象，未来体质人类学的发展将不再局限于原有的测量，这对于从事这方面研究的人不无启发。随着分子生物学以 PCR 为基础的各种研究方法的建立，DNA 鉴定技术变得越来越容易，有关血型、血清型、同工酶的检验几乎已经被取代。尽管传统的血清学方法使个体识别能力达到最大限度，采用各类电泳技术并进行多个系统联合使用可获得接近 DNA 分析的识别力。生命科学中某些新的研究方法、新的研究思路应当引起人类学家的重视。基因人类学代表了人类学研究手段的一次革命，分子生物学的研究将为基因人类学的发展提供契机。付巧妹开发捕获 DNA 技术，从中国 4 万年化石中获得世界首例早期现代人核 DNA 和线粒体 DNA，通过古人类 DNA 研究来了解古人类群体的进化和迁移。王传超以分子人类学证据为主，结合考古学、语言学、历史学和民族学等其他学科，分析中国人的起源和黄种人的形成。这些都是跨学科交流的结果。库鲁病、埃博拉等流行病的病因都需要人类学家、医学家、流行病学家、社会文化学家共同合作攻关，而单独一个学科就很难完成。

三、人类学研究的国际合作交流

纵观人类学的发展史，可以显而易见地发现，人类学自其发轫阶段便打上了浓浓的海外印记，从一开始人类学者便将其目光投向了远方，在异域之中寻找自己的研究对象，在与他者的对话之中建立自己的研究领域，远方、异域、他者已然成为人类学研究的代名词，这是印刻在人类学研究脉络与传统最深处的烙印。中国的人类学，在 20 世纪 70—80 年代的时间里，主要从事本土研究与家乡研究，很少有海外异文化的研究成果。在全球化背景下的人类学研究，跨文化、多区域、多点的人类学，成为时代推动下的必然产物。更多的学者踏出国门了解、研究异文化也有助于在国际格局日益复杂的今天，了解中国在全球体系之中所处的位置，也有利于更好地认识文化上的"他者"，其实这也是学科发展对人类学者提出的更高要求。同时，人类学的田野调查并不是一个单向的过程，它是一个双向互动的过程，了解他者的过程，其实也是对方反观我们的过程。形成良性的双向互动，既有助于开阔视野，也利于反思以往在认识过程之中所产生的偏见和误解。吴新智提出"多地区进化假说"就是国际交流的典范。他考察了国外很多化石点（南非、澳大利亚、西班牙等），最后与国外学者共同提出世界有影响的进化假说。

（温有锋）

第二节　解　剖　学

一、大体解剖学

随着科技的进步、研究方法的革新以及相关学科的渗透，大体解剖学在各研究领域不断深入，已发展成一门多学科的科学。大体解剖学一方面担当着培养高素质医学人才的重任，另一方面通过对人体各系统器官进行结构与功能的阐述，加深学生对生命的体悟与理解。大体解剖学要创新发展，必须找准与新技术的结合点[1][2]。因此，回顾历史的同时应正确认识学科发展的现状，分析当前所处的时代特点，同时开拓领域中新的生长点。只有把握现在、面向未来，才能推动大体解剖学在医学人才培养中的重要作用。

（一）大体解剖学与其他学科的交叉融合

"跨学科"一词最早出现于20世纪20年代的美国，中国跨学科研究可追溯到1956年，1985年召开首届交叉学科学术探讨会后，中国跨学科研究进入了发展较快的时期。"能用众智，则无畏于圣人也"，跨学科交叉融合是大体解剖学发展创新的突破点，是产生医学重大成果、解决临床复杂问题的关键[3]。19世纪末20世纪初，大体解剖学衍生出一些新的亚学科，如与临床外科学相结合，发展出外科解剖学；与口腔科学、骨科学、妇产科学等融合，发展出临床应用解剖学；以大体解剖学为基础，研究正常X线解剖和变异，发展出X线解剖学等[4]。

当前，增强现实（AR）、虚拟现实（VR）和5G技术飞速发展，通过计算机技术将人体结构数字化，在电脑屏幕上直观地呈现可调控的虚拟人体形态，进一步将人体功能性信息赋加到人体形态框架上，通过虚拟现实技术的交叉融合，基于人体标本冷冻切削数据获取、组织精细结构的光学获取、图像处理、医学影像处理与分析、数字物理人建模等，大体解剖学

① 钟世镇.一个古老学科的新发展——发展临床解剖学要找准新技术的结合点[J].解放军医学杂志，2004，29（1）：1-3.
② 钟世镇，何光篪.大体解剖学研究概况与展望[J].解剖学报，1988，19（4）：443-448.
③ 王锋雷，邹晓东，陈婵，等.我国跨学科研究与发展的现状探析——基于构建我国国家层面跨学科体系的思考[J].高等工程教育研究，2013（1）：98-102.
④ 倪秀芹，李星.人体解剖学的历史现状及未来发展趋势[J].四川解剖学杂志，2001，9（3）：161-162.

已进入数字解剖学时代。未来，随着更多新理论、新技术的进展，大体解剖学势必在多学科领域探索出新的生长点，衍生出如医学 3D 打印、组织材料学、医学生物力学和数字医学等一批新平台、新技术。如通过高精度 CT 扫描进行数据采集，利用软件进行数据分析，用 3D 打印机复制出血管、神经清晰可见的人类手掌模型。像 3D 打印技术这样能精确、快速地再现标本原型的新交叉点，未来必将在大体解剖学教学中得到广泛的应用。

（二）大体解剖学的社会责任

作为最重要的基础医学课之一，大体解剖学在培养医学生扎实的医学基础知识、提高应用操作技能和培育创新思维等方面扮演着不可或缺的角色。充分发挥学科间交叉创新的优势，利用新的教学模式系统高效地进行大体解剖学教学，培养知识结构全面、能力发展均衡的高素质医学人才是大体解剖学首要的社会责任。

随着经济的发展，物质水平的提高，人们越来越注重生活质量，对卫生保健知识的要求也更迫切。从大体解剖学这样的医学基础学科入手，揭开人体奥秘，帮助大众从根本上认识生命、遵循自然规律，运用科学的方法指导生活，能最大限度地提高生命质量，达到防病及长寿的目的。因此，加强科普宣传应成为各医科院校的重要工作，也是大体解剖学工作者及每位医务工作者义不容辞的责任。现如今各大医学院校日益重视人体博物馆的建设。例如隋鸿锦创建的中国第一个生命奥秘博物馆，在全球 38 个国家和 140 多个地区相继举办了以生命奥秘为主题的科普展，创下 3500 多万人次的参观纪录；南方医科大学人体科学馆面积 1400 m²，是目前中国最大的生命科学馆之一，共收藏展品 2200 余件，由钟世镇领衔的国家 "863" 数字人体项目运用在人体科学馆中设计相关的场景，以 "探索人体奥秘，珍爱生命，关注健康" 为主线，让公众了解良好生活方式对疾病预防的重要性；复旦大学人体科学馆是上海市最早的医学与健康科普教育基地之一，在展出人体标本的同时融入多媒体和数字信息技术，充分体现了 "科学与人文" "专业与科普" "现实与虚拟" 的完美结合；浙江大学医学院 2006 年搬迁到新校区后，投入大量资金用于人体医学博物馆建设，目前建筑面积 1500 m²，以其独特优美的细胞外形设计风格成为浙江大学标志性校园建筑之一，绝大部分标本均为自行设计和制作，凝聚浙医几代解剖学家的心血[①]。人体博物馆通过对社会大众的开放和开展科普知识展览、讲座，揭示了人体乃至生命的奥妙，达到了教育大众、服务社会的功能。

（三）"新医科"背景下大体解剖学的发展趋势

在新的分支学科如雨后春笋层出不穷之际，有人认为大体解剖学的研究已经完成了它的历史使命，只有新出现的分支学科才有研究前景。这些不正确的看法，或多或少产生了一些消极的影响。诚然这些声音有失偏颇，但值得深思的是，大体解剖学的未来该往何处？

新一轮的科学、技术和产业革命，使医学和人工智能、大数据、互联网的结合日益紧密，顺应知识从分化到整合的发展趋势，满足 "健康中国" 建设的需要和社会对交叉融合医学人才的需求，"新医科" 应运而生[②]。2018 年 4 月 26 日，在同济大学召开的 "一流人才培养研讨会" 上，教育部高等教育司司长吴岩曾指出，"新医科" 将推进医工理文融通，紧密结合以人

① 金承革，姜华东.浅谈人体医学专业博物馆的建设和开放［J］.科技创新与应用，2015（18）：62.
② Miller D D, Brown E W.Artificial intelligence in medical practice：The question to the answer?［J］. Am J Med, 2018, 13（2）：129–133.

工智能为代表的新一轮科技和产业革命。面对医学教育的新革命，大体解剖学应顺应时代浪潮，医学院校作为培养解剖学人才的主力军，更应顺应时代对医学发展的新要求，重新思考新医科背景下应该培养什么样的大体解剖学拔尖创新人才，让这门古老的学科"老树开新花"[①]。

新医科建设立足于"新"，大体解剖学教学应以临床实际问题为导向，与互联网、大数据和人工智能紧密结合，以实体化新型科研机构以及附属医院等教学单位为平台，培养创新型解剖学人才[②]。当前教学改革中，已有充分利用并整合多学科知识发展、互联网、大数据和抽象可视化等方面的优势补充到传统教学中的例子。如用计算机辅助教学（computer assistant instruction，CAI）技术融入其中，利用数字化虚拟人体数据制成数字形式的解剖图谱[③]。以问题为基础的教学方法（problem-based learning，PBL），将临床典型代表性病例向学生展示，同时强化了大体解剖知识和临床表现的联系。此外，得益于全球网络现代化，自 2012 年起，大规模在线开放课程（massive open online courses，MOOC，慕课）以开放、共享的理念，给同学们更大的学习空间和选择，也给教师前所未有的机遇去突破常规教学体系，带来了大体解剖学教育的普惠之[④][⑤]。

未来，大体解剖学将在结合现代科学技术手段的前提下，朝着临床应用和微观解剖学这两个方向深入延伸、发展。例如，对三叉神经与微血管的关系进行了深入的解剖学研究后，发现存在桥脑旁微小血管压迫三叉神经根病例中 92.5% 出现三叉神经痛的症状，从而开发出的"微血管减压术"已成为治疗三叉神经痛的金标准[⑥]。在腹腔镜手术、达芬奇手术、AI 手术等要求下的动态活体解剖学结构观察研究的发展也离不开大体解剖学的知识框架。近年来，冷冻电镜、蛋白质结构解析等科研热点技术的崛起，借助了微观解剖学的发展，而这一切都离不开大体解剖学这个"大基石"。这些例子无一不印证了无论现代科技如何发达，在众多新兴学科的冲击下，大体解剖学仍能有所作为，其地位是无法撼动的。

此外，大体解剖学的教学亦可融合人文思政教育。现阶段中国医学院校临床医学专业课堂中普遍缺乏医学人文教育的内容，难以落实教育部关于《本科医学教育标准——临床医学专业（试行）》第二条"珍视生命，关爱病人，具有人道主义精神"。大体解剖学教学融合"无言良师"的人文教育，不仅能让学生学习到解剖知识，其中蕴含的捐献者的事迹案例可促进医学生从中获得解读生命意义的神圣体验，有助于培养医学生的人道主义精神[⑦]。

"变"是社会发展的永恒主题。未来培养的医学人才不仅要掌握新的技术，还应具备随着环境快速变化不断自主学习的素质，来适应这个以"变"为主题的时代。展望未来，当以此为契机，以创新为导向，改革乃至重建大体解剖学人才的培养模式，注重培养自主学习能力。

---

① 盛振文.全域教育视角下的高校人才培养模式优化［J］.中国高等教育，2018（8）：23-25.

② 顾丹丹，钮晓音，郭晓奎，等."新医科"内涵建设及实施路径的思考［J］.中国高等医学教育，2018（8）：17-18.

③ 吴毅，宋艳，方彬吉，等.基于中国数字化人体的虚拟解剖学系统的建立［J］.解剖学杂志，2017，40（1）：44-46.

④ 唐燕，吴巍，胡成俊，等.开设解剖学慕课的实践和体会［J］.基础医学与临床，2018，38（5）：735-738.

⑤ 江路华，张晓明.线上线下混合教学模式探究——以浙江大学医学院系统解剖学课程为例［J］.中国高等医学教育，2017（10）：61-62.

⑥ 张学基，高宝山，段云平，等.面神经微血管减压术及相关解剖研究［J］.中外医疗，2010，29（27）：33-34.

⑦ 陈周闻，陈超，张晓明.专业教育与人文教育递进式融合的探索——以人体解剖课程为例［J］.当代教育实践与教学研究，2018（9）：663，665.

这既是一个亟待突破的改革主题，也是医学院校的责任与使命。

（张晓明　林和风）

二、神经解剖学

神经解剖学作为人体解剖学的重要组成部分，它的发展是随着神经科学研究技术的日新月异及人们对人体结构尤其是对神经系统的认识而逐步深入的。神经解剖学包括大体神经解剖学、微观（镜下）神经解剖学和发育神经解剖学。神经解剖学发展历史悠久，已达辉煌阶段，与多个学科之间形成了交叉融合，担负着重要社会使命；且关于脑的学习、记忆、思维等高级活动本质结构、神经环路的探索，还有大量的未解之"谜"尚待解开。对于神经解剖学工作者，任重而道远。

（一）学科的交叉

随着科学技术的不断发展、思想理念的不断更新，新的先进的研究技术和手段不断涌现，促进了神经解剖学与其他学科间的交叉和融合，诞生了众多新兴学科。

1. 神经心理学（neuropsychology）

神经心理学是从神经科学的角度来研究心理学的问题。神经心理学是以脑作为心理活动的结构基础来研究脑和心理或脑和行为的关系。神经心理学的历史起点要追溯至1861年法国外科医生布罗卡（P. P. Broca）发现左脑额下回病变引起运动性失语症。"神经心理学"一词是早在1929年美国哈佛大学著名心理学教授博林（E. G. Boring）根据拉什利（K. S. Lashley）的工作提出来的。

2. 医学影像学（medical imaging）

1895年德国物理学家威廉·康拉德·伦琴（W. K. Rontgen）发现X射线开启了影像新篇章。以神经解剖结构为基础，逐渐由颅脑X线影像发展到颅脑CT、颅脑MRI、颅脑PET、颅脑血管摄影等。

3. 神经药理学（neuropharmacology）

神经药理学是以神经系统的结构学、功能学、生化学及病理生理学为基础，以防治神经精神疾病为目标，研究作用于神经系统的药物及其机制，以达到高效、安全地合理用药和发现新药的目的。神经药理学是一门边缘交叉学科，既属于药理学范畴，也是神经科学的重要分支[1]。20世纪50年代发现了利血平和氯丙嗪具有安定作用，成为神经药理学发展过程中的一个重要标志。20世纪80年代以来，功能基因组学、蛋白质组学的研究，计算机模拟等新学科、新技术诞生，进一步从分子水平阐明药物与神经功能的关系。

4. 数字神经解剖学（digital neuroanatomy）

数字神经解剖学是由计算机技术、医学信息学技术及医学图像处理技术相互结合而发展起来的新兴学科。数字神经解剖学生动的可视化信息，方便学习者对神经解剖学知识的理解和掌握，促进神经解剖学知识的交流和普及[2]。增强现实（20世纪50年代发明）、虚拟现实技

---

① 张均田，张庆柱，张永祥. 神经药理学［M］. 北京：人民卫生出版社，2008.
② 王迎春，杨桂姣，宋岳涛. 数字神经解剖学数据库的构建和资源共享［J］. 解剖学杂志，2007，30（4）：518-520.

术（1990年提出）及3D打印（20世纪90年代）及数字人解剖系统先后诞生了（2012）。

5. 化学神经解剖学（chemoneuroanatomy）

化学神经解剖学主要研究各类神经化学物质在神经系统的分布，不同神经化学物质在神经纤维之间形成的相互联系及其相互作用。自20世纪60年代[①]至今，化学神经解剖学的研究已有近60年的历史。

6. 计算神经科学（computational neuroscience）

计算神经科学是一门超级跨学科的新兴学科，它是使用数学分析和计算机模拟的方法在不同水平上对神经系统进行模拟和研究：从神经元的真实生物物理模型，它们的动态交互关系以及神经网络的学习，到脑的组织和神经类型计算的量化理论等，从计算角度理解脑，研究非程序的、适应性的、大脑风格的信息处理的本质和能力，探索新型的信息处理机理和途径，从而实现创造脑。它的发展将对智能科学、信息科学、认知科学、神经科学等产生重要影响[②]。

（二）社会责任

神经解剖学的宗旨是提高人民的科学素质，造福于人类，服务于社会，奉献于医学，融入交叉学科、前沿学科。

1. 神经解剖学教学的改革与创新

神经解剖学在解剖学中具有举足轻重的地位。在遵循教学规律基础上，开展学科交叉与创新。神经解剖学教学质量的不断提升有赖于教学模式、教学理念的不断改革与创新，以便和国际接轨，培养出拔尖优秀人才。其中称职合格的教师是开展教学、实现改革和不断创新的关键之一。与其他学科一样，该门课程已经比较成熟的信息化教学模式有：微课、慕课、AR、VR、虚拟仿真及以问题为基础的学习（PBL）、团队为基础的学习（TBL）、以病例为基础的学习（CBL）和以英文为媒介指导（EMI）等教学手段。

2. 神经解剖专业知识培训

为满足临床医师继续教育开设高级培训课程，并提供实际操作练习。此外，贯彻国家"一带一路"倡议，与相关国家合作培养神经解剖学、神经心理学、神经内科学、神经外科学等领域的专家。

3. 建立脑库

积极争取国家、地方、学校支持，建立从宏观到微观，从整体到分子、基因及其蛋白组学、基因组学等一系列系统的资源、资料、数据，为实现国家"十四五""脑科学与类脑研究"重大科技项目及中国"健康脑"计划战略思想提供第一手资料，实现资源积累和资源共享。

4. 科普宣传

建好人体博物馆，定期向全社会开放，普及神经系统的基本形态结构及其发生发育，提高全民的科学素质，破除封建迷信。

（三）发展趋势

神经解剖学发展经历了从远古时代、古罗马时代、文艺复兴时期、近代、现代及当代的

---

① 陈以慈. 从经典神经解剖学到化学神经解剖学——二者的联系和分歧 [J]. 广东解剖学报，1990，12（1）：65–70.

② 郭爱克. 计算神经科学 [M]. 上海：上海科技教育出版社，2000.

历程，随着新技术不断涌现、思想理念的不断更新，神经解剖学的教学和科研已进入了辉煌时代。医学和计算机科学、大数据、互联网的结合日益紧密，材料学、计算机科学、医学信息学技术、医学图像处理技术、数学分析技术、光遗传学技术等突飞猛进的发展，对神经解剖学进一步发展指引了新的方向。一方面，从教学、科研到人才培养都可以尝试神经解剖学与临床相关学科贯通、融合。另一方面，多学科间的进一步渗透、融合、交叉更是神经解剖学发展的大势所趋。神经解剖学研究的探索正在走向深入交叉、走向边缘、走向综合，使中枢神经系统再生成为可能，人脑移植成为现实。

（四）展望

作为人体最复杂的器官，脑的探索还有很多未解之谜，神经科学仍然是最为热门的研究领域之一。自 2013 年美国、欧盟国家、日本等国相继推出了大手笔的"脑研究计划"，中国的"脑计划"已正式启动[1]。作为神经科学重要核心内容的神经解剖学如何适应新形势的要求，需要认真思考。

首先，应该跳出传统神经解剖学的研究范畴。用单一的形态学研究很难揭示重大科学问题的实质。目前神经解剖学的研究不能仅局限在形态学方面，从细胞、分子、发育、行为到功能以及临床进行多层次、多分支的综合研究，已成为神经解剖学的发展趋势。因此，必须打破传统学科的界限，综合运用一切可利用的新技术和新概念，只有这样，才能真正取得突破性的研究成果，促进神经解剖学乃至整个神经科学的发展。

其次，要注重基础医学研究成果的转化。神经解剖学领域的任何研究都是为全面了解人体神经系统的结构、活动规律而开展的，都是为人类健康服务。以往的很多研究都只注重基础研究，轻成果转化。随着社会的进步和人们对科研成果认识的转变，人们越来越注重研究的成效，注重研究的现实意义，只有那些真正能转化为现实产品或对临床具有现实指导意义的研究才能长盛不衰，持续发展。基础研究要从临床实际找出问题，研究成果也要应用于临床实际，解决疾病的诊疗问题，做到双向转化，互相促进。只有这样才能保持神经解剖学研究的健康可持续发展，并不断取得有价值的研究成果。

最后，要以创新为驱动，形成自身的特色和优势。中国神经解剖学领域的研究很长时间以来一直处于学习国外先进技术和研究手段，追踪国外最新进展和发展前沿的状态。要想在神经解剖学研究方面形成自己的特色和优势，就必须从实际出发，根据国家发展自然科学的战略目标，瞄准国际神经科学发展前沿，确定具有自主创新的研究方向和目标。一旦明确了目标，就要根据规划锲而不舍地长期坚持下去，逐步深入，并不断地有所发现、有所发明、有所创造。这样才能实现早日全面赶超世界先进水平的目标。

（钱亦华）

三、临床解剖学

"工欲善其事，必先利其器。"科学技术发展的规律表明，技术方法的应用，往往超前于理论学说的建立。紧跟医学发展前沿，寻找与新技术的结合点，拓宽研究领域，深化临床医

[1] Cyranoski D. Beijing launches pioneering brain-science centre [J]. Nature, 2018, 556 (7700): 157-158.

学的发展，开展学科交叉融合，更新研究手段，是今后临床解剖学发展的主要趋势和方向。治病救人、救死扶伤的临床医生们，要熟悉人体解剖结构规律，才能进入应对自如，有似"庖丁解牛""目无全牛""游刃有余""精诚大医"的境界。

（一）深化微创外科解剖学研究

当今医学技术迅猛发展，以最小的创伤达到治愈疾病的目的是外科领域发展的必然趋向，微创外科技术的应用是外科发展史上的一次重要飞跃。微创外科手术具有创伤小、出血少、病人疼痛轻、住院时间短、功能恢复快、节省医疗开支、微瘢痕愈合好、美容及良好的心理效应等优点，是患者期待的治疗手段，也是外科术者追求的新境界。1987年，法国的穆雷（Phillipe Mouret）医生完成了世界上首例腹腔镜胆囊切除术后，在世界范围内已经开展了不计其数的微创手术。伴随新技术和新术式的不断涌现，微创外科的领域不断拓展，几乎涉及人体的各个部位。

然而，微创外科技术在应用的过程中，也出现了一些比较严重的并发症乃至医疗事故，究其主要原因，是与微创外科局部解剖学知识的匮乏有关。因为，腔镜手术的视野是一孔之见，"管中窥豹，只见一斑"，若不了解重要毗邻结构，操作时可能误判误伤。进一步深化微创外科解剖学研究，在通过自然孔道的"无孔不入"的内镜手术中，充分研究小切口、窄范围、低倍放大视野和不同镜头方向下的器官形态和位置关系，特别是借鉴临床影像学资料与大体标本的解剖学研究相互对照；伴随内科操作外科化的发展趋势，探索和拓展建立"无孔也入"的人工通道，需要在结合影像学和微视解剖的交叉中，对组织器官的位置形态变异和毗邻解剖关系进行针对性的研究。就有可能"窥一斑，而知全豹"，"既见树木，又见森林"，保证手术安全进行。

（二）强化数字化医学技术和医学生物力学技术与临床的结合

数字医学已经是当今最热门且应用前景广泛的学科，已经交叉渗透到了整个医学科技领域中。研究内容包括：医学影像学研究、计算机辅助设计 / 制造 / 分析技术在临床的研究、数字化医院的建设与管理、区域医疗协同与信息资源共享数据库的构建、远程医疗会诊与医学教育等各个分支学科。数字解剖学已经作为解剖学的重要分支独立为新的方向。"东风露消息，万物有精神。"国家领导人十分关心数字化技术，政府机构列入了规划，学术团体在探索应用，数字化医学技术要乘风更上高楼。

在过往的临床应用解剖学研究中，医学生物力学在创伤外科、矫形外科、心血管内科和康复医学等领域已经获得了许多的成果。利用数字医学技术的形态学研究成果，结合医学生物力学的功能性评价，有机地将形态学研究和功能性研究结合起来，解决临床的实际问题，是需要进一步拓展的领域。

（三）拓展临床解剖学研究领域，探索微观工程解剖学

由于中国于 20 世纪 50 年代采用了人体解剖学与组织学分离的设置模式，现代临床解剖学发展早期的参加人员，多以大体解剖学者为主体，但是传统的大体解剖学方法无法将科学研究引向深入。虽然近年的临床解剖学研究工作已逐步引进交叉学科的先进研究设备和手段，但与其他前沿学科差距很大。应该改变临床解剖学只属于大体解剖学范畴的误解，跟踪生命科学的前沿阵地，引进细胞学、生物化学和生物物理学的新尖技术，将临床解剖学科研推向新的发展阶段。

近年来，组织工程和干细胞在创伤修复领域的研究取得许多突破性进展，随着 3D 打印技术在医学领域的广泛应用，个性化定制组织工程支架以及人体器官的 3D 打印成为研究的热点所在。但是对于人体组织微观三维解剖结构的认识尚属一个空白，细胞基质的成分和空间结构如何？不同组织中不同细胞群的分布及毗邻关系如何？对这些基本问题的回答，对利用高新技术制备和打印人体的组织和器官具有非常重要的意义。

自从基因组学、蛋白组学、再生医学、生物信息学等前沿性研究领域有了重大进展后，国内外对转化医学有了更广泛、更深刻的理解，使转化医学在医学发展中扮演着越来越重要的角色，也为从事临床解剖学研究提供了许多有益的启迪。

（欧阳钧）

四、断层解剖学

随着现代影像技术的不断更新及其在解剖学研究中的应用，断层解剖学正从横断层向多维断层、从标本向结合活体、从厚片向薄层、从宏观向微观、从描述向量化、从真实到虚拟、从正常向结合病理、从断面向三维和四维、从单纯形态向结合功能和代谢等方向迅速发展[1]。

与发达国家相比，中国的断层解剖学研究既有优势，也存在着不足。首先，在研究组织方面，有中国解剖学会断层影像解剖学分会。国外没有专门的组织，研究人员一般分布在相应的临床解剖学会，如美国、欧洲、澳大利亚和亚洲临床解剖学会等，另外，部分国际人脑图谱组织（OHBM）会员也在从事断层解剖学的研究。其次，在研究队伍上，国内的研究人员以解剖学和影像学专业为主，临床工作人员参与不多。而国外研究人员以临床工作者为主，解剖学专业人员较少。再次，在研究水平上，由于国内尸体标本来源丰富，解剖学专业研究人员较多，中国的尸体断层解剖学研究处于国际领先地位。山东大学、四川大学华西医学中心、重庆医科大学、陆军军医大学等学校的断层解剖学工作者为此做出了贡献。国内在影像解剖学研究方面的临床针对性不强，研究水平不如国外；影像学结合组织学的研究比较薄弱，生物塑化和显微水平的断层解剖学研究亟待提高。另外，在研究方向上，国外的脑图谱研究较多，从断层标本到活体影像，内容丰富，制作精良，应用广泛；分子影像学和影像遗传学研究起步早，发展快。而中国的图谱研究较少，主要为黑白图谱，近几年利用活体 MRI 图像建立了基于中国人的数字化标准脑图谱[2][3]，但是应用不够广泛；国内的微视解剖学研究也有待进一步提高。近年来，中国在胎脑的断层影像解剖学研究上取得了一定的进展，研究人员利用胎脑标本的高分辨率 MRI 图像对大脑皮质、脑白质、脑室以及基底核结构的发育和断层影像学表现进行了探讨[4][5]，引起了国际上学者的普

① 刘树伟. 断层解剖学 [M]. 3 版. 北京：高等教育出版社，2017.

② Tang Y, Hojatkashani C, Dinov I D, et al. The construction of a Chinese MRI brain atlas：A morphometric comparison study between Chinese and Caucasian cohorts [J]. Neuroimage, 2010, 51（1）：33–41.

③ Tang Y, Zhao L, Lou Y, et al. Brain structure differences between Chinese and Caucasian cohorts：A comprehensive morphometry study [J]. Human Brain Mapping, 2018, 39（5）：2147–2155.

④ Ge X, Shi Y, Li J, et al. Development of the human fetal hippocampal formation during early second trimester [J]. Neuroimage, 2015（119）：33–43.

⑤ Li Z, Xu F, Zhang Z, et al. Morphologic evolution and coordinated development of the fetal lateral ventricles in the second and third trimesters [J]. Am J Neuroradiol, 2019, 40（4）：718–725.

遍关注。综上所述，近年来中国的断层解剖学研究取得了一定的进步，但是相对于国外来说，在活体影像学研究和图像处理技术等方面还有待进一步深入。

将来应努力开展以下六个方面的研究工作。

（一）微视断层解剖学

现代影像技术所显示的结构已达到了细胞和分子水平，作为其形态学基础的断层解剖学，也应从大体、巨微、组织、细胞、超微和分子水平的不同层次上来解释结构的影像学表现及其变化。影像技术所显示的断层结构越来越细微，层厚可达亚毫米水平。多层螺旋 CT 和 MRI 三维图像成像速度快，能清晰、逼真、立体地展示人体的内部结构。这就要求在相应层厚断层标本和标本管道铸型配合下，对活体的影像断层解剖和三维影像解剖重新认识，全面研究。目前有关国人的断层影像解剖学研究资料较为零散，设备与标准不一，应尽快丰富和完善活体（如超声、CT、MRI）解剖学资料，改变目前影像诊断以外国人数据为标准的状态。

（二）发育断层解剖学

从受精卵开始，至人体衰老死亡，其结构和生化成分等必定会发生一系列变化。若要探索人体不同发育时期的断层解剖学表现，还需要开展发育断层解剖学研究。这方面的工作大有可为。

（三）分子影像学

分子影像学是 21 世纪医学影像学最为重要的发展方向之一，将对疾病的"早早期"特异性诊断和治疗产生深远影响，是开展转化医学研究的重要工具，当前亟待解决的有两大问题。一是多模态分子成像手段的开发，分子影像学有许多成像手段，各有优势和不足。除了继续开发微型设备外，通过整合现有各成像手段形成优势互补的多模态成像是将来发展的必然趋势，如 PET/MRI、PET/CT/MRI、PET/SPECT/CT 等融合机型，这也是实现多靶分子显像的重要基础。二是靶向分子探针的合成，用高亲和力的探针进行目标识别和确认是活体内指定分子目标分析的先决条件，所以真正推动分子影像发展的最大动力是开发更多的靶向分子探针，加快临床前期研制成功的分子探针应用于临床分子成像的进程。目前研制纳米探针和多靶分子探针是分子影像学的重要发展方向[①]。

（四）实验影像学

实验影像学是利用影像技术以实验动物来探讨正常和病理机体形态和功能变化的科学，目前已有较好的工作积累。随着小动物成像设备的引进，开展实验影像学研究的条件已经具备。断层影像解剖学必须突破仅研究人体正常结构的束缚，应将研究范围拓展到研究疾病的发生机理、病理变化、诊断和治疗上来。应在病理标本的对照下，研究疾病的影像学表现。应利用疾病的实验动物模型，动态观测结构的断层变化规律、从细胞及分子水平上认识疾病的影像学表现、进行功能影像学研究、探讨疾病的病理机制、试验新的介入技术和研制新的造影剂等。

（五）影像遗传学

影像遗传学（imaging genetics）是结合多模态神经影像学和遗传学方法，检测脑结构及与精神疾病、认知和情绪调节等行为相关脑功能的遗传变异。影像遗传学是一种遗传关联分析，

---

① Von Schulthess G K. Molecular Anatomic Imaging：PET/CT，PET/MR and SPECT/CT［M］. 3rd ed.Philadelphia：Wolters Kluwer，2016.

其中表型不是疾病、复杂症状或者行为，而是对大脑结构（比如体积）、化学作用或者功能（大脑在进行信息处理过程中的生理反应）的测量。影像遗传学研究需要遵循三个法则：一是要选择合理的候选基因；二是要仔细控制非遗传因素；三是要选择与感兴趣基因有联系的任务范例。到目前为止，影像遗传学这一新领域已经得到广泛的探索。相比于精神遗传学的行为性状的候选基因研究，如果样本量合适、重复效果好并且缺少直接假设，那么影像遗传学中的候选基因方法的限制要更少一些。当同时检测多个基因及它们之间的相互作用，假阳性的出现也会进一步提高。未来如果以下三方面得到改进，可以很好降低这些问题：①候选基因研究应该探索更特定的假设；②使用功能磁共振的原则是同一实验室内部使用相同的方法测量不同的任务，跨实验室使用先前研究的相似任务；③提高样本量使得可以进行整个基因组关联分析 [1][2]。

（六）功能神经影像学

在实际应用中，单一模态的图像往往不能提供所需要的足够信息，通常需要将不同模态的图像融合在一起得到更丰富的信息，以便了解病变组织或器官的综合信息，从而做出准确的判断。多模态融合的目的在于充分显示形态成像方法的分辨力高，定位准确这一优势，克服功能成像中空间分辨力和组织对比分辨力低的缺点，最大限度地挖掘影像信息。在研究中应注意以下四个结合：形态学技术与机能学技术相结合、多种机能学影像技术相结合、影像学技术与电生理技术相结合、影像学技术与细胞分子技术相结合。BOLD 信号依赖于血流动力学（血流和血容量）和代谢（氧耗量）反应，神经活动与血流动力学之间的关系（即神经血管耦合）自身就相当复杂和未被完全理解，因此发展定量 fMRI 以精确测量 BOLD 信号的起源及其与神经活动的关系，是十分重要的课题 [3][4]。

总之，临床实践是断层解剖学"取之不尽，用之不竭"的选题泉源。人体解剖学工作者应以更加开放的视野、包容的胸襟，综合使用各种研究方法，走多学科交叉的道路，不断开拓断层解剖学的美好未来。

（刘树伟）

五、数字解剖学

（一）学科交叉

从 20 世纪 80 年代中期开始，国内学者张绍祥、左焕琛等将计算机三维重建技术用于人体解剖学的研究（手血管、胸部结构的计算机三维重建），引领了数字解剖学的出现。随着数字化技术的发展，高分辨率数码照相机、高精度数控铣床、低温冰冻技术、CT、MR 等可应用于人体断层解剖学的研究，这为在 20 世纪末和 21 世纪初，美国数字化人体（VHP，1996）、中国数字化人体（CVH，2002）、韩国数字化人体（VKH，2003）数据集的诞生创造了必备的

① Youn H, Chung J K. Reporter gene imaging [J]. Am J Roentgenol, 2013, 201（2）: 206-214.
② Tang J, Li Y, Xu J, et al. Impact of COMT haplotypes on functional connectivity density and its association with the gene expression of dopamine receptors [J]. Brain Struct Funct, 2019, 224（8）: 2619-2630.
③ 刘树伟，尹岭，唐一源. 功能神经影像学 [M]. 济南：山东科学技术出版社，2011.
④ Toga A W. Brain Mapping: An Encyclopedic Reference [M]. Amsterdam: Elsevier, 2015.

基本条件。数字化人体数据集的建立是数字解剖学雏形形成的里程碑，就像传统解剖学的研究和教学需要人体标本一样，数字解剖学的研究和教学需要数字化人体数据集。在此基础上，通过建立数学模型、研究新的图像处理（增强、分割、配准、重建、显示等）算法等研究手段，建立满足不同教学、研究、临床应用需要的人体解剖结构的计算机模型。有了人体结构的计算机模型，进而可用不同材质甚至培养的人体活细胞进行 3D 打印，打印出人体标本、模型甚至人体器官以及根据人体计算机模型设计的固定、矫形、康复辅具等，都属于数字解剖学的研究和应用范畴。除了涉及数学、计算机科学、图形图像学等，还需要具备机械工程学、材料学、化学、细胞生物学等学科的相关知识。可见，数字解剖学可能是在解剖学领域内应用交叉学科知识最多、对学科交叉依赖度最高的分支学科，它首先是解剖学与多学科交叉融合而形成的一个典型的交叉学科，其次是一个由解剖学而来但又与传统解剖学具有很大不同的重大发展和革命性创新的一个解剖学的分支学科。

（二）社会责任

数字解剖学的社会责任是为人体解剖学的教学、科研、科普提供更加方便、快捷、经济的基础平台。以往，人体解剖学的教学、科研、科普都离不开人尸体标本。人尸体标本在收集、处理、保存、运输、出境等诸多方面都费时、费力、费资，并且只能一次性使用，使得很多医学院校（特别是大、中专院校和非医学院校但需要人体解剖学课程的专业）人尸体标本来源匮乏，直接影响教学质量，这已经成为一个世界性的难题。数字化人体的诞生，为解决这一难题带来了曙光。美国数字化人体已有数百家研究机构下载使用；以中国数字化人体为原始数据来源开发的"数字人解剖学教学系统"（山东数字人公司）已畅销国内外数百所院校用于人体解剖学的教学，创造了很好的社会效益和每年数以亿计的经济效益。下一步在人体虚拟解剖、人体科普宣传、中小学人体科学教学、外科手术模拟系统研发与应用等诸多方面都将大有可为。

（三）发展趋势与展望

数字解剖学是刚诞生不久的一个随着当今科技发展应运而生的解剖学领域的新兴交叉学科，具有旺盛的生命力和无量的发展前景。除应用数字化人体数据集进行一系列科学研究和开发的人体解剖学教学系统在广度和深度上的进一步拓展和应用以外，5G 技术和 VR 等先进技术的快速发展，给数字解剖学的快速发展带来了重大契机。VR 主要包括动态环境建模技术、实时 3D 图像生成技术、立体显示和传感技术、应用系统开发工具研究和系统集成技术等关键技术，这些技术上的突破，会使数字解剖学产生颠覆性的变化，由现在在计算机屏幕上用鼠标、光笔等工具进行人体模型的解剖观测，变成在一个沉浸式的虚拟环境中，用真实的解剖工具（带有各种传感器）进行人体解剖操作，通过反馈装置和一系列声光电技术逼真模拟实地解剖操作时的真实感受，在无尸体标本解剖实验室中进行解剖操作，达到学习或研究的目的。

解剖学是外科学的必备基础。现代外科学的发展趋势是微创与精准。第一代外科手术是直视手术，即术者通过切口直视手术野，视野清晰但创伤大；第二代外科手术是腔镜手术，术者看着显示屏操作腔镜器械完成手术，创伤小但操作会受到一定限制；第三代外科手术是机器人手术，外科医生不直接操作手术器械，而是通过操控装置进行外科手术，计算机控制的智能测算可对手术器械的运行状态进行矫正，提高手术的精准性。可见，现代外科手术的方式正在发生着革命性的变化。数字解剖学在这一变革中大有可为，特别是为临床提供腔镜和机器人手术环境下的解剖学基础以及腔镜和机器人手术模拟训练系统和模拟手术环境等方面的研究和应用，是当今和今后一个时期内数字解剖学乃至数字医学发展的主要方向之一。

（张绍祥）

六、脑网络组学

（一）发展趋势

自脑网络在 20 世纪 90 年代由国际学者提出以来，逐步为学术界接受认同。随着技术的发展和学科的交叉融合，中国学者首次独立提出了"脑网络组学"的研究体系，这是对脑网络研究的深入和系统性发展[1]。目前，中国在脑网络组研究规模及整体上仍然与国外发达国家的著名实验室有不小的差距，特别是脑网络组研究所需要的关键设备研制、大型脑成像设备的核心技术等方面缺乏原创性重要成果，研究队伍和水平需要进一步提高。但是，脑网络组的计算理论和方法，中国处于国际先进水平，而且，由于中国拥有独特的人口和临床资源、脑疾病研究的重大需求以及国家对脑疾病研究的投入，中国已经出现和发展了多个具有国际影响力的脑网络组研究团队。例如，中国科学院自动化研究所脑网络组研究中心、北京师范大学认知与学习国家重点实验室、电子科技大学、国防科技大学等研究所和大学以及国内的许多临床医院的研究团队等。这些团队目前主要利用神经影像（主要是多模态磁共振影像）进行宏观水平的脑网络研究。中国科学院自动化研究所脑网络组研究中心主要在面向脑网络组的脑图谱构建的计算理论及方法，以及利用多模态磁共振影像进行脑疾病应用等多个方向取得了重要进展，处于国际先进水平。2010 年起，该团队围绕脑图谱的绘制方法、验证体系与应用示范开展了系统的研究，突破了传统脑图谱绘制的瓶颈，提出了"利用脑连接信息绘制脑图谱"的新思想，建立了构建新一代脑图谱的理论和方法体系，并于 2016 年，成功绘制出全新的宏观尺度人类脑图谱，即脑网络组图谱，并建立了该图谱的验证体系及其应用示范[2]。脑网络组图谱是比现有脑图谱既具有更精细的脑区划分，又具有不同亚区解剖与功能连接模式的全新活体人类脑图谱（https://atlas.brainnetome.org）。脑网络组图谱的成功绘制入选了两院院士评选的"2016 年中国十大科技进展新闻"，以及"2016 年中国十大医学进展"。2018 年，脑网络组图谱入选"中国科学院改革开放四十年 40 项标志性科技成果"之一。2019 年，蒋田仔受邀在国际人类脑图谱组织年会（Organization for Human Brain Mapping，OHBM）做以脑网络组图谱为主题的大会主旨报告，国际同行对于中国科学工作者在脑图谱领域取得的贡献给予认可和肯定，会极大推动中国在脑影像与脑图谱领域的未来发展。

在介观光镜显微图像自动三维重建方面，中国科学家走在世界前列。华中科技大学研发的显微光学切片断层成像系统（micro-optical sectioning tomography，MOST），在世界上首次实

① Friston K J, Frith C D, Liddle P F, et al. Functional connectivity: The principal-component analysis of large (PET) data sets [J]. J Cereb Blood Flow Metab, 1993 (13): 5-14. DOI: 10.1038/jcbfm.1993.4.

② Fan L, et al. The Human Brainnetome Atlas: A new brain atlas based on connectional architecture [J]. Cereb Cortex, 2016 (26): 3508-3526. DOI: 10.1093/cercor/bhw157.

现小鼠全脑光镜显微图像的自动三维重建，空间分辨率达到微米级，可使神经突起在三维空间内清晰可见。该技术在固定位置不间断地获取图像，越过后处理过程中的图像配准；其扫描图像为组织断面，因此也避免了流水线制片过程中切片本身常见的变形、碎折等问题[①]。在介观尺度的光学成像方面也取得重要进展。2017 年，程和平团队联合解放军军事医学科学院组成了跨学科团队，历经三年时间，成功地研制出新一代高速高分辨微型化双光子荧光显微镜，并获取了小鼠在自由行为过程中大脑神经元和神经突触活动清晰、稳定的图像[②]。微型化双光子荧光显微成像改变了在自由活动动物中观察细胞和亚细胞结构的方式，可用于在动物自然行为条件下，长时程观察神经突触、神经元、神经网络、远程连接的脑区等多尺度、多层次动态变化，未来与光遗传学技术的结合，有望在结构与功能成像的同时，精准地操控神经元和神经回路的活动。另外，中国在灵长类物种资源利用方面具有优势，比如丰富的猴和树鼩资源。近年来，中国在非人灵长类转基因动物研究方面达到世界领先水平。2010 年，由季维智研究员领导的研究小组成功培育出中国首例转基因猕猴[③]；2016 年，中国科学院脑科学与智能技术卓越中心在世界上首次建立了携带人类自闭症基因的非人灵长类动物模型——食蟹猴模型[④]；2018 年，该中心在国际上率先攻克非人灵长类动物体细胞核克隆这一世界性难题[⑤]。在这些非人灵长类动物上的脑网络研究将是人类脑网络组学研究的必要前提和重要补充，也是未来的重要发展趋势。

总之，中国在脑网络组研究所需要的神经技术和设备研制方面原创性的成果相对欠缺，但在脑网络组学的临床应用研究有自己的特色和优势，只要充分利用好中国临床资源和非人类灵长类动物资源，加上国家在经费上的大力投入，中国在未来脑网络组学的一些领域将会做出突破性的贡献。

（二）未来展望

由于活体人脑研究的基本要求是无创或者微创的，所以根据目前技术发展的现状，可以预见，在今后一个较长时间内（例如 10—15 年），无创的神经影像技术（如磁共振影像）仍然是人脑基础研究的重要方法，甚至是不可替代的技术手段。虽然中国在磁共振成像技术领域比西方国家落后很多，近期也不太可能整体上迅速赶超，但是这并不意味着中国在利用磁共振技术进行脑科学的研究上毫无作为。目前，有几个方向值得中国同行关注。①非人灵长类动物的脑网络组研究及其生理验证。近期，国际上多个类似的人脑连接组计划正如火如荼进行着，新的磁共振成像技术以及影像数据的管理、存贮、分析等技术都在不断地出现和改进之中。但是，由于活体人脑基本不可能进行有创技术的生理验证，所以人脑连接组研究必须与非人灵长类动物的脑连接组研究及其生理验证结合起来，才可能从根本上理解人脑的连

① Li A, et al. Micro-optical sectioning tomography to obtain a high-resolution atlas of the mouse brain [J]. Science, 2010 (330): 1404-1408.

② Zong W, et al. Fast high-resolution miniature two-photon microscopy for brain imaging in freely behaving mice [J]. Nature methods, 2017 (14): 713-719.

③ Niu Y, et al. Transgenic rhesus monkeys produced by gene transfer into early-cleavage-stage embryos using a simian immunodeficiency virus-based vector [J]. Proc Natl Acad Sci U S A, 2010 (107): 17663-17667.

④ Liu Z, et al. Autism-like behaviours and germline transmission in transgenic monkeys overexpressing MeCP2 [J]. Nature, 2016 (530): 98-102.

⑤ Liu Z, et al. Cloning of macaque monkeys by somatic cell nuclear transfer [J]. Cell, 2018 (174): 245.

接模式。中国在非人灵长类动物方面具有重要先天优势，将这种优势与非人灵长类动物的脑连接组研究及其生理验证结合起来，很可能极大推进中国在国际脑科学研究领域中的地位和作用。②新的磁共振成像方法（如新的成像增强剂，以及新的数据分析方法等）的研究。磁共振研究领域涉及多学科的发展，包括物理、化学、生物、信息科学等。这些学科新的交汇将创造磁共振技术发展新的契机。例如，中国在纳米技术方面具有和国际研究水平同步的众多研究机构，发展毒副作用小的新的成像增强剂和分子探针可能带来磁共振技术发展的重要机遇。另外，中国虽然不是信息科学的强国，但是中国早已是信息科学的大国。众多的高校建立了相对完整的信息科学院系，国内也拥有众多从事信息科学相关研究的科研人员。通过政策和项目的引导，并结合一些重要的基础问题（如脑功能活动的检测和装置、宏观和微观等不同尺度的脑网络建模和仿真等）发挥这些人才优势，也将会改变目前国内严重依赖国外磁共振相关技术的局面，并可能创造新的脑科学学科发展方向。③脑疾病临床磁共振的研究。中国地域广，人口众多，严重脑疾病的患者多，同时也有很多地域特点明显的特殊脑疾病。这可能也是中国同行做出一些国外同行难以做到的一个方向。但前提是，紧密的长期与相关医院的实质性的合作，尽可能完善的病例入组、实验、治疗、跟踪管理，以及经得起严格推敲的研究方案和动态、开放的研究思路。

另外，技术的发展也促成了很多新的成像手段出现。将这些新的技术手段和已有的技术进行结合、融合，能够克服以往成像技术的局限，往往也能起到 1 加 1 大于 2 的效果，解决困扰多年的重要科学问题。例如，作为一个神经调制技术，光遗传学可以允许精确、毫秒级的调节神经元的活动。结合光遗传学和功能磁共振成像，可以测量与特定类型的神经元相连的整个大脑网络的功能活动，从而实现精确测量不同脑区之间的因果性功能连接。另一方面，结合光遗传学和双光子显微镜技术，可以实现基因靶向的神经细胞亚群的精确控制，从而精确测量微环路的功能活动，包括突触的活动。此外，全脑透明技术具有很强的兼容性，比如可以与脑虹、病毒束路追踪、光片照明等多种技术结合使用，特别是 CLARITY 处理后的标本还可以检测 c-FOS 或者 Arc 的表达，相当于可用形态学方法评估脑的功能神经环路，因此具有更大发展前景。

脑网络组学的研究涉及多种学科的融合，特别是生物学、医学和信息科学。事实上，新的基因测序和成像技术的发展已经增强了观察和了解大脑的能力。测序技术的进步可以准确、快速、低成本地对整个基因组测序。超显微镜技术可以对脑进行精细的三维成像，精度可以达到几个纳米，并同时覆盖整个脑。以磁共振技术为代表的一批成像技术可以在体内、无创地对人脑进行前所未有的时空分辨率的成像，可以测量包括脑的形状和大小、连接脑不同区域的神经纤维，以及脑不同回路或通路的功能活动变化等。所有这些似洪水般的复杂、异构的生物和医学数据带来了数据处理、分析的重大挑战。因此，脑网络组学的发展需要不同领域的研究人员共同努力。脑网络组学的发展将会加深人们对脑的认识，为人类"认识脑，开发脑，改造脑"提供新途径。

（蒋田仔　樊令仲）

第三节　组织学与胚胎学

组织学重点讲述人体的细微结构，而胚胎学着重讲述人体这些组织器官的形成过程，二者关系不言而喻，十分密切。不仅如此，二者与解剖学、生理学、病理学、细胞生物学等学科有着不可分割的联系，学科交叉融合成为现代医学最显著的特征。

一、组织学

中国的组织学最早是建立在解剖学基础之上的，以显微解剖的方法研究机体的结构和发展规律，更侧重于形态学的范畴。随着生命科学技术的日新月异，组织学的研究内容也在不断地与时俱进，学科交叉、融合的态势日趋明显。组织学的研究已从显微结构和超微结构深入到分子结构，并与多种学科交叉衍生出许多热点研究领域，例如系统生物学、组织工程学、机能组织学、再生医学等。

纵观组织学发展历史，展望组织学的未来，可以看出组织学正在向微观和宏观两个方向发展。

（一）组织学的研究不断向微观深入

追溯组织学的产生，从光学显微镜的发明到电子显微镜的技术革命，组织和细胞的结构不断被揭示。人们借助显微镜不断地深入了解前所未知的微观结构，从组织到细胞，从细胞到细胞器，从细胞器到大分子蛋白。随着 20 世纪分子生物学技术的兴起，生命科学的研究向微观领域进一步深入，从大分子蛋白的研究到小分子遗传信息的诠释，人类对微观世界的了解越来越明晰，这为组织学的发展带来了新的机遇。21 世纪以来，随着人类基因组计划的完成，人类对遗传分子结构、表达及功能的解析又进入了一个崭新的阶段，为组织学研究的不断深入开拓了广阔的前景。

（二）组织学的研究向宏观拓展

人类基因组计划的完成，使得生命奥秘的诠释向"功能基因组"时代挺进。各种组学，例如转录组学、蛋白质组学、代谢组学，应运而生。人们对重要基因、重要蛋白的研究转向对所有基因、所有蛋白的关注。人们不仅仅关注一个基因的功能、一个蛋白的功能，而是开始关注多个基因、多个蛋白的相互作用和协同效应，进而关注对整个细胞、组织、器官乃至生命个体产生的整体影响。由此形成了基于系统论研究的系统生物学。生命科学的研究方法不再局限于微观的深入，而开始注重宏观的回归和整合。

二、细胞生物学

细胞生物学是研究细胞生命活动基本规律的科学。细胞生物学从三个层面——细胞整体水平、亚显微水平、分子水平研究细胞、细胞器的结构和功能，细胞的生命活动规律。细胞生物学是分子生物学的基础，细胞生物学又是分子生物学的归宿和根本，每个分子的功能最终体现的是对一个细胞的影响。

（一）细胞学与组织学密不可分

显微镜的发明，让人们开始认识肉眼无法观察的微观世界，认识了细胞和由细胞组成的各种组织。1893 年德国动物学家赫特维希（Oskar Hertwig，1849—1922）的专著《细胞与组织》出版，标志着细胞学的诞生。组织学与细胞学几乎是同一时期创立。20 世纪 70 年代，人们不仅发现了细胞的各类超微结构，而且认识了细胞膜、线粒体、核糖体等不同结构的生物学功能，使细胞学发展为细胞生物学。从一定意义上讲细胞生物学是组织学的深入和细化，是与组织学密切相关的学科。至今中国许多医学院校的细胞生物学课程由组织胚胎学教研室承担，由此也可以看出二者之间的紧密联系。

（二）细胞生物学与分子生物学结合非常紧密

如果说光学显微镜的发明使人类认识了细胞，那么电子显微镜的问世，使人们认识了各种细胞器。高速离心机、电泳层析、分子标记等物理化学技术的引进，则大大增强了人类分离大分子的能力。不断发展的基因操作技术更是推动了对大分子结构和功能的认识，人类揭秘生命奥秘的能力不断加强。研究细胞中重要分子的结构和功能成为细胞生物学主要研究领域。基因表达的调控、基因剪切、基因编辑、细胞凋亡、细胞自噬等成为当代研究领域的一个个热点，是分子生物学还是细胞生物学难分伯仲，你中有我，我中有你，交叉融合，密不可分。

细胞生物学未来将向两个方面发展。一方面，细胞生物学将向分子生物学深化，不仅诠释生命，而且将改造生命。转基因动物、克隆动物、胚胎干细胞、组织工程、器官移植技术的应用将会极大地造福人类，同时也会挑战传统的伦理观念。另一方面，细胞生物学又会回归生物个体，从微观回归宏观，人们会越来越关注微观技术在生命体中的整体效应。

三、胚胎学

胚胎学与组织学关系非常密切，从一定意义上讲，胚胎学是研究受精卵形成人体各个组织、器官的过程的科学。至今，中国一直沿用苏联的模式，将组织学与胚胎学归属于一个学科，胚胎学的研究手段也主要以形态观察为主，其发展也不可避免地与组织学交织在一起。在欧美的许多国家，胚胎学研究更偏重于发育机制的研究。

从 20 世纪 50 年代起，胚胎学发展十分迅速，分子生物学的观点和方法被广泛地用于研究胚胎发生发展过程中遗传基因的时空顺序和调控机制，形成分子胚胎学。分子胚胎学与细胞生物学、分子遗传学等学科相互渗透，建立了发育生物学。发育生物学也成为现代生命科学重要的基础学科。可见胚胎学与遗传学、发育生物学等学科有着密切的联系。

胚胎学中干细胞理论的不断发展和临床应用，又产生了再生医学，为组织器官修复再生开辟了广阔的前景。同时也为胚胎学发展形成了新的增长点。

四、发育生物学

发育生物学利用现代科学技术手段和方法，从分子水平、亚显微水平和细胞水平三个层次，分析生命变化过程中形态和功能的内在联系。具体地讲是从研究人体组织器官形成过程中细胞增殖和分化的时间、空间和方向，探寻发育相关疾病的成因及防治的方法和途径。是与细胞生物学、遗传学、分子生物学、胚胎学相互渗透的一门科学 [1]。

胚胎学除了研究胚胎的形态发生，还不可避免地涉及细胞分化，细胞和组织间的相互诱

---

[1]　刘厚奇.医学发育生物学［M］.4 版.北京：科学出版社，2018.

导、相互影响及基因调控。这就与发育生物学形成交叉，所以发育生物学是以胚胎学为基础的，是胚胎学的交叉学科。

遗传和发育是有机体生命活动中不可或缺的两个方面，发育受遗传物质的调控，而遗传特点通过发育来体现，没有遗传就没有发育，没有发育就谈不上遗传。因此发育生物学和遗传学辩证统一，二者相辅相成。

医学发育生物学不仅与基础医学的许多学科关系密切，而且与儿科学、生殖工程学、肿瘤科学及优生优育等临床学科密切联系。

发育生物学更是建立在细胞生物学基础之上，早年许多科学家研究细胞特性即为细胞学家，研究细胞间相互诱导即为发育生物学家。

医学发育生物学不仅研究人体正常机制，也探讨人体发育异常，肿瘤、艾滋病、畸形发生的机制同样受到关注。优生优育，提升人口质量，也是以发育生物学为基础。

五、再生医学

再生医学作为基础研究转化为临床应用的前沿领域，主要是通过干细胞增殖、迁移实现组织创伤的修复和再生，达到新组织器官的再建。干细胞是再生组织器官的来源，是再生医学的重要手段和先决条件。

（一）再生医学是多学科交叉的科学

再生医学是由生物科学、材料科学、工程学等学科交融而成的一门新兴学科。什么样的材料具有生物相容性？什么因素启动了再生？干细胞如何迁移到指定的位置和分化成熟？等等。这些问题的解决需要多学科交叉融合，共同探索再生的机制，寻求组织器官损伤修复的治疗方案，促进组织器官功能再现，使人类战胜更多的组织器官损伤和缺失性疾病。

（二）再生医学的进步依赖于技术重大突破

干细胞具有再生各种组织器官的潜能，是再生医学的基础。干细胞在生命体的胚胎发育、组织更新和修复过程中承担着重要的任务。再生医学的发展很大程度依赖于重新编程技术、体细胞克隆技术、胚胎干细胞技术、成体干细胞技术、组织工程技术、器官发育技术等。例如，对干细胞已经分化的体细胞进行基因重新编程，可以治疗各种基因缺陷造成的遗传疾病或恶性肿瘤。

（三）再生医学在临床应用前景广阔

再生医学在脊髓损伤、皮肤损伤、关节损伤、肌肉损伤、黄斑变性、视网膜变性、肝脏疾病、心脏疾病、帕金森病等多种疾病治疗方面都可有所建树，并产生巨大的社会效益。再生医学是现代生命科学前沿领域之一，对医学发展具有引领作用。可以想象，如果将来人类有能力对任何细胞都进行编程和干细胞诱导分化，生产制造出任何一种人工器官，那么多数疾病将可以治愈，延长寿命将不再是梦想。

六、生殖工程

基于胚胎学的生殖工程，是把胚胎学技术向应用方面转化的范例。通过人工介入早期生殖过程，以获得人们期待的新生个体。例如把体外受精、胚胎移植等技术用于治疗女性不孕症。主要技术还包括早期胚胎培养、配子和胚胎冻存等。试管婴儿是该领域最著名的成就，有效地缓解了人类生殖能力下降的问题。

　　人类对生殖细胞和胚胎体外发育过程的认识不断加深，不断研发出新药物、新技术和新仪器来帮助提高生殖的成功率，但是也要关注这些技术干预的安全性。目前针对输卵管不通、促排卵障碍、子宫内膜异位症及男性轻度的少弱精症等开展的体外受精和胚胎移植技术相对成熟。但是在胚胎植入前的遗传学诊断和筛查技术还有争议。今后，如何在体外培养高质量的胚胎并进行筛选，从而提高个体辅助生殖的成功率，依然是生殖工程的热点，而且关注试管婴儿存活率的同时，进一步关注生殖健康和后代健康，也就是考虑生殖工程的安全性和未来人类的质量是医学工作者的社会责任和担当。

（邵淑娟）

第十五章　学会发展史

第一节　学会功能的演变

1951 年底，中国解剖学会会址由上海迁到北京，从此中国解剖学会开始走上了持续发展的道路。特别是改革开放以来，学会功能已从当初单一的学术交流，拓展到今天学术交流形式多样，学术气氛空前活跃，学术水平大幅提高，学术范围涉及各个专业领域，从大体解剖学到分子生物学、从形态结构到功能调控、从机制探索到临床应用、从教育教学到科学研究、从承担社会服务职能到专业技术培训，以及科学与健康大众普及等多种形式于一体的综合性学会功能，并已取得了令人可喜的成绩。学会还建立了网站和科普基地。2019 年讨论通过的《中国解剖学会章程（草案）》第二章第七条指出 [①]，本学会业务范围明显扩大，充分体现了学会功能的转换。

依据中国科学技术协会关于学会改革创新一系列相关文件指示精神 [②]，中国解剖学会在新时期学会功能改革发展中，尤其在推进治理结构和治理方式、科技创新高地和智库建设，以及全民科学素养行动等方面进行了有益的尝试。

（郭顺根）

第二节　组织架构与会员队伍

中国解剖学会是经中国科学技术协会审批、中华人民共和国民政部核准备案，具有独立法人权利的国家一级社会学术团体，是引领全国解剖学界广大科技工作者进行科研、教学、产业、学科发展的最高学术团体，兼有指导全国各省区市解剖学会开展专业活动的职责。

截至 2018 年 12 月 31 日，中国解剖学会已召开了十四次全国会员代表大会，选举产生十

---

① 中国解剖学会章程修改草案（中国解剖学会第 14 次全国会员代表大会讨论通过）[C]. 中国解剖学会第 14 次全国会员代表大会会议资料，北京，2018：35.

② 中国科协办公厅文件：科协办函学字〔2016〕60 号、科协办函学字〔2017〕97 号、科协办发调字〔2018〕10 号、科协办发学字〔2019〕6 号。

六届理事会及其分支机构。到 2018 年 10 月，中国解剖学会所属各省（自治区、直辖市）解剖学会（除香港、澳门和台湾外）已达 31 个，个人会员 6297 人，团体会员 18 个，外籍会员 2 人，所属会员具有广泛的人员地域代表性和专业学术权威性。

一、中国解剖学会组织架构与会员队伍

（一）中国解剖学会组织架构

中国解剖学会自 1920 年 2 月 26 日诞生时由 12 名理事和 50 名会员组成的首届理事会，发展到 2018 年 12 月 30 日由 83 名理事和 6000 余名会员组成的第十六届理事会，经历百年的成长壮大历程，其组织架构发生了巨大变化，理事会已从当初的几名理事和理事长的简单组成模式，发展到现今理事会设有理事、常务理事、秘书长、正副理事长和党委会及监事会。同时，为了更好地服务于广大会员，有利于学术交流和承担社会职能，理事会还下设了若干个专业委员会和工作委员会，以及学会网站，做到结构建全，职能明确，照章运行，功效显著。学会第一届理事会设监事，以后不再设立，从第十六届开始又重新设立。

1. 理事会

中国解剖学会历届理事会组成概况如下。

首届理事会：1920 年 2 月 26 日，北京（代表推选，详见表 7-2）

理事长：考德瑞

理事：安特生　步达生　陈祀邦　全绍清　周维廉　考德瑞　欧尔　谢恩增　梅润思　施尔德　汤尔和　丁文江

秘书兼司库：派卡尔德

会员：50 人

第一届理事会：1947 年 8 月 31 日—9 月 3 日，上海（代表推选）

理事长：卢于道

秘书：王有琪

理事：卢于道　王有琪　马文昭　齐登科　巫祈华　张鋆　臧玉洤

候补理事：张作干　张岩　潘铭紫

监事：王仲侨　王凤振　叶鹿鸣

候补监事：秉农山（秉志）　张查理

会员：74 人

第二届理事会：1952 年 9 月 21—23 日，北京（第一次全国会员代表大会选举）

理事长：马文昭

秘书：张鋆

常务理事：马文昭　张鋆　臧玉洤

理事：马文昭　张鋆　臧玉洤　卢于道　吴汝康　叶鹿鸣　张岩　张查理　潘铭紫

会员：195 人

第三届理事会：1954 年 11 月（通讯选举）

理事长：臧玉洤

秘书：张查理

常务理事：臧玉洤　张查理　张鋆　苏醒　吴汝康

理事：马文昭　王有琪　叶鹿鸣　李赋京　陆振山　张岩　鲍鉴清

会员：若干人

第四届理事会：1956 年 7 月 23—29 日，北京（第二次全国会员代表大会选举）

理事长：张鋆　　副理事长：吴汝康

秘书长：张查理　　副秘书长：薛社普

常务理事：张鋆　吴汝康　张查理　薛社普　马文昭　苏醒　张作干　臧玉洤

理事：王有琪　王仲侨　卢于道　许天禄　李赋京　陆振山　崔之兰　潘铭紫　鲍鉴清

会员：816 人

第五届理事会：1962 年 8 月 28 日—9 月 2 日，上海（第三次全国会员代表大会选举）

理事长：张鋆　　副理事长：吴汝康

秘书长：薛社普

常务理事：张鋆　吴汝康　薛社普　马文昭　李肇特　张作干　臧玉洤

理事：王有琪　王仲侨　王鹏程　卢于道　刘曜曦　刘其端　许天禄　沈尚德　陆振山　郑思竞　张岩　张鹤宇　崔之兰　潘士华　潘铭紫　翟允　蒋加年　鲍鉴清

会员：若干人

第六届理事会：1978 年 11 月 6—13 日，桂林（第四次全国会员代表大会选举）

理事长：吴汝康　　副理事长：王有琪　李肇特　薛社普

秘书长：薛社普（兼）　　副秘书长：宗书东

常务理事：吴汝康　王有琪　李肇特　薛社普　宗书东　汪堃仁　郑思竞　郑国章　张培林

理事：49 人（略）

会员：3315 人（1981 年末）

第七届理事会：1982 年 9 月 16—23 日，庐山（第五次全国会员代表大会选举）

理事长：吴汝康　　副理事长：李肇特　郑思竞　薛社普

秘书长：薛社普（兼）　　副秘书长：宗书东

常务理事：吴汝康　李肇特　郑思竞　薛社普　宗书东　于频　李继硕　何光篪　杨进　吴晋宝　张培林　钟世镇

理事：49 人（略）

会员：4827 人

第八届理事会：1986 年 11 月 22 —26 日，武汉（第六次全国会员代表大会选举）

名誉理事长：吴汝康　李肇特

理事长：薛社普　　副理事长：张炳常　钟世镇　宗书东

秘书长：贾长恩　　副秘书长：刘斌

常务理事：薛社普　张炳常　钟世镇　宗书东　贾长恩　刘斌　艾民康　李继硕
杨进　吴新智　何光篯　何维为　郑思竞　黄瀛

理事：52 人（略）

会员：2446 人

第九届理事会：1990 年 10 月 18 —21 日，上海（第七次全国会员代表大会选举）

名誉理事长：郑思竞

理事长：薛社普　　副理事长：钟世镇　宗书东　吴新智

秘书长：贾长恩　　副秘书长：刘斌　陈克铨

常务理事：薛社普　钟世镇　宗书东　吴新智　贾长恩　刘斌　于彦铮　马维义　李继
硕　杨进　何维为　高贤华　黄瀛

理事：55 人（略）

会员：2781 人

第十届理事会：1994 年 9 月 25 —28 日，西安（第八次全国会员代表大会选举）

名誉理事长：薛社普　钟世镇

理事长：徐群渊　　副理事长：黄瀛　贾长恩　刘斌

秘书长：刘斌（兼）　　副秘书长：陈克铨　于恩华

司库：陈克铨（兼）

常务理事：徐群渊　黄瀛　贾长恩　刘斌　陈克铨　吴新智　章静波　于彦铮　成令
忠　朱长庚　李吉　姜钧本　苏慧慈

理事：57 人（略）

会员：3417 人

第十一届理事会：1998 年 11 月 8 —12 日，南宁（第九次全国会员代表大会选举）

名誉理事长：黄瀛　贾长恩　宗书东　吴新智

顾问：左焕琛

理事长：徐群渊　　副理事长：刘斌　陈克铨　朱长庚

秘书长：刘斌（兼）　　副秘书长：于恩华　刘济五

司库：刘济五（兼）

常务理事：于恩华　方秀斌　李云庆　刘济五　刘斌　朱长庚　陈克铨　张颖　杨天
祝　吴明章　沈馨亚　姚志彬　徐群渊　高英茂　蔡文琴

理事：61 人（略）

会员：3939 人

第十二届理事会：2002 年 11 月 18—19 日，广州（第十次全国会员代表大会选举）

理事长：蔡文琴　　副理事长：徐群渊　陈克铨　于恩华　李云庆

秘书长：于恩华　　副秘书长：唐军民（兼司库）　郭顺根　房桂珍

常务理事：丁文龙　于恩华　李云庆　安威　朱长庚　陈克铨　周长满　周国民　柏树令　姚志彬　徐群渊　唐军民　郭顺根　顾晓松　景雅　蔡文琴

理事：66 人（略）

会员：4340 人

第十三届理事会：2006 年 10 月 28—29 日，南京（第十一次全国会员代表大会选举）

名誉理事长：蔡文琴　徐群渊　陈克铨　朱长庚

理事长：李云庆

副理事长：席焕久（兼司库）　顾晓松　周长满　周国民　李和　张绍祥

秘书长：郭顺根　　副秘书长：武胜昔　房桂珍

常务理事：丁文龙　安威　刘厚奇　刘树伟　李和　李明　李云庆　张绍祥　周长满　周国民　柏树令　赵春华　高福禄　郭顺根　席焕久　顾晓松　景雅　曾园山

理事：58 人（略）

会员：2914 人

第十四届理事会：2010 年 10 月 16 日，上海（第十二次全国会员代表大会选举）

名誉理事长：蔡文琴　徐群渊　陈克铨　朱长庚

理事长：李云庆

副理事长：席焕久（兼司库）　顾晓松　李和　周国民　张绍祥

秘书长：周长满　　副秘书长：郭顺根　武胜昔　周德山　房桂珍

常务理事：李云庆　周长满　席焕久　顾晓松　李和　周国民　张绍祥　赵春华　安威　郭顺根　柏树令　高福禄　景雅　曾园山　丁文龙　刘厚奇　刘树伟　徐达传

理事：63 人（略）

会员：3572 人

第十五届理事会：2014 年 8 月 8—10 日，北京（第十三次全国会员代表大会选举）

名誉理事长：席焕久　顾晓松

理事长：张绍祥

副理事长：李云庆　赵春华　高福禄　刘树伟　丁文龙（兼司库）　刘厚奇

名誉秘书长：郭顺根

秘书长：周长满　　副秘书长：周德山　肖岚　马超　房桂珍

常务理事：张宏权　周德山　司银楚　李云庆　周长满　赵春华　马超　蒋田仔　安威　高福禄　景雅　丁文龙　刘厚奇　周国民　刘树伟　丁斐　曾园山　徐达传　罗国容　李和　易西南　刘学政　隋鸿锦　张绍祥　侯一平

理事：83 人（略）

会员：5816 人

第十六届理事会：2018 年 12 月 30 日，北京（第十四次全国会员代表大会选举）

名誉理事长：周长满　高福禄　周国民

理事长：张绍祥

副理事长：李云庆　丁文龙（兼司库）　周德山　赵春华　刘树伟　李和　崔慧先　刘学政　张宏权　隋鸿锦　马超

秘书长：周德山　　副秘书长：司银楚　高艳　肖岚　王越

常务理事：丁斐　马超　丁文龙　司银楚　刘学政　刘厚奇　刘树伟　许家军　齐建国　李和　李辉　李云庆　李建华　李瑞锡　肖岚　张绍祥　张宏权　周德山　罗国容　易西南　邵水金　苏炳银　赵春华　高艳　欧阳钧　崔慧先　黄菊芳　蒋田仔　曾园山　隋鸿锦

监事长：席焕久

监事：王怀经　周国民

理事：93 人

会员：6394 人

2. 分支机构

分支机构是中国解剖学会为更好地适应和拓展本学科工作而设立的二级机构，包括办事机构、分支机构等。截止到 2019 年底，学会第 16 届理事会下属的分支机构包括 10 个工作委员会、16 个专业委员会（分会）、8 个专业期刊出版物编委会、1 个专属学会网站和学会办公室。历届理事会的分支机构成立时间（括号内分别为分支机构成立年份和主任履职届数）如下。

（1）工作委员会

1）名词审定委员会（1947 年）。主任：吴汝康、郑思竞、王平宇、王之烈（2）、高英茂（5）、李金莲。

2）学术交流与网络信息委员会（1955 年）。主任：吴汝康、薛社普（2）、徐群渊、蔡文琴、李云庆（2）、张绍祥（2）。1982 年之前称学术委员会。

3）教育与继续教育委员会（1981 年）。主任：杜百廉（3）、李吉、方秀斌、柏树令（3）、刘学政（2）。2010 年之前称教育委员会。

4）科普工作委员会（1982 年）。主任：陶之理、贾长恩、刘斌（2）、于恩华、高英茂、唐军民、高福禄（2）、隋鸿锦（2）。

5）体质调查工作委员会（1982 年）。主任：郑思竞（2）、黄瀛（3）、党瑞山（2）、许家军（3）。

6）组织工作委员会（1986 年）。主任：贾长恩（2）、刘斌、于恩华、郭顺根（2）、周长满、周德山。

7）国际交流委员会（1986 年）。主任：宗书东（2）、吴新智、陈克铨（2）、安威、周长满、李云庆（2）。

8）期刊出版管理委员会（1986 年）。主任：张炳常、杨进、章静波、于恩华、徐群渊、周长满、李和（3）。

9）科技开发与咨询委员会（1990 年）。主任：吴新智、陈克铨（3）、丁文龙（4）。1994年之前称科技开发委员会。

10）青年工作委员会（2018 年）。主任：王越

（2）专业委员会（2014 年改称分会）

1）人体解剖学（大体）与数字解剖学分会。主任：何光篪（2）、钟世镇、于彦铮、王怀经（2）、张绍祥（3）、李瑞锡。2014 年之前称大体解剖学专业委员会。

2）组织学与胚胎学分会。主任：钱国桢、谷华运、成令忠（2）、蔡文琴、李和（4）、周德山。

3）人类学分会。主任：吴汝康（2）、吴新智（2）、席焕久（5）、任甫。

4）神经解剖学分会。主任：李继硕（3）、朱长庚（2）、李云庆（4）、李辉。

以上专业委员会于 1982 年成立。

5）断层影像解剖学分会（1998 年）。主任：刘树伟（6）。

6）临床解剖学分会（2006 年）。主任：左焕琛（2）、徐达传（3）、欧阳钧。

7）再生医学分会（2006 年）。主任：顾晓松（3）、丁斐。

8）脑网络组学分会（2013 年）。主任：蒋田仔（2）。

9）医学发育生物学分会（2014 年）。主任：刘厚奇（2）。

10）干细胞转化医学分会（2014 年）。主任：赵春华（2）。

11）护理解剖学分会（2015 年）。主任：丁自海（2）。

12）人脑库研究分会（2017 年）。主任：马超（2）。

13）中医形态学分会（2017 年）。主任：邵水金（2）。

14）虚拟现实分会（2018 年）。主任：董为人（2）。

15）运动解剖学分会（2018 年）。主任：刘鸿宇。

16）血管科学分会（2018 年）。

（3）杂志

1）《解剖学报》（1953 年）主编：张作干、张鋆（2）、李肇特（2）、张炳常、杨进、张静波（7）。

2）《解剖学杂志》（1964 年）主编：王有琪、齐登科、郑思竞、黄瀛（3）、陈尔瑜、沈馨亚、吴明章、张传森（2）。

3）《神经解剖学杂志》（1985 年）主编：李继硕（5）、李云庆（4）。

4）《临床解剖学杂志》（1983 年）主编：钟世镇（3）、徐达传（5）、欧阳钧。

5）《中国组织化学与细胞化学杂志》（1992 年）主编：熊希凯（2）、朱长庚（2）、李和（2）。

6）《解剖科学进展》（1995 年）主编：于频（2）、方秀斌（4）、王振宇。

7）《解剖学研究》（1979 年）主编：广东省解剖学分会理事会、钟世镇、王启华、陈以慈、李海标、郭婉华、姚志彬（3）。

（二）中国解剖学会章程与会徽

1. 中国解剖学会章程

学会全称为中国解剖学会，英文译名为 Chinese Society for Anatomical Sciences，英文缩写为 CSAS。

学会的宗旨是：促进解剖学科学技术发展和普及，认真履行为科技工作者服务、为创新驱动发展服务、为提高全民科学素质服务、为党和政府科学决策服务的职责定位；动员广大解剖学科技工作者创新争先，促进科学事业的繁荣和发展；促进科技人才的成长和提高，推动开放型、枢纽型、平台型的科协组织建设，成为中国共产党领导下团结联系广大科技工作者的社会团体。

学会的章程经全国会员代表大会表决通过，具有约束性和权威性，对全体会员生效，是学会工作的准则。

学会自 1920 年首届理事会制定章程（见第七章）开始，已经历经百年的变迁，随着社会的发展与科技进步，会章也经历了不断修改、完善。首届理事会章程历经第二、五、六、九、十、十一、十二、十三、十四次全国会员代表大会讨论、修改、补充、表决通过，形成了今天十五届理事会章程。章程及学会的名字和内涵均发生了巨大变化。当初（1920 年）学会名字称中国解剖学会与人类学学会（The Anatomical and Anthropological Association of China），1947 年之后称中国解剖学会（Chinese Society of Anatomy，CSA）[①]。1986 年起，中文名称不变，但随着学科的发展与交叉，解剖学的学科内涵已超越了原有范围，形成了一个大学科群，故英文名字改称 Chinese Society for Anatomical Sciences（CSAS）。章程内容也由首届制定的 13 条扩展到今天的共六章 90 条（详见学会网站：www.csas.org.cn）。

2. 中国解剖学会会徽

中国解剖学会会徽图案设计征集工作于 1987 年启动，由第八届理事会委托组织工作委员会全面负责，该项工作得到了全国各省区市解剖学会、医学院校和相关社会人士的积极响应和热切关心。自 1988 年 3 月—1989 年 12 月，学会共收到各地选送的中国解剖学会会徽图案设计 22 张（套），其中山西省太原电视台王晓兵与山西省工艺美术研究所申明达联合设计 4 套，河北省石家庄医学专科学校局部解剖学教研室李贵晨设计 3 套，吉林卫生学校解剖学教研室陈华勇设计 13 套，安徽省芜湖地区刘翔设计 1 套，河南省王建林设计 1 套。经学会相关领导反复讨论遴选，在与设计者多次沟通修改原设计方案基础上，最后决定采用山西省太原电视台王晓兵与山西省工艺美术研究所申明达 1988 年 4 月联合设计的第 4 套会徽图案设计方案（图 15-1）。

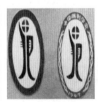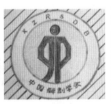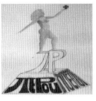

图 15-1　部分会徽图案设计方案照片

从左向右设计者分别是：王晓兵和申明达，李贵晨，王建林，刘翔，陈华勇。

会徽是由中国解剖学会的英文词头"CSA"变化组合而成，外周的菱形是"C"的变形，内圈是以中间的"A"的上、下半环吻合连成的"S"，圆形轮廓同时意为地球；"中国"二字突出国别，成为"A"的一横，恰恰位于地球圆形轮廓的中心，"解剖学会"四个字圈在下环之内，与"中国"二字连成一体。会徽整体结构简练明了，刚毅遒劲而寓意深刻，可见"A"的

① 没有找到文献根据，只知道缩写是 CSA，分析认为英文是 Chinese Society of Anatomy。

边界粗犷有力，象征着中国（中文）解剖学（A）像泰山一样耸立在祖国大地。该图案主题突出，整体结构简明，专业与审美兼顾。

会徽图案投稿者，除以上提到的以外，还有西安医科大学刘陕旗；山西医学院解剖教研室刘祯唐；河南省驻马店地区卫校解剖组徐金和，医院小儿科杨金梅，科协郑枫月、徐中名，卫生局陈安民、贾同新、郭广友，卫校党惠民；北京中医学院解剖教研室盛应农。

（三）中国解剖学会会员与会员代表大会

1. 中国解剖学会会员

中国解剖学会刚成立时，会员只有 50 人，在华的外国学者就有 22 位，经过百年的发展，会员队伍发展壮大，到 2020 年底，会员已达 6394 人。而且，会员分布于除台湾外全国各省、自治区、直辖市。

2. 中国解剖学会全国会员代表大会

截至 2018 年底，中国解剖学会已召开了 15 次全国会员代表大会，历次全国会员代表大会概况如下。

第一次全国会员代表大会于 1952 年 9 月 21—23 日在北京召开，当时会员 195 人，参加会议代表 50 人，会议选举产生由 9 名理事组成的中国解剖学会第二届理事会，并讨论通过了学会新的会章，规定了学会的性质和任务，设立学术活动委员会，以及申请出版学术刊物，并上报备案，于 1953 年 10 月 20 日获当时中央人民政府内务部登记（图 7-7）。此后各省市区也陆续成立地方解剖学会。

除中国解剖学会第一次全国会员代表会议照（见前）中的代表外，还有：方中祐、沈尚德、曾司鲁、杜卓民、王平宇、蒋加年、艾民康、江启元、崔之兰、潘士华、王永贵、许天禄、陆振山、鲁子惠和李赋京等。

第二次全国会员代表大会原定 1954 年 11 月召开，因故未能举行，采用通讯方式提出第三届理事会理事候选人 19 名，经会员投票选出第三届理事会。

1956 年 7 月 23—29 日，在北京召开第二次全国会员代表大会。当时会员有 816 人，出席会议代表 40 人。会议选举产生由 17 名理事组成的第四届理事会。1959 年中国科协根据党中央调整、巩固、充实、提高的方针，对全国自然科学专门学会及出版刊物进行了调整，学会活动暂停三年。

第三次全国会员代表大会于 1962 年 8 月 28 日—9 月 2 日在上海召开。出席会议代表 66 人，会议选举产生由 25 名理事组成的第五届理事会。

1966—1976 年因"文化大革命"，学会活动停止十年。

第四至十四次全国会员代表大会参见相应的大事记。

3. 中国解剖学会学术年会

开展学术交流是学会一项主要的日常性工作，其形式多样，尤以学会召开年度学术年会或各分支机构召开专业研讨会形式常见。自 1920 年 2 月 26 日中国解剖学会第一届学术年会召开，到 2018 年 8 月 2 日中国解剖学会第 34 届学术年会在内蒙古自治区召开，中间经历了近百年的时光穿梭，学术年会无论是交流形式或会议规模，还是学术内容深度或广度，以及对学科发展或社会效益的影响，都发生了巨大的变化。此外，还定期不定期召开区域性学术研讨会或专题报告会。

二、各省区市解剖学会组织架构与会员队伍概况

早在 1947 年 6 月 25 日中国解剖学会筹备组在上海召开第一次会议后，筹备组即向国内一些省区市医学院校老师致函，邀请他们入会成为会员。1951 年底中国解剖学会会址由上海迁到首都北京，此时国内有不少省区市先后成立了各省区市分会，这些省区市有北京、山西、陕西、湖北、上海、江苏、浙江、山东、广东和云南等。之后，由上级主管机构统一调整，将中国解剖学会某省区市分会改称为某省区市解剖学会，而中国解剖学会业内俗称学会或总会。基于上述历史原因，中国解剖学会长期以来一直关心、帮助和支持各省区市解剖学会，对各省区市解剖学会开展的业务活动负有指导义务。各省区市解剖学会也帮助支持总会成为中国解剖学会重要组成力量和基石。改革开放以来，各省区市解剖学会尽管存在地域、经济、技术、人员和历史积淀等方面的差异，但会员队伍不断壮大，由 50 名（1920 年）到 74 名（1947 年），2020 年底已达到 6394 名。除香港特别行政区、澳门特别行政区以外，全国都建立了省级学会。无论从会员队伍，还是组织架构都得到了较大发展（详见《百年学会》）。

三、培养青年解剖学家

学会高度重视人才培养，为加强青年人才的培养，2014 年专门设立了青年工作委员会，将有志向、有能力、有水平的青年学者组织起来，由专家教授或团队重点指导，为学会和学科建设储备人才。

2015 年，学会为鼓励年轻人成才，专门设立了中国青年解剖科学家奖，当年 8 月 8 日，黄文华、雷蕾、董玉林、梁春敏 4 人获第一届中国青年解剖科学家奖。该奖项学会每年评比一次，宁缺毋滥，截至 2018 年已评比 4 次，共有 18 人获此殊荣。

第四军医大学李继硕教授去世后，他的海内外弟子自发捐款，2006 年经学会常务理事会批准设立"李继硕青年优秀论文奖"，这是自学会成立以来第一个以个人名义设立的奖项，每四年评一次，以表彰在科研工作中做出优异成绩的青年工作者，王文、武艳、惠瑞、朱促宏、邵力健、汪洋 6 人于 2006 年获首届李继硕青年优秀论文奖。截止到 2018 年已评比三届，共有 18 人获此殊荣。

（郭顺根）

第三节　国际地位与学术交流

学会百年的历程中只有在中华人民共和国成立之后，特别是改革开放的近 40 年中，随着国家政治、经济、社会地位在国际上的提高才有学术团体在国际组织中的相应地位。20 世纪 50 年代，主要与苏联的学术交流较多。1958 年，臧玉淦、张作干、吴汝康赴苏联基辅参加全苏形态学大会，孟民、舍英为臧玉淦、张作干俄译并代读。中美、中日建立外交关系后，开始学术交流。1985 年，中国解剖学会加入了国际解剖学工作者协会联合会（IFAA），中国成为该联合会的会员国。1992 年 10 月 12 日，中国解剖学会在北京主办了第二届中国国际解剖

科学学术会议，来自17个国家的89位代表、165位国内代表出席，国际解剖学会主席、巴西的 M. 莫斯科维奇（Manricio Moscovici）到会致辞祝贺，会议收到英文摘要460篇，中文摘要973篇。

1994年7月24日，薛社普、徐群渊、陈克铨、张忠连赴葡萄牙里斯本出席第14次国际解剖学学术会议，薛社普作为会议荣誉成员主持一场讨论会并做大会学术报告，学会代表团在会上申请主办第15次国际解剖学学术会议，但最终获得了主办第14届国际形态科学大会的主办权。

1996年8月18日，朴英杰一行22人出席日本京都第10届国际组织化学和细胞化学学术会议，冯继明和周国民荣获国际组织化学联盟颁发的"优秀青年组织化学者"奖。

1997年9月，第一次以中国解剖学会名义在北京成功举办了第14届国际形态科学大会（图15-2），310位代表参会，其中有30个国家和地区的160多位外籍科学家出席。论文集刊登摘要600余篇，130多位学者在会上做报告。

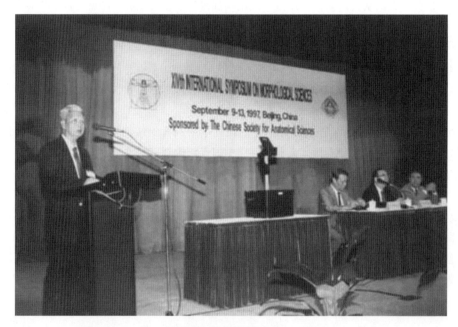

图15-2　第14届国际形态科学大会，1997年，北京

2000年9月3日，朴英杰和蔡文琴出席在英国约克大学举行的第11届国际组织化学会议。蔡文琴当选为新一届国际组织化学与细胞化学学会联合会（IFSHC）理事会理事。

2008年11月，席焕久应邀出席在美国旧金山举行的第108次美国人类学年会。

2009年，在昆明举行的第十六届世界民族学与人类学大会上，席焕久主持了一个分会场并做了报告，中外12位学者发言，吴新智做了主旨报告。

2014年，中国解剖学会在北京主办了第18届国际解剖学工作者协会联合会大会，55个国家和地区的900余名代表出席，会上李云庆被选为第18届 IFAA 副主席，这充分展示了中国解剖学会在国际学术舞台的地位和学术水平。

一、国际解剖学工作者协会联合会（IFAA）

IFAA 是全世界解剖学界的最高学术组织，每五年召开一次大会。学会于 1985 年 8 月在伦敦召开的第 12 届 IFAA 大会上被接纳为该联合会的会员国。1985 年，学会理事长薛社普成为 IFAA 执行委员；1999 年在意大利罗马举行的第 15 届 IFAA 大会上，学会理事长徐群渊当选为执行委员、秘书；2004 年在日本召开的第 16 届 IFAA 大会上，徐群渊当选为 IFAA 大会执委，蔡文琴任名词专业委员会委员，于恩华任教育委员会委员。

第 17 届 IFAA 大会于 2009 年 8 月 16—19 日在南非开普敦市召开。学会代表团一行 16 人参加会议。李云庆理事长代表中国解剖学会陈述了承办第 18 届 IFAA 大会的申请报告，获大会一致通过。

第 18 届 IFAA 大会于 2014 年 8 月 8—10 日在北京国际会议中心召开，55 个国家和地区的 900 余名代表出席。会议组织了 50 场的分组报告和 400 余篇墙报展示。李云庆被选为第 18 届 IFAA 副主席。在闭幕式上，IFAA 主席伯纳德·莫克塞姆（Bernard Moxham）和新任主席南非贝弗利·克拉默（Beverley Kramer）都认为本次会议是"历届大会中最为成功的一次 IFAA 国际盛会"。

IFAA 的决策机构是其执行委员会，每年举行一次会议。自 2009 年的 IFAA 大会之后，中国解剖学会理事长李云庆、秘书长周长满都参加会议。在台湾加入国际组织的问题上，中国解剖学会代表在历次执行委员会会议上都郑重提出：台湾地区只能以"中国 – 中华台北解剖学会"的名称加入国际组织和参加国际交流。2017 年在阿根廷举行的 IFAA 执行委员会会议上，按照中国解剖学会的要求圆满地解决了中国台湾地区解剖学组织加入 IFAA 的问题。

二、国际形态科学大会（International Symposia on Morphological Sciences，ISMS）

国际形态科学大会（ISMS）自 1971 年 11 月 16—20 日，通过萨尔瓦多·戈麦斯 – 阿尔瓦雷斯教授的倡议在墨西哥城召开了第一次专题讨论会，到 2018 年底为止已经成功地组织了 26 次专题讨论会。中国解剖学会于 1997 年 9 月在中国北京举办了第 14 届 ISMS[①]（图 15–2）。

第 24 届 ISMS 于 2015 年 9 月 2—6 日在土耳其伊斯坦布尔大学举行。有 45 个国家和地区的学术团体共 410 名学者出席。张绍祥领队的学会代表团 25 人参加。李云庆代表中国解剖学会陈述申办第 25 届大会的报告，最后获批。第 25 届国际形态科学大会于 2017 年 7 月在中国西安举办！

第 25 届 ISMS 暨中国解剖学会第 33 届学术年会于 2017 年 7 月 27—29 日在中国西安召开，来自 26 个国家和地区以及国内各个省区市的 1000 余名专家学者参加了会议。会议设 7 个分会场进行了 24 个特邀专场和 19 个投稿专场的专题研讨，共收到摘要 1000 余篇。李云庆被大会授予卓越解剖学家奖（Anatomist Excellence Award），成为该大会召开 47 年以来评出的第 8 位，也是国内首位获此殊荣的学者。

---

① 中国解剖学会 . 第 14 届国际形态学讨论会会议纪要［J］. 解剖学杂志，1998，21（1）：78–79.

第 26 届 ISMS 于 2018 年 7 月 5—7 日在捷克首都布拉格市举行。李云庆和周长满带领 27
人参加会议。大会主席、捷克解剖学会秘书长大卫·卡奇利克（David Kachlik）对中国解剖学
会代表团为本次大会的贡献给予高度评价并表示感谢。

三、亚太国际解剖学家大会（Asian Pacific International Congress of Anatomists，APICA）

第一届 APICA 于 1996 年 8 月 21—24 日在韩国首尔召开并宣告成立，来自 22 个国家和
地区的近 300 位学者参加，学会派出 25 人出席[①]。

第二届 APICA 于 1999 年 8 月 24—26 日在北京召开，来自 12 个国家和中国香港、台湾
地区的 81 位代表和留学人员以及 125 名大陆代表出席了会议。国际解剖学会秘书长、意大利
拉萨皮恩扎（La Sapienza）大学解剖学系的莫塔（Motta）专程赴京参加大会[②]。

第三届 APICA 于 2002 年 3 月 29—31 日在日本滨松市召开，学会副理事长李云庆作为特
邀代表参加了这次会议。

第四届 APICA 于 2005 年 11 月 7—10 日在土耳其库萨达斯召开，徐群渊、陈克铨率团出
席，徐群渊与席焕久各主持一个分会场，并与陈克铨、张绍祥分别做了学术报告。

第五届 APICA 于 2008 年 5 月 15—20 日在伊朗的德黑兰召开。大会有来自 20 多个国家
的学者参加，共录用 400 余篇论文摘要。刘树伟及其两位博士研究生和来自香港大学的两位学
者出席。

第六届 APICA 于 2011 年 7 月 21—23 日在印度尼西亚的泗水市（Surabaya）隆重召开。
出席大会的代表共计 300 余人，李云庆和周长满代表学会参加并做学术报告。

第七届 APICA 于 2016 年 3 月 17—20 日在新加坡召开。33 个国家的 330 名学者参加，丁
文龙带领的 12 名学者参加。大会分 6 个专题进行大会报告和墙报展示。中国学者投送摘要 10
篇，杨雪松主持一场报告会，3 位学者做了大会报告，7 人展示墙报。

第八届 APICA 于 2018 年 10 月 28—30 日在韩国釜山召开。22 个国家和地区的 650 学者
参加会议。周长满等 40 余名学者参加，他代表学会对主办下届 APICA 做陈述申请并获得批准。

四、中美学术交流

美国解剖学家协会（American Association of Anatomists，AAA）由约瑟夫·莱迪（Joseph
Leidy）于 1888 年在华盛顿建立。AAA 是美国实验生物学学会联合会（FASEB）的组织成员。
中国老一辈解剖学家张鋆、马文昭、臧玉洤、张作干等教授都曾在 20 世纪 30—40 年代参
加 AAA。

1988 年 5 月 10 日，周世臣、万选才参加在华盛顿举行的美国解剖学会百年庆典，首次代
表新中国解剖学会参加会议。报告了神经细胞"嫌高尔基树突"在交感肾上腺节前神经元中
的显示，开始了中美的学术交流[③]。

① 中国解剖学会赴韩代表团. 中国解剖学会代表团出席第一届亚太地区国际解剖学者会议［J］. 解剖学杂志，1996，19
（6）：500.
② 李云庆. 第二届亚太地区解剖学者国际会议［J］. 中华医学信息导报，1999（20）：8.
③ 周世臣. 万选才教授出席美国解剖学会一百周年纪念学术年会［J］. 解剖学杂志，1988：249–250.

2008 年 10 月 20 日，应上海市解剖学会理事长周国民的邀请，AAA 主席大卫·伯尔（David Burr）、副主席凯瑟琳·琼斯（Kathryn Jones）、秘书长理查德·德雷克（Richard Drake），AAA 专业杂志 *The Anatomical Record* 主编库尔特·阿尔伯丁（Kurt Albertine）、*Developmental Dynamics* 主编加里·肖恩沃尔夫（Gary Schoenwolf）一行 5 人，首次访问上海，并在复旦大学上海医学院为上海市解剖学会等做了学术报告[①]。

2009 年在南非举办第 18 届 IFAA 大会期间，学会理事长李云庆、名誉理事长徐群渊和副理事长周长满与 AAA 理事长凯瑟琳·琼斯、前任理事长大卫·伯尔、*Developmental Dynamics* 主编加里·肖恩沃尔夫、*Anatomical record* 主编库尔特·阿尔伯丁和办公室主任安德列·彭德尔顿（Andrea Pendleton）女士举行了中美解剖学会的双边会谈，就 2010 年和 2012 年中美两国解剖学会互派代表团出席对方的年会，共同举办学术论坛达成了一致意见。

以理事长凯瑟琳·琼斯为首的 AAA 代表团包括理事长、秘书长、司库和办公室主任在内的 12 人代表团，于 10 月 15—18 日全程参加 2010 年在上海举办的中国解剖学会成立 90 周年庆典。

2012 年，应 AAA 的邀请，由李云庆带队的学会代表团一行 11 人于 4 月 21—25 日出席了在美国圣地亚哥市举办的美国 2012 年实验生物学大会。中国解剖学会与 AAA 联合主办了数字影像解剖学、干细胞生物学和神经系统疾病专场报告会。AAA 在闭幕式的颁奖大会上，为中国解剖学会的周长满颁发了"促进科学交流与构建国际友好纽带"（fostering scientific exchange and building bonds of international friendship）特别奖。

2017 年，应美国解剖工作者学会的邀请和资助，马超、严小新和包爱民一行 3 人于 4 月 22—25 日赴美国芝加哥参加了 2017 年实验生物学大会，马超主持了分会场报告。

五、海峡两岸解剖学术交流会

1949 年以后，两岸学术交往中断了半个世纪。从 1998 年开始，台湾阳明大学哈鸿潜教授来大陆出席中国解剖学会第九届学术年会，打开了两岸交流的大门。之后，徐群渊（图 15-3）理事长在台湾会见了黄华民、廖志刚等台湾解剖学会理事长。哈鸿潜还陪同徐群渊访问阳明大学。

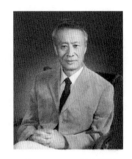

图 15-3　徐群渊

徐群渊（1941—　　），江苏武进人。解剖学家。首都医科大学教授，博士生导师。1963 年毕业于北京医学院，同年到北京第二医学院（现首都医科大学）工作；1981—1988 年在瑞典卡罗琳斯卡学院解剖系研修，获博士学位。1985—2002 年任首都医科大学校长，曾任首都医科大学北京神经科学研究所所长和北京神经再生与修复研究重点实验室主任；任中国优生科学学会副理事长、北京自然基金会顾问、《解剖学报》副主编、中国神经科学学会副理事长等，IFAA 执行委员、副秘书长以及 APICA 执行委员、意大利解剖学会名誉理事。2009 年被评为国家级教学名师。长期从事神经科学的教学工作，研究神经系统的形态、功能、病理和治疗等。发表论文 250 余篇，SCI 收录论文 120 余篇，SCI 检索 3000 多次，主持多项国家和北

① 梁春敏. 美国解剖学会代表团访问上海［J］. 解剖学杂志，2009，32（1）：3.

京市研究项目；主编、主译和参与编写专著、教材多部。（丁文龙　沃雁）

2000 年 10 月 23—25 日中国解剖学会八十周年庆典时，哈鸿潜等应邀出席，两岸解剖学界的交流畅通，相续两岸互访，举办学术交流会。

（一）第一届海峡两岸解剖学教学研讨会

2014 年 12 月 12—13 日，张绍祥领队的学会代表团一行 15 人应邀参加在台湾花莲慈济大学举行的海峡两岸解剖学教学研讨会。台湾大学医学院吕俊宏、首都医科大学徐群渊、台湾"国防医学院"徐佳福、第四军医大学李云庆、台北医学大学冯宗涵和北京协和医学院马超先后做了报告。双方解剖学会共同决定：①建立"海峡两岸解剖学学术交流会"的平台，每两年举行一次，交替在大陆和台湾举办；②会议期间召开"解剖学汉语名词统一大会"；③在双方汉语期刊的基础上，积极筹划，共同主办一本两岸三地的英文解剖学专业学术期刊（*International Journal of Anatomy*），以便更好地与国际同行交流。

（二）第二届海峡两岸解剖学教学研讨会

2015 年 6 月 8 日，第二届海峡两岸解剖学学术交流会在青海省西宁市举办。台湾地区解剖学会自 1949 年以来首次组团参加大陆的解剖学年会。会议由张绍祥理事长、马国兴理事长主持，台湾辅仁大学王嘉铨、成功大学郭余民、台湾大学李立仁、马偕医学院周逸鹏和北京大学医学部张卫光、第三军医大学吴毅分别做学术报告。

（三）第三届海峡两岸解剖学学术交流会

2017 年第三届海峡两岸解剖学学术交流会被纳入第 25 届国际形态科学大会，有 200 多位解剖学专家学者和同道参加。张绍祥和马国兴分别致辞，做大会报告的有马国兴（台湾"国防医学院"）、陈立基（香港大学）、王仰高（台湾成功大学）、肖敏（山东大学医学院）、吴毅（第三军医大学）、赵蔚（中山大学中山医学院）、吕史提（台湾高雄长庚纪念医院）、吴佳庆（台湾成功大学）、刘冰（中国科学院自动化研究所）、肖岚（第三军医大学）、陈涛（第四军医大学）和曾国藩（台湾慈济大学医学院）。

（四）第四届海峡两岸解剖学学术交流会

2018 年 1 月 20 日，第四届海峡两岸解剖学教学研讨会在台北市台湾大学医学院召开。周长满一行 9 人代表学会参加，会议主题为"历史传承，源远流长"。研讨会达到了大幅深化彼此的认同与情感交流的目的。

（五）海峡两岸暨香港、澳门青年解剖学者夏令营报告会

2018 年 8 月 3 日，在中国解剖学第 34 届（2018）学术年会期间举办了"海峡两岸暨香港、澳门青年解剖学者夏令营报告会"。学会理事长张绍祥和秘书长周长满，台湾地区理事长陈天华和台湾资深教授傅毓秀共同主持。有 14 位青年学者做了现代形态学研究的新兴课题或大家关注的教学研究问题的报告。

（六）海峡两岸解剖学科史研讨会

2019 年 8 月 20 日，在昆明召开了海峡两岸解剖学学科史研讨会。中国解剖学会监事长席焕久和台湾解剖学会理事长陈天华共同主持。席焕久（锦州医科大学）、邵水金（上海中医药大学）、周国民（复旦大学医学院）、崔慧先（河北医科大学）、张卫光（北京大学医学部）、吕捷（中国医科大学）、崔怀瑞（温州医科大学）等 7 位大陆学者做了报告；陈天华（阳明大学）、徐佳福（"国防大学国防医学院"）、傅毓秀（阳明大学）、钱宗良（台湾大学）、郭余民

（成功大学医学院）等 5 位台湾学者做了报告。这些报告引起大家的广泛兴趣和强烈共鸣，为解剖学科史研究做出有意义的探讨和交流。

　　有关中日组化系列会议情况详见表 12-6。此外，还有中韩的学术交流，每次召开学会的代表大会、年会及各专业委员会 / 分会会议都要召开学术会议。东北三省、华北三省一市、西北五省、西南三省一市、华东六省一市还召开区域性学术会议。

（周长满　郭顺根）

第四节　社会服务

　　社会服务是学术团体重要的职能之一，新中国成立后，中国解剖学会认真履行社会职能，积极投入到社会服务的各个方面中。1950 年秋季主持并设计华东文化部在上海举行的"从猿到人"展览会，抗美援朝中积极参加赴朝慰问与医疗工作，开展解剖学形象教材制作，为医学模型厂产品选择承担技术指导等。1953 年，在中国科学院编译局领导与支持下，中国解剖学会主办专业期刊，在普及科学知识及全民健康教育中起到积极推动作用。

　　1978 年以后，学会所履行的社会服务与学会其他职能一样，取得了突飞猛进的发展。

一、科学普及

（一）中国解剖学会的科普使命与简史

　　中国解剖学会的学会宗旨规定：……团结和组织广大科技工作者，促进解剖科学技术的繁荣和发展，促进解剖科学技术的普及和推广，促进解剖科技人才的成长和提高，促进科学技术与经济的结合，为社会主义物质文明和精神文明建设服务。因此，向国人进行人体科学知识的普及是中国解剖学会的光荣使命。

　　民国时期的解剖学界，面临着恶劣的外部环境。前辈们不仅承担着来自民众观念对于西方解剖学的抵触的压力，还担当着新学科与旧医学之间的融合发展的责任。为了普及人体知识，革新观念、改变自身教学及科研环境，早期的解剖工作者克服种种困难，进行了大胆的尝试。其中最有影响力的是 1936 年 5 月 20 日及 24 日国立同济大学在上海吴淞为纪念建校 29 周年而举办的"解剖学展览会"（图 15-4）。

　　这次展览共展出标本及模型 246 件以及 2 件人体骨架和解剖 3 具尸体，按照教学的顺序分系统进

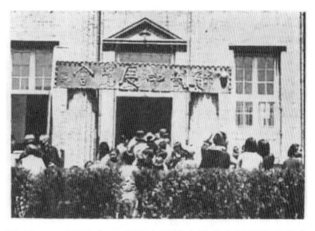

图 15-4　1936 年 5 月国立同济大学举办解剖学展览会（媒体报道）

行展示。展览会经过媒体宣传和口耳相传，在两天的时间里参观的人数超过了 3000 人，在社会上引起了很大的轰动，社会反响非常好。有的媒体认为这样的展览应该天天开放，更应该在全国的所有城市都展出。

在此之前，1935 年，在上海还曾经举办过中央国医馆学术委员张蕴忠的解剖图片展，将中医的穴位与人体解剖图片结合进行展出，也产生很好的影响。自学会成立以来，广大解剖学工作者在解剖学的科学普及方面做了大量的工作，为普及人体科学知识，破除迷信，宣传疾病与健康以及生老病死的规律做出了重大贡献。

1981 年 10 月 20 日，学会在南京成立了第一届科学普及工作委员会。学会自第七届至第十五届理事会均设有科普工作委员会（图 15-5）。

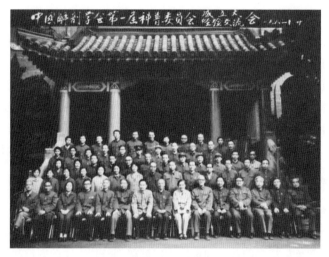

图 15-5　第一届中国解剖学会科普工作委员会成立大会

前右 7 为陶之理。

第一届理事长卢于道十分关心科普工作，他经常在《科学》《科学画报》等杂志上发表文章，介绍西方国家科学的发展动态和中国人民对科学事业的重大贡献，鼓励青少年开展科学活动。

（二）科普作品的编写

吴汝康院士做了大量的科普工作，编写出版了很多作品（详见第九章）。吴新智院士曾获中国科协"全国科普先进工作者"称号。他积极发表科普著作，编写了《十万个为什么》（第 2 版），他写的《人类进化足迹》于 2003 获全国优秀科普作品奖、国家图书奖、"五个一工程奖"，于 2005 年获国家科技进步奖二等奖，2010 年出版第 3 版；《探秘远古人类》入选科技部 2017 年全国优秀科普作品名单。他经常深入到高等院校（如清华大学、北京大学、中国科技大学、厦门大学等）、中小学、展览馆与博物馆（如古动物馆、国家博物馆等）做科普报告，做客中央电视台和地方电视台，接受采访，宣传科普知识。2007 年 7 月，吴新智率团出访南非，借拜访中国驻南非大使馆之机，给使馆工作人员做了"人类起源与演化"的报告。

钟世镇主编了《认识我们自己》，2003 年 9 月获第五届全国优秀科普作品奖。

左焕琛主译的《人体》一书是有关人体结构、功能和疾病的图书，将人体结构、功能运行和常见疾病的病因和发病机制，以非常直观易懂的形式呈现给读者，使读者既能体验人体与生俱来的美学享受，又能理解和掌握人体的基本知识及防病治病的技巧。该书是英国 DK 公司出版的有关人体结构、功能与疾病的高端科普读物，在全球享有盛誉。

隋鸿锦主编的"生命奥秘丛书"（《深海鱼影》《人体的奥秘》和《达尔文的证据》），基于生物塑化技术这一生物保存科技创新成果，将保存制作的大量海洋、陆地脊椎动物和高级哺乳动物的各类生物标本以更加亲切的样貌生动地展现给读者。丛书通过系统地讲述脊椎动物进化的比较解剖学证据，展示了脊椎动物和人类的同源器官、同功器官和痕迹器官的演化，生动形象地展现了人体的奥秘以及脊椎动物的进化与演变历程。丛书荣获了 2018 年度国家科学技术进步奖二等奖，并入选 2018 中华优秀科普图书榜。

（三）科普展览及科普基地的建设

1. 生命奥秘博物馆

生命奥秘博物馆是学会的第一家国家级科普基地。依托生物塑化标本既可以展示生物体外部特征又可发挥其内部结构的优势，揭示脊椎动物进化的历程，重现生命在亿万年间的进化之路。

大连金石滩生命奥秘博物馆"人体世界"展厅展示人体的精细结构及常见疾病，让人们对自身有更深入的理解和观察，深化对生命的敬意与感怀。生命奥秘博物馆作为全国科普教育基地，将珍稀藏品与现代化的高科技展现形式完美融合，打造出真实、震撼的视觉盛宴。既是一个获取知识的科普现场，又是青少年的第二课堂、成年人的终身课堂，更是集文化旅游、休闲娱乐于一体的假日旅游好去处。

2. 温州医科大学人体科学馆

该馆是浙江省和温州市两级科普基地，是集教学、科普、人文于一体的生命健康教育场馆。该馆建成于 2013 年 11 月，面积约 3000 m²，馆藏实物标本 3000 余件，充分展示了人体构造的神奇和奥秘。全馆共分为四大主题区：专业厅、科教厅、人文厅、虚拟厅。全年开放 280 余天，年进馆 7 万余人次。本馆由学生团队——人体科普社负责自主管理。

3. 复旦大学人体科学馆

该馆创始于 20 世纪 30 年代的人体标本陈列室，2014 年 6 月经改建后正式对社会开放，并更名为人体科学馆，先后被评为上海市、九三学社上海市委和中国细胞生物学会科普教育基地及徐汇区市民终身学习基地等。展馆收藏了数以千计的人体胚胎、组织切片、人体标本和图片及视频资料，并收集了大量历史文物和文献，既是进行人体科学及健康知识普及的场所，也是宣传医学人文及解剖学发展史的重要窗口。展馆自正式对外开放以来，已接待了各界观众 8 万余人，开展科普讲座等活动百余场，多次荣获国家及上海市的奖励。

4. 中南大学人体形态学科技馆

该馆建于 2003 年，位于湘雅医学院新校区，面积 600 多 m²，按人类起源、个体发生、人体形态结构分为 3 大片 6 个展区，有人体标本 1200 余件，模型 100 余件，拥有世界之最、身高 2.43 米的女巨人遗体，清代干尸及封建社会女性"三寸金莲"，50 万—150 万年前的脊椎动物化石标本等珍贵标本。每年接待参观学习近 3 万人次。2010 年被评为全国科普教育基地、湖南省优秀科普教育基地（2014）、湖南省首届公众喜爱的科普场馆（2016）。曾获高等学校科学研究优秀成果奖科技进步奖（推广类）一等奖（2008）、国家文物局二等奖（2009）。

此外，全国各高等医药院校、医药高职高专，甚至中专学校（医药）都有不同层次与水平的标本馆、陈列馆，一方面供教学使用，另一方面开展科普教育。

自改革开放至今，在全国22个省区市医学院校开办了人体结构与胚胎发育知识的科普展览150余次，参观者达1000万人次。还举办了各种类型的学习班与培训班，制作科普录像片、影片，编辑出版大量科普文章、书刊以及举行夏令营等活动，使人体解剖学得以面向社会、面向广大群众和青少年，使他们获得了人体自身结构、计划生育、优生优育和防治疾病等方面的科学知识，科普宣传收到了较好的社会收益，得到了各界的赞扬与好评。

2016年12月，中国解剖学会被中国科协授予2016年度全国科普工作先进单位。

（隋鸿锦）

二、承担国家科研项目

中国解剖学会自1955年初即成立了学术委员会，下设六个组，推动解剖科学的研究工作。举行定期和不定期的学术讲演、座谈会、藏书和译文报告会，与兄弟学会联合举行年会。1955年六个组的情况是：①活质学说研究组：推动全员尽量翻译有关活质学说的编著，在解剖学文献上发表，开展不同意见的讨论，并在北京和长春等地进行了一些有关活质的研究工作。②内感受器研究组：在上海和广州等地开展了对动物的一些器官及组织上的神经末梢进行染色的研究，取得了一定的成绩。举行了两次课题报告和一次座谈会。解答若干有关内感受器方面的问题并协助部分会员学习有关染色技术。③体质测量组：创制和改制了六种人类学仪器，拟定了新生儿、婴儿及成人体质测量项目。④变异调查组：根据以前分发给各地的"人体软组织调查参考问题"，参照各地会员提出的意见，分工进行修改。修改后印送各会员应用。⑤名词审查组：按地区分为六个小组，分别与本地区会员联系，分期搜集对于"人体解剖学名词"和"组织胚胎学名词"合编的意见，已进行部分工作。在第6届国际解剖学代表大会举行时，已通过新的国际解剖学名词（《巴黎解剖学名词》），因此修改名词的问题，需要结合新的国际名词，重加考虑。⑥解剖学史组：会员搜集了相当多的有关中医解剖学的资料，若干篇文章陆续发表。

进入21世纪以来，中国科学技术协会加大了学会承担国家科学研究项目的支持范围和力度，鼓励各学会及广大科技工作者积极参与。自2007年起，学会积极参与，踊跃申报，尤其在学会改革、学术交流、国际合作、人才培养、创新项目、承担政府职能等方面受益匪浅。有力地推动了学会自身内涵建设，同时也彰显了学会积极主动承担社会服务这一重要职能。据不完全统计，自2007年至2019年上半年，学会承担国家科学研究项目所获专项资金合计926.35万元。从2007年开始，学会开始申报中国科协的科研项目，到2019年末，有19位专家申请成功，其中获批项目数最多的是周长满（5项），其次为丁文龙（4项），隋鸿锦、陈克铨、席焕久、刘树伟、赵春华、刘厚奇和李春阳、曾文等都获得过中国科协项目资助。

三、名词审定

1950年在英国牛津召开的第5届国际解剖学代表大会上成立了国际解剖学名词委员会

（International Anatomical Nomenclature Committee，IANC），并在《英国解剖学名词》（British *Nomina Anatomica*，BNA）基础上拟订了一份新的解剖学名词表，于 1955 年在法国巴黎召开的第 6 届国际解剖学代表大会上通过，即《巴黎解剖学名词》（Paris *Nomina Anatomica*，PNA），之后 IANC 对 PNA 进行了修改并出版了《解剖学名词》（*Nomina Anatomica*，NA），故 PNA 又称为 NA 的第 1 版。随后的 1961 年、1966 年、1977 年、1983 年、1989 年先后出版了 NA 的第 2—6 版，自 NA 的第 4 版起增加了《组织学名词》（NH）和《胚胎学名词》（NE）[①]。

1950 年、1952 年国家卫生部两次组织中国解剖学名词审定，并以 BNA 为基础，参照 JNA 编写出一套《人体解剖学名词》，1954 年由人民卫生出版社出版。

1953 年，国家卫生部卫生教材编审委员会审定出版《组织学胚胎学名词合编》。

学会一直十分重视名词审定工作，早在 1952 年，学会第二届理事会就设立了名词审定委员会，时任学会副理事长吴汝康出任该委员会主任。改革开放后，自第七届理事会至今的历届理事会均设有名词审定委员会分支机构，并开展大量实质性工作，经过几十年的不懈努力，名词审定工作得到长足的发展，成效显赫。

1980 年，学会解剖学名词修订组参照经第 10 届国际解剖学代表大会通过的 PNA，修订了解剖学中文名词，同时委托李肇特组成"组织学与胚胎学"名词修订组，将第 10 届国际解剖学代表大会通过的拉丁文《组织学名词》和《胚胎学名词》译成中文。

1982 年，学会名词审修组依据 NA 第 4 版，并结合中国实际及传统习惯，全面修订了解剖学名词，由上海科技出版社出版了《中国人体解剖学名词》（*Nomina Anatomica Sinica*），收词 6273 条。

1983 年，吴汝康、李肇特、郑思竞和王平宇四位教授受邀担任国际解剖学会名词委员会委员。

1988 年 12 月，经全国自然科学名词审定委员会［1996 年 12 月 23 日经中央机构编制委员会批准改称"全国科学技术名词审定委员会"（CNCTST）］批准，中国解剖学会组建"全国自然科学名词审定委员会人体解剖学分委员会"，代表国家审定、公布本学科所及科技名词，具有权威性和约束力。

1989 年 5 月 5 日，全国自然科学名词审定委员会人体解剖学分委员会成立大会暨第一次全体会议在江苏扬州召开（俗称"扬州会议"），这是新中国成立后解剖学界第一次正式全面开展名词审定工作会议，来自国内 34 位解剖学专家、教授出席，全国自然科学名词审定委员会副主任委员黄昭厚和名词审定委员会办公室冯宋明二位参加会议并讲话。人体解剖学名词审定委员会主任王平宇（图 15-6）对会议的任务和安排进行了全面部署，委员会顾问郑思竞到会讲话。为了审定出规范化、标准化的解剖学名词，全体委员达成以下共识：名词审定工作是学科发展的重要基本建设，必须持有严肃的态度、严密的方法和严格的要求，所收录的名词须做到科学、系统、简明、通俗。会议将解剖学名词审定内容分为大体解剖学、神经解剖学、组织学、胚胎学四个组，王之烈、朱长庚、杨进、高英茂四位教授分别汇报了本组概况，王平宇做会议总结发言。会议拟将大体解剖组和神经解剖组审定的名

---

① 德贞. 全体通考［M］. 1886.

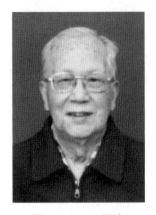

图 15-6 王平宇

词合成《解剖学名词》一册出版，将组织组和胚胎组审定的名词合成《组织学与胚胎学名词》一册出版。

王平宇（1923—2019），徐州医学院教授，解剖学家。1942年7月考入江苏医学院，1945年在四川北碚参加革命工作。抗日战争时期，加入中共南方局青年组领导下的进步团体"中国学生导报社"，以"苏声社"的名义开展活动，并担任"苏声社"副社长，抗日反蒋，拥护中国共产党。1948年起，先后在浙大医学院、南京第二野战军医科大学、江苏医学院、南京医学院、徐州医学院任教。他致力于人体解剖学名词和中枢神经解剖的科学研究工作。曾任国际解剖学名词委员会委员、中国解剖学名词审定委员会主任委员、全国自然科学名词审定委员会委员等职。主持领导了解剖学名词的审修工作。主编了《大鼠脑读片提要和图谱》，获江苏省劳动模范等多个荣誉称号。曾任徐州医学院院长。（张励才）

1989年12月9日，全国自然科学名词审定委员会人体解剖学分委员会第二次会议在北京召开，薛社普、郑思竞2位顾问和24位委员出席，全国自然科学名词审定委员会办公室副主任樊静和冯宋明参加会议，会议由中国解剖学会解剖学名词审定委员会副主任贲长恩主持，会议审定扬州会议后第2稿名词143份，最后经修改确认大体解剖名词约5400条、神经解剖名词约790条、组织学名词约1700条、胚胎学名词约1000条。会议决定，待次年学会召开的主任及组长会上听取意见后再定稿，并上报全国自然科学名词审定委员会予以批准。

1991年和1993年全国自然科学名词审定委员会颁布、北京科学出版社先后出版发行由中国解剖学会组织编写的新中国成立后国内第1版《人体解剖学名词》和《组织学名词 胚胎学名词》各一册（图15-7）。

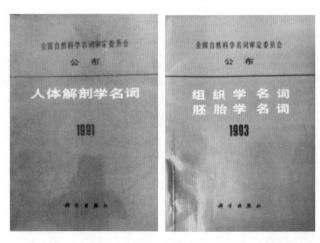

图 15-7 第1版《人体解剖学名词》《组织学名词 胚胎学名词》封面

　　2008 年，经全国科学技术名词审定委员会批准，由中国解剖学会承担解剖学科名词（第 2 版）审定工作，这是相隔 20 年后中国解剖学界第二次全面开展名词审定工作。

　　为此，2009 年 4 月 11 日经学会决定，成立了由 32 位解剖学科专家、教授组成的第二届人体解剖学和组织胚胎学名词审定委员会，由高英茂（图 15-8）担任主任委员，并于同年 5 月 16 日在重庆原第三军医大学召开了"人体解剖学和组织胚胎学名词审定委员会成立大会暨第一次审定工作会议"。这次会议除要求给专业名词"定名"外，还需给专业名词赋予"定义"，无疑拓展了名词审定工作的内涵。2010 年 4 月在潍坊医学院召开了第二次全委审定会，高英茂对选词范围与标准、名词定名原则、词条排序规定、名词定义、进度和签名提出要求。第三次全委审定会于 2013 年 10 月 26 日在北京召开，也是最后一次全委审定会，全国科学技术名词审定委员会协办了此次定稿会议。32 位委员经过三年多的辛勤工作，圆满完成编写任务。全国名词委王乐博士和学会理事长李云庆、副理事长张绍祥到会指导，高英茂主持会议。其间还聘请了 6 位资深教授进行了专业审查，召开了 3 次组长会议，严格执行了全国名词委三审定稿的规定。最后经全国科学技术名词审定委员会批准，第 2 版《人体解剖学名词》（收录 6425 条词）、《组织学与胚胎学名词》（收录 2668 条词）各一册，于 2014 年 6 月由北京科学出版社出版发行（图 15-9）。

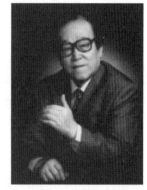

　　高英茂（1938—　　），山东高青人。组织学与胚胎学家。山东大学齐鲁医学院（原山东医科大学）教授、博士生导师。2006 年获第二届国家级教学名师奖。1966 年研究生毕业，1981—1984 年赴加拿大多伦多大学留学，从事实验胚胎学研究。回国后创建了实验畸形学教育部重点实验室，建立了 5 个环境致畸实验动物模型，在细胞、亚细胞和基因水平上深入研究了高温、网膜酸、环磷酰胺、高糖、敌枯双等致畸因素引发胚胎畸形的信号传导途径，深刻揭示了神经管畸形的发生机理。在国内外杂志发表论文 150 余篇。主编、主译了 30 余部专著和教材，有 5 部为国家级规划教材。教书育人，率先垂范，积极开展教学改革，两次荣获山东省教学成果奖一等奖。

图 15-8　高英茂

曾任中国解剖学会常务理事、名词委员会主任，山东解剖学会理事长。（丁文龙　沃雁）

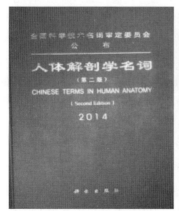
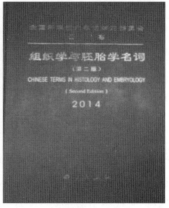

图 15-9　第 2 版《人体解剖学名词》《组织学与胚胎学名词》封面

为推广审定名词的广泛应用和扩大审定名词的社会影响，经委员会主任委员提议并决定，以高英茂和柏树令为主编，组织全国多所高等学校本专业的专家教授，在已出版发行的《人体解剖学名词》和《组织学与胚胎学名词》基础上，适当增加一些学科边缘和学科交叉性名词，适度深化和拓宽名词的释义，并增加插入图示，编写一部图文并茂、图文交融，将人体解剖学、组织学与胚胎学三个学科专业名词融为一体的《人体解剖与组织胚胎学词典》，于2019年3月由人民卫生出版社出版发行，共收录近万条词。

鉴于1993年海峡两岸"汪辜会谈"已将探讨两岸科学技术名词统一问题写入共同协议中，于1994年5月3日在北京召开了"促进海峡两岸科学技术名词交流与统一工作座谈会"。为促进海峡两岸解剖学科名词交流与统一，2015年8月8日，学会在青海省西宁市专门召开"海峡两岸解剖学名词委员会联谊会"，全国科学技术名词审定委员会审定与研究室高素婷处长、中国解剖学会理事长张绍祥、秘书长周长满、名誉理事长席焕久、人体解剖和组织胚胎学名词审定委员会委员李金莲、柏树令、马超，台湾解剖学会理事长马国兴等8位来自两岸多所大学的专家学者出席。经讨论后决定，以全国科学技术名词审定委员会公布并出版的《人体解剖学名词》《组织学与胚胎学名词》和台湾合记图书出版社出版的《组织学与胚胎学词汇》、Williams & Wilkins出版社出版的《解剖学名词》为基础，参考相关文献及出版物，在全国科学技术名词审定委员会立项并在其指导下，编撰《海峡两岸人体解剖学名词对照词典》和《海峡两岸组织学与胚胎学名词对照词典》，编写方案与参编人员待该项目经全国科学技术名词审定委员会批准立项后予以制定。

此后，2017年7月28日，"海峡两岸解剖学、组织学与胚胎学名词编委会第一次会议"在陕西省西安市召开，全国科学技术名词审定委员会审定与研究室高素婷处长，人体解剖学和组织胚胎学名词编写委员会副主任李金莲，委员李瑞锡、凌树才、曾园山、齐建国、刘厚奇，以及台湾解剖学会理事长马国兴及部分台湾编委会成员共15人出席。会议由李金莲主持，张绍祥和马国兴分别介绍了各方基本情况，经充分讨论后会议决定：①全部工作将在全国科学技术名词审定委员会立项并在其指导下开展；②双方人员进行了分工；③确定备选词库的选词标准；④确定编写程序与格式；⑤暂不考虑统一"规范用词"的问题；⑥确定交稿时间表。

2018年4月9日，"第2届海峡两岸名词研讨会"在厦门召开，全国科学技术名词审定委员会审定与研究室高素婷处长、学会理事长张绍祥、人体解剖学和组织胚胎学名词编写委员会副主任李金莲、中山大学曾园山、四川大学齐建国等，以及台湾解剖学会理事长马国兴、慈济大学刘鸿文、成功大学钟瑜出席，经讨论后决定，从两岸已出版的4本名词书籍中的选词为备选词库，编撰《海峡两岸人体解剖学、组织学与胚胎学名词对照词典》（暂定为一册），选词工作以台湾和大陆教授两两为一组，会后尽快完成互补工作，并限定稿件于6月底交出版社。

四、网站建设

随着科学技术和教育教学工作的不断深入发展，广大解剖学工作者对信息的需求迅速上升，学会深感大数据时代网络的重要性。2006年10月28日，学会第十一次全国会员代表大会暨第23届学术年会在江苏省南京市召开，会议期间，时任学会理事长李云庆和秘书长郭顺根就筹建学会网站一事，与南阳医学高等专科学校刘荣志等在内的相关人员进行了商讨，就如何开展网站筹备及有关具体事宜达成共识，由郭顺根代表学会负责网站的筹建。经过努力，网站于 2007 年 4 月 18 日正式开通。中国解剖学会网站由中国解剖学会主管、南阳医学高等专科学校承办，刘荣志负责，学会网站在互联网上注册域名为 www.csas.org.cn，工信部备案序号为京 ICP 备 08002354 号。

自 2007 年 4 月 18 日学会网站创建以来，分别于 2010 年、2017 年进行升级改版，目前开通有中英文 2 个版本和 1 个学术会议系统，并实现了与科协会员系统的对接。学会网站会员管理系统与中国科协所属学会个人会员信息管理系统数据实现无缝对接，达到学会组织工作的网络化管理目标。

建站 13 年来，共发布信息 2000 多条，访问 200 多万人次，服务于学会学术年会 8 次，第 16 届国际生物塑化学会大会、第 18 届国际解剖学工作者协会联合会（IFAA）大会英文网站会务服务各 1 次，取得了良好的社会效益。

（郭顺根）

第五节　期刊创办与发展

19 世纪末，由于中国当时没有解剖学专业期刊，相关的论文发表在医学、生理学、人类学等学科期刊上。如丁福保所著《解剖学生理学译名异同表》连载于《医学世界》（1908）[1]，该刊还刊载汪惕予译述《解剖学生理学大意合缩》；丁福保著述的《解剖学讲义杂议》刊载于《中西医学报》（1911）[2]。之后，由于医学院校的建立、解剖学科的发展及专业人员的增加，有些学者逐渐在人体解剖学、神经解剖学、体质人类学、细胞学、组织学和胚胎学等领域开展工作，科研和教学论文主要发表在《中华医学杂志》《中国生理学杂志》《博物学杂志》《科学》等刊物中，也有论文发表在国外的刊物上。

一、创刊发展时期

中国解剖学专业期刊创建相对较晚一些。新中国成立初期，百业待兴，各学科都创办学术期刊。在此大氛围下，1952 年 9 月 21—23 日在北京召开中国解剖学会第一次全国会员大会，决定申请主办学术刊物。张作干（图 15-10）和张鋆牵头，于 1953 年 10 月在协和

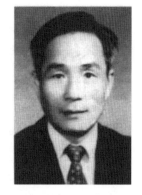

图 15-10　张作干

---

① 丁福保. 解剖学生理学译名异同表［J］. 医学世界，1908，第 5 册；1909，第 13 册.
② 丁福保. 解剖学讲义杂议［J］. 中西医学报，1911，第 13 册.

医学院创办了《解剖学报》，张作干[①]任主编。《解剖学报》创刊时为年刊，登载解剖学、人类学、比较解剖学、组织学、胚胎学及神经解剖学等创新性的学术性原著，发表论文16篇，作者有时任学会领导及著名学者马文昭、臧玉洤、郑国章、李肇特、张作干、张查理、王永豪、郑思竞等；1954年第1卷第2期马文昭论文的插图为彩图，表明当时《解剖学报》编辑出版水平已能较好地展示论文内容[②][③]；1953—1956年为第1卷，每年1期，年均刊出论文13.7篇；1957—1959年为季刊，年均刊出论文27篇。1959年中国科协根据党中央方针，调整了全国自然科学专门学会及出版物，因此《解剖学报》1960年停刊，1962年复刊，20世纪60年代年均刊出论文34篇，1966年学报又因"文化大革命"停刊。

1954年4月，中国解剖学会在上海创刊出版《中国解剖学会会讯》，刊登总会、分会活动消息，上海第一医学院王有琪任主编[④]。1955年出版第2期，增加了专载（综述、教学论文）、技术介绍栏目，共14篇文章，至1955年12月共出版3期。1955年12月，《中国解剖学会会讯》改名为《解剖学通讯》，延续为第4期，系中国解剖学会第二次全国会员代表大会特刊号，总编辑为张鋆，刊登专题报告、解剖学史、大会情况、国外科学进展、体质调查、畸形变异、技术介绍、总会分会活动消息、学会消息、教学讨论[⑤]，至1958年12月停刊共出版10期。

应全国各地会员的强烈要求，学会1962年第三次全国会员代表大会讨论决定，交由上海院校组织恢复《解剖学通讯》编辑出版，后经深入讨论，不同意用《解剖学通讯》刊名，决定改为《解剖学通报》，与《解剖学报》相辅相成，办成与中国科学院类似的2本刊物《中国科学》和《科学通报》，或像国外2本解剖学专业的类似刊物 American Journal of Anatomy 和 Anatomic Record。《解剖学通报》1964年8月于上海创刊，季刊，主编齐登科，编辑部设在第二军医大学，负责人黄瀛。1964年在长春举行学术年会期间，通过了《解剖学通报》编委会名单，出席会议的《解剖学报》和《解剖学通报》的编辑也举行了联席会议，对如何提高刊物质量，使学会的2本刊物在促进解剖学科学术水平的提高和促进科研规划的完成等工作上发挥更大的作用等问题，进行了讨论[⑥]。《解剖学通报》刊登解剖学、组织学、胚胎学、人类学、细胞学等专业的综合性论述、评论和问题讨论、初步研究成果、体质调查、变异、畸形发育、技术方法、教学经验交流、书报评论和学会学术动态等；在创刊的第1期上，刊登了张鋆的发

---

① 张作干（1906—1969），浙江温岭人。组织学、比较解剖学、胚胎学和神经解剖学家，医学教育家、教授。我国现代组织化学和细胞化学技术的开拓、普及和奠基人之一。1927—1929年就读于上海复旦大学生物系。1929年7月—1935年12月毕业于燕京大学生物学系，后留校任教；1936—1946年先后在山东齐鲁大学生物学系、北京协和医学院解剖系、贵阳医学院解剖学系任教。1947—1949年在美国康乃狄格（Connecticut）大学获哲学博士学位。1949年9月回国，任私立协和医学院解剖学系教授。1957—1969年出任中国医学科学院实验医学研究所实验形态学系教授、研究员与系副主任，并兼任中国医科大学组织学教研室主任与教授；1951年抗美援朝一开始，他就和张鋆主任共同带领解剖系全体工作人员一起动手制作了100套（每套100张）的组织切片，将筹款捐献给国家购买飞机抗美援朝。为九三学社社员。对苏联盛传的"活质学说"，他用鸡的胚胎进行实验研究，最后得出"活质"是实验操作中出现的假象的结论。当朝鲜报纸介绍"凤汉小体"是经络的组织基础时，他根据实验结果判断，指出"也是染色的假象"，"凤汉管"则似为皮肌。

② 解剖学报，1953，1（1）：1–130.

③ 马文昭. 创伤愈合过程中新生表皮细胞的形成［J］. 解剖学报，1954，1（2）：130–148.

④ 解剖学通讯，1954（1）：1.

⑤ 解剖学通讯编委会. 本刊启事［J］. 解剖学通讯，1956（4）：43.

⑥ 中国解剖学会. 中国解剖学会1964年学术会议胜利闭幕［J］. 解剖学通报，1964，1（2）：171.

刊词，发表了吴汝康、上海铁道医学院人体解剖学教研组、颜文俊、黄瀛、鲍鉴清等撰写的34篇文章[1][2]，至1966年6月，共出版3卷8期，每期刊载26.6篇文章。

此外，学会1955年10月创刊出版了《科学文摘：解剖学》[3]，总编辑苏醒，副总编辑李肇特，1956年起每年4期，以译文形式刊载东欧和苏联及其他国家杂志中有关解剖学、组织学的最新成就，头2期几乎都是全译，之后逐渐变为摘译。1957年12月，马秀权任该刊总编辑，1958年10月停刊。

自新中国成立至"文化大革命"期间，在学会理事会领导下，经过全体会员共同努力，初步创建出版了较合理的解剖学专业期刊群（图15-11）。这些期刊是学会广大会员研究学术、交流经验、记录传递科学技术信息和技术的重要阵地，密切联系着广大作者和读者，使两者相互关联结合，对迅速推动中国解剖科学技术的进步起到了先导作用。

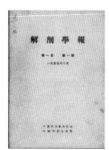 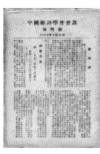 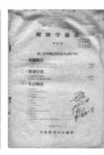 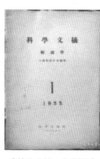 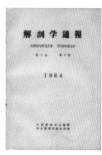

　　《解剖学报》　　　《中国解剖学会会讯》　　　《解剖学通讯》　　　《科学文摘：解剖学》　　　《解剖学通报》

图15-11　创刊发展时期5种刊物创刊封面（有马文昭题名者为张卫光提供）

二、复刊壮大时期

（一）《解剖学报》复刊及发展

1978年11月，学会理事会决定申请恢复出版学术刊物。《解剖学报》于1979年10月在北京复刊，主编为李肇特[4]。复刊初期，栏目为单一的论著，随着科技进步逐步增加了综述、技术方法、短篇报道、研究通讯、院士述评、新名词、新书介绍等栏目；刊登内容也逐渐拓宽为大体解剖学、神经生物学、组织学、胚胎学、细胞学、分子细胞学、生殖生物学、临床解剖学、断层影像解剖学、比较解剖学、人类学等学科具有创见性、前沿性的科研论著。历任主编、编委会和编辑部加大组稿、约稿力度，重视报道前沿性课题和创新性科研成果及新方法、新技术的应用，邀请院士、专家撰写前沿性文章或综述，注重对国家重点课题的报道。编辑部对本学科内国家"973"计划、"863"计划基金资助项目及国家自然科学重点基金资助项目进行长期追踪，对相关高水平论文及时通过本刊快速通道发表，始终能及时刊登代表中国医学形态学最新科研成果和最新科研动态的文章，充分体现了科技期刊的时效性和导向作用。同时，编委会注重吸收在国际上具有影响力的专家，目前有4名国际编委，其中1名为国

---

① 张鋆. 发刊词 [J]. 解剖学通报, 1964, 1 (1): 首页.
② 解剖学通报编委会. 解剖学通报征稿简则 [J]. 解剖学通报, 1964, 1 (1): 封3.
③ 解剖学通讯编委会. 总会消息 [J]. 解剖学通讯, 1955 (2): 30.
④ 《解剖学报》编委会. 复刊词 [J]. 解剖学报, 1979, 10 (1): 111.

际解剖学联合会主席，为加强期刊与国际间的交流与合作架起了桥梁。日本解剖学杂志曾连载《解剖学报》1979—1986年的论文题目（英文）。

《解剖学报》一直坚持稿件的"三审一读制"，个别稿件甚至四审或多审，力求准确、公正；以编辑教程为蓝本，执行国家、国际标准和法定计量单位。《解剖学报》1992年获中国科协优秀学术期刊三等奖，1997年获全国优秀科技期刊二等奖和中国科协优秀学术期刊二等奖，1997—2005年7次获中国科协择优支持基础性和高科技期刊三等奖，2006—2008年连续3次获中国科协精品科技期刊工程项目（C类）资助。自2011年第4期，论著栏目逐渐细化，根据亚学科来制定栏目，尽量让作者能根据目次尽快选择自己感兴趣的内容。为便于国外学术交流，目次、摘要、关键词、图、表和参考文献实行了中英文对照；中英文摘要改用结构式，突出四要素；增加了关键词、中图分类号、文献标识码、文章编号、基金项目、作者介绍、通讯作者；参考文献增加了类别标识。2007年1月从传统的人工采编形式全面升级为网上投稿、审稿及发稿，是学会中率先实行网络化的杂志。

（二）《解剖学通报》复刊及发展

1981年8月，《解剖学通报》在上海复刊，主编为王有琪，副主编郑思竞主持日常工作。1981年6月，《解剖学报》《解剖学通报》编委会和解剖学科普委员会在第二军医大学召开会议，讨论了《解剖学报》和《解剖学通报》关系：两者同为中国解剖学会编辑的、对国内外发行的学术刊物，分工有所不同，《解剖学通报》除刊载70%的论著，还分别刊登综述、科研简讯、技术方法、变异畸形等。会议还通过了4个附件：《解剖学报》和《解剖学通报》各自的投稿须知、审稿须知。1985年《解剖学通报》改名《解剖学杂志》，主编郑思竞，登载论著范围虽然与《解剖学报》大体相同，但侧重于篇幅较小、内容精干的原著，每篇字数6000字以内；征稿范围更加广泛，形式多样灵活，除原著以外，还包括综合性论述、变异畸形记录、技术方法、教学经验交流、书刊评论、学会动态、学者传记等，但原著所占篇幅在70%以上[①]。

在历任主编及编委会和编辑部的共同努力下，《解剖学杂志》始终重视组稿、约稿工作，刊登范围拓宽为人体解剖学、临床应用解剖学、神经解剖学、比较解剖学、组织学、胚胎学、细胞生物学、人类学等方面的学术论著及教改论文，新增栏目有专家论坛、专题报道、研究快报、综述、教学研究、问题讨论，在保持《解剖学杂志》"杂"的特色同时，特别突出"专"和"尖"，不定期组织专题报道，如数字解剖学、分子人类学、实验影像学、再生医学、干细胞、组织工程学、脑缺氧、视网膜视神经、解剖学技术优秀论文、组织学与胚胎学青年优秀论文、国外教学科研动态等，还邀请国内外著名学者撰写专家论坛，如钟世镇、顾晓松、张绍祥、刘斌、席焕久、刘树伟、周国民、刘厚奇、柏树令、隋鸿锦、钟翠平、宋志坚、欧阳钧、李忠华、Ling Eng Ang等。《解剖学杂志》一直坚持稿件的"三审一读"，个别稿件甚至四审或多审，与作者修改稿件多个来回，因而每次新闻出版局年检质量均良好以上，曾被评为中国科学技术协会内容质量较好期刊。

---

① 中国解剖学会"三会"联席会议.《解剖学报》编委会、《解剖学通报》编委会和解剖学科普委员会联席会议纪要［J］. 解剖学通报，1981，4（1）：128–130.

（三）新创刊的 6 种期刊及其发展

《解剖学研究》创刊于 1979 年 8 月，创刊名为《广东解剖通报》，由广东省解剖学分会理事会负责编辑，编辑部设在第一军医大学[①]，1981 年更名为《广东解剖学通报》，1998 年更改为现名，编辑部移至中山医科大学。该刊宗旨为贯彻党和国家的方针政策，贯彻理论与实践、普及与提高相结合的方针，反映中国形态学科科研工作的重大进展，促进学术交流，主要刊登形态学领域领先的科研成果和教学改革经验，包括人类学、人体解剖学、组织学与胚胎学、影像解剖学、病理解剖学、临床科学以及相关边缘学科等论文，主要栏目有科研论著、综述、讲座、技术方法、教学经验、变异畸形及国内外学术动态等。编委会组织和编辑部制度健全，每届编委会均由全国著名专家和院士组成，钟世镇一直为本刊顾问，并亲自参加审稿工作。在历届主编及老一辈广东省解剖学家的组织领导下，《解剖学研究》坚持学术标准的高要求、严格的编辑标准和出版质量，重视发表由国家、省部级基金资助的系列论文，全面执行编辑规范，特别注重提高论文刊出的时效性，缩短报道时差[②]。

《中国临床解剖学杂志》由钟世镇任主编的编委会于 1983 年 7 月在广州第一军医大学创办，创刊名为《临床应用解剖学杂志》，1986 年改为《临床解剖学杂志》，1988 年改为现刊名。该刊旨在加强解剖学基础理论研究与临床实践工作紧密结合，以促进现代临床医学的发展，侧重发表与临床应用密切相关的应用解剖学、实验形态学、临床生物力学等方面的学术论著；主要栏目有述评、应用解剖、影像解剖、实验研究、临床生物力学、临床研究、综述、技术方法、短篇报道等。创刊 10 年所发表的 592 篇论著中，解剖学者撰写 58.1%，临床学者与解剖学者联合撰写 30.4%，临床学者撰写 11.5%，切实体现了办刊宗旨[③]。20 世纪 90 年代，随着解剖学研究与计算机技术、生物力学方法相结合，该刊先后刊登了刘正津、左焕琛、刘树伟、张绍祥、钟世镇等的述评，介绍微型计算机图像处理与三维重建、生物力学的理论和方法在形态学研究中的应用，多媒体技术在国内外医学领域及解剖学中的应用及发展现状，断层解剖学的研究方向及注意事项，可视化、数字化虚拟人体等最新成果；进入 21 世纪，又重点刊发穿支皮瓣、微创外科解剖、数字解剖学及断层影像解剖学等论著。《中国临床解剖学杂志》重视对外交流，1988 年与 *Surgical and Radiologic Anatomy* 进行合作办刊，双方互登对方杂志的摘要，并互聘对方正、副主编为副主编和编委并向对方推荐学术论著。

20 世纪 80 年代，中国基础医学进入快速发展时期，为促进神经解剖学事业的发展，培养更多的高级研究型人才，学会常务理事会研究决定创办《神经解剖学杂志》。在李继硕及其团队的不懈努力下，克服诸多困难，《神经解剖学杂志》于 1985 年 10 月在西安第四军医大学创刊，刊登与神经解剖学相关的基础医学、临床医学、军事医学、口腔医学、航空航天医学、中医中药学、生物医学工程等学科的研究论著、研究快报、新技术方法、述评与综述等学术性论文[④]。1985 年第一届编委会由 16 位专家组成，主编为李继硕，副主编为鞠躬和施际武，编辑

① 广东省解剖学分会动态. 广东解剖通报［J］. 1979，1（1）：84.
② 汪华侨，徐杰，姚志彬. 新的起点 新的征程——祝贺《解剖学研究》创刊 30 周年［J］. 解剖学研究，2008，30（1）：卷首语 1–2.
③ 钟世镇，徐达传. 解剖学应为医学事业的发展做出新贡献——纪念《中国临床解剖学杂志》创刊十周年［J］. 中国临床解剖学杂志，1992，10（2）：81–82.
④ 李继硕. 发刊词［J］. 神经解剖学杂志，1985，1（1）：1.

部人员 6 人，均为高级职称；2006 年起主编为李云庆。2010 年 5 月为使编辑部办公现代化，采用了中国知网的期刊协同采编系统，是双核心期刊。《神经解剖学杂志》的创刊及发展，为促进神经科学界的学术交流，推动中国神经科学领域和国际水平接轨，做出了应有的贡献。

《中国解剖学会会讯》于 1986 年 10 月在北京再次创刊，主编贾长恩，为不定期内部发行刊物①，旨在使广大会员了解中国解剖学会的历史以及老一辈解剖学家的业绩，不断拓展眼界，及时了解国内外解剖学界的动态，激励刻苦钻研业务技术，积极投入国家建设。内容有学会动态、国际交流、解剖学史、解剖学家、出版消息、学会通知等。缴纳会费的全国会员每期人手 1 册。2008 年 3 月发行至第 28 期暂停出版。2014 年 12 月复刊，主编周长满，至 2018 年发行至第 37 期。

随着组织化学与细胞化学的理论与技术在中国医学和生物学领域应用的逐渐广泛，每年有相当数量达到国内、国际先进水平的论著亟待发表交流，为此，1988 年 3 月学会常务理事会决定创办《组织化学和细胞化学杂志》，由艾民康负责筹办。1986—1990 年，《组织化学与细胞化学杂志》在没有正式批准发行前，以《解剖学报：组织化学与细胞化学专辑》形式，共出版 3 期。1991 年，同济医科大学承办的《中国组织化学与细胞化学杂志》经国家科委批准，从 1992 年 7 月创刊出版发行，主编熊希凯，主要刊登应用组织化学与细胞化学、酶组织化学、免疫荧光组织化学、超微结构细胞化学、放射自显影、原位杂交组织化学、体视学及图像分析等形态学相关技术、细胞及分子生物学技术、流式细胞术进行基础及临床研究的相关论著②。刊登研究范围包括但不限于细胞、组织、器官的形态及功能研究；炎症、肿瘤、遗传性疾病的病理改变及相关机制探讨；感染性疾病的医学检验；免疫细胞治疗、干细胞治疗、肿瘤疫苗等生物学治疗的相关研究。该刊辟有专著、综述、研究通讯、新技术交流、教学探讨等栏目，及时报道基础医学、临床医学及其他生命科学领域应用组织化学与细胞化学技术的最新研究成果。

1992 年，中国加入世界版权公约，受国际版权法制约，不能再无条件地自行翻印国外期刊，而且原版期刊价格昂贵，国内大多数院校和科研院所无力购买，严重影响中国解剖科学工作者吸收国外新知识和新技术，掌握有关科技领域发展动态以及提高解剖科学研究和教学水平。因此，学会常务理事会研究决定创办《解剖科学进展》。在中国医科大学大力支持下，《解剖科学进展》于 1995 年 2 月在沈阳创刊，主编于频，副主编王彦、孙开来。《解剖科学进展》主要刊登解剖学、神经解剖学、比较解剖学、胚胎学、组织学、细胞学、分子生物学、遗传学以及人类学等各学科领域的综述性文章，介绍各学科的发展和最新成就，评价和探讨科研发展前沿的问题和方向，总结科研发展进程中的教训和经验，从而为广大形态学工作者，特别是中青年专家和研究人员掌握国内外最新科研成就，进行知识更新，借鉴和采用先进技术，提高科研和教学水平服务。此外，该刊还设有科研简报、技术方法经验介绍、学术活动简讯、教学经验介绍和论著、书刊评论以及科学家生平等栏目③。

自改革开放以来，学会主办学术刊物的复刊、创刊和迅速发展（图 15-12），积极有效地

① 中国解剖学会组织工作委员会. 发刊词 [J]. 中国解剖学会会讯，1986（1）：1.
② 熊希凯. 创刊词 [J]. 中国组织化学与细胞化学杂志，1992，1（1）：3.
③ 《解剖科学进展》编辑部创刊词 [J]. 解剖科学进展，1995，1（1）：1.

为学科的学术和科研工作搭建了有利的、有力的、永不闭幕的学术交流平台，对学科的发展起到了极大的促进作用。这 8 本刊物都是为了适应学科发展的需要与综合临床解剖学、神经解剖学、组织化学与细胞化学方面科研论文发表的紧张情况等而相继创刊发行，得到广大会员和读者的普遍欢迎和支持，发表的论文也被国内主要期刊论文数据库和国际上一些重要的论文数据库收录，被国内外著名检索机构收录的数量逐年提高（附录 3）。期刊各具特色，论文和出版质量进步显著，均已发展为双月刊，每期正文约 100 页，封面设计新颖，正文采用铜版纸，彩图随文排版、数量和质量均有增加和提高。随着计算机技术、网络技术、移动通信技术的迅速发展，国内期刊正面临出版集团化、电子化、移动化和国际化的机遇与挑战。学会期刊均为小众科技期刊，在认真做好纸质出版物的同时，积极探索数字出版、移动阅读新领域，酝酿经营品牌化、管理集团化和创办全英文期刊。

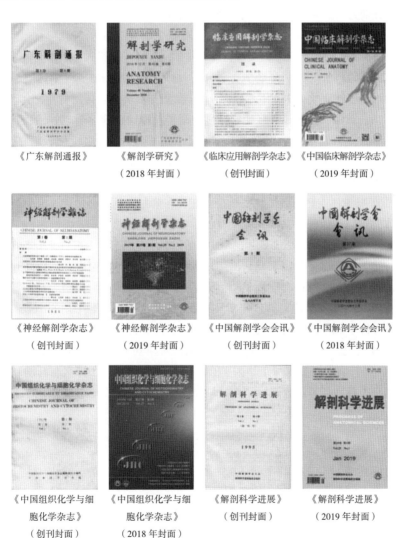

《广东解剖通报》　《解剖学研究》（2018 年封面）　《临床应用解剖学杂志》（创刊封面）　《中国临床解剖学杂志》（2019 年封面）

《神经解剖学杂志》（创刊封面）　《神经解剖学杂志》（2019 年封面）　《中国解剖学会会讯》（创刊封面）　《中国解剖学会会讯》（2018 年封面）

《中国组织化学与细胞化学杂志》（创刊封面）　《中国组织化学与细胞化学杂志》（2018 年封面）　《解剖科学进展》（创刊封面）　《解剖科学进展》（2019 年封面）

图 15-12　改革开放后学会创办的刊物

三、期刊组织管理

学会理事会对学会的期刊出版工作一直非常重视，在1952年第一届全国会员大会上即决定申请出版学术刊物。1957年12月15日，学会常务理事会还与《解剖学报》《科学文摘：解剖学》及《解剖学通讯》在京编委及干事举行联席会议，讨论决定学会各刊的编辑方针。在1986年10月成立编辑出版委员会之前，每次学会常务理事会都研讨创办学会期刊和提高期刊出版质量的方案和措施。1980年10月学会在成都召开的第六届常务理事会决定，自1982年学会每隔2年的学术年会论文摘要汇编交由《解剖学通报》编辑部以增刊形式编辑出版。1981年6月，《解剖学报》《解剖学通报》编委会及解剖学科普委员会在上海召开联席会议，研讨学会期刊出版及协调工作。1982年9月在九江召开的学会第五次代表大会成立的7个工作委员会中，有2个分别为《解剖学报》《解剖学杂志》编委会[1]。

1986年10月，正式成立了编辑出版委员会，主任张炳常，副主任李继硕、黄瀛、钟世镇，下设4个杂志编委会；根据上级有关文件精神，对学会所属4个正式出版期刊做了检查和必要的协调工作，并建议办好《中国解剖学会会讯》，增加《解剖学杂志》《临床解剖学杂志》中的学术和教学活动信息量[2]。1989年5月，编辑出版工作委员会在扬州召开，会议由张炳常主任主持，李继硕、黄瀛、钟世镇、张炳常分别介绍了《神经解剖学杂志》《解剖学杂志》《中国临床解剖学杂志》和《解剖学报》的工作情况，艾民康介绍《组织化学和细胞化学杂志》的筹备情况[3]。1990年10月，杨进任编辑出版工作委员会主任。1994年9月，章静波任学术委员会编辑出版组组长。

1998年，于恩华任期刊出版工作委员会主任，在第九次全国会员代表大会会议期间召开了第一次工作会议，就如何提高期刊质量及加强各期刊之间的交流，办出解剖学专业期刊的学术风格等问题交换了意见，达成了共识。2001年11月在广东中山市召开了期刊出版工作委员会会议，传达学习新出台的国家期刊出版政策和规定，研讨如何进一步提高刊物质量并形成多项共识，在期刊内容和形式等方面向国际期刊靠拢[4]。2002年11月，徐群渊任期刊出版工作委员会主任，2003年7月、2005年7月先后在承德、威海召开了期刊出版工作委员会会议，通报和学习国家和中国科协期刊处有关期刊工作的文件精神，重点交流了各杂志的办刊经验和相互审读情况，就普遍关心的问题，特别是对期刊网络化建设展开了热烈讨论[5][6]。2006年10月，周长满任期刊出版工作委员会主任；2007年4月在扬州召开期刊工作委员会扩大会议，重点由各期刊负责人进行工作总结和汇报，交流了提高办刊水平的做法和经验[7]；

① 中国解剖学会. 中国解剖学会八十年 [M]. 北京：中国科学技术出版社，2000：124.
② 《解剖学杂志》编辑部. 中国解剖学会第六届理事、常务理事及专业委员会 [J]. 解剖学杂志，1986，9（4）：290.
③ 中国解剖学会编辑出版工作委员会. 编辑出版工作委员会会议纪要 [J]. 解剖学杂志，1989，12（2）：目录2.
④ 中国解剖学会期刊出版工作委员会. 中国解剖学会期刊出版工作委员会第二次会议纪要 [J]. 解剖学杂志，2002，25（3）：299.
⑤ 中国解剖学会期刊出版工作委员会. 中国解剖学会期刊工作委员第3次会议纪要 [J]. 解剖学杂志，2003，26（5）：456.
⑥ 中国解剖学会期刊出版工作委员会. 中国解剖学会第四届期刊工作扩大会议纪要 [J]. 解剖学杂志，2005，28（6）：728.
⑦ 安晓意. 第五次期刊工作委员会扩大会议纪要 [J]. 中国解剖学会会讯，2008，（28）：56.

2008 年 8 月在大连召开期刊出版工作委员会扩大会议，传达学习了中国科协近期对期刊管理的精神，安晓意介绍"科技精品期刊"的申报和项目完成经验，张艳介绍网络化编辑系统创建和运行经验，并评审 2008 年上报中国科协的优秀科技论文 [①]。2010 年 10 月，李和任期刊出版工作委员会主任，2011 年 6 月在成都、2017 年 4 月在十堰、2019 年 12 月在深圳先后召开期刊出版管理工作研讨会，会议传达了中国科协关于期刊出版管理工作的文件精神，提出要发挥科技期刊在学术评价中的独特作用，加强人才队伍建设，并鼓励学会旗下各期刊积极创办英文科技期刊。学会各期刊编辑部主任分别介绍了各刊办刊情况、经验和问题并探讨解决方法。如何扩大稿源，提升期刊影响力是大家共同关心的问题 [②]。

在学会领导下，在承办单位、挂靠单位、当地有关领导部门的大力支持下，学会各期刊严格执行国家的出版方针政策，全面施行标准化，克服各种困难，坚决按计划出版发行，质量逐步提高，发挥各刊优势，办出特色，办出水平，在期刊的数字化、网络化、移动化、国际化等方面已取得一定成效，使得学会系列期刊在促进国内外解剖学科学术交流、促进国内院校和科研院所解剖学科发展、促进中国解剖学会和地方解剖学会发展、促进会员进步等方面，均发挥了很大的促进作用。

四、兄弟学会主办的解剖学相关期刊

详见附录 4。

（许家军）

第六节　体质调查

体质调查涉及多个学科，如解剖学、生理学、人类学、体育科学、人类工程学等，为国家重要的基础工程。解剖学中的体质调查，指人体的（活体、尸体）器官和结构的测量、观察及数值记载。

一、萌芽漫长期

中国古代就已开始了人体测量及记载。秦汉以前（公元前 770—公元 220）的春秋战国时期的《黄帝内经》中，记载了人面貌、骨骼和内脏的测量。其《灵枢·肠胃第三十一》有记载（详见第二章）。《骨度》篇载有："胸围四尺五寸，腰围四尺二寸……"据罗福颐《传世历代古尺图录》（1957）所载，商代一尺折合为 16.95 cm。《难经》载有："肝重四斤四两……胃重二斤二两……小肠重二斤十四两……大肠重二斤十二两……"梁伯强比较《灵枢·肠胃》篇与德国人斯巴何辞（Spalte）《人体解剖图》中的食道和肠道长度之比，前者为 1∶36，后者为

---

① 中国解剖学会期刊出版工作委员会. 中国解剖学会期刊出版工作委员会 2008 年会议纪要 [J]. 解剖学杂志，2008，31（6）：766.

② 中国解剖学会. 中国解剖学会 2017 年期刊出版管理工作研讨会会议纪要 [J]. 中国解剖学会会讯，2017（34）：25.

1∶39，结果极为接近，说明中国古代解剖测量基本准确。然而，受条件限制，中国古代对动脉、静脉、神经、肌肉等很少观测或没有观测。之后以清朝王清任（1768—1831）的观察更为细致，如"肺两叶……肺管辖分两叉，人肺两叶，每叉分九中叉，每中叉分九小叉，每小叉分数小枝，枝之尽头处并无孔窍"，正确记叙了肺与气管和支气管的逐级分支 [1]。

由于封建社会的束缚，特别是明清以后统治阶级的严厉压迫，人体解剖难以实施，体质调查也鲜有进展。

二、开拓有限期

1840 年之后百余年的中国半封建半殖民地社会，拒绝人体尸体解剖，医学院校能用于人体解剖学教学和研究的遗体极少，增加的中国人体质资料有限。中华民国（1912—1949）时期，国家立法准许医学院校人体尸体解剖，中国人体解剖学研究得以开展，调查国人体质，研究国人体质人类学，这些研究主要在原中央研究院、中央大学、上海医学院、浙江大学、协和医学院、北京大学等院校进行。丁文江、吴定良、潘铭紫、刘曜曦、王仲侨、张鋆、齐登科、王有琪、李涛、冯培林等研究报道了一些结构的分布与变异，如心冠状动脉、四肢动脉、腹主动脉、足背皮神经、舌下神经襻、脑沟、胼胝体、肩肌、胸骨肌；还测量和统计了头骨、眼眶、锁骨、膝关节、骨盆等，身高、体重、脏器、脑各部面积与容积、脑沟面积等，但缺项甚巨 [2]。

三、发展逐梦期

新中国成立后，学会大大推动了体质调查工作。1952 年学会第二届理事会上，张鋆鉴于形态结构没有完整的中国人资料，建议组织进行中国人体质调查，整理出能代表中国人体质特征的人体解剖学数值，从而能引用国人自己的数值来编写人体解剖学、临床各学科教科书以及用于临床治疗等工作，并将体质调查作为学会主要工作之一大力推进，由王仲侨、吴汝康、张查理、张鋆、张岩、潘铭紫、刘曜曦组成委员会，制定人体测量及变异登记表，分发各地会员应用。

1955 年，学会成立了学术委员会，6 个组中的 2 个即体质测量组（吴定良负责）、变异调查组（潘铭紫负责）分别负责体质调查 2 个方面的研究。体质测量组创制和改制了 6 种人类学仪器，拟订了新生儿、婴儿及成人的体质测量项目。变异调查组根据以前学会分发各地的"人体软部结构调查参考问题"，参照各地会员的意见修改后，再分发各地应用 [3]，如大连医学院研究四肢动脉 [4]，上海分会会员测量足、手以配合鞋和医用手套的生产，调查航空人员的体型以配合飞机座舱的设计等 [5]，掀起了国人体质调查研究的热潮。1960 年，上海市解剖学会组织上海第一医学院、上海第二医学院、第二军医大学、上海铁道医学院、复旦大学、上海体育学院等院校编写《解剖学期刊文献索引》（1957—1959），为体质调查著作编写做准备。

---

① 郭世绂，崔志谭，陈仲欣，等.中国解剖学的发展史 [J].解剖学通讯，1956（4）：9-19.

② 王有琪.最近四十年中国解剖学的进展 [J].解剖学通讯，1956（4）：19-27.

③ 总会消息 [J].解剖学会讯，1954（创刊号）：1-3.

④ 解剖学会工作总结报告 [J].解剖学通讯，1956（4）：32-34.

⑤ 分会消息 [J].解剖学会讯，1955（2）：30-37.

　　1962 年，在上海召开的学会第三次代表大会暨第五届理事会上，张鋆倡议学会向国家科委和卫生部呈报解剖学科科研规划，将中国人体质调查列为医学科学重点科研项目。1963 年国家科委和卫生部编制的《1963—1972 年科学技术发展规划——医学科学》，将体质调查工作列为重点项目之一。学会 1964 年学术年会，专题讨论了国人体质调查工作；与会学者一致认为，体质调查是民族解剖学的基础，应进一步加强组织、加强协作、统一规格、统一要求；成立了 4 个小组（骨骼及活体测量组、内脏组、脉管组、神经组），讨论订立了各组计划；制订了《国人体质调查的具体计划》，向全国医学院校布置体质调查工作，指定由上海第一医学院负责组织①。1965 年在上海由郑思竞主持人体脏器调查小组会议，参加人员有陈遥良、冯固、王仲侨和黄瀛等部分国内医学院校专家，讨论确定体质调查的主次，规定了度量标准，统一了测量方法和记录规格，制订了"观察和测量器官"的表格并下发全国医学院校开展体质调查和登记统计②。"文化大革命"期间，体质调查工作基本陷于停顿。

　　1978—1998 年改革开放的 20 年，体质调查工作成果丰硕。为贯彻落实张鋆、王仲侨等的宏愿，打下民族解剖学基础，1979 年体质调查工作会议在青岛召开，学会国人体质调查组组长郑思竞（图 15-13）召集了王永豪等全国 33 所院校的 92 名解剖学专家，确定了国人体质调查资料收集整理和专著编写的原则及人员分工。同年在上海举办了人体测量训练班，以统一人体测量标准，将收集到的"国人体调"资料和文献编撰成《解剖学文献索引》一书。在郑思竞、黄瀛先后 2 位体质调查委员会主任的组织领导下，5 届委员会、42 所院校的 124 名专家，召开了 20 余次工作会议，搜集了 5778 篇体质调查文献，采用了 3312 篇文献，分别于 1986 年、1989 年、1999 年整理出版了《中国人体质调查》《中国人体质调查（续集）》《中国人体质调查（第三集）》，前两书于 1992 年获国家教委科技进步奖一等奖③。

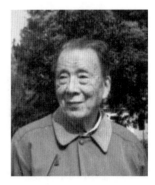

　　郑思竞（1915—2013），江苏靖江人。解剖学家。复旦大学上海医学院（原上海医科大学）教授、博士生导师。曾任中国解剖学会副理事长、名誉理事长，上海市解剖学会理事长。1936 年东吴大学毕业，1940 年获东吴大学理学硕士学位，在上海医学院解剖学系任助教、讲师；1946 年赴美国哈佛大学，师从古脊椎动物学家罗默（Alfred Sherwood Romer），1951 年毕业，获博士学位；1952—1986 年任上海医学院解剖学教研室副教授、教授、主任，曾任基础部主任、基础医学研究所所长。1985 年被评为上海市劳动模范，1991 年获国务院政府特殊津贴。主编卫生部规划教材《系统解剖学》第 2、3 版以及《辞海·基础医

图 15-13 郑思竞

学》《中国医学百科全书基础医学（综合本）》《中国人体解剖学名词》《中国人体质调查》《中国医学文摘：基础医学分册》等书刊；主译《人体解剖图谱》等 2 部。获国家教委科技进步奖一等奖、卫生部优秀教材二等奖及其他部级二、三等奖 6 项，省市级二、三等奖 3 项。（丁文龙　沃雁）

① 人体脏器调查小组在沪召开会议 [J]. 解剖学通报，1965，2（2）：6–7.
② 吴汝康. 中国解剖学会 1964 年学术会议总结 [J]. 解剖学通报，1964，1（2）：173–176.
③ 党瑞山. 独辟蹊径，辛勤耕耘，大有作为 [M]// 中国解剖学会. 中国解剖学会九十年历程. 西安：第四军医大学出版社，2010：56–58.

由于上述三本专著出版周期长、内容互补，给读者查阅带来不便，1998年中国解剖学会体质调查委员会第八次会议暨《中国人体质调查（第三集）》定稿会决定将以上三书合一，并补充新内容。2000年，黄瀛在上海召集体质调查委员会主任、副主任会议，确定合编书名为《中国人解剖学数值》及其编写细则；全书初稿完成后，又组织有关专家分别于2001年3月和6月在上海第二军医大学和四川大学华西医学中心召开了审稿和定稿会，2002年5月由人民卫生出版社出版发行[①]。该书整合了《中国人体质调查》前三集有关内容，并新收录159篇文献，基本涵盖了人活体测量和各系统的解剖学数值、变异及畸形，基本建立了中华民族的解剖学数据库，对中国医学、人类学、生物学、民族学和美学等学科，对医疗卫生、工业、国防、教育和体育等行业有极大的参考价值（图15-14）。三代六届体质调查专家，近半个世纪的辛勤耕耘、无私奉献、呕心沥血、持之以恒，建立民族解剖学的大功告成，为科教兴国和可持续发展战略做出了重要贡献[②]，已成为中国解剖学史上的一项标志性成果。

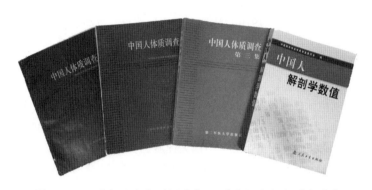

图 15-14　《中国人体质调查》和《中国人解剖学数值》

四、继往开来期

20世纪80年代后期，随着医学科学技术的飞速发展，人体解剖学科研领域也不断拓展和延伸，体质调查已不再是国内解剖学工作者研究的主攻任务，而人体解剖学、医学影像学、手术相关学科等，依各自应用需求及采用新的测量手段，仍然在进行人体测量，报道新的人体解剖学数值。2004年8月银川第七届体质调查委员会会议以来，委员们已形成共识：增补、整理、完善及再版《中国人解剖学数值》是未来体质调查工作的中心任务；鼓励结合新技术（CT、MRI、超声、腔镜等）进行人体测量，从静态解剖学向动态解剖学拓展，与临床应用特别是影像和新外科手术入路相结合；通过网络期刊数据库查找公开发表论文，收集新的以及过去遗漏的中国人解剖学数值；将中国人解剖学数值数字化、网络化，建立开放存取的共享网络数据库，进而建立国人器官结构的国家标准[③]。2012年，借

① 中国解剖学会体质调查委员会. 中国人解剖学数值［M］. 北京：人民卫生出版社，2002；前言.
② 徐群渊. 与时俱进，开拓进取，为中国解剖科学在21世纪更大发展而努力奋斗（中国解剖学会第十一届理事会工作报告）［J］. 中国解剖学会会讯，2003（23）：9-15.
③ 中国解剖学会第九届体质调查工作委员会第一次工作会议纪要［J］. 解剖学杂志，2011，34（5）：666.

全国解剖学年会在重庆召开之机，体质调查工作委员会讨论交流了《中国人解剖学数值》第2版编写过程中遇到的问题和形成的样稿，并于2013年在曲阜审稿和定稿，正待人民卫生出版社出版①。

（许家军）

第七节　相关标准制定

一、制定中国人体解剖教学模型技术标准，承接政府职能服务社会

目前，中国有高等医学院校100余所，均开设人体解剖学课程。人体解剖学是高等医学教育主干课程，人体解剖教学模型的质量直接影响医学生的培养质量、关乎人类健康和生命。人体解剖学属于形态学科，在教学中需要大量的标本、模型等直观教具，以提高教学质量。近10年来，在世界范围内，尸体标本的来源越来越困难，极大地制约了人体解剖学的实验教学，严重地影响教学效果。因此，生产符合人体解剖学教学大纲要求的模型，具有科学性、艺术性和实用性的人体解剖学教学模型作为标本教具不足的补充，已成为各国医学教育界和模型生产企业的重要任务之一，中国作为医学教育大国更应如此。

人体解剖学教学模型的用材经历了石膏、蜡、玻璃钢、硅胶和聚氯乙烯（PVC）等，制作上已应用全彩3D打印技术。但是，目前中国生产人体解剖学模型的企业存在的主要问题是：人体解剖学模型标准仅为医学教学模型企业的自定标准，简单、仿制而不规范，没有通过任何解剖学专家和环保专家的评定，准确性差、科学性不够，不能适应高等医学教育的要求。国家尚无职能部门或机构来制定和管理人体解剖教学模型的技术标准，为此，建立中国人体解剖学模型技术标准十分必要而又紧迫。

（一）主动承接政府职能，服务社会

学会主动承接政府职能，面向市场和社会自行开展社会化服务，制订中国人体解剖学模型的国家技术质量标准。中国解剖学会作为解剖科学领域中的最高学术团体，有一大批热心该项工作的高水平的人体解剖学专家，具有高精的专业理论和知识，标本制作的良好工作基础，有能力制订具有自主知识产权的中国人体解剖学模型的行业或国家技术标准，指导中国各模型企业生产模型，强化产品质量和安全。为中国解剖科学的发展，为人体解剖学教学质量的提高和民族工业的发展做贡献。目前，学会的丁文龙和夏蓉被聘为第五届全国教育装备标准化技术委员会及生物学仪器分技术委员会的委员。

（二）申报中国科学技术协会课题，制定人体解剖学教学模型质量标准

学会副理事长、科技开发与咨询工作委员会主任丁文龙主持申请了"中国人体解剖学教学模型质量标准的制定"等一系列课题，2009年、2010年和2011年连续三年分别得到中国科学技术协会创新发展项目的资助，2014年获中国科协学会改革发展基础工程的资助。不仅

① 中国解剖学会第十四届理事会体质调查工作委员会《中国人解剖学数值》（第二版）定稿会议纪要［J］. 解剖学杂志，2013，36（5）：921.

为开展人体解剖学教学模型质量标准的制定工作争取到了经费，而且也提升了中国解剖学会在中国科协中的影响力。

（三）科学制定技术质量标准

在丁文龙的组织和领导下，2009 年学会制定了 8 个人体解剖学模型的教育行业标准：纵隔模型、肺模型、肺（透明）模型、脑血管模型、肝脏模型、肾模型、脑干模型、脊髓的位置及被膜等模型标准。已于 2011 年的全国教学仪器标准化技术委员会生物学仪器分技术委员会的审定会上通过，使中国解剖学会制定的解剖学教学模型质量标准进入国家标准的程序。

2010 年完成 10 个人体解剖学模型的教育行业标准，即制定了脑的内部结构，男性骨盆，女性骨盆，男性盆腔，女性盆腔，耳的形态和结构，全身肌肉，全身浅静脉和淋巴管、淋巴结的分布，呼吸系统 7 部件和脑神经在头部分布共 10 个模型的技术标准，已提交建议稿，报全国教学仪器标准化技术委员会生物学仪器分技术委员会。

从 2009 年起，教育部的全国教学仪器标准化委员会支持并同意中国解剖学会制定中国人体解剖学模型的教育行业标准，截至目前已制定 30 件模型的技术质量标准等待评审。中国解剖学会制定的标准是具有自主知识产权的人体解剖学模型技术标准，具有准确性、科学性、艺术性和实用性，可规范并指导国内各模型企业的模型生产，强化产品质量和安全。为中国解剖科学的发展，提高人体解剖学的教学质量，提高医学教育质量，进而培养高质量的医生，促进人类的健康。同时将提高国人对生命科学的认知，提高全民族的文化素养。也为人体解剖学模型民族工业的发展提供理论依据和技术支撑，增强人体解剖学模型在国际上的竞争力。

二、制定解剖学实验室建设标准

为了防止尸体腐烂变质，目前，中国医学院校解剖学实验室传统保存尸体及标本的方法是用甲醛灌注固定、防腐及浸泡。甲醛的理化性质影响师生的身心健康，也严重污染了教学、科研及其周边环境。中国有毒化学物品优先控制名单上，甲醛高居第 2 位，已被世界卫生组织确定为致癌、致畸物质，是一种公认的变态反应源，也是潜在的致突变物之一。降低解剖实验室甲醛浓度，改善解剖实验室及周边环境刻不容缓。改善实验室环境的措施包括降低甲醛的浓度，或研发新型固定液；而改善解剖学实验室空间、室内温度、相对湿度、空气质量和空气净化等是改善实验室环境的有效途径。

为了贯彻落实《中华人民共和国大气污染防治法》以及《教育部办公厅关于加强高校教学实验室安全工作的通知》等国家有关法律法规，为保护学生和教师的健康，为学生和教师在解剖实验室学习和工作营造良好的环境，学会广泛征求意见，多次论证、修改而制定《解剖学实验室建设标准》（试行稿），经学会十五届十一次常务理事会于 2018 年 11 月 10 日讨论通过，并公布供全国医学、生物学等新建或改建解剖学实验室时参考。《解剖学实验室建设标准》（试行稿）规定了解剖学实验室空间参数、室内温度、相对湿度、空气质量和空气净化系统等的基本参数、性能要求、电气性能、防火要求、数控系统和检验规则等。为全国医学、生物学等新建或改建解剖学实验室提供技术参数，进而为学生和教师在解剖实验室学习和工作营造良好的环境。

三、制定并通过《中国解剖学会关于产品和技术成果鉴定管理暂行办法》

根据《中华人民共和国国家科学技术委员会科学技术成果鉴定办法》和《中华人民共和国国家科学技术委员会科学技术成果鉴定规程》，结合学会实际情况，由学会科技开发与咨询工作委员会起草制定的《中国解剖学会关于产品和技术成果鉴定管理暂行办法》（以下简称《鉴定管理办法》），经学会常务理事讨论和修改，于2016年8月5日通过并执行。

制定《鉴定管理办法》，适应学会改革发展的需要，正确评价产品和技术成果的水平，加强学会对产品和技术鉴定工作的管理，帮助企业提高产品质量和技术水平，促进解剖科学相关领域及企业产品和技术成果的应用和推广，更好地服务于广大会员、会员单位和企业。按照《鉴定管理办法》，学会受政府有关部门或会员单位委托，组织解剖科学领域专家，按照规定的形式和程序，对产品和技术成果进行审查和评价，并做出相应的结论，颁发产品或技术鉴定证书。产品和技术成果鉴定工作坚持实事求是、科学民主、客观公正、注重质量、讲求实效的原则，保证技术成果鉴定工作的公正性、严肃性和科学性。鉴定工作由学会科技开发与咨询工作委员会负责并主持，根据产品和技术成果的特点，组成项目鉴定委员会，采用会议鉴定或函审鉴定方式。根据产品和技术的情况需要进行现场考察、测试，并经过讨论答辩才能做出评价的技术成果，须采用会议鉴定形式。产品和技术成果经学会审核、鉴定后，由成果鉴定申请单位负责打印，经鉴定专家签字和学会盖章后颁发。目前，学会已为企业的25个（项）产品和技术做了鉴定或论证。

四、解剖学科的进步推动中国产业的发展

中国解剖学科的发展带动了中国相关产业的兴起和发展，众多产业和产品应运而生。

解剖学教学和科研需要人体解剖标本，由此催生了生产和提供人体解剖标本的企业：大连鸿峰生物科技有限公司、河南中博生物塑化科技有限公司、郑州宏科卫教贸易有限公司、郑州国希望教学用品有限公司、郑州宏宇医教设备有限公司、云南岑石教学设备有限公司和郑州升源教学设备有限公司等。促进了为解剖教学提供人体解剖模型企业的发展，如张家港市华亿科教设备有限公司、张家港市德仁科教设备有限公司、山东聚众数字医学科技开发有限公司和广东缘泰科教设备有限公司等；张家港市德仁科教设备有限公司等为组织胚胎学教学提供了组织切片。

为了改善固定尸体标本所用甲醛对环境和师生健康的影响，国药于泽（上海）生物科技有限公司、张家港市德仁科教设备有限公司等研发并提供了环保型保存液。上海光学仪器厂、上海蔡康光学仪器厂、上海点应光学仪器有限公司和苏州景通仪器有限公司等为解剖学和组织学与胚胎学教学和科研提供显微镜；麦克奥迪（厦门）实业有限公司等装备的显微镜－数字网络显微互动教室，为实验教学带来了新的教学模式。

中国高等院校的发展加快了解剖实验室的建设和改造，一批企业应运而生：江苏日升恒隆科技设备有限公司、上海银环制冷设备有限公司、国药于泽（上海）生物科技有限公司、张家港市华亿科教设备有限公司和山东数字人科技股份有限公司等提供的实验设备和参与建设的解剖实验室，改善了解剖实验室的条件和环境质量，参与建设的人体科学馆使人体标本

形态结构的展示更加艺术化和科普化。

随着大数据时代的到来，中国数字解剖学的研究和发展大大推动中国数字化可视人体及AR、VR产业的发展。2004年，山东易创电子有限公司（现为山东数字人科技股份有限公司）与第三军医大学及张绍祥合作，利用CVH数据集，开发了用于人体解剖学教学的数字解剖学教学系统，逐渐在全国推广应用，并走向世界。发展至今，中国研发数字化可视人体的企业如雨后春笋般地出现，相关企业有：上海桥媒信息有限公司、河南中博生物塑化科技有限公司、郑州宏科卫教贸易有限公司、郑州国希望教学用品有限公司、郑州宏宇医教设备有限公司、张家港市华亿科教设备有限公司、张家港市德仁科教设备有限公司、北京奥医科技有限公司、上海众茂医疗科技有限公司、山东聚众数字医学科技开发有限公司等。

在丁文龙的组织和协调下，已有28家企业成为中国解剖学会的团体会员，为学会的建设和发展注入活力。开创了学会为提升企业产品质量和技术及其展示、推介产品搭建平台，企业积极参与学会活动并支持学术会议的新局面。

解剖学科的进步推动了中国产业的发展，提供了就业机会，有些产品已跨出国门，走向世界，为国民经济建设和发展做出了贡献。

（丁文龙　沃雁）

第十六章　民族、地区与专科解剖学

第一节　民族医药学对人体形态结构的认识

一、中医

（一）中医院校的学科建设

1956 年，北京中医学院、上海中医学院、成都中医学院和广州中医学院四所中医药高等学校率先在国内组建和成立之后，一些省区市都相继建立了中医学院，并于 1993 年开始陆续更名为中医药大学。1957 年，北京中医学院从中国医科大学调入师资开始筹建中医院校人体解剖学教研室和组织学与胚胎学教研室，并积极开展本学科的教育教学和科学研究，奠定并推动了中医形态学的学科建设。1981 年，国务院学位委员会批准北京中医药大学和上海中医药大学的解剖学和组织学与胚胎学为硕士学位授权专业点，1986 年成为中西医结合基础博士学位授权专业点，2000 年和 1998 年被国家人事部分别确定为中西医结合博士后流动站，2002 年纳入中西医结合基础教育部重点学科，2009 年纳入国家中医药管理局中西医结合基础重点学科和"211"工程与"985"优势学科平台重点建设的学科，2017 年纳入国家一流学科——中西医结合基础学科。

1.教育教学

解剖学教研室主讲课程包括：系统解剖学、局部解剖学、人体结构学、解剖生理学、基础医学概论、腧穴解剖学、断层解剖学和神经解剖学等；组织学与胚胎学教研室主讲课程包括：细胞生物学、医学细胞生物学、组织学、胚胎学、分子细胞学与疾病、医学科研思路方法与程序、人体发育学及基础医学概论等。根据中医院校特点，自主编写了《正常人体解剖学》《局部解剖学》《腧穴解剖学》《神经解剖学》和《细胞超微结构》等特色教材。2002 年起先后编写的《正常人体解剖学》《解剖生理学》《组织学与胚胎学》《局部解剖学》和《腧穴解剖学》被教育部评为普通高等教育"十一五"国家级规划教材。2012 年开始，《正常人体解剖学》《解剖生理学》《组织学与胚胎学》《局部解剖学》《腧穴解剖学》和《神经解剖学》纳入"十二五""十三五"全国中医药行业高等教育规划教材和卫生部规划教材建设。教学上，坚持"西医课程为中医服务""以学生为中心"的教育理念，积极运用 PBL 教学法，结合大体解剖数码互动系统开展实验教学。大多数解剖学教研室建设了标本陈列展示馆，3 家解剖学实验室纳入中国解剖学会"中国数字解剖实验室"建设。北京中医药大学组织胚胎学教研室组建了中医药院校首个显微数码互动教学实验室及教育部创新团队和创新引智基地，在人才培养、学科建设等方面起到示范和引领作用。1978 年，上海中医药大学解剖学教研室在国内率先开设了"腧穴解剖学"课程的教学；受卫生部委托，于 1987 年教研室举办了"全国经穴解剖高师班"进行推广该课程；该课程的教学在全国中医院校中处于领先地位，一直发挥着引领和标杆作用。全国中医药解剖学科同行先后获得全国优秀教师、省部级优秀教师 10 余人，先后获得国家级教学成果奖一等奖 2 项、二等奖 2 项，省部级教学成果奖 5 项，省部级优秀教材 1 项。

中医学早期的教材有：邱树华主译《人体解剖学实习》（苏联高等教材，人民卫生出版社，1954）；江西中医学院组织全国中医院校同行编写《人体解剖组织胚胎学》（上海科学技术出版社，1979）；邱树华主编《正常人体解剖学》（上海科学技术出版社，1986）；邱树华、刘国隆主编《解剖生理学》（上海科学技术出版社，1986）；贲长恩主编《组织学与胚胎学》（上海科学技术出版社，1985）；严振国（图 16-1）主编《常用穴位解剖基础》（上海中医药大学出版社，1990）；邱树华、严振国主编《局部解剖学》（上海科学技术出版社，1993）；邱树华主编《常用穴位层次解剖与针刺要点》（人民卫生出版社，1997）；严振国主编《中医应用腧穴解剖学》（上海科学技术出版社，2005）；严振国、李殿宁、白丽敏主编《中医应用神经解剖学》（上海科学技术出版社，2005）。

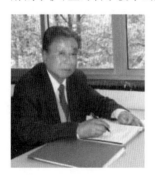

图 16-1 严振国

严振国（1933—2020），上海人。解剖学家。上海中医药大学终身教授、博士生导师。1956 年山东师范大学本科毕业，先后在山东医学院、上海铁道医学院从事解剖教学和科研工作，1975 年起在上海中医药大学解剖教研室工作。为中国腧穴解剖学科创始人，人体经穴解剖标本馆首创者，国内外 5 所大学兼课教授或名誉教授。被评为上海市优秀教育工作者，获宝钢教育奖优秀教师奖，国家级突出贡献奖获得者，享受国务院政府特殊津贴。主编多部中医药院校解剖学的国家级规划教材，主编教材、专著、图谱和挂图 150 余本；发表论文 160 多篇。获国家级教学成果奖 2 项、上海市教学成果奖 2 项，以及市级科技进步奖、教材奖、科技图书奖等近 30 项。（丁文龙　沃雁）

为适应中医针灸国际化，中国国家中医药考试中心和中国国际针灸考试中心于 1989 年对外进行中医针灸教育和水平考试。最早的《正常人体解剖学》对外教材（人民卫生出版社，1994）由朱培纯主编。

中医长学制 21 世纪课程教材《组织胚胎学》（人民卫生出版社，2006）由郭顺根主编，全彩色插图。

中医专业来华留学生《人体解剖学》英文教材（中国中医药出版社，2004）由李伊担任主编。

中医针灸专业《腧穴解剖学》英文教材（中国中医药出版社，2016）由邵水金主编。

2. 科学研究

凝练中医关键问题，开展多科学研究，以脑病防治的中医药机制研究、穴位解剖及针刺作用机理研究、中医诊法数字化量化研究、中医方剂配伍规律实质研究、中医药促进中枢和周围神经再生的机制研究、中医药抗器官纤维化基础与临床研究以及中药药性归经研究和药理学机制研究等为研究方向，主持国家科技支撑计划、国家自然科学基金重点、面上和青年基金 100 余项，发表学术论文数千篇，SCI 论文 50 余篇。先后获得教育部科技进步奖一等奖 1 项、自然科学奖二等奖 2 项，省部级科技进步奖二等奖 10 项、三等奖 5 项。

朱培纯在国际上首次报道了大颗粒小泡非突触释放的形态学证据，建立了适用于中医药研究、更符合临床病理的大鼠脑出血模型，获得国家教委科技进步奖一等奖，参与获得国家科技进步奖一等奖 1 项；解剖教研室团队通过研究还建立了中药复方防治帕金森病的线粒体动态平衡假说和基于神经干细胞中药促进脑损伤修复的祛瘀生新假说；组织学与胚胎学教研室创建了符合中医药理论的中医血虚实验动物模型，建立了中药归经理论的生物学实质和中医药抗器官纤维化的异病同治假说。上海中医药大学严振国开展了腧穴实质的解剖学研究，为针灸临床提供了指导。

3. 积极参与解剖学会建设

中医院校解剖学同行积极参与全国、省区市级解剖学会的建设。北京中医药大学 5 人次担任省级学会的副理事长和秘书长。贲长恩曾任中国解剖学会副理事长，郭顺根曾任中国解剖学会秘书长，2014 年司银楚进入中国解剖学会常务理事会，2018 年邵水金进入中国解剖学会常务理事会、李新华和申国明进入理事会，参与学会的工作。在全体中医药院校解剖学同行的积极努力下，学会中医形态学分会于 2018 年 5 月 18—20 日在上海成立，主任委员邵水金，副主任委员包括孙红梅、申国明、司银楚、李新华、罗亚非、武煜明、刘黎青和汪永锋。

（二）中医解剖学科的研究成就

1. 穴位的形态学研究

（1）穴位解剖结构的研究：20 世纪 80 年代，北京中医药大学、上海中医药大学、湖南中医药大学等的解剖学教研室开展了穴位的大体解剖学研究工作，主要是应用断层以及 CT 技术，研究穴位的解剖学定位、层次结构、神经、血管的毗邻关系以及得气和安全针刺深度。

（2）腧穴针刺的解剖层次：腧穴的层次解剖结构研究包括腧穴的解剖结构以及腧穴进针的深度、角度等。腧穴的层次解剖结构研究还为临床针刺、穴位注射提供了解剖学参考依据。穴位层次解剖研究，针对不同体型的人，其腧穴的针刺深度亦不同。应用 CT 断层技术对不同体型的人体穴位的针刺深度进行了测量。临床应用中应根据患者的不同体型选择不同的针刺深度，以免针刺意外的发生。采用 CT、MRI 等对危险穴位的针刺过深或针刺角度等进行了研究，并提示危险穴位针刺的严格禁忌。

（3）腧穴的三维立体结构重建：目前，三维重建技术已经广泛应用于腧穴的形态结构研究中，应用该技术可观察腧穴的内部结构及其毗邻组织形态，更加准确、合理、科学地进行腧穴解剖测量，该技术在实际应用中不断与其他新技术结合，为腧穴应用研究提供了可靠的依据。运用 CT 扫描仪对人体扫描，将原始图像数据进行三维重建，在三维立体空间中测量，并进行统计分析，同时利用"可视人计划"数据集开发的虚拟人体 VOXEL-MAN 操作平台，对腧穴进行了三维可视化研究，为临床针刺治疗提供可靠依据。

2. 穴位组织学实质研究

穴位研究认为：穴位一个点，其为直径 0.1—0.4 cm 的区面。腧穴在组织形态上主要与神经、血管、淋巴、肌肉、肌腱、结缔组织等关系密切，但不同腧穴的组织并不完全相同，有以某种组织为主的，也有以几种组织混合为主的。

（1）穴位实质的神经假说：研究发现，大多数穴位位于神经干或神经周围。34% 穴位位于大神经干上，90% 位于神经干周围，穴位刺激就是针刺神经干。组织学观察发现，大多数穴位的神经末梢丰富。针感以酸、胀、重、麻为主的针感点多分布在神经干支，提示不同的针感所需兴奋的神经纤维数量或类别有所不同，有人发现同一神经干上手术器械触碰可产生麻感，针刺产生酸的感觉，这可能并非不同类型针感有其相应的特殊感受器，可能是不同的刺激方式或刺激量兴奋的神经纤维数目和种类不同，神经冲动不同编码传导所致。

（2）穴位实质的血管、淋巴管假说：穴位的血管分布有一定的规律性，约 46% 的穴位位于大血管周围，19% 的穴位位于血管上。组织学观察到穴位的小血管和毛细血管网在皮下组织内异常丰富，约占 100%，可见到丰富的血管神经束，经络的走行同血管的分布具有相似性。血管壁具有自主神经丛的分布，刺激穴位即是针刺小血管网的自主神经，从而产生反射性的效应。穴位血管的传入传出途径是指因针刺穴位时，通过神经、淋巴及传出物质作用相应或相关的组织后分泌的物质再通过血液传入途径作用穴位或相应的效应器产生效应。如神经递质、内啡肽、抗体免疫蛋白等物质。

（3）穴位实质的肌肉假说：穴位的断面层次解剖发现，穴位肌肉、筋膜相当肥厚和集中，人体 55% 的穴位位于肌肉群上，肌肉外包裹着深浅筋膜，针刺必须穿筋膜到肌肉组织中。但有些穴位只有筋膜无肌肉或皮下结缔组织，也具有穴位的生理和病理反应。有的经络同淋巴管走行一致，经络敏感是淋巴系统的改变，在四肢、躯干及胸腹部的穴位，微细淋巴管丰富的地方多有穴位，针刺、艾灸对淋巴液的流速和免疫功能的改变有相当大的影响。少数学者认为肌纤维数量存在着差异，但仅限于肌肉丰厚的穴位组织。

（4）穴位实质的结缔组织假说：每个穴位有一定厚度的结缔组织，尤其是在皮下组织内，针刺捻转时结缔组织改变最大，能产生"得气"的感觉，纤维结缔组织的神经、血管、淋巴管十分丰富，有学者认为穴位的形态结构即是结缔组织。结缔组织具有丰富的神经末梢或分支、血管和淋巴管。穴位与结缔组织结构密切相关，其中最相关是筋膜，其次是骨膜，最后是关节囊，提示结缔组织可能具有传输能量和信息的功能，在经络传导过程中起重要作用。

（5）穴位实质的感受器假说：针刺穴位患者有得气的感觉，得气主要是酸、肿、麻、重四种典型感觉，这就将研究者引入感受器的研究领域。对穴位组织中感受器的种类、分布进行了观察和比较。

（6）穴位感受器肌梭学说：穴位的针感点主要是位于深部组织。用组织学方法观察人体穴位肌肉丰富处有密集的肌梭分布，研究者一致赞同肌梭 – 梭内肌是穴位的基本感受器之一。

（7）穴位的神经束和末梢感受器学说：大多数学者认为穴位的最普遍的感受器是神经末梢，即包括神经束、游离神经末梢、神经干支、环层小体。

（8）穴位感受器的肥大细胞学说：穴位皮下组织内小血管周围，肌纤维间结缔组织内，肥大细胞密集成群，穴位区肥大细胞数量明显高于相应的非穴区。针刺穴位，肥大细胞受到刺激或损伤，释放活性物质，改变血管通透性，导致经络皮丘带等现象。

综上所述，穴位感受器可能有以下几种：①神经末梢、神经束、神经干；②肌梭（梭内肌纤维）、肌腱感受器；③血管（血管壁上的丛状自主神经分支）；④被囊感受器（克氏终球、类终球、神经纤维旁球形小体、类露菲层小体、环层小体）；⑤结缔组织纤维细胞；⑥肥大细胞；⑦特异性相容组织细胞；⑧毛细血管神经束；⑨相容性的组织细胞。

3. 经络实质的研究

经络学说是历代医家在医疗实践中不断积累经验、提高认识而逐步发展起来的，与中国独特的医疗保健方法（如针灸、砭石、按摩、点穴等）的应用分不开。经络研究的目的就是要揭示它的实质、物质基础、功能特征、生理作用等，以更好地指导中医临床和提高疗效。

针刺镇痛在临床上有明显的疗效，但要进行科学论证，弄清楚针灸原理，前提是明确作为针灸作用载体的经络实质。20 世纪 60 年代以来，单纯寻找已知调节系统结构以外的独特的形态结构的设想失败之后，众多的研究是从现代人体科学已知的机体"联络 – 调节 – 反应"，以及相关性最大的"神经 – 内分泌 – 血液 – 淋巴"等方面探索、探求经络的实质。目前，多学科协同攻关研究经络实质主要有以下几个假说，但都难以得到公认。

（1）经络与神经系统相关假说：该假说认为循经感传是神经元之间兴奋传递的结果。有的学者认为经络与神经系统相关联，针感的感传过程可能就在中枢神经系统中发生，但未找到解剖学上的支持。

（2）经络与神经体液调节假说：该假说认为中医经络中的气血指人体中的各种体液，经络是体液运行的通道，体液运动刺激神经产生循经感传。

（3）第三平衡系统说：该假说认为经络传感速度介于神经和内分泌调节速度之间，为机体的"第三平衡系统"。

（4）经络信息论、能量论：该假说认为经络是某种物理能量与信息的传输渠道。所谓经络传感现象，就是自主神经纤维的动作电位传导，而传导所需的能量，是由生物能源——三磷酸腺苷释放出来的。

（5）筋膜学说：该假说认为经络的解剖学基础是人体筋膜支架，经络的组织学结构为非特异性结缔组织（疏松结缔组织和脂肪组织）；穴位是筋膜上在接受刺激时能产生较强生物信息的单位。

综上所述，经络的现代化研究已经从大量的资料中认识了经络现象的客观存在，但这些现象尚未能完全用现代医学中已知的系统结构和功能来解释，又没有找到有别于已知结构的属于经络的特殊的形态结构。目前，众多的假说都不能对经络实质给出一个完美的解释。

4. 三焦、命门和脏腑实质的研究

（1）三焦实质的研究：新中国成立后，三焦的研究成为热点，不少学者对三焦的有形、无形等问题进行了阐发。

三焦是血管和淋巴管假说：该假说认为上焦主要是指胸导管，同时也包括左右无名静脉和上腔静脉、右淋巴导管和膈膜以上的大小淋巴管及淋巴结，甚至在沟通组织液的作用上还应将组织腔隙包括在内。中焦主要是指从小肠到肝门的静脉和自小肠到乳糜池的大小淋巴管及淋巴结；同时包括肠系膜上静脉与胃相连的部分，以及来自胃、脾、肝、胰而终于肠干的大小淋巴管及淋巴结。下焦是指肠系膜下静脉、回肠静脉、右结肠静脉及中结肠静脉（后三者属于肠系膜上静脉的属支），同时包括起自大肠、肾、膀胱而至左右腰干，以及腰干以下的大小淋巴管和淋巴结在内，这样配合动脉构成一个循环的道路，用以达成沟通全身津液的任务。

三焦是膜状组织假说：该假说认为三焦囊括着各个脏腑，又出入贯布于脏腑间隙与皮肉之间，沟通各个脏腑的物质输送与功能调节。三焦功能相当于自主神经系统，与交感神

经类似。

三焦实质是水液假说：该假说认为三焦形态结构的雏形是贯穿胸腹，经过脏腑，沟通全身上下，如渠道纵横，流注着洁净的水液，并有乳白如玉的液体汇集在一定的区域，与现代医学所指淋巴系统于胸腹腔中，有较大的淋巴管分布大体类似。

（2）命门实质的研究：对于命门的实质，认为命门是腹腔神经丛，命门与肾是一个整体，命门可能是肾上腺，就广义来说可能是下丘脑－垂体－肾上腺系统。命门或并不是一个脏器，而是一个系统。

（3）脾胃实质的研究：认为中医"脾"在解剖上就是现代解剖学的脾和胰。"脾"的本质主要是包括消化系统以及与能量代谢、转化和水代谢有关的一切器官系统（包括神经－体液调节系统）的综合功能单位或机构，《内经》所述"与胃以膜相连"的"脾"，是一个具有具体解剖部位和结构的形态学实体（或解剖学单位），很可能指的就是现代解剖学中的脾。从解剖学关系来看，《难经·四十二难》经文所说的"散膏"很可能就是现代解剖学中的胰。

（4）心、肝、肺、肾实质的研究：认为祖国医学中的心、肝、脾、肺、肾五脏从解剖学角度来看，它们均有一定的形态，占据着一定的位置并具有一定的重量，因而它们都是客观存在的器官。基本上与现代解剖学中的心、肝、脾、肺、肾等的形态、位置及重量等相似或相近，尽管两者之间还存在着一定的不同之处。

总之，新中国成立后，中医药事业得到飞速发展，建立了中医药高等院校，培养高层次人才，组建了人体解剖学和组织学与胚胎学教研室，建立了中医特色的门类齐全的解剖学的教育教学体系，编撰特色教材，创新教学方法，建立教学实验室，为中医人才培养做出了贡献。坚持教学、科研并重，基于中医基本理论，结合现代科学技术，开展了系列的中西医结合研究，成果转化对提高中医药临床疗效奠定坚实基础。积极参与学会工作，成立了中国解剖学会中医形态学分会。

中医古籍记载了三焦、命门和五脏的具体名称、位置、基本形态及其功能。古人的认识是来源于人体和动物解剖的，由于没有系统的解剖工作支撑，加上中医对人体内部结构的认识采取的是"司外揣内"的方法，就是认为人体是个"黑箱"，有其内，必形于外，是通过长期的外在表象观察总结出来的，因而与现代解剖存在一定的差距，但中医形态学是为中医理论服务的，为中医学理论的形成奠定了形态学基础。近年来对中医脏腑，特别是中医独特的三焦和命门实质的研究和探讨，深化了对脏腑的形态结构、生理和病理的认识，对中医理论的创新发展是有意义的。

从 20 世纪 60 年代开始的腧穴和经络实质的研究，应用解剖学对穴位，特别是危险穴位，进行了精准定位，并阐明了进针层次、方向、深度和得气结构，规避了风险，提高了针灸的临床疗效；经络实质的研究建立了一系列的假说，但很难完全解释中医经络的实质，随着科学技术的进步，经络实质的研究有可能推动对人体的创新认识。

（司银楚）

二、少数民族医学

藏族、蒙古族、维吾尔族、朝鲜族、壮族、彝族、傣族等都有一套符合居地特点和本民族生活习惯的防治疾病法。

（一）藏医

少数民族医学中影响最大的为藏族医学（简称藏医）。藏医由于民族风俗对人体的构造具
有较具体和深入的认识，在世界各传统医学体系中属较先进的一种①。藏医中的解剖学成长经
历了四个阶段：①萌芽期（远古至约公元前 1000 年）：随着骨针的使用，开始积累骨结构的
认识，逐步积累和开始了藏医解剖学的比拟描述法。②认识积累期（公元前 1000 年至公元 6
世纪）：随着二次葬（即将尸体解剖、肢解后掩埋，过一段时间再进行第二次或第二次以上的
埋葬）的开展，藏族先民们开始直接接触和认识人体器官形态结构。至公元 1 世纪初就已较清
楚地掌握了人体部分器官的形态及其基本结构和功能。③总结成型期：自公元 6 世纪后半叶开
始编撰医学著作。公元 7 世纪藏汉通婚，文成公主进藏，带去了医药书籍，汉族医僧马哈德瓦
和藏族达玛郭夏编译成现存最早的藏医学古籍《医学大全》。之后，古印度、大食和唐朝医生
合著综合性医书《无畏的武器》问世，至公元 8 世纪后半叶，随着《尸体图鉴》《活体及尸体
测量》《内脏展显示·神奇大镜》《月王药诊》及《四部医典》的问世，标志着藏医解剖学已
趋成熟。④成熟发展期（公元 8 世纪末至今）：至公元 12 世纪前后天葬体制形成时，藏医解
剖学日趋完善，藏医学家不断概括总结解剖学研究成果，编撰了《伤疗复活秘诀》《解剖明
灯》，绘制了人体解剖挂图等的解剖学唐卡，这套唐卡中最著名的一幅当属《人体胚胎发育图》，
主要描绘了受孕，胎儿的形成、发育，分娩等一系列胚胎发育之过程。也是最早的人体胚胎发
育图。这一珍贵的唐卡将胎儿发育过程分为"鱼期、龟期、猪期"（图 16-2）。此分类与脊椎动
物、鱼纲、爬行纲、哺乳纲和人类的进化顺序相符，这种医学观点较达尔文进化论还要早 1000
多年，为藏医学的成熟奠定了坚实基础，极大地促进了藏医学稳步快速发展。因而，真正使藏
医解剖学产生、发展并趋于成熟的并非天葬体制，而是早期的原始天葬、断尸葬、二次葬及本
教的丧葬仪式和献祭仪式。后期天葬制的形成应是进一步促进了藏医解剖学的成熟。

藏医解剖学器官分类及度量见图 16-3—图 16-5。藏医记载人体有七基质：血、唾液、
骨、髓、脂肪、肉、精七种基本物质构成；三秽：汗、尿、粪；五脏：心、肝、脾、肺、肾；
六腑：小肠、大肠、胃、膀胱、胆、三木休（指男性精囊、女性卵巢）。骨骼：360 块（含指
甲、牙齿等）。管线系统：包括白脉和黑脉。白脉指神经：起自脑部，受伤患病致运动失调
（司管传导 19 条）。黑脉指血管：初成脉、普遍脉、联合脉、生命脉——脐轮、冠轮、喉轮、
胸轮、阴部轮。头颈部 21 条支脉，躯体、上肢、手部 34 条支脉，下肢 18 条支脉。浅表静脉
90 条（可放血）。测量方法（图 16-4）：女子血（生殖）、男子精、脑髓均 2 棒量，体血 14 棒，
男肌肉 500 拳、女 520 拳（胸、臀）。肺共有 10 叶（母、子肺各 5 叶）②。

① 藏医相关资料主要来源：蔡景峰.西藏传统医学概述［M］.北京：中国藏学出版社，1992.

② 黄明玉，贾勉，李先加.藏医解剖学的起源［J］.解剖学杂志，2006，29（3）：369-371.

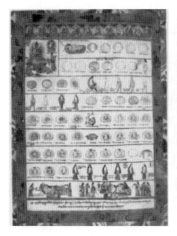

图 16-2　藏医人体胚胎
发育图

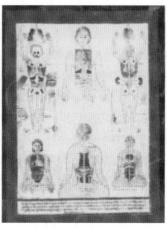

图 16-3　藏医人体解剖
发育图

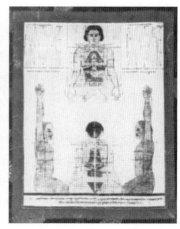

图 16-4　藏医解剖测量方法
（来源：《四部医典》系列挂图。）

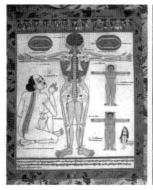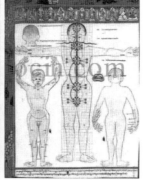

图 16-5　藏医人体解剖图

（来源：巴桑．领先于世的藏医解剖学［J］．西藏旅游，2006（3）：26-29.）

（二）蒙医

　　蒙医有 1000 多年的历史，蒙古族生活在高寒地区，多户外活动、多食肉的生活习惯，医疗实践经验（如蒙医放血疗法、温针疗法等）吸收藏医学、印度医学的部分基本理论，结合北方地区中医知识，形成了蒙医学[①]。蒙医的解剖学成长经历了四个时期：①12 世纪之前，蒙古族适应当时的社会环境、生产方式及习惯总结了初期原始的医疗方法，是蒙医学的萌芽和积累时期。②13 世纪初成吉思汗统一蒙古各部落后到明朝初期，随着蒙古族的社会经济、文化的发展，总结提高原有蒙古传统医疗经验，逐步形成了具有早期医疗理论和独特临床经验的古代蒙医药，也出现了早期的人体解剖。古代蒙古族先民起初在狩猎宰杀牲畜的实践中积累了丰富的动物解剖知识，并以此来解释人体结构。但是后来由于骨伤科的发展，这种牵强附会的解释，不能满足当时人们对骑马时摔伤、骨折、脱位、脑震荡等外伤治疗以及战伤外科要求。13 世纪时，蒙古族人民为治疗外伤，已进行了部分人体解剖。例如，公元 1262 年蒙

---

① 陈士奎，蔡景峰．中国传统医药概览［M］．北京：中国中医药出版社，1997.

古军将军匣剌在战场上"矢镞中左肩不得出，钦察惜其骁勇。取死囚二人、封其肩、视骨节浅深，知可出，即为凿其创，拔镞也之。匣剌神色不为动"。这既是对人体构造的认识，也是蒙医学早期创伤外科的记载。13 世纪横贯欧亚的长期征战，随军蒙医在处理战伤时，简单的外科手术增多，尸体解剖随之增加，医生逐步了解了局部解剖结构，也促使外科技术、解剖学知识进一步丰富，形成了战伤外科相关的初步认识。③ 14 世纪，蒙古族沙拉布僧格翻译了印度《金光明最胜王经》，蒙医在传统医疗实践中，吸收了古代印度医学的"饮食之精、血液、肌肉、脂肪、骨骼、骨髓、精卵"七质理论及部分中医知识，结合蒙古地区地域特点及民间疗法，创造性地改造和发展已有的"寒热理论，人体结构知识和伤科理论等"。《中国骨科技术史》中记载道："元代正骨科成就卓著。"④ 16 世纪到 20 世纪中叶，伊喜巴拉珠尔的《四部甘露》等蒙医学三大经典著作在内的近百部医学著作相继问世，尤其是改革开放以来，在国家对少数民族地区优先发展民族医学的政策推动下，近现代蒙医传统疗法与中西医相关解剖理论有更进一步结合，促进现代蒙医学的基础理论的发展。

蒙医解剖学器官分类：蒙医学把发病部位归纳为脏腑、脉道、物管等。心脏为五脏之首，是病变"赫依"的循行之道；肺、脾、肾是病变"巴达干"的循径；肝是病变"协日"的循径。胃处"协日"区，是病变"巴达干"的循径，小肠、胆是病变"协日"之循径；大肠是病变"赫依"之循径；膀胱处"赫依"区，也是病变"巴达干"的循径；三舍处"赫依"区，是生殖系统的统称，属聚合型器官。脉道主要有黑脉和白脉两种。黑脉为全身血液运行之道，又称血脉。白脉归阴，属水元，故又称水脉（图 16-6—图 16-8）①②。

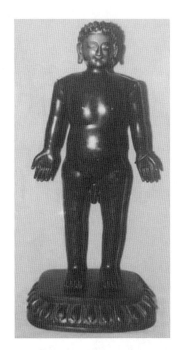

图 16-6 蒙医疗术铜人（蒙医经络解剖）

---

① 蒙医资料：阴兆峰，任菊秋，邢纪成 . 中国北方少数民族医学史［M］. 北京：人民卫生出版社，1991.
② 蒙古学百科全书：医学［M］. 呼和浩特：内蒙古人民出版社，2012.

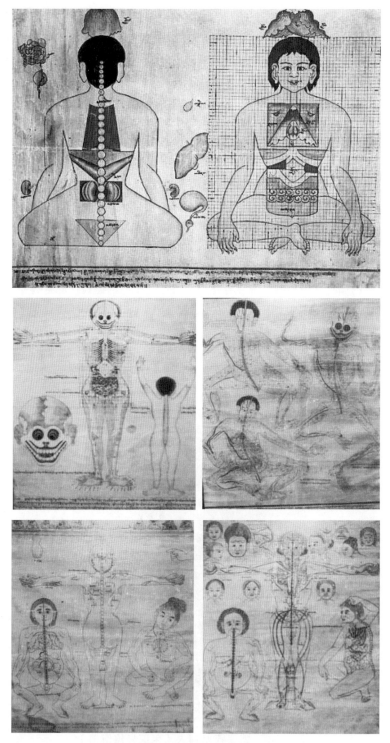

图 16-7　蒙古族人体解剖图解

（来源：内蒙古医科大学蒙医药博物馆。）

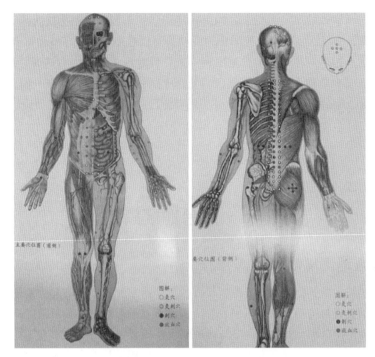

图 16-8　蒙医针刺、放血穴位与现在人体解剖图中的对照

(来源:《蒙古学百科全书：医学》。)

（三）维医

维医已有 2500 多年漫长的积累,"艾扎学说"即维医的器官学说（"艾扎"汉译为器官,"艾扎学说"即说明人体器官定义、种类和功能之学说）。维医认为各器官均有与自己相应的特有气质,根据器官各自的功能和作用分为支配器官和被支配器官。支配器官:脑、心、肝。脑产生思维、感觉,主精神力,脑皮层支配主脑、长脑、间脑和后脑。心表生命力,主肺和血脉。被支配器官:肺、脾、胆、胃等;次要被支配器官:骨骼、软骨、脊髓、肌肉、血脉。干热气质器官:胆囊;湿热气质器官:肝、心、肺、肌肉、食道、十二指肠、小肠;湿寒气质器官:细胞、脂肪、脑、肾、脊髓;干寒气质器官:脾、骨骼、毛发等;平和气质器官:手指、手掌、手背、皮肤[1]。

（四）壮医

北宋庆历年间,壮族医人绘制《欧希范五脏图》,这是中国第一次记载较详细的人体解剖图,从解剖角度观察到:蒙干多病嗽,则肺胆俱黑;欧诠少得目疾,肝有白点。壮医对人体生理病理及病因病机的认知主张:天地人"三所同步"及"三道""两路""毒虚致病"等理论[2]。

中国自古是一个多民族聚居的国家,各民族相互间的文化交流也为祖国医药学宝库增加了丰富内容,历史上蒙、藏两族关系融洽,宗教活动中医药学传播也是一项重要内容,藏医学因此能传入蒙古,对蒙医学理论的发展起到了极其重要的作用。蒙医学的基础理论与藏医

---

① 梁峻.论民族医药——医学类型和表达范式的比较研究［M］.北京：中医古籍出版社,2011.

② 李敏,张桂民.中国少数民族医药文献研究［M］.北京：中国出版集团,2014.

大同小异，藏医学所说的"三大要素""七种物质"，在蒙医学中则称之为"三元""七恒"。蒙医学吸收了藏医、汉医及古印度医学理论的精华得以进一步发展。维医解剖学与现代医学解剖学差异不大，但其对生理学的论述有所不同。而壮医主张天人自然观，讲究阴阳为本，三气同步，脏腑气血骨肉、谷道水道气道、龙路火路；骨，壮语称"夺"肉为"诺"；血为"勒"（常施刺血、放血、补血疗法）。此外，还有苗医、傣医和朝鲜医等，他们的解剖学也有不同特点。

（李志军　李筱贺）

第二节　港台地区解剖学

一、香港地区解剖学

学科的产生与发展是伴随着学校医学教育的发展而发展的，1842 年香港沦为英国的殖民地，香港的医学教育由英国管辖。因而，作为医学教育的重要学科，解剖学主要受英国的影响。虽然香港与祖国分离 100 多年，但与内地的关系一直很密切。1920 年，中国解剖学与人类学会诞生时，香港的维多利亚大学医学院的院长、生理学与生物学教授欧尔（H. G. Earle）博士就是 12 人组成的理事会中的理事。香港大学的张光朔（K. S. Francis Chang）教授在 1947 年就是中国解剖学会的会员。1949 年以后，香港的王云川（中国解剖学会理事）和姚大卫为代表的解剖学界同仁参加了中国解剖学会的年会。香港回归祖国后，香港与内地的关系更加密切。陈活彝被选为理事，苏国辉被选为院士。1996 年，首届海峡两岸暨香港地区医学与教育研讨会举行以来，目前已有 10 多届，加强了医学教育的交流，推动了解剖学科的发展。

香港大学医学院、香港中文大学医学院和香港理工大学医疗及社会科学院三所学校设立解剖学系。为临床、护理、药学、人类生物学、中医、眼视光、影像、诊疗学等专业开设人体解剖学、显微解剖学、胚胎学、神经解剖学、牙科解剖学、放射解剖学、细胞生物学等本科课程、硕士及博士研究生学位课程。

香港的医学教育与内地也有一些不同之处。主要是：学制是 2 年的理论学习加 3 年的临床实习，共 5 年。2012 年，学制改为 3 年的理论学习和 3 年的临床实习，共 6 年。理论与临床密切结合，生源是全香港高中毕业会考数个 A 以上的精英学生，教学方法基本是以器官系统为中心和 PBL 综合式课程模式；教学理念是重点讲授关键点，课堂上师生互动。把分析问题的思维方式和运用知识解决问题的方法教给学生，注重内涵建设；院长与主任、科研人员来自世界各地一流人才，课程质量、培养模式、教材力求国际化，除中医外，用英文教授；重视医学人文教育，实行人文学科、社会学科和医学人文学科相结合[1]。各院校因各种原因，解剖学科虽有共性但也各具特色。

（一）香港大学医学院

香港大学医学院的历史可以追溯到 1887 年。当年"香港华人西医学院"成立，并首次

[1] 于哲，马保安，范清宇. 香港与内地医学教育之比较 [J]. 中国医学教育技术，2014，28（5）：537–540.

接收 12 个学生，其中一位学生就是孙中山先生，而他亦在 1892 年从香港华人西医学院毕业。

香港华人西医学院在 1907 年改名为"香港西医学院"，是香港大学创校三大学院之一。香港大学医学院于 1912 年开始招生，医学院内的解剖学系，为医学院最早成立的学系之一。1913 年第一个拥有自己的独立建筑物。

然而从 1941 年到 1945 年，香港大学的教学活动因为日本军事占领而暂停。1946 年重新开始教学，当时只有 34 名学生。

1965 年，解剖学系迁入沙宣道新落成的李树芬大楼，当时学生的人数增加到 120 名。解剖学系于 2002 年迁入如今的教学研究大楼，并于 2015 年与生化学系、生理学系合并，成为"生物医学学院"，当时每年招生的人数已达到 230 名。

香港大学医学院解剖学系历届主任：

1913—1922　迪吉（Professor K. H. Digby）

1923—1935　Professor J. L. Shellshear

1936—1941　Professor L. R. Shore

1951—1952　Professor S. M. Banfill

1955—1969　张光朔教授（Professor F. K. S. Chang）

1970—1982　利佐夫斯基（Professor F. P. Lisowski）

1982—1984　Professor R. W. Fearnhead

1984—1993　毛瑟黑德（Professor B. Weatherhead）

1993—2000　王云川教授（Professor Y. C. Wong）

2000—2002　Professor J. Hugon

2002—2011　苏国辉教授（Professor K. F. So）

2012—2015　曹世华教授（Professor G. S. W. Tsao）

1. 本科生教育

香港大学医学院解剖学系所教授的课程极其广泛，其中以临床医学的教学历史最为悠久。

在香港大学医学院最初正式成立之时，临床医学本科课程为五年制课程，第一年只有生物与物理等学科。解剖学是临床医学本科课程的一个必修部分，从第二年持续到第三年。从 1908 年开始，香港政府批准学生进行尸体解剖，让学生学习人体结构。从 1887 年"香港华人西医学院"成立开始，临床医学本科教学已经完全用英语授课，这个传统一直维持至今。

一个世纪以来，香港大学医学院的临床医学本科课程一直进行改革，后期的课程里取消了生物、物理等学科，临床医学本科一年级就开始学习解剖、生化、生理、行为科学、统计学等。当时的解剖教学已经不限于大体解剖学，还包括神经解剖学、显微解剖学、胚胎学、人类产后生长发育等。后来张光朔设立了解剖学博物馆，以展示解剖标本，让学生甚至已毕业的医生，能够更仔细地学习解剖学。这个博物馆除教学价值外，亦是医学院来宾参观的热点。

香港大学临床医学本科课程在 1997 年的时候经历了一次规模颇大的课程改革，对课程内各学科进行了横向和纵向融合，成为一个"系统为基础的课程"（system-based curriculum）。头两年分为 10 个不同的人体系统模块，在每一个系统模块里，各专科的老师讲解关于该系统的内容。例如在循环系统模块里面，由解剖老师先讲循环系统的解剖学，再由生理科老师讲循环系统的生理学，再由生化、内科、外科、医学伦理等各专科的老师来讲解关于循环系统的结构、运作和可能出现的临床问题，让学生对循环系统有一个全面的认识，同时让学生能够知道基础医学怎么应用在临床科学上。同时，医学院在1997年的课程改革里引进"问题为中心学习方法"（problem-based learning），让学生早期接触临床，使他们所学的基础医学科学更融会贯通。

临床医学本科课程在2012年经历了一次课程改革，把原本科五年制的课程增加为六年，但基本的系统为本课程设计和问题为本的学习方法一直保持下来。2016年课程又进行一次重大改革，把医学本科课程的第三年改为"增润年"，其间临床医学本科生可以按个人兴趣和学习目标选择去香港以外的知名学府参与交流活动、科研实习，甚至人道救援工作。这个新学制让学生在医学本科培训中能够得到更丰富的环球视野，让医学教育能够更全面。

一些创新的教学方法包括在大体解剖实验操作时所使用的"问题导向解剖方法"（problem-oriented dissection），该方法的目的是用一些预先设计好的临床问题，刺激学生在进行遗体解剖时主动学习，进一步理解解剖学和临床科学的重要关系。其他的教学创新包括在大体解剖实验课的时候运用"一分钟导师"（one-minute preceptor）教学方法，来推动学生的主动学习。近年来，随着计算机和信息科技的进步，解剖课程已开始大量使用计算机甚至人工智能来辅助教学，但教学重点还是聚焦于学生的学习效果、主动式的学习、知识横向纵向的融会贯通。香港大学解剖学系基于解剖学教育方面的创新工作和经验，带领多位世界各地的解剖学者和教育学家于2015年出版了全球第一本专门讨论大体解剖学教学方法的著作。

从1974年开始，学校/院就已经接受遗体捐赠。到2007年学校/院进一步正式成立"大体老师遗体捐赠计划"，向香港市民推广遗体捐赠的意义，让市民知道可以在身后把遗体捐赠出来以支持香港的医学教育、科研和培训。每年的3月3号被定为"遗体捐赠日"，这一天安排一些有关生命和死亡的教育活动，让市民反思生命的意义。香港大学医学院在2015年出版了《大体大得——遗体捐赠感思文集》，其中介绍了"大体老师遗体捐赠计划"。

2. 研究生教育

香港大学医学院早期的解剖学系和现在的生物医学学院，一直推动研究生培养。合格的学生可以申请攻读哲学硕士或博士，在教授的指导下进行生物医学方面的科学研究，近年亦有学生开始进行医学教育和解剖学教育方面的研究。研究生有机会获得助学金，让他们可以专心做研究工作，个别优秀的学生更有机会获得"香港大学教育资助委员会"的"香港博士研究生奖学金计划"的资助。研究生亦可以在本科生的实验操作课里帮助教学，以培养他们在教学方面的技巧。香港大学医学院亦希望培养临床医学本科生的科研兴趣和能力，他们可以在医学课程的第三年，即"增润年"，选择做一个科研项目，完成之后可以拿到一个"医学研究硕士学位"（Master of Research in Medicine），学生甚至可以把研究伸延为一个博士学位的研究项目。

3. 科学研究

早期的香港大学解剖学系的科研工作中，最重要的一项是由张光朔带领的有关香港学童发育的研究。这项研究的成果为香港当时各医院提供了一个评估香港学童的生理年龄和日历年龄之间的差异的科学客观的基准。早期的香港大学解剖学系在人类学方面亦做出过重要贡献，其藏有的南中国人类颅骨和颅后骨骼遗骸已经被来自世界各地的人类学家们所研究和描述。

后期的香港大学解剖学系研究领域已渐变得非常广泛，包括有生殖生物学、细胞学、灵长类动物功能解剖学、牙科解剖学、法医解剖学、神经内分泌学。其中一个研究重点是癌症，特别在鼻咽癌、前列腺癌、食道癌等方面的研究尤其出众。另一个重要的研究领域是神经生物学，解剖学系的研究团队在视网膜和视神经再生以及脊髓再生方面取得重大突破。其中苏国辉于1999年因为中枢神经再生和视觉系统损伤修复方面的研究成绩当选为中国科学院院士。

如今的香港大学医学院解剖学系，其科研工作重点和成就可分为三方面：①癌症和细胞生物学：鼻咽癌、食道癌、肝癌细胞对DNA损伤的反应；癌干细胞的鉴定、OMICs分析和治疗靶向；整合素介导的信号传导和黏附转化。重点成就包括在2018年 *Nature Communications* 发表的论文，描述研究团队从EBV阳性鼻咽癌细胞系所建立的新的异种移植物和癌细胞系。②神经科学：发育、退化和再生的分子信号；脊髓和周围神经损伤；神经退化的分子机制；神经元再生和分化；视网膜色素变性的神经炎症；神经嵴细胞迁移和癌转移。重点成就包括在2007年 *Nature Medicine* 发表的论文，为中枢神经系统脱髓鞘疾病提供了新的治疗方向。③动物疾病模型：神经元再生机制和神经元损伤的治疗方法；发育、退化和再生的分子信号；非酒精性脂肪肝病的先天免疫；中枢神经系统的可塑性和适应性。

香港大学医学院解剖学系在科研设备方面亦十分丰富和多样。在20世纪70—80年代已包括细胞和组织培养、实验神经解剖学、免疫细胞化学、放射性同位素等的研究设备。近年，解剖学系在医学院开发先进的活细胞共聚焦成像显微镜和高通量流式细胞仪平台方面发挥了重要作用。包括各种体内和体外成像系统以及用于活细胞成像和干细胞分析的细胞分选平台在内的先进的研究设备现已纳入医学院核心设施。这些现代生物医学研究中广泛使用的尖端研究技术平台为医学院的所有研究人员使用提供共享服务。

（二）香港中文大学

香港中文大学解剖学系于1981年1月成立，隶属于同时期组建的医学院。首任系主任是David J. Riches，而John A. Gosling、姚大卫、陈活彝先后继任系主任。成立之初共有教职员工34名，包括15名全职教师，15名技术人员，以及4名行政职员、秘书。

1. 本科生教育

解剖学系承担医学院、护理学院、药剂学院、人类生物学以及中医学院等各学院/系的本科生解剖学课程，旨在培养学生掌握人体结构知识、熟悉解剖学基本技能。学系开设了一系列课程，包括大体解剖学、神经解剖学、神经科学、组织学、胚胎学、遗传学等。根据人体分区或各个器官系统进行授课，授课形式多样，包括大课讲授、实习课、个别指导、标本陈列展示、答问导修等。另外，医学本科生在学系修毕一年的科研增插课程可获医学学士学位。

当前医学生培养中，解剖学教学的重点和核心任务是以生动、立体的教学方式帮助医学本科生掌握人体解剖结构，培养他们的临床思维能力。因此，学系的教学着重于解剖实践与临床应用相结合，配合使用X光图片和表面解剖学，强调学生临床实践的科学基础。解剖实验室里标本包括塑化标本的陈列展示，解剖实习课的开展，几年前引进的先进的计算机辅助交互式软件所进行的辅助教学，均极大地提高了解剖教学质量。

总体来看，学系解剖课教学质量已得到大家的公认，系内半数以上教师荣获香港中文大学医学院模范教师奖。学系也受到国际同行的认可，学系中许多教授受邀成为中国内地和德国、美国、加拿大、英国及澳大利亚等国家多所医学院校的客座教授。而且，学系也不断在国际上或国内发挥重要的影响和作用，学系的教职员工在许多国际会议以及协会担任主要职位，发挥重要的职能，如担任世界卫生组织赞助的国际失禁咨询会的主席、国际形态科学研讨会顾问委员会委员、国际婴幼儿大脑正常和异常发育大会主席等。学系倡导并推动建立中国脑研究机构，以鼓励海峡两岸暨香港神经科学家的交流与合作。学系也组织了一系列研习会，训练培养许多来自中国内地著名解剖学系的青年解剖教师，开展了针对临床外科实习医生考试的人体解剖学课程。学系代表爱丁堡皇家外科医师学会及香港中文大学外科学系组织开展外科学考试。

2. 研究生教育

持有科学或医学学位的本科毕业生均可向香港中文大学研究院解剖学学部登记、申请攻读解剖学的硕士或博士学位。成功的申请人一般于 8 月或 1 月入学。最初，所有入学时持有学士学位的学生均被注册为哲学硕士学位候选人，经过 2 年全职学生学习或 2—4 年兼职学习并提交硕士毕业论文通过后可获硕士学位；或者，经过 1 年全职学习后转入哲学博士课程就读，再经 2—3 年全职学习并提交博士毕业论文通过后获博士学位。持有哲学硕士学位或研究型科学硕士学位的候选人可直接注册攻读哲学博士学位。

攻读哲学硕士或博士的学生由学系硕士生导师或博士生导师指导进行科学实验研究。一般实验研究工作是在导师实验室或学系公共实验室内完成，也与其他学系或大学合作一起完成。学生收集实验数据撰写其毕业论文。毕业论文一般由 3 名专家学者进行评估，其中一位必须是该领域的校外专家。

学系研究生可有机会作为教学助理参与本科生解剖实习课程的兼职教学，一般每周不超过半天，以便研究生有更多时间进行科学研究。

3. 科学研究

学系教师研究兴趣广泛，包括神经科学、癌症生物学、细胞生物学、发育生物学、生殖生物学等。一些教师的研究横跨多个领域。一些正在进行的实验研究课题包括运用免疫细胞化学、蛋白质组学、成像等方法观察婴幼儿、成人、老年人外周、中枢神经系统各种神经递质、神经肽的分布。其他研究方向如应用分子生物学技术分析吸毒者的遗传性变型。还有一些实验课题包括观察中枢神经系统和感觉神经器官损伤后的神经元和胶质细胞的反应，发育和老化过程中细胞死亡的作用，药物对发育中的神经系统的效用，神经移植及再生，胚胎异常细胞迁移分化与发育异常，高血压导致视网膜的病理学变化，糖尿病与视轴异常增长，引导视神经生长的各种因子等。教师们感兴趣的课题还包括胚胎时期形态发生、模式形成，致畸剂对实验动物胚胎发育的影响，糖尿病人孕期先天性畸形产生的细胞及分子机制。

男性生殖系统的生物学研究集中于前列腺的功能、内分泌控制、疾病等。运用大量的体外实验及动物模型研究前列腺的分子内分泌及内分泌致癌作用和前列腺癌的治疗。前列腺液是精液重要组成部分，对前列腺分泌功能的研究集中在动物模型中观察前列腺分泌液在保持精子分子完整性、发育的后期调节等作用。

学系实验室设备除基本的组织学和光镜仪器外，还装备有共聚焦显微镜、流式细胞仪、实时定量 PCR 仪等。细胞培养室三间，一间用来培养正常组织细胞，另外两间用于培养异常组织细胞，每间均配备层流净化罩、培养箱、倒置显微镜及可用来移植组织或显微注射细胞的显微操作系统。电子显微镜室装备有 X 射线显微分析功能的 Hitachi H7100 透射电子显微镜、

JEOL 35CF 扫描电子显微镜以及辅助仪器，用于包埋、超薄切片、冰冻固定系统等。学系与临床前各学系及临床的许多学系、实验室建立了广泛的合作关系。

4. 近期的发展

2010 年 1 月，为了加强大学内基础科学研究人员与临床医生的跨学科研究及协作，推动前沿、尖端的科学研究，进一步提高本科生、研究生的教学质量，解剖学系、生物化学系（医学）、药理学系、生理学系四个学系整合成为生物医学学院。研究范围重整为三大主题研究组：肿瘤生物学及实验药物治疗学，发育及再生生物学和神经、血管及代谢生物学。教学团队则仍位于李卓敏基本医学大楼，解剖实验室及相邻的课室将会扩大、重修及提升设施，以配合新增的医学生人数及未来教学的需要。

（三）香港理工大学医疗及社会科学院

香港理工大学医疗及社会科学院发展至今已有 40 多年历史，其前身为 1977 年成立的医疗服务学院。学院涵盖的专业范畴相当广泛，包括：应用社会科学（哲学、心理学、社会政策、社会工作及社会学）、医疗科技及资讯学（医疗化验科学及放射学）、康复治疗科学（物理治疗学及职业治疗学）、护理学（护理学及精神健康护理学）及眼科视光学。学院多年来提供多样化的本科生课程，根据不同的研究课题，且为其深造的硕士及博士开设学位课程，以及应用不同的授课方式讲授。

鉴于学院大部分的本科毕业生为医疗前线工作者，专业解剖学知识的培训是不可或缺的重要一环。现时每年学院为超过 700 名一年级本科生（包括医疗化验科学、放射学、物理治疗学、职业治疗学、护理学、精神健康护理学及眼科视光学，共 7 个学士学位课程）提供专业的基础解剖学培训。

学院解剖学教学团队糅合多元化且崭新的教学方法，包括：

1. 大课讲授

筛选 2—3 个解剖学课题的录像放在网上平台，让学生提早准备课题并为已选取的录像配合相关选择题，给学生作课前考虑。

大课讲授期间，教师采用"学生回馈系统"（student response system）来改变以往单向教学的模式，以维持学生的专注力；抑或根据过往学生的常见误解及学习困难，制作不同的选择题，刺激学生在课堂上积极讨论，达致朋辈学习（peer teaching）。

2. 答问导修

拥有多元化教学资源，分别有标本陈列展、平板电脑解剖学应用软件，以及 VR 解剖学设备，学生藉由 VR 设备可进入人体内部观看构造，并且可层层拆解，单独了解个别的肌肉、神经等，帮助学生快速掌握人体结构和立体空间的关系，提高学习效率，优化解剖学教学。

3. 个案研究

让学生更进一步认识到解剖学和临床科学的重要关系，教学团体设计了多种与解剖学有关的个案研究。以中风个案为例，透过学习大脑血管的基本结构及供血范围，连同大脑皮质功能区作深入讨论，让学生明白基础解剖学与临床表现的相互关系。

学院解剖学教学团队，基于解剖学教育方面的创新教学经验，由袁伟文博士为首领导的团队开办了首个此类大型公开网上课程（人体解剖学 ANA101x），通过中风的真实案例场景探索人体结构，涵盖身体系统和重要器官的知识。教学团队继续研发不同层面的教学资源，务求使学生所学的基础医学科学更融会贯通。

学生修学基础解剖学之后，个别课程会依据专业所需要的相关解剖学，提供进阶解剖学的培训。例如物理治疗学、职业治疗学课程会着重大体解剖学的学习，而医疗化验科学课程会强化学生在组织学的训练。

（陈活彝　陈立基　刘咏思）

二、台湾地区解剖学

（一）台湾解剖学科的由来与发展

台湾纳入清朝统治之后，政府为判定凶死者死因，由仵作（清朝不叫仵作，改称检验吏）解剖验尸，填具《验尸格》。许多验尸格仍收藏于台湾的历史档案中。当时仵作地位已较以往为高，为衙门中正式的员额。《大清律例》明文规定："其有检验得法，洗雪沈冤厚给予之。"但仵作养成仍靠民间师徒经验传授，科学基础不足。

科学化的解剖工作与解剖教育自日本统治时期开始。台湾于 1895 年由日本统治，当年即成立大日本台湾病院，1896 年改称台北病院。1897 年台北病院附设医学讲习所。1898 年台北病院更名台湾总督府台北医院。1899 年医学讲习所升格台湾总督府医学校，授有解剖学。日籍津崎孝道是首位专任的解剖学教授。

台湾的解剖学科设立起始于 1899 年台湾总督府医学校设立后的医学教育。这所学校于1919 年改为"台湾总督府医学专门学校"，津崎仍继续留任。1922 年又改为"台湾总督府台北医学专门学校"。1936 年台湾成立帝国大学设医学部，解剖学教室设有两个讲座，由日籍森于菟教授和金关丈夫教授担任。森教授讲述组织学，金关教授讲述解剖学。当时解剖学教室只有余锦泉一位台湾人担任金关的助手。

1945 年光复后，台北帝国大学医学部改为"台湾大学医学院"，解剖学教室改为解剖学科。森于菟留任至 1947 年，而金关丈夫留任至 1949 年。其间增聘蔡滋浬、蔡锡圭两位台湾教师任教。1949 年两位日籍教授离台，余锦泉接任科主任。

日本统治时期最初仅有体质人类学及组织学方面的研究。当时台湾大学医学院解剖学科尚未成立研究所，取得博士学位困难。为了获得博士学位，许多开业医师请金关丈夫、余锦泉、蔡滋浬、蔡锡圭指导，发表体质人类学论文，并申请取得日本论文博士，藉此在台湾政治界崭露头角。据统计，1940—1960 年台湾体质人类学发表论文超过百篇，为台湾科学研究出版之冠，即是诸多开业医师热衷出版体质人类学论文、取得医学博士之故。遗憾的是，藉此获得博士学位者极少数留在医学院从事基础医学研究。

1947 年开始中国大陆的解剖学者加入台湾大学，佐以 1948 年开始台大医学院医科毕业生亦相继投入，成为台湾光复后第一、第二代解剖学者，奠定今日台湾解剖学发展的基础。至1960 年始有赴美进修之林槐三与郑聪明等人回台，教授神经解剖学及电子显微镜。1970 年神经解剖学自大体解剖学中分离，与神经生理学等相关课程合并为神经生物学。台大解剖学研究所于 1969 年成立硕士班，1986 年成立博士班。2000 年为配合授业教授研究专长的多样性，更名为解剖学暨细胞生物学科研究所。

到 2009 年，台湾医学院校达 12 所（公立 4 所，私立 8 所），见表 16-1。

表 16-1 台湾医学院校解剖学科一览表 [1][2][3]

学校（成立时间）	历任学科主任	教学	科研方向	研究生教育
※台湾大学医学院（1945）	余锦泉、林槐三、郑聪明、蔡锡圭、卢国贤、温振源、谢正勇、陈文彬、王淑美、曾国藩、卢国贤、谢松苍、陈玉怜	解剖学、组织学、胚胎学、神经解剖学	体质人类学、神经解剖学、细胞生物学	1969年成立解剖学研究所硕士班。1986年成立博士班
※"国防医学院"（1947）	梁序穆、许织云、毛寿先、刘江川、赵壮飞、王天美、刘江川、王长君、赵壮飞、郭耀文、史中、司徒惠康、马国兴、徐佳福	大体解剖学180h；组织学90h	神经科学、硬组织学（骨）、细胞生物学与分子生物学、电镜、免疫细胞化学、生殖生理	1966年设生物解剖学研究所硕士班
※阳明大学（1975）	哈鸿潜、刘国钧、许世昌、黄银河、游祥明、宋晏仁、古宏海、周逸鹏、王怀诗、叶添顺、陈天华	大体解剖学分二段：第三学年144h，第五学年192h；临床解剖学90h；组织学144h；神经解剖学及临床神经解剖学90h；胚胎学16h	干细胞、神经科学、肿瘤科学、脊椎科学、临床外科解剖学	1980年成立神经科学研究所。1992年设解剖研究所硕士班。1999年改为解剖学暨细胞生物学研究所
高雄医学大学医学院（1954）	蔡滋浬、郑传对、陈瑞源、刘克明、黄宏图、孙日星、陈世杰、刘绍东	胚胎学16h	神经科学、胚胎学、血管内皮、蛋白质、颅的性差、受体、心脏细胞培养等	1977年成立硕士班。1981年成立博士班
"中国医药大学"（1958）	郑尚武、曾昌衍、高田、柯妙华、杨美芳、蔡孟宏、魏一华、朱培铭	大体解剖学180h；组织学108h；神经解剖学18h；胚胎学18h	忧郁症与精神分裂症病理机转探讨、缺氧对体液平衡的影响及中药对缺氧的保护作用、口腔癌和口腔黏膜下纤维化症病理机制与其天然化合物治疗之应用、天然化合物与临床药物之抗动脉硬化效果评估、天然药物及化合物对癌症治疗与抗炎作用	
台北医学大学医学院（1960）	周德程、陈庆源、郑海伦、吴庆祥、冯琮涵		蛋白质化学、人体异常、视觉生理、神经生物学	
中山医科大学医学院（1957）	蔡滋浬、周德程、郑敏雄、廖克刚、蓝琴台	胚胎学72h	癌、神经退化与再生、胚胎畸形	

① 陈叔倬. 百年体质人类学与台湾社会的交会［M］// 林淑蓉，陈中民，陈玛玲. 重读台湾：人类学的视野——百年人类学回顾与前瞻. 新竹："清华大学人类学研究所"，2014：91-128.
② 卢国贤. 台大医学院解剖学科史［M］. 2009.
③ 哈鸿潜，高田. 台湾解剖学百年史［M］. 台北：合记图书出版社，2003.

续表

学校 （成立时间）	历任学科主任	教学	科研方向	研究生 教育
长庚大学医学院（1987）	郑聪明、黄华民、郑授德	组织学 144h		
※ 成功大学医学院（1983）	沈清良、杨西苑、陈淑姿			
慈济大学医学院（1994）	曾应龙	大体解剖学 306h；组织学 144h		
辅仁大学医学院（1990）		PBL 教学方法		
马偕医学院（2009）	王顺德			2011 年设生物医学研究所，次年设硕士研究生班

注：※ 为公立，余为私立。

"国防医学院"生物形态学系乃 1943 年由林绍文博士于贵州图云关创系并任系主任，该系名乃由林可胜博士命名，Biomorphics 意即包括生物学、大体解剖学、组织学、神经解剖学及生长形态学等，范围广泛。

上海江湾军医学校于 1947 年 6 月 1 日改制为"国防医学院"，院址设在上海江湾，此时解剖学科由解剖学界前辈梁序穆担任所长，1949 年春迁驻台湾，驻地台北水源地。重要教学用显微镜百余套及实验器材等皆由上海运送至台。1966 年院方成立生物物理研究所，分设生理学、药理学、生物化学及细胞生物学等四组，至 1968 年各组才分开，细胞生物学组改成生物形态研究所。此所设立是以多重领域训练为宗旨，目的在于训练硕士班研究生对生命科学具有逻辑性思考、现代研究技术及自我学习解决问题的能力，而早期由大陆至台的师资有梁序穆主任率领许织云、巫启华、毛寿先、刘五荣等教授，后来在台培育的第一代解剖学教授有刘江川、赵壮飞和王天美。1983 年更名为生物及解剖学科暨研究所，沿用迄今，1999 年迁至内湖国防医学中心现址。研究所致力于大学部及研究所生物学及解剖学和相关实验课程的教学，以奠定并加强对生物及解剖科学的基本知识和研究之基础，培养具有医学专业能力的卓越军医人才。

阳明医学院是台湾第三所公立医学院。由台大哈鸿潜转聘担任解剖学科主任，并由国外直聘、荐送出国进修、国外客座教授支持三方向补强教学。1988 年成立解剖学研究所硕士班。阳明医学院于 1994 年改制为阳明大学。

成功大学医学院是台湾第四所公立医学院。首任解剖学科主任为曾任职于高雄医学院的沈清良。2000 年成立细胞生物学与解剖学研究所硕士班。

高雄大学医学院为台湾第一所私立医学院，创立于 1954 年，创办人杜聪明院长聘请台大医学院蔡滋浬为首任解剖学科主任。1999 年改为高雄医学大学医学院。

台北大学医学院解剖学科成立之初，教学完全仰赖台大解剖学科奥援，1970 年后改由

"国防医学院"提供解剖学师资。学科中多位师资均以在职方式在台大解剖学研究所进修等。2000 年改名为台北医学大学。

台湾"中国医药大学"草创初期由高雄医学院支持解剖学教学，首位专任教职曾昌衍于 1970 年赴台大解剖学科取得硕士学位后，解剖学科才有第一位专任教师。此后陆续延揽多位台大解剖学研究所毕业师资，负责解剖教学。

中山牙医专科学校成立于 1960 年，1962 年增设医科改制中山医学专科学校。解剖学初始得聘专任师资，后 1972 年蔡滋浬应聘校长兼解剖学科主任，后又兼附设医院院长。2011 年改为中山医学大学。

长庚大学医学院初期解剖学科专任师资多为台大退休教授。1990 年陆续增聘新人师资，甚至有父子传承同为解剖学教授的佳话。除服务于解剖学专业外，亦担负学校实验动物管理之责。

慈济大学医学院成立于 1994 年，立即成立解剖学科，在他校教授转任、台湾与海外博士新聘的成功推展下，解剖学在慈济的教学研究非常强大。在大体捐赠之招募与处理实务，更是台湾最佳典范。

马偕医学院成立于 2009 年，2018 年成立解剖学科，学科主任为王顺德。

新近成立的辅仁大学医学院（1990 年）以及义守大学（2019 年）仍未设立解剖学科专科，教师均聘任在医学系。

（二）台湾的解剖学教学与科研

台湾的大学解剖学科采用学分制。日本侵占时期，台北帝国大学医学部解剖学教室为两个讲座：解剖学、组织及发生学（胚胎学）。解剖学以系统解剖为主。一学期上课，一学期实习。

光复后，长时间沿用过去的教学方式。1949 年"国防医学院"由上海迁台后，采用美式教学方式，大体解剖学以局部解剖为主。

1954 年以后，陆续成立了 10 所医学院，其教学均按教育部门规定进行。以后又有综合型课程体系的改革，将大体解剖学、组织学与胚胎学整合为人体结构学。各校的专业设置不同，各专业开设的解剖学内容与时间也有所不同。普遍都设医学专业、牙医、医技、护理等。因台湾地域面积小，专业教师少，常相互兼职上课。

20 世纪 50 年代及以前，台湾解剖学者的研究都集中在体质人类学方面，继之发展为神经解剖学，60 年代及以后，年青一代解剖学者到美国等进修学习，受到西方生物科学发展趋势的影响，带回了新的理念和前沿技术，伴随着电镜技术发展，超微结构的研究日益普遍，由细胞生物学进入分子生物学领域。

（三）台湾的学会与学术交流

早期在台湾工作的部分同仁曾经是中国解剖学会的会员。1947 年 9 月 1 日中国解剖学会在上海枫林桥国立上海医学院解剖学教室召开首次解剖学年会，张鋆等 13 人出席，卢于道担任主席，其中参会的汤肇虞、巫祈华和刘五荣三位后来到台湾任教。台湾大学的蔡锡圭保留了一份中国解剖学会 1947 年 9 月 2 日发出的选举理事长与监事的候选人名单（图 7-12），名单中有在台湾大学医学院解剖科任教的汤肇虞、余锦泉、蔡锡圭、蔡滋浬等人。1949 年之后即不再交流。

1988 年 1 月 24 日在台北市举行了台湾第一届解剖学学会成立大会。刘江川为理事长，蔡锡圭为常务监事，总干事为林永博。以后的理事长相继为温振源、沈清良、卢国贤、黄华民、廖克刚、赵壮飞、刘克明、王长君、曾国藩、欧阳品、钱宗良、马国兴、陈天华。

1998 年 10 月，应中国解剖学会副秘书长陈克铨邀请，哈鸿潜于 1998 年 11 月 8—12 日出席在广西南宁举行的中国解剖学会第九届全国代表大会暨学术年会，这是半个多世纪以来两岸首次进行学术交流，受到热烈欢迎，哈教授报告了台湾解剖学发展的现状。11 月 16 日，徐群渊理事长在哈鸿潜陪同下访问了台湾阳明大学。1999 年 8 月 24—26 日，中国解剖学会主办第二届亚太国际解剖学大会，阳明大学的宋晏仁等 20 余位同仁来北京参会并访问了协和医学院、北京医科大学、西安医科大学和第四军医大学，在第四军医大学受到李继硕、李云庆热情接待。以后有电镜学术会议等多种学术会议在海峡两岸交替举行，两岸学者进行广泛交流。近年来，两岸学者还就解剖学、组织胚胎学的名词进行研讨。两岸解剖学者互访密切，建立了良好的教学研究交流渠道。

台湾解剖学界自 1995 年 3 月 22 日起不定期出版会讯，报道学会及国内外学术动态。

（李文慧　席焕久　陈天华）

第三节　专科解剖学

一、医学类高职高专及中专学校解剖学的发展历程

从抗日战争至解放战争，在烽火硝烟中，中国共产党开始建立卫校。1939 年 6 月，聂荣臻在河北省唐县创建白求恩卫生学校，伟大的国际主义战士诺尔曼·白求恩参加了学校的创建和教学工作。抗日战争胜利后，为纪念白求恩为中国革命事业做出的贡献，白求恩卫生学校成为白求恩医科大学的前身。1943 年，晋察冀军区白求恩卫生学校创建。1947 年 9 月，在解放战争的硝烟中，豫皖苏军区卫生学校诞生，此为成都医学院的前身。新中国成立后，各省在地级市和省军区均设有卫校和护士学校。学校未设立单独的解剖学科，承担解剖学教学的老师同时兼任其他课程教学。

改革开放后，在 20 世纪 80 年代及 90 年代，全国设立的医学中专学校较多，医学大专及高职高专数量少。2001 年医学教育改革后，一部分中专学校直接升为高等医学专科学校，如南阳高等医学专科学校、曲靖医学高等专科学校；一部分升为卫生职业学院或卫生健康职业学院或护理职业学院，如长沙卫生职业学院、郑州卫生健康职业学院、赣南卫生健康学院、河南护理职业学院；一部分合并进入职业院校，如信阳卫生学校并入信阳职业技术学院等，目前只有少部分仍为中专卫生学校，如新乡卫生学校、湛江卫生学校、珠海卫生学校等。一些学校已设立单独的解剖学教研组，有些合并到基础部，很大一部分教师还同时承担其他课程教学。

目前高职高专学校每年的招生量较大，特别是医学类占比更大，解剖教师队伍逐年壮大，但仍出现教师队伍不稳定，流失现象，仍然满足不了教学需要，各个学校普遍存在缺解剖教师现象。

二、解剖学教学、科研和社会服务

在改革开放前，各卫校和护士学校使用自编解剖教材。20 世纪 80 年代及 90 年代初期，使用的解剖教材是全国统编教材，由人民卫生出版社出版，莱阳卫生学校的陈咨夑主编。90 年代中后期及 2000 年初期，使用的教材仍由人民卫生出版社出版，由青岛卫校的邢贵卿主编。2000 年后期，各省大量出现省编教材，如全国中等卫生学校教材《解剖学及组织胚胎学》；有人民卫生出版社出版的教材，但使用较少。2010 年之后，各校用的除省编教材外，还有第四军医大学出版社、高等教育出版社、中国中医药出版社等出版的教材。

教具及实验器材有模型、实物标本等。在 2010 年之前，各个中专卫校除系统解剖学外，还开设有中专的局部解剖课程，个别学校还让学生自己解剖标本；但 2010 年之后，因原材料的原因及学校升格的原因，基本不开设局部解剖学课程，即便开设也只是让学生看，不让学生亲自动手操作了。

目前教学中，已不用挂图了，教师普遍用 PPT 上课，近几年来还用了数字解剖学等多媒体设备，用 3D 数字人、实物 3D 标本教学和实验。

三、学术组织与开展学术交流情况

从 1991 年在青岛召开中国解剖学会中专校际教研会（中专解剖研讨会）开始，每两年举行一次会议，2003 年最后一次召开，共召开了 7 届。此会议主要以论文交流为主。之后，中国解剖学会取消中专校际教研会。

2005 年开始，中职及高职解剖教师就参加了全国卫生职业教育协会下成立的解剖学专业研究会，李文杰、袁耀华曾任该会主任委员，现任主任委员为汪华侨。此会每年举办一次，到 2019 年，已举办了 14 届，参会人员以高职高专学校的解剖学教师为主，中专解剖教师参加为辅。此会每年的内容有四个方面：①论文交流评比；②微课比赛；③学生绘图大赛；④教师标本现场制作大赛。历次年会都就如何提高解剖学学术水平和教学质量，围绕当前国内外解剖学技术发展情况，探讨新形势下信息技术（微课、慕课、数字化软件）、生命与健康科学馆设计及建设在职业教育解剖学课程建设中的应用。历次年会进一步加强了学校之间的沟通和交流，推进职业教育解剖学专业教学基地建设，探索卫生职业教育解剖学课程发展新路，促进了卫生职业教育解剖学课程建设的蓬勃发展。

（汪华侨）

大事记
（古代至 2020 年）

公元前

221 年前

《黄帝内经·灵枢·经水第十二》提到"解剖"二字。

公元

16 年

《汉书》载："莽诛翟义之徒，使太医尚方与巧屠共刳剥之。度量五脏，以竹筵导其脉，知其终始，云可以治病。"释义：解剖人体是为了发展医学。

1045 年

李焘（1115—1184）《续资治通鉴长编》载，此时依据解剖刑犯内脏，绘制《五脏图》。

1106 年

杨介（生卒年不详）根据死刑犯尸体解剖绘成中国较早的人体解剖图谱《存真图》。

1247 年

宋慈（1186—1249）所撰《洗冤集录》，内容包括人体解剖、法医检查、鉴别中毒、急救等，为现存较早的法医学专著，国外有多种译本。

1318 年

古波斯国（今伊朗）学者拉希德·丁·哈达尼完成《伊儿汗的中国科学宝藏》一书，详细介绍了中医学的脉学、解剖、妇产、药物等多方面的知识，附有脏腑和诊脉部位图。

1568 年

徐春甫（1520—1596）著《医学入门捷径六书·一体堂宅仁医会录》，记载在直隶顺天府（今北京）组织成立"一体堂宅仁医会"，是中国早期的医学学术研究机构。

1643 年

邓玉函（Joannes Terronz，1576—1630）所著《泰西人身说概》问世。

邓玉函、罗雅谷（Giacomo Rho）和龙华民（N. Longobardo）合作翻译《人身图说》。

1723 年

满文解剖学著作《钦定格体全录》完成。

1797 年

王清任（1768—1831）视察滦州义冢及刑场，曾剖视人体脏腑，于 1830 年撰写《医林改错》一书，纠正前人对解剖知识的谬误，提出"灵机记性在脑不在心"等观点。

1845 年

美国浸礼会传教士医生玛高温（D. J. Macgowan）在宁波建立的医院中开办学习班，招收学生和当地医生，教授解剖生理等课程，举办"解剖和治疗艺术的科学"讲座。

1851 年

合信、陈修堂合译《全体新论》出版，广州惠爱医馆，海山仙馆丛书。

1856 年

黄宽（1829—1878）在英国爱丁堡大学攻读病理学与解剖学，取得博士学位后，成为第一位归国的医学博士。

1859 年

华人医生在广州博济医院教授解剖学。

1866 年

美国传教医生嘉约翰·克尔（J. Kerr）在广州建立了博济医院附属医学校，开设解剖课，黄宽执教。

1867 年

博济医院进行首例尸体解剖，黄宽执刀剖验。

1871 年

比利时的格特勒出版《人体测量学》一书，开创了人体测量法的研究。

清政府聘请德贞（J. Dudgeon，1937—1901）为教授，在北京同文馆特设的科学系中开设解剖、生理讲座。

1875 年

德贞的《身体骨骼部位脏腑血脉全图》（*Anatomical Atlas*）汉文版出版发行。

德贞出版一本 20 页的《解剖学图谱》。

1878 年

柯为良（W. Osgood，1845—1880）翻译了《格氏解剖学》，共 6 卷。

1879 年

博济医院正式设"博济医科"，定名为"南华医学校"，这是中国第一所西式医学校。

1881 年

在施医养病院（养病院）的基础上开设了医学馆，聘请马根济（K. Mackenzie，1850—1888）主事，学校有骨骼标本和法国制作的解剖模型，并开展尸体解剖。

1885 年

12 月，《柳叶刀》杂志刊登了《全体通考》。

1886 年

德贞的《全体通考》由同文馆正式出版 16 卷，董恂题写书名。这是第一部中文全译本，也是中国官方的第一本解剖学教科书。

1887 年

金韵梅（1864—1934）在《纽约医报》上发表了论文《组织标本的显微镜观察》，获高度评价。

中国博医会创办了西医学术刊物——《博医会报》（*The China Medical Missionary*

Journal）。

1889 年

傅兰雅（John Fryer，1839—1928）译《全体须知》出版，美国传教士博恒理（Henry Dwight Porter，1845—1916）译《省身指掌》出版。

1890 年

中国博医会（Medical Missionary Association of China）成立了医学名词委员会。

1893 年

12 月，德贞在博医会主办的《博医会报》发表《一位近代中国的解剖学家》，介绍清代名医王清任，并翻译其著作《医林改错》，首次向英语世界介绍中国的解剖学和解剖学家。次年，发表《一位近代中国的解剖学家》（续）。

1894 年

直隶总督兼北洋大臣李鸿章（1823—1901）在天津创办"北洋医学堂"，是中国近代第一所官办西医院校，当年即开展解剖学教学。1913 年更名为"直隶公立医学专门学校"（河北医科大学前身）。

1896 年

梁启超（1873—1929）编辑《西学书目表》时，在"学"类下首次列出"全体学"，将其从"医学"中分出，成为与之并列的学科。

1900 年

丁福保（1874—1952）编译日文《新撰人体解剖学》《组织学总论》等。

1902 年

孙诒让（1848—1908）撰《周礼政要》，瑞安普通学堂刻木成书。其《考医》云："间或不验，则解剖肢体，以审其病之所在，而著其不瘳之状于册。"

丁福保编译了《胎生学》。

1903 年

清政府学部颁布的《奏定大学堂章程》，将人种学列入国史及西洋史两门随意课程中。

清政府在京师大学堂增设医学馆，《钦定学校章程》规定：解剖学课的实习，只许观察模型，不许尸体解剖。

"解剖学"一词出现在官方文献之中。

1905 年

英国、美国、加拿大三国基督教会决议在成都联合创办规模宏大、科学完备的高等学府——"华西协和大学"（West China Union University）。

汪行恕在《医药学报》发表"解剖学沿革"。

1907 年

蔡元培留德回国，任北京大学校长期间，开设人类学讲座。

1908 年

丁福保的《解剖学生理学译名异同表》在《医学世界》1908 年第 5 期和 1909 年第 13 期上发表。

第一部标准的医学英汉辞典——《高氏医学辞汇》问世。

1910 年

"华西协和大学"正式成立，美籍博士毕启（Joseph Beech）任校长。1914 年设医科。1933 年更名为私立华西协和大学，由中国人张凌高主政成立了中央大学医学院（为华西医科大学前身）。

梅润思（E. M. Merrins）发表了武昌学生各年龄的身高、体重报告，这是研究国人体质人类学和人体测量学较早的工作。此前约有 174 具中国人头骨被国外人类学家研究过。

陈垣发表了《中国解剖学史料》。

1911 年

湖南教育展览会展示学生所绘之骨骼图。

1912 年

11 月 24 日，中华民国政府颁布了《刑事诉讼律》，其中第 120 条规定："遇有横死人或疑为横死之尸体应速行检验"，第 121 条规定："检验得发掘坟墓，解剖尸体，并实验其余必要部分"。这是中国最早以法律方式规定的尸体解剖许可。

1913 年

11 月 13 日，江苏省立医学专门学校进行中国第一例公开尸体解剖。

11 月 22 日，北洋政府公布关于准许尸体解剖法规的总统文告，随后又颁发了细则，中国有了第一部解剖法令。

12 月，北京医学专门学校建立组织学实习室。第二年 1 月，设立化学实习室，2 月设立解剖学实习室。

北洋政府教育部颁发了医学专门学校规程，将解剖学、组织学列为必修课。

1914 年

4 月 22 日，北洋政府内务部发布补充命令（第 85 号）《解剖规则实施细则》。

丁文江（1887—1936）对云南和四川少数民族进行调查和体质测量，成为开展体质人类学研究最早的中国人。

1915 年

汉口医生呈请为研究起见要求解剖尸体获准，华西大学医学院莫尔思（W. R. Morse）开始进行解剖教学。

中国博医会、中华医学会、中华民国医药学会、江苏省教育会推荐代表组建了医学名词审查会。1918 年改为科学名词审查会。

汤尔和译制《组织学》《解剖学提纲》出版。

1916 年

8 月 7 日，医学名词审查委员会召开第一次会议，确定"anatomy"的标准译名，半数以上代表同意"解剖学"为标准译法。

医学家们开始审定医学名词。

中国开始正式使用"人类学"一词。

1919 年

施尔德译制《路氏组织学》由中国博医会出版。

山西医学院人体解剖学科成立。

1920 年

2 月，中华医学会和中国博医会在北京联合召开第三次大会，考德瑞（E. V. Cowdry）教授及其同仁酝酿成立中国解剖学与人类学会。

2 月 26 日下午，中国解剖学与人类学会在北京协和医学院解剖实验室成立，考德瑞当选为理事长。1997 年 4 月 23 日中国解剖学会第 10 届 4 次常务理事会决定将此届理事会称为中国解剖学会首届理事会。

丁立成译制的《胎生学引阶》出版。

1921 年

1 月，北京协和医学院谢恩增（E. T. Hsien）在 *Anatomical Record* 发表 "A review of ancient Chinese anatomy"，介绍中国古代解剖学。

3 月底，考德瑞返回美国。

1923 年

天津南开大学建立了中国第一个人类学系。

施尔德译的《格氏系统解剖学》由中国博医会出版。

1924 年

6 月 17 日，教育部批准审定的医学名词解剖学第三本为内脏、感觉器官、皮肤，三项计 2500 余名词，第四本为血管及神经，两项计 3700 余名词，第五本为组织学名词，计 2000 余名词。

1925 年

蔡翘于 1925 年在美洲袋鼠脑组织的神经解剖学研究中发现了视觉与眼球运动功能的中枢部位——顶盖前核，揭示了它与眼球运动及脏腑活动的联系，为纪念这一成就，国际神经解剖学界把脑内这一部位命名为"蔡氏区"。

1927 年

2 月，《医学解剖学名词汇编》出版，由俞凤宾作序。

由国民政府教育部、科学名词审查委员会编印的收有 4822 条名词的《解剖学名词汇编》在上海出版。又于 1937 年完成了《比较解剖学名词》，1943 年出版了《人体解剖学名词》等，均由教育部公布。

1928 年

5 月 15 日，南京政府颁布《国民政府新定解剖尸体规则》。

蔡元培任中央研究院院长，设立人类学组，添设人类学科目。

南京政府颁布了新的《刑事诉讼律》，规定医师可兼任尸体解剖。

1929 年

12 月 2 日，裴文中在北京周口店发现了第一个完整的"北京人"头盖骨化石。

许文生（P. H. Stevenson）在《生物问题统计研究杂志》发表《从长骨预测身高公式的人种差异》。

张方庆译制《解剖学》在东京同仁会出版。

1931 年

11 月 20 日，中国工农红军卫生学校在江西瑞金成立，贺诚兼任校长，陈志方任教育长，并招生第一期学员（25 人）开始教学。1940 年迁校至延安东门外柳树店，9 月毛主席提议改名为中国医科大学。

1932 年

齐鲁大学医学部应乐仁（英格尔）的《格氏系统解剖学》在上海中国博医会出版发行。中央研究院心理研究所朱鹤年引进中国第一台脑立体定向仪。

卢于道《神经解剖学》出版。

1933 年

2 月 24 日，余子维遗体在温州大南医院解剖，成为中国遗嘱志愿解剖第一人，1935 年《医事汇刊》出专刊纪念。

9 月，奥地利解剖学家谭忧黎（Julius Tandler）应中国政府邀请在国立上海医学院和北平协和医学院任解剖学教授。

国民政府内政部颁布《修正解剖尸体规则》。

1934 年

香港大学谢尔希尔（J. L. Shellshear）在第 2 届国际人类学学术会上声称"中国人脑和猿脑接近，不如白种人"，出席会议的欧阳翥、吴定良依据研究史料，有力批驳。之后齐登科、张鋆（1941）、闻亦传（1933）、卢于道（1936）、王有琪（1947）等以大量脑沟特点与测量数据驳斥西方人的人种偏见。

1935 年

1 月，范行准《"解剖"与"解部"》发表于《中西医药》第 1 卷第 4 期第 328—330 页。

10 月，国民政府教育部国立编译馆编辑出版《动物发生学名词》。

丁文江、许文生和李济当选为国际人类学与民族学社的理事会理事。

1936 年

5 月 20—24 日，国立同济大学在上海吴淞举办"解剖学展览会"。

1937 年

3 月，国民政府教育部国立编译馆编辑出版《比较解剖学名词》。

1938 年

国民政府教育部把"人类学"列为必修课。

1940 年

侯宝璋在齐鲁大学《国学季刊》新第 1 卷第 1 期第 1—18 页发表《中国解剖史之检讨》。

1941 年

8 月，吴定良、吴汝康对贵州少数民族进行体质测量。

1942 年

英国生物化学和科学史专家李约瑟（J. Needham）以英国驻华大使馆科学参赞、中英科学合作馆馆长身份到访国立上海医学院，与王有琪等交流抗战时期的解剖学教育。

1943 年

7 月 27 日，借中国科学社在重庆开会之机，王有琪、卢于道、王仲侨等聚议成立解剖学会，未果。

9 月，国民政府教育部国立编译馆编辑的《人体解剖学名词》在上海国立编译馆出版，正中书局印刷发行。

1944 年

4 月 1 日，中央研究院成立体质人类学研究所筹备处，吴定良为主任，出版了《人类学志》《人类学年报》及《人类学集刊》。

1945 年

9 月，河北医学院张岩编著的《人体系统解剖学》出版。1948 年、1951 年和 1954 年再版。1960 年，张岩又编著了《人体解剖学》（人民卫生出版社出版），这部书被全国各大医学院校选为解剖学教材，一直沿用了近半个世纪。1977 年，张岩又在大型参考书《人体解剖学》一书中担任总审阅，该书荣获河北省科研成果奖。

1946 年

卢于道发表《三十年来国内的解剖学》一文。

1947 年

6 月 25 日，在上海召开中国解剖学会成立筹备会，筹备会主席：卢于道。

8 月 31 日—9 月 1 日，在上海举办了包括中国解剖学会在内的七个科学团体年会。

9 月 1—2 日，中国解剖学会在上海国立上海医学院解剖学教室召开第一次年会事务会议，张鋆等 13 位出席，会议期间以通信方式发出选票 74 张（当时会员 74 人），选举产生了第一届理事会，中国解剖学会（Chinese Society of Anatomy，CSA）正式成立，理事长：卢于道。

由中华医学会出版委员会编辑的《医学摘要》（*Medical Abstracts & Reviews*）在上海创刊发行，臧玉洤、李肇特负责为解剖栏目提供稿件。

1948 年

5 月 15 日，王有琪接受《申报》采访，呼吁通过解剖学会请求教育部从速制定解剖用尸体申请条例。

浙江省立医学院解剖学科成立，主任：王仲侨。1952 年改名为浙江医学院人体解剖科，1956 年改称解剖学教研室。

吉林大学白求恩医学部基础医学院创建人体解剖学系。

吴定良、秉志、蔡翘被选聘为中央研究院第一届院士。

1949 年

宫乃泉的《外科解剖学图谱》出版。

臧玉洤的《人体解剖实习》出版。

1950 年

5 月，长春军医大学（1948 年 10 月—1954 年 5 月）成立组织胚胎学科。

9 月 28 日，鲍鉴清在天津军医大学（前身为华北医科大学）创办组织胚胎学系。

西安分会成立（陕西省解剖学会前身）。

张查理的《实用外科解剖学》出版。

1951 年

中国解剖学会办事机构由上海迁至北京。

李墨林译的《简明解剖学图谱》出版、臧玉洤《人体解剖实习》出版。

1952 年

9 月 21—23 日，中国解剖学会在北京召开了第 1 次全国会员代表大会，到会代表 30 余人，选举产生了第 2 届理事会，马文昭为理事长。张鋆建议学会组织中国人体质调查工作。

中国解剖学会（以下省略）北京分会成立（北京解剖学会前身）。

广西壮族自治区分会成立。

太原分会成立（山西省解剖学会前身）。

旅大分会成立（辽宁省解剖学会前身）。

1953 年

3 月 3 日，天津分会成立（天津解剖学会前身）。

4 月 19 日，上海分会成立（上海市解剖学会前身）。

4 月，兰州分会成立（甘肃省解剖学会前身）。

7 月 24 日，济南分会成立（山东省解剖学会前身）。

10 月 20 日，中国解剖学会依《社会团体登记暂行办法》申请登记，中央人民政府内务部为中国解剖学会颁发盖有"中央人民政府"大印和部长"谢觉哉"签名的"中央人民政府内务部社会团体登记证"，登记证为：学社字第 00329 号，负责人马文昭。

10 月，《解剖学报》创刊号在北京出版。张作干任主编（1953—1954）。

11 月 7 日，杭州分会成立（浙江省解剖学会前身）。

12 月 20 日，保定分会成立（河北省解剖学会前身）。

江苏解剖学会成立。

昆明分会成立（云南省解剖学会前身）。

中国解剖学会印发《人体软部结构调查参考问题》。

中央人民政府卫生部教材编审委员会审定出版《组织学胚胎学名词合编》。

薛社普发表论文否定"活质学说"。

1954 年

1 月 14 日，武汉分会成立（湖北省解剖学会前身）。

4 月，《中国解剖学会会讯》创刊号在上海出版。

5 月，新组建第一军医大学，鲍鉴清为组织胚胎学教研室主任。

7 月 28 日，南昌分会成立（江西省解剖学会前身）。

7 月，潘铭紫任新组建的第四军医大学人体解剖学与组织胚胎学教研室主任。

9 月 15—29 日，河北医学院张岩当选第一届全国人大代表并出席大会。之后，张岩又连任了第二、三、四届。

11 月，中国解剖学会以通讯方式选举产生第 3 届理事会，选举臧玉洤为理事长，张查理为秘书长。

广东分会成立（广东省解剖学会前身）。

鲍鉴清主编《组织学培养术》一书由人民卫生出版社出版。

中央人民政府卫生部卫生教材编审委员会审定出版了《人体解剖学名词》。

1955 年

4 月，黄胜白的《二千年前中国的人体解剖学》在《中医杂志》（上海）发表。

10月,《科学文摘:解剖学》创刊。主编:苏醒。

12月,《中国解剖学会会讯》改名为《解剖学通讯》。张鋆任主编。

合肥分会成立(安徽省解剖学会前身)。

《解剖学报》主编:张鋆(1955—1956)。

河南分会成立(河南省解剖学会前身)。

中国解剖学会成立名词审定组。

秉志、蔡翘、马文昭、裴文中被评选为第一批中国科学院学部委员。

1956年

7月23—29日,经全国科联批准,中国解剖学会在北京召开第2次全国会员代表大会暨学术年会。选出第4届理事会。同时召开代表大会的有中华医学会等五个学会,会议期间五个学会的代表同时受到了周恩来总理的接见并合影。

11月,长沙分会成立(湖南省解剖学会前身)。福建省分会成立(福建省解剖学会前身)。贵州省解剖学会成立。

马文昭当选为中国科学院学部委员(1993年改称中国科学院院士)。

王有琪撰写的《现代中国解剖学的发展》一书,由上海科学技术出版社出版。

1957年

2月,马继兴的《宋代的人体解剖图》在《医学史与保健组织》杂志发表(北京)。

12月,重庆分会成立(四川省解剖学会前身)。

《解剖学报》改为季刊,1、4、7、10月出版。

王亚威、莫楚屏的《对灵枢经骨度篇有关表面解剖学记载的考证》在《中医杂志》1957年第5期(上海)发表。

侯宝璋在《医学史与保健组织》上发表《中国解剖学史》一文。

1958年

7月8—14日,臧玉洤、张作干、吴汝康出席在苏联基辅召开的形态学大会,前二人分别由孟民、舍英俄译并代为宣读论文。

10月,《科学文摘:解剖学》停刊。

12月,《解剖学通讯》停刊。

格拉西莫夫著,吴新智、孙廷魁、王钟明、李名扬译,吴汝康校《从头骨复原面貌的原理》(法医学译著)由科学出版社出版发行。

内蒙古分会成立(内蒙古解剖学会前身)。

中国人民解放军第八军医学校与江西医学院合并,曾司鲁任解剖学教研室主任。

1959年

吉林省解剖科学委员会作为吉林省医学会的一个专科学会成立,主任:鲍鉴清。

1960年

7月,《解剖学报》停刊。

黑龙江省分会成立(黑龙江省解剖学会前身)。

鲍鉴清主编的《组织学技术》一书由吉林出版社出版。

1961 年

11 月 5 日，《人民日报》（第四版）报道：《友谊——记老教授李瑜如何指导青年教师杜百廉》。

1962 年

5 月，《解剖学报》复刊，张作干任主编（1962—1966）。

8 月 28 日—9 月 2 日，中国解剖学会在上海召开第 3 次全国会员代表大会暨学术年会，选举产生第 5 届理事会，张鋆当选为理事长，薛社普为秘书长。张鋆倡议将中国人体质调查列为国家医学科学重点科研项目，提议《解剖学通讯》复刊。

1963 年

中华人民共和国科学技术委员会和卫生部编制的《1963—1972 年科学技术发展规划——医学科学》将体质调查工作列为重点项目之一。

李肇特以实验研究否定"凤汉小体"。

1964 年

6 月 24 日，吉林省解剖学会成立。

8 月 3—10 日，中国解剖学会在长春召开学术年会。根据《1963—1972 年科技发展规划——医学科学》的要求制订《国人体质调查的具体计划》，指定上海第一医学院负责组织。

8 月，《解剖学通讯》复刊，更名为《解剖学通报》正式出版，主编：齐登科。

12 月，张鋆当选第三届全国人大常委会委员。

1965 年

"中国人体质调查"由上海第一医学院解剖学教研室郑思竞主持筹备工作，并召开有陈遥良、冯固、王仲侨、黄瀛和沈克菲参加的会议进行部署。

1966 年

《解剖学报》和《解剖学通报》停刊。

中国解剖学会停止活动。

1972 年

我国第一部彩色人体解剖学图谱在沈阳医学院（现中国医科大学）问世。

1974 年

10 月 9 日—11 月 8 日，根据中国和加拿大"白求恩医学讲座"协议，北京医学院李肇特和吴本玠于 10 月 9 日赴加拿大进行友好访问，并进行学术交流。

1975 年

6 月 25 日，中国解剖学会首任理事长考德瑞在美国去世。

1976 年

9 月 9 日，毛泽东主席逝世。徐静、张炳常、陈克铨、谭曾鲁、王鹏程、陈遥良、王植楠和刘雪桐等解剖学专家参加了毛泽东遗体保存研究工作，为毛泽东主席的遗体保存工作做出了解剖学工作者的特殊贡献。

1977 年

2 月 24 日，中国科学院副院长方毅会见并宴请以奥地利科学院副院长施米德为团长的奥地利科学家代表团。钱三强、贝时璋、施汝为、徐维勤和李肇特等出席。

7 月 28 日，以吴汝康为组长的中国科学院地质古人类考察组一行 6 人赴坦桑尼亚、肯尼亚访问。

河北新医大学（现河北医科大学）编写的《人体解剖学》（上下册）由人民卫生出版社出版发行。之后两次再版。

1978 年

5 月 6 日，青海省、宁夏回族自治区和新疆维吾尔自治区解剖学会相继成立。

9 月，卫生部在北京医学院举办首批全国高等医学院校组织胚胎学师资培训班，为期 1 年，由李肇特主讲。

11 月 6—13 日，中国解剖学会在桂林召开第 4 次全国会员代表大会暨学术年会。选举产生第 6 届理事会，吴汝康当选为理事长，薛社普为秘书长。

1979 年

4 月 14 日，《人民日报》刊文《新长征中的老战士》，报道李肇特探索针灸奥秘的事迹。

7 月 9—17 日，国人体质调查第 1 次工作会议在山东青岛召开。

7 月 23 日—8 月 11 日，第 1 期人体测量训练班在上海复旦大学举办，120 人参加。

8 月 15—23 日，人体解剖学名词第 1 次审修工作会议在上海召开。

10 月，广东省解剖学会分会主办的《广东解剖通报》创刊，并于 1981 年更名为《广东解剖学通报》，又于 1999 年 3 月更名为《解剖学研究》。

《解剖学报》复刊。李肇特任主编（1979—1986）。

中国解剖学会成立科普工作小组，1981 年改称科普工作委员会。

1980 年

6 月 28 日—7 月 8 日，人体解剖学名词第 2 次工作会议在上海召开。

9 月 26 日—10 月 15 日，中国人体质调查第 2 次工作会议在上海召开。

10 月 7—12 日，由中华医学会、中国解剖学会等 6 个学会在太原联合召开的第一届全国科普大会上，吴汝康撰写的《人类的起源和发展》一书被评选为优秀科普作品。

10 月 20—24 日，全国学术年会在成都召开。

艾民康代表中国解剖学会首次出席国际组织化学与细胞化学学会联合会（IFSHC）第 6 届大会并在会上做报告。

汪堃仁、吴汝康当选为中国科学院学部委员。

1981 年

6 月 11—17 日，《解剖学报》《解剖学通报》编委会及中国解剖学会科普筹委会在上海召开联席会议。

8 月，《解剖学通报》在上海复刊。主编：王有琪；副主编：郑思竞。

10 月 20—25 日，中国解剖学会科普工作委员会在南京成立，主任委员：陶之理。

11 月 2—10 日，"辣根过氧化物酶及放射自显影经验交流会"在西安第四军医大学召开。

上海医科大学等 7 所医药类高校人体解剖学、组织学与胚胎学获批首批博士点。

北京医科大学等 26 所医药类高校人体解剖学、组织学与胚胎学获批首批硕士学位授予单位及学位授权点。

《人体解剖学名词》和《组织学胚胎学名词》重新审定出版。

1982 年

7 月，在北京召开拉汉组胚名词审定会。

9 月 16—23 日，中国解剖学会第 5 次全国会员代表大会暨学术年会在江西庐山召开。选举产生第七届理事会，吴汝康当选为理事长，薛社普为秘书长。理事会下设"学术""教育""科普""中国人体质调查""名词"及《解剖学报》《解剖学通报》7 个工作委员会和"人类学""大体解剖学""神经解剖学"及"组织胚胎学"4 个专业组，后改称为专业委员会、分会。

9 月 18 日，我国第一个"北京人"头盖骨发现者裴文中在北京逝世。

1983 年

5 月 15—21 日，神经解剖专业委员会在长春召开神经组织超微结构技术经验及科研成果交流会。

8 月，在加拿大举行的第 11 届国际人类学与民族学大会上，吴汝康被推选为荣誉会员。

9 月 23—29 日，国人体质调查工作会议在安徽黄山汤口召开。复审《中国人体质调查》稿并讨论编写《中国人体质调查（续集）》。

10 月 3—10 日，《解剖学通报》编委会在上海召开。

中国解剖学会在长春举行"神经电子显微镜研究经验交流会"。

《临床应用解剖学杂志》创刊，主编：钟世镇；1986 年更名为《临床解剖学杂志》，1989 年再次更名为《中国临床解剖学杂志》。

吴汝康、李肇特、郑思竞和王平宇四位教授受邀担任国际解剖学会名词委员会委员。

1984 年

6 月 5—16 日，美国解剖学代表团与中国解剖学会进行了首次学术交流。

9 月 22—26 日，组织胚胎学专业组首届全国组织学与胚胎学技术交流会在长沙召开。

10 月 19—24 日，全国解剖学学术年会在郑州召开。

吴汝康、吴新智、张振标编著的《人体测量方法》由科学出版社出版发行。席焕久、陈昭 2010 年编写出版了第 2 版。

吴新智与美国学者波尔波夫（M. H. Wolpoff）和澳大利亚学者桑恩（A. G. Thorne）共同提出"多地区进化假说"，成为当今现代人类起源争论的两大学说之一。

1985 年

3 月 21 日，吴汝康当选为英国皇家人类学研究所荣誉学术委员。

5 月 16—31 日，人类学专业组第 2 期全国人体测量训练班在周口店举办。

6 月和 10 月，西安第四军医大学和长沙湖南医学院分别举办了免疫组织化学技术讲习班和神经组织荧光标记技术讲习班。

6 月，邵象清编著的《人体测量手册》由上海辞书出版社出版发行。

8 月，第 12 届 IFAA 大会在英国伦敦召开。会议正式接纳中国解剖学会为会员，理事长薛社普为 IFAA 执行委员。

8 月 5—17 日，美国解剖学代表团来我国进行学术交流。吴汝康当选为英国皇家人类学研究新荣誉学术委员。

9 月，在安徽屯溪召开了学会第 7 届 4 次常务理事会、科普工作委员会议、人体解剖学研究经验交流会及研究方向探索讨论会。

10 月,《神经解剖学杂志》创刊,在西安出版。主编：李继硕。

《解剖学通报》更名为《解剖学杂志》,主编：郑思竞。

钟世镇获国家科学技术进步奖二等奖。

1986 年

5 月,第 7 届 5 次常务理事会在泰安召开。

5 月,李赋京的《解剖生理学史》在北京《科学》上发表。

6 月,《中国人体质调查》及《中国人体质调查续集》共 2 册于 1986 年、1990 年由上海科学技术出版社出版,主编：郑思竞。1992 年该成果被国家教育委员会评为科学进步奖一等奖。

6 月,在西安第四军医大学举办免疫电镜技术讲习班。

10 月 22—26 日,第 6 次全国会员代表大会暨学术年会在武汉召开。选举产生了第 8 届理事会,薛社普当选为理事长,贾长恩为秘书长。学会英文名称改为 Chinese Society for Anatomical Sciences（CSAS）。成立临床解剖学组,何光篪任组长。

10 月 26 日,第 4 届《解剖学杂志》编委会在湖北武汉召开。

10 月,第 3 届体调委员会扩大会在湖北武汉召开。

《中国解剖学会会讯》在北京创刊,主编：贾长恩。

王一飞荣获全国教育系统劳动模范。

1987 年

1 月 24 日,中国台湾地区解剖学会成立。

4 月 11—16 日,教育工作委员会电教片交流会在郑州召开。

5 月 26—30 日,科普工作委员会工作会议在青岛召开。

6 月 10—14 日,大体解剖专业委员会大体解剖学技术交流会在重庆召开。

6 月,在西安第四军医大学举办原位杂交组织化学技术讲习班。

8 月 11—15 日,胚胎测量会议在大连召开。

9 月 3—7 日,首次全国组织工作委员会会议在广州召开。

9 月 15—17 日,人类学专业委员会及人类学论文报告会在新疆乌鲁木齐召开。

10 月 4—14 日,神经解剖学科研方向及开设神经解剖学课程研讨会在西安召开。

10 月 8—10 日,庆祝中国解剖学会成立 40 周年大会在北京召开。300 余人出席。

10 月 28—30 日,人体展览筹备工作会议在北京召开。

12 月 2—8 日,第 5 次国人体质调查工作会议在云南昆明召开。

1988 年

3 月 10 日,以北京医科大学第三医院妇产科张丽珠和北京医科大学基础医学部刘斌为首的北京医科大学生殖工程组的努力下,中国大陆首例试管婴儿诞生。

3 月 15—19 日,第 8 届 3 次常务理事会暨中国解剖学会 1988 年学术年会审稿会及中国第 1 届国际解剖学学术讨论会筹备会议在广州召开。

3 月 21 日,全国自然科学名词审定委员会组织化学与细胞化学学组成立大会在广州召开。

5 月 10 日,周世臣、万选才出席在华盛顿举行的美国解剖学百年庆典,并作学术报告。

7 月,国际组织化学与细胞化学学会联合会（IFSHC）第 8 届大会在美国华盛顿召开。会议正式接纳中国解剖学会为 IFSHC 成员和理事国，艾民康被选为 IFSHC 理事。

8 月 16—19 日，神经解剖学专业委员会学术年会在沈阳召开。

9 月 20—23 日，人类学专业委员会学术年会在山东潍坊召开。

10 月 5—8 日，组织学与胚胎学专业委员会学术年会及国人胚胎发育调查会议在青岛召开。

10 月 16—19 日，大体解剖学专业委员会学术年会在南京召开。

10 月 20 日，第 3 届体调委员会第 2 次会议在江苏南京海军学院召开。

12 月 8—9 日，中国解剖学会第 1 届中国国际解剖科学学术讨论会在广州召开，这是中国解剖学会首次在国内举办国际会议。会议有 298 人出席，其中国外代表 55 人。会议收到论文摘要 338 篇，交流 202 篇。

12 月，全国自然科学名词审定委员会解剖学分委员会成立大会在北京召开。

学会会徽诞生，王晓兵、申明达联合设计的方案从 22 套方案组中被选中。

全国运动解剖学会议授予张汇兰、石作砺、胡勖、缪进昌为"新中国运动解剖学开拓者"称号。

1989 年

1 月 27 日，《解剖学杂志》第四届编委会在上海召开。

5 月 5—15 日，中国解剖学会在扬州先后召开第 8 届 4 次常务理事会、《解剖学报》编委会、编辑工作委员会、第 1 次名词审定工作会议。其间举办了解剖学、组织学与胚胎学讲习班。

8 月 4—7 日，首届组织学与胚胎学专业青年学术研讨会在吉林空军医学高等专科学校召开，至 2019 年已召开了 16 届。

12 月 3—6 日，第 1 届中日组织化学与细胞化学讨论会在广州召开。中方代表 103 人，日方代表 15 人出席。至 2019 年已召开了 13 届，其中 9 届由中国承办。

12 月 9 日，第 2 次名词审定工作会议在北京召开，30 人出席会议。

钟世镇、李继硕被国家教委评为"全国优秀教师"。

我国旭日干成功培育出中国首胎、首批试管绵羊和试管牛，建立了规模化生产试管牛、羊的整套技术体系。在国际上首次提出了试管内杂交育种的技术工作。

江家元被评为"全国教育系统劳动模范"，并获人民教师奖章。

1990 年

4 月 20—22 日，名词审定会议在杭州召开。

4 月 24—28 日，第 8 届 5 次常务理事会会议暨年会论文审稿会在杭州召开。

5 月 21—26 日，人体展览筹备组会议在北京召开。

8 月，体质调查工作委员会编写的《中国人体质调查（续集）》由上海科学技术出版社出版，主编：郑思竞。

10 月 11—16 日，神经解剖学专业显微照相讲习班在上海举办。

10 月 18—21 日，第 7 次全国会员代表大会暨 1990 年学术年会在上海召开。选举产生了第 9 届理事会，薛社普当选为理事长，贲长恩为秘书长。

12 月，钟世镇荣获"全国高等学校先进工作者"称号。

《解剖学杂志》由季刊改为双月刊。

1991 年

6月8—12日，首次全国中等卫生学校解剖教学研讨会在青岛召开，109人出席。

7月，《中国组织化学与细胞化学杂志》正式批准出版发行，主编：熊希凯。

8月6—10日，第2届组织学与胚胎学专业青年学术研讨会在大连召开。

8月，在西安第四军医大学举办"膜片钳实验技术讲习班"。

9月2日，海南省解剖学会成立。

9月2—4日，第2届中日组织化学和细胞化学学术讨论会在西安召开，140人出席。

11月4日，根据国家规定，中国解剖学会在国家民政部通过了社团重新登记。

薛社普、鞠躬当选为中国科学院学部委员。

1992 年

1月12—14日，组织胚胎学专业委员会胚胎工作组在北京召开委员扩大会议。

4月13—21日，在西安第四军医大学举办原位杂交组织化学实验技术讲习班，50名学员参加。

5月17—21日，第9届4次常务理事会扩大会议在成都召开，审阅第2届中国国际解剖科学学术讨论会暨1992年学术年会中英文稿件；增补鞠躬、陈克铨、徐群渊为理事会理事。

6月15—19日，组织学与胚胎学专业委员会工作会议和第3届组织胚胎技术经验交流筹备会在上海医科大学召开。

8月3—13日，胚胎测量工作委员会在云南大理医学院召开《国人胚胎发育调查》编委、审稿及定稿会。

8月5—20日，大鼠脑切片读片讲习班在徐州医学院举办，24名学员参加。

8月30日—9月5日，第9届国际组织化学与细胞化学大会在荷兰Maastucht召开，苏慧慈、蔡文琴等9人出席。苏慧慈当选为国际组织化学与细胞化学学会联合会理事。

10月12—15日，第2届中国国际解剖科学学术会议暨1992年学术年会在北京召开，356人参会，其中有17个国家的89位代表出席。收到英文摘要460篇。

在中国科协系统的学术期刊评比中，《解剖学报》获三等奖。

钟世镇为总主编的"临床解剖学丛书"获全国优秀科技图书奖二等奖。

《人体解剖学名词》和《组织学与胚胎学名词》分别于1992年和1994年正式出版发行。

1993 年

3月，国家教委、人事部授予席焕久在祖国社会主义现代化建设工作中做出突出贡献的回国留学人员称号。

4月19—20日，《解剖学报》编委会会议在河南医科大学召开，20人出席。

4月21—23日，第9届5次常务理事扩大会议在河南医科大学召开，20人出席。

7月14日，第4届体调委员常委在上海医科大学召开碰头会。

7月19—22日，第3届组织学与胚胎学青年学术研讨会在广州召开，65人出席。

8月2—5日，全国第2届中专解剖教学研讨会在北京卫生学校召开，124人出席。

9月1—4日，第3届中日组织化学与细胞化学学术讨论会在沈阳中国医科大学召开。

历经8年，近100名学者参与的中国第一本描述中国人胚胎发育、形态变化的专著《中国人胚胎发育时序和畸胎预防》由上海医科大学出版社出版，主编：谷华运。

12 月 4 日，国家科委批准学会加入国际组织化学与细胞化学学会联合会。

12 月 24—26 日，神经、发育、脑移植学术研讨会在广州第一军医大学举办，140 人出席。

1994 年

2 月，席焕久主编的国内第一本《医学人类学》问世。

5 月 17—21 日，第 9 届 6 次常务理事扩大会议暨 1994 年学术年会论文审稿会在太原山西医学院召开。

7 月 24—30 日，薛社普率团出席在葡萄牙里斯本召开的第 14 次国际解剖学学术会议，并获得 1997 年第 14 届国际形态科学大会在北京召开的主办权。

9 月 5 日，庆祝《解剖学杂志》创刊 30 周年纪念会在第二军医大学召开。黄瀛教授主持并讲话。

9 月 25—28 日，中国解剖学会第 8 次全国会员代表大会暨 1994 年学术年会在西安第四军医大学召开，约 200 人出席，选举产生了第 10 届理事会，徐群渊当选为理事长，刘斌为秘书长。

1995 年

2 月，《解剖科学进展》创刊，主编：于频。

5 月 6—8 日，第 10 届 2 次常务理事会在山东泰山医学院召开。

5 月 26—28 日，第 3 届中专教学研讨会在郑州卫校召开，90 人出席。

6 月 6—9 日，组织胚胎学专业委员会工作会议在长沙湖南医科大学召开。

7 月 3 日，组织工作委员会工作会议在北京召开。

8 月 24—28 日，第 4 届组织学与胚胎学专业青年学术研讨会在北京召开，55 人出席。

9 月 22—27 日，薛社普、陈克铨等出席在希腊塞萨洛尼基举行的第 12 届国际形态学讨论会，代表中国解剖学会报告了 1997 年在北京召开第 14 届形态学学术讨论会的筹备工作。

10 月 12—16 日，第 4 届全国组织学与胚胎学教学及技术经验交流会在昆明医学院召开。

10 月 25—28 日，第 6 届科普工作会议在广西桂林召开。

11 月 23—27 日，刘斌、薛社普率团 9 人，赴日本参加中日第 1 届解剖学术会议和日本解剖学会成立 100 周年的庆祝活动。

1996 年

1 月 5 日，组织工作委员会工作会议在北京召开。

4 月 21—24 日，第 10 届 3 次常务理事会暨 1996 年学术年会论文审稿会在北京协和医学院召开。会议通过了"组织工作委员会关于修改'中国解剖学会'创建年代的报告"。

4 月 26—27 日，《解剖学报》第 8 届编委会会议在解放军北京高等医学专科学校召开。

5 月 28 日—6 月 2 日，护理解剖学学术研讨会在济南召开。

8 月 18—24 日，朴英杰、成令忠、蔡文琴等 22 人出席在日本京都召开的第 10 届国际组织化学和细胞化学学术会议；冯继明、周国民荣获"优秀青年组织化学者"奖状和奖金。成令忠当选为理事。

8 月 21—24 日，徐群渊率 25 人代表团出席在韩国首尔召开的第 1 届亚太地区国际解剖学家大会（APICA）。会议已举办 8 届，每届会议学会都组团出席。

8 月，钟世镇获何梁何利基金科学与技术进步奖。

9月11—14日，第4届中日组织化学国际学术研讨会和1996年学术年会在重庆第三军医大学召开。

9月23—27日，1996年学术年会（神经解剖学专业）在武汉同济医科大学召开。

9月26—29日，1996年学术年会（人类学和人体解剖学专业）在青岛召开。

《解剖学报》获全国优秀科技期刊二等奖和中国科协优秀学术期刊二等奖。

1997年

4月23—25日，第10届4次常务理事会在锦州医学院召开。会议确认中国解剖学会创建于1920年（不是1947年），1920年选举产生的理事会认定为"首届理事会"。

5月15—19日，全国第4届中专解剖学教学研讨会在昆明召开。

5月，第5届组织学与胚胎学专业青年学术研讨会在河北医学院召开，150人参会。

8月17—20日，第3届解剖技术研讨会在河南省郑州市召开。

9月9—13日，第14届国际形态科学大会在北京会议中心召开，310位代表参会，其中有30个国家和地区的160多位科学家出席。论文集刊登摘要600余篇，130多位学者在会上做报告。

12月，《解剖学报》获中国科协择优支持基础性和高科技学术期刊专项资助。

重庆市解剖学会成立。

钟世镇当选为中国工程院院士。

贲长恩荣获中国科协第一批"全国优秀科技工作者"荣誉称号。

顾晓松荣获全国五一劳动奖章。

王一飞于1997—2001年在世界卫生组织人类生殖特别规划处任职。

1998年

3月30日—4月2日，第7届全国科普工作会议在南京召开。

5月4日，《解剖学杂志》第6届编委会在沪编委及特约审稿专家座谈会召开。

5月8—10日，第10届5次常务理事会与学术年会审稿会会议在安徽医科大学召开。

7月，吴新智在美《科学》杂志发表了批驳韦纳（Weiner）等人否定周口店用火的文章。

8月6—10日，断层影像解剖学1998年学术年会在安徽省黄山市召开，同时成立了中国解剖学会断层影像解剖学专业委员会，刘树伟任首任主任。

8月17—21日，第8次体调工作会议在甘肃省敦煌市召开。

8月31日，科技咨询工作委员会第1次会议在南京召开。

11月8—12日，第9次全国会员代表大会暨1998年学术年会在广西医科大学召开。会议选举产生第11届理事会，徐群渊当选为理事长，刘斌为秘书长。中国台湾阳明大学哈鸿潜出席学术会议并做报告。这是半个世纪以来两岸解剖学者的首次交流。

11月16日，徐群渊理事长访台参加学术会议，会见台湾地区解剖学会第五、六届理事长黄华民和廖克刚。

11月23日，在哈鸿潜陪同下，徐群渊等访问中国台湾阳明大学。

吴新智正式提出中国古人类"连续进化、附带杂交"的假说，增加"网状"二字形容进化结构。

1999 年

2 月 5 日，《解剖学报》编委会在北京召开。

3 月 27—31 日，第 11 届 2 次常务理事会在海南省海口市举行。任命房桂珍为学会专职副秘书长（兼办公室主任）。筹备 1999 年 8 月在北京召开的第 2 届亚太地区解剖学国际会议和 2000 年 10 月在北京召开中国解剖学会成立 80 周年大会暨学术年会事宜。

8 月 5 日，第 7 届全国断层影像解剖学学习班在大理医学院举办。学习班期间还召开了断层影像解剖学和教学研讨会。

8 月 16—18 日，全国第 5 届中专解剖学教学研讨会在江西省九江市卫校召开。

8 月 16—20 日，第 6 届组织学与胚胎学青年学术研讨会在吉林空军医学院召开。

8 月 24—26 日，第 2 届 APICA 在北京召开。国内外代表 240 多位参会。国家卫生部彭玉副部长及中国科协国际部朱进宁部长讲话。会议收到论文 364 篇，专题发言 88 位，墙报展示 150 篇。

9 月 11—17 日，国际解剖学工作者协会联合会第 15 届年会和第 4 届国际马尔皮基形态科学研讨会在意大利罗马召开。徐群渊当选为国际解剖学会执行委员、副秘书长。徐群渊、陈克铨和王云川被选为形态科学国际委员会委员。

9 月，受北京红十字会领导，在京正式成立北京协和医学院、北京大学医学部和首都医科大学三个遗体捐献接受站。

10 月 29—30 日，人体解剖学专业委员会工作会议在上海召开。

12 月，吴新智被科技部、中央宣传部、中国科协评选为"全国科普工作先进工作者"。

由体质调查工作委员会编写的《中国人体质调查（第三集）》在第二军医大学出版社出版，主编：黄瀛。

吴新智、苏国辉当选为中国科学院院士。

2000 年

3 月 11—12 日，第 6 届体质调查工作委员会主任会议在上海第二军医大召开。

4 月 9—13 日，第 11 届 3 次常务理事会暨年会论文审稿会在江西省南昌市召开。会议增补牛建昭为理事会理事。

4 月 14—16 日，神经解剖学专业委员会暨《神经解剖学》编委会会议在广东省中山市召开。

4 月 16—18 日，第 6 届组织学与胚胎学教学与科研技术交流会筹备会在兰州召开。成令忠做关于中国组织学的百年历史的专题讲座。

4 月 16—20 日，护理解剖学第 3 届学术研讨会在河南郑州召开，70 人出席。

5 月 24—27 日，第 5 届中日组织化学和细胞化学学术研讨会在上海召开，150 位代表出席。

8 月 18—20 日，第 8 届科普工作会议在新疆医科大学召开。

9 月 3—8 日，国际组织化学与细胞化学学会联合会"新世纪的细胞生物学和图象技术"大会在英国约克大学召开。蔡文琴当选为执行理事。曾嵘及肖岚荣获"国际优秀青年组化工作者"奖。

10 月 23—25 日，庆祝中国解剖学会成立 80 周年暨 2000 年学术年会在首都医科大学召开。全国人大吴阶平副委员长，卫生部彭玉副部长，中国科协马阳部长，国家基金委童道玉主任等领导以及吴汝康院士、薛社普院士、李肇特教授及特地从中国台湾地区赶来的哈鸿潜教授和日本解剖学会理事长平野宽教授等到会祝贺。学会编辑出版了《中国解剖学会八十年》专辑。

10月24日,《遗体捐献管理规章（草案）》座谈会召开。

10月25日，科技咨询工作委员会第2次工作会议召开。

李云庆当选教育部"长江学者奖励计划"特聘教授。

2001年

3月，上海市人大审议通过《上海遗体捐献条例》，这是我国遗体捐献的首部地方立法。

3月17—20日，第9次体调工作会议在上海第二军医大学召开。审阅《中国人解剖学数值》书稿。

6月3—5日，第11届4次常务理事会在福建医科大学召开。会议通过原林为《中国临床解剖学杂志》副主编、方秀斌为《解剖科学进展》主编。

6月29日—7月5日，《中国人解剖学数值》定稿会和第10次体调工作会在四川大学华西校区召开。

8月3—6日，第7届全国组织学与胚胎学专业青年学术研讨会在北京中医药大学召开，薛社普院士、吴新智院士出席并做报告。

8月8—11日，第6届全国组织学与胚胎学教学与科研技术交流会在哈尔滨召开。

8月10—17日，第9届全国断层影像解剖学学习班在山东泰山医学院举办。

8月，人类学专业委员会工作会议暨学术讨论会在乌鲁木齐召开，近50位学者出席。

9月22—23日，神经再生国际学术会议暨第3届中国国际解剖学研讨会在南通医学院召开。

9月，第5届解剖学科研与教学研讨会在湖北武汉召开。

11月20—22日，期刊出版工作委员会工作会议在广东省中山市召开。

12月6—8日，第6届中日组织化学和细胞化学学术研讨会在日本东京召开。中国代表41人出席。

12月，赵春华当选教育部"长江学者奖励计划"特聘教授。

12月，中国科协授予中国解剖学会"第三届中国科协先进学会"称号。

柏树令荣获"全国优秀教师"称号。

2002年

3月29—31日，第3届APICA在日本滨松市召开，学会副理事长李云庆作为特邀代表参加了这次会议。

5月，体质调查工作委员会编写的《中国人解剖学数值》由人民卫生出版社出版，主编：黄瀛。

8月1—5日，首届高等医药院校解剖教研室主任论坛会议在安徽省黄山市召开。

8月1—15日，教育工作委员会卫生职业教育CAI课件制作培训班在海南卫校举办。

8月，第11届5次常务理事会在吉林空军医学院召开。

10月22日，第三军医大学张绍祥研究团队完成首例中国数字化人体（CVH）数据集。

11月18—19日，第10次全国会员代表大会在广州第一军医大学召开。会议选举产生中国解剖学会第12届理事会，蔡文琴当选为理事长，于恩华为秘书长。同时召开了2002年学术年会。

《解剖学报》改为双月刊出版。

李和获得国家杰出青年基金，同时还获教育部第四届"高校青年教师奖"。

2003 年

4 月 20—23 日，教育工作委员会教学改革研讨会在重庆召开。

7 月 25—26 日，第 12 届理事会第 2 次常务理事会扩大会议在承德医学院召开。

7 月 27 日，《解剖学报》创刊 50 周年暨第 10 届编委会会议在承德医学院召开。

8 月 3—5 日，人体解剖学专业委员会第 5 届解剖学技术年会在昆明召开，130 人参会。

9 月 15—16 日，中国科协技术协会 2003 年学术年会在沈阳召开。中国解剖学会主办"神经科学与组织工程"分会场。

9 月，第 8 届全国组织学与胚胎学青年学术研讨会在西安举行。

10 月 21—23 日，首届全国功能神经影像学和神经信息学研讨会在济南山东大学召开。

11 月 27 日，《中国临床解剖学杂志》创刊 20 周年纪念会及第 6 届编委会会议在深圳沙井人民医院召开。钟世镇到会讲话。

12 月 12—13 日，生物塑化技术与人体世界展览研讨会在大连召开。徐静、陈克铨、隋鸿锦等 10 余人出席。

钟世镇主编的"解读生命丛书"获第五届全国优秀科普作品奖。

2004 年

1 月，赵春华任国际 *Stem Cells and Development* 杂志亚太区主编。

2 月 18 日，组织工作委员会工作会议在北京大学医学部召开。

4 月 8 日—10 月 30 日，大型"人体世界科普展览"在北京建筑文化中心开展。

4 月 12—14 日，第 12 届 3 次常务理事会暨 2004 年学术年会论文审稿会在重庆市第三军医大学召开，增补郭顺根为常务理事。

4 月 16—18 日，全国人体断面数据获取与图像处理研讨会在山东大学医学院召开。钟世镇致辞。60 余位专家学者参加，香山科学会议办公室李增惠出席。

5 月 31 日—6 月 2 日，学会教育工作委员第 8 次教学改革研讨会在遵义召开，93 人出席。

6 月 9—12 日，蔡文琴理事长出席在美国旧金山圣马利大学举行的美国临床解剖学会（American Clinical Anatomy Association，AACA）学术会议和 AACA 理事会议。

7 月 10 日，《解剖学杂志》创刊 40 周年庆祝会在第二军医大学召开。左焕琛、彭裕文、康仲涵、顾晓松、曹雪涛及《解剖学杂志》名誉主编郑思竞、黄瀛、吴晋宝和于彦铮，顾问鲍璿等共 60 余位到会祝贺。

7 月 24—29 日，国际组织化学与细胞化学学会联合会（IFSCH）第 12 届国际组织化学会议在美国加州大学圣地亚哥分校举办。蔡文琴理事长出席并被选为第 13 届执行理事。

7 月 30 日—8 月 5 日，第 12 届全国断层影像解剖学学习班在宁夏医学院举办。

7 月 31 日—8 月 3 日，人类学专业委员会会议暨学术讨论会在青海医学院召开。

8 月 6 日，第 7 届体质调查工作委员会第 1 次工作会议在宁夏银川召开。黄瀛发表讲话。

10 月 21—24 日，第 7 届中日组织化学与细胞化学研讨会暨第 4 届中国国际解剖科学大会及组织学与胚胎学专业委员会学术年会在武汉市华中科技大学同济医学院召开。48 名国外代表和中国（包括香港地区）98 名代表出席会议。

10 月 27—30 日，神经解剖学专业委员会学术会议在昆明召开，130 多人参会。

12月8—13日，首届全国头部断层影像解剖学及其临床应用学习班在浙江绍兴文理学院医学院举办。

在日本召开的第16届IFAA大会上，徐群渊当选为IFAA大会执委，蔡文琴任名词专业委员会委员，于恩华任教育委员会委员。

席焕久、李和荣获"全国优秀科技工作者"荣誉称号。

2005年

3月19日，在京全体理事和京外正、副理事长在北京首都医科大学召开工作会议。

5月9—11日，第12届理事会第4次常务理事（扩大）会议在锦州医学院召开。通报了《解剖学报》编辑部挂靠到北京大学医学部的情况。决定学会不以任何名义参加筹建"人体解剖学博物馆"和在境外举办人体标本展览。

7月11—13日，期刊出版工作委员会在山东大学威海市分校召开工作会议。

7月16—19日，第6届解剖学科研与教学研讨会在河北石家庄召开。

10月24—26日，第7届组织学与胚胎学教学与科研技术研讨会在苏州大学医学院召开。

10月26—29日，第9届组织胚胎学专业青年学术研讨会在上海召开。

11月7—10日，第4届APICA在土耳其库萨达斯召开，徐群渊、陈克铨率团出席，徐群渊与席焕久各主持一个分会场，并与陈克铨、张绍祥分别做了学术报告。

12月3—4日，第12届5次常务理事（扩大）会议在北京首都医科大学召开。学会老领导钟世镇、贲长恩、刘斌名誉理事长应邀出席。理事长蔡文琴通报了中国科协及上级领导对境外举行的"人体宇宙"展览的批复以及学会的处理意见。会议选举安威为代理秘书长。决定成立再生医学分会。同意设立"李继硕青年优秀论文奖"。

2006年

1月，牛亚华的《〈泰西人身说概〉与〈人身图说〉研究》在《自然科学史研究》上发表。

4月6日，制定《国人解剖学教学模型和标本技术标准》研讨会在南京召开。

4月8—11日，第12届6次常务理事（扩大）会议和年会论文审稿会在南通召开。决定成立临床解剖学分会。

10月26日，科技开发和咨询工作委员会第2次模型标本制作标准研讨会在上海召开。

10月28—29日，第11次全国会员代表大会在南京召开。选举产生第13届理事会，李云庆当选为理事长，郭顺根为秘书长，聘请蔡文琴、徐群渊、陈克铨、朱长庚为名誉理事长，调整9个工作委员会和5个专业委员会及6种期刊的负责人。

同时召开的学术年会，580余人出席。苏国辉等6位教授做大会报告。会议期间评出第1届李继硕青年优秀论文奖一、二、三等奖，第四军医大学王文获首届一等奖。

10月31日—11月1日，《解剖学报》第11届编委会第1次会议在温州医学院召开，新老编委40人出席。

10月，"人体解剖学专业委员会"改名为"人体解剖学与数字解剖学专业委员会"，张绍祥任主任委员。后又改称为"人体解剖学与数字解剖学分会"。

11月3—4日，国际发育神经生物学研讨会在西安第四军医大学召开。

11月5—10日，第3届神经科学基础讲习班在西安举行。

11月22日，中国解剖学会再生医学分会和临床解剖学分会获中国科协批准和国家民政部核准登记。

12 月 10—12 日，第 2 届全国组织工程干细胞研讨会在南通大学召开。62 位专家学者出席。

12 月 15 日，中国解剖学会注册网站域名 www.csas.org.cn 并生效。

12 月，《中国数字医学》杂志创刊，总编：傅征。

第 7 届体调工作委员会座谈会在江苏南京召开。

2007 年

1 月 13 日，《解剖学杂志》第 9 届编委会主编、编辑部主任会议在上海第二军医大学召开。

4 月 1—2 日，第 13 届 2 次常务理事（扩大）会议在西安召开。会议通过了《学会公章管理条例》和《会议例会制度（草案）》及财务制度的有关规定。审批会员 92 人。

4 月 28 日，期刊出版工作委员会第 5 次（扩大）工作会议在扬州医学院召开。

6 月 9 日，《解剖学杂志》第 9 届编委会在第二军医大学召开。

7 月 18 日，中国解剖学会网站开通试运行。

7 月 25—28 日，第 1 次全国解剖学技术会议暨护理解剖学会议在重庆市联合召开。

8 月 16—20 日，第 10 届组织学与胚胎学专业青年学术研讨会在福建医科大学召开。

8 月 18—20 日，第 10 届解剖学教学改革研讨会在福建卫生职业技术学院召开。

8 月 21 日，理事长和秘书长联席会议在上海召开。分析学会当前工作，确定原两年召开一次的学术年会改为每年召开一次，同期召开理事会会议。

8 月 28 日，中国解剖学会批复《中国解剖学会网站管理规定》正式生效。

9 月 9—10 日，中国科协 2007 年年会在武汉举行。李和组织承办神经系统重大疾病基础与临床分会场。

9 月 28—30 日，第 8 届中日组织化学与细胞化学研讨会在日本山梨大学医学院召开，李和等 45 人出席并做学术交流。

10 月 10—11 日，临床解剖学分会在昆明召开首次工作会议，28 人参会。

11 月 30 日—12 月 3 日，全国首届数字医学学术研讨会在第三军医大学召开，全国 80 余个科研单位的 208 名专家学者参会。正式成立了中国数字医学研究联组。同时召开了《数字医学导论》编委会。

12 月 2 日，大型"人体世界"科普巡回展在四川省科技馆盛大开幕。

赵春华获国家卫生部"有突出贡献中青年专家"称号。

2008 年

4 月 25—27 日，第 13 届 3 次常务理事（扩大）会议暨学术年会论文审稿会在广东省东莞市召开。通过了学会办事机构挂靠中国医学科学院基础医学研究所的决定，聘赵春华为学会副秘书长。

5 月 15—20 日，第 5 届 APICA 在伊朗德黑兰召开。大会有来自 20 多个国家的学者参加，共录用 400 余篇论文摘要。刘树伟及其两位博士研究生和来自香港大学的两位学者出席。

5 月 17—18 日，科技开发与咨询工作委员会工作会议在山东省青岛市召开。

7 月 25—27 日，第 11 届教学改革研讨会在河南新乡医学院召开。刘荣志做会员管理系统应用讲座。

8 月 1—3 日，编辑出版工作委员会会议在大连医科大学召开，学会 7 种刊物的主编及《四川解剖学杂志》主编参加。

8月23—27日，国际组织化学与细胞化学学会联合会第13届大会在波兰格但斯克市召开。蔡文琴和李和等7人参会。李和当选为第13届国际组织化学与细胞化学学会联合会理事会理事。

9月17—19日，第10届中国科协年会在河南郑州举行。张绍祥任数字医学研讨会分会场主席，51人参会。钟世镇做"我国数字医学研究概况与进展"报告。河南人民广播电台等单位的记者参加会议并进行了专题采访。

10月20日，第13届4次常务理事会在西安召开。

10月21—23日，学会2008年学术年会在西安召开。国内外600位同仁出席；13位专家做大会报告。刘荣志做个人会员管理系统应用讲座。

11月7—10日，在北京中国工程院召开了第11次"工程前沿——数字医学研讨会"。全国相关领域的高层次专家75人出席。会议就如何推动我国数字医学的发展，加快数字医学研究与应用的步伐，为我国医学科学事业和社会经济发展做出贡献等问题进行了战略性研讨。

11月10—14日，神经解剖学青年学术研讨会、神经解剖学专业委员会委员会议在成都召开。

11月19—23日，应美国人类学会（American Anthropology Association）邀请，席焕久赴美参加在旧金山举行的美国人类学会第107次年会，会后美国华人报纸《世界日报》采访席焕久并做了报道。

12月2日，中国解剖学会办公室正式搬入中国医学科学院基础研究所（北京东单三条九号院2号楼114室即薛社普院士原办公室）。

唐勇任国际体现学会副主席。

第8届组织学与胚胎学教学及科研技术交流会在广西医科大学召开，近100人参会。

2009年

1月7日，中国解剖学会举行挂靠到北京协和医学院基础医学研究所的挂牌仪式，中国医学科学院刘德培院长和基础医学研究所王恒书记等出席并讲话，学会在京老领导吴新智、贲长恩、宗书东、刘斌等及理事长李云庆、秘书长郭顺根出席。

4月11—13日，第13届5次常务理事会暨2009年学术年会论文审稿会在郑州召开。部署国家名词审定委员会解剖学、组织学和胚胎学名词修订工作。安排申办第18届IFAA大会有关事宜，决定成立干细胞研究基地。

5月16—17日，名词工作审定委员会成立大会暨第1次工作会议在重庆第三军医大学召开。高英茂任主任。全国科学技术名词审定委员会专职人员到会指导，席焕久代表学会讲话。

6月4日，中国解剖学会医学发育生物学分会得到中国科协批准并正式获国家民政部核准登记。

6月14—17日，制定国人人体解剖模型标准会议在河南省郑州市召开。

7月25—28日，第2届全国解剖学技术学术会议在广西省桂林市召开。

7月25—31日，第16届世界民族学与人类学大会在云南省昆明市召开。100多个国家的1500多位外籍学者和2700多名国内专家学者出席。席焕久主持"人的差异与自然适应性"专题会议。吴新智院士做大会主旨演讲。

7 月 27 日，第 4 届组织学与胚胎学专业委员会暨全国医药院校组织学与胚胎学教研室主任会议在大连召开。

7 月 27—30 日，第 11 届组织学与胚胎学青年学术研讨会在大连召开，180 人参会。

7 月 29 日—8 月 1 日，第 8 届全国护理解剖学研讨会在山西吕梁卫校召开。

7 月，科技开发和咨询工作委员会指派夏蓉和房桂珍参加全国教学仪器标准化技术委员会生物仪器分技术委员会的标准修订工作会议，会议增补丁文龙、夏蓉为生物技术委员会委员。

8 月 2—4 日，第 12 届全国解剖教学改革研讨会在佳木斯大学召开。

8 月 7 日，第 13 届 6 次常务理事会在烟台召开。神经解剖学 2009 年青年学术研讨会在烟台举办。

8 月 8—10 日，第 13 届理事会第 3 次会议和 2009 年学术年会在烟台召开，500 余人出席。钟世镇、李云庆、张宏权、顾星星和刘树伟做大会报告。

8 月 16—19 日，理事长李云庆和荣誉理事长、IFAA 副秘书长徐群渊率中国解剖学会代表团 16 人出席在南非开普敦市召开的 IFAA 第 17 届大会。成功获得在北京举办 IFAA 第 18 届大会的主办权！李云庆当选为 IFAA 执委和第 18 届大会组委会主席。

9 月 20 日，国家干细胞研究基地成立挂牌仪式在中国医学科学院 / 北京协和医学院举行。

10 月 23—25 日，第 5 届全国再生医学（干细胞与组织工程）学术研讨会暨再生医学分会年会在北京召开，100 余位代表出席，顾晓松做大会报告。

10 月 30—31 日，第 13 届理事会第 7 次常务理事会在河北石家庄召开。筹备学会成立 90 周年暨第 12 次全国会员代表大会及学术年会相关事宜。会后赴西柏坡参观学习。

10 月，《数字医学概论》由人民卫生出版社出版发行，主编：傅征、梁铭会。

11 月 5 日，第 9 届中日组织化学与细胞化学研讨会在南宁广西医科大学召开。国内外 60 多位教授、专家学者及研究生参加。

11 月 14—15 日，再生医学分会 2009 年全国再生医学论坛在江苏南通举办。

12 月 12—13 日，医学发育生物学分会成立大会暨首届学术研讨会在上海举行，50 余人出席。

12 月 25—27 日，由中国数字医学研究联络组主办的全国数字医学 2009 年学术研讨会在三亚召开。全国 92 位专家出席。研讨会议题：①数字医学研究的学术交流；②将中国数字医学研究联络组延续为中华医学会数字医学分会筹备组；③为中华医学会数字医学分会的成立做学术和组织准备。

12 月，赵春华"成体干细胞生物学特性与规模化制备技术"项目获国家技术发明奖二等奖。

李云庆荣获国家科技进步奖一等奖。

席焕久获国家民委和云南省政府筹办国际人类学与民族学联合会十六届大会工作先进个人称号。

2010 年

1 月，首届体成分培训班在锦州辽宁医学院举办，席焕久主持，美国亚利桑那大学陈昭主讲。

4月19—20日，第13届理事会第8次常务理事会在山东潍坊召开。会议决定教育工作委员会改名为教育与继续教育工作委员会。《解剖学杂志》主编由现在的三人改为一人。李和担任《中国组织化学与细胞化学杂志》主编。

4月20—22日，名词审定工作第2次会议在潍坊医学院召开。全国科学技术名词审定委员会专人到会指导。

5月15—21日，在第10个全国科技活动周期间，大连举办科普活动，大连电视台、大连广播电台等多家媒体进行了跟踪报道。

6月20—24日，现代体视学方法的基本原理及其在医学研究中的运用研讨会在第四军医大学召开。

7月9日，第8届体质调查工作委员会主任工作会议在上海第二军医大学召开。

7月24日，第13届教学研讨会在辽宁医学院召开，120名专家学者参加。

8月13—21日，第16届全国断层影像解剖学及临床应用学习班在青海省西宁市开班。刘树伟主讲。

8月23—28日，首届人骨考古讲习班及学术研讨会在山东大学医学院举行。吴新智以及丁士海、席焕久应邀出席并主讲。

10月13—14日，医学发育生物学分会第2次学术研讨会在南京召开，60余人参加。会间召开了医学发育生物学分会全体委员会议。

10月15日，第13届理事会第9次常务理事会在南通市召开。决定即将召开的第12次全国会员代表大会，以差额选举方式选举副理事长。

晚上，召开了第13届理事会第4次理事会议。理事长李云庆通报学会情况。

10月16日，中国解剖学会90华诞纪念庆典大会在上海举行，郭顺根主持，800多人出席。学会老领导及毛主席纪念堂原局长徐静博士；全国政协常委高小玫，全国政协常委左焕琛等到会祝贺。中国科协朱雪芬副部长到会祝贺并与李云庆理事长为《中国解剖学会90年历程》一书的首发式揭幕。

中国解剖学会召开第12次全国会员代表大会，158人出席，选举产生了第14届理事会，李云庆当选为理事长，周长满为秘书长。

10月16—19日，2010年学术年会在上海召开，900人参会。260余位代表做学术报告进行交流。美国解剖学会代表团全程参加大会，并就中美解剖学会的合作问题进行交流与研讨。年会期间第2届"李继硕青年优秀论文奖"评选出一、二、三等奖。

11月29日—12月2日，名词审定工作委员会在北京召集组长会议，就审定编写的名词进行修订。

蒋田仔在国际学术界提出"脑网络组学"新概念并得到认可，蒋田仔团队领衔绘制的人类脑网络组图谱获评2016年度中国十大科技进展新闻。

李云庆和张绍祥获"全国优秀科技工作者"荣誉称号。

2011 年

3月，科技部批准立项筹建生殖医学国家重点实验室（南京医大），2013年通过科技部验收，实验室主任为沙家豪。

4月7日，由中国解剖学会、中华医学会、宋庆龄基金会等单位联合主办的大型健康科普活动"生命奥秘展览"在北京国际会议中心展出。

4月22—24日，第14届2次常务理事会在南阳医学高等专科学校召开，李云庆理事长为"中国解剖学会网络信息办公室"授牌。通过发展会员240人和审稿约530篇。

5月21—23日，中华医学会数字医学分会在重庆第三军医大学召开成立大会暨第一届学术年会。13名专家教授做大会报告，钟世镇做题为《数字医学研究进展》的主旨报告。张绍祥当选为首任主任委员。此后，数字医学分会又于2012年9月、2013年11月、2014年9月、2015年5月，分别在重庆、广州、福州、广州、杭州先后召开了第1至5届数字医学学术年会，截至2020年已召开了10届数字医学学术年会。

6月21日，《解剖学杂志》主编工作会议在河北石家庄召开。许家军向与会者做杂志工作汇报。

7月21—23日，第6届APICA在印度尼西亚的泗水市（Surabaya）召开。出席大会的代表共计300余人，李云庆和周长满代表学会参加并做学术报告。

7月21—28日，第17届全国断层影像解剖学及其临床应用学习班在河南省南阳市举办。

7月25—29日，第5届组织学与胚胎学专业委员会暨全国医药院校组织学与胚胎学教研室主任会议、第12届组织学与胚胎学青年学术研讨会、第9届组织学与胚胎学教学与科研技术经验交流会在宁夏回族自治区银川市先后召开。

8月2—6日，第3届全国解剖学技术会议在湖南省吉首市召开。

8月6日，第2期体成分培训班在贵阳医学院举办。席焕久主持，陈昭主讲。

8月7日，第14届理事会第3次常务理事会在贵阳医学院召开。会议决定全国干细胞基地改名为干细胞转化医学分会并向上级申报。发展全国会员50名。

8月8—10日，2011年学术年会在贵阳医学院召开。包括中国台湾和香港地区以及美国的解剖学专家共400余人参会。

8月12—14日，第14届教学改革研讨会在江苏省南通市召开。顾晓松到会祝贺。

8月17—20日，第2届功能神经影像学和神经信息学研讨会在大连召开。多所大专院校和多学科专家150余人出席。

8月23—26日，名词审定工作委员会各组组长与审定专家在北京召开定稿会。

10月21—24日，第10届中日组织化学与细胞化学研讨会在北京首都医科大学召开。周德山主持开幕式；李和致欢迎词。140多名中日代表进行了学术交流。

11月5日，神经科学研究技术及其应用推广会在第四军医大学召开。李云庆做报告。

11月6日，再生医学专业委员会再生医学与转化高峰论坛在苏州举行。多位院士专家参加并做主旨报告。

11月25—27日，断层影像解剖学研讨会在济南山东大学举行，230余人参会。

国家自然科学基金重大项目"可交互人体器官数字模型及虚拟手术研究"获批。这是数字医学领域以数字解剖学为基础，在重大基础研究方面所获得的标志性课题。

召开中国解剖学会第9届体质调查工作委员会第1次工作会议。就再版《中国人解剖学数值》进行商讨。

2012 年

4月7日下午，亚洲临床解剖学会（Asian Association of Clinical Anatomist，AsACA）预备

会议在位于韩国首尔的延世大学召开。首都医科大学张铭出席。

4月13—16日，第14届理事会第4次常务理事会和年会审稿会在武汉同济医科大学召开。会议同意成立"脑网络组学分会"。

7月23—24日，生物塑化技术培训班在首都医科大学举办，来自10多个国家共54人参加学习。

7月25—27日，第16届国际生物塑化学会大会在北京举办。27个国家和地区的134名代表参会，其中外宾68人。51位代表做大会交流。

8月26—29日，李和带领32人代表团出席在日本京都召开的第14届国际组织化学与细胞化学大会。其间还组织了"神经损伤与修复"的专题报告会，5位组织化学工作者进行了口头交流。牛犁获得国际组织化学与细胞化学学会联盟的"青年组织化学工作者奖"。李和连任理事。

9月19日，中国科协2012—2013年学科发展研究项目《人体解剖学与组织胚胎学学科发展研究报告》第一次会议暨编写启动会在大连市召开。首席科学家徐群渊主持。

10月19日，第14届5次常务理事会在重庆市第三军医大学召开，会议决定2014年学术年会与国际解剖学工作者协会联合会第18届大会于2014年8月在北京同时召开，期间召开第13次全国会员代表大会和理事会换届工作，确定下届理事长候选人为张绍祥。晚上召开第14届3次理事会议，李云庆理事长通报学会情况。

10月20—22日，2012年学术年会在重庆市召开，中外专家学者共520余人出席。

李云庆率团出席美国2012年实验生物学大会，周长满获"促进科学交流与构建国际友好纽带"特别奖。

柏树令获"全国优秀科技工作者"荣誉称号。

2013年

2月24日，李云庆理事长在北京首都医科大学召集理事长和秘书长与国际科技会议中心及学会办公室的人员研究就2014年国际会议的筹备工作召开会议。

4月5—8日，第14届6次常务理事会暨学术年会论文审稿会在杭州召开。会议同意房桂珍主任提出的将学会每年召开的学术年会称谓由"20××年学术年会"更名为"第××届学术年会"的提议。

5月，中国解剖学会脑网络组学分会获中国科协批准和民政部备案。

6月7—8日，中国科协2012—2013年学科发展研究项目《人体解剖学与组织胚胎学学科发展研究报告》研讨会在南通大学召开。

6月26—29日，欧洲临床解剖学会第12届学术年会在葡萄牙首都里斯本召开，新西兰奥塔哥大学医学院的张铭、山东大学刘树伟等出席。冷媛的论文报告被评为"最佳口头报告"。

7月3—4日，学会第29届学术年会在河南郑州召开，450人出席。

7月25—28日，第6届组织学与胚胎学专业委员会暨全国医药院校组织学与胚胎学教研室主任会议、第13届组织学与胚胎学青年学术研讨会（青组会）、第10届组织学与胚胎学教学与科研技术交流会暨第2届"易创杯"切片大赛在广州召开。

8月1—2日，第14届7次常务理事会在河南漯河召开。

8月9—12日，高英茂在北京主持召开人体解剖与组织胚胎学名词联合定稿会，全国科学技术名词审定委员会邹江主任和王乐博士到会指导。

10 月 12—13 日，21 世纪中国人类学发展高峰论坛在北京召开。席焕久主持，29 所高校及科研院所近 100 位专家学者出席。吴新智作主旨报告；美国亚利桑那大学陈昭及国内 17 名学者做主题报告。

10 月 26—28 日，高英茂在北京主持召开人体解剖与组织胚胎学名词审定工作委会第 3 次名词审定会议。对即将出版的名词做最后审定。会议决定出版一部图文并茂的《人体解剖与组织胚胎学图解大辞典》，高英茂和柏树令为主编。

11 月 1—5 日，第 7 届断层影像解剖学研讨会暨第 19 届全国断层影像解剖学及其临床应用学习班在成都市召开。会议期间，与会者还参加了为纪念我国断层解剖学奠基人王永贵教授诞辰 100 周年座谈会，瞻仰了王永贵的骨架。

11 月 16 日，吴新智荣获上海人类学学会授予的人类学终身成就奖。

《科学》期刊的新闻称顾晓松团队为"转化医学先锋"。

2014 年

4 月 19 日，第 14 届 8 次常务理事会在广西医科大学召开。会议决定学会分支机构中的专业委员会均改称为"分会"，各分支机构举办的各种活动，其财务收支一律由学会财务负责。

7 月 18 日，干细胞医学转化分会成立大会在北京举行，赵春华主持。

8 月 8—10 日，第 18 届国际解剖学工作者协会联合会大会（IFAA）暨中国解剖学会第 30 次学术年会在北京召开。55 个国家和地区的 900 余名代表出席。李云庆被选为第 18 届 IFAA 副主席。

8 月 8—10 日，中国解剖学会第 13 次全国会员代表大会在北京召开。选举产生了 83 人组成的第 15 届理事会，张绍祥当选为理事长，周长满为秘书长，授予席焕久、顾晓松为名誉理事长，郭顺根为名誉秘书长，聘任了 9 个工作委员会、10 个分会、7 种期刊的负责人。

9 月 28—30 日，第 11 届中日组织化学与细胞化学研讨会在日本松本市召开。李和、周德山率团 40 余人参会。

9 月 30 日—10 月 1 日，科普高峰论坛暨周庄人体奥秘博物馆揭牌在苏州周庄召开。中国科协科普部辛兵副部长、理事长张绍祥和钟世镇致辞，为周庄人体奥秘博物馆科普基地揭牌。

10 月，中国科协批准中国解剖学会成立 5 支科学传播专家团队，并聘任席焕久、张绍祥、李云庆、刘树伟、隋鸿锦 5 位为首席科学传播专家。

11 月 3 日下午，第 15 届理事会第 1 次办公室会议在北京召开。张绍祥主持。

11 月 21—23 日，第 2 届间充质干细胞系统高级研修班暨血液学交流会议在北京举办。美国佐治亚大学分子医学中心的主任 Stephendalton 等主讲。

12 月 12—13 日，海峡两岸第 1 届解剖学教学研讨会在台湾花莲慈济大学举行。张绍祥理事长和台湾地区解剖学会马国兴理事长共同主持，交流两岸解剖教学情况并对今后合作进行探讨。

12 月 20 日，神经发育及衰老转化医学高端论坛在上海第二军医大学召开。

第 2 版《人体解剖学名词》《组织学与胚胎学名词》由全国科学技术名词审定委员会公布并正式出版发行。

陈克铨和席焕久代表中国解剖学会先后申请承接薛社普院士和吴新智院士老科学家学术

成长采集工程项目并通过验收。

顾晓松教授荣获何梁何利基金科学与技术进步奖，他还被选为第 6 届全国优秀科技工作者。

2015 年

1 月 23—25 日，第 7 届全国医学院校解剖学科教研室 / 系主任会议在深圳大学召开，李和和沙鸥主持。

1 月 24 日上午，教育与继续教育工作委员会年会和工作会议在厦门高等医学专科学校召开。

1 月 25 日，第 15 届 2 次常务理事会在湖南韶山召开。决定设立"中国青年解剖科学家奖"，成立人脑库研究分会。第 32 届学术年会与亚洲临床解剖学会会议一起召开。

6 月 19 日，中国科协确认生命奥秘博物馆为全国科普教育基地。

6 月 25—27 日，第 7 届委员会暨全国医药院校组织学与胚胎学教研室主任会议、第 14 届组织学与胚胎学青年学术研讨会、第 11 届组织学与胚胎学教学与科研技术讨论会暨第 3 届"易创杯"组织学实验教学标本制作大赛在山东潍坊先后召开。

7 月，由中华医学会数字医学分会创办的国际学术期刊 *Digital Medicine* 创刊。

8 月 4—6 日，人类学学术年会暨全国人体组成学学术研讨会在呼和浩特市举行。

8 月 8 日，第 15 届 3 次常务理事会在青海西宁召开。会议同意成立护理解剖学分会。批准 162 名会员和 3 个团体会员；4 人获第 1 届"中国青年解剖科学家奖"。

晚上，召开海峡两岸解剖学名词委员会联谊会。全国科学技术名词审定委员会高素婷处长，学会张绍祥理事长等 10 人和中国台湾地区解剖学会马国兴理事长等 9 人出席。会议决定在全国科技名词审定委员会指导下编撰供两岸通用的两岸人体解剖学及组织学与胚胎学名词对照词典。

8 月 8—9 日，学会第 31 届学术年会暨科学传播研究交流会在青海西宁召开。600 余人出席。会议组织了专场科普传媒学术报告会，召开科普工作委员会工作会议。

9 月 2—6 日，第 24 届 ISMS 在土耳其伊斯坦布尔大学举行。有 45 个国家和地区的学术团体共 410 名学者出席。张绍祥领队的学会代表团 25 人参加。李云庆代表中国解剖学会陈述申办第 25 届大会的报告。最后获批。

10 月，《数字医学导论》由科学出版社出版发行，主编：张绍祥、谭立文、李兰娟。

顾晓松当选为中国工程院部院士。

2016 年

3 月 17—20 日，第 7 届 APICA 在新加坡召开。丁文龙带领的 12 名学者参加。中国学者投送摘要 10 篇，杨雪松主持一场报告会，3 位学者做了大会报告，7 人展示墙报。

3 月 25—28 日，第 15 届 4 次常务理事会在江西南昌召开。会议决定刘树伟全权负责学会办公室工作。推选张绍祥为中国科协"九大"代表和全国委员候选人。组建"干细胞与健康医学传播专家团队"。

6 月 17 日，"数字医学国际合作研讨会"（Symposium on International Collaboration in Digital Medicine）在南京举行，28 个国家和地区 79 名科学家代表共同签署了《国际数字医学学会章程》，宣告"国际数字医学学会"（International Society of Digital Medicine，ISDM）这一新的国际学术组织在中国正式诞生。在"国际数字医学学会第一届全体委员会"上，张绍祥当选为"国际数字医学学会"首任主席。

6 月 18 日，在中华医学会第 6 次全国数字医学学术年会暨国际数字医学学会成立大会上，来自世界 28 个国家和地区（含中国台湾、中国香港）的 1000 余名专家学者以及中华医学会、江苏省医学会、南京医科大学的有关领导，共同见证了国际数字医学学会这一新的国际学术组织在中国成立的历史时刻。

7 月 22—25 日，护理解剖学分会成立大会暨第 12 届护理解剖学学术会议在贵州省人民医院护士学校召开。钟世镇、丁自海等 150 人出席。

8 月 5 日，第 15 届 5 次常务理事会在山东省莱芜市召开。中国计算机学会杜子德专职秘书长介绍计算机学会创新改革经验。通过中国解剖学会技术成果鉴定管理暂行办法。成立学会改革领导小组，刘树伟任组长。评选出第 2 届中国青年解剖科学家奖 5 人。

8 月 5—9 日，学会第 32 届学术年会暨 2016 年亚洲临床解剖学大会在济南市召开，国内外代表共 700 多位专家学者参加。刘树伟主持开幕式，会上被选为亚洲临床解剖学会副主席。

12 月 13 日，中国科协社团党委批准中国解剖学会成立党委，张绍祥担任党委书记。

12 月，中国解剖学会被中国科协授予 2016 年度全国学会科普工作优秀单位。

刘树伟用泰山墨玉精雕制作了象征中国解剖学会学术年会承办权的"解剖之玺"，作为传承学会学术年会承办之用。

赵春华获"全国优秀科技工作者"荣誉称号。

科技部"国家重点研发计划"项目"三维可视化精确放疗计划系统集成解决方案研究"获批。由第三军医大学孙建国、张绍祥、吴毅、陈正堂、旭东公司王宜主分别担任课题 1 至 5 的课题负责人。

西藏解剖学会成立。

2017 年

4 月 14—16 日，第 15 届 6 次常务理事会在贵阳召开。决定薛社普院士生前留在学会的一万元人民币现金作为最后一次向学会缴纳的会员会费，以示弘扬老先生毕生为中国解剖学会做奉献的精神，并决定在学会近期的会讯上刊文以示怀念。批准成立"中医形态学分会"。

6 月 24—25 日，中国解剖学会学会党委成立大会暨第 1 次党员代表大会在成都召开。

7 月 26—27 日，第 15 届 7 次常务理事会在西安市召开。评选出第 3 届中国青年解剖科学家奖 5 人。

7 月 27—29 日，第 25 届国际形态科学大会暨中国解剖学会第 33 届学术年会在西安市召开，国内外 1000 余位学者参加。会间召开的国际形态科学大会委员会的执委会，授予李云庆"卓越解剖学家奖"。

8 月 26—29 日，第 12 届中日组织化学与细胞化学研讨会在张家口市召开。

10 月 28—29 日，第 2 次党委扩大会议暨第 15 届 8 次常务理事会在石家庄召开。张绍祥主持并带领参观红色圣地西柏坡。

12 月，席焕久获中国教育学会医学教育分会授予的"医学教育杰出贡献奖"。

会议期间，海峡两岸解剖学、组织学与胚胎学名词编委会第 1 次会议召开。全国科学技术名词审定委员会高素婷主任、张绍祥理事长及中国台湾地区解剖学会马国兴理事长等共

15 人出席。

学会科普工作委员会 2017 年工作会议暨学术交流会在河北医科大学召开，80 余人出席会议。

马超赴美国芝加哥出席实验生物学大会、主持分会场并做学术报告。

2018 年

1 月 20 日，第 4 届海峡两岸解剖学教学研讨会在台湾大学医学院召开。周长满一行 9 人参会。刘树伟代表中国解剖学会赠送贺礼。

4 月 20 日，第 15 届 9 次常务理事会在林芝召开，17 人出席。

4 月 21 日，第 15 届 9 次常务理事扩大会暨年会论文审稿会在林芝召开。筹备第 14 次全国会员代表大会。与会者高度评价徐达传、高福禄、张绍祥、李和、席焕久、李云庆、侯一平 7 位和顾晓松主动将理事（或主任）让位于年轻人的高风亮节。

5 月 12 日，科普工作委员会年会暨全国首届大学生解剖绘图大赛在海南医学院举行。

5 月 18—20 日，中医形态学分会成立大会暨首届学术年会在上海召开。邵水金为首任分会主任。

5 月，第 2 届国际数字医学学术年会在广州召开。

7 月 5—7 日，第 26 届国际形态科学大会在捷克布拉格市举行。李云庆率 27 人参会。

7 月 31 日，第 15 届 10 次常务理事会在呼和浩特召开。评出第 4 届中国青年解剖科学家奖 4 名。

7 月，第 16 届青组会、第 9 届组织学与胚胎学分会会议、第 13 届组织胚胎学教学与科研技术研讨会在吉林市召开，190 人出席。

8 月 2—4 日，第 34 届学术年会在呼和浩特召开，900 余人出席。学会向内蒙古自治区捐赠了 1200 册科普图书。顾晓松等 8 位专家做大会报告；大会为第 4 届 "中国青年解剖科学家奖" "于泽杯首届全国医学生解剖绘图大赛奖" 获奖者颁奖。

第 3 届李继硕青年优秀论文奖评选出一、二、三等奖。

中国解剖学会虚拟现实分会成立大会暨第 1 次学术研讨会召开，董为人为首届分会主任。召开理事会和常务理事会。

8 月 3 日，海峡两岸暨香港澳门青年解剖学者夏令营报告会召开。14 位青年学者做学术报告。

10 月 12 日，中国科协第 4 届青年人才托举工程项目评审专家会在协和医学院基础所召开。

10 月 27—29 日，生命科学联合体举办的第 2 届国际生命科学大会在北京国家会议中心召开。中国解剖学会组织了第 S40 分会场，张绍祥任主席，中美两国 6 位专家做学术报告。

10 月 28—30 日，第 8 届 APICA 在韩国釜山召开。周长满等 40 余名学者参加，他代表学会承办下届 APICA 做陈述申请获得批准。

11 月 10 日，席焕久牵头申请的 "中国解剖学科史研究" 项目开题报告会暨第 1 次会议在延安召开。

第 15 届 11 次常务理事会在延安大学召开。通过学会行业标准——《解剖学实验室建设标准》（试行稿）。成立运动解剖学分会、运动医学分会、青年工作委员会。

中国解剖学会党委第 3 次扩大会议在延安召开，重走总书记初心之路——参观 "梁家河红色教育基地"。

11 月，赵春华当选欧洲科学、艺术与人文学院院士。

12 月 30 日，第 14 次全国会员代表大会在北京大学医学部召开，153 人出席。高福禄主持，选举产生第 16 届理事会和常务理事会，张绍祥当选为理事长，周德山为秘书长，开始设立监事会，席焕久为首任监事长。张绍祥即时召集理事长会议，会议决定由秘书长周德山直接负责管理办公室工作，本届不再另设办公室主任。

12 月，席焕久获上海人类学学会人类学终身成就奖。

中国解剖学会党委换届。

2019 年

1 月 11—13 日，"中国解剖学科史研究"第 2 次会议在复旦大学基础医学院召开，39 位编写组人员出席。原农工党 13 届中央副主席、全国政协常委、复旦大学医学院左焕琛和复旦大学原党委副书记彭裕文到会讲话。

1 月 17—21 日，第 7 届全国解剖学技术学术会议暨首届解剖标本现场制作大赛在海口市召开。有 250 人参会，收到稿件 75 篇，有 5 位专家做了报告。

4 月 12—14 日，第 10 届全国断层影像解剖学研讨会暨第 24 届全国断层影像解剖学及其临床应用学习班在芜湖市皖南医学院举行，100 多位解剖学与医学影像学工作者参加了会议，期间举行 28 个讲座。

4 月 19 日，中国解剖学会第 16 届理事会第 1 次监事会议在南通召开。席焕久主持。

4 月 19—22 日，第 16 届 1 次常务理事扩大会暨年会论文审稿会在南通大学召开。会议通过关于分支机构的管理规定、单位（团体）会员管理规定、评比表彰活动管理规定、财务管理制度以及中国解剖学会公章使用规定等。

6 月 1—2 日，中国解剖学会运动解剖学分会成立大会在太原中北大学举行。参会者有 130 多位。刘鸿宇为首任主任。

6 月 14—17 日，科普工作会暨学术研讨会在大同大学医学院召开。

6 月 17—29 日，新时代首届全国局部解剖学与临床手术解剖学高级进修班在复旦大学上海医学院举办。进修班安排实地解剖 78 学时。

7 月 18—21 日，第 25 届全国断层影像解剖学及其临床应用学习班和第 11 届全国数字人与断层影像解剖学研讨会在太原市举行。

7 月 20—24 日，第 16 届组织学与胚胎学青年学术研讨会、第 9 届组织学与胚胎学分会委员会议暨全国医药院校组织学与胚胎学教研室主任会议在吉林市召开。

8 月 3—6 日，学会党委第 4 次扩大会议在大连市召开。其间在金石滩毛泽东历史珍藏馆举行了"中国解剖学会党建宣传教育阵地"揭牌仪式并在中国解剖学会科普基地（生命科学馆）召开研讨会。

8 月 16—19 日，学会虚拟现实分会 VR 技术与医学教育和医疗应用研修班在昆明召开。50 多位专家学者出席会议。

第 16 届 2 次常务理事扩大会议在昆明召开。

8 月 17 日，中国解剖学会监事会第 2 次会议在昆明召开。

8 月 18—20 日，学会第 35 届学术年会暨海峡两岸港澳台解剖学青年科学家论坛在昆明召开，共计 1000 余人参会。收到论文 700 余篇。有 218 位学者在会上进行了交流。

8月19日，作为中国科协"海峡两岸暨港澳青年科学家学术活动月"的一部分。海峡两岸100余位青年解剖学者举行了首届海峡两岸暨港澳解剖学青年科学家论坛。

第16届2次理事会议于学术年会期间召开，经无记名投票确认赵春华副理事长担任本届学会法人。晚上，学会进行了第5届"中国青年解剖科学奖"答辩和评选，5人获奖。

8月20日，在昆明召开了海峡两岸解剖学科史研讨会。中国解剖学会监事长席焕久和台湾解剖学会理事长陈天华共同主持。7位大陆学者和5位台湾学者做了报告。

9月20—22日，第13届中日组织化学与细胞化学研讨会在日本神户召开，周德山率团出席。

9月6—8日，中国解剖学科史研究初步定稿会在河北医科大学召开。执笔人及特邀国内医学史、教育史、科技史、解剖学专家和师生70余人参加会议。

9月，第13届中日细胞化学与细胞化学研讨会在日本神户和德岛召开，周德山、李和率80位学者出席。

11月20—26日，第11届神经解剖学师资培训班在成都医学院举办，61人参加。

12月2—3日，中国解剖学科史研究在北京商务会馆召开定稿会，副主编及部分执笔者20多人参会。首席科学家、主编席焕久主持。

第15届护理解剖学学术年会在贵州省铜仁职业技术学院召开。

2020 年

1月3—5日，人体解剖学与数字解剖学分会在复旦大学上海医学院举办"全国盆部与会阴部临床手术解剖专题学习班"。周德山秘书长出席学习班结业式并讲话。

2月1日，中国解剖学会发布倡议书，号召全体理事、党员、会员及所在领域的科技工作者积极响应党中央号召，全力打赢疫情防控战。

2月20日，学会通过微信公众号发布了抗击新冠肺炎的近期工作简报。

3月13日，《中国解剖学科史》通过中国科协专家组的验收。

3月30日，学会微信公众号开设了遗体捐献专栏。

4月20—30日，召开运动解剖学/体育运动医学学科建设在线研讨会。

6月6—17日，第12届神经解剖学师资培训班在海南医学院开班。

6月15—19日，在内蒙古呼和浩特市举办"第26届全国断层影像解剖学及其临床应用学习班"。

6月24日，学会常务理事群通过了因疫情取消举办第九届2020北京APICA大会的提议。

6月30日，决定中国解剖学会第36届学术年会暨中国解剖学会百年庆典延期举行。

7月2日，中国科协科技社团党委刘桂荣副书记，社团党委组织处陈晨光处长、张佳良副处长和刘玉同志到中国解剖学会党委调研，听取视频汇报。周德山、席焕久、崔慧先、丁文龙等出席，刘学政汇报。中国解剖学会党委书记刘学政主持召开了新一届学会党委委员会议（腾讯视频会议）。

7月10日，学会章程增加党建有关内容的修订提案。

8月9—12日，在山东省济南市召开新一届党委第2次扩大会。同时召开了第16届4次常务理事会，会议通过了中国解剖学会耳鼻咽喉头颈外科临床解剖学分会的成立。同意陈克铨教授关于学会百年华诞的纪念活动的建议，委托席焕久负责纪念册的编写工作。仪式由中国科学院古脊椎动物与古人类研究所、中国科学院紫金山天文台、何梁何利基金会主办。

8 月 31 日，经国际小行星委员会批准，将编号为 317452 号小行星正式命名为"吴汝康星"，命名仪式在北京周口店遗址博物馆举行。仪式由中国科学院古脊椎动物与古人类研究所、中国科学院紫金山天文台、何梁何利基金会主办。

9 月 21 日，周德山和席焕久主持召开了《百年历程 1920—2020》纪念册编写启动视频会议。学会正副理事长、编写顾问及纪念册各篇负责人等出席。

10 月 2 日，《百年历程 1920—2020》纪念册编写讨论会在北京召开，周德山主持，席焕久、徐群渊、张宏权、赵春华、郭顺根、司银楚、房桂珍、唐军民、窦肇华出席。

10 月 16—18 日，"第二届海峡两岸暨港澳解剖学青年科学家论坛"在山东省青岛市、台湾地区台北市、香港特别行政区、澳门特别行政区等通过线上线下结合形式同步召开。

（房桂珍）

主要参考文献

［1］ 鲍鉴清. 我国新医之解剖学史［J］. 北京自然科学季刊，1931（7）.

［2］ 贲长恩. 中国解剖学会发展史简介——中国解剖学会八十年［C］// 中国解剖学会编. 中国解剖学会八十年. 北京：中国科学技术出版社，2000：118-140.

［3］ 贲长恩. 中国解剖学会四十年［J］. 中国解剖学会会讯，1987（3）：8-25.

［4］ 北京协和医学院校史研究室. 世纪协和（上卷）［M］. 北京：中国协和医科大学出版社，2017：73-74.

［5］ 蔡锡圭，卢国贤. 台湾"体质人类学"研究的回顾与成果［Z］. 人类学演讲.

［6］ 曹丽娟. 人体解剖在近代中国的实施［J］. 中华医史杂志，1994：24（3）：154-158.

［7］ 陈邦贤. 中国医学史［M］. 北京：团结出版社，2006.

［8］ 陈叔倬. 百年体质人类学与台湾社会的交会［M］// 林淑蓉，陈中民，陈玛玲. 重读台湾：人类学的视野——百年人类学回顾与前瞻. 新竹："清华大学人类学研究所"，2014：91-125.

［9］ 陈垣. 中国解剖学史料［J］. 光华医事卫生杂志，1910：9-15.

［10］ 陈小卡. 近代西方医学传入中国史略［M］. 广东：中山大学出版社，2017.

［11］ 程之范. 中外医学史［M］. 北京：北京医科大学、中国协和医科大学联合出版社，1997.

［12］ 党瑞山. 独辟蹊径，辛勤耕耘，大有作为. 中国解剖学会九十年历程［M］. 西安：第四军医大学出版社，2010：56-58.

［13］ 德贞. 全体通考［M］. 北京京师同文馆，1885.

［14］ 邓铁涛，程之范. 中国医学通史［M］. 北京：人民卫生出版社，2009.

［15］ 丁福保. 解剖学生理学译名异同表［J］. 医学世界，1908，第5册；1909，第13册.

［16］ 丁福保. 解剖学讲义杂议［J］. 中西医学报，1911，第13册.

［17］ 杜石然，范楚玉，陈美东，等. 中国科学技术史稿［M］. 北京：北京大学出版社，2016.

［18］ 分会消息［J］. 中国解剖学会会讯，1955（2）：30-37.

［19］ 高奇. 中国现代教育史［M］. 北京：北京师范大学出版社，1985.

［20］ 高晞. 德贞传［M］. 上海：复旦大学出版社，2009.

［21］ 高晞.《格氏解剖学》：承载历史的解剖学教科书［N］. 中华读书报，2018-06-06（14）.

［22］ 郭世绂，崔志谭，陈仲欣，等. 中国解剖学的发展史［J］. 解剖学通讯，1956（4）：9-19.

［23］ 谷华运. 我国组织学与胚胎学的研究方向与展望［J］. 中国解剖学会会讯，1987（3）：31-34.

［24］ 顾明远. 教育大辞典［M］. 上海：上海教育出版社，1998.

［25］ 郭峰. 新中国高等教育管理实践五十年［J］. 国家高级教育行政学院学报，1999（5）：199.

［26］ 国务院学位委员会办公室编. 华夏沃土育英才［M］. 沈阳：辽宁大学出版社，1991.

［27］ 韩小蕙. 五位寒门大医［协和大院］［J］. 美文，2019（10）.

［28］ 何光篪. 我国大体解剖学的回顾与展望［J］. 解剖学通报，1984，7（4）：352-355.

［29］ 何光篪，钟世镇. 我国大体解剖学几年来的进展［J］. 中国解剖学会会讯，1987（3）：26-27.

［30］ 哈鸿潜，高田. 台湾解剖学百年史（1899—2003）［M］. 台北：合记图书出版社，2003.

［31］ 侯宝璋. 中国解剖史之检讨［J］. 齐鲁大国学季刊，1940，1（1）：1–18.

［32］ 金干. 西方医学教育的传入发展及历史经验（上）［J］. 中国高等医学教育，1992（6）：43–59.

［33］ 金干. 西方医学教育的传入发展及历史经验（下）［J］. 中国高等医学教育，1993（1）：35–39.

［34］ 李赋京. 解剖生理学史［J］. 医学月刊，1936，2（5）：32–48.

［35］ 李天莉. 中国人体解剖法史略［J］. 中华医史杂志，1997.

［36］ 刘达明. 中国近代医学社团——博医会［J］. 中国医史杂志，2011，41（4）：221–228.

［37］ 刘道玉. 中国高等教育六十年变迁［J］. 高教研究，2009（5）：5.

［38］ 卢于道. 三十年来国内的解剖学［J］. 科学，1946，30（7）：199–203.

［39］ 吕舍伟. 近百年来中国古代人体解剖史研究概况［Z/OL］. 中医药文化，微信号 TCMC-magazhine，2019-06-07.

［40］ 解剖学会工作总结报告［J］. 解剖学通讯，1956（4）：32–34.

［41］ 慕景强. 民国西医高等教育研究（1912—1949）［D］. 华东师范大学博士学位论文，2005.

［42］ 上海分会1957年工作总结［J］. 解剖学通讯，1958（9）：20.

［43］ 斯日古楞. 中国近代国立大学学科建制与发展研究：1895—1937［M］//中国社会科学博士论文文库，2016.

［44］ 陶飞亚，王皓. 近代医学共同体的嬗变——从博医会到中华医学会［EB/OL］. 2015. www.aisixiang.com.

［45］ 推荐一组解剖学录像教材［J］. 中国解剖学会会讯，1989（7）：24.

［46］ 推荐一种"显微标本定位器"［J］. 中国解剖学会会讯，1989（7）：16.

［47］ 汪华，孙霄兵. 中国高等教育70年：成就与政策［J］. 中国高等教育. 2019（12）：7–9.

［48］ 王怀经，黄瀛. 我国人体解剖学简史和展望［M］//中国解剖学会八十年. 北京：中国科学技术出版社，2000：13–27.

［49］ 王建民，唐肖彬，勉丽萍，等. 中国人类学民族学百年纪事［M］. 北京：知识产权出版社，2009.

［50］ 王晓春，陈尔齐. 简明中外医学史［M］. 苏州：苏州大学出版社，2008.

［51］ 王晓鹤. 中国医学史［M］. 北京：科学出版社，2000.

［52］ 王扬宗. 民国初年一次"破天荒"的公开尸体解剖［J］. 中国科技史料，2001，22（2）：109–112.

［53］ 王有琪. 现代中国解剖学的发展［M］. 上海：科学技术出版社，1956.

［54］ 王有琪. 最近四十年中国解剖学的进展［J］. 解剖学通讯，1956（4）：19–27.

［55］ 王之烈. 国外久负盛名的解剖学经典著作［J］. 中国解剖学会会讯，1993（17）：27–29.

［56］ 王之烈. 中国第一部解剖学名词［J］. 中国解剖学会会讯，1957（8）：19.

［57］ 文丰. 中苏合作背景下上海第二医学院医学教育研究，1952—1957［D］. 复旦大学硕士学位论文，2011.

［58］ 吴汝康. 中国解剖学会1964年学术会议总结［J］. 解剖学通报，1964，1（2）：173–176.

［59］ 吴汝康. 2000年的人类学［J］. 中国解剖学会会讯，1987（3）：34–36.

［60］ 吴新智. 中国体质人类学现状与发展［J］. 中国解剖学会会讯，1988（14）：13–15.

［61］ 徐群渊. 与时俱进，开拓进取，为中国解剖科学在21世纪更大发展而努力奋斗［J］. 中国解剖学会会讯，2003（23）：9–15.

［62］ 席焕久. 生物医学人类学［M］. 北京：科学出版社，2018.

［63］ 席焕久，贾长恩，房桂珍，等. 中国解剖学与人类学学会诞生史实［J］. 中国科技史杂志，2018（4）：447–457.

［64］ 席焕久，高晞，周国民，等. 以人名命名的解剖学名词［J］. 解剖学杂志，2020，43（3）：263–274.

［65］ 席焕久，周德山. 百年历程［M］. 北京：北京大学医学出版社，2021.

［66］ 张大庆. 中国近代解剖学史略［J］. 中国科技史略，1994，15（4）：21–31.

［67］ 张友元. 简明中外医学史［M］. 广州：广东高等教育出版社，2008：197–214.

［68］ 甄志亚. 中国医学史［M］. 2版. 北京：人民卫生出版社，2008.

［69］ 《中国教育年鉴》编辑部. 中国教育年鉴（地方教育）［M］. 长沙：湖南教育出版社，1986.

［70］《中国教育年鉴》编辑部. 中国教育年鉴 1949—1981［M］. 北京：中国大百科全书出版社，1984.

［71］ 中国解剖学会组织工作委员会. 中国解剖学会 "会徽诞生"［J］. 中国解剖学会会讯，1988（5）：3.

［72］ 中国解剖学会组织工作委员会. 发刊词［J］. 中国解剖学会会讯，1986（1）：1.

［73］ 中国科学技术协会主编. 中国解剖学会编著. 2012—2013 人体解剖与组织胚胎学学科发展报告［M］. 北京：中国科学技术出版社，2014.

［74］《中国卫生年鉴》编委会. 中国卫生年鉴［M］. 北京：人民卫生出版社，1984.

［75］ 总会消息［J］. 中国解剖学会会讯，1954（创刊号）：1-3.

［76］ 朱潮. 中外医学教育史［M］. 上海：上海医科大学出版社，1988.

［77］ Chi T K, Chang. The sulcal pattern of the Chinese brain［J］. Am J Physical Anthrop. 1941, 28（2）：167-211.

［78］ Medical Missionary Association of China. Report of the Proceedings of the Anatomical and Anthropological Association of China at Conference of Medical Associations［J］. The China Medical Journal, 1920, 34（4）：1-3.

［79］ Peking Union Medical College. Annual Announcement 1918-1923 Directors File［M］. Printed by Bureau of Engraving and Printing Peking, China.

［80］ Wu R K, Wu X Z. China［M］// Spencen F, ed. History of Physical Anthropology. An Encyclopedia, Vol 1. New York：Garland Publishing. Inc., 1997：273-282.

（李文慧　阎文柱　于婷）

主要人物索引

主题索引

（于婷　刘欣竹）

编写后记

"中国解剖学科史研究"是中国科协的资助项目，2018年4月6日完成申报，7月27日获批，11月10日在延安召开了课题组工作会议暨开题报告会，今天已经胜利地完成这项研究，其标志性成果——《中国解剖学科史》即将出版。回顾这段研究与编写历程，我深深地感到，没有大家的共同努力，没有各级领导的支持与帮助，完成这样的课题，写出这样的著作是不可能的。

学会领导十分重视学科史的研究工作。从理事长到会员，从中国解剖学会到各省区市学会，从未有过的参与。学会先后为此发了3个文件，动员全国会员、各省区市学会、各院校的教研室收集资料、文物，提供信息。学会理事长张绍祥教授亲自审定方案，副理事长李云庆教授亲自动手修改文件，其他各位副理事长、秘书长具体指导。

中国解剖学会理事会、本书的编委和作者把这次学科史编写看成是学会文化建设的具体行动，是坚持文化自信的体现，是推动学科创新的号角，是迎接学会百年华诞的重要举措。各省级学会、各院校纷纷编写所在省、校的解剖学科史，不仅充实了中国解剖学科史的内容，而且促进了各省、各校的解剖学科的人文建设。为了沟通信息，课题组还建立了网络平台，实行信息共享，请科技史学专家为编写组做学术报告，参观复旦大学上海医学院的解剖学科史展览——"人体科学馆"，这不仅使编写人员受到了教育，而且还获得大批珍贵的历史文物和资料信息。

为了做好这项工作，课题组聘请了17位老教授（包括5位院士）作为学科史研究顾问，还聘请了中国科技史学家张大庆（北京大学）、张藜（中国科学院大学）、陈丽云（上海中医药大学）、杜靖（青岛大学）、高晞（复旦大学）5位教授作为史学顾问，帮助审定目录和书稿，同时高晞教授还结合自己多年研究亲自参加撰写。

除征集有关资料外，我们还对92岁高龄的杜百廉教授及学会的老领导进行专访。西安交通大学医学部、中南大学湘雅医学院和贵州医科大学还专门召开座谈会，请老教授回顾历史，出谋划策，提供信息。

课题组先后召开了动员、落实、定稿、审定4次会议，按专长请顾问进行审阅后再修改，特别邀请科技史专家张藜教授、医学史专家高晞教授、教育史学专家翟海魂教授和解剖学专家徐群渊、张绍祥、李云庆教授对书稿进行审阅点评。请河北医科大学张朝佑、杨天祝、侯广琪、廖瑞教授，复旦大学周国民教授，北京大学张卫光教授，四川大学王蕾教授，河北师范大学高福禄教授参加书稿讨论。在此基础上召开了定稿会，除主编、副主编和部分作者出席之外，特邀请徐群渊、张卫光、杜靖教授参加审定。为保证书稿质量，最后又请钟世镇、贲长恩、张为龙、薛振东、蔡文琴、王云祥、高英茂、顾晓松、吴明章、雷清芳、苏敏教授及韩卉、刘树伟、钱亦华、齐建国、肖岚、张雅芳、丁斐和欧阳钧教授审阅并征求各省区市解剖学会的意见，主编与副主编对全书做了终审。李瑞锡教授对全书图片进行了审修，王靖宇教授审读了全部书稿，并提出一些修改建议。最后经中国解剖学会常务理事会批准上报，有效地保证了研究工作和书稿的质量。

原全国政协常委、上海市副市长、复旦大学解剖学教授左焕琛及原上海医科大学党委书记、解剖学教授彭裕文十分关心学科史的编写工作，亲临课题组会议具体指导。95 岁高龄的吴新智院士仍为我们修改稿件，提出指导意见；原中国解剖学会理事长徐群渊教授，从策划到定稿由始至终参加研究全过程，通过座谈、会议、电话、微信等多种方式，面对面指导研究和编写工作；陈克铨教授虽身居海外，仍十分关心学科史研究工作，帮助、审阅书稿；原中国解剖学会副理事长、秘书长贲长恩、刘斌教授讲述历史，提供资料和信息；原中国解剖学会副理事长宗书东教授提出具体意见等。北京大学医学部的甄橙教授帮助修改目录，提供信息，国家图书馆吴春丽老师给了很多帮助。台湾解剖学会会长陈天华教授、阳明大学傅毓秀教授、台湾博物馆陈叔倬教授提供资料，给予相当多的帮助。

本书的作者来自全国各地，他们在十分繁忙的情况下，收集资料，反复修改，十分认真负责。丁文龙教授一直为书稿的编写出谋献策，不计名利，做了大量幕后工作；罗国容教授协调技术史部分的作者分工，写样稿等；还有许家军教授书写新的内容，李辉教授提供样稿，李和、唐勇、黄河、袁向山等教授临危受命，参加编写，周国民、李瑞锡教授提供了大量珍贵的历史资料与图片等。延安大学医学院、复旦大学上海医学院、河北医科大学为课题组的会议提供不少方便，特别是王璐、周国民、崔慧先、周德山教授及其团队付出很大辛劳，钱亦华、苏敏、臧卫东教授为采访提供帮助，中南大学黄菊芳教授邀请史毓阶（89 岁）、罗学港等专家和校档案室老师一起讨论提出建议，张宏权教授等帮助审校，唐勇及其团队晁风蕾、张蕾、周春妮、唐静 4 位博士帮助查阅很多信息，锦州医科大学研究生于婷、隋杰、钟华、张爽等帮助校阅，山东数字人科技股份有限公司也提供帮助，在此一并表示感谢。

在编写与研究过程中，我有幸接触很多专家、学者，特别是一些老教授、老前辈，都 80 岁以上，有的健康情况不是很好，但他们仍牺牲休息时间，一个字一个字地看。他们对学科史的编写与研究十分地关心，审改书稿十分精心，小到标点符号，大到全书设计，不仅提出意见，还提出修改建议，令人十分感动。中青年学者有求必应，相关领域学者积极支持，张藜教授因忙不能出席会议就用视频表达……编写过程中这些令人感动的情景就是精彩的赞歌，这些精神给我及编写组留下了不可磨灭的印象，将永远鼓舞解剖学工作者努力前行，为解剖学科的发展、创新而奋斗！

席焕久

2020 年 1 月 20 日

附录1：与解剖学科相关的部分诺贝尔生理学或医学奖获奖表

［国籍］获奖者	时间（年）	贡献	注释
［意］卡米洛·高尔基（Golgi） ［西］拉蒙·卡哈尔（Cajal）	1906	神经系统精细结构的研究	自1901年开始颁发诺贝尔奖以来解剖学家首次获此殊荣
［德］阿尔布雷希特·科塞尔 （Albrecht Kossel）	1910	研究核酸的化学成分，建立了酶分析法	开创了细胞化学的研究
［法］卡雷尔（Carrel）	1912	血管缝合以及器官移植的研究	
［法］查尔斯·罗伯特·里谢 （C. R. Richet）	1913	过敏反应的研究	
［丹］克劳（S. A. S. Krogh）	1920	发现有关体液和神经因素对毛细血管运动机理的调节	
［加］班廷（F. G. Banting） ［英］麦克劳德（J. J. R. Macleod）	1923	发现胰岛素	
［美］托马斯·亨特·摩尔根 （Thomas Hunt Morgan）	1933	发现染色体在遗传中的作用	
［德］汉斯·斯佩曼（Hans Spemann）	1935	发现胚胎的发育过程，他创新了"胚胎诱导"理念	第一位获此荣誉的胚胎学家，为发育生物学分支的确立做出了很大贡献
［英］亨利·戴尔（Henry Dale） ［美］奥托·洛伊（Otto Loewi）	1936	神经冲动的化学传递的研究等	
［瑞士］赫斯（W. R. Hess） ［葡］莫尼兹（Moniz）	1949	发现动物间脑的下丘脑对内脏的调节功能；基于脑前叶切除对某些精神病患者有效的假说，实施了脑白质切除法	
［瑞士］赖希施泰因（T. Reichstein） ［美］肯德尔（E. C. Kendall） ［美］亨奇（Hench）	1950	肾上腺皮质的结构及其激素的作用	

续表

［国籍］获奖者	时间（年）	贡献	注释
［美］恩德斯（J. F. Enders） ［美］韦勒（T. H. Weller） ［美］罗宾斯（F. C. Robbins）	1954	研究脊髓灰质炎病毒的组织培养与应用	
［瑞典］西奥雷尔（Axel Hugo Theorell）	1955	过氧化酶的研究	
［美］比德乐（G. Beadle） ［美］塔特姆（E. Tatum） ［美］莱德伯格（J. Lederberg）	1958	发现一切生物体内的生化反应都是由基因逐步控制的；从事基因重组以及细菌遗传物质方面的研究	
［美］奥乔亚（S. Ochoa） ［美］科恩伯格（A. Kornberg）	1959	合成 RNA 和 DNA 的研究	
［澳］伯内特（F. M. Burnet） ［英］梅达沃（P. B. Medawar）	1960	证实了获得性免疫耐受性	
［美］贝凯西（V. G. von Bèkèsy）	1961	内耳螺旋器感受刺激的物理机制研究，确立"行波学说"发现耳蜗感音的物理机制	
［英］克瑞克（Crick） ［美］威尔金斯（Wilkins） ［美］沃森（Watson）	1962	发现 DNA 分子两条螺旋状链的结构及其信息传递意义	
［澳］艾克尔斯（J. C. Eccles） ［澳］霍英奇（A. L. Hodgkin） ［英］赫克斯利（A. F. Huxley）	1963	发现中枢和周围神经细胞膜的兴奋和抑制有关的离子机制	
［美］劳斯（F. P. Rous） ［美］哈金斯（C. B. Huggins）	1966	发现肿瘤诱导病毒，发现前列腺癌的激素疗法	
［瑞典］格拉尼特（R. A. Granit） ［美］哈特兰（H. K. Hartlin） ［美］沃尔德（G. Wald）	1967	发现眼睛的初级生理和化学及重量的视觉过程，发现并阐明视觉的化学和生理过程	
［美］霍利（Robert W. Holley） ［美］霍拉纳（H.G. Khorana） ［美］尼伦伯格（M. W. Nirenberg）	1968	研究遗传信息的破译及其在蛋白质合成中的作用	
［英］卡茨（B. Katz） ［瑞典］奥伊勒（U. S. Von Euler） ［美］阿克塞尔罗得（J. Axelrod）	1970	发现神经末梢部位传递物质以及该物质的贮藏、释放、受抑制机理	
［美］萨瑟兰（E. W. Sutherland）	1971	发现激素的作用机理	
［美］巴尔摩（D. Baltimore） ［美］特明（H. M. Temin） ［美］杜尔贝科（R. Dulbecco）	1975	关于肿瘤病毒与细胞遗传物质间相互作用的研究	
［美］雅洛（R. S. Yalow） ［美］吉尔曼（R. C. L. Guillemin） ［美］沙里（A. V. Schally）	1977	建立肽类激素放射免疫分析法发现下丘脑激素	

续表

［国籍］获奖者	时间（年）	贡献	注释
［瑞士］阿尔伯（W. Arber） ［美］史密斯（H. O. Smith） ［美］内森斯（D. Nathans）	1978	发现限制性内切酶及在分子遗传学方面的应用	
［美］贝纳塞拉夫（B. Benacerraf） ［美］斯内尔（G. D. Snell） ［法］多塞（J. Dausset）	1980	从事细胞表面调节免疫反应的遗传决定结构（人 HLA 系统，MHC 抗原）的研究	
［美］斯佩里（R. W. Sperry） ［瑞士］休贝尔（D. W. Hubel） ［瑞士］威塞尔（T. N. Wiesel）	1981	关于大脑半球的功能特化，关于视觉系统的信息处理研究	
［丹］杰尼（N. K. Jerne） ［德］克勒（G. J. F. Kohler） ［英］米尔斯坦（C. Milstein）	1984	提出免疫系统发育和调控的学说，建立杂交瘤制备单克隆抗体技术	
［美］科恩（Cohen） ［美］丽诺莱维 - 蒙塔尔奇尼（Levi-Montalcini）	1986	1960—1962 年先后从小鼠颌下腺提取出神经生长因子（NGF）和表皮生长因子（EGF），继而又开展大量分子生物学研究	
［美］利根川进（Tonegawa）	1987	阐明与抗体生成有关的遗传性原理	
［美］默里（J. E. Murray） ［美］托马斯（E. D. Thomas）	1990	对人类器官、细胞移植技术的研究	
［德］内尔（E. Neher） ［德］萨克曼（B. Sakmann）	1991	关于细胞单离子通道功能的研究，发明了膜片钳技术	
［美］费谢尔（E. H. Fischer） ［美］克雷布斯（E. G. Krebs）	1992	发现可逆性的蛋白质磷酸化作用调节机制	
［美］夏普（P. A. Sharp） ［美］罗伯茨（R. J. Roberts）	1993	发现断裂基因	
［美］吉尔曼（A. G. Gilman） ［美］罗德贝尔（M. Rodbell）	1994	发现 G 蛋白及其在细胞中转导信息的作用	
［美］刘易斯（E. B. Lewis） ［美］威斯乔斯（E. F. Wieschaus） ［德］福尔哈德（Nusslein-Volhard）	1995	发现可控制果蝇胚胎早期发育、器官形成的基因组在染色体上的排列，有助于说明人先天性畸形的发生	
［澳］多尔蒂（P. C. Doherty） ［瑞士］青克纳格尔（R. M. Zinkernagel）	1996	发现 T 细胞识别和杀伤微生物或癌细胞的 MHC 约束性	
［美］福尔荷格特（R. F. Furchgott） ［美］依格那罗（L. J. Ignarro） ［美］穆莱德（F. Murad）	1998	首先发现血管内皮细胞可产生 NO，一起发现 NO 在心血管系统中作为信号分子的作用	
［美］古特·布洛伯尔（Günter Blobel）	1999	发现控制细胞运输和定位的内在信号蛋白	

续表

［国籍］获奖者	时间（年）	贡献	注释
［美］利兰·哈特韦尔（Leland Hartwel） ［英］蒂莫西·亨特（R. T. Hunt） ［英］保罗·纳斯（P. M. Nurse）	2001	发现了细胞周期的关键分子调节机制	
［英］悉尼·布雷内（S. Brenner） ［英］约翰·苏尔斯顿（J. E. Sulston） ［美］罗伯特·霍维茨（H. R. Horvitz）	2002	研究器官发育和程序性细胞死亡过程中的基因调节作用	
［美］伊丽莎白·布莱克本（Elizabeth H Blackburn） ［美］卡罗尔·格雷德（Carol W. Greider） ［美］杰克·绍斯塔克（Jack W. Szostak）	2009	发现端粒和端粒酶保护染色体的机理	
［英］罗伯特·爱德华兹（R. G. Edwards）	2010	试管婴儿方面的研究	
［美］布鲁斯·博伊特勒（Bruce A. Beutler） ［法］朱尔斯·霍夫曼（J. A. Hoffmann） ［加］拉尔夫·斯坦曼（R. M. Steinman）	2011	免疫学领域取得杰出成就	
［日］大隅良典（Yoshinori Ohsumi）	2016	在研究自噬方面的贡献	
［美］詹姆斯·艾利森（J. P. Allison） ［日］本庶佑（Tasuku Honjo）	2018	发现负性免疫调节治疗癌症的疗法贡献	

（唐军民 李文慧）

附录 2：古今解剖学名词对照

一、头颈部

（一）头面部

首：又称头。指颈项以上部位的总称。

颠：又写作巅，又名巅顶、脑盖，俗称头顶。为头之最高处，其皮下之骨为顶骨。

顖（音信）：同囟。顶巅之前为囟，即前囟。婴儿额骨与左右顶骨之间的前囟未闭合时称为囟门，闭合后称为囟骨。

发际：头发的边缘。位于前额者称前发际，位于后项者称后发际，是定取头部穴位的重要标志。

兑发：又称锐发，指鬓发尖狭的部位。

额：又写作頟，又名頟、额颅，俗称额头、前额。前发际下眉上之处为额。

额角：又称头角，简称角。指前发际在左右两端弯曲下垂所呈的角度。

面：指前发际以下至下颌的总称。

颜：称天庭，简称庭。指前额之中央部。一说指眉目之间，一说指面部前中央。

阙（音缺）：又称阙中，俗称眉心。指两眉之中点。

眉本：又称眉头。指眉的内侧端。

眉棱骨：指额骨的眉弓。

頔（音拙）：指眼眶下缘的下方。

睛明：即眼睛。

目眶：即眼眶。

目胞：一名目窠（音科），一名目裹（音果），俗称眼胞，现称眼睑。上眼胞为上眼睑，下眼胞为下眼睑。

目纲：又称眼弦。指眼睑边缘睫毛处，现称睑缘。上眼弦为目上纲，即上睑缘；下眼弦为目下纲，即下睑缘。

目内眦：又称大眦。即内眼角。

目锐眦：又称小眦、目外眦。即外眼角。

目珠：指眼球。

瞳仁：又名瞳子、瞳神。指瞳孔。

目系：又名眼系、目本。指眼球内连于脑的脉络，相当于视束。

頞（音扼）：又名下极，俗称鼻梁、山根，现称鼻根。即两眉间之下，鼻柱之上，两目内眼角之间凹陷处。

王宫：又称明堂骨，俗称鼻柱、鼻梁骨。指鼻根之下、鼻尖之上的鼻背部，其皮下之骨为鼻骨。

明堂：又名鼻准、面王、鼻上，俗称鼻头、准头、年寿，现称鼻尖。

方上：指鼻尖两侧呈弧形扩大的部分，现称鼻翼。

鼻隧：现称鼻道。指鼻腔内之下鼻道。

頄（音求）：亦称颧。指眼眶外下侧突起之处，其皮下有高骨，即颧骨。

䪼（音块）：指颧骨。

颊：指耳前方、颧骨下方的部位。

巨分：现称鼻唇沟。指面颊与上唇之间斜形的皮肤浅沟。

吻：指口唇。现多指两口角。

水沟：穴名，又称人中。位于上唇鼻下一纵形的皮肤浅沟。

顑（音砍）：俗称腮。指口旁颊前之空软处。

颐（音宜）：指口角之后、腮之前的部位。

颊车：穴名，指下颌骨的咬肌粗隆处。

颏（音科）：又称地阁，俗称下巴。指下颌体前正中下部。

承浆：穴名，颏唇沟中央凹陷处。

颌：又名辅车。即下颌支。

关：耳前核起之骨，相当于下颌头。

曲颊：指下颌角。

客主人：穴名，又称上关。指颧弓上方之空软处。

颞颥（音聂如）：指头部两侧靠近耳朵上方的部位；另一说法，颞颥是脑空穴的别称。

曲隅（隅音愉）：又名曲角、曲周，俗称鬓角。指位于额角外下方，耳前上方的发际呈弯曲下垂的部分。

齿本：牙根。

齗（音银）：牙龈。

牙车：牙床。

曲牙：又称曲颜，指下牙床。

舌本：舌根。

喉关：咽峡部。

颃颡（音航嗓）：鼻咽部。

会厌：会厌软骨。

蔽（音毕）：又名蕃蔽，俗称耳门，现称耳屏。

耳缺：耳屏上切迹。

耳本：耳郭之根部。

引垂：耳垂。

玉枕骨：简称玉枕。指枕外隆凸两旁高起之骨，即枕骨上项线。

完骨：又名寿台骨，俗称耳根台。指耳后之高骨，现称颞骨乳突。

（二）颈项部

舌横骨：即舌骨。

颔（音汉）：颏下结喉上，两侧肉之空软处。即下颌底与甲状软骨之间部位。

结喉：又称喉结。即甲状软骨前上方隆起处。

嗌（音益）：咽喉部的总称。咽嗌即咽部，喉嗌即喉部。

人迎：又名颈脉。指切脉部位，在颈部两侧之颈动脉搏动处。

缺盆：即锁骨上窝。

缨筋：即胸锁乳突肌。

天突：穴名，指颈静脉切迹形成的凹陷。

巨骨：又称缺盆骨，现称锁骨。

柱骨：又名天柱骨、颈骨。即颈椎的统称。

项大筋：项后肌群。

大椎：穴名，第7颈椎棘突下凹陷处。

二、躯干部

（一）胸胁部

膺（音英）：胸前两旁肌肉隆起处，相当于胸大肌处。一说为胸部。

膻中（膻音坦）：穴名，胸前两乳连线的中点处。

髑骭（音合于）：又写作髑骬。又称鸠尾、前蔽骨。为胸骨下端蔽心之骨，现称胸骨剑突。

歧骨：凡两骨之间有一端相连，另一端分叉而呈角度之处统称歧骨。如：胸骨下端与左右肋软骨结合处；第1、第2掌骨之近端相连处；锁骨肩峰端与肩胛冈肩峰之连接处。

腋前纹：腋窝前面皮肤之皱纹，现称腋前襞。

腋后纹：腋窝后面皮肤之皱纹，现称腋后襞。

曲腋：指腋窝前缘向上弯曲的部位。

胠（音区）：指腋下胁上部位，为胁肋的总称。

胁：腋下至肋骨尽处。

季胁：又称季肋、软肋。指第11、第12肋所在部位。另一种说法，季胁指第11肋骨。

橛肋（橛音决）：第12肋骨。

监骨：第12肋骨游离端。另一种说法，监骨指髂骨。

肺系：与肺相连的组织，相当于气管、喉咙。

心系：与心相连的组织，相当于与心连接的大血管。

虚里：在左乳下，为心尖博动处。

（二）腹部与会阴部

腹：胸下脐上为上腹，脐下为少腹或小腹。另一种说法，脐下为小腹，脐下两旁为少腹。

上纪：指上腹部中央。

下纪：指下腹部中央。

腹筋：指腹部肌肉总称。

胁（音秒）：为季胁下无肋骨之空软处。即自肋缘下至髂骨上之部位，相当于腹部九分法之腹外侧区（腰区）。

神阙：即肚脐。

丹田：脐下 3 寸左右的部位，即关元穴；另一种说法，丹田为脐下 1.5 寸处，即气海穴。是男子精室或女子胞宫所在处。

横骨：耻骨上支的上缘。

曲骨：耻骨联合。

毛际：阴毛丛生之处。

鼠鼷：亦写作鼠蹊，指腹股沟部。

气街：为气街穴，位于脐下 5 寸，前正中线旁开 2 寸；另一种说法，气街指腹股沟部。

太仓：指胃。

脘：胃脘，指胃内空腔，近贲门部者为上脘，居胃中部者为中脘，近幽门部者为下脘；另一种说法，脘指脘腹部，即胸下脐上部位。

广肠：大肠。

魄门：肛门。

膜原：又名募原，指腹膜及网膜。

净府：膀胱。

女子胞：又名胞宫，指子宫。

子门：子宫口。

廷孔：又写作庭孔，指阴道口。

溺孔：指尿道口。

篡（音窜）：又名下极、屏翳，指前后二阴之间部位，即会阴部。另一种说法，篡指肛门。

二阴：即前阴和后阴的统称。前阴又称下阴，是男、女外生殖器及尿道的总称。后阴即肛门。

（三）背腰部

脊骨：又名膂骨、中胕骨，俗名脊梁骨，指背部中央的脊柱骨。中医指的脊多从第 1 胸椎棘突开始，向下数至第 4 骶椎棘突，共计 21 椎。

肩膊：指两肩及肩之偏后部位。另一种说法，肩膊指肩胛骨。

膊骨：指肩胛骨。

肩胛：指肩胛骨。

曲甲：现称肩胛冈。

膂（音旅）：又称膂筋，指脊柱两旁的肌肉，约当竖脊肌分布处。

尻（音考）：骶尾骨所在部位的总称。

尻骨：又名橛骨，即尾骶骨。

尻骨空：指骶后孔，即八髎穴。

骶端：又称尾骶、尾闾（闾音驴）、穷骨，指尾骨。

腰髁：指腰部两旁凸起之骨，相当于髂后上棘。

胂（音申）：指脊柱两侧的肌群。另一种说法，胂指髂嵴以下的肌肉部分。

三、四肢部

（一）上肢部

肩解：肩关节部。

肩上横骨：锁骨的肩峰端。

两叉骨：肩胛骨肩峰端与锁骨肩峰端相接处。

髃骨（髃音于）：简称髃，亦写作腢；又名肩髃、肩端骨，俗称肩头。相当于肩胛冈的肩峰端；另一种说法，髃骨指肩锁关节部。

臑：又称臂臑、胳膊，指肩膀以下手腕以上的部位；另一种说法，臑指臂外侧面。

臑（音闹）：臂的内侧面，即肱二头肌部。

臑骨：肱骨。

肘内锐骨：肱骨内上髁。

肘外高骨：肱骨外上髁。

肘尖：尺骨鹰嘴。

肘约纹：肘横纹。

臂外两骨：指前臂的尺骨和桡骨。

辅骨：在上肢为桡骨，亦称上骨；在下肢为腓骨，亦称外辅骨。

臂骨：尺骨。

手踝骨：尺骨头。

掌后高骨：桡骨茎突。

两筋：桡侧腕屈肌腱和掌长肌腱；另一种说法，两筋指拇长伸肌腱和拇短伸肌腱。

掌后锐骨：腕骨之豌豆骨。

手锐掌：腕骨之大多角骨掌侧部。

手表：手背。

腕上分间：指肱桡肌与拇长展肌腱之间部位。

寸口：又名气口、脉口，指切脉部位，在腕横纹桡侧，桡动脉搏动处。

鱼：又名手鱼，为大指后侧隆起之肉。其外方赤白分界处叫鱼际。亦有称拇指侧为大鱼，小指侧为小鱼。

赤白肉际：指手（足）的掌（跖）面与背面肤色明显区别的分界处。掌（跖）面皮色较浅，称白肉；背面肤色较深，称赤肉；两者交界处之处，称赤白肉际。

虎口：第 1、第 2 掌骨间肌肉丰厚处。

将指：中指。

大指（趾）：拇指（蹰趾）。

大指（趾）次指（趾）：第 2 指（趾）。

小指（趾）次指（趾）：第 4 指（趾）。

本节：掌指关节或跖趾关节的圆形隆起，其前方称本节前，后方称本节后。

爪甲：指（趾）甲。

（二）下肢部

髁（音棵）：髋骨。

楗骨（楗音健）：又名髀骨，俗称大腿骨，现称股骨。

髀（音闭 ）：指股之上端。一种说法，髀指下肢膝上部分的通称；另一种说法，髀为股骨。

机：股骨大转子周围。

髀枢：又名髀厌。指髋关节部。一种说法，髀枢指股骨大转子；另一种说法，髀枢指髋臼。

髀关：大腿前上端交纹处，即股四头肌上端部位；另一种说法，指穴名。

髀阳：大腿外侧面。

股阴：大腿内侧面。

鱼腹股：大腿内侧面下方，大腿内收肌群肌肉丰满之处。

伏兔：股四头肌肌腹丰满隆起处，形如兔伏，故名；另一种说法，指穴名。

阴股冲上约纹：腹股沟之横纹。

腘：膝部后面，腿部弯曲时形成的凹窝，并呈横纹，分别称腘窝和腘窝横纹。

膝解：又名骸关（骸音孩），指膝关节。

骸厌：膝关节内腔。

连骸：股骨内、外侧髁。

膑：亦称膝盖骨，今称髌骨。

膝辅骨：股骨内、外侧髁与胫骨内、外侧髁相连处。

骱骨（骱音杭）：亦写作胻，指胫骨；另一种说法，指胫骨之下端。

骭骨（骭音干）：指胫骨。

腨（音专）：又称腓肠，俗称小腿肚，今称腓肠肌。

踠（音宛）：踝关节。

大筋：跟腱。

踵：足跟部。

绝骨：外踝上3寸，腓骨后缘凹陷处，即悬钟穴。

跗（音肤）：同跗，又称趺、足趺，指足背部。

跗属：足背外侧近踝处。

然骨：足舟骨内侧缘的圆形突起。

京骨：第5跖骨粗隆外侧缘的圆形突起。

覈骨（覈音核）：又写作核骨，第1跖趾关节部内侧缘的圆形突起。

束骨：第5跖趾关节部外侧缘的圆形突起。

三毛：又名丛毛、聚毛，足大趾爪甲后方毫毛处。

（邵水金）

附录 3：中国解剖学会主办期刊主要信息表

期刊名称	解剖学报	解剖学杂志	解剖学研究	中国临床解剖学杂志	神经解剖学杂志	中国组织化学与细胞化学杂志	解剖科学进展
创刊时间	1953 年 10 月	1964 年 8 月	1979 年 8 月	1983 年 7 月	1985 年 10 月	1992 年 7 月	1995 年 2 月
国际刊号（ISSN）	0529-1356	1001-1633	1671-0770	1001-165X	1000-7547	1004-1850	1006-2947
国内刊号（CN）	11-2228/R	32-1285/R	44-1485/R	44-1153/R	61-1061/R	42-1300/Q	21-1347/Q
邮发代号	2-249	4-380	46-269	46-108	52-214	自办发行	8-116
网址	jpxb.bjmu.edu.cn	www.jpxzz.cn	gdjp.cbpt.cnki.net	www.chjcana.com	www.chinjna.cn	www.cjhc.org.cn	jpkx.cbpt.cnki.netc
历任主编	张作干 张鋆 李肇特 张炳常 杨进 章静波	齐登科 郑思竞 黄瀛 陈尔瑜 沈馨亚 吴明章 张传森	王启华 钟世镇 陈以慈 李海标 郭婉华 姚志彬	钟世镇 徐达传 欧阳钧	李继硕 李云庆	熊希凯 朱长庚 李和	于频 方秀斌 王振宇
历任编辑部主任	邹尚敏 安晓意 张卫光	黄瀛 党瑞山 许家军	梁光 丁贞佳 姚志彬 周丽华 徐杰	廖华 黄美贤	马小莉 李辉 许昌泰 张勇	刘晓春 周琳 刘向前	王彦 佟晓杰 刘晓湘
荷兰医学文摘收录	√				√		
美国化学文摘收录	√	√	√		√	√	√
俄罗斯文摘杂志收录	√	√		√			
英国动物学记录收录	√						
中文核心期刊要目总览收录	√	√		√	√		

续表

期刊名称	解剖学报	解剖学杂志	解剖学研究	中国临床解剖学杂志	神经解剖学杂志	中国组织化学与细胞化学杂志	解剖科学进展
中国科学引文数据库收录	√	√	√	√	√	√	
中国科技论文统计源期刊收录	√	√	√	√	√	√	√
中国学术期刊文摘收录	√	√			√		
中国科技论文与引文数据库收录	√	√					√
中国期刊全文数据库收录	√	√	√	√	√		
中国知网（CNKI）收录	√	√	√	√	√	√	√
中国学术期刊（光盘版）收录	√	√	√	√	√	√	√
中国学术期刊综合评价数据库收录	√	√	√	√	√	√	√
中国学术期刊数据库收录	√	√	√	√	√		√
中文科技期刊数据库收录	√	√		√	√	√	√
中国生物医学文献光盘数据库收录	√	√	√		√		√
中国生物学文摘收录	√	√					√
中国MEDLARS收录	√						
中文科技资料目录（医药卫生）收录	√	√					√
中文生物医学期刊文献数据收录	√	√	√	√	√		√
中国生物医学期刊引文数据库收录	√	√			√		√
全国报刊索引（自然科学版）收录		√					√

（许家军）

附录 4：兄弟学会主办的相关期刊信息表

期刊名称	人类学学报	四川解剖学杂志	局解手术学杂志	中华解剖与临床杂志
创刊时间	1982 年 12 月	1980 年	1990 年 12 月	1996 年
国际刊号（ISSN）	1000-3193	1005-1457	1672-5042	2095-7041
国内刊号（CN）	11-1963/Q	51-1429/R	50-1162/R	10-1202/R
邮发代号	2-384	自办发行	BM1815	BM9107
网址	rlxb.chinajournal.net.cn	—	rlxb.chinajournal.net.cn www.jjssxzz.cn	www.cjac.com.cn
刊登内容	人类学、旧石器考古学和其他相关学科的原始研究报告及综合性学术论文	人体解剖学（包括体质调查、临床解剖学、影像解剖学等）、组织学、神经解剖学、胚胎学、人类学、比较解剖学、细胞学及分子生物学等论文	人体解剖学、局部解剖学、应用解剖学、断层解剖学、外科手术学、外科基础理论、外科实验研究及临床研究的科研、高教研究论文	临床应用解剖、断层影像解剖、与临床应用有关的实验形态学研究性文章，以及临床各科，特别是手术、医学影像和介入等学科论文
主要栏目	研究论文、发掘报告、简报、综述、书刊评介和消息与动态	原著、快讯、综述和译文、变异畸形、技术方法和技术革新、教学改革和经验总结、书刊评价、国内外学术活动动态	专家论坛、基础研究、临床研究、技术方法、综述、病例报道、畸形与变异等	述评、断层解剖与影像、应用解剖与临床、临床研究、实验研究、短篇论著、个案报道、变异与畸形、解剖与临床知识讲座、综述

（许家军）

插图目录和表格目录

插图目录

表格目录

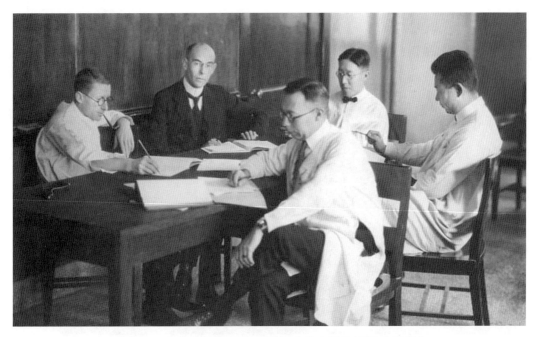

老照 1　老协和解剖系著名教授（北京协和医学院提供）

老协和解剖学系著名教授，左起：步达生、福泰恩、史蒂文森、潘铭紫、马文昭。
步达生与解剖学教授进行学术交流（20世纪30年代）。

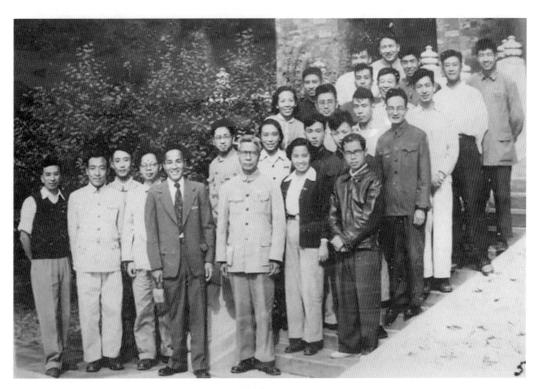

老照 2　形态学系历史照（北京协和医学院提供）

中间为张鋆（左7）和张作干（左5）。

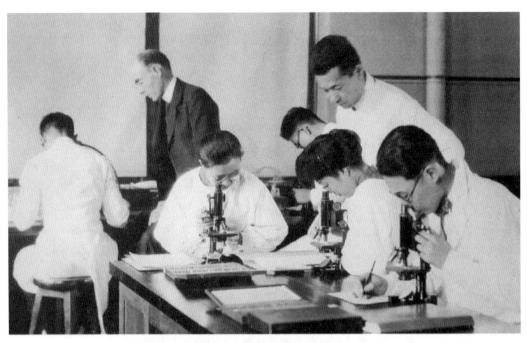

老照 3　协和学生组织胚胎学实习，1960 年
（北京协和医学院提供）

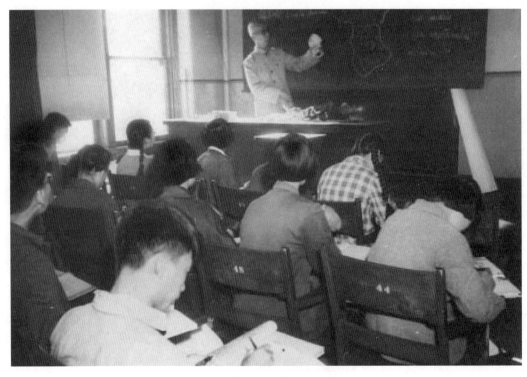

老照 4　张鋆在上课，1960 年
（北京协和医学院提供）

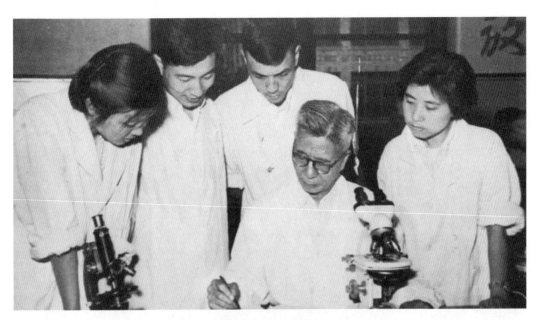

老照 5 张鋆指导年轻教师，1960 年
（北京协和医学院提供）

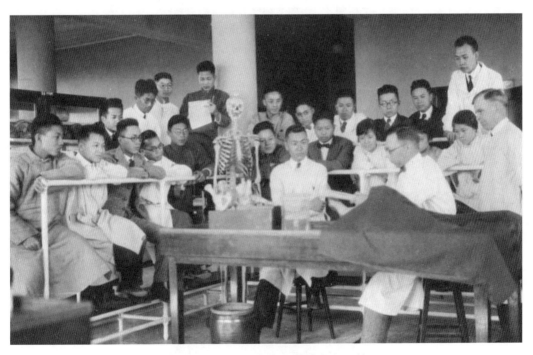

老照 6 许文生在解剖学课堂上示教
（北京协和医学院提供）

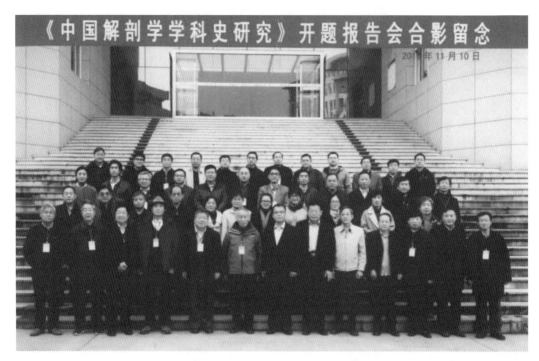

工作照 1　中国解剖学科史研究启动会
（2018 年 11 月 10 日摄于延安，房桂珍提供）

前排：唐军民　郭顺根　刘树伟　杜靖　李云庆　徐群渊　王刚　周长满　丁文龙　高福禄　刘厚奇　席焕久
柏树令

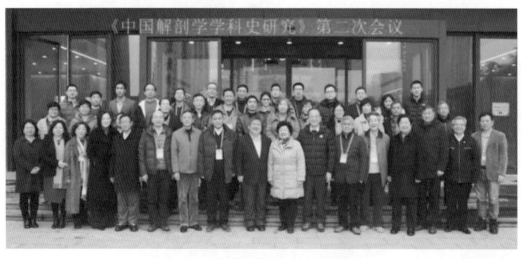

工作照 2　中国解剖学科史研究讨论会
（2019 年 1 月 12 日摄于上海，李文慧提供）

前排：毛晓伏　梁春敏　罗国容　高晞　柏树令　马超　丁文龙　席焕久　李云庆　左焕琛　彭裕文　唐军民
郭顺根　刘树伟　周德山　许家军　周国民

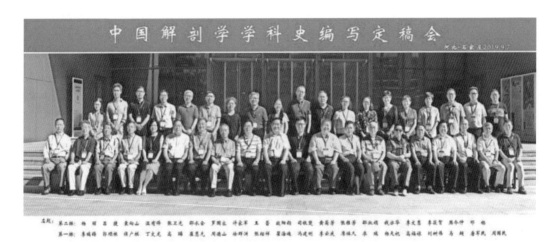

座题: 第二排: 梅 回 昌 捷 袁钧山 温有锋 张卫光 邵水金 罗国金 许家军 王 蓉 赵和约 胡锐窍 黄葛芬 张雅芳 郭淑锦 钱亦华 李文慧 李莅智 周今仲 邝 栋
第一排: 李瑞锡 孙顺根 保广林 丁文龙 高 璐 崔慧先 周德山 徐群渊 张绍样 翟海魂 冯建刚 李云庆 潘栋九 李 和 杨天祝 高福禄 刘树伟 马 超 唐军民 周国民

工作照 3　中国解剖学科史研究初稿讨论会
（2019 年 9 月 7 日摄于石家庄，李文慧提供）

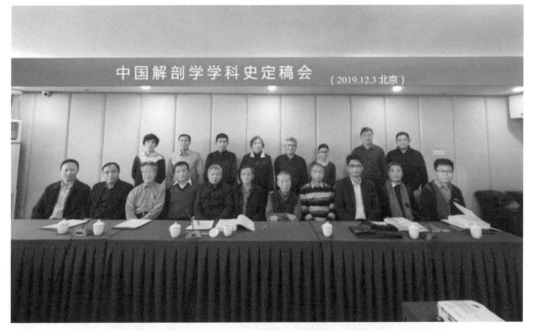

工作照 4　中国解剖学科史研究定稿会
（2019 年 12 月 3 日摄于北京，李文慧提供）

前排：李瑞锡　崔慧先　郭顺根　席焕久　唐军民　丁文龙　徐群渊　曹永刚　李和　杜靖　冯建刚
二排：李文慧　温有锋　邵水金　房桂珍　许家军　杨丽　周德山　祁栋

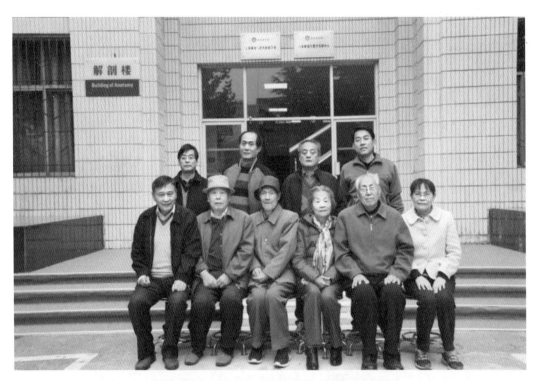

工作照 5　西安交大医学部老教师座谈会
（2018 年 11 月 13 日摄于西安，钱亦华提供）
前排：席焕久　杨玉田　马兆龙　孔祥云　薛振东　钱亦华

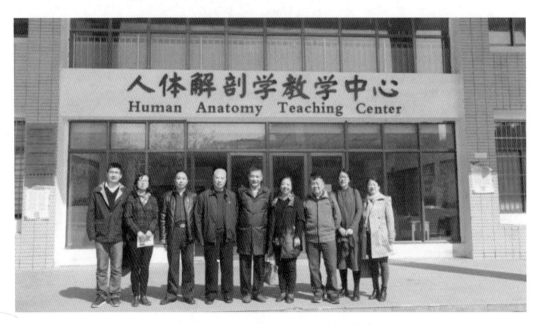

工作照 6　贵州医科大学老教师座谈会
（2019 年 11 月 19 日摄于贵州医大，孙宝飞提供）
左起：孙宝飞　苏敏　余资江　许庭良　席焕久　梁文妹　王贵根　余彦　洪艳

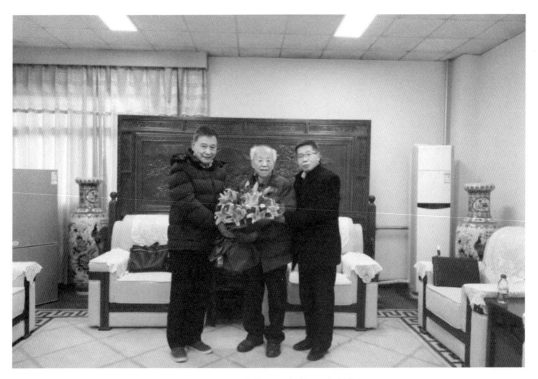

工作照 7　采访 92 岁杜百廉教授
（2020 年 1 月 13 日摄于郑州，臧卫东提供）
左起：席焕久　杜百廉　郭茂峰

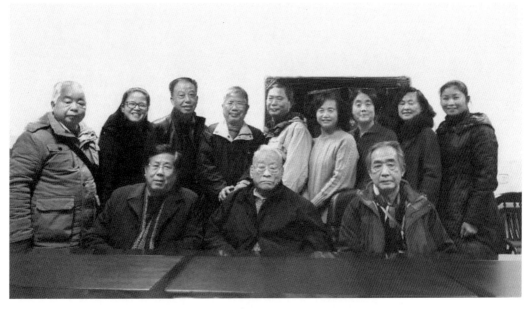

工作照 8　中南大学湘雅医学院学科史座谈会
（2019 年 12 月摄于长沙，黄菊芳提供）
前排：罗学港　史毓阶　吴长初